Langenbecks Archiv für Chirurgie

Gegründet 1860

Kongreßorgan der Deutschen Gesellschaft für Chirurgie

Kongreßband 1992

Redigiert von E. Ungeheuer

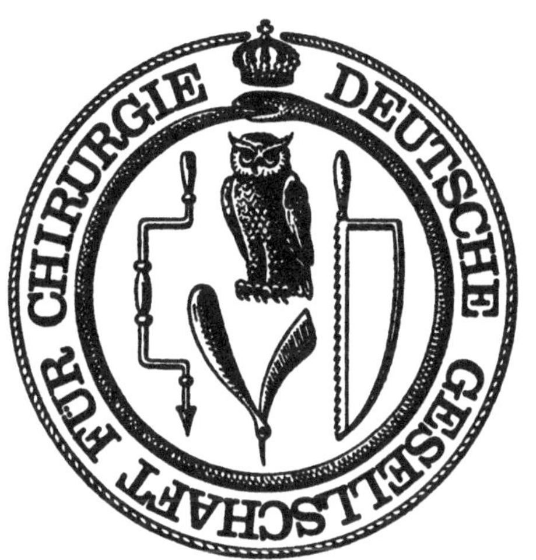

Fortschritte in der Chirurgie im letzten Jahrzehnt

109. Kongreß der Deutschen Gesellschaft
für Chirurgie
21.–25. April 1992, München

Präsident: F. P. Gall
Redigiert von E. Ungeheuer

Mit 178 Abbildungen

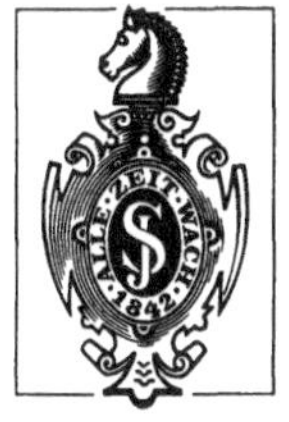

Springer-Verlag Berlin Heidelberg GmbH

Langenbecks Archiv für Chirurgie

Ab Band 120 Kongreßorgan der Deutschen Gesellschaft für Chirurgie. „Archiv für klinische Chirurgie" begründet 1860 von B. v. Langenbeck, Herausgegeben von Th. Billroth, E. Gurit, E. v. Bergmann, W. Körte, A. v. Eiselsberg, A. Bier, F. Sauerbruch, E. Payr, A. Borchard, O. Nordmann u. a. Bis Band 117 (1921) Berlin, A. Hirschwald, ab Band 118 Berlin, Springer.

Seit 1948 (Band 207/260) unter dem Titel „Langenbecks Archiv für klinische Chirurgie" vereinigt mit: Deutsche Zeitschrift für Chirurgie. Begründet 1872 von A. v. Bardeleben, W. Baum u. a. Herausgegeben von H. v. Haberer und F. Sauerbruch. Bis Band 254 Leipzig-Berlin, F. C. W. Vogel, ab Band 255 (1941) Berlin, Springer.

Ab Band 324 (1969) unter dem Titel „Langenbecks Archiv für Chirurgie".

Ab Band 338 (1975) vereinigt mit Bruns' Beiträge für Klinische Chirurgie. München, Urban & Schwarzenberg.

Professor Dr. med. Franz Paul Gall
Chirurgische Universitätsklinik mit Poliklinik
Maximiliansplatz, W-8520 Erlangen
Bundesrepublik Deutschland

Professor Dr. med. Edgar Ungeheuer
Generalsekretär der Deutschen Gesellschaft für Chirurgie
Steinbacher Hohl 28, W-6000 Frankfurt/M. 90
Bundesrepublik Deutschland

ISBN 978-3-540-55835-4 ISBN 978-3-662-07303-2 (eBook)
DOI 10.1007/978-3-662-07303-2

Gesamtherstellung: Graphischer Betrieb K. Triltsch, Würzburg
24/3130-5 4 3 2 1 0 – Gedruckt auf säurefreiem Papier

Inhaltsübersicht

Inhaltsübersicht/Contents

Hauptthema

Hauptthema

Hauptthema

Kurse

Weiter- und Fortbildung

Thorax- und cardiovasculäre Chirurgie

Unfallchirurgie

Poster

Schlußveranstaltung

Eröffnungsansprache, Begrüßungsansprachen, Ehrungen, Mitgliederversammlung

Die feierliche Eröffnung des 109. Kongresses der Deutschen Gesellschaft für Chirurgie im Herkulessaal in der Residenz am Dienstag, 21. April 1992 um 17.30 Uhr wird eingeleitet mit:

Opus 44 Satz 1 und 2 von Anton Dvorak
vorgetragen von der Münchener Bläser Akademie
unter Leitung von Herrn Kühl

Eröffnungsansprache des Präsidenten

Präsident Prof. Dr. med. Franz Paul Gall, Erlangen:

Sehr verehrte Gäste, meine Damen und Herren, liebe Kolleginnen und Kollegen!
Nach den Klängen der Bläserserenade, Op. 44 Satz 1 und 2, von Anton Dvorak der Münchner Bläserakademie unter der Leitung von Herrn Kühl eröffne ich den 109. Kongreß der Deutschen Gesellschaft für Chirurgie und heiße Sie alle recht herzlich willkommen.

Ich begrüße Frau Bundesminister Gerda Hasselfeldt, die unserem Kongreß als zuständige Ressortministerin die Ehre ihres ersten Besuches erweist.

Der Bayerische Ministerpräsident, Herr Dr. Max Streibl hat uns ein sehr persönliches Grußwort zugedacht. Er ist verhindert und wird durch Herrn Staatsminister Dr. Glück vom Bayerischen Staatsministerium für Arbeit, Familie und Sozialordnung vertreten.

Ich habe die große Freude, ein weiteres Kabinettsmitglied der Bayerischen Staatsregierung, Herrn Staatsminister Peter Gauweiler bei uns willkommen zu heißen.

Ich begrüße unsere zahlreichen Ehrengäste aus dem staatlichen, kulturellen und öffentlichen Leben, die Präsidenten vieler wissenschaftlicher Gesellschaften aus dem In- und Ausland, der medizinischen Berufsverbände und der Bundesärztekammer.

Ich begrüße den Dekan der Medizinischen Fakultät der Ludwig-Maximilians-Universität sowie die Vertreter des Sanitätsdienstes der Bundeswehr.

Ein herzliches Willkommen gilt vor allen unseren Ehrenmitgliedern und den korrespondierenden Mitgliedern aus dem Ausland.

Ich begrüße ganz besonders herzlich die Präsidenten der Chirurgischen Gesellschaft von Estland, Litauen und Lettland, die mit ihrem Besuch die traditionell engen freundschaftlichen Beziehungen der baltischen Chirurgischen Gesellschaft mit der Deutschen Gesellschaft für Chirurgie erneuern.

Ein besonderer Gruß gilt den Vertretern der Presse, Fernsehen und Rundfunk sowie den Angehörigen der Medizinischen Assistenzberufe und allen, die an der Gestaltung dieser Tagung maßgeblich mitgewirkt haben.

Meine sehr verehrten Damen und Herren, durch Ihr Kommen verleihen Sie unserem Kongreß einen ganz besonderen Glanz, wofür wir Ihnen ganz besonders dankbar sind.

Unsere Gesellschaft kann mit berechtigtem Stolz auf eine ehrwürdige Geschichte als älteste deutsche und drittälteste wissenschaftliche Fachgesellschaft in der Welt zurückblicken. Mit diesem Kongreß begehen wir den 120. Jahrestag unserer Gründung. Als äußeres Dokument der Gründungsgeschichte empfängt Sie über dem Kongreßeingang eine Fotokollage des Gemäldes der Gründungsväter der Deutschen Gesellschaft für Chirurgie, jener Persönlichkeiten, deren chirurgischer Pioniergeist und wissenschaftliche Leistungen bis heute allgegenwärtig wirksam sind.

An dieser Stelle möchte ich mit besonderer Dankbarkeit der Persönlichkeiten gedenken, die meinen beruflichen Weg nachhaltig beeinflußt haben. Ein besonderer Gruß gilt Hermann Höpke, weiland Professor für Anatomie an der Universität Heidelberg, der durch seine unvergeßlichen Vorlesungen mein besonderes Interesse für Anatomie geweckt und mir den Weg in die Studienstiftung des Deutschen Volkes geebnet hat.

In großer Dankbarkeit begrüße ich meinen chirurgischen Lehrer Gerd Hegemann, Emeritus-Professor für Chirurgie der Universität Erlangen. Als Persönlichkeit mit wahrhaft humanistischer Bildung, unbestechlichem Charakter und preußischer Pflichterfüllung, mit enormem Einsatz für die ihm anvertrauten Patienten, hat er viele seiner Schüler und auch mich ganz entscheidend geprägt. Als akademischer Lehrer mit vielen innovativen wissenschaftlichen Leistungen und einem überragenden chirurgischen Können war er für uns immer ein leuchtendes Vorbild, ein bereitwilliger Ratgeber und Förderer des wissenschaftlichen Nachwuchses, aber auch ein väterlicher Freund. Er setzte die große Tradition bedeutender chirurgischer Persönlichkeiten auf dem Erlanger Lehrstuhl fort und gilt zu Recht als Begründer der neuen Erlanger Chirurgie. Ich verdanke es Gerd Hegemann, wenn ich heute stellvertretend für seine Schule in diesem Amt vor Ihnen stehe.

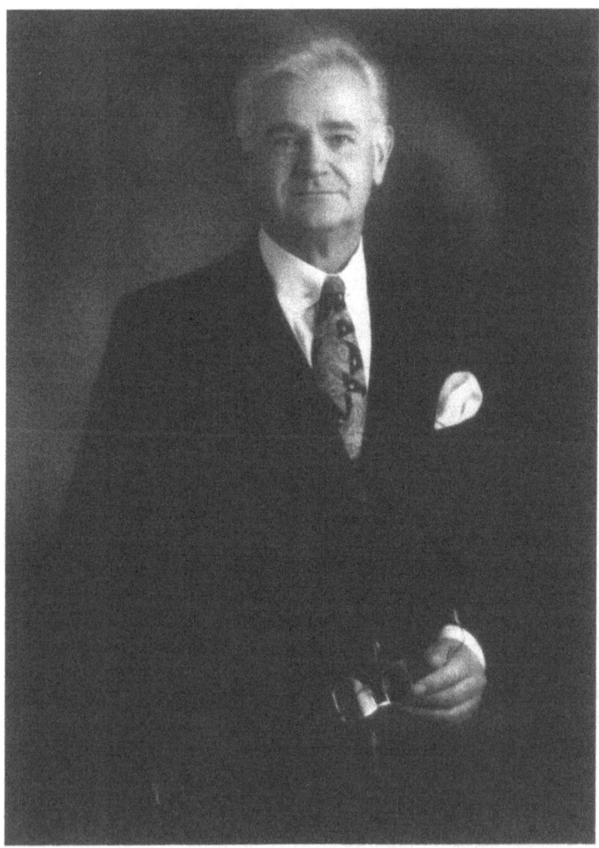

Prof. Dr. med. F.P. Gall, Erlangen

Als Leitthema für diesen Kongreß habe ich den „Fortschritt in der Chirurgie im letzten Jahrzehnt" gewählt, mit dem Ziel, neue Ergebnisse der Öffentlichkeit vorzustellen, Erreichtes kritisch zu bewerten und Perspektiven für die Zukunft aufzuzeigen.

Im Rückblick auf eine 35jährige erlebnisreiche Tätigkeit in unserem Fach sind die Entwicklung der Herz-Lungen-Maschine, der Chirurgie am offenen Herzen, an der Lunge, der Herzschrittmacher, der Ersatz- und Kunststoffimplantate, der Organtransplantationen, der Mikrochirurgie und in jüngster Zeit der endoskopischen Chirurgie als Meilensteine des Fortschrittes in die Geschichte der Chirurgie eingegangen. Sie haben einen noch vor einem Menschenalter unvorstellbaren Wandel der Chirurgie herbeigeführt.

Neben diesen spektakulären Fortschritten stehen auffallenderweise die Fortschritte der Behandlung maligner Geschwülste und der Anteil der Chirurgie hieran weniger im Lichte der Öffentlichkeit und sind zum Teil auch von Ärzten nicht voll realisiert.

Dies mag dadurch erklärt werden, daß unendlich viele kleine, von der Öffentlichkeit zunächst nicht bemerkte Fortschritte und Neuentwicklungen, wie zum Beispiel eine verbesserte Operationstechnik, Blutersatz und Schockbekämpfung, Antibiotika, verfeinertes Nahtmaterial oder mechanische Nähapparate und die modernen Anaesthesieverfahren als Voraussetzungen erarbeitet werden mußten, wodurch nicht nur die operative Sterblichkeit großer elektiver chirurgischer Eingriffe maligner Geschwülste im Brust- und Bauchraum von früher 10 bis 20% auf 1 bis 3% gesenkt, sondern auch eine wesentliche Verbesserung der Spätergebnisse erzielt werden konnte.

Anfang der 70er Jahre wurden wir Chirurgen vereinzelt von internistischen Kollegen, aber auch in der Laienpresse mit der Behauptung konfrontiert, daß durch operative Maßnahmen alleine die Prognose der malignen Geschwülste nicht mehr zu verbessern sei, woraus die Forderung nach Einsatz adjuvanter Therapiemodalitäten durch Chemo-, Radio- und Immuntherapie abgeleitet wurde.

Die Chirurgie der malignen Geschwülste, jahrzehntelang nur auf die schematisch angewandte Radikaloperation des Primärtumors beschränkt, hat sich heute zur chirurgischen Onkologie weiterentwickelt, sehr zum Nutzen unserer Patienten. Voraussetzung dazu war die Anwendung neuer Erkenntnisse der klinischen Tumorpathologie, die wir vor allem Prof. Paul Hermanek, dem klinischen Pathologen der Erlanger Chirurgischen Universitätsklinik, meinem langjährigen Partner, verdanken. Es konnte gezeigt werden, daß die Prognose maligner Tumoren wesentliche Unterschiede, abhängig in erster Linie vom pathologischen Stadium, basierend auf dem Ausmaß des kontinuierlichen Tumorwachstums, der Lymphknoten- und Fernmetastasierung, aber auch vom histologischen Typ und Differenzierungsgrad aufweist. Durch sorgfältige Dokumentation mittels moderner Datenverarbeitung in computergestützten Rechenprogrammen sowie langjähriger Nachbeobachtung operierter Patienten konnten Tumore mit niederem und solche mit hohem Metastasierungsrisiko (low risk- und high risk-Tumoren) und Früh- von fortgeschrittenen Karzinomen differenziert werden. Damit war die Voraussetzung für eine ganz neue Richtung der Chirurgie maligner Geschwülste, nämlich die histologie- und stadiengerechte Tumorchirurgie geschaffen worden. Entsprechend dem Tumorstadium und der Tumorhistologie ergibt beim Frühkrebs vom low risk-Typ die eingeschränkte funktions- und organerhaltende lokale Tumorexzision, zum Beispiel an der weiblichen Brust, am Magen, am Dick- und Mastdarm und beim malignen Melanom der Haut bei minimalem Operationsrisiko die gleichen Heilchancen wie eine große Radikaloperation, die heute nur bei fortgeschrittenen Tumorstadien oder ungünstiger Histologie eingesetzt werden sollte.

Radikaloperationen maligner Geschwülste waren noch vor einem Jahrzehnt von einer hohen Quote von lokoregionären Rezidiven, vom Wiederauftreten des Tumors am Ort der Operation von mehr als 30% beim Mastdarm-, 15% beim Dickdarm- und 20–40% beim Magenkarzinom belastet. Ohne solche Rezidive erreichen Patienten mit einem Dick- oder Mastdarmkrebs eine 5-Jahres-Überlebenschance von 85%, die auf 20% beim Eintritt eines Rezidivs absinkt. Manche Chirurgen haben die Entwicklung der Rezidive als schicksalshaft angesehen und generell die Anwendung einer Zusatztherapie mittels neo- oder adjuvanter Chemo- oder Radiotherapie zur Radikaloperation gefordert, ohne kausal nach den Rezidivursachen zu forschen.

Systematische Untersuchungen haben jedoch gezeigt, daß Rezidive zum Teil auch durch technische Mängel und die Verletzung des Radikalitätsprinzipes bei der Tumorexstirpation durch den Operateur verursacht werden. Durch Neubestimmung des Resektionsausmaßes, Kontrolle der Sicherheitsabstände durch intraoperative histologische Schnellschnittuntersuchungen und Erweiterung der Resektion des Lymphabflußgebietes konnte eine ganz erhebliche Reduktion dieser lokoregionären Rezidive ausschließlich durch chirurgische Maßnahmen erreicht werden, z.B. beim Dickdarm- von 15 auf 4%, beim Mastdarm- von 40 auf 10% und beim Magenkrebs von früher 20–40 auf etwa 7–10%. Dies ist um so bedeutungsvoller als die Zusatztherapie mittels Chemo- oder Radiotherapie auch nicht ohne Gefährdung des Patienten eingesetzt werden kann.

Neuere Untersuchungen haben aber auch ergeben, daß es sog. Risikogruppen gibt, in denen die Anzahl der lokoregionären Rezidive durch operative Maßnahmen alleine nicht mehr zu senken ist. Diese Gruppen können heute aufgrund detaillierter patho-anatomischer Untersuchungen des Resektionspräparates durch den klinischen Tumorpathologen eindeutig identifiziert werden. Meist handelt es sich dabei um Patienten des pathologischen Stadiums III mit Lymphknotenmetastasen fernab vom Tumor. Dies ist die Zielgruppe, an der die Effektivität der neo- oder adjuvanten Radio-, Chemo- und Immun-Therapie in den nächsten Jahren durch klinische Studien getestet werden muß.

Das Auftreten von Metastasen wurde früher mit dem Beginn des Endstadiums der malignen Erkrankung gleichgesetzt und bei einer medianen Lebenserwartung von 6 Monaten wurden diese Patienten bis zu ihrem Tod nur noch symptomatisch betreut. Diese Auffassung hatte sich über Jahrzehnte hinweg kritiklos gehalten, obwohl immer wieder Einzelbeobachtungen über Langzeitüberlebende nach erfolgreicher Metastasenexzision in der Literatur mitgeteilt wurden. Neuere Untersuchungen führten hier zur entscheidenden Erkenntnis, daß es infolge haematogener Metastasierung zwar häufiger zum Auftreten diffuser Metastasen in inneren Organen kommt, davon aber ein kleineres

Patientenkollektiv mit solitären oder multiplen Metastasen auf ein oder mehrere Organsegmente begrenzt zu unterscheiden ist. Nur für diese Zielgruppe war eine Prognoseverbesserung durch die operative Entfernung der Metastasen zu erwarten, für die dann in den 80er Jahren die Operationsindikationen evaluiert werden konnten. Bei strikter Anwendung dieser Kriterien sind im letzten Jahrzehnt bei der operativen Entfernung von Lebermetastasen colorektaler Karzinome aus vielen Tumorzentren der Welt an Tausenden von Patienten bei geringem Operationsrisiko von 1–3 % erstaunlich positive Ergebnisse mit 5-Jahres-Überlebensraten von 25–35 % und bei Lungenmetastasen von 35–45 % beim colorektalen Karzinom, Nierenkarzinom und den malignen Hodentumoren mitgeteilt worden.

Die moderne chirurgische Onkologie hat weltweit, insbesondere an großen Zentren, zu einer signifikanten Prognoseverbesserung geführt. Mit der Zunahme kurativer Tumorresektionen hat die Chirurgie einen wesentlichen Beitrag zur Verbesserung der Gesamtresultate geleistet. In den USA konnten entsprechend den Daten des SEER-Programms bei Patienten mit Dickdarmkarzinomen aller Stadien und jeglicher Therapie die relativen 5-Jahres-Überlebensraten von 43 % der Jahre 1960–1963 auf 58 %, beim Mastdarmkrebs von 38 auf 55 % und beim malignen Melanom von 60 auf 82 % der Jahre 1981–1987 gesteigert werden. Noch günstiger sind die Ergebnisse der kurativ resezierten Patienten zu bewerten, mit einer Erhöhung der relativen 5-Jahres-Überlebensraten durch allein chirurgische Methoden beim Dickdarmkarzinom von 60–65 auf 85–90 % und beim Mastdarmkrebs von 50–60 auf 75–80 %.

Meine Damen und Herren, die Erfolge der chirurgischen Onkologie sind das Ergebnis zahlreicher Untersuchungen, die mit den verschiedenen Methoden der klinischen Krebsforschung erarbeitet wurden. Dabei sollte man sich frei machen von der bisweilen monoton vorgetragenen Forderung nach kontrollierten prospektiven und randomisierten Studien. Die echten Fortschritte in der Medizin sind nur zu einem kleinen Teil prospektiven randomisierten Studien zu verdanken. Prospektive Studien ohne Randomisation, sog. prospektive offene- oder Beobachtungsstudien, sind von großem Wert, nicht zuletzt schon deshalb, weil randomisierte Studien zur chirurgischen Therapie beim Krebskranken mit einer hohen Quote von Randomisationsverweigerungen verbunden sind und damit fragwürdig werden. Auch retrospektive Studien sollten nicht vernachlässigt werden, da sie ja zumeist erst die Hypothesen kreieren, die dann in prospektiven Studien überprüft werden müssen.

Um nun in prospektiven Studien signifikante Unterschiede zu erkennen, ist ein großes Patientenkollektiv erforderlich. Leider wird heute der Wert der klinischen Studie vielfach unterschätzt, auch vom Wissenschaftsrat, der an den Kliniken der Universitäten eher zur Bevorzugung des Schwerpunktes Grundlagenforschung neigt und die Anzahl der in diesen Einrichtungen behandelten Patienten reduziert sehen möchte. Vor einer solchen Stukturänderung in der klinischen Medizin ist entschieden zu warnen, weil nur bei einer vernünftigen Symbiose von Grundlagen- und klinischer Forschung in Zukunft die deutschen Universitätskliniken im internationalen Vergleich Schritt halten werden können.

Die chirurgische Onkologie hat im letzten Jahrzehnt einen neuen Stellenwert in unserem Fach erhalten, erkenntlich auch am hohen Anteil onkologischer Patienten im Gebiet Chirurgie, der in manchen Institutionen auf 50–60 % gestiegen ist. Dieser Entwicklung hat die Deutsche Gesellschaft für Chirurgie durch die Gründung der „Arbeitsgemeinschaft für chirurgische Onkologie" im Jahr 1979 Rechnung getragen, mit dem Ziel, durch jährliche Seminare und Symposien den neuesten Wissensstand der Behandlung maligner Geschwülste zu vermitteln. Mit 350 Mitgliedern ist sie zwar die stärkste Arbeitsgemeinschaft in der Deutschen Gesellschaft für Chirurgie, aber umfaßt noch nicht einmal 10 % der auf diesem Sektor tätigen Chirurgen.

In der chirurgischen Onkologie übernimmt der Operateur eine schicksalshafte Verantwortung, denn im Gegensatz zur chirurgischen Behandlung gutartiger Erkrankungen, bei der Fehleinschätzungen entweder durch die enormen Fähigkeiten des Organismus zur Kompensation und Reparation selbst oder durch einen Zweiteingriff korrigierbar sind, enden Fehler bei der Exstirpation maligner Geschwülste meist tödlich.

Mit der Facharztprüfung für Chirurgie und einer unterschiedlich langen Weiterbildung an den verschiedenen von der Bundesärztekammer anerkannten Weiterbildungsstätten erwirbt jeder Chirurg die Berechtigung zur Tätigkeit auf dem Gebiete der chirurgischen Onkologie. Ob ein solcher Weiterbildungsgang den Erfordernissen der chirurgischen Onkologie heute noch gerecht wird, bedarf einer gründlichen Diskussion. Ich will mich nicht zum Sprecher einer neuen Spezialität in der Chirurgie machen, wie dies vereinzelt in den angloamerikanischen Ländern bereits realisiert ist, bin aber doch der Meinung, daß man für die *chirurgische Onkologie* eine *spezielle Fachkunde* durch eine 2jährige Weiterbildung mit einem Abschlußexamen, auch als zusätzlichen Qualifikationsausweis für Chefarztbewerbungen, nachweispflichtig festschreiben sollte.

In Frankreich sind derzeit – nach Auskunft des Präsidenten des französischen Berufsverbandes der Chirurgen – 60 chirurgische Chefarztstellen und über 300 Assistentenstellen an kommunalen Krankenhäusern durch französische Kollegen nicht zu besetzen, weil diese Stellen so schlecht dotiert sind, daß hochqualifizierte Chirurgen nach Beendigung ihrer Facharztausbildung in Privatkliniken eintreten oder sich in der freien Praxis niederlassen. Diese, für die chirurgische Versorgung der Bevölkerung bereits jetzt ernste Situation, wird sich in Zukunft eher noch verschärfen, weil die Zahl der Bewerber für die Facharztausbildung in der Chirurgie dramatisch abnimmt, denn in Frankreich entscheiden sich Studienabgänger der Medizin heute vornehmlich für die Fächer Innere Medizin, Augen-, Hals-Nasen-Ohren-Heilkunde und Dermatologie, in denen die Niederlassungsfähigkeit hervorragend und die Belastungen durch Schicht-, Wochenend- und Feiertagsdienst gering sind.

Mit Sorge nehmen wir zur Kenntnis, daß auch in unserem Lande, z.B. in München oder Baden-Württemberg, neue Verträge mit hohen Prozentabgaben und steigender Progression aus der ärztlichen Liquidation der leitenden Krankenhausärzte, als sogenanntes Nutzungsentgeld an den Krankenhausträger abzugeben, eingeführt wurden. Die Versuche einiger Krankenhausträger, Chefärzte mit Zeitverträgen einzustellen, sind völlig indiskutabel und für hochqualifizierte Bewerber mit langjähriger Berufserfahrung in Oberarztdauerstellungen unmöglich akzeptabel.

Patienten mit Wahlleistungen müssen für ihre stationäre Behandlung den vollen Pflegesatz entrichten, der sich aus der Summe aller klinischen, diagnostischen und pflegerischen Leistungen errechnet. Darin enthalten sind selbstverständlich auch die Nutzung der diagnostischen Apparate und der aufwendigen Operationseinrichtungen. Deshalb gibt es für die Erhebung eines Nutzungsentgeldes aus der ärztlichen Liquidation keine rechtliche Begründung, sondern nur eine fragwürdige politische Rechtfertigung. Die neuen Verträge mit progressiven Abgaben des Nutzungsentgeldes betreffen in unserer Gesellschaft eine einzige Berufsgruppe, nämlich die der leitenden Krankenhausärzte, in einer Gesellschaft, in der für alle anderen Bereiche der Wirtschaft, des öffentlichen Lebens, der Kunst und des Sports das Leistungsprinzip als oberste Maxime als sakrosankt gilt. Es ist für mich völlig unverständlich, daß die öffentliche Meinung z.B. den Stars der leichten Musik und des Sports enorme Einnahmen zubilligt, Spitzenleistungen in der Medizin aber, durch eigene persönliche Leistung, eigenes Wissen und Können erbracht, mit hohen progressiven Abgaben bestraft. Nach dem völligen Kollaps des realen Sozialismus ist es verwunderlich, daß sich Politiker aller Parteien immer noch der Instrumente dieser Ideologie bedienen, obwohl uns täglich neue Schreckensmeldungen über den ruinösen Zustand von Wirtschaft und Gesellschaft der ehemals kommunistisch beherrschten Länder erreichen.

Leitende Krankenhausärzte sind durch mannigfaltige Aufgaben in der Klinikorganisation, durch Ausbildung und Überwachung ihrer Mitarbeiter und die verantwortungsbewußte Patientenversorgung, an den Universitätskliniken zusätzlich durch Lehre und Forschung, in viel höherem Maße belastet als Ärzte in freier Praxis oder an den Privatkliniken. Progressive Abgaben widersprechen dem Leistungsprinzip und führen letztlich auch dazu, daß bestqualifizierte Nachwuchskräfte nicht mehr diese Position als oberstes Ausbildungsziel anstreben, sondern sich niederlassen oder in Privatkliniken tätig werden, womit auf die Dauer die Qualität der stationären Behandlung unserer Patienten in den staatlichen und kommunalen Krankenanstalten Schaden erleiden wird.

Seit 1988 wird in den Kliniken die stationäre Behandlung von Patienten im steigenden Maße durch den Mangel an Pflegekräften belastet und erheblich eingeschränkt. Der Pflegenotstand ist längst kein vorübergehendes Problem mehr, sondern er wird uns in den nächsten Jahren zunehmend mehr belasten, weil ein erheblicher Bewerbungsrückgang an den Krankenpflegeschulen und eine wachsende Berufsflucht zu verzeichnen sind. Nur zu Anfang der krisenhaften Situation hatten sich Presse, Rundfunk und Fernsehen intensiv damit befaßt. Heute aber sind die nur noch vereinzelt erscheinenden Berichte nicht mehr in der Lage, das Bewußtsein und das Interesse der Öffentlichkeit wach zu halten. Deshalb sinken auch die Chancen einer längst notwendigen Lösung dieses gravierenden Problems, das uns alle, auch Sie meine Damen und Herren, betreffen kann.

Am Universitätsklinikum Erlangen waren zu Beginn des Jahres von 1430 Krankenpflegestellen 55 nicht zu besetzen, mit 33 offenen Stellen ist dabei die Chirurgische Klinik am meisten betroffen.

Weil es genaue Anhaltszahlen zum Pflegenotstand weder bei den Schwesternverbänden noch bei der Deutschen Krankenhausgesellschaft gibt, habe ich durch eine Fragebogenaktion versucht, eine Bestandsaufnahme der aktuellen Situation für die Chirurgischen Kliniken durchzuführen.

An 120 ausgewählten Kliniken aller Versorgungsstufen mit insgesamt 46005 Betten können derzeit durchschnittlich 5,2% aller Krankenpflegestellen nicht besetzt werden. Dies erscheint auf den ersten Blick nicht sehr gravierend. In Großstädten und Ballungsgebieten sowie an Krankenanstalten mit über 1000 Betten sind im Mittel aber bereits 10% der Pflegestellen offen. Auf die Chirurgie entfallen davon ¼ – ⅓ dieser unbesetzten Stellen.

Der Mangel an Pflegekräften betrifft in unserem Fach die Krankenstationen ebenso wie die Funktionseinheiten, vor allem aber den Operationssaal und die Intensivstationen. Im Durchschnitt fehlen in der Operationsabteilung 8,4% und in den Intensivstationen 9% des Pflegepersonals. In 14% der Chirurgischen Kliniken kann für über 20% der Stellen kein Personal gewonnen werden, in einigen Kliniken sind 50% im Operationssaal und in der Intensivstation 60% der Stellen nicht zu besetzen. Betroffen sind hier vor allem Universitätskliniken und Zentralkrankenhäuser in Großstädten.

Welche Auswirkungen hat nun dieser Pflegenotstand auf die Funktionsfähigkeit der chirurgischen Abteilungen? Im Durchschnitt sind 8 % der Operationssäle (0–60 %) und 10 % (0–75 %) der Intensivbetten geschlossen. In 17 % der chirurgischen Kliniken arbeitet die Operationsabteilung nur noch mit 80 %iger oder geringerer Kapazität, das heißt von 10 sind 2 oder mehr Operationseinheiten geschlossen.

Ähnlich ist auch die Situation in den Intensivstationen, in denen – wie Sie ja wissen – Operierte nach großen chirurgischen Eingriffen und Unfallpatienten mit Multitraumen behandelt werden. In 23 % der Kliniken sind über 20 % der Intensivbetten infolge Schwesternmangel geschlossen.

In diesen Kliniken warten z.B. 40 % der chirurgischen Patienten 4 Wochen und länger auf einen Operationstermin. Dies gilt auch für Patienten mit malignen Tumoren, die in 40 % länger als 2 Wochen und in 20 % länger als 3 Wochen auf ihre Tumoroperation warten müssen.

Warum sind die chirurgischen Kliniken vor allem vom Pflegenotstand betroffen? Hier sind unverhältnismäßig viele Schicht-, Wochenend- und Feiertagsdienste zu leisten und chirurgische Patienten bedürfen einer besonders arbeitsintensiven Pflege. Aufgrund der durch den Schwesternmangel bestehenden Arbeitsüberlastung wandern deshalb Krankenschwestern und -pfleger aus der Chirurgie in andere konservative medizinische Pflegebereiche ab, die bei gleicher Bezahlung längst nicht so arbeitsintensiv wie die Chirurgie sind.

Die Gründe für den Pflegenotstand sind hinlänglich analysiert und bekannt. In erster Linie hängt das mit der mangelhaften Attraktivität des Krankenpflegeberufes zusammen. Eine Verbesserung kann nur mit strukturellen Reformen, einer gezielten Laufbahnplanung mit besseren Aufstiegsmöglichkeiten und vor allen Dingen durch eine leistungsbezogene Vergütung erreicht werden. In den Vereinigten Staaten war zur gleichen Zeit wie bei uns ein erheblicher Schwesternmangel aufgetreten. Er ist durch die Anhebung der Eingangsgehälter für Berufsanfänger beseitigt worden. Wenn man in unserem Lande den Pflegenotstand entscheidend bekämpfen will, ist eine ähnliche Maßnahme nicht zu umgehen.

Seit zwei Jahren hat sich die Deutsche Gesellschaft für Chirurgie intensiv mit Fragen der neuen Weiterbildungsordnung, die im Mai 1992 vom Deutschen Ärztetag verabschiedet werden soll, zu befassen. Oberstes Ziel der neuen Weiterbildungsordnung sollte es sein, – darin waren sich alle Ausschußmitglieder einig – erstens die Weiterbildung der jungen Chirurgen zu verbessern und zweitens die Einheit des Faches Chirurgie zu erhalten.

Diese Verhandlungen waren von Anfang an durch den Umstand kompliziert, daß die Vertreter der Teilgebiete Fragen der Weiterbildungsordnung mit generellen Strukturfragen verbanden, um die nach ihrer Meinung diskriminierende Bezeichnung „Teilgebiet“ zu überwinden und Gleichberechtigung zu erreichen.

Um die Weiterbildung in der Chirurgie zu verkürzen und den früheren Eintritt in die Spezialisierung zu ermöglichen, sollte nach Meinung der Teilgebietsvertreter die Basischirurgie zunächst von 5 auf 4 und dann auf sogar 3 Jahre verkürzt werden, um mit einer anschließenden 3jährigen Weiterbildung im Spezialfach nach der Facharztprüfung neben der Bezeichnung „Chirurg“ auch das Spezialgebiet z.B. „Chirurg – Unfallchirurg“ führen zu können.

Der Weiterbildungsausschuß der Bundesärztekammer unter der Leitung von Herrn Hoppe hat diese Lösung aus rechtlichen Gründen nicht für akzeptabel erklärt und aus den vorgelegten Vorschlägen die Aufteilung des Faches Chirurgie in sechs unabhängige Gebiete in die 6. Novellierung zur neuen Weiterbildungsordnung eingebracht.

Weil bei einer Aufteilung in sechs unabhängige Fachgebiete die Einheit des Faches Chirurgie definitiv verloren geht und dann eine fächerübergreifende Behandlung nicht mehr möglich ist, kann diese neue Struktur der Chirurgie zur Regelversorgung im Lande nicht geeignet sein, da die organisatorischen Voraussetzungen für die Unterbringung neuer Fachgebiete an den mittleren und kleineren Krankenhäusern derzeit nicht gegeben sind oder nur unter enormen Kosten für das Gesundheitswesen – wahrscheinlich mehrerer Hundertmillionen – eingerichtet werden müßten. Dies waren die entscheidenden Gründe, warum der Vorstand der Deutschen Gesellschaft für Chirurgie der neuen Weiterbildungsordnung in der 6. Novellierungsfassung die Zustimmung verweigert und den Präsidiumsbeschluß vom September 1990, die Teilgebiete als Schwerpunkte im Verband des Faches Chirurgie zu belassen, erneut in Vorschlag gebracht hat.

Der Vorstand der Bundesärztekammer hat nun auf seiner Sitzung im Februar 1992 die von den chirurgischen Fachgesellschaften und vom Berufsverband vorgelegten Modelle eingehend beraten und sich für das von der Deutschen Gesellschaft für Chirurgie vorgelegte Schwerpunktmodell zur Vorlage beim Ärztetag entschieden, in dem die Einheit des Faches Chirurgie mit der Zuordnung der Schwerpunkte Gefäß-, Thorax- und Unfallchirurgie mit jetzt 5- plus 3-jähriger Weiterbildung erhalten bleibt. Ob es weitere Fachgebiete für Herz-, Kinder- und Plastische Chirurgie geben wird, liegt in der Entscheidung des Deutschen Ärztetages.

In der Präsidiumssitzung der Deutschen Gesellschaft für Chirurgie im Februar 1992 hat dieses Schwerpunktmodell für das Fach Chirurgie jetzt auch die Zustimmung aller Vertreter der Teilgebiete gefunden. Dieser Beschluß aber wurde mit der dringlichen Empfehlung verbunden, die Weiterbildungszeit im Gebiet Chirurgie auf 6 Jahre zu erhöhen.

Durch die enge Kooperation und gegenseitige Befruchtung durch den ständigen Austausch neuer wissenschaftlicher Ergebnisse und technischer Fortschritte konnte im letzten Jahrzehnt eine bedeutende Leistungsverbesserung in der Chirurgie und den Spezialgebieten erreicht werden mit einer für unsere Bevölkerung beispielhaften chirurgischen Versorgung in Europa.

Ich bin der festen Überzeugung, daß mit dem Bekenntnis zur Einheit des Fachgebietes durch die neue Weiterbildungsordnung den jungen Chirurgen eine verbesserte Ausbildung vermittelt und genügend Freiräume für die Spezialisierung innerhalb der Chirurgie geschaffen werden können, so daß unser Fach auch an der Schwelle zum 2. Jahrtausend allen Anforderungen für eine optimale Versorgung der Patienten gerecht werden kann.

Begrüßungsansprachen

Präsident Prof. Dr. med. Franz Paul Gall, Erlangen: Ich darf nun Frau Gerda Hasselfeldt, Bundesminister für Gesundheit, um ihr Grußwort bitten.

Frau Bundesminister Gerda Hasselfeldt: Sehr geehrter Herr Professor Dr. Gall, meine Herren Kollegen Dr. Gebhard Glück und Dr. Peter Gauweiler, meine sehr geehrten Damen und Herren!

Ich darf zunächst die herzlichen Grüße der Bundesregierung, insbesondere des Bundeskanzlers Dr. Helmut Kohl, diesem Chirurgenkongreß in München überbringen.

Ihr diesjähriger Kongreß findet statt in einer Zeit, in der in der Gesundheitspolitik vor allem über Kosten und deren Einsparungen diskutiert wird. Dabei wird vielfach vernachlässigt, welche Entwicklungen sich in unserem Gesundheitswesen vollzogen haben, welches hohe Niveau der Versorgung erreicht wurde – und zwar nicht nur für wenige Bürger, sondern für jeden Bürger in unserem Land. Wenn wir uns heute einer hohen und ständig steigenden Lebenserwartung erfreuen können, wenn viele Krankheiten und Beschwerden heute besser oder überhaupt erst behandelbar sind, dann ist dies, meine Damen und Herren, auf den Beitrag vieler im Gesundheitswesen Tätiger zurückzuführen, im wesentlichen auf den Beitrag der Mediziner und Wissenschaftler und nicht zuletzt auf den Beitrag der Chirurgen. Sie, Herr Prof. Gall, haben in Ihren Einführungsworten schon deutlich darauf hingewiesen, welche Entwicklungen in den letzten Jahren und Jahrzehnten in unserem Land sich gerade in der Onkologie vollzogen haben. Ich danke Ihnen für den Beitrag, den Sie dabei geleistet haben, stellvertretend für die Bundesregierung ganz herzlich.

Die Leistungen Ihres Fachgebietes sind in der Tat beispielhaft, vor allem wegen einer stets aufgeschlossenen, dabei aber nie unkritischen Haltung gegenüber neuen Entwicklungen und neuen Techniken. Sie haben durch viele neue Entwicklungen dazu beigetragen, daß den Patienten Unannehmlichkeit erspart wird. Und obwohl dabei fast immer auch eine berufliche Faszination und Begeisterung im Spiel sind, haben Sie diese Techniken nie zu früh eingesetzt, sondern immer erst im Vorfeld intensiven Erprobungen unterzogen. Gerade bei den neuen Methoden der minimal invasiven Therapie, insbesondere der Erweiterung der endoskopischen Diagnostik und Therapie, war das besonders festzustellen. Nicht die Faszination des Neuen, sondern der Nutzen für den Patienten haben den Einsatz bestimmt.

Mit der Weiterentwicklung der chirurgischen Techniken haben Sie ganz wesentlich dazu beigetragen, daß

- die Verweildauer in den Krankenhäusern zurückgehen konnte und
- eine zunehmende Zahl von Eingriffen auch ohne vollstationären Aufenthalt möglich ist.

Wenn wir in diesen Wochen und Monaten – und ich bitte um Verständnis dafür, daß ich auch dieses bei der Gelegenheit mit einfließen lasse – von Kostensperren und von mehr Wirtschaftlichkeit im Krankenhaus reden, dann ist darunter auch zu verstehen, daß bei der Finanzierung im Krankenhausbereich stärker als bisher die medizinischen Möglichkeiten berücksichtigt werden. Nicht der tagesgleiche pauschalierte Pflegesatz ist die Entgeltform der Zukunft, sondern eine leistungsorientierte Bezahlung. Daneben brauchen wir eine bessere Verzahnung von ambulanter und stationärer Versorgung. Das Nebeneinander von gleichen Leistungen und damit die parallele Vorhaltung von Personal und Technik sind weder wirtschaftlich sinnvoll noch patientengerecht. Notwendig ist vielmehr die Nutzung aller vorhandenen medizinischen Möglichkeiten mit einer Bezahlung, die Anreize für unnötige stationäre Aufenthalte ausschließt. Dies bedeutet schon ein Aufbrechen bisheriger Strukturen in der Finanzierung der Krankenhäuser. Vielleicht wurde dieser Bereich deshalb auch aus der Gesundheitsreform vor einigen Jahren ausgespart. Bei den jetzt anstehenden notwendigen Änderungen wird dies nachgeholt werden.

Bei dieser Gelegenheit, Herr Prof. Gall, möchte ich Ihnen ganz herzlich danken, daß Sie in Ihren Worten die Situation der Pflegekräfte mit angesprochen haben. Denn in der Tat helfen uns die schönsten

Krankenhäuser, die beste medizin-technische Ausstattung und die höchstqualifizierten Ärzte nichts, wenn wir nicht auch Frauen und Männer haben, die den Patienten in der Pflege zur Seite stehen. Hier sind wir alle an verschiedenen Fronten gefordert – die Tarifpartner genauso wie der Bund bei den Pflegeanhaltszahlen, wir sind zur Zeit dabei; die Länder mit der Weiterbildung, und nicht zuletzt natürlich die Krankenhausträger und alle vor Ort Verantwortlichen für die Bedingungen, unter denen die Pflegekräfte zu arbeiten haben.

Auch wenn wir uns zur Zeit, meine Damen und Herren, im wesentlichen mit dem Ausgabenanstieg in der Krankenversicherung, zum mindesten in der öffentlichen Diskussion, beschäftigen, ist Gesundheitspolitik natürlich viel mehr. Im Mittelpunkt steht die Erhaltung bzw. die Wiederherstellung der Gesundheit des Menschen. Durch die Möglichkeit der Transplantation von Organen kann heute vielen Menschen wesentlich mehr, als dies noch vor wenigen Jahren der Fall war, geholfen werden. Gerade Ihr Berufsstand hat dabei ganz Wesentliches geleistet. Nicht zuletzt sind Fragen der Organtransplantation eines der wichtigsten Themen Ihres Kongresses.

Bei objektiver Betrachtung gibt es dabei noch einige Schwierigkeiten:

- Zum einen sind nicht ausreichend Organe verfügbar.
- Zum andern erschweren Defizite in der Organisation die Organbeschaffung.

Dabei haben ständig steigende Transplantationszahlen das Vertrauen der Bürger in diese ärztliche Heilmaßnahme deutlich sichtbar gemacht. Um so mehr, so denke ich, kommt es darauf an, sich verstärkt um die Organtransplantation zu bemühen. Ein dazu notwendiges Transplantationsgesetz muß aber alle in Frage kommenden Aspekte mit einschließen. Es muß die organisatorischen Probleme genauso mit einbeziehen wie die Frage des Selbstbestimmungsrechts des einzelnen. Sie wissen, daß wir uns in intensiven Diskussionen zwischen Bund und Ländern befinden; die Länderkompetenz ist hier gefragt. Deshalb arbeitet auch eine entsprechende Arbeitsgruppe der Länder unter Beteiligung der zuständigen Bundesressorts an einem entsprechenden Gesetzentwurf.

Sie haben heute morgen auf der Pressekonferenz, auch in den Vorworten kam es zum Ausdruck, über die Erfolge in der Krebsbehandlung gesprochen und auf die Notwendigkeit der Früherkennung hingewiesen. Ich danke Ihnen ausdrücklich dafür. Ich denke, wir können nicht genug darüber reden, wie notwendig und sinnvoll es ist, daß die Bürger die Möglichkeiten der Früherkennung stärker, als sie das heute tun, in Anspruch nehmen, weil die Möglichkeiten der Behandlung heute wesentlich besser sind, als dies vor Jahren und Jahrzehnten noch der Fall war, und die heute um so erfolgreicher sein können, wenn die Erkrankung früh erkannt wird.

Bei der Bekämpfung der Krebserkrankungen ist es aber auch notwendig, mehr, als es bisher der Fall ist, über die Ursachen zu erfahren. Einen Beitrag dazu kann hier das Krebsregister leisten. Ich beabsichtige deshalb, noch in diesem Jahr den Entwurf eines Bundeskrebsregistergesetzes vorzulegen, was nicht bedeutet, daß der Bund ein Register erstellt, sondern daß nach einheitlichen Kriterien regionale Register erstellt werden können. Ein entsprechender Gesetzentwurf befindet sich derzeit in der Abstimmung mit den Ländern. Die in der ehemaligen DDR gesammelten Daten sollen nicht nur erhalten, sondern auch nutzbar gemacht werden.

Meine Damen und Herren! Unsere gemeinsame Aufgabe ist es, das hohe Niveau der medizinischen Versorgung für die Bürger in unserem Land nicht nur zu erhalten, sondern ständig weiterzuentwickeln. Dazu bedarf es nicht nur eines guten Rahmens, den die Politik setzt, sondern es bedarf einer qualifizierten Aus- und Weiterbildung; es bedarf vor allem aber auch einer permanenten Fortbildung der im Gesundheitswesen Tätigen. Die Deutsche Gesellschaft für Chirurgie hat dazu in den vielen Jahrzehnten ihres Bestehens immer einen ganz wesentlichen Beitrag geleistet. Ich möchte Ihnen an dieser Stelle ganz herzlich dafür danken. Mit der Teilnahme am diesjährigen Chirurgenkongreß haben wieder eine Vielzahl von Chirurgen ihre Fortbildungsbereitschaft unter Beweis gestellt. Ich wünsche Ihnen allen, daß Sie daraus wertvolle Informationen und wichtige Erkenntnisse für Ihre Arbeit bekommen und daß Sie dieses hier erworbene vertiefte Wissen dann verwerten können zu Gunsten der Patienten, zu Gunsten der Bürger in unserem Land.

Präsident Prof. Dr. med. Franz Paul Gall, Erlangen: Frau Bundesminister, wir freuen uns ganz besonders über Ihren Besuch. Wir danken Ihnen sehr für die anerkennenden Worte, die Sie für uns Chirurgen gefunden haben. Wir versichern Sie, daß wir mit Ihnen zusammenarbeiten werden, um die Finanzierung des Gesundheitswesens für unseren Bereich stabil zu halten ohne Einschränkung der Leistungen für unsere Patienten. Herzlichen Dank!

Ich darf nun Herrn Dr. Gebhard Glück, Staatsminister für Arbeit, Familie und Sozialordnung, um sein Grußwort bitten.

Staatsminister Dr. Gebhard Glück: Sehr geehrter Herr Prof. Gall, sehr geehrte Frau Bundesminister, sehr geehrter Herr Kollege aus dem Kabinett Peter Gauweiler, meine sehr verehrten Damen und Herren!

Ich freue mich, heute unter Ihnen sein und in Vertretung des Herrn Ministerpräsidenten Dr. Max Streibl, des Schirmherrn, Ihnen die besten Grüße und Wünsche der Staatsregierung übermitteln zu können.

In meiner Eigenschaft als Bayerischer Sozialminister, zu dessen politischem Verantwortungsbereich weite Teile unseres Gesundheitswesens, insbesondere die aus der Sicht der Chirurgen so bedeutungsvolle Krankenhausversorgung, zählen, heiße ich Sie zum 109. Kongreß der Deutschen Gesellschaft für Chirurgie auch ganz persönlich willkommen.

Wir sind stolz darauf, daß unsere bayerische Landeshauptstadt durch die nun bereits seit vielen Jahren bestehende Tradition, die Jahrestreffen der deutschen Chirurgen in München durchzuführen, gleichsam zur Heimat des Deutschen Chirurgenkongresses geworden ist. Bewährtes soll man nicht ohne Not ändern. Deshalb hoffen wir, daß diese gute Tradition auch künftig fortwirkt.

Mit Herrn Professor Gall hat nun nach einer Pause von einigen Jahren wieder ein bayerischer Präsident den Vorsitz der Deutschen Gesellschaft für Chirurgie inne. Dies freut mich als Bayerischer Sozialminister natürlich ganz besonders. Dies darf an dieser Stelle auch gesagt werden.

Meine sehr geehrten Damen und Herren! Das Leitthema Ihrer diesjährigen Veranstaltung lautet: „Fortschritte in der Chirurgie im letzten Jahrzehnt". Mir ist nicht verborgen geblieben, daß es heute auch eine Reihe von bedenklichen Tönen gegeben hat, wie könnte es anders sein, auf die ich im Rahmen eines Grußwortes nicht näher eingehen kann; einiges davon hat Frau Kollegin Hasselfeldt auch schon beantwortet. Aber gestatten Sie mir, außerhalb des vorgesehenen Grußwortes auch aus meiner Sicht ein paar Sätze zum Problem des Schwesternmangels zu sagen, mit dem ich ja auch befaßt bin.

Man hat damals, als man vom Pflegenotstand geredet hat, sehr schnell die Politiker als die alleinigen Verantwortlichen ausgemacht. Nun wollen wir uns nicht um unsere Verantwortung drücken, wir haben in diesem Bereich schon einige Verantwortung, aber beileibe nicht allein. Ich habe mich jedenfalls beeilt, eine Konzertierte Aktion Pflege in Bayern zusammenzurufen, alle Beteiligten an einen Tisch zu bringen. Diese Arbeitsgemeinschaft besteht nun seit zwei Jahren in vielen Arbeitsgruppen. Wir haben eine sehr gründliche Analyse des Problems vorgenommen und festgestellt, nicht ohne Überraschung, daß es hier sehr, sehr viele Ursachen gibt – Ursachen, die in materiellen Bedingungen liegen, Ursachen, die in den Lebensumständen der Schwestern liegen, vor allem in den Ballungszentren, Ursachen aber auch, die in den Strukturen der Kliniken selbst liegen. Ich meine, daß wir unsere Hausaufgaben dann erfüllen, wenn wir alle sie erfüllen und jeder in seinem Bereich das tut, was er tun kann, was er verantworten kann.

Über eine Tatsache, Herr Prof. Gall, werden wir allerdings nicht hinwegkommen: Wir haben zuwenig Berufsanfänger, und wir haben, verglichen damit, einen zu hohen Bedarf an Schwestern. Dieses Problem haben nun viele Berufssparten; das Handwerk klagt genauso über Berufsnachwuchs. Aber ich gebe Ihnen recht, wir müssen versuchen, die Bedingungen so attraktiv wie möglich zu gestalten, um wenigstens die Schwestern zu bekommen in allen Funktionen, die sehr viel anspruchsvoller geworden sind als in den vergangenen Jahrzehnten, die wir unbedingt brauchen.

Meine sehr geehrten Damen und Herren! „Fortschritte in der Chirurgie im letzten Jahrzehnt" – Sie kennen gewiß den Satz: „Der Fortschritt ist die Verwirklichung von Utopien." Tatsächlich ist in der heutigen Chirurgie vieles und Großartiges möglich geworden, was vor geraumer Zeit völlig undenkbar erschien. Gerade auf den Gebieten der Organtransplantationen und der mikrochirurgischen Eingriffe, aber auch in der Tumortherapie, erscheinen für den medizinischen Laien die heutigen Möglichkeiten der Chirurgie nahezu wie ein Wunder.

Bei allem technischen und wissenschaftlichen Fortschritt darf man aber nie außer acht lassen, daß die Medizin, und hier insbesondere die Chirurgie, durch die atemberaubenden Entwicklungen immer mehr in ethische und weltanschauliche Fragestellungen hineinwächst, gleichsam zum Grenzgänger von Philosophie und Ethik wird.

Die Frage, inwieweit es human und sinnvoll ist, alles, ohne Ausnahme, bei jedem Patienten in die Tat umzusetzen, was die moderne Medizin nicht nur an theoretischen, sondern auch an praktischen Möglichkeiten bietet, hat sich wohl jeder von Ihnen schon einmal gestellt. Abnehmen kann die Entscheidung, welche Behandlung für den jeweiligen Patienten die richtige ist, dem verantwortlichen Arzt niemand. Denn Verantwortung ist immer individueller Natur. Als Orientierungshilfen bei diesen so schwierigen Fragen können wohl nur ethische Grundsätze, wie etwa die Würde des Menschen und der Respekt vor der Schöpfung, dienen.

Auch wenn ich mit Jean-Paul Sartre in vielen Fragen nicht übereinstimme, so halte ich doch seine Definition des Fortschritts als „das Werk des Unzufriedenen" für treffend. Nur der im positiven Sinne aus Verantwortung für den Patienten Unzufriedene ist bereit, all die Mühen und Anstrengungen auf sich zu nehmen, die nötig sind, um neue Ideen zu entwickeln, auf ihren praktischen Nutzen zu überprüfen und dadurch Bestehendes zu verbessern. Oft vergessen und verdrängen wir auch, welche enorme Arbeit im Vorfeld geleistet wurde und wie viele Rückschläge zu verkraften waren, wenn dann endlich ein großer Durchbruch gelungen ist.

Deshalb geht mein Dank für den großen beruflichen und menschlichen Einsatz nicht nur an Sie, meine Damen und Herren, als Vertreter Ihres Fachgebietes, sondern auch an die vielen „stillen Helfer", die selbst nicht immer im Schein des Lichts wissenschaftlicher Erfolge stehen, ohne deren Mitarbeit aber die großartigen Leistungen im Bereich der Chirurgie in den letzten Jahren nicht möglich gewesen wären.

Leben ist und bleibt Weiterentwicklung und Fortschritt. Deshalb müssen wir neue Ideen unvoreingenommen auch in Zukunft unterstützen und fördern. Wir sollten uns immer vor Augen halten, daß man nie jemanden überholen kann, wenn man immer nur in seine Fußstapfen tritt.

Meine sehr geehrten Damen und Herren! Wenn wir den Fortschritt wollen, so müssen wir aber auch bereit sein, uns den Herausforderungen der vom Fortschritt ausgelösten Änderungen zu stellen. Dies gilt im Hinblick auf den medizinischen Fortschritt, wie ich aus den Erfahrungen in meinem politischen Verantwortungsbereich weiß, nicht zuletzt und gerade auch für den Krankenhausbereich. Hier ist die Politik gefordert, auf Veränderungen rechtzeitig und flexibel nicht nur zu reagieren, sondern vorausdenkend zu agieren, so schwer dies im einzelnen auch sein mag. Jeder Patient erwartet – und dies mit Recht – heute von uns, daß für ihn im Bedarfsfall eine möglichst optimale medizinische Versorgung gewährleistet ist. Auch im Krankenhaussektor läßt sich dieser Anspruch freilich nur erfüllen, wenn dafür die wirtschaftlichen und finanziellen Rahmenbedingungen erhalten bleiben.

Die Erfahrungen in der Vergangenheit haben gezeigt, daß eine der wichtigsten Voraussetzungen dafür der Wille und die Bereitschaft ist, die bestehenden Versorgungsstrukturen immer aufs Neue auf den Prüfstand zu stellen. Auch die Ihnen allen bekannte, in der letzten Zeit immer intensiver und auch kontroverser gewordene Diskussion über die Kostenentwicklung im Gesundheitswesen beweist dies. Die Frage, wie sich die Fortschritte der Medizin auch unter wirtschaftlichen Aspekten am besten für die Patienten nutzbar machen lassen, ist zwar in erster Linie eine Herausforderung an die Politik. Sie läßt sich jedoch ohne den sachverständigen Rat der Mediziner nicht lösen. Wenn Fehlentscheidungen beim Einsatz der finanziellen Ressourcen, die für Betriebskosten und Investitionen zur Verfügung stehen, vermieden und zum Beispiel das Entstehen von Überkapazitäten verhindert werden sollen, setzt dies voraus, daß für die Politik kommende Entwicklungen rechtzeitig erkennbar werden.

Die Bedeutung von Veranstaltungen wie dem 109. Deutschen Chirurgenkongreß kann in diesem Zusammenhang gar nicht hoch genug eingeschätzt werden. Gerade weil die Politik von der Information lebt, ist eine fruchtbringende Zusammenarbeit zwischen der angewandten Medizin und den politisch Verantwortlichen, aber auch der Verwaltung, die mit der Vorbereitung politischer Entscheidungen befaßt ist, unerläßlich.

Auf dem Gebiet der Chirurgie und anderer operativer Fachbereiche haben sich in den vergangenen Jahren zahlreiche neue Möglichkeiten eröffnet, die bereits jetzt nicht zu unterschätzende Auswirkungen z.B. auf die Bedarfslage im Bereich der stationären Versorgung zeigen und die künftig in diesem Bereich noch zunehmende Bedeutung erlangen dürften. Ich denke in diesem Zusammenhang an die Fortschritte in der Alterschirurgie und bei den Organtransplantationen, an die Entwicklung im Bereich der Tageschirurgie, das ambulante Operieren und die operative Endoskopie.

Wenn man sich vor Augen hält, daß noch in den 30er Jahren das Erreichen des 50. Lebensjahres zum Teil als Ausschlußgrund für einen traumatisierenden Eingriff galt, wird deutlich, welch entscheidende Wandlungen sich in der Chirurgie in wenigen Jahrzehnten vollzogen haben. Jeder dritte Operierte ist heute über 70 Jahre alt. Auch erfolgreiche chirurgische Eingriffe selbst an 90jährigen sind keine Seltenheit mehr.

Diese enorm erweiterten Möglichkeiten in der Alterschirurgie, durch die zahlreichen betagten Mitbürgerinnen und Mitbürgern auch in einem fortgeschrittenen Alter ein erhöhtes Maß an Lebensqualität zuteil wird, führen ebenso wie die großartigen Fortschritte im Bereich der Organtransplantationen zu einer Erhöhung des Bedarfs an chirurgischen Leistungen. Es werden ja nicht nur mehr Patienten stationär chirurgisch versorgt, sondern es ist auch davon auszugehen, daß sich bei höherem Alter des operierten Patienten dessen Aufenthaltsdauer in der Klinik verlängert.

Wenn dennoch der Bedarf an Krankenhausbetten im Bereich der Fachrichtung Chirurgie in Bayern insgesamt gesehen rückläufig ist und als Ursache hierfür eine Verkürzung der Verweildauer festzustellen ist, so scheint dies nur auf den ersten Blick in sich widersprüchlich. Auch hier liegt die Erklärung letztlich in den Fortschritten, die einerseits im diagnostischen Bereich bei den bildgebenden Verfahren in der Radiologie, vor allem aber im Bereich der Chirurgie selbst erzielt wurden. Insbesondere die zunehmende Anwendung minimalinvasiver chirurgischer Methoden und die damit wohl auch in gewissem Zusammenhang stehende, bereits in Ansätzen erkennbare und aus meiner Sicht zu begrüßende Entwicklung hin zur sog. Tageschirurgie in Krankenhäusern und zum ambulanten Operieren in der Praxis haben dazu geführt, daß die durchschnittliche Verweildauer in den letzten zehn Jahren um rund drei Tage zurückgegangen ist. Diese Entwicklung, die insbesondere den Patienten zugute kommt, wird sicherlich bei den schon begonnenen Diskussionen um neue Entgeltformen im Krankenhausbereich, aber auch bei den weiteren Überlegungen zur besseren Verzahnung zwischen ambulantem und statiorem Bereich noch eine Rolle spielen. Wir werden, Frau Kollegin Hasselfeldt, noch viele gemeinsame Gespräche über diesen Sachverhalt zu führen haben.

Meine sehr geehrten Damen und Herren! Sinnvoller Fortschritt schließt die Rückbesinnung auf alte Werte ein. Ich habe den Eindruck, daß in der heutigen modernen Medizin ein hoher Spezialisierungsgrad besteht, der – wenn ich etwa an die Notfallmedizin denke – z.B. im Bereich der Unfallchirurgie sicherlich seine Berechtigung hat, der jedoch auch immer wieder unvoreingenommen daraufhin überprüft werden sollte, ob das Zusammenspiel zum Wohle des Patienten noch gewährleistet ist. Insoweit dürfte das alte Goethe-Wort aus „Dichtung und Wahrheit“: „Die Medizin beschäftigt den ganzen Menschen, weil sie sich mit dem ganzen Menschen beschäftigt“, nichts an Aktualität eingebüßt haben. Der Mensch bleibt immer, auch wenn ein Teil von ihm erkrankt ist, ein harmonisches Ganzes und kann auch in der Medizin nur als ein solches betrachtet werden.

In diesem Sinne wünsche ich Ihren Beratungen im Rahmen des 109. Deutschen Chirurgenkongresses einen erfolgreichen Verlauf. Nochmals alles Gute und in jeder Hinsicht eine glückliche Hand!

Präsident Prof. Dr. med. Franz Paul Gall, Erlangen: Sehr geehrter Herr Staatsminister, wir danken Ihnen für Ihr Grußwort der Bayerischen Staatsregierung. Wir freuen uns, daß Sie bei uns sind. Wir fühlen uns zur Zeit in München noch sehr wohl und wir wissen, vor welchen Aufgaben Sie und wir stehen, und wir hoffen, daß wir in gemeinsamer Anstrengung die Probleme lösen werden. Vielen herzlichen Dank!

Ich darf jetzt Herrn Dr. Karsten Vilmar, Präsident der Bundesärztekammer, zu seinem Grußwort bitten.

Dr. Karsten Vilmar, Präsident der Bundesärztekammer: Herr Präsident, Frau Bundesministerin Hasselfeldt, meine Herren Staatsminister, meine sehr verehrten Damen und Herren, liebe Kolleginnen und Kollegen!

Es ist mir eine große Ehre, der Deutschen Gesellschaft für Chirurgie und allen Teilnehmern dieses 109. Kongresses die Grüße der Bundesärztekammer und des Deutschen Ärztetages zu überbringen und Ihrer Arbeit einen erfolgreichen Verlauf zu wünschen und die gebührende Beachtung in der Öffentlichkeit, vor allen Dingen aber auch Verständnis und Gehör der politisch Verantwortlichen. Das scheint ja so zu sein.

In 120 Jahren seit der Gründung der Deutschen Gesellschaft für Chirurgie waren die Kongresse stets Meilensteine für den Fortschritt. Das ist auch jetzt wieder so. Von der atemberaubenden Beschleunigung der Entwicklung zeugt das Programm dieses Kongresses mit dem Leitthema „Fortschritt in der Chirurgie im letzten Jahrzehnt“. Es wird vielen Menschen nur durch solche zusammenfassende Darstellung deutlich, wie rasch der Fortschritt sich vollzieht; denn viele empfinden manches ja schon nach wenigen Wochen oder Monaten als selbstverständlich oder sind sogar erstaunt, daß es Dinge noch nicht gibt, die man gerade erst als Fortschritt entwickelt hat. Das gilt für viele Verfahren. Sie, Herr Präsident, haben das ebenso überzeugend wie eindrucksvoll in Ihrer Eröffnungsansprache dargestellt.

Alles in allem ist durch diesen Fortschritt die Medizin für den Patienten sicherer geworden; es gelingt der Medizin vielfach, vorzeitigen Tod zu verhindern. Die Folge ist eine gestiegene Lebenserwartung, eine zunehmende Zahl der älteren Menschen. In der Bundesrepublik Deutschland haben wir heute schon die Tatsache zu verzeichnen, daß jeder fünfte Bürger älter ist als 60 Jahre. Im Jahr 2000 – und das ist nicht irgendwann, sondern in acht Jahren – wird es bereits jeder vierte sein, mit all den Konsequenzen, die eben schon angeklungen sind.

In der öffentlichen Diskussion, aber auch bei manchen politischen Erörterungen, steht häufig das Kostenproblem im Vordergrund. Ich meine, wir sind gut beraten, wenn wir auf diese Entwicklung hinweisen und auch darauf, daß langfristig eine Versorgung aller Patienten, vor allen Dingen der vielen älteren Patienten, entsprechend dem jeweiligen Stand der Wissenschaft nicht mit dem politischen Postulat der Beitragsstabilität vereinbar ist. Das sollten wir uns insbesondere vor Augen führen, wenn vielfach das Versagen des im SGB V geschaffenen Instrumentariums beklagt wird; wenn bedauert wird, daß nicht noch mehr Wirtschaftlichkeitsreserven mobilisiert worden sind. Dies alles kann auf die Dauer nicht die nötigen Mittel hervorbringen.

Wir haben von den großen Problemen bei der Pflege und bei der Intensivmedizin gehört. Wir haben gehört, daß wir viele Bereiche haben, die zusammenarbeiten müssen. Das Rettungswesen ist ein solcher Bereich; der Ausbau des Rettungswesens ist völlig sinnlos, wenn der Anschluß der Behandlung in der Klinik in der Intensivmedizin nicht gegeben ist. In der Medizin bezeichnet man ja eine unwirksame Therapie, die zu lange fortgesetzt wird, eventuell noch mit ungeeigneten Instrumenten, als Kunstfehler. Wir sollten uns alle gemeinsam bemühen, ein Analogon in der Politik zu vermeiden.

Meine sehr verehrten Damen, meine Herren! Entsprechend den Fortschritten der Medizin muß natürlich auch Aus-, Weiter- und Fortbildung gestaltet werden. Der Deutsche Ärztetag wird sich in wenigen Wochen mit der Novellierung der Musterweiterbildungsordnung befassen. Die achte Vorlage ist inzwischen den Delegierten zugegangen. Es sind Schwerpunkte auch im Bereich der Chirurgie gebildet worden. Ich werde jetzt nicht auf alles im einzelnen eingehen, obwohl das sehr reizvoll wäre, nur eines möchte ich unterstreichen und betonen: Es war gerade in der Chirurgie außerordentlich schwierig, zu einem Konsens zu kommen. Es ist nach meinen Erkenntnissen bislang auch noch nicht so, daß alle, auch die Vertreter der wissenschaftlichen Gesellschaften der Teilgebiete, hinter den Modellen so stehen, wie sie jetzt entwickelt worden sind.

Selbstverständlich können die Vorlagen auf dem Deutschen Ärztetag noch verändert werden, es wäre aber gerade für die Chirurgie außerordentlich wichtig, wenn hier ein Konsens aller verantwortlichen medizinisch-wissenschaftlichen Gesellschaften und des Berufsverbandes bestünde, damit man den Delegierten dieses signalisieren kann. Sonst tritt nämlich der Fall ein, daß die 250 Delegierten als gewählte Vertreter von jetzt rund 300000 Ärzten in Deutschland beschließen müssen. Sie müssen beschließen; die Weiterbildungsordnung muß verabschiedet werden, mindestens in den größten Teilen, selbst wenn einzelne Dinge noch hintangestellt werden. Denn es dauert auch wieder eine gewisse Zeit, bis dies alles in den Landesärztekammern beschlossen ist und realisiert werden kann.

Wenn man sich die Verfahrensabläufe vergegenwärtigt, sind wir jetzt dabei, eine Weiterbildungsordnung für das Jahr 2000 etwa zu schaffen. Die Entwicklung wird bis dahin weitergehen, und wir müssen heute darauf achten, daß wir die entsprechende Struktur auch in der Weiterbildungsordnung legen im Sinne einer Sicherung der Strukturqualität. Das gilt auch für andere Gebiete, Frau Bundesministerin, zum Beispiel für die Weiterbildung in der Allgemeinmedizin. Wir haben mehrfach darüber gesprochen, und ich bin sicher, daß wir da auch zu Lösungen kommen werden.

Qualitätssicherung bezieht sich aber nicht nur auf die Sicherung der Strukturqualität, sondern auch auf die Prozeß- und Ergebnisqualität. Hier hat die Deutsche Gesellschaft für Chirurgie in den vergangenen Jahren durchaus Schrittmacherdienste geleistet. Es ist zu wünschen, daß dies weiterhin so bleibt und mit anderen wissenschaftlichen Gesellschaften, gemeinsam mit den ärztlichen Selbstverwaltungskörperschaften, fortgesetzt werden kann. Denn wir müssen uns in der Qualitätssicherung zunächst einmal um vernünftige Kriterien und Methoden bemühen, um die Qualität der ärztlichen Versorgung sowohl im ambulanten als auch im stationären Bereich zu sichern. Das geht nicht ohne Sachverstand. Ich spreche das auch deshalb hier an, damit bei der anstehenden Novellierung des Sozialgesetzbuches V in den einschlägigen Paragraphen auch die Ärztekammern als Vertragspartner vorgesehen werden, die heute vielfach ohnehin schon einbezogen werden, weil man sieht, daß es gar nicht anders geht, wie an Beispielen zu erläutern wäre, auf die ich hier jedoch jetzt nicht eingehen kann und will.

Eines sei jedoch auch gesagt: Auch Qualitätssicherung ist nicht zum Nulltarif zu haben; Qualitätssicherung ist nicht in erster Linie ein Instrument zur Kostendämpfung. Es mag aus Qualitätssicherung schließlich mehr Wirtschaftlichkeit resultieren, aber wirtschaftlich arbeiten kann man manchmal erst dann, wenn man die nötigen Investitionen leistet und schafft. Ich glaube, dieses muß auch beachtet werden.

Bei allem, was uns in Deutschland bewegt, sollten wir die europäischen Probleme nicht außer acht lassen. Das gilt für die EG, aber auch für das größer gewordene Europa. In der EG wird eine Gesundheitspolitik entwickelt; es wird versucht, sie zu entwickeln. Wir müssen uns darauf konzentrieren, daß bewährte Prinzipien, in über 100 Jahren bewährte soziale Sicherungssysteme, weiterhin Bestand haben, daß aber auch die ärztliche Arbeit nicht durch Regelungen tangiert wird, wie sie beispielsweise in der Dienstleistungs-Haftungsrichtlinie denkbar sind, die hoffentlich noch vom Tisch kommt, damit hier keine unsinnigen Vorschriften gemacht werden.

Insgesamt, so glaube ich, haben wir in Europa größere Chancen als Risiken, wenngleich man vielfach auf die Risiken starrt. Das gilt auch für Osteuropa. Wir müssen uns gemeinsam darum bemühen, auch dort freiheitliche beitragsfinanzierte, selbstverwaltete Gesundheitssysteme zu etablieren; denn die Freiheit dort ist auch ein Garant für die Freiheit und Demokratie bei uns.

Setzen wir uns also gemeinsam dafür ein, die Grundlagen für eine vernünftige ärztliche Versorgung der Bevölkerung zu sichern und zu festigen, für berufliche Unabhängigkeit und ärztliche Entscheidungsfreiheit im Interesse der Patienten zu kämpfen, um so eine individuelle ärztliche Behandlung aller Patienten unter Wahrung ethischer Grundsätze auch in Zunkunft zu sichern.

In diesem Sinne wünsche ich dem 109. Kongreß der Deutschen Gesellschaft für Chirurgie einen erfolgreichen Verlauf. Danke sehr.

Präsident Prof. Dr. med. Franz Paul Gall, Erlangen: Herr Präsident, wir bedanken uns sehr für das Grußwort, das Sie im Namen der Bundesärztekammer gesprochen haben. Wir danken Ihnen und Herrn Prof. Hoppe, der auch anwesend ist, für den Langmut, mit dem er versucht hat, die Schwierigkeiten, die besonders in unserem Fach bei der Neufassung der Weiterbildung entstanden sind, erfolgreich zu überwinden. Ich hoffe, wir kommen gemeinsam zu einer übereinstimmenden Lösung. Vielen Dank.

Es spricht jetzt als letzter Redner Herr Prof. Hiki aus Sagamihara in Japan. Er spricht das Grußwort für unsere ausländischen Gäste. Danke schön.

Prof. Dr. med. Y. Hiki, Sagamihara/Japan: Sehr geehrter Herr Präsident, verehrte Frau Minister, verehrte Damen und Herren! Die Deutsche Gesellschaft für Chirurgie eröffnet heute ihren Kongreß für 1992. Dazu möchte ich ihr von Herzen meine Glückwünsche aussprechen. Darüber hinaus möchte ich mich bei Ihnen, Herr Präsident, sowie bei den Veranstaltern dieses Kongresses im Namen aller ausländischen Kollegen herzlich für Ihre freundliche Einladung bedanken.

Vor mehr als 300 Jahren hat die deutsche Medizin, insbesondere die Chirurgie, auf Japan einen ungeheuren Einfluß ausgeübt. Gestatten Sie mir, meine Damen und Herren, Ihnen als kleines Zeichen meines Dankes einen kurzen Überblick über diese Geschichte zu geben.

Es war 1649, als mit Casper Schamberger der erste deutsche Arzt nach Japan kam. Ihm folgten andere deutsche Ärzte nach, unter anderem im Jahr 1690 Engelbert Kaempfer und 1823 Philipp Franz von Siebold.

Japan war zu dieser Zeit vom Ausland nahezu vollkommen isoliert. Lediglich Holland und China bildeten eine Ausnahme. Die deutschen Ärzte erteilten den jungen Japanern in holländischer Sprache Unterricht über die deutsche Medizin. Die holländischen Übersetzungen deutscher medizinischer Werke dieser Zeit, zum Beispiel die „Anatomischen Tafellen" von Kulmus oder die „Chirurgie" von Prof. Heister, waren für sie wertvolle Lehrbücher. Dank der engagierten Arbeit der deutschen Ärzte erlernten Japaner die moderne, fernöstlicher Heilkunde überlegene Medizin; nämlich die deutsche Medizin.

Seit 1868 bemühte sich die neue japanische Regierung nachdrücklich um die Aufnahme europäischer Kultur. Besonders in Medizin wollten die Japaner etwas von Deutschland lernen; denn Deutschland war in diesem Bereich führend. Zuerst lud man 1871 die beiden deutschen Chirurgen Leopold Müller und Theodor Hoffmann als Gastdozenten ein. Von den deutschen Chirurgen, die später nach Japan kamen, möchte ich Emil Schultze, Julius Scriba und Fritz Härtel, ein Schüler von Victor Schmieden, erwähnen. Die Chirurgen trugen dazu bei, den Grundstein für die heutige japanische Chirurgie zu legen.

Zahlreiche Medizinstudenten sind nach Deutschland gegangen, um dort Medizin zu studieren. Seither konnte die deutsch-japanische Freundschaft über vier Generationen hinweg aufrechterhalten werden.

Auf dem Gebiet der Medizin gehört heute die grenzüberschreitende Forschung zum Alltag. Ich bin überzeugt, daß das gemeinsame Projekt von Prof. Gall und Prof. Maruyama im Hinblick auf die chirurgische Behandlung des Magenkarzinoms in Zukunft weltweite Bedeutung erlangen wird.

Ich hoffe, daß dieser Kongreß nicht nur dem Austausch auf wissenschaftlicher Ebene, sondern auch der Schaffung von freundschaftlichen Beziehungen über alle Ländergrenzen hinweg dienen wird. An dieser Stelle möchte ich Ihnen, Herr Präsident, sowie den Organisatoren des Kongresses auch im Namen der anderen ausländischen Kongreßteilnehmer für den herzlichen Empfang danken und meiner Hoffnung Ausdruck verleihen, daß der Kongreß viele wertvolle Ergebnisse bringen wird.

Präsident Prof. Dr. med. Franz Paul Gall, Erlangen: Herr Professor Hiki, vielen Dank für dieses in Deutsch gesprochene Grußwort. Es ist beschämend für mich, daß ich Ihnen nicht in Japanisch antworten kann. Wir freuen uns, daß Sie in Ihrem Grußwort die Beziehungen und die Einflüsse deutscher Ärzte in Japan dargestellt haben. Zur Zeit profitieren wir auch von der japanischen Chirurgie. Sie wissen, daß wir besonders beeindruckt waren von der erweiterten Lymphknotendissektion. Sie geben damit ihr Verdienst wieder an uns zurück. Herzlichen Dank!

Ehrungen

Präsident Prof. Dr. med. Franz Paul Gall, Erlangen: Meine Damen und Herren! Es zählt zu den schönsten und ehrenvollsten Amtshandlungen des Präsidenten, hervorragende Persönlichkeiten für die Verdienste um die Chirurgie und um unsere Gesellschaft bei der Kongreßeröffnung auszuzeichnen.

Ich darf Herrn Professor Dr. Martin Reifferscheid zu mir aufs Podium bitten.

Laut Satzung der Deutschen Gesellschaft für Chirurgie können Personen zu Ehrenmitgliedern ernannt werden, die sich um die Entwicklung und Förderung der Chirurgie durch hervorragende Verdienste ausgezeichnet haben.

Es ist für mich eine Freude und Ehre zugleich, im Namen des Präsidiums unserer Gesellschaft die Ehrenmitgliedschaft an Herrn Prof. Dr. Martin Reifferscheid zu verleihen. Die Urkunde für Herrn Reifferscheid hat folgenden Wortlaut:

Die Deutsche Gesellschaft für Chirurgie ernennt ihr Mitglied Herrn Prof. Dr. Martin Reifferscheid, München, zu ihrem Ehrenmitglied.

Mit dieser Ernennung wird ein Arzt, akademischer Chirurg und Wissenschaftler ausgezeichnet, der durch seine experimentellen und klinischen Forschungen unser Wissen über die Patho-Physiologie des Ileus, über die Resektionsbehandlung der Leber, die entzündlichen Darmerkrankungen und die sphinktererhaltenden Resektionen beim Rektumkarzinom bereichert und gefördert hat.

München, den 11. Oktober 1991

Der Generalsekretär *Der Präsident*

Ich darf Ihnen diese Urkunde überreichen und Ihnen unseren herzlichen Glückwunsch aussprechen.

Prof. Dr. med. Martin Reifferscheid, München: Herr Präsident! Mit der Ehrenmitgliedschaft anerkennen Sie meine ärztliche Pflichterfüllung, beschreiben Sie meine Bemühung um die chirurgische Wissenschaft und bestätigen Sie meine Mitarbeit in der Deutschen Gesellschaft für Chirurgie, vor allem im Präsidium, die für mich stets eine große Ehre war, die mich aber auch gelehrt hat, daß der Zeitgeist an uns nicht vorbeigeht und wir im Zeitgeist in unserer Gesellschaft erleben, daß nicht immer nur uneigennützige Partikularinteressen ihr Wort finden.

Dem Hohen Präsidium habe ich an dieser Stelle heute für diese hohe Anerkennung meinen aufrichtigsten Dank zu sagen. Sie haben mich damit in die Elite hochangesehnlicher Chirurgen aufgenommen. Das ist für mich ein Tag, der mich mit Freude, aber auch Genugtuung erfüllt, mit Genugtuung deshalb, weil mir das Wort Jacob Burckhardts stets vor Augen stand: „Der Ruhm flieht vor denen, die nach ihm suchen, und er folgt denen nach, die sich nicht um ihn bemühen."

Nun, die Ehre ist die hohe Meinung von unserem Wert. Sie ist subjektiv aber auch die Furcht vor eben dieser hohen Meinung. Diese Lebensweisheit Schopenhauers besagt, daß Anerkennung zum Aufruf veranlaßt, den ich so verstehe:

- Aufruf, daß ich mich verneige vor meinen Lehrern, vor den Altmeistern der Chirurgie, von Redwitz, Robert Danies und Alfred Gütgemann. Ihnen verdanke ich die Weisung in meinem beruflichen Leben.
- Aufruf aber auch zur Dankbarkeit an meine Mitarbeiter am Krankenbett, im Operationssaal und in der Forschung.
- Aufruf zur lebendigen Verbundenheit mit meinen Weggenossen.
- Aufruf schließlich zum behutsamen Umgang und zur behutsamen Pflege des Vertrauens unserer Kranken.

Diese Lebensbezüge sind der Kraftquell unserer Arbeit. Die Leitfunktion erkennen wir erst im Rückblick. Vielleicht ein Legat an unsere Nachfolger. Denn ohne Rückblick keine Selbstkritik, ohne Selbstkritik keine Erkenntnis, und ohne Erkenntnis kein chirurgisches Neuland. Nur wer Wurzel und Stamm pflegt, kann Früchte ernten. Ich danke Ihnen.

Präsident Prof. Dr. med. Franz Paul Gall, Erlangen: Meine Damen und Herren! Wir kommen nun zur Verleihung der korrespondierenden Mitgliedschaft an Herrn Dr. Robert Hermann aus Cleveland/Ohio. Herr Hermann spricht deutsch. Ich halte es für eine Geste der Höflichkeit, wenn ich ihn englisch anspreche.

I would like to ask Dr. Hermann to join me on the podium, please.

My dear Dr. Hermann! It's a great pleasure for me to say to present to you the corresponding membership of the Deutsche Gesellschaft für Chirurgie.

The committee of our society want to honour in you the chairman of the Department of General Surgery at the Cleveland Clinic Foundation in Cleveland Ohio/USA and a scientist of international reputation in the field of gastrointestinal surgery. We are greatly in debt to you for the possibility of offering a training program to a number of young German surgeons in your clinic.

It's a great honour for me to present to you this document of the Deutsche Gesellschaft für Chirurgie with our best wishes and our congratulations.

Prof. Robert E. Hermann, MD, Cleveland Ohio/USA: Sehr geehrter Herr Präsident Gall! Ich möchte mich recht herzlich bei Ihnen und Ihrem Präsidium bedanken.

Es ist eine große Ehre, die korrespondierende Mitgliedschaft der Deutschen Gesellschaft für Chirurgie anzunehmen. Dieses ist für mich eine besondere Freude, da ich vor 35 Jahren als junger Doktor zwei Jahre, von 1956 bis 1958, in Deutschland verbracht habe. Außerdem habe ich in den letzten 20 Jahren enge Freundschaften mit mehreren deutschen Chirurgen gepflegt und hatte Kontakte mit jungen Kollegen, die die Cleveland-Clinik besucht und hier studiert haben. Einige dieser Freunde und Kollegen sind hier heute abend.

1982 hatte ich die Ehre, von der Deutschen Gesellschaft für Chirurgie zu ihrem jährlichen Kongreß in München eingeladen zu werden, zu dem Thema „Ambulante Chirurgie in den Vereinigten Staaten" zu sprechen. Zu der Zeit war zur ambulanten Chirurgie in Deutschland praktisch wenig zu hören. Aber seitdem ist ein stetes Wachstum in Deutschland wie auch in den Vereinigten Staaten zu verzeichnen.

Die enge Freundschaft zwischen deutschen und amerikanischen Chirurgen begann nach der Jahrhundertwende, schon vor dem Ersten Weltkrieg, als Dr. William Stewart Holstedt von der John-Hopkins-Universität in Baltimore Deutschland besuchte und mit mehreren deutschen Chirurgen korrespondierte. Diese Freundschaften bestehen bis heute mit vielen Besuchen zwischen unseren beiden Ländern und Mitgliedschaften von deutschen Chirurgen in der American College of Surgeons und der American Surgical Association.

Es ist daher für mich eine große Ehre, ein korrespondierendes Mitglied der Deutschen Gesellschaft für Chirurgie zu werden, einer der ältesten und berühmtesten chirurgischen Gesellschaften und nun wieder in Ost- und Westdeutschland vereint.

Nochmals möchte ich mich für die große Ehre dieser Mitgliedschaft bedanken.

Verleihung der Werner Körte-Medaille

Präsident Prof. Dr. med. Franz Paul Gall, Erlangen: Ich darf nun Herrn Prof. Dr. Carstensen zu mir bitten.

Die Deutsche Gesellschaft für Chirurgie zeichnet ihr Mitglied Herrn Prof. Dr. Gert Carstensen, Mülheim/Ruhr, mit der Werner-Körte-Medaille in Gold aus. Die Urkunde hat folgenden Wortlaut:

Die Deutsche Gesellschaft für Chirurgie verleiht ihrem Mitglied Herrn Prof. Dr. med. Gert Carstensen, Mülheim/Ruhr, in Anerkennung seiner Verdienste um die Deutsche Gesellschaft für Chirurgie die Werner-Körte-Medaille in Gold.

Die Gesellschaft zeichnet damit eine Persönlichkeit aus, die sich seit vielen Jahren intensiv um eine Verbesserung der Beziehungen zwischen Chirurgie und Recht bemüht hat. Durch seine langjährigen Arbeiten hat Herr Prof. Dr. Carstensen wesentlich zum besseren Verständnis juristischer Fragen in der Chirurgie beigetragen und seine Kenntnisse stets uneigennützig in den Dienst der Deutschen Gesellschaft für Chirurgie gestellt.

München, den 11. Oktober 1991

Der Generalsekretär *Der Präsident*

Ich darf Ihnen die Urkunde und die Medaille in Gold überreichen und Ihnen unsere herzlichsten Glückwünsche aussprechen.

Prof. Dr. med. Gert Carstensen, Mühlheim/Ruhr: Herr Präsident! Wenn ich der Deutschen Gesellschaft für Chirurgie im juristischen Grenzbereich habe nützlich sein können, freut es mich und ich danke Ihnen. Gemessen allerdings an Körte habe ich bisher zuwenig geleistet und muß mich noch bemühen.

Totenehrung

Professor Dr. med. Franz Paul Gall, Erlangen

Es ist meine traurige Pflicht, Sie vom Tod von 58 Mitgliedern unserer Gesellschaft, die seit der letzten Jahrestagung verstorben sind, zu unterrichten. Sie haben in unseren Reihen eine große Lücke hinterlassen, wo auch immer und in welcher Position sie getreu ihrem hippokratischen Eid ihre Pflicht als Arzt, Chirurg oder akademischer Lehrer erfüllten. Auf diesen Gedenktafeln rufen wir ihre Namen nocheinmal in unserem Gedächtnis zurück. Ich gedenke Ihrer mit einem Satz aus dem alten Ägypten: „Wenn wir von unseren Toten sprechen, erwecken wir sie zu neuem Leben."

Stellvertretend für unsere verstorbenen Kollegen, deren Lebensweg und -werk im Mitteilungsblatt unserer Gesellschaft gewürdigt wurde, möchte ich jener Männer gedenken, die sich um unsere Gesellschaft besonders verdient gemacht haben.

Am 26. 7. 1991 verstarb im Alter von 74 Jahren unser Ehrenmitglied Prof. Dr. Heinz Gelbke, ehemals Chefarzt der Chirurgischen Klinik an den Städtischen Krankenanstalten in Ludwigshafen und Präsident unserer Gesellschaft 1972/73. Sein außergewöhnliches chirurgisches Können, besonders auf dem Gebiete der plastischen Chirurgie, seine menschliche Ausstrahlung und seine souveräne Klinikführung machten ihn zu einer herausragenden Chirurgenpersönlichkeit seiner Zeit.

Am 7. 9. 1991 verstarb im Alter von 80 Jahren in Bremen Prof. Dr. Fritz Rehbein, ehemals Direktor der Kinderchirurgischen Klinik in Bremen und Ehrenmitglied unserer Gesellschaft seit 1976. Die von ihm aus seiner großen klinischen Erfahrung und Forschung entwickelten Operationsmethoden sind heute Standardverfahren geworden. Ein weltweit anerkannter Pionier der Kinderchirurgie und eine große ärztliche Persönlichkeit ist für immer von uns gegangen.

Prof. Dr. Leonhard Löffler, ehemals Chefarzt der Chirurgischen Klinik am Krankenhaus in Bamberg verstarb im Alter von 85 Jahren am 23. 10. 1991. Er hat die Angiographie und Kontrastmitteldarstellung der Herzhöhlen des lebenden Menschen entwickelt, die ihm erstmals mittels eines Herzkatheters vor 51 Jahren gelang. Die von ihm inaugurierte Methode hat eine diagnostische und therapeutische Bedeutung ohnegleichen erlangt. Diese seine wissenschaftliche Pioniertat hat die Deutsche Gesellschaft für Chirurgie 1989 mit der Verleihung der Ehrenmitgliedschaft gewürdigt.

Am 24. 2. 92 verstarb im Alter von 82 Jahren Prof. Dr. Hans Kuhlendahl, ehemals Direktor der Neurochirurgischen Klinik der Universität Düsseldorf. Die Deutsche Gesellschaft für Chirurgie hat ihn als überragenden neurochirurgischen Operateur, bedeutenden akademischen Lehrer und Wissenschaftler und unermüdlichen Promotor der Arbeitsgemeinschaft der Wissenschaftlichen Medizinischen Fachgesellschaften durch die Verleihung der Ehrenmitgliedschaft 1980 ausgezeichnet.

Meine Damen und Herren, im Angedenken an unsere Toten bitte ich Sie, sich von ihren Plätzen zu erheben.

Verstorbenenliste

Hans Spängler
Hermann Ehlert
Eduard Blaschkowski
Curt Engel
Eugen Knobloch
Hermann Ecke
Otto Hoins
Paul Köster
Wolfgang Baumgartner
Ulrike Klein
Walter Finsterbusch
Hubertus Ludewig
Fritz Schürer-Waldheim
Bernd Mitzscherling
Heinz Gelbke
Georg Rodewald
Frank Marguth
Hans Joachim Tielmann
Theo Becker
Otto Schönbauer

Claus Kerrinnes
Horst Blume
Horstfried Greve
Kurt Denecke
Karl Hinrichs
Hellmut Weikert
Hermann Franke
Fritz Rehbein
Kraft Reinhard Schülke
Walfrid Hartkopf
Siegfried Dengler
Horst Eckert
Georg Hienert
Alfons Enzler
Hans J. Neuberg
Rudolf Traeger
Leonhard Löffler
Werner Schulze-Brüggemann
Karl Leo Nonn

Jörg-Alexander Herzer
Johann Brust
Albert Darup
Franz Schlüter
Peter Riepel
Karl Brunner
Rainer Lindlar
Kurt Honecker
Hans Zangerle
Helmuth Wagner
Rudolf Schautz
Winfried Schäfer
Erich Brandstätter
Hermann Doerfler
Erich Sperling
Bodo Mertz
Hans Kuhlendahl
Gerrit den Otter
Wilhelm Fohler

Preisverleihungen

Verleihung des von-Langenbeck-Preises

Präsident Prof. Dr. med. Franz Paul Gall, Erlangen: Es ist mir eine besondere Freude, jetzt die wissenschaftlichen Preise unserer Gesellschaft an verdiente Forscher zu verleihen.

Ich darf zunächst Herrn Dávid, Bochum, bitten, zu mir zu kommen.

Der Von-Langenbeck-Preis wird für die jeweils beste Arbeit der klinischen und experimentellen Chirurgie zum Zwecke der Förderung des chirurgischen Nachwuchses verliehen.

Das Preisrichterkollegium hat Ihnen, Herr Dávid, aus sechs eingereichten Arbeiten den diesjährigen Preis zuerkannt. Ich darf den Text der Urkunde verlesen:

Die Deutsche Gesellschaft für Chirurgie verleiht ihrem Mitglied Herrn Privatdozent Dr. med. Andreas Dávid, Chirurgische Klinik und Poliklinik Berufsgenossenschaftliche Krankenanstalten „Bergmannsheil" Universitätsklinik für die wissenschaftliche Arbeit „Osteointegration beschichteter Oberflächen – Ein neuer Weg der zementfreien Verankerung allogener Implantate im Knochen" den

Von-Langenbeck-Preis 1992.

Herr Dávid hat ein neues experimentelles biologisches Versuchskonzept zur Prüfung von Implantatoberflächen entwickelt. Mit seiner experimentellen Untersuchung konnte er zeigen, daß eine Titan-Beschichtung unter Dauer-Wechsel-Biegebeanspruchung den anderen Oberflächenbearbeitungen überlegen ist.

München, den 11. Oktober 1991

Der Generalsekretär *Der Präsident*

Herr Dávid, Sie erhalten damit die Urkunde über den Preis und den Preis selbst. Unsere herzlichen Glückwünsche!

Jubiläumspreis der Firma B. Braun-Melsungen

Präsident Prof. Dr. med. Franz Paul Gall, Erlangen: Dank der Stiftung der Firma Braun-Melsungen kann auch in diesem Jahr wieder der Jubiläumspreis verliehen werden.

Ich darf die Herren Wittmoser, Mühe, Bueß, Götz und Pier bitten, zu mir zu kommen.

Das Präsidium der Deutschen Gesellschaft für Chirurgie hat im Einvernehmen mit den Stiftern einstimmig beschlossen, den Preis einer Personengruppe zu verleihen, die sich besonders um die Entwicklung der endoskopischen Chirurgie verdient gemacht hat.

Die Deutsche Gesellschaft für Chirurgie verleiht den Herren Dr. med. R. Wittmoser, Düsseldorf, Prof. Dr. med. E. Mühe, Böblingen, Prof. Dr. med. G. Bueß, Tübingen, Dr. med. F. Götz, Grevenbroich, und Dr. med. A. Pier, Grevenbroich, den Jubiläumspreis der Firma B. Braun Melsungen.
Sie zeichnet damit Chirurgen aus, die sich durch ihre innovativen Leistungen in der endoskopischen Chirurgie in Wissenschaft, Technik und Praxis große Verdienste erworben haben. Sie haben dadurch

schon frühzeitig die Einführung minimal invasiver Eingriffe bewirkt und sich auch international große Anerkennung erworben.

München, den 11. Oktober 1991

Der Generalsekretär *Der Präsident*

Ihnen allen, meine Herren, unsere Glückwünsche!

Förderpreis Chirurgische Intensivmedizin

Präsident Prof. Dr. med. Franz Paul Gall, Erlangen: Es ist mir eine große Freude, erstmals den von der Firma Fresenius AG, Bad Homburg, gestifteten Förderpreis Chirurgische Intensivmedizin zu verleihen.

Das Preisrichterkollegium hat diesen Preis geteilt. Er ist mit 10000 DM ausgezeichnet.

Ich darf Herrn Privatdozent Edmund Neugebauer, Köln-Merheim, und Herrn Dr. med. Christian Töns, Aachen, zu mir bitten.

Die Urkunde hat folgenden Wortlaut:

Die Deutsche Gesellschaft für Chirurgie verleiht den Förderpreis Chirurgische Intensivmedizin, gestiftet von der Fresenius AG Homburg v.d.H. 1992, Privatdozent Dr. Edmund Neugebauer, II. Lehrstuhl für Chirurgie der Universität Köln, Biochem. und Exptl. Abteilung, in Anerkennung seiner seit Jahren intensiven Forschung auf den Gebieten der Intensivmedizin.

Sie bekommen diese Urkunde, einen Scheck und diese Medaille.

Der Preis geht auch an Herrn Dr. Christian Töns und seine Mitautoren in Anerkennung seiner Arbeit „Septischer Schock und multiples Organversagen in der chirurgischen Intensivmedizin".

Auch Sie erhalten eine Urkunde, eine beiderseitig geprägte Medaille mit Namenszug und den Scheck. Unsere herzlichsten Glückwünsche!

Video-Filmpreis 1992

Präsident Professor Dr. med. Franz Paul Gall, Erlangen: Ich darf nun Herrn Dr. Ulrich Kley und Herrn Prof. Dr. Ulrich Holz aus Stuttgart bitten, zu mir zu kommen. – Ich höre gerade, daß Herr Holz nicht anwesend ist.

Unter 32 eingereichten Filmen, von denen 20 für den Chirurgenkongreß zur Vorführung angenommen wurden, hat das Preisrichterkollegium ihren Film für die Vergabe des Filmpreises 1992 ausgewählt. Die Urkunde hat folgenden Wortlaut:

Die Deutsche Gesellschaft für Chirurgie verleiht den Videofilmpreis 1992 an die Herren Dr. med. Ulrich Kley, Stuttgart, und Prof. Dr. med. Ulrich Holz, Stuttgart, für ihren Videofilm „Außenbandplastik modifiziert nach Watson-Jones bei chronischer Außenbandinstabilität am oberen Sprunggelenk".

München, den 21. April 1992

Der Generalsekretär *Der Präsident*

Ich darf Ihnen diese Urkunde und den Preis mit unseren besten Glückwünschen überreichen.

Siegel der Deutschen Gesellschaft für Chirurgie

Präsident Prof. Dr. med. Franz Paul Gall, Erlangen: Meine Damen und Herren! Abschließend habe ich noch die große Freude und Ehre, das Siegel der Deutschen Gesellschaft für Chirurgie zu verleihen. Damit zeichnet unsere Gesellschaft Persönlichkeiten des nichtärztlichen Bereichs aus, die in ganz besonderer Weise unsere Gesellschaft gefördert und unterstützt haben.

Ich darf die Herren Blitz, Ulm, Heinrich, München und Schüssler, München, bitten, zu mir aufs Podium zu kommen.

Ich darf die Urkunde verlesen:

Das Siegel der Deutschen Gesellschaft für Chirurgie wird verliehen an Herrn Rolf Blitz, Ulm. Her Blitz hat durch seine langjährigen, unermüdlichen Arbeiten mit der Herstellung von chirurgischen Instrumenten dem Operateur bei der Ausführung neuer verfeinerter Operationsverfahren wesentliche Unterstützung ermöglicht.

München, den 11. Oktober 1991

Der Generalsekretär *Der Präsident*

Herzlichen Glückwunsch! Ich übergebe Ihnen die Urkunde und das Siegel.

Das Siegel der Deutschen Gesellschaft für Chirurgie wird verliehen an Herrn Joachim Heinrich, München.
Herr Heinrich hat sich viele Jahre mit seinen Möglichkeiten in besonderem Maße um die Förderung der Stomaversorgung bei dünn- und dickdarmoperierter Patienten verdient gemacht. Die heutige hochqualifizierte und sichere Versorgung hat er auch durch eine hervorragende Unterstützung der Weiter- und Fortbildung in der klinischen und wissenschaftlichen Chirurgie und des Pflegepersonals unterstützt.

München, den 21. Februar 1992

Der Generalsekretär *Der Präsident*

Das Siegel der Deutschen Gesellschaft für Chirurgie wird verliehen an Herrn Ludwig Schüssler, München.
Herr Schüssler wird mit dieser Auszeichnung für seine herausragenden Leistungen bei der verlegerischen Darstellung der Wissenschaft, des Fortschritts und der berufspolitischen Ereignisse in den Mitteilungen der Deutschen Gesellschaft für Chirurgie geehrt. Auch ist er an der verlagstechnischen Gestaltung vieler Kongreßprogramme maßgeblich beteiligt.

München, den 21. Februar 1992

Der Generalsekretär *Der Präsident*

Unsere besten Glückwünsche!

Meine Damen und Herren! Wir sind damit am Ende der Eröffnungsveranstaltung.

Musikalischer Ausklang: Deutschlandlied

Präsident Prof. Dr. med. Franz Paul Gall, Erlangen: Meine Damen und Herren! Damit ist die Eröffnungsveranstaltung des 109. Kongresses der Deutschen Gesellschaft für Chirurgie beendet. Ich bedanke mich sehr herzlich für Ihren Besuch. Ich darf Sie bitten, am Bayerischen Staatsempfang im Kaisersaal teilzunehmen.

Mitgliederversammlung – (Erster Teil)

Mittwoch, 21. April 1992

Präsident Prof. Dr. med. Franz Paul Gall, Erlangen: Meine Damen und Herren! Ich begrüße Sie zur Mitgliederversammlung, erster Teil. Die Tagesordnung ist klein: Bekanntgabe der Vorschläge für die Wahlen und Bericht des Generalsekretärs.

Ich darf Herrn Generalsekretär Prof. Ungeheuer zu seinem Bericht bitten.

Bericht des Generalsekretärs

Prof. Dr. med. Edgar Ungeheuer, Frankfurt/Main: Herr Präsident, Hohes Präsidium, verehrte Damen, meine Herren! Der Präsident hat gestern in seiner Eröffnungsansprache schon auf das 120jährige Bestehen unserer Gesellschaft hingewiesen, das wir in diesem Jahr feiern. Lassen Sie mich dazu aus gegebenem Anlaß noch einige kurze Ausführungen machen.

Am 10. April, also vor elf Tagen, konnte die **Deutsche Gesellschaft für Chirurgie ihren 120. Gründungstag** begehen. Es sind 120 Jahre eines ungeahnten Fortschritts in der Chirurgie, an dem unsere Gesellschaft gerade durch die immer wieder betonte Förderung der Forschung, der Wissenschaft und der Praxis einen nicht zu unterschätzenden Anteil hat. Die Deutsche Gesellschaft für Chirurgie mit ihren wissenschaftlichen Kongressen ist seit ihrem Bestehen aufs engste eingebunden in die Entwicklung der Spezialisierung, und zwar durch die Einheit der Chirurgie. Damit dokumentiert sie ihr Streben nach Fortschritt, gepaart mit dem nicht nachlassenden Wunsch einer optimalen Patientenversorgung. Bei der Programmgestaltung unserer Kongresse in den letzten 120 Jahren waren die Präsidenten immer davon ausgegangen, daß die enorme Weiterentwicklung in der Chirurgie durch die Spezialitäten, und später, in den letzten Jahrzehnten, durch die Teilgebiete in das Programm einzubauen ist.

Dies war, und so sollte es bleiben, das Fundament und die Klammer unserer großen Chirurgengemeinschaft. Auf dem Weg in eine neue Zukunft möge sich daher die junge Chirurgengeneration trotz allem Wunsch nach Spezialisierung, der leider auch verbunden ist mit dem Nachlassen der Interessen an der Basischirurgie, hüten vor einer Mißachtung der wissenschaftlichen Tradition. Das Leben in der Gemeinschft aller Chirurgen, insbesondere aber in der Deutschen Gesellschaft für Chirurgie, war von jeher durch Toleranz, Verständnis und gegenseitige Achtung gekennzeichnet. Dies wollen wir gerade jetzt bei aller Sorge, wie es mit der **Einheit der Chirurgie** weitergehen wird, besonders beachten.

Meine Damen und Herren! In diesem Zusammenhang ist es nicht uninteressant, daß wir in diesem Jahr noch ein Jubiläum begehen, nämlich das **20jährige Bestehen des Chirurgischen Forums,** das gerade auf diesem Kongreß wieder einen breiten Rahmen einnimmt. Mit seiner Schaffung sollten die wissenschaftlichen Aktivitäten in weiten Bereichen der Chirurgie mit ihren fundamentalen neuen Forschungseinrichtungen nicht nur die Aufgabe der Deutschen Gesellschaft für Chirurgie in Wissenschaft, Forschung und Praxis darstellen, sondern es sollte auch das innovative Denken und Darstellen in allen chirurgischen Spezialitäten aufzeigen. Mit der gleichen Blickrichtung wurde 1972 auf der Jubiläumsveranstaltung des 100. Kongresses unter Präsident Linder auch die **Herausgabe unserer Mitteilungen** beschlossen. So viel zu unseren Jubiläen.

Wahlen

Generalsekretär Prof. Dr. med. Edgar Ungeheuer, Frankfurt/Main: In den Mitteilungsheften 1 und 2/1992 wurden Sie rechtzeitig zu dem ersten und zweiten Teil der Mitgliederversammlung und damit auch zu den Wahlen eingeladen. Anträge auf Ergänzung der Tagesordnung waren bis zum 8. April 1992 bei mir nicht eingegangen. Auch wurden bis zum Beginn dieser Sitzung heute keine weiteren Vorschläge für die Wahlpositionen eingebracht.

Folgende Persönlichkeiten hat das Präsidium in seiner Sitzung am 11./12. Oktober 1991 benannt, um sie heute der Mitgliederversammlung vorzutragen und zu den Wahlen vorzuschlagen:

- zum zweiten stellvertretenden Präsidenten für die Zeit 1992/93 und Präsident 1993/94 Herr Prof. Dr. Michael Trede, Mannheim
- für die Position des Krankenhauschirurgen in leitender Stellung Herr Prof. Dr. Karl H. Herzog, Dresden
- für den Oberarzt in nichtselbständiger Stellung einer chirurgischen Krankenhausabteilung Herr Dr. Dieter Schröder, Frankfurt
- als Mitglied der niedergelassenen Ärzte Herr Dr. Diepold Hein, Hannover
- als Chirurg aus dem deutschsprachigen Ausland Herr Prof. Dr. Julius Kraft-Kinz, Graz

Für den Vorsitz von zwei Sektionen der Teilgebiete wurden fristgerecht für die nächste Amtsperiode folgende Herren dem Präsidium der Deutschen Gesellschaft für Chirurgie benannt:

- für die Sektion Thorax- und Kardiovaskular-Chirurgie Herr Prof. Dr. Peter Sattler, Frankfurt/M.
- für die Sektion Kinderchirurgie Herr Prof. Karl Ludwig Waag, Düsseldorf.

In der Mitgliederversammlung am Freitagnachmittag, 14 Uhr 30, werden Sie, meine Damen und Herren, darüber abzustimmen haben.

Reisestipendien

Generalsekretär Prof. Dr. med. Edgar Ungeheuer, Frankfurt: Es ist eine Freude für mich, nunmehr die Vergabe der Reisestipendien bekanntgeben zu können. Für das Reise- und Fortbildungsstipendium der Deutschen Gesellschaft für Chirurgie haben sich für das Jahr 1992 neun Mitglieder unserer Gesellschaft – das ist die Voraussetzung dafür – beworben. Die Anträge entsprachen den Bestimmungen. Der Ausschuß, bestehend aus den Professoren Hartel, Dohrmann, Bauer, Stelzner und Ungeheuer hat sich für folgende Herren mit jeweils 10000 DM entschieden:

- Herrn Prof. Dr. med. Hans Joachim Meyer, Hannover
- Herrn Privatdozent Dr. Christian Petermann, Mannheim
- Herrn Privatdozent Dr. Hans-Jörg Krämling, München
- Herrn Prof. Dr. Karl Heinz Schultheis, Nürnberg

Ich möchte die Herren Stipendiaten auch im Namen des Präsidenten und des Präsidiums und aller Mitglieder sehr herzlich beglückwünschen, sie gleichzeitig aber auch auf die Bestimmungen für das Stipendium hinweisen und sie dringend bitten, ihre Berichte über ihre Reise recht pünktlich abzugeben. Denn es interessiert jedes Mitglied, festzustellen, was die Herren gesehen haben, was sie Neues aus den verschiedensten Ländern mitbringen.

Meine Damen und Herren! Zum Abschluß des ersten Teils meines Berichts möchte ich auch in diesem Jahr einen ganz besonderen Dank an die Damen der Geschäftsstelle, stellvertretend für alle Frau Koch-Heinzinger, richten. Die vielen Turbulenzen gerade in diesem Berichtsjahr, die Sie vielleicht erahnen können, aber ihre Auswirkungen, die diese auf die administrative Halbtagsbeschäftigung, wie sie bei allen unseren Damen seit Jahren vereinbart ist, hatten, vermögen nur wenige einzuschätzen und zu beurteilen. Um allen anderen Mitgestaltern und Helfern bei der Vorbereitung und Abhaltung unseres Kongresses im einzelnen zu danken, ist leider die Zeit zu kurz. Aber ich möchte es auch in Ihrem Namen, meine Damen und Herren, von hier aus ganz besonders tun.

Ich schließe mit einem herzlichen Dankesgruß für Ihr Interesse an unserem Kongreß, und ich hoffe, daß der Kongreß sowohl nach seiner Gestaltung wie nach dem Inhalt Ihren Erwartungen entspricht.

Präsident Prof. Dr. med. Franz Paul Gall, Erlangen: Meine Damen und Herren! Das war der Bericht des Generalsekretärs. Es bleibt nur noch eine kurze Pause bis zur nächsten wissenschaftlichen Sitzung.

Ich darf Sie noch darauf hinweisen, daß wir heuer besonders viele Aussteller haben. Das ist für unsere Gesellschaft sehr wichtig. Ich bitte Sie, von dem Gesprächsangebot Gebrauch zu machen.

Damit ist der erste Teil der Mitgliederversammlung geschlossen.

Mitgliederversammlung – (Zweiter Teil)

Freitag, 24. April 1992

Präsident Prof. Dr. med. Franz Paul Gall, Erlangen: Liebe Kollegen, liebe Kolleginnen! Ich begrüße Sie recht herzlich zum zweiten Teil der Mitgliederversammlung. Die Tagesordnung ist im Mitteilungsblatt publiziert und Ihnen bekannt. Zusätzliche Vorschläge dazu sind nicht eingegangen.

Wahlen

Präsident Prof. Dr. med. Franz Paul Gall, Erlangen: Als erster Tagesordnungspunkt sind die Wahlen vorgesehen. Ich bitte die Türen zu schließen. Der Satzung entsprechend wurden Sie darüber informiert. Anwesend sind nur stimmberechtigte Mitglieder. Ich hoffe, daß Sie alle einen Stimmzettel haben.

Ich darf ankündigen, daß Herr Notar Münich den Ablauf der Wahl beobachten wird. Ich begrüße Herrn Notar Münich und heiße ihn herzlich willkommen.

Herr Löprecht ist wie in den letzten Jahren auch wieder der Wahlleiter.

Ich darf Sie bitten, Ihre Stimmzettel auszufüllen und mit dem Wahlgang zu beginnen. Die Wahlhelfer werden dann die Stimmzettel einsammeln.

Bis zur Bekanntgabe des Wahlergebnisses werden weitere Tagesordnungspunkte behandelt.

Ich gebe bekannt, daß zum zweiten stellvertretenden Präsidenten und Präsidenten für das Jahr 1993/94 Herr Prof. M. Trede, Mannheim, gewählt wurde. Herzlichen Glückwunsch. Herr Trede, ich frage Sie, ob Sie die Wahl annehmen?

Prof. Dr. med. Michael Trede, Mannheim: Herr Präsident, Hohes Präsidium, liebe Kolleginnen und Kollegen! Ich danke Ihnen für Ihr Vertrauen und nehme die Wahl an. Ich weiß nicht, ob ich in diesen drei Minuten traditionsgemäß meinen Dank allen denjenigen abstatten kann, die mir sozusagen die Ausrüstung gegeben haben für diese Bergtour, die mich auf diesem schmalen und steilen Pfad begleitet haben bis zu dem Gipfel; ein Gipfel ist es ja wohl.

Da ist zunächst der Dank an meine 90jährige Mutter, die gerade noch rechtzeitig vor Kriegsausbruch mit dem zehnjährigen Sohn nach England flüchtete. Da ist der Dank an meine englischen Gastgeber und Lehrer, die dem jungen feindlichen Ausländer – denn technisch war er ein enemy alien – nicht nur Asyl gewährten, sondern sogar ein Stipendium zum Studium der Medizin an der weitaus zweitbesten Universität des Landes, Cambridge.

Dann gilt mein Dank meinen englischen chirurgischen Lehrern David Paty, Thomason Sellers, Gordon Taylor; von letzterem kann man sagen, daß er einer der ersten war, die auf dem Chirurgenkongreß, übrigens noch in Frankfurt, seinen deutschen Kollegen wieder die Hand reichte.

Aber das wäre alle nichts gewesen ohne meinen großen Lehrer und mein Vorbild Fritz Linder. Ihm habe ich dafür zu danken, daß er den Heimkehrer aufnahm, daß er ihm in Berlin, Heidelberg und Übersee all das gelernt hat, was er in etwa kann. Fritz Linder mit seiner großartigen Ausstrahlung, seiner Weltoffenheit, seinem Können im Operationssaal und seiner tiefen Menschlichkeit am Krankenbett habe ich alles zu verdanken. Er ist mein Vorbild bis heute. Sie wissen alle, daß er vor genau 20 Jahren den Jubiläumskongreß zum hundertjährigen Jubiläum unserer Gesellschaft ausrichtete, und er wird auch mein Vorbild sein, wenn ich jetzt an diese schwere große Aufgabe gehe, die Sie mir aufgetragen haben. Er hat mir übrigens vor ein paar Tagen noch zugerufen: Pass' auf, am Ende wird es Dir auch noch Spaß machen! Ich muß offen sagen, an diese Möglichkeit habe ich noch gar nicht gedacht. Aber

vielleicht hat er damit recht. So möge es denn mit Ihrer aller Hilfe sein, daß wir uns einmal gern zurückerinnern an den Chirurgenkongreß 1994, der dann vorläufig der letzte in München sein wird.
Ich bitte Sie alle sehr um Ihre Unterstützung und danke sehr für diese Wahl.

Präsident Prof. Dr. med. Franz Paul Gall, Erlangen: Ich gebe die übrigen Wahlergebnisse bekannt.
Zum Krankenhauschirurgen in leitender Stellung wurde Herr Prof. Dr. Herzog, Dresden, gewählt. Herr Herzog, ich frage Sie, ob Sie die Wahl annehmen.
Prof. Dr. Herzog: Ich nehme die Wahl an!

Als Oberarzt in nichtselbständiger Stellung einer chirurgischen Krankenhausabteilung wurde Herr Schröder, Frankfurt, gewählt. Nehmen Sie die Wahl an?
Dr. Schröder, Frankfurt: Ich nehme die Wahl an!

Als niedergelassener Arzt für Chirurgie wurde Herr Dr. Hein gewählt. Herr Hein, ich frage Sie: Nehmen Sie die Wahl an?
Dr. Hein: Ich nehme die Wahl an!

Als Chirurg aus dem deutschsprachigen Ausland wurde Herr Prof. Dr. Kraft-Kinz, Graz, gewählt. Ich frage Sie, ob Sie die Wahl annehmen.
Prof. Dr. Kraft-Kinz, Graz: Ich nehme die Wahl an!

Damit ist laut Satzung das Ergebnis der Wahlen mitgeteilt. Ich darf die Gewählten alle recht herzlich beglückwünschen und ihnen eine erfolgreiche Arbeit in der Deutschen Gesellschaft für Chirurgie wünschen.

Präsident Prof. Dr. med. Franz Paul Gall, Erlangen: Wir kommen zur Verleihung der wissenschaftlichen Preise, und zwar in folgender Reihenfolge: Poster, Forum, Wissenschaftliche Ausstellung.

Preis für Poster-Ausstellung 1992

Präsident Prof. Dr. med. Franz Paul Gall, Erlangen: Ich darf die Herren Feldmann und Schrobildgen aus Saarbrücken zu mir bitten.
Nach eingehender Diskussion hat sich die Kommission von mehreren preiswürdigen Postern einstimmig für das Poster 471, „Kopfverletzungen bei Radfahrern – ein Beitrag zur Prävention“ der Herren Feldmann und Schrobildgen, Saarbrücken, Städtisches Klinikum, entschieden.

Anhand der Unfallmechanismen, insbesondere bei Kindern, und der Unfallformen am knöchernen Schädel und am Gesicht wird die Entwicklung eines Radfahrhelms vorgestellt, der solche Verletzungen zu vermeiden in der Lage ist. Eine publikumswirksame Verbreitung im Saarland hat bereits erste Erfolge gebracht.

Ich gratuliere Ihnen zu diesem Preis.

Forumpreis

Präsident Prof. Dr. med. Franz Paul Gall, Erlangen: Der Forumpreis der Deutschen Gesellschaft für Chirurgie 1992 wird gleichwertig auf zwei Arbeitsgruppen verteilt, und zwar die Arbeitsgruppe des Herrn Lange und Koautoren und die Arbeitsgruppe von Herrn Post und Koautoren. Ich bitte die beiden Erstgenannten, zu mir zu kommen.
Der Forumpreis wird anteilmäßig verliehen an Herrn Stefan Post und Koautoren Gonzales, Rentsch, Palma und Menger von der Chirurgischen Universitätsklinik Heidelberg und dem Institut für chirurgische Forschung am Klinikum Großhadern der Ludwig-Maximilians-Universität für ihre Arbeit „Verminderung des Reperfusionsschadens bei Lebertransplantation durch Blockade des Prostaglandin D-Rezeptors“.

Am Modell der orthotopen Lebertransplantation an der Ratte wurde ein protektiver Effekt durch Blockade des Prostaglandin D-Rezeptors auf den mikrovaskulären Reperfusionsschaden des Transplantats nachgewiesen. Die Ergebnisse eröffnen Möglichkeiten zur Verbesserung der Leberkonservierung.

Herzlichen Glückwunsch.

Ist jemand anwesend aus der Arbeitsgruppe Lange, Sack, Saggau, Desimone und Hagl aus der Herzchirurgischen Universitätsklinik Heidelberg? – Nein. Ich darf Ihnen den Titel trotzdem verlesen. Der Preis wurde an diese Arbeitsgruppe verliehen für ihren Beitrag „Stimulierte Skelettmuskelplastik zur Unterstützung der Vorhof- und Ventrikelfunktion: Experimentelle Untersuchungen". Es tut mir leid, daß die betreffende Arbeitsgruppe nicht vertreten ist.

Preis für Wissenschaftliche Ausstellung 1992

Präsident Prof. Dr. med. Franz Paul Gall, Erlangen: Ich bitte Herrn Scheele zu mir. – Also obwohl ich nicht in der Preiskommission bin, „freut" mich das natürlich. Ich verlese Ihnen kurz den Text.

Der Ausschuß zur Beurteilung der wissenschaftlichen Ausstellung, bestehend aus den Herren Hartel, Ungeheuer, Pichlmayr, Probst, Häring, Bauch und Peiper, hat den ersten Preis unter zwölf Ausstellungen dem Titel „Der Supradiaphragmale Tumorthrombus der Vena cava inferior: eine interdisziplinäre Herausforderung" der Arbeitsgruppe Scheele, Rein, Bronhof aus der Chirurgischen Universitätsklinik Erlangen zuerkannt.

Die Verleihung des Preises erfolgte wegen einer didaktisch hervorragenden Darstellung einer schwierigen Operationstechnik bei einem interdisziplinären Problem, das darüber hinaus zu guten Ergebnissen führte.

Ich war nicht in der Preisrichterkommission.

Bericht des Präsidenten

Präsident Prof. Dr. med. Franz Paul Gall, Erlangen: Liebe Kolleginnen und Kollegen! Wie jedes Jahr muß der Präsident einen Bericht über seine Tätigkeit abgeben.

Liebe Kolleginnen und Kollegen, als Hauptaufgabe meiner Präsidentschaft habe ich vornehmlich die Planung und Vorbereitung unseres 109. wissenschaftlichen Kongresses angesehen. Daneben war ich mit der Durchführung von Vorstands- und Präsidiumssitzungen, der Erledigung laufender Amtsgeschäfte in enger Kooperation mit unserem Herrn Generalsekretär, der Repräsentation durch Kongreßbesuche bei regionalen Chirurgenvereinigungen und internationalen Chirurgenkongressen sowie benachbarter Fachgesellschaften, befaßt.

Für die laufende 109. Tagung habe ich als Leitthema den „Fortschritt der Chirurgie im letzten Jahrzehnt" gewählt, um neue Ergebnisse zu präsentieren, Erreichtes kritisch zu überprüfen und Perspektiven für die Zukunft aufzuzeigen. Ich habe bewußt auf große Übersichtsreferate zum Leitthema verzichtet, sondern als Hauptthemen Sachgebiete gewählt, in denen im letzten Jahrzehnt nach meiner Auffassung wesentliche Fortschritte erzielt werden konnten.

Auch die Teilgebiete, die regelmäßig mit einer Sitzung an unserem Kongreß vertreten sind, haben sich diesem Leitthema angeschlossen und aktuelle Fragen aus ihrem Spezialgebiet umfassend abgehandelt. Es ist mir gelungen, außerdem ein vielseitiges Kursangebot zu gestalten, das von besonderen Fachkennern auf diesen Gebieten zusammen mit ihren Mitarbeitern aus den jeweiligen Kliniken gestaltet wurde. Die hervorragende Resonanz und der gute Besuch dieser Kurse bestätigt mich in der Auffassung, daß sie zu einer ständigen Einrichtung unserer Kongresse werden sollten.

Wiederum habe ich eine aktuelle Stunde eingeplant, in der eine states of the artlecture über chirurgische Tumorpathologie von meinem langjährigen Partner, Herrn Prof. Hermanek, gehalten wurde, die sich mit wesentlichen Änderungen der Tumorklassifikation der UICC befaßte.

Außer den 199 eingeladenen Referaten gingen 579 Vortragsanmeldungen ein, die im wesentlichen als Ergänzungen zu den Hauptthemen gedacht waren. Ein erheblicher Anteil dieser Abstracts hatten keine Beziehung zu den Hauptthemen und mußten deshalb abgelehnt werden. Es war mir möglich, 94 freie Vorträge in das Programm aufzunehmen, nachdem die Auswahl aufgrund einer strengen Bewertung durch unabhängige Gutachter erfolgte.

Das Forum wurde durch zusätzliche Sitzungszeit bedacht, so daß der Ausschuß unter Federführung von Herrn Herfarth, Heidelberg, in diesem Jahr 98 Vorträge von insgesamt 314 eingereichten Abstracts annehmen konnte. Die chirurgische Forschung bleibt eine wesentliche Säule dieses Kongresses und wird deshalb immer im Mittelpunkt unserer Tagungen stehen.

Für die Filmsitzungen wurden insgesamt 32 Filme eingereicht, aus denen das Auswahlgremium nach einer langen Sitzung 20 Filme, die didaktisch, wissenschaftlich und filmtechnisch am besten waren, ausgewählt hat.

Das Angebot an Postern war so gut, daß uns die Auswahl schwer fiel. Von 70 Postern konnten nur 40, für die wissenschaftliche Ausstellung dagegen alle 20 Arbeiten angenommen werden.

Meine Damen und Herren, ich habe versucht, dieses wissenschaftliche Programm den Erfordernissen einer so großen Tagung sachgerecht und ausgerichtet nach strengen wissenschaftlichen Kriterien zu gestalten. Ich weiß aus eigener Erfahrung während meiner Assistentenzeit, wie negativ sich die Ablehnung einer Vortragsanmeldung zunächst auswirkt. Für mich war dies eigentlich nur immer ein Antrieb zu weiterer intensiver Arbeit, um beim nächsten Mal dann erfolgreich zu sein.

Durch vielfältige Gespräche und Korrespondenz mit der Industrie ist es mir gelungen, die begleitende Fachausstellung an unserem Kongreß, um 29 auf insgesamt 148 ausstellende Firmen zu erweitern. Ich bitte Sie dringend, von dieser großartigen Gelegenheit Gebrauch zu machen und das große Gesprächsangebot zu Ihrer Information zu nutzen.

Das Hauptproblem in diesem Präsidentenjahr waren die außerordentlich schwierigen Verhandlungen der Deutschen Gesellschaft für Chirurgie in der Frage der neuen Weiterbildungsordnung mit den Vertretern der Teilgebiete, dem Berufsverband und dessen Präsidenten, Herrn Hempel, sowie der Bundesärztekammer. Auf das Ergebnis dieser Verhandlungen bin ich in meiner Eröffnungsrede bereits ausführlich eingegangen.

Meine Damen und Herren, in diesen sehr schwierigen Verhandlungen, in denen vorübergehend die Spaltung der Chirurgie in 6 Einzelgebiete drohte, war ich für die Unterstützung und Sachkenntnis unseres Generalsekretärs besonders dankbar.

Ich darf nun Herrn Generalsekretär, Prof. Ungeheuer, zum 2. Teil seines Berichtes bitten.

Bericht des Generalsekretärs

Generalsekretär Prof. Dr. med. Edgar Ungeheuer, Frankfurt: Herr Präsident, meine sehr verehrten Damen und Herren! Ich möchte zunächst auf die **Mitgliederzahl** eingehen. Neu aufgenommen wurden 1992 304 neue Mitglieder. Damit ist die Gesamtmitgliederzahl auf 4799 angestiegen. 15 Kollegen waren 1991 ausgeschieden, wobei als alleinige Ursachen und Gründe Berufswechsel oder andere persönliche Gründe angegeben wurden. Seit dem Kongreß 1990 haben wir damit einen Zuwachs von über 700 Mitgliedern zu verzeichnen, was im Hinblick auf eine vorwiegend wissenschaftlich und fortbildungsorientierte Fachgesellschaft mit dem Ihnen allen bekannten und immer wieder von mir aufgeführten Vorteil in einer chirurgischen Tätigkeit eine befriedigende Entwicklung ist. Dennoch möchte ich darauf hinweisen, das habe ich immer von dieser Stelle aus getan, daß es noch sehr viele Chirurgen in leitenden Stellungen gibt, und dazu zähle ich nicht nur die Chefärzte, sondern auch die Oberärzte an Krankenhäusern und Universitätskliniken, die noch nicht den Weg zu ihrer wissenschaftlichen Fachgesellschaft gefunden haben. Auch wenn Sie, meine Damen und Herren, das von mir eben Erwähnte nicht betrifft, so können Sie doch dazu beitragen, daß wenigstens Ihre Mitarbeiter und Kollegen über eine Mitgliedschaft nachdenken.

Was die Aktivitäten der **chirurgischen Arbeitsgemeinschaften** betrifft, so werden wir darüber in den Mitteilungen Heft 4/1992 durch Veröffentlichung der Tätigkeitsberichte Auskunft geben. Neu jedoch ist, daß wir nunmehr durch die Gründung von zwei weiteren chirurgischen Arbeitsgemeinschaften zwölf solche Institutionen in unserer Gesellschaft zur Verfügung haben. Es ist erstens die **Chirurgische Arbeitsgemeinschaft für Qualitätssicherung** unter dem Vorsitzenden Prof. Scheibe und zweitens die **Chirurgische Arbeitsgemeinschaft Viszero-Synthese** unter Vorsitz von Herrn Prof. Tiede. Die beiden neugegründeten Chirurgischen Arbeitsgemeinschaften haben bereits in den vergangenen Tagen ihre konstituierenden Sitzungen auf diesem Kongreß abgehalten. Wir wünschen ihnen viel Erfolg für ihre wichtige Aufgabe.

In der Präsidiumssitzung am 11. Oktober 1991 wurde die Neugründung einer Arbeitsgemeinschaft für **Handchirurgie** diskutiert. Meine Damen und Herren, Sie werden sich erinnern, daß bereits 1988, also vor vier Jahren, die Deutsche Gesellschaft für Chirurgie einen Antrag an die Bundesärztekammer gerichtet hat, eine **Zusatzbezeichnung für Handchirurgie** einzuführen. Aus diesem Grund hat das Präsidium sich auch jetzt nicht festgelegt, sondern wir wollen abwarten, was der Deutsche Ärztetag 1992 bezüglich dieser Bezeichnung beschließen wird. Meine derzeitigen Informationen gehen aber dahin, daß keine Bedenken mehr gegen die Einführung einer Zusatzbezeichnung Handchirurgie bestehen. Nach entsprechender Weiterbildung sollen dann auch von anderen Gebieten und Schwerpunkten die Zusatzbezeichnungen Handchirurgie erlangt werden können. Das war damals allerdings nicht in unserem Antrag enthalten.

Nun zum Kapitel **Sonderentgeltregelungen.** Meine Damen und Herren, die vom Bundesministerium seit über einem Jahr mit einer Reihe von Institutionen und Verbänden besprochene und bereits weitgehend festgelegte Sonderentgeltregelung wurde leider der Deutschen Gesellschaft für Chirurgie erstmals vor einigen Wochen vorgelegt. Um es kurz zu machen, es handelt sich um die von dem Bundesgesundheitsministerium geplante Ausweitung des § 6 der Bundespflegesatzverordnung über Sonderentgeltregelungen. Es würde zu weit führen, auf Einzelheiten einzugehen. Ich möchte nur bekanntgeben, daß es für uns einfach unverständlich ist, daß bei so wichtigen Entscheidungen die wissenschaftlichen Fachgesellschaften erst am Schluß, wenn diese schon festliegen, informiert werden. Von unserer Seite hat an der Schlußsitzung, die vor einigen Tagen, Anfang April, stattfand, Chefarzt Dr. März, Frankfurt, teilgenommen, der von uns delegiert worden war, nachdem Professor Bauer aus Altötting sich damit in einer Resolution auseinandergesetzt hatte. Herr Bauer ist gerade auf diesem Gebiet sehr tätig gewesen. Beiden Herren möchte ich sehr herzlich danken.

Ich komme zur **Novellierung der Weiterbildungsordnung** und ihrem heutigen Stand. Alle Mitglieder der Deutschen Gesellschaft für Chirurgie wurden seit der letzten Mitgliederversammlung im April 1991 regelmäßig über die jeweiligen Verhandlungen mit den Teilgebietsvertretern, den zuständigen Weiterbildungsausschüssen der Bundesärztekammer und der Bundesärztekammer selbst in unseren Mitteilungen orientiert.

In Heft 1/92 wurde der Antrag der Deutschen Gesellschaft für Chirurgie vom 29. November 1991 zur Modifizierung der fünften korrigierten Fassung der Bundesärztekammer veröffentlicht. Sie haben ihn gelesen. Ich möchte aber trotzdem heute noch einige Sätze aus dieser Entscheidung bekanntgeben. Es wurde u.a. betont, daß die Weiterbildungszeit im Gebiet wie auch in den Schwerpunkten, die früher Teilgebiete hießen, aber jetzt anders strukturiert sind, sechs Jahre betragen muß, wobei die im Gebiet versenkte Basisweiterbildung je nach den Bedürfnissen der einzelnen Schwerpunkte variabel gestaltet werden könnte. Zur Begründung wurden vorrangig folgende Gesichtspunkte angeführt:

Erstens. Durch die Erhaltung der Einheit des Fachgebietes wird die Qualität der chirurgischen Weiterbildung als die wichtigste Voraussetzung einer adäquaten, bedarfsgerechten und flächendeckenden Patientenversorgung gesichert.

Zweitens. Die Aufteilung der Chirurgie in sechs oder sieben selbständige Gebiete würde dies nicht gewährleisten. Diese war eine der fünf Modelle.

Nach weiteren Gesprächen und Verhandlungen, in denen wir die Aufteilung der Chirurgie, wie ich eben erwähnte, in sechs Gebiete strikt ablehnten, hat der Vorsitzende der Weiterbildungsausschüsse und Vizepräsident der Bundesärztekammer, Herr Dr. Hoppe, am 11. Februar 1992 an die Deutsche Gesellschaft für Chirurgie und auch an die Gesellschaften der Teilgebiete u.a. folgende Stellungnahme zur Kenntnis gebracht:

> „Trotz vielfältiger Bemühungen von Gremien und Einzelpersönlichkeiten ist es nicht gelungen, eine konsensfähige Lösung zu finden, die den Anforderungen der Weiterbildungsordnung bis zur Jahrtausendwende gerecht würde. Es wurden bislang die fünf Ihnen bekannten Lösungsoptionen für die Novellierung der Musterweiterbildungsordnung in der Chirurgie erarbeitet. Davon habe ich dem Vorstand der Bundesärztekammer in seiner Sitzung vom 6./7. Februar 1992 berichtet und hierbei alle vorliegenden Modelle vorgestellt. Der Vorstand der Bundesärztekammer hat nach sehr eingehender Diskussion und sorgfältiger Abwägung der Vor- und Nachteile der einzelnen Lösungsmodelle beschlossen, dem 95. Deutschen Ärztetag das nachstehend beschriebene Weiterbildungsmodell D für die Novellierung der Weiterbildung in der Chirurgie zur Beschlußfassung vorzulegen (Dia). Das Modell sehen Sie hier aufgezeichnet.

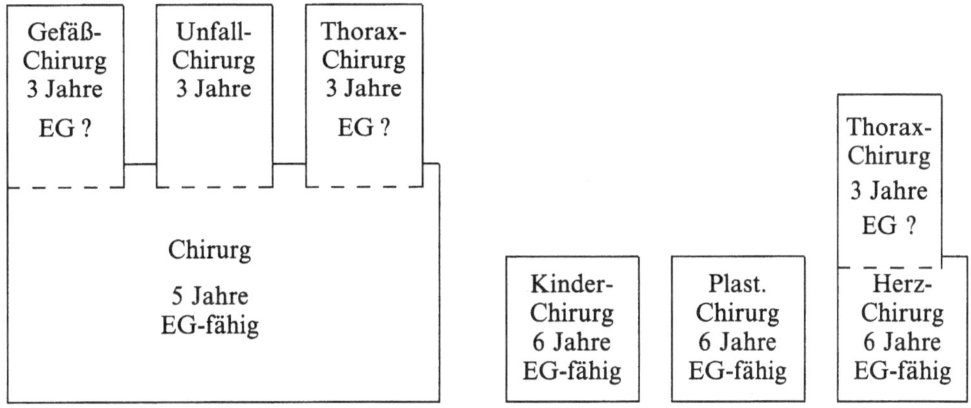

Modell D für die „Chirurgie" (sog. Hamburger-Modell-DÄT 1991)
modif. als Teilgebietsmodell i. neuen Verständnis
(=Schwerpunkt) nach Beschluß Vorstand BÄK 2/92

1. Das Gebiet Chirurgie bleibt erhalten und ihm werden zukünftig die Schwerpunkte Gefäß-, Unfall- und Thoraxchirurgie zugeordnet. Diese Schwerpunkte beinhalten eine Exkludierung bestimmter Inhalte für den Arzt, der diese Schwerpunktweiterbildung abgeschlossen hat.
2. Die Mindestweiterbildungszeit im Gebiet Chirurgie beträgt fünf Jahre. Die Mindestweiterbildungszeit in den Schwerpunkten Gefäß-, Unfall und Thoraxchirurgie im Gebiet Chirurgie beträgt drei Jahre. In dieser Zeit kann ein Jahr der Weiterbildung schon während der Weiterbildung im Gebiet Chirurgie abgeleistet werden.
3. Die bisherigen Teilgebiete der Chirurgie, Kinderchirurgie, plastische Chirurgie, Thorax- und Kardiovaskularchirurgie werden als Gebiete Herzchirurgie, Kinderchirurgie, plastische Chirurgie neu eingeführt. Die Mindestweiterbildungszeit in den neuen Gebieten beträgt sechs Jahre.
4. Im Gebiet Herzchirurgie wird auch ein Schwerpunkt Thoraxchirurgie vorgesehen. Die Mindestweiterbildungszeit beträgt drei Jahre. Hiervon können zwei Jahre während der Weiterbildung im Gebiet Herzchirurgie abgeleistet werden."

Soweit die Ausführungen von Herrn Hoppe. Eine weitere Stelle in diesem Schreiben bereitet uns nicht nur Verständnis-, sondern auch Anerkennungsschwierigkeiten. Diese Stelle lautet:

> „Die Mindestweiterbildungszeit in der Spezialisierung ist um ein Jahr auf drei Jahre angehoben worden und es besteht ein Ausübungsvorbehalt für exkludierte Inhalte der Gefäßchirurgie und Unfallchirurgie im Rahmen ihrer spezialistischen Tätigkeit. Diese exkludierten Inhalte kann der Chirurg ohne abgeschlossene Schwerpunktweiterbildung nicht ausüben. Angesichts dieser Ordnung kann aber wohl davon ausgegangen werden, daß jeder künftige Chirurg zusätzlich zur Weiterbildung im Gebiet mindestens eine Schwerpunktbezeichnung erwerben wird."

Nach weiteren Ausführungen lautet der Schlußtenor von Herrn Hoppe:

> „In diesem Sinne darf ich Sie auch im Interesse der Chirurgie sehr herzlich bitten und ermuntern, die gefundene Lösung mitzutragen."

Erwähnenswert ist noch, daß der Vorstand der Bundesärztekammer dieses von Herrn Hoppe vorgetragene Modell D als das praktisch einzig brauchbare nur mit einer Gegenstimme angenommen hat. Weiter sei in Erinnerung gebracht, daß dieses Modell D eine inhaltliche Ähnlichkeit mit dem vom Präsidium der Deutschen Gesellschaft für Chirurgie im September 1990 erarbeiteten Vorschlag und Antrag zur Novellierung der Weiterbildungsordnung hat.

In unserer **Präsidiumssitzung vom 21./22. Februar 1992** wurde natürlich dieses Schreiben von Herrn Hoppe eingehend diskutiert und besprochen und das Modell D so, wie Sie es hier sehen, durchgegangen. **Bei der Abstimmung wurde dieses Modell ohne Gegenstimmen bei zwei Enthaltungen als das konsensfähigste deklariert und angenommen.** Dieses Votum teilten wir der Bundesärztekammer unter Hinweis auf unsere früheren Anträge mit, daß wir zur Erhaltung der hohen Qualität und der damit verbundenen optimalen Patientenversorgung eine sechsjährige Weiterbildung im Gebiet Chirurgie, wie sie auch schon im sog. Hamburger Modell 1991 von der Bundesärztekammer selbst angegeben worden war, für dringend notwendig erachten. – Sie sehen, dieses ist das Modell D (Dia) das auf dem letzten Deutschen Ärztetag zur Diskussion stand. Es hat große Ähnlichkeit mit dem Modell, das jetzt vom Vorstand der Bundesärztekammer beschlossen wurde. Damals waren es noch sechs Jahre Chirurgie, jetzt hat sich der Vorstand auf fünf Jahre festgelegt.

Am 6. März 1992 fand eine weitere Vorstandssitzung der Bundesärztekammer in München statt. Da zu dieser sowohl von den Deutschen Gesellschaften für Unfallchirurgie, Gefäßchirurgie und Thoraxchirurgie wie auch von dem Konvent der Lehrstuhlinhaber zu dem Modell D neue Vorschläge eingereicht waren, sahen wir uns veranlaßt, an den Präsidenten Dr. Vilmar und den Vizepräsidenten Dr. Hoppe noch am 5. März unter anderem folgende Ausführungen zu machen:

> „Nachdem das Präsidium der Deutschen Gesellschaft für Chirurgie eine Konsensfähigkeit bei dem Modell D auch im Einvernehmen mit anwesenden Teilgebietsvertretern und deren Sprechern dem Vorstand der Bundesärztekammer mitgeteilt hatte, sehen wir zum jetzigen Zeitpunkt keine Notwendigkeit, einer Änderung des Modells D durch Schaffung eines weiteren Schwerpunktes – wie er vorgeschlagen worden war, Allgemeinchirurgie, Viszeralchirurgie, spezielle Organchirurgie usw. – zuzustimmen."

Meine Damen und Herren! Die mündlich und schriftlich vorgetragenen Äußerungen von Kollegen, die in den letzten Tagen und Wochen zu mir gekommen sind, waren eigentlich vorwiegend mit Dankbarkeit und Freude darüber verknüpft, daß es doch **gelungen war, bis jetzt die Einheit der Chirurgie zu erhalten.**

Wir sollten jetzt nicht durch Schaffung eines Schwerpunkts, zum Beispiel Allgemeinchirurgie, wie immer man auch den Schwerpunkt bezeichnen mag, im Gebiet Chirurgie den Weg für spätere Gebietsanerkennungen vorzeichnen – Allgemeinchirurgie, Viszeralchirurgie, onkologische Chirurgie, endokrinologische Chirurgie etc. sehen wir als festintegrierte Bestandteile des Gebietes Chirurgie an, die mancherorts leider immer wieder auch als Allgemeinchirurgie bezeichnet wurden. Das Gebiet Chirurgie kann und darf nicht durch einen Schwerpunkt aus seinem ureigensten Bereich und durch eine verkürzte Weiterbildungszeit auf fünf Jahre in seiner Bedeutung in Frage gestellt werden. Die nach dem Entscheid des Deutschen Ärztetags im Mai 1992 über die Weiterbildung in der Chirurgie zu erstellenden Richtlinien, daran denken viele nicht, müssen hierzu eindeutige und zukunftsweisende Grundlagen schaffen.

Es kann nicht unerwähnt bleiben, daß nicht nur die Ärzteschaft, sondern auch gesundheitspolitische Institutionen äußerst besorgt über die Schaffung weiterer Spezialitäten sind, da sie weder ökonomisch noch medizinisch vertretbar wären. Entsprechend unseren früheren Anträgen bezüglich der Thoraxchirurgie haben wir erneut festgestelt, daß diese als ein fest integrierter Bestandteil im Gebiet Chirurgie angesehen werden muß. Es handelt sich vorwiegend um eine onkologische Chirurgie. Darüber hinaus hat die Thoraxchirurgie auch ihre Bedeutung bei der Versorgung des Traumas, des Polytraumas.

Meine Damen und Herren! Über all diese Probleme, die ich Ihnen jetzt nur kurz vortragen konnte, könnten wir stundenlange Debatten anknüpfen. Sie würden uns aber zum jetzigen Zeitpunkt, in dem bereits die achte und letzte Fassung zur Novellierung der Musterweiterbildungsordnung auf der Basis der Grundsatzbeschlüsse des Vorstandes der Bundesärztekammer als Vorlage für den Deutschen Ärztetag vorliegt, nicht weiterbringen. Selbstverständlich können wir aber jetzt auch die erwähnten anderen Anträge diskutieren. Von dieser Stelle aus appelliere ich an unsere chirurgischen Delegierten auf dem Deutschen Ärztetag, mit denen ich teilweise auch in ständigem Kontakt stehe, durch ihre Anträge die sechsjährige Weiterbildung für das Gebiet und für die Schwerpunkte zu erreichen. Ich bitte eine weitere Spezialisierung des Gebietes Chirurgie nicht zu unterstützen. Falls eine fakultative Weiterbildung in der Weiterbildungsordnung überhaupt verankert würde, was nicht sicher ist, käme auch dies für ganz spezielle chirurgische Aufgaben im Gebiet Chirurgie in Frage.

Ich wünsche den Delegierten viel Erfolg und auch Glück bei ihren Entscheidungen. Uns allen wünsche ich, weiterhin in einer Gemeinschaft zu leben, die das Resultat der Freiheit und Verantwortung unserer 120jährigen Deutschen Gesellschaft für Chirurgie ist. Ich schließe mit den Worten: Das Machbare im Auge und im Herzen die Hoffnung. Ich danke Ihnen.

Präsident Prof. Dr. med. Franz Paul Gall, Erlangen: Meine Damen und Herren! Ich danke dem Herrn Generalsekretär Ungeheuer für seinen Bericht und eröffne die Aussprache. Herr Encke!

Prof. Dr. med. Encke, Frankfurt/Main: Herr Präsident, liebe Kolleginnen und Kollegen! Der Konvent der Lehrstuhlinhaber für Chirurgie, der sog. Kleine Konvent, und der Lehrstuhlkonvent für die Chirurgie und ihre Teilgebiete haben am Dienstag nachmittag, wie jährlich üblich, nacheinander getagt und sich noch einmal mit der Problematik der Weiterbildungsordnung auseinandergesetzt. Beide Konvente haben hierzu Beschlüsse gefaßt und mich als ihren Sprecher beauftragt, diese Beschlüsse dem Präsidenten und dem Generalsekretär, aber auch der Mitgliederversammlung vorzutragen. Dem komme ich hiermit nach.

Der Kleine Konvent der Lehrstuhlinhaber für Chirurgie, das sind die sog. Allgemeinchirurgen, hat folgende Beschlüsse gefaßt:

1. Der Konvent bedauert, daß es nicht gelungen ist, alle Schwerpunkte, insbesondere die Kinder- und plastische Chirurgie in einem einheitlichen Facharzt für Chirurgie analog dem Fachgebiet der inneren Medizin zu vereinen.
2. Die Lehrstuhlinhaber stellen den Antrag, entsprechend ihrem Schreiben vom 1. 3. 92 an die Bundesärztekammer, das zitiert wurde und über den Generalsekretär der Bundesärztekammer zugeleitet wurde, in das Modell D für die Chirurgie einen zusätzlichen Schwerpunkt Allgemeinchirurgie mit einjähriger Versenkbarkeit einzufügen.
3. Die Thoraxchirurgie ist im wesentlichen Notfall- und onkologische Chirurgie und wird deshalb als Bestandteil der Allgemeinchirurgie angesehen.
4. Der Konvent bittet den Präsidenten, zu versuchen, durch ein erneutes Gespräch in Form eines Runden Tisches einen für alle Chirurgen konsensfähigen gemeinsamen Änderungsantrag – nur so etwas ist noch möglich – zur achten Korrekturfassung der neuen Weiterbildungsordnung beim Deutschen Ärztetag 1992 zu erarbeiten.

In der anschließenden Sitzung des Großen Konvents, also aller Chirurgen und der Teilgebietschirurgen auf den Lehrstühlen, wurde die Problematik noch einmal miteinander ausführlich diskutiert, und es wurde folgender Beschluß gefaßt, der fast identisch ist mit dem eben verlesenen:

> Der Lehrstuhlkonvent bittet den Präsidenten der Deutschen Gesellschaft für Chirurgie, zu versuchen, durch ein erneutes Gespräch einen für alle Chirurgen konsensfähigen gemeinsamen Änderungsantrag zur achten Korrekturfassung der neuen Weiterbildungsordnung beim Deutschen Ärztetag 1992 zu erarbeiten.

Die Begründung würde jetzt, wenn ich sie ausführlich geben wollte, zu weit führen. Ich will es nur mit zwei Stichworten tun:

Wir sind einmal der Meinung, daß die Chirurgie heute und vor allen Dingen zum Zeitpunkt des Inkrafttretens dieser Weiterbildungsordnung etwa im Jahre 1998 eine gegliederte Chirurgie mit Schwerpunkten ist, aber alle, die diese Schwerpunkte praktisch ausüben, weiter gern Chirurgen bleiben möchten. Insofern halten wir es für sinnvoll, daß auch der Schwerpunkt, der ausgeübt wird, nämlich die Allgemeinchirurgie, als Arbeitstitel als ein eigener Schwerpunkt ausgewiesen wird.

Das zweite ist, daß wir befürchten, daß durch die Exkludierung, die der Generalsekretär zitiert hat, die Situation entsteht, daß in Zukunft der Chirurg eine Basisausbildung hat und eine darauf aufgesetzte freiwillig gewählte spezielle Weiterbildung, wie auch immer, daß aber der Unfallchirurg und der Gefäßchirurg durch ihre Schwerpunktweiterbildung ein Koningent eigener Tätigkeit durch Exklusion behalten, das wir nicht haben, auf der andern Seite selbst zumindest theoretisch in der Lage sind, alle Eingriffe der übrigen Chirurgie auszuführen.

Schließlich befürchten wir, wenn ein solcher Schwerpunkt nicht eingerichtet wird, daß kleinere Gruppierungen innerhalb der Chirurgie versuchen werden, weitere spezielle Weiterbildungen einzuführen, wie zum Beispiel unser Präsident mit der onkologischen Chirurgie in seiner Eröffnungsanssprache beantragt hat.

Präsident Prof. Dr. med. Franz Paul Gall, Erlangen: Herr Encke, darf ich direkt darauf antworten. Herr Encke, Ihrer Empfehlung entsprechend haben wir versucht, einen Runden Tisch, ein Gespräch mehrerer Beteiligter, zu arrangieren, und er hat auch stattgefunden; ich selber war daran beteiligt. Wie Sie wissen, haben wir in dieser Frage einer vierten Säule für Allgemeinchirurgie keinen Konsens erzielen können. Es gibt eine gewisse Konsensfähigkeit hinsichtlich der Auffassung, daß die Weiterbildungszeit im Fach Chirurgie auf sechs Jahre erhöht werden soll, wobei in den einzelnen Säulen dann zwei Jahre in diesen sechs Jahren versenkt werden und nur noch ein Jahr spezielle Weiterbildung zusätzlich gemacht wird.

Ich gebe auch zu bedenken, daß Sie im wesentlichen die Meinung der Lehrstuhlinhaber vorgetragen haben, die darin, wer hätte es anders erwarten können, von den Vertretern der Teilgebiete heftig unterstützt werden. Ich gebe weiterhin zu bedenken, daß in Frankreich das Gebiet Viszeralchirurgie, das dort bereits eingeführt war, wieder abgeschafft wird. Eine ähnliche Tendenz gibt es auch in Amerika.

Ich glaube, daß man mit der Einrichtung einer vierten Säule die Bestrebungen, die jetzt zu einem gewissen Erfolg geführt haben, die Einheit zu erhalten, eigentlich wieder aufhebt, weil man von sich aus das Gebiet Chirurgie noch einmal weiter zergliedert. – Herr Hecker!

Prof. Dr. med. Waldemar Ch. Hecker, München: Wenn man 20 Jahre Delegierter beim Ärztetag war, dann weiß man, was geht und was nicht geht. Es war ein Desaster auf dem letzten Ärztetag, bei dem wir meinten, es sei Einigkeit zwischen der Bundesärztekammer und den chirurgischen Fächern. Das erwies sich als falsch; damals hatte den Vorsitz der Weiterbildungskommission noch Herr Sewering. Wenn jetzt nach dem, was Sie vorgetragen haben, Herr Ungeheuer, wofür ich Ihnen danke, Einigkeit erzielt ist, und es wird auf dem Ärztetag aus irgendeinem Kanal innerhalb der Chirurgen Uneinigkeit hineingebracht, dann steht wieder einer, nicht ein Chirurg, wie im letzten Jahr in Hamburg auf und sagt: Die Chirurgen sind sich nicht einig, wir vertagen die ganze Sache. Dann läuft das, was wir jetzt wollen, den Bach hinunter, und was uns dann droht, ist ein Oktroi der Ministerialen über unsere Weiterbildung; denn wir können sie ja nur mit Genehmigung der Regierungen, der Ministerien, durchsetzen. Ich bitte Sie, Herr Präsident, also herzlichst, in der Zeit, die uns jetzt noch zur Verfügung steht, Einigkeit unter den Chirurgen herzustellen.

Was Herrr Encke gesagt hat, war ein Votum der Lehrstuhlinhaber, und an dem Beifall habe ich gehört, daß es Zustimmung fand. Aber wenn keine Einigkeit zwischen der Bundesärztekammer und den Chirurgen-Delegierten über die Vorschläge besteht, sondern Uneinigkeit demonstriert wird, werden wir keinen Erfolg haben. Ich bitte also dringend, für den Deutschen Ärztetag in Köln eine Einigkeit in den Chirurgenkreisen herzustellen. Danke schön.

Präsident Prof. Dr. med. Franz Paul Gall, Erlangen: Ihre Ausführungen sind im Prinz richtig, Herr Hecker. Es könnte sein, daß dann, wenn der Ärztetag davon Kenntnis hat, daß die Chirurgen sich selber nicht einigen können, entweder eine Entscheidung fällt, die nicht in unserem Sinne ist, so daß alles beim Alten bleibt, oder daß uns eine Entscheidung aufoktroyiert wird, die wir nicht wollen.

Prof. Dr. med. Rudolf Pichlmayr, Hannover: Trotzdem muß man halt sagen, die Einigkeit ist noch nicht vollständig da. Ich meine, daß es eine so ernste Frage ist, daß ich sehr dankbar bin, wenn wir noch etwas darüber diskutieren können.

Herr Präsident und Herr Generalsekretär, wir alle wissen, wie sehr wir uns, jeder, miteinander bemüht haben, zu einer Lösung zu kommen. Ich möchte zwei Punkte sagen:

Die vierte Säule für die Allgemeinchirurgie fordern nicht nur die Lehrstuhlinhaber für Chirurgie, sondern sie findet wirklich breites Verständnis. Denn das, was jetzt so läuft, ist, daß wirklich eine Qualifikation auf diesem Gebiet überhaupt nicht mehr nachweisbar ist. Sie ist nachweisbar in der Gefäßchirurgie und in der Unfallchirurgie mit den entsprechenden Exklusionen, aber sie ist nicht mehr nachweisbar auf dem sonstigen Gebiet der gesamten Chirurgie. Wir mögen sagen, wir können alle sowieso so viel und brauchen diesen Nachweis nicht, aber ich glaube, man muß daran zweifeln, daß das auf Dauer wirkt.

Was mir aber natürlich noch sehr viel mehr am Herzen liegt ist das, daß zwar gesagt wird, wir konnten die Chirurgie zusammenhalten, aber dies sei nur für einen Block möglich geworden, und die Herzchirurgie, die Kinderchirurgie und die plastische Chirurgie seien Bereiche, die jetzt nicht mehr zum Chirurgen gehören, sie seien nicht mehr Chirurgen. Ich muß wirklich sagen, daß ich mit sehr vielen jungen Leuten, seien es Herzchirurgen, seien es Kinderchirurgen, gesprochen habe, und ich habe fast niemanden unter den jüngeren Kollegen gefunden, der dem zustimmen könnte. Auch in der Allgemeinchirurgie bedauert man sehr, daß man wirklich so früh sich jetzt festlegen und spezialisieren muß. Ich möchte sagen, wir waren nahe an einer gemeinsamen Lösung, daß wir alle Chirurgen bleiben können, um dann die Schwerpunkte mit der sogenannten 3:3-Lösung zuzusetzen, aber es wurde gesagt, die sei nicht EG-fähig. Nehmen wir es hin, daß sie es wirklich nicht ist, aber wir haben im Ernst nie die Lösung versucht, die möglich wäre, die uns die Internisten mit der 5:3-Lösung vorexerzieren, bei der ein Jahr, geheim vielleicht sogar zwei Jahre, versenkbar sind, so daß wir bei sieben Jahren wären. Dann hätten wir alle den Facharzt für Chirurgie, und alle, wenn wir noch wollen, den Schwerpunkt, den wir führen könnten.

Sie haben gesagt, es waren zwei Enthaltungen im Präsidium. Eine davon bin ich. Man muß sich natürlich einer Mehrheitsentscheidung fügen, aber man ist doch sehr betroffen darüber, daß man diesen Weg nicht gegangen ist, der sicher in Europa möglich ist, der auch von anderen Ländern praktiziert wird, der letztlich von den Internisten gegangen wird. Denn auch in anderen Ländern macht ein Gefäßchirurg nicht vom ersten bis zum letzten Tag Gefäßchirurgie, sondern er macht, versenkt oder wie auch immer, dies auch in einer allgemeinchirurgischen Zeit.

Ich bedauere also, daß man diesen Weg, der möglich wäre und den man vielleicht hätte gehen können, der uns wirklich alle vereint hielte, nicht so gegangen ist. Es wäre, wenn auch eine geringe Hoffnung, so doch, wie ich glaube, die einzige Möglichkeit, in drei Wochen noch zu einer gemeinsamen Lösung zu kommen.

Präsident Prof. Dr. med. Franz Paul Gall, Erlangen: Meine Damen und Herren! Ich glaube nicht, und Sie haben diese Verhandlungen zum Teil selber miterlebt, Herr Pichlmayr, daß man den Vorwurf machen kann, daß wir von unserer Seite nicht bemüht gewesen wären, die Einheit zu erhalten. Wenn Sie heute sagen, daß in Gesprächen mit einzelnen Mitgliedern, mit Vertretern der Herzchirurgie, der Kinderchirurgie, der plastischen Chirurgie, wie auch immer, zu erkennen gewesen wäre, daß sie sich lieber einer anderen als der derzeitigen Lösung angeschlossen hätten, dann sind das Absichtserklärungen einzelner. Tatsache ist, daß die Vorstände anders votiert haben und daß es eben gerade durch den Einfluß dieser Gremien zu einer so schwierigen Situation gekommen ist. Das müßten Sie schon bedenken. Es artikulieren sich eigentlich nur die Lehrstuhlinhaber. Es ist für mich schon sehr schwierig, weil man in persönlichen Gesprächen von Krankenhauschefs und auch von niedergelassenen Chirurgen andere Meinungen hört. Entschuldigen Sie, wenn ich das jetzt ignoriere. Ich möchte Herrn Bauch um eine Bemerkung bitten.

Prof. Dr. med. Jürgen Bauch, Hannover: Ich möchte aus der Situation des niedergelassenen Chirurgen, als Mitglied des Präsidiums und in Kenntnis aller Diskussionen, die wir geführt haben, zu diesem Thema Stellung nehmen.

Auch wir sind für eine Weiterbildung von sechs Jahren. Was sollen wir denn, wenn die ambulante Chirurgie gefördert werden soll, mit einer Weiterbildungsverkürzung?

Ich habe aber auch Bedenken gegen die Einführung eines weiteren Schwerpunkts, der bisher auch noch nicht exakt definiert worden ist; denn es führt meines Erachtens zwangsläufig zu einer Abwertung der jetzigen Berufsbezeichnung „Facharzt". Der Facharzt für Chirurgie wird damit in der Form, wie er jetzt besteht oder wieder bestehen soll, hinfällig.

Ich fürchte auch, daß wir eine Zwei-Klassen-Chirurgie bekommen werden, wie Herr Hempel dies immer so bildreich zitiert: den Chirurgen zu Fuß und den Chirurgen zu Pferd; denjenigen, der möglichst viele Schwerpunkte hat, und denjenigen, der vielleicht keinen oder nur einen Schwerpunkt hat. Das möchte ich zu bedenken geben. Und bitte bedenken Sie, daß wir sieben- bis achttausend niedergelassene Kollegen haben, zum Teil als Belegärzte, die mit dieser Situation fertig werden müssen.

Präsident Prof. Dr. med. Franz Paul Gall, Erlangen: Ich danke Herrn Bauch für diese Bemerkung. Ich glaube schon, daß Sie dies auch berücksichtigen müssen bei ihrer Entscheidung. Denn die Zahl derer, die den Beruf des Chirurgen in Zukunft nicht mehr in Chefarztpositionen ausüben können, wird zunehmen, wenn Sie an die große Zahl der Assistenten denken, die wir ausbilden. – Herr Beger, ich weiß, welche Meinung Sie vertreten. – Einen Moment, ich kann es natürlich noch einfacher machen und kann sagen, die Zeit für die Mitgliederversammlung ist abgelaufen, ich muß zum nächsten Tagesordnungspunkt übergehen. – Herr Beger.

Dr. Beger: Herr Präsident, darf ich eine kurze Bemerkung machen. Ich habe im Präsidium den Beschluß zusammen mit Herrn Pichlmayr nicht mitgetragen, sondern mich der Stimme bei diesem Modell D enthalten. Bitte glauben Sie mir, daß die, artikuliert durch Herrn Encke, die die vierte Säule der Allgemeinchirurgie wollen, daß das nicht aus irgendeiner Grabenpolitik, aus einer kurzsichtigen Ordinariensichtweise der Entwicklung des Faches Chirurgie oder einer Entwicklung, die wir im Gegensatz zum Präsidium anders sehen, geschieht. Ich bitte Sie herzlich, Herr Generalsekretär: Wir haben genau dasselbe Bemühen um Einheit der Chirurgie in der Vielfalt der notwendigen und für die Krankenversorgung wichtigen Spezialisierung der Fächer der Chirurgie. Bedauerlich ist die Entwicklung von Herz-, Kinder- und plastischer Chirurgie, die sich völlig separieren lassen wollen. Der Vorschlag von Herrn Encke spaltet aber die Chirurgie nicht, sondern schafft nur Realität dadurch, daß ein Schwerpunkt Allgemein- und Abdominalchirurgie definiert wird. Die Vorgabe der Exklusion zwingt uns, einen vierten Schwerpunkt Allgemeinchirurgie mit fünf Jahren Ausbildungszeit, Basis drei Jahre Schwerpunktausbildung, davon eines versenkt, also gleichberechtigt wie die anderen: Unfall-, Gefäß- und Thoraxchirurgie, zu definieren, sonst wird nämlich die Allgemeinchirurgie wesentlich gespalten. Es werden Zertifikate für endokrine Chirurgie, für proktologische Chirurgie oder, was unbedingt vermieden werden muß, für onkologische Chirurgie ausgestellt werden. Das heißt, das Resultat wird Spaltung sein statt Einheit der Chirurgie. Ich bitte Sie herzlich zu verstehen, daß dies die sachlichen Gründe sind für die Bitte an das Präsidium, die vierte Säule Allgemeinchirurgie doch noch als Gesamtbild der Deutschen Gesellschaft für Chirurgie mit dem Präsidium dem Deutschen Ärztetag vorzulegen.

Dr. Lentrodt: Ich bin Chirurg, Mitglied des Weiterbildungsausschusses der Ärztekammer Westfalen/Lippe und auch Delegierter. Ich möchte Herrn Pichlmayr nur unterstützen mit der vierten Säule. Das muß ich einfach wiederholen. Wir warten eigentlich auf ein Signal, daß die Definition von unserer sog. Muttergesellschaft kommt. Denn nur die Definition bringt gleichzeitig die Qualität der jetzt separierten Teil- und dann eigenständigen Gebiete in der Realität. Dringende Bitte: Lassen Sie uns das auf dem Ärztetag nicht so durchwursteln, sondern geben Sie noch einmal die Direktive, das mit dem vierten Schwerpunkt zu machen.

Prof. Dr. med. Ingolf Staib, Darmstadt: Sie sagten zu Recht, es ist bedauerlich, daß sich nur die Ordinarien zu Wort gemeldet haben. Leider haben die Chefärzte von Großkrankenhäusern, die einen Großteil der chirurgischen Patienten behandeln und auch einen Großteil der Weiterbildung tragen müssen, nicht eine ähnliche Vereinigung wie dieser Konvent.

Ich finde sehr vieles sehr gut, was Herr Encke vorgetragen hat, aber ich bitte folgendes zu bedenken: Wenn wir die Allgemeinchirurgie wirklich profilieren wollen und nicht das, was Sie angedeutet haben, erleben wollen, daß ein Allgemeinchirurg kein Gefäß mehr operieren kann oder keinen Thorax, weil das dann exkludiert wird – ich weiß nicht, ob das wirklich so sein soll, aber wenn das der Fall wäre, müßte ich Sie dringend bitten, daß wir von unserer Seite aus zu erhalten suchen, daß derjenige, der es kann, es wenigstens auch noch machen darf. Das hieße, daß die Allgemeinchirurgie sich möglicherweise in zwei Stufen profilieren und weiterbilden muß. Nehmen Sie einen niedrigen Grad des Facharztes, wie es in den USA nach fünf Jahren ist, und dann noch einen, wie in den anderen Schwerpunkten, mit einer zusätzlichen Zeit. Wer mehr investieren will, mehr lernen, soll hinterher auch besser profiliert sein.

Präsident Prof. Dr. med. Franz Paul Gall, Erlangen: Ich glaube, dies war bisher auch möglich. Wenn ich so in die Runde schaue, so haben ohne eine Säule für Allgemeinchirurgie fast alle Lehrstuhlinhaber der Chirurgie diesen Weg beschritten, und sie werden dies in Zukunft auch tun. Denn nicht ein Zertifikat entscheidet bei einer Bewerbung, sondern nur Ihr persönliches Wissen und Ihre persönliche Leistung. – Ich verstehe Sie nicht, Herr Beger, wie Sie da lachen können. Sie führen sich doch selber ad absurdum.

Herr Berger wollte noch eine Bemerkung machen.

Prof. Dr. med. Berger: Herr Präsident, Hohe Versammlung! Lassen Sie auch einen Vertreter der Teilgebiete dazu zu Wort kommen. Es wird immer etwas auf uns abgeladen, was wir in unseren Anträgen und auch in den ganzen Verhandlungen, das kann das Präsidium bestätigen, nie irgendwie verfolgt haben.

Wir haben erstens klarerweise aus Gründen der Qualitätssicherung und aus Gründen, die sich durch die Spezialisierung in diesen drei Fächern heute ergeben haben, den Antrag auf diese Feststellung des Facharztes gestellt, weil wir darin eine bessere Ausbildung, eine bessere Führung auch unserer Jugend sehen. Es ist aber eines gleich dazu zu sagen: Das heißt nicht sechs Jahre plastische Chirurgie, sondern das heißt eine ganz klare Ausbildungsordnung, in der die Basischirurgie ihren ganz festen Platz hat.

Ich möchte noch einen zweiten Punkt bringen. Man kann nicht für unsere Jugend sprechen. Denn wie sich durch die Ausbildung unserer jungen Assistenten zeigt, halten wir die Qualität in Deutschland und international gerade in unserem Fach so hoch, daß wir genügend Nachwuchs haben, der diesen Weg gehen will und auch geht.

Als letztes noch: Unsere Gesellschaft und auch die Sektion haben nie und nimmer die Tendenz, aus der Deutschen Gesellschaft für Chirurgie oder dem Berufsverband auszuscheiden, sondern, der Partner zu bleiben, der wir jetzt sind.

Präsident Prof. Dr. med. Franz Paul Gall, Erlangen: Vielen Dank für diese Absichtserklärung. Ich glaube, wir können alle davon ausgehen, daß wir anerkennen, was Sie sagen. Aber Sie vermengen am Schluß zwei grundsätzliche Fakten. Das eine ist die Weiterbildung, und das andere ist die Ansiedlung der wissenschaftlichen Gesellschaft.

Herr Generalsekretär, möchten Sie dazu noch etwas sagen?

Generalsekretär Prof. Dr. med. Edgar Ungeheuer, Frankfurt: Meine Damen und Herren! Die Diskussion zeigt, daß wir doch von einer einheitlichen Richtung entfernt sind. Wir haben unsere Stellungnahme, die wir als Deutsche Gesellschaft für Chirurgie erarbeitet haben, erst erarbeitet, als wir gesehen haben, daß die Richtung in sechs selbständige Gebiete geht. Damit war die Schmerzgrenze erreicht. Wir haben dann eben in diesem Modell D, das Sie gesehen haben, das einzige gesehen, mit dem wir an diesen sechs selbständigen Gebieten vorbeikämen, und so haben wir es akzeptiert. Akzeptiert haben es nicht nur die Präsidiumsmitglieder, sondern auch, glauben Sie es mir, gerade in diesen Tagen viele, viele Chirurgen. Wir haben immer wieder gefragt, ich habe Herrn Encke gefragt, und wir haben gestern die vom Kollegium gewünschte Sitzung gehabt: Was ist denn der Unterschied zwischen der Chirurgie und der Allgemeinchirurgie? Ich habe mit Herrn Hollender, Straßburg, gesprochen. In Frankreich hat man jahrelang diese Separierung in endokrine Chirurgie, in Abdominalchirurgie, eine Aufteilung, die auch Ihnen vorschwebt, gehabt, aber jetzt, seit 1992, ist man wieder zurück zur Einheitlichkeit. Wenn ich Ihnen heute eine ordnungsgemäße Differenzierung vortragen könnte, würden wir uns vielleicht noch entschließen, etwas zu unternehmen, obwohl es nicht mehr geht, ich muß es Ihnen offen sagen. Sie sollten wissen, daß diese achte Novelle feststeht, und sie muß jetzt vorgetragen werden. Was noch geht, wäre ein Antrag auf dem Ärztetag.

Also wenn Sie an uns appellieren, daß wir uns noch einmal zusammensetzen, das haben wir vor einem Jahr schon getan, wir haben unendlich viele Sitzungen absolviert, aber wir sind trotzdem nicht zu dieser gewollten Einigkeit gekommen. Dazu werden wir auch in den nächsten vier Wochen nicht kommen können. Das ist ganz ausgeschlossen. Bitte, wir müssen an unsere Delegierten appellieren. Sie sollen sich noch einmal ganz genau überlegen, wo der Unterschied zwischen der Chirurgie, die wir alle erhalten wollen, der Gebietschirurgie und der Allgemeinchirurgie liegt, die dann in onkologische Chirurgie, Viszeralchirurgie, endokrine Chirurgie zerfällt. Das ist mir nicht ganz klar, und das ist auch den meisten Chirurgen nicht ganz klar. Was dürfen die an den kleineren Häusern dann noch machen, die nur Chirurgen sind? Das sind, wie Herr Bauch gesagt hat, Chirurgen zweiter Klasse. Sie müssen dann das andere, das Teilgebiet, erst dazumachen, und dann sind es noch lange nicht die Chefärzte, die Sie sich vorstellen.

Meine Damen und Herren, nehmen Sie mir ab, wir können in den nächsten vier Wochen nichts mehr erreichen. Wir können nur mit unseren Vertretern zusammengehen, mit ihnen sprechen, und das haben wir auch vor. Wir werden die Modelle noch einmal besprechen. Aber sie müssen dann auch dem

Deutschen Ärztetag entsprechend vortragen worden. Es würde nicht mehr zur Kenntnis genommen werden, wenn wir jetzt noch einmal eine Resolution einbringen. Herr Schriefers ist ja da, es sind auch andere Delegierte da, sie können das bestätigen. Es wird nur zur Kenntnis genommen, was dort vorgetragen wird. Herr Schriefers, ich bitte Sie um Ihre Meinung.

Prof. Dr. Dr. Schriefers: Meine Damen und Herren! Ich gehöre zu denen, die auf dem letzten Deutschen Ärztetag dafür plädiert haben, daß die dort zur Abstimmung stehende Weiterbildungsordnung für die Chirurgie abgesetzt wird, weil ich eigentlich das gleiche gedacht habe, was viele artikuliert haben, daß man besser machen können müßte, was damals vorlag. Mir gefiel auch nicht, daß ein Teil auswandert, so wie Sie das eben an diesem Modell gesehen haben.

Ich bin unmittelbar nach dem Ärztetag an den Herrn Generalsekretär und den Präsidenten herangetreten und habe gesagt, jetzt müssen wir noch einmal reden. Nun haben wir ein ganzes Jahr geredet, aber wir sind leider in diesem Jahr nicht weitergekommen. Das muß ich zu meinem großen Bedauern feststellen.

Meine persönlichen Aktivitäten sind seit einigen Monaten schwerpunktmäßig eigentlich Weiterbildung. Ich befasse mich sowohl über die regionale Ärztekammer wie auch im Rahmen der Deutschen Gesellschaft für Chirurgie mit den Problemen. Wir können nicht jede beliebige Regelung machen, sondern wir müssen uns selbstverständlich an die Systematik der Weiterbildungsordnung der Bundesärztekammer halten. Das heißt, wenn wir die gemeinsame Grundlage eines Facharztes für Chirurgie haben wollen, auf dem soundso viele Spezialitäten aufgebaut werden als Schwerpunkt – frühere Nomenklatur: Teilgebiet – aufgebaut werden können, dann brauchen wir fünf Jahre Weiterbildung. Fünf Jahre ist nämlich das EG-Minimum. Da wir eine Weiterbildungsordnung brauchen, die EG-konform sein muß, heißt das, daß die Weiterbildung zum Facharzt für Chirurgie fünf Jahre dauert, und darauf können natürlich beliebig viele Teilgebiete aufgepfropft werden. Aber das hat doch jeder auch in dem vergangenen Jahr gewußt. Also die Einigung, fünf Jahre plus drei Jahre Herzchirurgie, drei Jahre Unfallchirurgie, was immer wir wollen, mit einem Jahr versenkt, ist eine durchaus denkbare Lösung, die selbstverständlich die Bundesärztekammer auch jederzeit akzeptiert hat. Aber sie ist, soviel ich sehe, nicht realisierbar gewesen. Ich kenne jedenfalls keine Signale aus den Teilgebieten, allen zusammen, die besagt hätten, daß man mit dieser 5 plus 3-Regelung einverstanden ist. Dies wäre die Basis, auf der man sich auch jetzt noch vor dem Ärztetag einigen könnte. Wenn dies möglich ist, wäre es wunderbar.

Formal gesehen hat das Präsidium der Bundesärztekammer die achte Fassung auf den Tisch gelegt, und es wird sie allenfalls redaktionell noch ändern, aber nicht mehr in Einzelheiten. Diese achte Fassung wird Vorlage für den Deutschen Ärztetag werden, und dann kann nur noch auf Antrag eines Delegierten geändert werden, der je nachdem, was er von dieser Diskussion und vielen anderen an Eindrücken bekommen hat, dann Antrag stellt oder nicht, wobei der Ausgang ungewiß ist; denn wer den Deutschen Ärztetag kennt, der weiß, daß dort auch Zufallsentscheidungen getroffen werden. Es ist keineswegs so, daß dort ein in Chirurgie sachverständiges Publikum sitzt. Das ist das, was ich dazu zu sagen habe. Ich bin sicher, wenn jetzt alle Chirurgen, jeder, der etwas mit Chirurgie zu tun hat, in der nächsten Woche noch zu einer absolut einwandfreien einstimmigen Einigung finden, daß die Bundesärztekammer diese auch akzeptieren wird. Aber dies halte ich nach allem, was ich im abgelaufenen Jahr erfahren habe, nicht für möglich.

Generalsekretär Prof. Dr. med. Edgar Ungeheuer: Vielen Dank, Herr Schriefers. Darf ich noch eine ganz wichtige Bemerkung machen. Die fünf Jahre sind in der EG eine Mindestzeit. Die Bundesärztekammer kann durchaus, das wurde von Herrn Hoppe und Herrn Vilmar in München nochmals betont, unserem Antrag zustimmen und auf sechs Jahre Chirurgie gehen, wenn die Delegierten dem folgen. Das ist durchaus möglich. Es ist nicht so, daß wir fünf Jahre fest zementieren müßten.

Herrn Pichlmayr möchte ich sagen, daß der Qualitätsnachweis durch die Facharztprüfung erbracht wird, die überall nach wie vor und vielleicht und hoffentlich noch strenger als bisher gehandhabt wird, so daß wir keine Sorge haben müssen, daß eine Lücke entsteht. Ich darf noch einmal sagen, denken Sie bitte auch an die Häuser, die nur 80, maximal 100 chirurgische Betten haben. Wie sollen die Patienten sich auskennen, wenn hier außer dem Facharzt für Chirurgie, ein Facharzt für Allgemeinchirurgie, ein Facharzt für Unfallchirurgie etc. tätig ist. Wie würde sich das auswirken? Ich weiß es nicht. Ich habe auch mit Lehrstuhlinhabern gesprochen, und sie sagen, es gibt noch keine exakte Definition, man müßte sie erst erarbeiten. Das ist gut und schön, aber so weit sind wir eben noch nicht.

Ich darf wiederholen, was ich vorhin gesagt habe: Wir können uns gern zusammensetzen, aber ich glaube, jede Stunde, die wir jetzt noch über das eine oder andere Modell diskutieren, ist vertane Zeit. Wir müssen mit den Kollegen sprechen, die zum Ärztetag gehen. Das ist das Entscheidende. Vielen Dank.

Dr. Probst: Herr Präsident! Herr Schriefers hat eben einen Appell vorgetragen, den auch Frau Hasselblatt in Frankfurt vorgetragen hat. Sie haben die Einigkeit aller. Ich kann Ihnen jedenfalls mitteilen, daß die Deutschen Gesellschaften für Gefäßchirurgie, für Thoraxchirurgie, für Unfallchirurgie und auch der Berufsverband der deutschen Chirurgen, wie wir Ihnen in einem Appell in diesen Tagen mitgeteilt haben, einverstanden sind mit dem Modell D, den vier Schwerpunkten, und auf der Basis von fünf Jahren einverstanden sind. Die Einigkeit wird hergestellt, wenn Sie zustimmen.

Generalsekretär Prof. Dr. med. Edgar Ungeheuer: ..... Es wäre natürlich gut, wenn wir ein gewisses Limit setzen für die weiteren Diskussionen; die wissenschaftlichen Veranstaltungen sollten fristgerecht weitergehen. Wir sind weit über die Zeit hinaus. Aber wenn der eine oder andere noch eine wichtige Bemerkung vorlegen will, insbesondere zu den terminlichen Gesichtspunkten, die ich erwähnt habe, möchten wir das gern noch hören. – Sie haben sich noch gemeldet.

Dr. med. Meyer: Gut. Aber auch der Präsident hat davon gesprochen, daß in Zukunft mehr und mehr Chirurgen in nichtselbständiger Stellung am Krankenhaus und wohl auch nicht in Chefarztpositionen arbeiten werden. Darum verstehe ich eigentlich nicht, warum wir uns so schwer tun, eine vierte Säule zuzulassen, wo die Entwicklung der Chirurgie, die Spezialisierung, doch in diese Richtung geht. Warum sollen mit dieser Regelung, wie sie jetzt vorgeschlagen wird, die Allgemeinchirurgen gegenüber den Traumatologen zum Beispiel benachteiligt werden? So muß man das doch sehen an einem mittleren Krankenhaus.

Präsident Prof. Dr. med. Franz Paul Gall, Erlangen: Wenn Sie als niedergelassener Chirurg sich festlegen, werden Sie viele, viele Exklusionen erleben, und dann wird sich Ihr Tätigkeitsfeld wesentlich gegenüber dem jetzigen einengen. Das ist mit ein Grund, daß wir meinen, es wäre nicht sinnvoll. (Dr. med. Meyer: Ich meine jetzt am Krankenhaus!) – Ich meine, gerade für den niedergelassenen Chirurgen ist es ein ganz besonders wichtiger Paragraph.

Dr. med. Meyer: Die meisten Chirurgen werden zum Beispiel in Oberarztposition sein. Ich meine, wenn Sie da diese Säule zulassen, ermöglichen Sie mehreren Leuten, in sinnvoller Position arbeiten zu können.

Präsident Prof. Dr. med. Franz Paul Gall, Erlangen: Sie haben bisher schon in sinnvoller Position gearbeitet. Es kommt darauf an, welche Inhalte der Ausbildung Sie erfüllen und was Sie für Säulen aufsetzen.

Dr. med. Meyer: Ich möchte der Sache nicht schaden, weil ich es vielleicht schlecht artikuliere. Aber vorhin wurde von mehreren Leuten mit ganz guten Argumenten diese vierte Säule angefragt. Ich meine, das wäre wirklich eine gute Sache, fünf Jahre allgemeine Ausbildung, und darauf aufgepfropft einen Traumatologen, einen Gefäßchirurgen, einen Allgemeinchirurgen, der dann vorwiegend viszeral ist, selbstverständlich, abdominal. Warum machen wir es nicht, obwohl die Entwicklung in diese Richtung geht, sicherlich im Ausland auch?

Präsident Prof. Dr. med. Franz Paul Gall, Erlangen: Das ist nicht richtig. Im Ausland, in Amerika, in Frankreich, geht die Entwicklung wieder zurück. Das habe ich Ihnen doch gesagt.

Dr. med. Meyer: Gehen Sie nach Holland, nach Kanada. Ich finde, es ist ein ganz wesentliches Problem, und wir sollten uns schon die Zeit lassen, es zu diskutieren. Es kann ein Facharzt zehn, fünfzehn Patienten wirklich sehr gut betreuen am Krankenhaus, aber es kann ein Facharzt nicht 100 Patienten gut betreuen, und je mehr wir aufteilen, um so besser ist es für die Patienten. Natürlich kann in einer Abteilung durchaus ein Vorsteher, ein Chefarzt sein, aber trotzdem sollten wir in die Spezialisierung gehen. Dies kommt den Patienten zugute, ganz sicherlich. Es ist vielleicht etwas polemisch. In unseren Abteilungen ist es doch so, daß der Chefarzt seine Privatpatienten behandelt. Da hat er zehn, fünfzehn Privatpatienten, die werden von ihm gezielt behandelt, und zwar sehr gut. Aber für die anderen Patienten, die Allgemeinheit, für diesen Pool von 100, 120 Leuten ist keiner wirklich zuständig. (Widerspruch – Generalsekretär Prof. Dr. med. Edgar Ungeheuer: Das stimmt doch wohl nicht, Herr Meyer, vorsichtig!) – Es ist mir klar, das geht jetzt sehr weit, tut mir leid.

Generalsekretär Prof. Dr. med. Edgar Ungeheuer: Darf ich Sie unterbrechen, Herr Meyer. Wir haben Sie verstanden. Wir wissen auch, daß Sie sehr vehement für die Interessen der Oberärzte eintreten, Sie sind ja der Vorsitzende dieses Verbandes. Das finden wir auch gut. Aber ich möchte Sie jetzt wirklich ernstlich bitten, diesen Vortrag oder diese Ausführungen zu unterlassen. Sie wollten jetzt noch eine kurze Bemerkung machen.

Dr. med. Meyer: Darf ich das bitte noch sagen, sonst setze ich mich hin und habe in Polemik gemacht. Das möchte ich nicht. Schauen Sie nach Kanada, dort ist eine Gruppe von Fachärzten praktisch gleichberechtigt, die wählt ihren chairman, und das klappt wunderbar. Da ist es so, daß ein Facharzt einfach seine zehn, fünfzehn Patienten betreut. Das wird die Entwicklung sein. Ich hörte vorhin von einem plastischen Chirurgen – –

Generalsekretär Prof. Dr. med. Edgar Ungeheuer: Herr Meyer, folgen Sie doch einmal (Dr. med. Meyer: Das ist wichtig!) meinem Gedanken auch. Sie langweilen uns mit den ausländischen Gesichtspunkten, weil wir diese kennen. (Dr. med. Meyer: Einverstanden, aber ich hörte vorhin von anderen Chirurgen . . .)

Präsident Prof. Dr. med. Franz Paul Gall, Erlangen: Das geht jetzt wirklich über eine Diskussionsbemerkung hinaus. Ich glaube nicht, daß das Krankenhauswesen und die Sozialversicherung von Kanada und von Deutschland in irgendeiner Weise vergleichbar sind. Herr Meyer, das kann man nicht machen. Wir selber waren lange Jahre in Ausbildung in Amerika, die beiden Länder unterscheiden sich nicht so sehr voneinander. Sie können das nicht gut vergleichen. Ich möchte die Diskussion hier abbrechen.

Meine Damen und Herren! Ich glaube schon, daß der Herr Generalsekretär und ich uns nach dieser wirklich intensiven Diskussion überlegen werden, wie die weiteren Schritte in der kurzen Zeit sein sollen, um vielleicht doch noch zu einer übereinstimmenden Meinung zu kommen. Wir werden es ernsthaft prüfen, unter Umständen auch noch einmal ein Gremium einberufen, um diese Fragen zu diskutieren. Damit möchte ich diesen Punkt abschließen.

Bericht des Schatzmeisters

Prof. Dr. med. Rolf Dohrmann, Schatzmeister: Herr Präsident, meine sehr verehrten Kolleginnen und Kollegen!

Der Jahresabschluß auf den 31. 12. 1991 und die Prüfung der Bücher mit der Rechnungslegung unserer Gesellschaft für die Zeit vom 01. Januar bis 31. Dezember 1991 wurde auftragsgemäß, wie in den Vorjahren, von dem Rosenheimer bzw. Münchner Wirtschaftsprüfer Dr. jur. Mihm, in der 2. Februarwoche d.J. in der Geschäftsstelle vorgenommen.

Die Buchführung, die Vermögensaufstellung und die Gegenüberstellung der Einnahmen und Ausgaben wurde aus den Konten entwickelt und die Ordnungsmäßigkeit der Buchführung festgestellt. Unter Beachtung der gesetzlichen Bestimmungen und der Satzung wurde am 12. 02. 92 der Bericht von dem Wirtschaftsprüfer mit dem Bestätigungsvermerk versehen.

Eingeschlossen in die Prüfung wurden die von uns übernommenen Rechnungslegungen der von den Arbeitsgemeinschaften durchgeführten Symposien.

Über das positive Ergebnis des ersten Halbjahres, insbesondere des Münchner Kongresses 1991 konnte ich bereits bei der Herbstsitzung dem Präsidium in Fürth berichten. Ich habe damals auch die bis zu diesem Zeitpunkt vorliegenden wichtigsten Zahlen bekanntgegeben und eine Hochrechnung für den Jahresabschluß mit einem zu erwartenden günstigen Resultat gewagt. –

Trotzdem müssen diese Zahlen heute differenzierter gesehen werden.

Aufgrund einschlägiger Erfahrungen anderer wissenschaftlicher Gesellschaften bezüglich der Anerkennung der Gemeinnützigkeit, wurde von Dr. Mihm ein neues Konzept herangezogen und auch noch für die letzten drei Jahre zusammengestellt. Danach unterscheiden wir jetzt:

1. Einen ideellen Tätigkeitsbereich -dazu gehören: Mitgliedsbeiträge, Spenden, und sonst. Zuschüsse
2. Die Vermögensverwaltung
   – Wertpapiere, Zinsen von Festgeldern usw.
3. Einen Zweckbetrieb:
   – Jahres-Kongreß, Symposien, wissenschaftl. Veranstaltungen der Arbeitsgemeinschaften, ferner Veröffentlichungen wie Kongreßbericht, Forum und Mitteilungen.

Nach diesen drei Bereichen wurden die Einnahmen und Ausgaben jetzt jeweils getrennt aufgeführt:

Danach hatten wir im ersten Bereich (ideelle Tätigkeit)
1989 noch einen Überschuß von 69 TDM dagegen
1990 bereits ein Minus von 61 TDM und
1991 ein Minus von 113 TDM

Beim zweiten Bereich (Vermögen):
ein schwankendes Plus je nach Zinskonditionen.
Im dritten Bereich (Zweckbetrieb, Kongresse usw.)
hatten wir 1991 ein Plus von 81 TDM.

Diese Aufschlüsselung ergibt interessante Ergebnisse und andere Zahlen für die Veranlagung beim Finanzamt. Die Kunst ist die richtige Zuordnung – und hier liegen evtl. Schwierigkeiten bei den Arbeitsgemeinschaften, wenn sie versuchen ihre Symposien selbständig abzurechnen. Daher meine dringende Bitte, *rufen Sie uns in der Elektrastraße, oder mich vorher an.*

Ein anderes und ebenso wichtiges Gebiet der Buchführung ist die richtige Behandlung der Umsatz- bzw. Mehrwertsteuer. Die Deutsche Gesellschaft für Chirurgie muß schon seit einigen Jahren monatliche Umsatzsteuererklärungen abgeben und jetzt zum Abschluß eine berichtigte Jahreserklärung.

Hieraus einige Zahlen: 1991 hatten wir 407 TDM steuerpflichtige Umsätze mit einer MwSt. von 14% und 275 TDM mit einer MwSt. von 7%. Das ergibt zusammen 76 TDM Umsatzsteuer, die abgeführt werden mußten.

Da wir wie ein „Betrieb" bilanzieren, konnten wir abgerundet 91 TDM Vorsteuer dagegenrechnen, so daß uns das Finanzamt fast 14 TDM zu vergüten hatte, was auch Anfang dieses Jahres erfolgte. Dieses Herausziehen der jeweiligen Mehrwertsteuer oder Vorsteuer ist arbeitsintensiv und verlangt vor allem exakte Originalrechnungen bzw. entsprechende Belege. Auch hier wieder die Bitte an alle, für die wir dies erledigen, uns die Quittungen und anderen Unterlagen korrekt und vollständig zu übergeben.

1992 standen abgerundet 1,5 Mill. Umsatzerlöse 1,5 Mill. Ausgaben gegenüber. Der rechnerische Jahresabschluß von 180 TDM ist das Ergebnis des genannten Überschusses beim Kongreß und den günstigen Zinsgewinnen und dem Wertpapierergebnis aber gerade bei letzterem wissen wir alle, wie schnell sich das ändern kann.

Die Ihnen bekannten Preis- und Kostensteigerungen in allen Bereichen, die Schwierigkeiten im wirtschaftlichen, dem sog. Zweckbetrieb, die Einnahmen zu vermehren und die ansteigend negativen Zahlen im „ideellen Bereich" – ich wiederhole 1991 113 TDM – werden es erforderlich machen, nicht sofort, aber in Kürze eine Beitragserhöhung vorzunehmen. Die letzte haben wir 1983 beschlossen.

Ich schließe meinen Bericht mit dem Dank an die Kassenprüfer, ganz besonders danke ich natürlich den Damen in der Münchener Geschäftsstelle und hier vor allem der für die Kontoführung zuständigen Frau Blaschke.

Präsident Prof. Dr. med. Franz Paul Gall, Erlangen: Ich danke Herrn Dohrmann für den Kassenbericht. Ich frage, ob die Kassenprüfer dem Bericht des Schatzmeisters zustimmen. Herr Zumtobel!

Dr. med. Zumtobel, Kassenprüfer: Herr Schumpelick und ich haben die uns zugesandten Unterlagen sorgfältig geprüft mit unseren Mitteln. Die Einnahmen und Ausgaben waren sehr sorgfältig und übersichtlich aufgeführt und bilanziert. Es gibt keinerlei Grund zur Beanstandung. Wir bitten die Versammlung, den Schatzmeister zu entlasten.

Präsident Prof. Dr. med. Franz Paul Gall, Erlangen: Sie haben den Bericht der Kassenprüfer zur Kenntnis genommen. Ihr Beifall zeigt, daß Sie der Entlastung des Schatzmeisters zustimmen.

Herr Dohrmann, wir bedanken uns recht herzlich für die seit vielen Jahren für unsere Gesellschaft geleistete Arbeit. Wir hoffen, daß Sie diese Tätigkeit noch einige Jahre fortsetzen werden.

Verschiedenes

Präsident Prof. Dr. med. Franz Paul Gall, Erlangen: Meine Damen und Herren, dazu sind keine Wortmeldungen vorhanden.

Ich schließe deshalb die Mitgliederversammlung.

Aktuelle Stunde

1. Tumorklassifikation / Entwicklungen 1992

P. Hermanek

Chirurgische Universitätsklinik, Maximiliansplatz 1, W-8520 Erlangen

Classification of Tumors / Progress 1992

Summary. Surgical oncology must consider some new international and national publications: 1. New fascicles of the 2nd edition of the WHO International Histological Classification of Tumors. 2. The 1992 revision of the 4th edition of the UICC TNM Classification and of the UICC TNM Atlas. 3. The TNM Supplement 1992/93 (UICC), which includes, among other things, explanatory notes for uniform use, proposals for further development, and a compilation of prognostic factors other than TNM and R to be considered in clinical studies. 4. The fully revised and enlarged tumor documentation system of the Working Group of German Cancer Centers (Arbeitsgemeinschaft Deutscher Tumorzentren).

Key words: TNM – Tumor documentation – Tumor histology – Tumor classification

Zusammenfassung. Für die chirurgische Onkologie sind einige internationale und nationale Publikationen von Bedeutung: 1. Weitere Bände der 2. Auflage der Internationalen Histologischen Klassifikation der Tumoren (WHO). 2. Revision 1992 der 4. Auflage der TNM-Klassifikation und des TNM-Atlas der UICC. 3. TNM Supplement 1992/93 (UICC), u.a. mit Erläuterungen zum uniformen Gebrauch des Systems, Vorschlägen zur Weiterentwicklung sowie einer Zusammenstellung von prognostischen Faktoren, die neben TNM und R für klinische Studien bedeutsam sind. 4. Vollständig überarbeitetes und erweitertes Tumordokumentationssystem der Arbeitsgemeinschaft Deutscher Tumorzentren.

Schlüsselwörter: TNM – Tumordokumentation – Tumorhistologie – Tumorklassifikation

Während früher die nähere Klassifikation von Tumoren im wesentlichen eine Aufgabe der Pathologie als theoretisches Fach war, ist in den letzten Jahren eine detaillierte Tumorklassifikation zu einem wesentlichen Anliegen der klinischen Onkologie und ganz besonders der chirurgischen Onkologie geworden. Die Hauptursache hierfür liegt darin, daß sich die Behandlung von Tumorkranken in den letzten Jahren immer mehr in Richtung einer differenzierten und individualisierenden Therapie entwickelt hat. Voraussetzung einer solchen Therapie nach Maß, die sowohl ein Zuwenig als auch ein Zuviel vermeidet, ist eine exakte Tumorklassifikation. Diese ist auch eine unerläßliche Vorbedingung einer sinnreichen Analyse der Behandlungsergebnisse und der Qualitätssicherung.

Alle Fragen der Tumorklassifikation müssen heute im internationalen Kontext gesehen werden. Während früher in den einzelnen Ländern und in den einzelnen Schulen unterschiedliche Klassifikationen mit großer Energie vertreten wurden, besteht heute im wesentlichen Einigkeit darüber, daß wir die Tumoren international einheitlich klassifizieren sollen.

Wie alles in der Medizin, unterliegt auch die Tumorklassifikation einer laufenden Weiterentwicklung, da sie sich den Fortschritten in Diagnostik und Therapie anpassen muß. Auch diese Weiterentwicklung wird heute international durch die UICC und die WHO koordiniert.

Vier Pfeiler der Tumorklassifikation

Die etablierte Tumorklassifikation berücksichtigt vier Parameter, für die jeweils internationale Empfehlungen und Regeln gelten:

1. Anatomische Lokalisation: Topographie-Abschnitt der ICD-O (International Classification of Diseases for Oncology), 2. Auflage 1990.
2. Histomorphologie: Bestimmung des histologischen Typs und des Differenzierungsgrades: WHO International Histological Classification of Tumours, seit 1986 in 2. Auflage.
3. Anatomische Ausbreitung: TNM/pTNM-Klassifikation der UICC, 4. Auflage 1987, Revision 1992 (erschienen Mai bzw. Juni 1992).
4. Residualtumor nach Therapie: R-Klassifikation der UICC 1987.

WHO-Klassifikation der Histomorphologie

Die 1. Auflage der internationalen histologischen Klassifikation der Tumoren wurde von der WHO zwischen 1967 und 1981 in Form von 25 Bänden (sog. blue books) herausgegeben. Seit 1986 erscheint eine überarbeitete 2. Auflage. Bei ihr wird vor allem darauf Wert gelegt, klare Definitionen und Regeln zur Klassifikation pluriform gebauter Tumoren zu geben. Für die Unterscheidung zwischen Adenokarzinomen und muzinösen Adenokarzinomen des Gastrointestinaltrakts wird z. B. festgelegt, daß ein Tumor nur dann als muzinöses Adenokarzinom bezeichnet werden soll, wenn er zu mehr als 50% extrazellulären Schleim zeigt. In der 2. Auflage werden auch verschiedene neue Entitäten abgegrenzt, z. B. das „mixed carcinoid adenocarcinoma“ wegen seines biologisch anderen Verhaltens vom bisherigen gastrointestinalen Karzinoidtumor abgetrennt. Neu ist die Kategorie des kleinzelligen Karzinoms des Gastrointestinaltrakt, das bisher als undifferenziertes Karzinom geführt wurde, das aber in seiner Morphologie, Immunhistologie und biologischem Verhalten dem kleinzelligen Karzinom der Lunge gleicht und von anderen (großzelligen) undifferenzierten Karzinomen sich unterscheidet.

Beträchtliche Änderungen wurden bei den Karzinomen des Analkanals vorgenommen. Hier wurde die bisherige Trennung in Plattenepithel- und basaloide Karzinome aufgegeben. Beide Typen wurden aus morphologischen und vor allem klinischen Gründen (gleiche Therapie, gleiche Prognose) nunmehr als Plattenepithelkarzinome zusammengefaßt.

Die Unterscheidung nach dem Differenzierungsgrad erfolgte bisher generell in Form einer Unterteilung in vier Grade (G1 bis G4). Die 2. Auflage bietet ein zweistufiges Grading in Low and High grade an, weil in der Regel ein solches gleiche prognostische Aussagekraft besitzt und vor allem wesentlich weniger subjektiv unterschiedlich vorgenommen wird, also besser reproduzierbar ist.

TNM-Revision 1992

Im Mai bzw. Juni 1992 erschien im Springer-Verlag in englisch eine Revision 1992 der 4. Auflage der TNM-Klassifikation und eine entsprechende Revision 1992 des TNM-Atlas. Deutsche Übersetzungen sind in Vorbereitung.

Diese Revision 1992 wurde in erster Linie wegen Änderungen der Klassifikation von Karzinomen der Vulva und des Corpus uteri durch die FIGO erforderlich. In dieser Revision wurden neben Änderungen bei urologischen Tumoren auch mehrere kleinere Ergänzungen und Änderungen durchgeführt, die auch für den Chirurgen von Bedeutung sind:

- Fakultative Verwendung einer L-Klassifikation: L0 keine Lymphgefäßinvasion, L1 Lymphgefäßinvasion.
- Fakultative Verwendung einer V-Klassifikation: V0 keine Veneninvasion, V1 histologische Veneninvasion, V2 makroskopische Veneninvasion.
- Rektumkarzinom: Befall der A. iliaca interna gilt nunmehr auch als regionäre Lymphknotenmetastasierung (N3/pN3).
- Regionäre Lymphknoten des Pankreas: Milzlymphknoten gelten nur für Tumoren von Körper und Schwanz als regionär; für Tumoren des Pankreaskopfes zählen auch die zöliakalen Lymphknoten als regionär.
- Änderung der Stadien III und IV beim Gallenblasenkarzinom.

Schließlich wurde in die Revision 1992 die Klassifikation von Dünndarmkarzinomen und malignem Pleuramesotheliom neu aufgenommen.

TNM Supplement 1992

Ende 1992 wird ein TNM-Supplement erscheinen. Es wird folgende Abschnitte enthalten:

1. Erläuternde Bemerkungen zur uniformen Anwendung des TNM-Systems: hier werden für bisher unklare oder nichtbehandelte Situationen Empfehlungen zur Klassifikation gegeben.
   Beispiele: Beim Lungenkarzinom wird der Befall des Nervus phrenicus als T3, jener von Nervus vagus oder Nervus recurrens als T4 klassifiziert.
   Positiver zytologischer Befund in Peritonealspülung bei Laparoskopie oder Laparatomie vor allen anderen Manipulationen gilt als M1 (nicht jedoch wenn eine Peritonealspülung nach Abschluß einer Krebsoperation oder nach Biopsien vorgenommen wird).
2. Erfordernisse für die pathologische Klassifikation (pTNM): die bisher vorliegenden diesbezüglichen allgemeinen Feststellungen werden für jedes Organ präzisiert, insbesondere wird die für die Abgabe eines Befundes pN0 erforderliche Mindestzahl untersuchter Lymphknoten angegeben. Grundsätzlich wird empfohlen, bei der pN-Klassifikation in Klammern die Anzahl befallener und untersuchter Lymphknoten anzugeben, z. B. pN0 (0/12) oder pN1 (2/18).
3. Vorschläge zur sog. Ramifikation, d. h. zur fakultativen Unterteilung bestehender TNM-Kategorien. Manche Kartegorien sind nach inzwischen vorliegenden neueren Untersuchungen prognostisch nicht homogen. Für solche Fälle werden Vorschläge erstattet, die jeweiligen Kategorien zu unterteilen.
   Beispiel: In der Gruppe pT2 des Magenkarzinoms unterscheiden sich Patienten mit Infiltration nur der Muscularis propria und solche mit Infiltration auch der Subserosa (5-Jahres-Überlebensraten 55 gegenüber 40%). Deshalb wird vorgeschlagen, zwischen pT2a (Infiltration nur der Muscularis propria) and pT2b (Infiltration auch der Subserosa) zu unterscheiden.
   Ramifikationen können auch vorgeschlagen werden, wenn es innerhalb einer Kategorie Patientengruppen mit unterschiedlicher Therapieindikation gibt.
   Beispiel: beim Magenkarzinom wird pT1 unterteilt in pT1a (beschränkt auf Schleimhaut) und pT1b (Infiltration der Submukosa), da nur bei pT1a eingeschränkte Therapieverfahren erwogen werden sollten.
4. Zusammenstellung von prognostischen Faktoren, die außer TNM/pTNM und R unabhängigen Einfluß besitzen. Diese durch multivariate Verfahren erwiesenenen zusätzlichen Faktoren sollten vor allem in klinischen Studien und bei der Beurteilung von Behandlungsergebnissen mitberücksichtigt werden. Es werden auch jene derartigen Faktoren angeführt, für die bisher der Beweis einer unabhängigen Wirkung aussteht, die aber wahrscheinlich oder möglicherweise wirksam sind. Sammlungen weiterer Daten

hierüber sollen damit angeregt werden. Die weitere Untersuchung solcher Prognosefaktoren ist im Hinblick auf die für später geplante Erweiterung der derzeitigen Stadieneinteilung zu sehen. Langfristig wird angestrebt, die derzeit allein auf der anatomischen Ausbreitung der Tumoren beruhende Stadieneinteilung durch eine prognostische Gruppeneinteilung zu ersetzen, die zusätzlich unabhängige Prognosefaktoren mitberücksichtigt.

5. Vorschläge zu neuen Klassifikationen, die auf breiterer Basis getestet werden sollen, bevor sie in einer neuen Auflage der TNM-Klassifikation allgemein empfohlen werden:
   Gastrointestinale Sarkome
   Innere Nase und Nasennebenhöhlen (außer Kieferhöhle)
   Thymom
   Gesichts- und Schädelknochen
   Kutane T-Zell-Lymphome
   Chronische myeloische Leukämie
   Primäres Leberkarzinom der Kindheit
   Karzinom der Eileiter
   Trophoblasttumoren

Internationales Dokumentationssystem (IDS) für kolorektale Karzinome

1991 wurde von einer internationalen Arbeitsgruppe [1] ein internationales Dokumentationssystem für kolorektale Karzinome publiziert. Seine Ziele sind:
- eine internationale Vergleichbarkeit von Daten und deren Zusammenführung zu ermöglichen,
- Voraussetzungen zu schaffen für die Entwicklung eines prognostischen Index bzw. von prognostischen Gruppen,
- ein Standardformat für die Datensammlung anzubieten, das in prospektiven klinischen Studien verwendet werden soll.

In diesem Dokumentationssystem werden neben Basisdaten, TNM/pTNM- und R-Klassifikation auch gesicherte und wahrscheinliche zusätzliche Prognosefaktoren erfaßt. Die Daten sind nach prä- und posttherapeutischen klinischen Daten, pathologischen Daten und Verlaufsdaten strukturiert.

Tumordokumentationssystem der Arbeitsgemeinschaft für Tumorzentren (ADT)

Das Tumordokumentationssystem der ADT, das zwischen einer Basisdokumentation für Tumorkranke und einer erweiterten Dokumentation (sog. organspezifische Tumordokumentation) unterscheidet, wurde zuletzt 1983 bzw. in den Jahren 1982 bis 1988 herausgegeben. Die neuen internationalen Entwicklungen zwingen zu einer Überarbeitung und Aktualisierung. Diese erfolgt als vierbändiges Werk „Tumordokumentation in Klinik und Praxis“. Bisher erschien der Band Tumorlokalisationsschlüssel [2]. Die weiteren Bände werden 1992 und 1993 erscheinen:
- Basisdokumentation für Tumorkranke,
- Organspezifische Tumordokumentation,
- Tumorhistologieschlüssel.

Basisdokumentation

Die Basisdokumentation ist gegliedert in:

1. Stammdatenerfassung
2. Datum der ersten ärztlichen Tumor(verdachts)-diagnose, Anlaß für Arztbesuch, frühere Tumorerkrankung, Lokalisation, Tumorhistologie, Grading, Tumorausbreitung (TNM, Ann Arbor, u.a.), allgemeiner Leistungszustand (ECOG), vorgesehene Maßnahmen.

3. Therapiedaten, untergliedert in
   a) Operative Therapie: hier werden Art der Operation, Operationsziel, R-Klassifikation und Komplikationen festgehalten. Empfohlen wird eine Verschlüsselung nach der Deutschen Fassung der International Classification of Procedures in Medicine [3],
   b) Strahlentherapie
   c) Chemotherapie (lokale, systemische)

   Die R-Klassifikation wird insofern erweitert, als bei R2 (makroskopischer Residualtumor) jeweils festgehalten werden soll, ob der Residualtumor mikroskopisch bestätigt wurde oder nicht. Weiters soll stets präzisiert werden, ob Residualtumor lokoregionär oder in Form von Fernmetastasen oder an beiden Lokalisationen zurückbleibt.
4. Verlaufsdaten

Erweiterte organspezifische Dokumentation

Während die Basisdokumentation eine inhaltlich beschränkte Minimaldokumentation darstellt, sollen in der erweiterten organspezifischen Dokumentation auch Daten gesammelt werden, die

- für die Qualitätssicherung von Diagnose und Therapie von Bedeutung sind,
- andere prognostische Faktoren als TNM und R erfassen,
- eine nähere vergleichende Beurteilung der Therapieresultate erlauben.

Die erweiterte organspezifische Dokumentation enthält alle Daten der Basisdokumentation, so daß diese nicht mehr gesondert erfaßt werden müssen.

Grundsätze dieser erweiterten Dokumentation sind:

1. Dokumentation der tatsächlichen Befunde, nicht nur der Klassifikationen.
2. Veröffentlichung detaillierter Erläuterungen zu den einzelnen Items in Form von allgemeinen und speziellen Verschlüsselungsanweisungen.
3. Strikte Befolgung internationaler Empfehlungen zur Klassifikation und Dokumentation.
4. Formale und strukturelle Einheitlichkeit.
5. Trennung in obligate und fakultative Sachverhalte: obligate Sachverhalte sind Basisinformationen, TNM, R, gesicherte und wahrscheinliche zusätzliche Prognosefaktoren; fakultative Sachverhalte sind mögliche Prognosefaktoren und Daten zur Beurteilung diagnostischer Verfahren.

Die erweiterte Dokumentation ist strukturell in drei Hauptabschnitte gegliedert:

I. Prätherapeutische Daten

A) Aufnahmedatum und Erfassungsanlaß
B) Anamnese, präkanzeröse Bedingungen und Läsionen
C) Andere Primärtumoren (frühere, synchrone)
D) Allgemeine klinische Befunde
E) Diagnostik
F) Tumorlokalisation
G) TNM-Klassifikation und klinisches Stadium
H) Sonstige Tumorbefunde

II. Daten zur Therapie

A) Vorgesehene und durchgeführte Therapiemodalitäten
B) Chirurgische Behandlung
C) Klinische R-Klassifikation und Gesamtbeurteilung des Tumorgeschehens
D) Frühe Komplikationen der Therapie

III. Daten zur Pathologie

A) Histologischer Typ und Grading
B) pTNM-Klassifikation und pathologisches Stadium
C) Weitere Befunde und begleitende Veränderungen
D) Definitive R-Klassifikation und weitere Angaben zur Radikalität

Beispiel für lediglich in der organspezifischen Dokumentation erfaßte operative Daten: Kolorektales Karzinom: Operationszeitpunkt (elektiv, dringlich, Notoperation), ein- oder mehrzeitiges Vorgehen, Nahttechnik, Sicherheitsabstände, Ausmaß der Lymphknotendissektion, en-bloc-Operation, Tumorperforation.

Beispiel für lediglich in der organspezifischen Dokumentation erfaßte Pathologie-Daten: Magenkarzinom: Borrmann-Klassifikation, Ausmaß der Serosainfiltration, Tumorrandverhalten, Lymphgefäß- und Veneneinbrüche, Anzahl untersuchter Lymphknoten, Anzahl befallener Lymphknoten, Befall der einzelnen Lymphknotengruppen.

Integration der Dokumentation in den Ablauf von Diagnose und Therapie

Basisdokumentation und erweiterte organspezifische Dokumentation sind so strukturiert, daß bei Vorhandensein von entsprechender Hard- und Software eine Umstellung von der Erfassung auf Erhebungsbogen in eine Direkteingabe der Befunde unmittelbar während der Diagnostik und Behandlung über Terminal oder PC am Arbeitsplatz möglich ist. Damit kann eine Nutzung der Dokumentation auch zur Unterstützung der täglichen klinischen Tätigkeit im Sinne laufend verfügbarer aktueller Übersichten über Stand von Diagnose und Behandlung, Arztbriefschreibung und enger Kommunikation zwischen den behandelnden Kliniken und Ärzten erreicht werden.

Schlußbemerkungen

1. Moderne chirurgische Onkologie benötigt als Voraussetzung einer individuell differenzierenden Therapie eine detaillierte Tumorklassifikation.
2. Tumorklassifikation muß international einheitlich sein, um Informationsaustausch und Vergleiche zu ermöglichen.
3. Ein einheitliches Dokumentationssystem ist erforderlich für
   - Unterstützung, Verbesserung und Erleichterung der ärztlichen Diagnostik, Behandlung und Nachsorge,
   - Übersicht über eigene Therapieergebnisse,
   - Qualitätssicherung von Diagnose und Therapie (Schwerpunktprogramm der deutschen Krebsgesellschaft 1991/92).

Literatur

1. Fielding LP, Arsenault PA, Chapuis PH, Dent O, Gatright B, Hardcastle JD, Hermanek P, Jass JR, Newland RC (1991) Clinico-pathological staging for colorectal cancer: An International Documentation System (IDS) and an International Comprehensive Anatomical Terminology (ICAT). J Gastroenterol Hepat 6:325–344
2. Wagner G (1991) Tumorlokalisationsschlüssel, 4. Auflage, Springer, Berlin Heidelberg
3. Thurmayr R, Diekmann F, Kolodzig C (Hrsg) (1991) ICPM-GE Internationale Klassifikation der Prozeduren in der Medizin. Deutsche Fassung. Friedrich Wingert-Stiftung, Hamburg, ID Information und Dokumentation im Gesundheitswesen, Berlin

Hauptthema

Multiviscerale und erweiterte Resektionen in der Tumorchirurgie

2. Schilddrüsenkarzinome

K. Keminger

Privatkrankenanstalt Confraternität, Skodagasse 32, A-1080 Wien, Österreich

Thyroid Carcinomata

Summary. Extended or multivisceral resections of malignant strumae in 1185 patients are reported. In 760 cases (64%), the disease was in stages II–IV; 328 (43%) of them were subjected to extensive or multivisceral resections. Distant metastases occurred in 206 subjects, and in 117 of these (57%) in multiple form. Whilst surgery was frequently performed on the skeleton in order to treat pathologic fractures or to relieve the vertebral column or skull, since surgical interventions on lung metastases are frequently multiple, they are not registered. Extended resection is the preferred method of treatment of local recurrences. Yet, the primary concern is to improve the quality of life.

Key words: Malignant struma – Extended resection

Zusammenfassung. Es wird über erweiterte oder multiviscerale Resektionen bei 1185 malignen Strumen berichtet. 760 Fälle (d.s.: 64%) waren im Stadium II–IV. Davon wurden 328 (d.s.: 43%) einer erweiterten oder multivisceralen Resektion zugeführt. 206 Patienten hatten Fernmetastasen, davon 117 (d.s.: 57%) multiple. Während Eingriffe am Skelett wegen einer pathologischen Fraktur oder zur Entlastung (BWS- oder Schädel) häufig waren, sind Eingriffe wegen Lungenmetastasen – da meist multiple – nicht registriert. Ein wichtiges Kapitel nehmen die erweiterten Resektionen bei den Lokalrezidiven ein. Die Verbesserung der Lebensqualität hat hier Vorrang vor der Überlebenszeit.

Schlüsselwörter: Struma maligna – Erweiterte Resektionen.

3. Erweiterte Resektionen in der Tumorchirurgie der Lunge

J. Schirren, S. Krysa, H. Bülzebruck, D. Branscheid und I. Vogt-Moykopf

Thoraxklinik, Amalienstraße 5, W-6900 Heidelberg-Rohrbach

Extended Resections in Pulmonary Tumor Surgery

Summary. Out of 3823 prospectively followed patients with bronchial carcinoma, 1404 were operated upon. After radical resection, prognoses for 5-year survival in T_3 and T_4 tumors was 22% and 10%, respectively. Resection was carried out in 190 T_3 tumors and 202 T_4 tumors. Indications are based on existing or imminent complications in advanced locoregional tumor growth. Surgery must be decided on as palliative treatment in a high number of cases. This kind of surgical tumor management requires sophisticated techniques.

Key words: Extended surgery in the lung – T_3/T_4-tumors

Zusammenfassung. Aus einem Kollektiv von 3823 prospektiv erfaßten Patienten mit Bronchialkarzinom, von denen 1404 operativ behandelt wurden, wurden 190 T_3- und 202 T_4-Tumoren reseziert, mit einer 5-Jahres-Überlebensprognose von 22% bzw. 10% bei R_0-Resektionen. Die Indikation ergibt sich aus den vorhandenen bzw. drohenden Komplikationen bei weiter fortgeschrittenem lokoregionärem Tumorwachstum und wird zu einem hohen Prozentsatz unter palliativem Ansatz gestellt. In dieser Tumorchirurgie sind technisch aufwendige Verfahren erforderlich.

Schlüsselwörter: Erweiterte Lungenresektionen – T_3/T_4-Tumoren

Erweiterte Resektionen werden an Lungentumoren des Stadiums III der TNM-Klassifizierung durchgeführt, d. h. an sogenannten T_3- und T_4-Tumoren mit und ohne Lymphknotenmetastasierung (N_1^3, N_2/N_3^4). Zu unterscheiden ist hierbei ein Befall der mehr peripher gelegenen Strukturen wie Brustwand, einschließlich der Upper sulcus-Tumoren (Pancoast), des Zwerchfells und der Außenschichten des Perikards, gegenüber dem Befall der zentralen Strukturen wir große Gefäße und Herz, Mediastinum, Bifurkation und Ösophagus (Tabelle 1). In einem hohen Prozentsatz ergibt sich die Indikation zur chirurgischen Intervention unter palliativem Ansatz bei fortschreitendem lokoregionärem Tumorwachstum mit vorhandenen bzw. drohenden Komplikationen. Diese Tumorformen sind durch keine andere Behandlung wesentlich beeinflußbar, weder durch Chemotherapie noch durch Bestrahlung. Ihre Resektion stellt hohe technische Anforderungen. Besonders in der Pancoastchirurgie muß nicht nur die Brustwand reseziert werden, sondern der gesamte Plexus mit den dazugehörenden Gefäßen subtil dargestellt werden, und gegebenenfalls der Tumor von diesen Strukturen abpräpariert werden. Um den Tumor kompakter abpräparieren zu können, schalten wir bei Pancoasttumoren eine präoperative Radiatio mit 40 Gy vor. Falls intraoperativ der Operateur den Eindruck hat, den Upper-sulcus-Tumor nicht sicher im Gesunden

Tabelle 1. Lokalisation der tumorbefallenen extrapulmonalen Strukturen bei T_3- und T_4-Tumoren

		N	%
T3	Brustwand	65	4,6
	Zwerchfell	7	0,5
	Pericard	42	3,0
T4	Mediastinum	90	6,4
	Herz	14	1,0
	große Gefäße	76	5,4
	Trachea	15	1,1
	Ösophagus	12	0,9
	Wirbelsäule	3	0,2

reseziert zu haben, legen wir im anzunehmenden Tumorgebiet im Beisein unserer Strahlentherapeuten After-loading-Applikatoren ein, um in dem betreffenden Bereich postoperativ eine effektive Radiatio vornehmen zu können.

Kleinere Brustwanddefekte nach Tumorbefall in den hinteren, von der Skapula abgedeckten Abschnitten, ersetzen wir durch Kunststoff (Goretex, Marlex mesh) und zusätzlicher Abdeckung durch eine Muskellappen-Schwenkplastik. Mit diesem Vorgehen entstehen postoperativ keine Thoraxwandinstabilitäten. Handelt es sich um größere Defekte, besonders in den ventralen Abschnitten, wenden wir die sogenannte Sandwichtechnik an. Hierbei wird zunächst der entstandene Defekt durch Marlex mesh ersetzt. Auf dieses Netz wird Knochenzement (Methylmetacrylat) aufgebracht, und die ventrale Seite dieser Palakosplatte zusätzlich mit Marles mesh und nichtresorbierbaren Nähten verankert. Dieses Vorgehen sichert auch bei größeren Brustwanddefekten unmittelbar postoperativ eine stabile Brustwand, die keine langen Nachbeatmungszeiträume benötigt.

Eine Sondergruppe der T_3-Tumoren ist die Gruppe mit Befall des gesamten Sternums. Auch diese Tumoren können in toto mit dem gesamten Sternum reseziert werden, auch unter Einbezug der beiden Claviculaenden. Die Rekonstruktion beginnt mit Kunststoff (Marlex mesh), auf dieses Bett wird Palakos (Methylmetacrylat) aufgebracht, und die Ventralseite wiederum zusätzlich durch Marlex mesh verankert. Sind die Weichteile in größerem Umfang miteinbezogen, so daß der entstandene Defekt durch eine Pectoralismuskelplastik nicht vollständig durch vitales Gewebe gedeckt werden kann, wird die mediane Sternotomie zur Oberbauchlaparotomie erweitert, um Omentum als lebendes Gewebe aufzubringen, und durch zusätzliche Hautinsellappen vom Latissimus dorsi den entstandenen Defekt sicher zu verschließen.

Bei Einbruch des Tumors in das Zwerchfell oder das Pericard können diese anatomischen Strukturen vollständig reseziert werden, um anschließend mit Goretex ersetzt zu werden.

Erfassen T_4-Tumoren zentrale Strukturen wie den Ösophagus, die Bifurkartion oder Abschnitte der großen Gefäße, ist dies heute durch ausgeweitete Techniken korrigierbar. Bei Tumorbefall am Ösophagus ist es in der Regel möglich, den befallenen muskulären Anteil aus dem Ösophagus unter Schonung der Submukosa, die nicht eröffnet wird, zu resezieren und den entstandenen Defekt durch resorbierbare Einzelknopfnähte zu verschließen. Ist der muskuläre Defekt ausgedehnter, oder ist, was selten ist, bereits ein Tumoreinbruch in den Ösophagus mit Fistel aufgetreten, ist es in ausgesuchten, wenigen Fällen möglich, den entsprechenden Lungenabschnitt en bloc mit dem Ösophagus zu resezieren, und den entstandenen Defekt am Ösophagus durch Magenhochzug oder Coloninterponat zu ersetzen. Diese sehr ausgedehnten Eingriffe stellen nicht die Regel dar und bleiben besonders jungen Patienten vorbehalten.

Bei Tumorbefall der großen Gefäße läßt sich der Tumor an der Aorta häufig durch extrapleurales Lösen von der Gefäßwand entfernen. Eine Resektion des Aortenabschnittes mit prothetischem Ersatz stellt nicht die Regel dar. Der zentrale Befall des Pulmonalishauptstammes bei Tumoren ausgehend vom Oberlappen läßt sich durch eine Manschettenresektion des Pulmonalarterienabschnittes resezieren, und die basalen Abschnitte der Pulmonalarterie an den verbleibenden Hauptstamm reanastomosieren. Bei der Chirurgie an der oberen Hohlvene unterscheiden wir Kontinuitätsresektionen durch Ersatz mit Gefäßprothesen oder partielle Resektionen. In der Regel sind diese Rekonstruktionen durch Tumoreinbruch aus der mediastinalen Lymphknotengruppe erforderlich. Durch diese Maßnahmen wird die drohende oder die vorhandene obere Einflußstauung sicher beherrscht. Diese Resektionen sind ohne Herz-Lungen-Maschine möglich.

Bei Ersatz der Bifurkation läßt sich eine Neocarina durch entsprechende Mobilisierung der Trachea einschließlich des Kehlkopfes und der Gegenbronchien rechts und links korrigieren. Hierbei wird nach Resektion der Bifurkation unter Jetbeatmung der rechte Hauptbronchus end-zu-end an die distale Trachea anastomosiert, und der linke Hauptbronchus in Höhe des Bronchus intermedius reanastomosiert, und so eine Neocarina gebildet. Eine Abdeckung durch Lebendgewebe (Muskel oder Omentum) ist nicht erforderlich.

Die bildgebenden präoperativen Verfahren (Röntgen, Computertomogramm) haben bisher eine sichere Aussage über das tatsächliche Wachstum dieser T_3/T_4-Tumoren in die Umgebung nicht gewährleisten können. Sowohl das Schichtröntgen als auch das Computertomogramm kann nur in 50% eine exakte Aussage treffen.

Aus einem Kollektiv von 3823 Patienten mit Bronchialkarzinomen, die im Zeitraum von 1.10.1984 bis 30.6.1990 im Rahmen der TNM Feldstudie Bronchialkarzinom prospektive erfaßt wurden, wurden bei 1404 operierten Patienten 190 T_3-Tumoren und 202 T_4-Tumoren reseziert, davon 202 radikal. Die 5-Jahresüberlebensquote der radikal operierten Patienten mit T_3-Tumoren betrug 22%, mit T_4-Tumoren 10% (Tabelle 2).

Tabelle 2. Überlebensprognose in Abhängigkeit von der Lokalisation der tumorbefallenen extrapulmonalen Strukturen bei T_3-/T_4-Tumoren nach R_0-Resektion

	n	1 Jahr	3 Jahre	5 Jahre	Median (Monate)
Brustwand	37	55%	33%	24%	14
Pericard	28	48%	25%	16%	11
Mediastinum	48	46%	23%	11%	10
große Gefäße	46	51%	18%	7%	14

4. Multiviszerale und erweiterte Resektion in der Tumorchirurgie – Ösophaguskarzinom

R. Roka [1], M. Hermann [1], B. Niederle [2] und E. Wenzl [2]

[1] Chirurgische Abteilung, Kaiserin Elisabeth Spital, Huglgasse 1–3, A-1150 Wien, Österreich
[2] I. Chirurgische Univ. Klinik, Spitalg. 4, 1090, Wien, Österreich

Extended Surgery of Esophageal Cancer

Summary. Extended resections are strategies in the surgical treatment of cancer which provide large oncological safety margins: these are of particular relevance in the neck in view of the close anatomical relation of the major cervical organs. In the region of the distal esophagus, extended resections may be a reasonable alternative to conservative approaches even when only intended as a palliative treatment. The removal of metastases does not influence the outcome in patients with esophageal carcinoma, in contrast to simultaneous surgery of other malignancies.

Key words: Esophageal cancer – Extended surgery – Metastasis

Zusammenfassung. Multiviszerale Resektionen zur *Vergrößerung der Sicherheitszonen* haben vor allem bei den räumlich engen Beziehungen im zervikalen Abschnitt Bedeutung. *Organüberschreitende Resektionen unter palliativer Zielsetzung* können vorzüglich im distalen Ösophagusbereich eine wenig problematische Alternative zu nichtresezierenden Maßnahmen sein. Die *Entfernung von Metastasen* bietet im Gegensatz zur simultanen *Resektion ösophagusfremder Zweittumore* keine onkologischen Vorteile.

Schlüsselwörter: Ösophaguskarzinom – Multiviszerale Chirurgie – Metastasenchirurgie

Resezierende Maßnahmen beim Ösophaguskarzinom werden gegenwärtig fast ausschließlich unter onkologisch kurablen Bedingungen empfohlen [6]. Inwieweit multiviszerale Eingriffe dennoch gerechtfertigt sein können, soll Gegenstand der folgenden Ausführungen sein.

Multiviszerale Eingriffe beim Ösophaguskarzinom werden wie folgt begründet.

1. Zur Vergrößerung der Sicherheitszonen bei an sich organbegrenzten Tumoren. (z.B. beim zervikal lokalisierten Karzinom)
2. Zur Erzielung von (meist nur makroskopischer) Radikalität bei organüberschreitenden Tumoren.
3. Mitentfernung singulärer Metastasen.
4. Bei iatrogener Verletzung benachbarter Organe
5. Aus therapeutisch ökonomischen Gründen bei simultaner Duplizität.

Krankengut

Es wurden Patienten der I. Chirurgischen Universitätsklinik (1/80 bis 1/92) und der Chirurgischen Abteilung des Kaiserin-Elisabeth-Spitales (2/91–1/92) Wien, analysiert. In 30 Fällen wurden erweiterte Resektionen unter Mitentfernung anderer Organe durchgeführt, davon 12 mal bei Hypopharynxkarzinomen, 9 mal bei Ösophaguskarzinomen im zervikalen Abschnitt (s. Punkt 1), und 9 mal bei solchen im thorakalen Abschnitt (s. Punkt 2–5). Die entsprechenden Überlebenskurven sind in Abb. 1 und 2 dargestellt.

1. *Multiviszerale Chirurgie zur Vergrößerung der Sicherheitszonen beim zervikalen Ösophaguskarzinom und Karzinom des Hypopharynx.* Erwartungsgemäß war das operative Risiko

Tabelle 1

	Eingriff	im Krankenhaus verstorben
Hypopharynxkarzinom n=14	(lokale Tumorektomie n=2)	–
	Pharyngolarnygektomie mit Ösophagusteilresektion n=12	–
Zervikales Ösophaguskarzinom n=13	(Ösophagussegmentresektion n=4)	–
	Pharyngolaryngektomie mit Ösophagusteilresektion n=5	2
	Pharyngolaryngo-Ösophagektomie n=4	1
n=27		3=11%

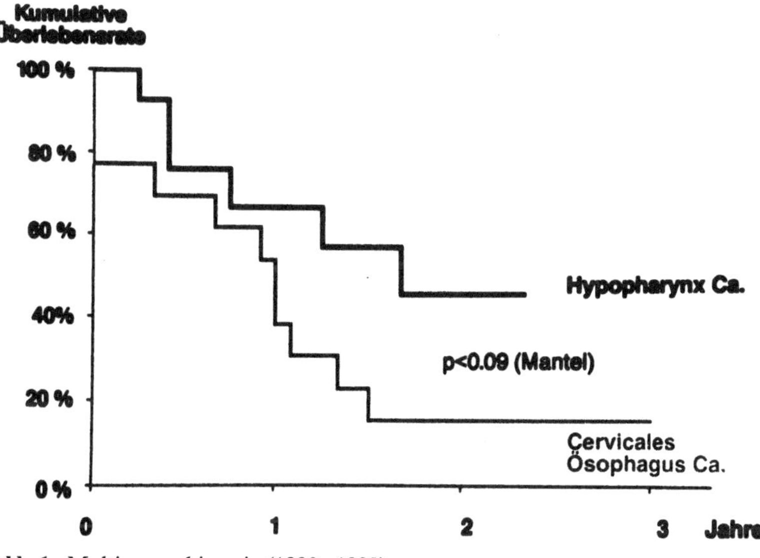

Abb. 1. Multiorganchirurgie (1980–1992)

bei den begrenzten Resektionen wesentlich niedriger als bei den multiviszeralen Maßnahmen. Auch zeigten sich Patienten mit Hypopharynxkarzinomen weniger gefährdet als solche mit einem Ösophaguskarzinom (Tabelle 1). Die an sich geringe kurative Chance lag bei Patienten mit Hypopharynxkarzinomen etwas besser (Abb. 1). Bei etwa identem Tumorstadium im Gesamtkollektiv konnten jedoch bei Patienten mit begrenzter, larynxerhaltender Operation keine Langzeitüberlebensraten festgestellt werden (Tabelle 2).

Der postoperative Verlauf bei den beiden Patienten mit Hypopharynxkarzinom und nur örtlicher Resektion war zudem kompliziert durch erhebliche aspiratorische Probleme.

2. *Resektion bei organüberschreitenden Tumoren.* Bei 2 Patienten mit distal gelegenen Tumoren des Ösophagus unter Mitentfernung des Magens, der medial gelegenen Abschnitte des Zwerchfells und der mediodistalen Segmente der Lunge bds. konnte eine Überlebensrate von 17 bzw. 21 Monaten erreicht werden.

3. *Mitentfernung singulärer Metastasen.* Die gleichzeitige Resektion singulärer Metastasen der Lunge (n = 3), bzw. der Leber (n = 2) bei Patienten mit thorakalem Ösophaguskarzinom erbrachte bei einem postoperativen Todesfall eine maximale Überlebensrate von 10 Monaten.

4. *Verletzung benachbarter Organe.* Infolge prae- und intraoperativ nicht erkannter Trachealinvasion wurde im Rahmen einer „blunt dissection" die Pars membranacea der Trachea langstreckig lädiert. Der Defekt konnte durch den orthotop hochgezogenen, jedoch nicht anastomosierten Magen gedeckt werden (Abb. 3).

Tabelle 2. Überlebenszeit bei Larynxerhaltung

	Monate
Hypopharynxkarzinom	5, 6,
Zervikales Ösophaguskarzinom	11, 12, 12, 18

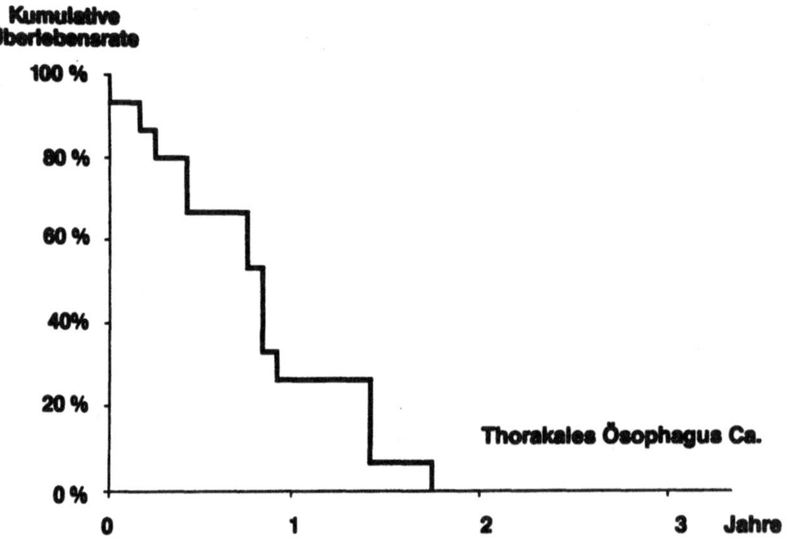

Abb. 2. Multiorganchirurgie (1980–1992)

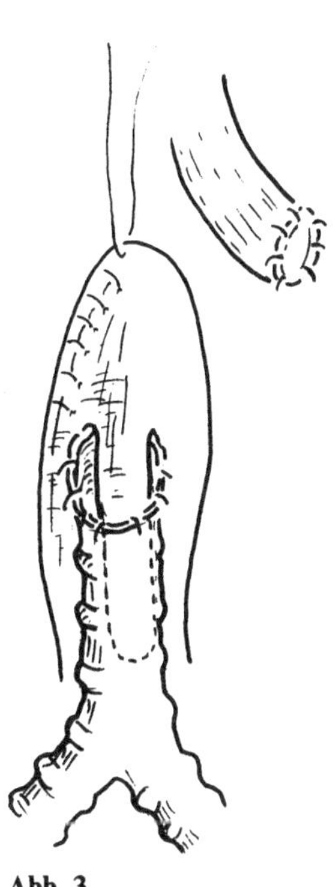

Abb. 3

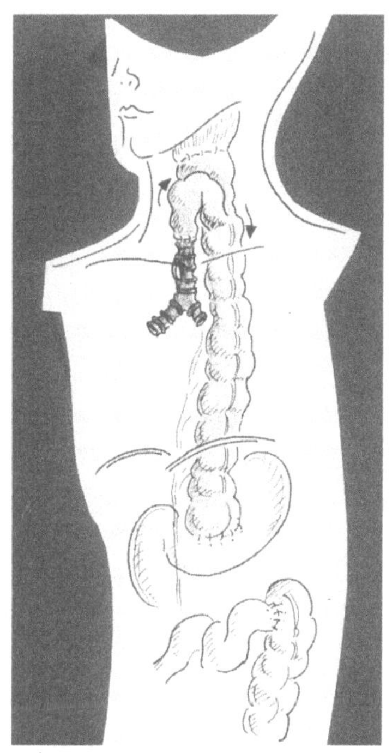

Abb. 4

5. *Multiviszerale Chirurgie simultan auftretender Tumoren.* Ein Fall von simultaner Triplizität (Ösophagus-, Pankreas-, Coecumkarzinom) wurde durch Ösophagektomie, Pankreaslinksresektion und Hemikolektomie behandelt. Die Überlebenszeit betrug 5 Monate.

Diskussion

Die Mitentfernung des Larynx bei den zervikal lokalisierten Tumoren stellt ein besonderes funktionelles Handicap für den Patienten dar. Andererseits ist es infolge der engen räumlichen Beziehung vom Ausbreitungsmodus des Ösophaguskarzinoms her plausibel, daß Larynxerhaltung praktisch nie mit Kurabilität verbunden sein kann. Auch adjuvante Maßnahmen scheinen daran nichts ändern zu können. Beim zervikalen Ösophaguskarzinom muß daher die Pharyngolaryngoösophagektomie weiterhin als der klassische Radikaleingriff gelten. „Keine Resektion ohne (zumindest versuchter) Rekonstruktion" sollte jedoch gerade in diesem Bereich zusätzliches Anliegen sein. Die technische Modifikation des tracheopharyngealen Shuntes (Abb. 4) kann in geeigneten Fällen eine wertvolle Rekonstruktionsmöglichkeit sein [Lit. 5].

Bei den langstreckigen distalen Stenosen infolge ausgedehnter infiltrierender Tumoren können endoluminale palliative Maßnahmen versagen oder nur sehr kurzfristig Hilfe bringen. Bei geeignetem Allgemeinzustand des Patienten ist daher in diesem Bereich eine multiviszerale Resektion unter palliativer Zielsetzung eine echte Alternative. Wesentlich problematischer stellen sich die Bedingungen im oberen thorakalen Bereich. Bei den vor allem im japanischen Schrifttum [2] veröffentlichten Fällen mit Resektion aus der thorakalen Aorta sind anhaltende kurative Effekte nicht bekannt. Nach zirkulärer Resektion der mediastinalen Trachea bleibt als derzeit einzige Möglichkeit ein transsternales Tracheostoma [1] zumeist mit Unterstützung durch zusätzliche plastische Maßnahmen. Die unbeabsichtigte

Läsion der Pars membranacea konnte in einem eigenen Fall durch „Abdichten" mit dem hochgezogenen Magen erfolgreich behoben werden.

Die Resektion von Metastasen muß aus onkologischer Hinsicht als sinnlose Erweiterung bezeichnet werden. Im Gegensatz dazu liegen zur Mitentfernung ösophagusfremder Zweittumore (vor allem der Lunge) [3] oder in den Ösophagus penetrierender Lungentumore [4] positive Berichte vor.

Literatur

1. Fujiata H, Kakegawa T, Yamana H, Shirouzu G, Miriami T (1990) Mediastinal tracheostomy using a pectoralis myocutaneous flap after resection of carcinoma of the esophagus involving the proximal part of the trachea. S.G.O. 171:403
2. Fujita H, Kakegawa T, Yamana H, Shirouzu G, Negoto Y, Irie H, Shima J (1988) Improved treatment of thoracic esophageal cancer based on a retrospective study of recurrence following resection. Nippon Geka Gakkai Zasshi 89:1471
3. Morimoto M, Ohno T, Yamashita Y, Honda M, Asada S (1991) Two surgical cases of synchronous double carcinoma of the lung and esophagus. Nippon Kyobu Geka Gakkai Zasshi 39:245
4. Prauer HW, Barthlen W, Siewert JR (1991) Simultaneous pneumonectomy and esophagectomy for bronchial carcinoma. Eur J Cardiothoracic Surg 5:334
5. Roka R, Piza-Katzer H, Niederle B, Hausmaninger C, Grasl MCh (1990) Rekonstruktion von Defekten des Pharynxs und des zervikalen Ösophagus. In: P. Langhans (Hrsg). Aktuelle Therapie des Ösophaguskarzinoms. Springer Verlag, S. 241
6. Siewert JR (1988) Leistungen der Tumorchirurgie bei Tumoren der Speiseröhre. Langenbecks Arch Chir Suppl 2:119

5. Multiviszerale und erweiterte Resektionen in der Tumorchirurgie: Magenkarzinom

R. Häring, Chr.-Th. Germer und J. Diermann

Universitätsklinikum Steglitz, FU Berlin, Abteilung für Allgemein-, Gefäß- und Thoraxchirurgie, Hindenburgdamm 30, 1000 Berlin 45

Multivisceral and Extended Resection in Tumor Surgery: Gastric Cancer

Summary. The aim of curative surgery in gastric cancer is the complete removal of all tumour bulk both macroscopically and microscopically (R_0 resection). The operative strategy should consider the location of tumor, its histological character (Laurén classification), and the stage of disease according to the TNM-classification. Lymphadenectomy of compartments I and II does not increase operative morbidity and mortality if performed routinely, but seems to increase long-term survival in patients with stages II and IIIa disease. Routine removal of the spleen does not lead to better results. Gastrectomy in locally advanced gastric cancer with combined resection of adjacent organs can prolong survival in absence of peritoneal disseminating or distant metastases if R_0 resection is achieved. The indication for gastrectomy of patients with an incurable stage of disease (peritoneal dissemination, distant metastases) should be determined after considering the individual status of the patient and surgical risk and can be performed as a so-called ultima ratio resection with the aim of palliation.

Key words: Gastric cancer – Operative strategy – Lympadenectomy – Combined resection for gastric carcinoma

Zusammenfassung. Beim Magenkarzinom muß jeder Eingriff mit kurativer Zielsetzung eine R_0-Resektion anstreben. Dabei sollte sich die operative Strategie nach Lokalisation des Primärtumors, Staging und der histologischen Differenzierung nach Laurén ausrichten. Die systematische Lymphadenektomie der Kompartimente I and II bringt keine Zunahme der perioperativen Letalität und Morbidität mit sich, und scheint zu einer Verbesserung der Prognose im Stadium II und IIIa der UICC-Klassifikation zu führen. Bei Tumoren im T_4-Stadium kann bei fehlender Peritonealkarzinose und Fernmetastasierung eine Resektion infiltrierter Nachbarorgane zur Erzielung einer R_0-Resektion oder als Palliation im Sinne der „Ultima-Ratio-Resektion" indiziert und gerechtfertigt sein. Patienten in diesem Tumorstadium sind u.E. keinesfalls von vornherei von der operativen Therapie auszuschließen. Die Chirurgie der Fernmetastasen beim Magenkarzinom bleibt auf wenige Einzelfälle beschränkt, da die onkochirurgische Voraussetzung beim Magenkarzinom hierfür nur selten erfüllt ist.

Schlüsselwörter: Magenkarzinom – Operationsstrategie – Systematische Lymphadenektomie – Erweiterte Resektionen

Die Mehrzahl der Magenkarzinome wird, trotz aller Verbesserungen der Diagnostik, auch heute überwiegend erst in einem fortgeschrittenen Tumorstadium festgestellt [11]. Auch wenn die Rate entdeckter Frühkarzinome z. B. im eigenen Krankengut von 7% im Jahre 1970 auf 18% im Jahre 1990 anstieg, so haben immer noch 61% der Tumoren zum Zeitpunkt der Operation bereits das Stadium III und IV erreicht (Abb. 1)!

Dabei gilt nach wie vor uneingeschränkt: Allein die operative Entfernung des Magenkarzinoms gibt dem Patienten überhaupt die Chance länger zu überleben. Dies bedeutet: Großzügige Indikationsstellung zur Tumorentfernung und Erweiterung der Radikalität. Es ist zu überlegen, inwieweit in fortgeschrittenen Tumorstadien die Radikalität ausgedehnt werden soll und ob die palliative Resektion gerechtfertigt ist. Hieraus ergeben sich 4 Fragen:

1. Welches Operationsverfahren – Gastrektomie versus subtotale Magenresektion kommt wann zur Anwendung?
2. Welchen Wert hat die systematische und welchen Wert die erweiterte Lymphadenektomie?
3. Ist die prinzipielle Splenektomie notwendig?
4. In welchen Fällen ist eine Mitentfernung benachbarter Organe gerechtfertigt oder sogar die Exstirpation von Fernmetastasen sinnvoll?

1. Die Gastrektomie wird als Regeloperation beim Magenkarzinom angesehen [9, 11]. Auch im eigenen Krankengut ist sie mit nahezu 80% der häufigste resezierende Eingriff.

Die früher als Hauptargument gegen eine Magentotalentfernung angeführte erhöhte Komplikations- und Letalitätsrate sowie die ungünstigeren funktionellen Ergebnisse gelten heute nicht mehr als so gravierend [11, 23, 26]. Trotzdem verbleiben 5–20% für die distale subtotale Resektion, und u. U. halten wir die Teilresektion auch weiterhin für durchaus vertretbar.

Dafür gibt es folgende Gründe:
1. Unter bestimmten Bedingungen ist auch die subtotale Resektion als radikal zu betrachten [9, 11].
2. Das Risiko ist vor allem für Patienten im Greisenalter oder bei gravierenden Mehrfacherkrankungen geringer und
3. die postoperative Lebensqualität ist besser als beim totalen Magenverlust, insbesondere für sehr alte Menschen [20, 24].

Betrachtet man die Operationsletalität nach Gastrektomie und nach subtotaler aboraler Magenresektion im Zeitprofil (Abb. 2), so zeigt sich im eigenen Krankengut und auch in der Literatur eine kontinuierliche Verbesserung der Ergebnisse und kein signifikanter Unterschied mehr zwischen den beiden Verfahren [10, 12, 20].

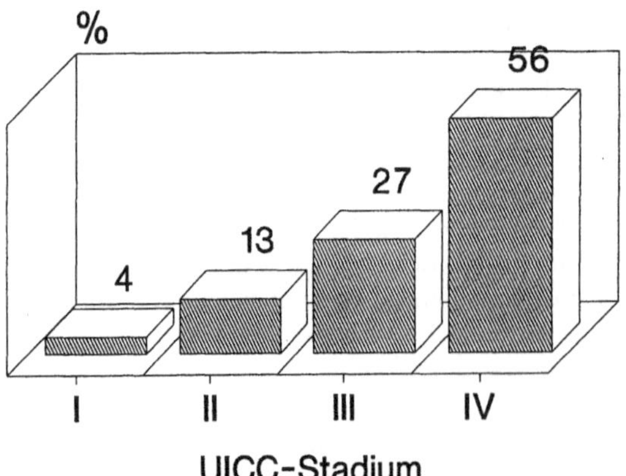

Abb. 1. Verteilung der Tumorstadien beim Magenkarzinom nach UICC-Klassifikation (1987) im Universitätsklinikum Steglitz der FU Berlin 1970–1990 (n = 1197)

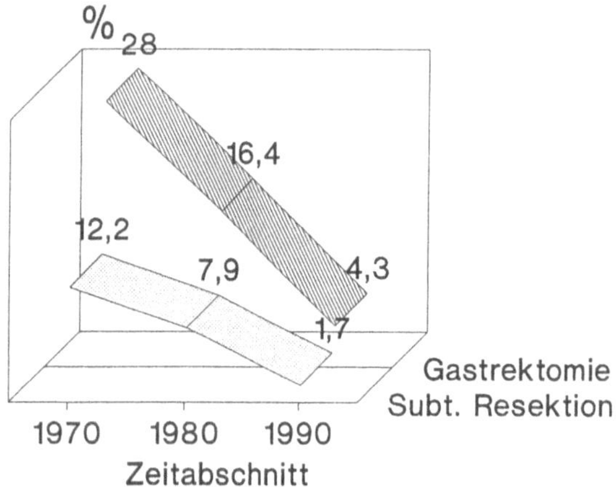

Abb. 2. Kliniksletalität in Prozent nach Gastrektomie und subtotaler Magenresektion wegen Magenkarzinom im eigenen Krankengut im Zeitprofil von 1970–1990 (n = 652)

Wertet man die Ergebnisse der Magenkarzinomchirurgie unter dem Aspekt der Prognoseverbesserung, so ist der Disput um die Indikation zur Gastrektomie, d.h. ob sie als „Gastrectomie de principe" oder als „Gastrectomie de necessité" ausgeführt werden soll, inzwischen als beendet zu betrachten. Ohne weiteres läßt sich ein differenziertes Therapiekonzept im Sinne einer lokalisations-, histologie- und stadiengerechten Chirurgie standardisieren [10–12, 20].

Für die langfristige Prognose ist es entscheidend und damit auch letztendlich als Ziel des operativen Eingriffes eine R0-Resektion anzustreben. Die aktuellen Erkenntnisse der Tumorpathologie über das Wachstum und Metastasierungsverhalten des Primärtumors, z.B. die Laurén-Klassifikation [21], lassen bei bestimmten Konstellationen eine R0-Resektion auch mit dem „vermeintlich weniger radikalen Verfahren" erzielbar erscheinen.

Auf der Basis dieser „Operationsstrategie" leiten sich für die Wahl des Operationsverfahrens folgende Richtlinien ab:

Die Gastrektomie ist angezeigt bei:

1. prinzipiell allen Karzinomen vom diffusen Typ, gleich welcher Lokalisation
2. prinzipiell bei allen Karzinomen im mittleren und proximalen Drittel des Magens, insbesondere am gastrooesophagealen Übergang auch beim intestinalen Typ

Die distale subtotale Resektion ist durchaus vertretbar bei:

1. distalem kleinem Antrumkarzinom vom intestinalen Typ
2. bei großem Risiko und im Greisenalter
3. evtl. als palliative Resektion beim T4-Tumor mit ausgedehnter Metastasierung

Fazit dieser Überlegung ist, daß eine Ausdehnung des Eingriffes nur dann gerechtfertigt ist, wenn tatsächlich eine R0-Resektion erzielt, bzw. wenn der Tumor infolge seiner Größe nur durch eine größere Operation entfernt werden kann. Dies gilt vor allem für fortgeschrittene Karzinome, die quasi nur noch als „Ultima-Ratio-Indikation" im palliativen Sinne entfernt werden können [11, 14].

2. Ausmaß und Wert der systematischen Lymphknotendissektion steht noch immer zur Diskussion [2, 24]. Bisher fehlen kontrollierte Studien, die eine klare Aussage zu dieser Frage erlauben.

Das umfangreiche Lymphabflußgebiet des Magens wird bekanntlich in 3 Kompartments eingeteilt, denen bestimmte Lymphknotengruppen zugeordnet sind. Die standardmäßige Lymphadenektomie beim Magenkarzinom beinhaltet die Entfernung der Lymphknoten im Kompartment I und II [24].

Die „erweiterte Lymphadenektomie" mit Ausräumung des Kompartments III wird nicht routinemäßig, sondern nur als Ausnahme durchgeführt [10].

Tabelle 1. Kurative erweiterte Gastrektomien (R0-Resektionen) seit 1980 im eigenen Krankengut und Angabe der mitresezierten Organe sowie der Kliniksletalität

Eingriff	Erweiterung durch Resektion von	Anzahl	Verst.
Gastrektomie u. Pankreasschwanzresektion	Milz	7	0
	Mesokolon transv.	1	0
	Nebenniere links	1	0
	linke Niere	1	0
	Milz und Querkolon	1	1
	erw. Hemikolektomie links	1	0
Gastrektomie	Querkolon und Milz	4	1
	Querkolon	1	0
	Leberteilresektion und Milz	2	0
	Zwerchfellteilresektion und Milz	2	0
	Jejunum	1	0
Gesamt		22	2 (9,1%)

Die systematische Lymphadenektomie hat folgende Ziele:
1. Exaktes Staging
2. Prognoseverbesserung
3. Verminderung der Lokalrezidive im Oberbauch

Das Tumorstadium und dabei insbesondere der Befall der Lymphknoten ist einer der wichtigsten Prognosefaktoren [24]. Nur durch eine exakte systematische Lymphadenektomie ist ein verläßliches Staging und damit die Zuordnung zu einem bestimmten Tumorstadium möglich [10].

Etwa 60–80% aller Patienten mit einem Magenkarzinom haben zum Zeitpunkt der Operation bereits Lymphknotenmetastasen [11]. Aussicht auf Heilung besteht prinzipiell aber nur dann, wenn sämtliche befallenen Lymphknoten entfernt werden. Von der Anatomie her ist dies aber nur im Frühstadium möglich, wenn die Metastasierung noch nicht über die perigastrischen Lymphknoten hinausgeht (pN1). Nur dann ist ein entsprechender „lymphogener Sicherheitsabstand" realisierbar. Wenn mit der Lymphadenektomie keine R0-Resektion erzielt werden kann, ist sie im Hinblick auf die Prognoseverbesserung nutzlos.

Eine Ausdehnung der Lymphknotendissektion auf das Kompartment III, wie dies von einigen japanischen Zentren propagiert wird, erscheint unter europäischen Verhältnissen wenig sinnvoll. Daher ist bei den fortgeschrittenen Stadien, die ohnehin nur palliativ im Sinne einer R1- oder R2-Resektion reseziert werden können, auf die erweiterte Lymphadenektomie zu verzichten, zumal bei ihr die Komplikationsrate erheblich ansteigt [24].

Mit der Ausräumung metastatisch befallener Lymphknoten soll die lokale Tumorkontrolle im Oberbauch verbessert werden. Hierdurch wird wahrscheinlich die Zahl der Lokalrezidive verringert [7].

3. Ein weiterer Aspekt der Radikalität bei der Magenkrebsoperation ist die Frage: Splenektomie ja oder nein? Zur generellen Splenektomie aus Gründen der Radikalität sind die Meinungen geteilt [13, 22, 25]. Der Beweis dafür, daß sie tatsächlich zu besseren Langzeitergebnissen führt, steht aus. Clark und Mitarb. [6] kommen in ihrer Studie zu dem Schluß,

daß beim fortgeschrittenen Karzinom die Splenektomie aufgrund der veränderten immunologischen Situation zu einer Verschlechterung der Prognose führt. Ferner wird vor, nach Milzentfernung vermehrt auftretenden, septischen Komplikationen gewarnt [4].

Im eigenen Krankengut führten wir seit 1980 bei insgesamt 332 Gastrektomien und in 32,2% der Patienten zusätzlich eine Splenektomie durch. In 6 Fällen erfolgte sie wegen iatrogener Verletzung, bei allen anderen Patienten aufgrund der Tumorlokalisation. Negative Folgen, die allein auf die Splenektomie zurückzuführen waren, sahen wir nicht. Wir führen – wie auch viele andere Chirurgen – die Splenektomie nur durch

- beim proximalen Magenkarzinom
- bei vergrößerten Lymphknoten im Milzhilus und
- beim Totalkarzinom des Magens

Die sogenannte „einfache Splenektomie“ hat als Ergänzung zur Lymphadenektomie wahrscheinlich keinen nennenswerten Zugewinn an Radikalität. Deshalb wird von einigen Autoren die sogenannte „Zonensplenektomie“ empfohlen, bei der zusätzlich eine Pankreaslinksresektion ausgeführt wird, um die Ausräumung des Kompartments III radikaler zu gestalten [25].

4. Die direkte Penetration eines Magenkarzinoms in Nachbarorgane bedeutet keineswegs von vornherein Inoperabilität. Langjährige Überlebenszeiten sind nach erweiterter Gastrektomie mit en-bloc-Resektion benachbarter Organe durchaus möglich [3, 16, 18], wenn primär eine R0-Resektion erzielbar ist. Die 5-Jahres-Überlebenszeit wird von Kajitani, z. B. mit 7,3% angegeben [17]. Der Grund dafür dürfte allerdings nicht nur in der erweiterten Radikalität des Eingriffes, sondern vor allem in der Biologie des Tumors liegen. Offensicht lich handelt es sich um Karzinome, die primär lokal infiltrativ wachsen, aber erst zu einem späteren Zeitpunkt lymphogen oder hämatogen metastasieren [3]. So haben Patienten bei fortgeschrittenem Tumor (pT4) ohne Lymphknotenmetastasen eine signifikant bessere Prognose als solche mit Lymphknotenbefall [3].

Die erweiterte Gastrektomie hat u.E. aber auch unter palliativen Gesichtspunkten als sogenannter „Ultima-Ratio-Eingriff“ ihre Berechtigung. Man beseitigt oder vermeidet hiermit Tumorkomplikationen, z. B. Blutungen, Kolonfisteln, Stenosen oder Schmerzen. Die erweiterte palliative Gastrektomie hat bezüglich Lebensqualität und bisweilen auch durch Verlängerung der Überlebenszeiten bessere Ergebnisse im Vergleich zu nur palliativen Operationen, wie Gastroenterostomie oder Ernährungsfistel [5, 14]. Die Indikation zur erweiterten Gastrektomie sollte stets individuell getroffen werden, wobei Allgemeinzustand, Alter und Risikofaktoren zu berücksichtigen sind. Ausdrücklich sei bemerkt, daß die präoperative Diagnose eines T4-Stadiums keineswegs immer mit Inoperabilität gleichzusetzen ist. Besteht jedoch eine Peritonealkarzinose oder liegen hämatogene Fernmetastasen vor, so sehen wir keine Indikation zur erweiterten Gastrektomie, da sie dann keine Lebensverlängerung oder Verbesserung der Lebensqualität mehr bringen kann, wie die Ergebnisse der multivariaten Analyse von Baba und Mitarbeitern zeigen [1]. Inwieweit eine zusätzlich präoperative Chemotherapie in diesen Tumorstadien zu einer Verbesserung der Ergebnisse führen kann, ist derzeit Gegenstand laufender Studien [15].

Abb. 3 zeigt die „erweiterten Gastrektomien“ aus dem eigenen Krankengut seit 1980. Unter ingesamt 332 Gastrektomien seit 1980 führten wir bei 22 Patienten, das sind 6,6%, eine erweiterte Gastrektomie durch. In allen Fällen handelte es sich um T4-Karzinome. Am häufigsten wurde der Pankreasschwanz und die Milz entfernt. Postoperativ verstarben 2 Patienten, dies entspricht einer Kliniksletalität von 9,1%. Sie ist doppelt so hoch wie bei den „einfachen Gastrektomien“. In der Literatur werden Letalitätszahlen für die erweiterte Gastrektomie bis zu 30% mitgeteilt [8].

Die isolierte Entfernung von Fernmetastasen halten wir nur dann für sinnvoll, wenn der Primärtumor radikal saniert ist und die Metastasen begrenzt und nach Möglichkeit auf ein Organ beschränkt sind. Leider sind diese Voraussetzungen beim Magenkarzinom nur selten erfüllt. In vereinzelten Fällen wird über die isolierte Exstirpation von Metastasen aus der Leber oder aus der Lunge berichtet [11]. In der Literatur finden sich keine größeren Fallzahlen, die die Metastasenentfernung beim Magenkarzinom eindeutig empfehlen könnten.

Literatur

1. Baba H, Korenaga D, Okamura T, Saito A, Sugimachi K (1989) Prognostic factors in gastric cancer with serosal invasion. Arch Surg 124:1061
2. Becker HD (1991) Radikalitätsprinzipien beim Magencarcinom – eine kritische Betrachtung. Chirurg 62:678
3. Bozzetti F, Regalia E, Bonfanti G, Doci R, Ballarini D, Gennari L (1990) Early and late results of extended surgery for cancer of the stomach. Br J Surg 77:53
4. Brady MS, Rogatko A, Dent LL, Shin MH (1991) Effect of splenectomy on morbidity and survival following curative gastrectomy for carcinoma. Arch Surg 126:359
5. Butler JA, Dubrow TJ, Trezona T, Klassen M, Neijdl RJ (1989) Total gastrectomy in the treatment of advanced gastric cancer. Am J Surg 158:602
6. Clark JL, Saenz RH, Nava HR, Douglass HO (1991) Impact of splenectomy on survival following gastrectomy for adenocarcinoma. Am Surg 57:496
7. Cuschieri A (1990) The evaluation of R1/R2 lymph node dissection in radical gastrectomy. Abstract 15th international cancer congress, Hamburg S.:942
8. Dobroschke J, Kunze HH. Die Gastrektomie und gleichzeitige Resektion benachbarter Organe. In: Häring R (Hrsg) Therapie des Magenkarzinoms. edition medizin, Weinheim. Deerfield Beach. Florida, Basel, S.:285
9. Gall FP, Hermanek P (1985) New aspects in the surgical treatment of gastric carcinoma – a comparative study of 1636 patients operated between 1964 and 1982. Eur J Surg Oncol 11:219
10. Gall FP, Hermanek P (1988) Die erweiterte Lymphknotendissektion beim Magen- und colorectalen Carcinom – Nutzen und Risiken. Chirurg 59:202–210
11. Gentsch HH (1986) Maligne Tumoren des Magens In: Gall FP, Hermanek P, Tonak J (Hrsg) Chirurgische Onkologie. Springer, Berlin Heidelberg New York Tokyo S.:347
12. Gouzi JL, Hugnier M, Fagnier PL, Launois B, Flamant Y, Lacaine F, Paquet JC, Hay JM (1989) Total versus subtotal gastrectomy for adenocarcinoma of the gastric antrum. Ann Surg 209:161
13. Grundmann R, Weber F, Raab M (1987) Splenektomie bei Gastrektomie? Eine Analyse der postoperativen Morbidität und des Patientenüberlebens. Aktuell Chir 22:91
14. Häring R, Karavias T, Konradt H (1980) Resignation oder „Ultimaratio-Eingriff" beim fortgeschrittenen Magenkarzinom? In: Beger HG, Bergemann W, Oshima H (Hrsg) Das Magenkarzinom. Thieme, Stuttgart New York
15. Henne-Bruns D, Kremer B, Weh HJ (1990) Erste Ergebnisse eines kombinierten chirurgisch-onkologischen Therapiekonzeptes beim metastasierenden Magenkarzinom. Hlv Chir Acta 57:73
16. Hölscher AH, Schüler M, Thorban S, Bollschweiler E, Siewert JR (1989) Das lokal fortgeschrittene Kardiakarzinom – lohnt die Resektion? DMW 114:1021
17. Kajitani T, Miwa K (1979) Treatment results of stomach carcinoma. WHO-Colloborating Center for Evaluation of Methods of Diagnosis and Treatment of Stomach Cancer. Tokyo (Monograph, no 2)
18. Korenaga D, Okamura T, Baba H, Saito A, Sugimachi K (1988) Results of resection of gastric cancer extending to adjacent organs. Br J Surg 75:12
19. Lange J, Böttcher K, Großmann A, Siewert JR (1989) Das Lokalrezidiv nach Magencarcinom. Chir Gastroenterol Interdiszipl Gespr 5:229
20. Launois B, Cardin JL, Bardaxoglou E, Bourdonnec P, de Chateaubriant P, Buard JL, Campion JP (1991) Management of cancer of the stomach: Total gastrectomy versus sub-total gastrectomy. Hepato-gastroenterol 38:45
21. Laurén P (1965) The two histological types of gastric carcinoma: diffuse and so called intestinal type carcinoma. Acta pathol Microbiol Scand 64:31
22. Maehara Y, Moriguchi S, Yoshida M, Takahashi I, Korenaga D, Sugimachi K (1991) Splenectomy does not correlate with length of survival in patients undergoing curative total gastrectomy for gastric carcinoma. Univariate and multivariate analyses. Cancer 67:3006
23. Meyer HJ, Jähne J, Pichlmayr R (1987) Magenkarzinom: Gastrektomie de principe. Langenbecks Arch Chir 372:571
24. Siewert JR (1991) Lymphadenektomie beim Magenkarzinom? Chirurg 62:881
25. Siewert JR, Lange J, Böttcher K, Becker K, Stier A (1986) Lymphadenektomie beim Magenkarzinom. Langenbecks Arch Chir 268:137
26. Siewert JR, Lange J, Böttcher K, Hölscher M, Weiser HF, Gössner W (1987) Magencarcinom – Bestandsaufnahme aus chirurgischer Sicht. Dtsch Med Wochenschrift 112:622

6. Multiviszerale und erweiterte Resektionen beim Pankreaskarzinom

M. Trede und G. Schwall

Chirurgische Klinik, Klinikum Mannheim, Theodor-Kutzer-Ufer, W-6800 Mannheim 1

Multivisceral and Regional Resection for Pancreatic Carcinoma

Summary. Out of 303 pancreatoduodenectomies performed for carcinoma in the past 19 years, 100 patients required a multivisceral or (in 39 cases) a regional pancreatectomy. Although the operative and hospital mortality for these extended resections was only 2%, long-term survival (only 1 patient survived more than 5 years) was inferior to conventional radical pancreatoduodenectomy with a 25% 5-year survival rate.

Key words: Pancreatic carcinoma – Regional pancreatectomy

Zusammenfassung. Unter 303 Tumor-Duodenopankreatektomien der letzten 19 Jahre befanden sich 100, bei denen eine erweiterte bzw. 39mal eine sog. regionale Pankreatektomie notwendig wurde. Zwar betrug die Operations- und Hospitalletalität bei diesen größeren Eingriffen nur 2%, aber die Langzeitergebnisse (nur 1 Patientin überlebte mehr als 5 Jahre) sind denen nach konventioneller radikaler Duodenopankreatektomie (25% 5-Jahresüberlebensquote) unterlegen.

Schlüsselwörter: Pankreaskarzinom – Regionale Pancreatektomie

Von den 7 Krebsarten, die heute früh diskutiert werden, ist der des Pankreas der schrecklichste. Er steht zwar nur an 6. Stelle der Krebshäufigkeit, aber jährlich sterben 8 500 Bundesbürger am Pankreaskarzinom – mehr als im Straßenverkehr [16].

Die versteckte Lage des Organs im Retroperitoneum läßt kaum eine Chance für die rechtzeitige – geschweige denn für eine Früh-Diagnose. Folglich sind überhaupt nur ein Fünftel der diagnostizierten Tumoren operabel [17].

Die innige Beziehung zu anderen Organen und großen Gefäßen sowie die Beschaffenheit des Organs mit seinem aggressiven Sekret macht jede Resektion zu einem gefährlichen Eingriff mit hoher Letalität und Morbidität.

Und dieselben anatomischen Verhältnisse – dieser direkte Zugang zu den großen retroperitonealen Lymphbahnen – bedeutet, daß das Pankreaskarzinom die Grenzen des Organs früh und unerkannt überschreiten kann. Deshalb sind Dauerheilungen die Ausnahme, und in der amerikanischen Krebsstatistik von 1991 ist dieser Krebs unter 60 anderen derjenige mit der niedrigsten 5-Jahresüberlebensquote [20].

Kein Wunder also, daß sich die Chirurgen in 3 Lager trennen, wenn es um die Behandlung dieses Karzinoms geht (Abb. 1). Die Nihilisten finden wir auf der linken Seite mit ihrer Forderung, selbst beim resektablen Befund nur eine möglichst minimale Palliation anzustreben. Das bedeutet beim Verschlußikterus lediglich eine endoskopische Drainage, denn bei

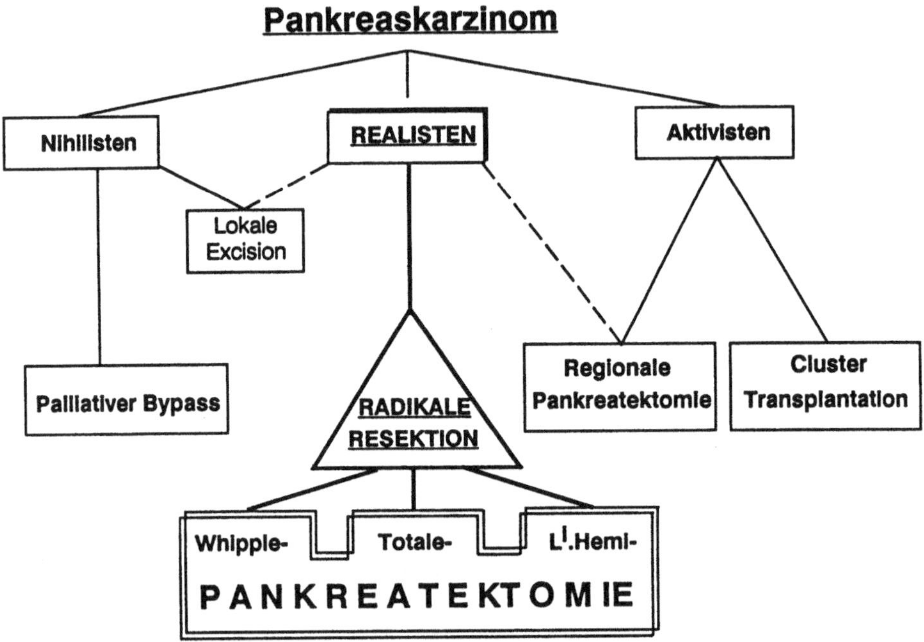

Abb. 1. Chirurgisches Vorgehen beim Pankreaskarzinom (s. Text)

hoher Operationsletalität und mageren Langzeitergebnissen gehe die Kosten-Nutzen-Rechnung einer Radikaloperation einfach nicht auf [3, 9, 13].

Die Realisten – und wer möchte sich nicht zu ihnen zählen? – befürworten die möglichst radikale Entfernung derjenigen Tumoren, die resektabel erscheinen [7, 18, 19].

Rechts finden wir die „Aktivisten", die bekanntlich eine erweiterte, sog. regionale Pankreatektomie fordern, um dieses Krebsproblem durch Ausdehnung der Operationsradikalität zu meistern [4–6].

Diese 3. Option – und damit sind wir beim Thema – ist keineswegs neu. Schon vor 50 Jahren hat Brunschwig die totale Pankreatektomie wegen Pankreaskarzinom mit einer totalen Gastrektomie, Splenektomie, Omentektomie und Adrenalektomie kombiniert [1]. Es folgten in den 50er Jahren Pankreatektomien, bei denen Pfortadersegmente en-bloc mitentfernt wurden [2, 10, 11]. 1973 publizierte Fortner erste Ergebnisse der regionalen Pankreatektomie, die er folgendermaßen definierte:

Die „regionale Pankreatektomie Typ 0" bedeutet neben der totalen Pankreatektomie vor allem die retroperitoneale Lymphknotendissektion.
Beim Typ I kommt eine (mehr oder weniger ausgedehnte) Resektion der Pfortader hinzu; beim Typ II die Resektion und Rekonstruktion der oberen Eingeweideschlagader allein oder mit dem Truncus coeliacus. Dieser heroische Eingriff kommt einer Ausweidung des Oberbauches sehr nahe mit 8 Anastomosen (bzw. Übernähungen) und Operationszeiten bis zu 31 Stunden [4].

In einer ausführlichen Bilanz analysiert Fortner über 61 regionale Pankreatektomien [5]. Die Operationsletalität beträgt 23%. Allerdings machen die eigentlichen Adenokarzinome des Pankreas nur etwa etwas mehr als die Hälfte der Fälle aus. Ein Fünftel dieser 35 Karzinompatienten lebte noch zum Zeitpunkt des Berichts und das nur zwischen 3 und 18 Monate postoperativ. Die Erfahrungen am National Institute of Health in Bethesda mit der regionalen Pankreatektomie sind auch nicht günstiger [14]. Trotzdem ging Starzl vor 3 Jahren mit seinem Bericht über 10 „Clustertransplantationen" noch einen Schritt weiter. Zwar waren noch keine Pankreastumoren dabei, aber Starzl stellte diesen Eingriff (mit

En-bloc-Leber-, Pankreas- und Duodenumtransplantation) auch für das in die Leber metastasierende Pankreaskarzinom in Aussicht [15].

Vor diesem Hintergrund wurde das eigene Krankengut von 439 Duodenopankreatektomien der letzten 19 Jahre analysiert. Es waren insgesamt 303 Resektionen wegen Pankreas- und periampullären Tumoren dabei: 259 Whipple'sche und 44 totale Pankreatektomien, darunter auch 100 sog. erweiterte bzw. regionale Pankreatektomien.

Tabelle 1 zeigt die Ergebnisse allein für jene 162 Patienten, die eine Resektion wegen histologisch nachgewiesenem Pankreasadenokarzinom durchmachten. Die Operationsletalität liegt bei 3,7%, und die aktuelle (nicht die „actuarial" oder errechnete) 5-Jahresüberlebensrate beträgt 25% [18].

Man erkennt aus diesen Zahlen, daß wir die erweiterte Resektion mit ihrem höheren Risiko und geringerer Erfolgsbilanz beim Pankreaskarzinom nicht prinzipiell befürworten können. Andererseits wurden wir insgesamt 100mal zu erweiterten Resektionen gezwungen – sozusagen par necessité (Tabelle 2). Neben 44 totalen Pankreatektomien mit ausgedehnter retroperitonealer Lymphknotendissektion sind 36 Resektionen an den großen retropankreatischen Venen, 3 Arterienrekonstruktionen, 6 rechtsseitige Hemicolektomien, 2 En-bloc-Lebersegmentresektionen sowie Magenresektionen, Nephrektomie und Adrenalektomien zu verzeichnen.

Bei dieser Negativauslese unseres Krankenguts beträgt die Operationsletalität 2%.

Grundsätzlich verfolgen wir dabei die Taktik, jeden gut resektablen Pankreastumor zu entfernen. Wenn sich dabei trotz optimaler präoperativer Diagnostik mit Staging eine unerwartete Organüberschreitung des Tumors herausstellt, so bedeutet dies zwar meist Inkurabilität, aber nicht unbedingt Irresektabilität. Denn beim symptomatischen Pankreaskarzinom bietet die Resektion nach unserer Erfahrung die beste Palliation.

Dies gilt vor allem auch für das linksseitige Pankreaskarzinom, seitdem die bildgebenden Verfahren bei vagen Beschwerden im linken Oberbauch oder Rücken früher zum Einsatz kommen. So konnten wir in 19 Jahren immerhin 22 dieser (früher stets inoperablen) Tumoren resezieren – 7 als erweiterte Resektionen.

Auch wenn Heilungen die extreme Ausnahme sind [8], so bringt die erweiterte Pankreaslinksresektion (unter Mitnahme von Milz, Nebenniere, linker Niere sowie Teilen des Magens und der linken Kolonflexur) in geeigneten Fällen Palliation auf Zeit. Die Pankreasdurchtrennung erfolgt hierbei ausreichend im Gesunden rechts der Pfortader.

Im folgenden wollen wir uns nun auf jene 39 Patienten konzentrieren, bei denen eine regionale Pankreatektomie vom Typ I and II par necessité durchgeführt werden mußte.

Tabelle 1. Früh- und Spätergebnisse der Duodenopankreatektomie (partiell oder total) bei 162 Patienten mit Adenokarzinom des Pankreas (1. 10. 72–1. 1. 92)

Op. Indikation	Pat. (n)	OP Letalität	5-Jahres Überlebensrate tatsächlich *	errechnet +
Adeno Ca d. Pankreas	162	3,7%	17/68 (25%)	29%

* Op. vor >5 Jahren; + nach Kaplan Meier

Tabelle 2. Erweiterte bzw. „regionale" Pankreatektomien bei 100 Patienten mit periampullärem bzw. Pankreaskarzinom (1. 10. 72–1. 1. 92)

Operationsausmaß		Pat (n)	–
Reg. Pankr			
„Typ 0"	– Totale Pankreatektomie	44	1
„Typ I"	– Pfortaderresektion	36	–
„Typ II"	– A. mesenterica +/– A. hepatica Resektion	3	1
Zusätzlich			
Hemikolektomie re.		6	–
Lebersegmentresektion		2	–
Magenteilresektion		3	–
Nephrektomie li		3	–
Adrenalektomie		3	–
Gesamt		100	2

Männer überwiegen mit 2:1. Das mediane Alter beträgt 62 Jahre. Bis auf 2 Fälle handelte es sich um duktale Pankreaskarzinome im Stadium T3 (Tabelle 3).

Bei insgesamt 42 Pankreatektomien trafen wir spät im Verlauf einer zunächst gut operablen Situation auf eine Pfortaderinfiltration – zu spät, um noch einen Rückzug zu ermöglichen. Natürlich deuten Stenosen des Venenkonfluens bereits präoperativ auf Inoperabilität. Aber es kommt vor, daß Pfortaderinfiltrationen der Angiographie und selbst dem tastenden Finger entgehen – besonders, wenn sie von rechts und hinten angreifen.

6mal mußte so der Eingriff als R_2-Resektion beendet werden, d.h. Tumorgewebe wurde im Bereich der Mesenterialwurzel belassen. Aber 36mal konnte der Eingriff um die En-bloc-Resektion eines Pfortaderabschnitts erweitert werden.

Technische Voraussetzung (wie vor jedem Gefäßeingriff) ist die Sicherung des betroffenen Abschnitts durch Gefäßschlingen. Um eine Mesenterialstauung in Grenzen zu halten, empfiehlt es sich, während der Abklemmphase von Vv. portae, lienalis und mesenterica superior auch den Einstrom zu drosseln, d.h. die A. mesenterica superior ebenfalls abzuklemmen.

Die Rekonstruktion erfolgte 28mal durch einfache Übernähung des Pfortaderdefektes. Bei segmentären Resektionen bis zu etwa 4 cm Länge läßt sich die Mesenterialwurzel ausreichend mobilisieren, um eine spannungsfreie End-zu-End-Anastomose der Pfortader zu ermöglichen (5 Fälle). Gelingt dies einmal nicht, so bietet der meso-kavale Shunt einen möglichen Ausweg (1 Patient).

Besser ist es allerdings, die entstandene Lücke mit einer ringverstärkten 10 mm Gore-Tex-Prothese zu überbrücken (2 Patienten). Tabelle 4 zeigt die Ergebnisse der regionalen Pankreatektomie. Den „Typ I"-Eingriff mit Pfortaderresektion haben alle 36 Patienten überlebt. Bei 3 „Typ II"-Resektionen mit Arterienrekonstruktion verloren wir einen Patienten an toxischem Leberversagen. Nach der Entlassung sind inzwischen 29 Patienten verstorben, mit einer medianen Überlebenszeit von nur 12 Monaten. 10 sind noch am Leben, und eine von ihnen ist eine damals 58jährige Patientin, die die totale Pankreatektomie samt Pfortaderresektion wegen einem T_3N_1-Adenokarzinom inzwischen 13 Jahre überlebt hat. Die Histologie dieses Resektats wurde mehrfach von unabhängigen Pathologen bestätigt.

Die Schlußfolgerung entnehmen wir diesen Überlebenskurven (errechnet nach Kaplan-Meier) (Abb. 2). Bei 100 R_0-Pankreatektomien wegen Adenokarzinom liegt die 5-Jahresüberlebensquote bei 29%. Nach 39 regionalen Pankreasresektionen sind die Überlebens-

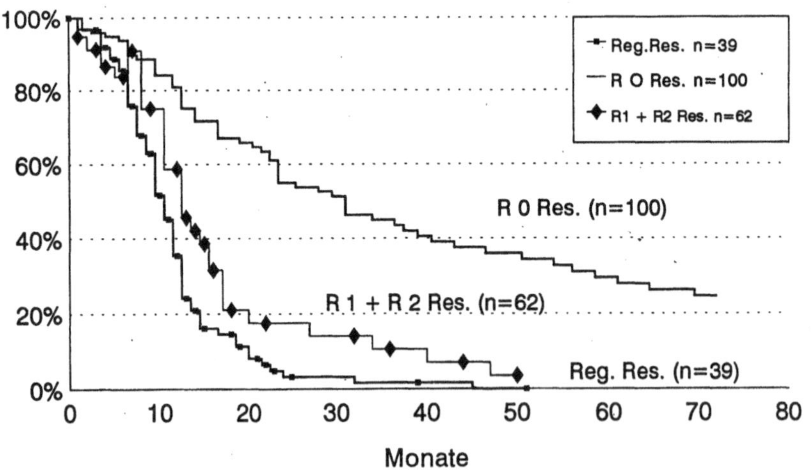

Abb. 2. Überlebenskurven (actuarial nach Kaplan-Meier) nach 100 R_0-Resektionen, 62 R_1- und R_2-Resektionen und 39 regionalen Pankreatektomien wegen Karzinom

Tabelle 3. Daten von 39 Patienten, die einer regionalen Pankreatektomie Typ I oder II unterzogen wurden (1. 10. 72–1. 1. 92)

Geschlecht	27 ♂ : 12 ♀	
Alter	43–73 Jahre (median: 62)	
Diagnose	Adeno Ca:	36
	Choledochus Ca:	3
Tu Stadium	pT3 pN0	7
(U.I.C.C. 1987)	pT3 pN1	32

Tabelle 4. Ergebnisse der regionalen Pankreatektomie bei 39 Patienten (1. 10. 72–1. 1. 92)

Typ I	Pfortaderresektion	36	0
Typ II	Arterienrekonstruktion	3	1
Nach Entlassung verstorben		29	
(Med. Überlebenszeit ..... 12 Mon.)			
Noch am Leben		10	
(1 Pat. T3N1 Adeno Ca – 13 Jahre rezidivfrei)			

chancen nicht besser als nach den 62 eigentlich nur palliativen R_1- und R_2-Eingriffen. Es besteht also kein Zweifel, daß man die erweiterte Pankreasresektion nicht prinzipiell empfehlen kann. Sie kann aber, par necessité durchgeführt, eine befriedigende Palliation und – im Ausnahmefall – selten einmal die Heilung bringen.

Literatur

1. Brunschwig A, Ricketts HT, Bigelow RR (1945) Total pancreatectomy, total gastrectomy, total duodenectomy, splenectomy, left adrenalectomy and omentectomy in a diabetic patient, recovery. Surg Gynec Obstet 80:252–256
2. Child III CG, Holswade GR, McClure RD Jr, Gore AL, O'Neill EA (1952) Pancreaticoduodenectomy with resection of the portal vein in the macaca mulatta monkey and in man. Surg Gynec Obstet 94:31–45
3. Crile Jr G (1970) The advantages of bypass operations over radical pancreatoduodenectomy in the treatment of pancreatic carcinoma. Surg Gynecol Obstet 130:1049–1053
4. Fortner JG (1973) Regional resection of cancer of the pancreas: a new surgical approach. Surgery 73:307–320
5. Fortner JG (1984) Regional pancreatectomy for cancer of the pancreas, ampulla, and other related sites. Tumor staging and results. Ann Surg 199:418–425
6. Fortner JG (1989) "Radical" abdominal cancer surgery: current state and future course. Japanese J Surgery 19:503–509
7. Gall FP, Kessler H, Hermanek P (1991) Surgical treatment of ductal pancreatic carcinoma. Europ J Surgical Oncology 17:173–181
8. Gordon-Taylor G (1934) The radical surgery of cancer of the pancreas. Ann Surg 100:206–214
9. Lea MS, Stahlgren LH (1987) Is resection appropriate for adenocarcinoma of the pancreas? A cost-benefit analysis. Am J Surgery 154 (1987) 651–654
10. Moore GE, Sako Y, Thomas LB (1951) Radical pancreatoduodenectomy with resection and reanastomosis of the superior mesenteric vein. Surgery 30:550–553
11. Parsons WB (1950) Discussion of Child CG III et al. Ann Surg 133:475
12. Rockey EW (1943) Total pancreatectomy for carcinoma, case report. Ann Surg 118:603–611
13. Shapiro TM (1975) Adenocarcinoma of the pancreas: a statistical analysis of biliary bypass vs Whipple resection in good risk patients. Ann Surg 182:715–721
14. Sindelar WF (1989) Clinical experience with regional pancreatectomy for adenocarcinoma of the pancreas. Arch Surg 124:127–132
15. Starzl TE, Todo S, Tzakis A et al. (1989) Abdominal organ cluster transplantation. Ann Surg 210:374–386
16. Statist. Bundesamt, Wiesbaden, 1990
17. Trede M (1985) The surgical treatment of pancreatic carcinoma. Surgery 97:28–35
18. Trede M, Schwall G, Saeger HD (1990) Survival after pancreatectomy. 118 consecutive resections without an operative mortality. Ann Surg 211:447–458
19. van Heerden JA, McIlrath DC, Ilstrup DM, Weiland LH (1988) Total pancreatectomy for ductal adenocarcinoma of the pancreas: an update. World J Surg 12:658–662
20. Warshaw AL, Fernández-Del Castillo C (1992) Medical progress: Pancreatic carcinoma. New Engl J Med 326:455–465

7. Synchrone Resektion von Lebermetastasen kolorektaler Karzinome

Ch. Herfarth und P. Hohenberger

Chirurgische Universitätsklinik, Im Neuenheimer Feld 110, W-6900 Heidelberg

Resection of the Liver for Synchronous Colorectal Metastases

Summary. From 1981 to 1991, 161 patients underwent liver resection for colorectal secondaries with curative intent. In 57 patients metastases were synchronous to the primary tumor and were resected in 29 cases simultaneously and in 28 patients after a 2-week delay. Median survival of 28 months is similar to the treatment result for metachronous metastases. However, the recurrence-free interval was significantly shorter (7.5 months vs 11.8 months; $p = 0.05$). Radical resection of the primary tumor contributes to the treatment result; segmental resections of colorectum without lymphadenectomy should be avoided. Indication for liver resection should be made in the case of solitary lesions and in patients without extrahepatic disease. The type of resection for the primary tumor or for liver metastases does not influence survival, morbidity, or operative mortality.

Key words: Colorectal cancer – Liver metastases – Liver resection

Zusammenfassung. In einem 10-Jahreszeitraum wurde bei 161 Patienten eine Leberresektion wegen Metastasen kolorektaler Karzinome mit kurativer Zielsetzung vorgenommen. Bei 57 Patienten lagen synchrone Metastasen vor, die in 29 Fällen simultan zur Primärtumorresektion und bei 28 Patienten zweizeitig entfernt wurden. Die mediane Überlebenszeit von 28 Monaten ist ähnlich der nach Resektion metachroner Metastasen, das rezidivfreie Intervall jedoch signifikant kürzer. Entscheidend für das Behandlungsergebnis ist die R0-Resektion von Primärtumor und Metastasen nach radikalen Gesichtspunkten, die Indikation zur synchronen Leberresektion ist identisch zum Vorgehen bei metachronem Befall: Resektion solitärer, allenfalls singulärer Metastasen, Ausschluß von Patienten mit extrahepatischer Tumorausdehnung. Das operative Vorgehen orientiert sich am Individualfall, kontinenzerhaltende Rektumresektion oder ausgedehnte Leberresektionen stellen keine Kontraindikationen zum einzeitigen Vorgehen dar.

Schlüsselwörter: Kolorektales Karzinom – Lebermetastasen – Leberresektion

Quintessenz der Analysen der Resektionsbehandlung von Lebermetastasen kolorektaler Karzinome ist neben einer hohen örtlichen und systemischen Rezidivinzidenz eine 5-Jahresüberlebensrate zwischen 20 und 30%. Die rezidivfreie Überlebenszeit fällt mit 9–14 Monaten deutlich geringer aus [1, 2].

Wir haben an dieser Stelle bereits einmal über das Heidelberger Krankengut berichtet [3].

Bei den meisten publizierten Arbeiten stehen die Ergebnisse nach Therapie metachroner Lebermetastasen im Vordergrund. Nur wenige Arbeiten haben über Behandlungsergebnisse bei der Resektion synchroner Lebermetastasen berichtet [4–7]. Es stellt sich die Aufgabe, das Indikationsspektrum zum chirurgischen Vorgehen bei Coinzidenz von Primärtumor und Lebermetastase zu behandeln.

Dies soll im Folgenden anhand des eigenen Krankenguts sowie unter Einbeziehung der für dieses Thema spezifischen Literatur geschehen. Im Zeitraum von 1.10.1981 bis 30.9.1991 wurde bei 161 Patienten eine Leberresektion wegen Metastasen kolorektaler Karzinome mit kurativer Zielsetzung vorgenommen. Über die Indikationsstellung wurde bereits berichtet [8], sie blieb während des Berichtszeitraums unverändert. Bei 57 Patienten (35,4%) lagen die Lebermetastasen synchron zum Primärtumor vor. Bei 29 Patienten wurde simultan zur Primärtumoroperation (einzeitig) die Leberresektion durchgeführt, bei 28 Patienten erfolgte der Eingriff zweizeitig, meist im Abstand von 2 Wochen zur Primärtumoroperation.

Zwei differente chirurgische Prinzipien stehen sich bei der Indikationsstellung zur Resektion von Lebermetastasen eines Dick- oder Mastdarmkarzinoms gegenüber: zum einen die Überlegung, daß ein metastasiertes Tumorleiden keine Operationsindikation darstellt. Metastasen werden nur dann operiert, wenn der Patient örtlich oder allgemein erheblich dadurch beeinträchtigt ist, wie z. B. bei Skelettmetastasen mit drohender Instabilität. Lebermetastasen bereiten in der Regel keine Beschwerden.

Dem steht die chirurgische Anstrengung und das Bemühen gegenüber, einen Tumor im Sinne einer R0-Resektion komplett auszurotten, und dieses Ziel auch auf Lebermetastasen trotz des Wissens der hämatogenen Streuung auszuweiten.

Dieser Gegensatz wird durch die Frage der Simultanresektion von Lebermetastasen in Verbindung mit dem Primärtumoreingriff noch akzentuiert.

Die Inzidenz synchroner Metastasen liegt nach Literaturangaben zwischen 20 und 34% [9, 10]. Im eigenen Krankengut von etwa 1500 kolorektalen Karzinomen in den letzten 10 Jahren lagen bei 27% der Patienten synchrone Metastasen vor, die Häufigkeit bei Patienten mit resezierbarem Primärtumor betrug 16%.

Gleichzeitig ist zu fragen, wann von synchronen Lebermetastasen gesprochen werden darf. Durch intraoperative Ultraschalluntersuchung können bei 15–30% (Tabelle 1) der Patienten Lebermetastasen entdeckt werden, die präoperativ trotz adäquaten „Stagings" nicht gefunden wurden. Metastasen, die innerhalb von 6 Monaten nach Primärresektion diagnostiziert werden, haben mit Wahrscheinlichkeit schon beim Primäreingriff bestanden. Ausgehend vom Größenwachstum nach CT-Kontrollen kann auf ein bereits präoperatives Bestehen der Lebermetastasen rückgeschlossen werden [14]. Dies trifft im eigenen Krankengut metachroner Lebermetastasen (n = 64) nach sogenannter R0-Primärtumorresektion (n = 728) nach 3 Monaten auf 6% der Patienten, nach 6 Monaten auf 14% zu. Diese Metastasen müssen als pseudometachron bezeichnet werden und sind in ihrer Charakteristik den synchronen Lebermetastasen gleichzustellen.

Diese Lebermetastasen sind durch eine besonders ungünstige Prognose gekennzeichnet. Das mediane rezidivfreie Intervall nach Resektion frühmetachroner Lebermetastasen beträgt nur 4 Monate, während es mit zunehmenden Zeitintervall zur Primärtumoroperation – also echter Metachronizität – günstiger ausfällt [15].

Die Veröffentlichungen zur Therapie synchroner Lebermetastasen stammen fast ausschließlich aus jüngerer Zeit und berichten über keine oder eine niedrige Operationsletalität und ein medianes Überleben von 20 bis 30 Monaten (Tabelle 2).

Fragen über den Sinn der simultanen oder auch zweizeitigen Synchron-Lebermetastasenresektion müssen sich nach den Prognosefaktoren kolorektaler Primärkarzinome orientieren. Die TNM-Stadien (bzw. in der Analogie die in den meisten anglo-amerikanischen Arbeiten benutzten Dukes-Stadien), die R-Klassifikation, außerdem Geschlecht, Tumorcharakteristika und auch der Operateur beeinflussen den Verlauf [16].

Vergleicht man das Überleben nach Resektion synchroner Lebermetastasen mit kurativer Zielsetzung – sogenannte R0-Entfernung – so sind die Ergebnisse denen nach metachroner Lebermetastasen-Resektion analog [16, 17]. Es kann daraus gefolgert werden, daß der Überlebenszeitgewinn einer kurativen Lebermetastasenentfernung beim Patienten mit kolo-

Tabelle 1. Inzidenz pseudo-metachroner Metastasen

Intraoperativer Ultraschall – Entdeckung unbekannter Filiae:		
Rifkin 1988 [11]	15%	(n= 49)
Clarke 1989 [12]	32%	(n= 54)
Macchi 1991 [13]	21%	(n=189)
Frühmetachrone Lebermetastasen im eigenen Krankengut:		
< 3 Monate	6,2%	(4/64)
< 6 Monate	14,2%	(9/64)
nach R0-Primärtumorresektion (n=728)		

Tabelle 2. Literaturmitteilungen

	n		Letal.	Überleben median
Bismuth [5] Scand. J. Gastroenterol. 1988	32	2-zeitig	0%	?
Jatzko [6] Int. J. Colorectal Dis. 1991	22	simultan	4,5%	20 Mon
Vogt [7] World J. Surg. 1991	36	19 simultan 17 2-zeitig	0%	28 Mon

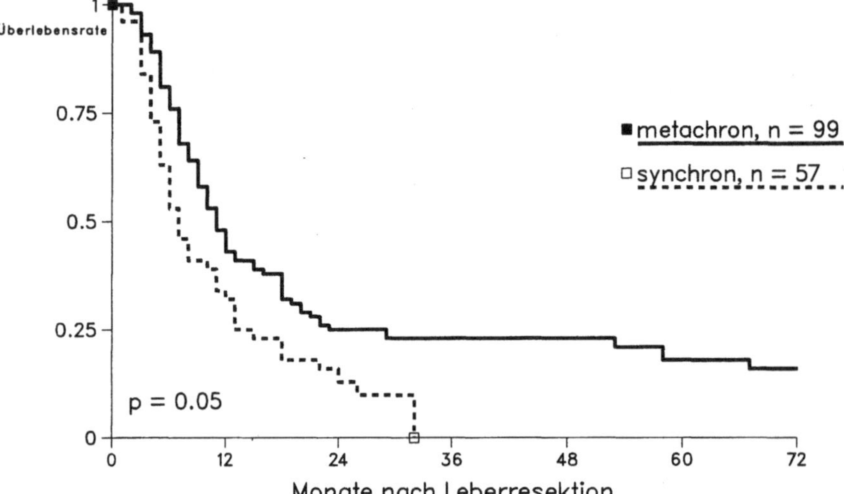

Abb. 1. Rezidivfreies Überleben

rektalem Karzinom sich auf das metastasenfreie Intervall zwischen Primärtumoroperation und sekundärer Metastasenoperation bezieht. Diese wichtige Aussage erfordert eine nähere Analyse.

Betrachtet man die rezidivfreie Überlebenszeit, so ergibt sich bei der Operation synchroner Lebermetastasen mit 7,5 Monaten gegenüber 11,8 Monaten bei metachronen Metastasen ein statistisch signifikant ungünstigeres Ergebnis (Abb. 1, p=0,05). Es bleibt die Frage offen, ob dies auf den tumorbiologischen Aspekt eines aggressiveren Tumors, einer potentiellen Immunsuppression durch den parallelen Primärtumoreingriff oder eine bei der Operation unbewußte Selektion der Patienten zurückzuführen ist.

Für die ungünstigere Selektion spricht die Tatsache vermehrter extrahepatischer Tumorausbreitung und einer höheren Zahl von pT4-Tumoren, die bei der postoperativen histologischen Aufarbeitung gefunden wurden [4]. Dies wird auch durch die höhere Rate eines postoperativ persistierend erhöhten CEA-Spiegels bei den Patienten mit synchroner Lebermetastasenresektion unterstrichen.

Bei Einordnung der Patienten in drei Risikogruppen läßt sich ein höherer Prozentsatz der günstigen Risikogruppe I bei den metachronen Lebermetastasen zuordnen. Im Gegensatz dazu sind Patienten mit synchronen Lebermetastasen überwiegend in der Risikogruppe

II und III klassifiziert. Die Risikogruppen sind durch Tumor- und Lymphknotenklassifikation, Grading, prozentualen Leberbefall und Zahl der Metastasen definiert [4].

Die Tatsache des Einflusses des primären Tumorstadiums auf die Prognose operierter synchroner Lebermetastasen wird auch dadurch unterstrichen, daß als Erstmanifestation eines Rezidivs immerhin bei 19,5% der Patienten locoregionäre Tumorrezidive auftreten, die im weiteren Verlauf 37,9% ausmachen im Vergleich zu 6,9% und 15,5% bei metachronen Lebermetastasenresektionen.

Welche praktischen Folgerungen sind hieraus zu ziehen?

Die Folgerungen beziehen sich auf die Primärtumoroperation, die Indikation zur nichtresezierenden Therapie, den Verzicht auf weitere Maßnahmen, operationstechnische Fragen und die Frage der Zusatztherapie nach Leberresektion.

Die Primärtumoroperation muß sich nach den Standardrichtlinien der chirurgisch-onkologischen Operation des kolorektalen Karzinoms richten [18]. Sinnlos ist eine eingeschränkte Primärtumoroperation mit onkologischen Kompromissen oder ohne Lymphadenektomie (Segmentresektion) in Verbindung mit einer Leberresektion wegen Fernmetastasen. Das Ziel der Radikalität muß Primärtumor und Lebermetastasenresektion einbeziehen.

Wann kommt eine Resektion von Fernmetastasen (Leber) in Verbindung mit der Primärtumoperation nicht in Frage?.

Im eigenen Krankengut von 431 Patienten mit Primärtumorresektion und gleichzeitiger Lebermetastasierung haben wir bei knapp der Hälfte der Patienten (n = 191) keine Therapie der Lebermetastasen vorgenommen. Eine systemische Chemotherapie erfolgte bei ¼ der Fälle. Die Rate der intraarteriell locoregionär therapierten Patienten sank in den letzten Jahren deutlich ab, sie liegt im Durchschnitt bei 13%. Nur bei 16% wurden synchron Lebermetastasen reseziert.

Auf jegliche Maßnahmen neben der Primärtumorresektion wurde bei 191 Patienten unter verschiedenen Bedingungen verzichtet: Hohes Alter und disseminiertes Tumorleiden führten häufig zu diesem Entschluß (Abb. 2). Dies galt für 50% bzw. 17% der Fälle. Bei einem weiteren Drittel war der schlechte Allgemeinzustand (Karnofsky-Index) der Grund. Komplikationen seitens der Primärtherapie hielten in 5% der Fälle von einer synchronen Leberresektion ab.

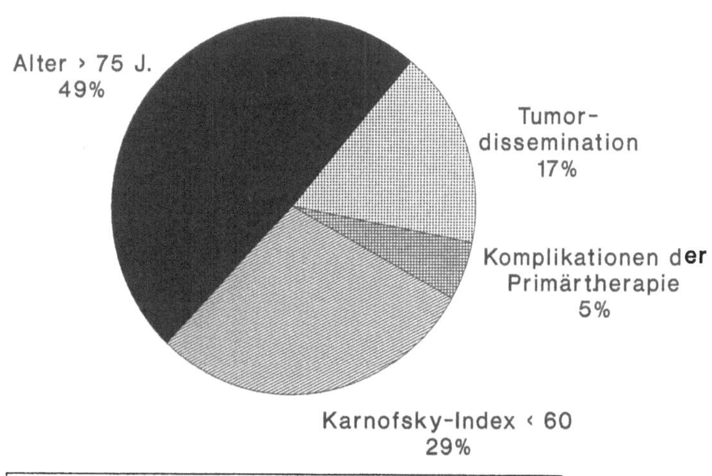

Abb. 2. Patienten mit ausschließlicher Primärtumorresektion (n = 191)

Die Operationstechniken an der Leber richten sich nach den gleichen Prinzipien wie die der metachronen Lebermetastasenchirurgie.

Die ungünstige Prognose ebenso wie die Tatsache des disseminierten Tumorleidens lassen die Frage nach einer Zusatztherapie nach Leberresektion synchroner Lebermetastasen aufkommen. Wir empfehlen eine systemische Chemotherapie bei CEA-Serumwerten postoperativ über 5 ng/ml oder bei histologischem Nachweis einer R1-Resektion. Beim Rektumkarzinom führt die präoperative Ultraschalldiagnostik mit dringendem Verdacht auf Lymphknotenbefall (uN+) zur intraoperativen Radiotherapie. Ein histologisch nachgewiesener Lymphknotenbefall am Resektat (pN+) wird postoperativ durch Radiochemotherapie behandelt.

Zur Technik gehört auch die Analyse der perioperativen Komplikationen: Bei einer relativ hohen Morbidität ergibt sich eine Null-Letalität (Tabelle 3). Beispielhaft überprüfte Komplikationen zeigen jedoch eine relativ ähnliche Häufigkeitsverteilung bei synchroner und metachroner Leberresektion (Tabelle 3, 4).

Die Frage bleibt offen, wann ein einzeitiges oder zweizeitiges Vorgehen gewählt werden soll. In der Analyse unserer Fälle sind resezierende Verfahren mit Anastomosen, anteriorer Rektumresektion oder Rektumexstirpation gleich bei ein- oder mehrzeitigem Vorgehen verteilt. Das Kriterium der Zeitwahl richtet sich nach dem Allgemeinzustand des Patienten.

Das operativ taktische Vorgehen und die Operationsausdehnung an der Leber ergibt für die synchrone Resektion einen höheren Anteil an wedge-resections. Allerdings wurden in ähnlich hoher Zahl Hemihepatektomien durchgeführt: bei synchroner Resektion entfielen 31,1% auf Hemihepatektomien rechts und 3,9% auf erweiterte rechtsseitige Resektionen der Segmente 4–8. Bei Resektion wegen metachronen Metastasen waren 21% Resektionen der Segmente 5–8 (Hemihepatektomie rechts) und 7% erweiterte Eingriffe.

Die postoperative Liegezeit ist bei synchronen Resektionen nur geringfügig verlängert (Abb. 3).

Abschließend sei die Überlebenszeit in Abhängigkeit von der Metastasentherapie bei synchronen Lebermetastasen aufgeführt. Während die mediane Überlebenszeit nach alleiniger Primärtumoroperation mit 5 Monaten äußerst kurz ist, liegt sie unter systemischer und

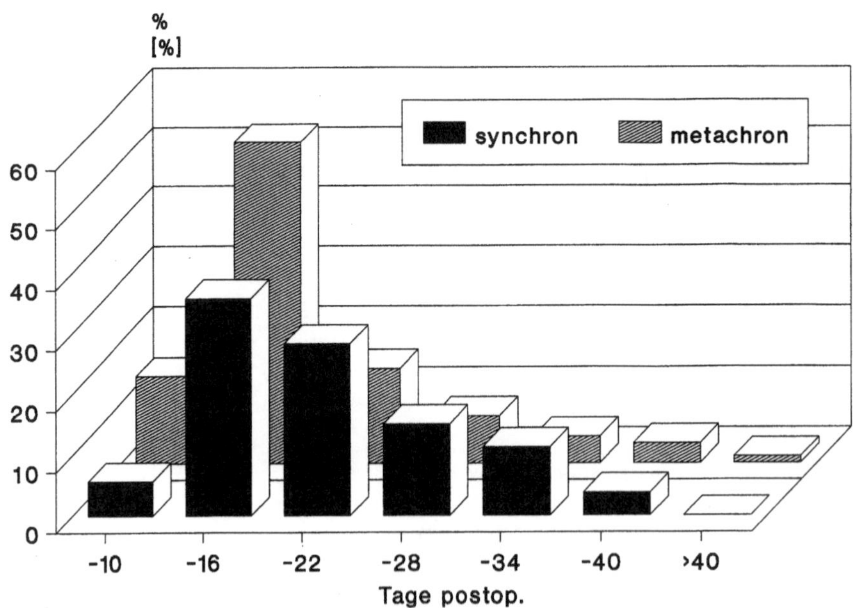

Abb. 3. Postoperative Liegezeit

Tabelle 3. Perioperative Komplikationen

	Gesamt
Morbidität	31% (49/161)
Letalität	3,1% (5/161)
Synchron	0% (–/57)
Metachron	4,8% (5/104)

Tabelle 4. Morbidität

	Metachron n=104	Synchron n=57
Gesamt	27% (27/99)	39% (22/57)
z. B.		
subphren. Abszeß	n = 8	n = 5
Pneumonie	n = 8	n = 6
hepatische Insuffizienz	n = 3	n = 3
Sepsis	n = 3	–
Relaparotomie	n = 1	n = 1

intraarterieller Chemotherapie bei 12 bzw. 14 Monaten. Die Möglichkeit zu gleichzeitiger Leberresektion zeitigt mediane Überlebenszeiten von 25 Monaten. Dieses Behandlungsergebnis begründet unser Vorgehen nachträglich. Dies darf jedoch nicht zum kritiklosen Einsatz der Leberresektion führen, da derartige Überlebensdaten natürlich zum wesentlichen Teil selektionsbedingt sind.

Folgende Schlußfolgerungen sind zu ziehen:

1. Eine Indikation zur synchronen Metastasenentfernung besteht bei solitären und singulären Metastasen nach den gleichen Indikationsregeln wie bei metachronen Lebermetastasen.
2. Entscheidend zum Behandlungsergebnis trägt auch die standardisierte Radikaloperation des Primärtumors mit Lymphadenektomie bei.
3. Die Operationsstrategie, ob ein- oder zweizeitig, ist individuell zu entscheiden.
4. Extrahepatische Tumorausdehnung stellt eine Kontraindikation zur Leberresektion dar, die R0-Resektion des Primärtumors ist demgegenüber ihre Voraussetzung.
5. Nach wie vor gilt jedoch die Beobachtung, daß die Prognose bei synchronen Lebermetastasen ungünstiger als bei metachronen ausfällt.

Literatur

1. Schlag P, Hohenberger P, Herfarth Ch (1991) Operative Möglichkeiten und therapeutische Chancen bei Lebermetastasen. Chirurg 62:715–719
2. Müller JM, Schmidt A, Strauss JM, Zieren HU (1991) Resektion von Lebermetastasen kolorektaler Karzinome. Anspruch und Wirklichkeit. Dtsch Med Wschr 116:681–688
3. Herfarth Ch, Hohenberger P (1989) Chirurgie der Metastasenleber. Langenbecks Archiv, Kongreßbericht, S 263–268
4. Schlag P, Hohenberger P, Schwarz V, Herfarth Ch (1990) Resection of liver metastases in colorectal cancer patients – a competitive analysis of treatment results in synchronous and metachronous metastases. Eur J Surg Oncol 16:360–365
5. Bismuth H, Castaing D, Traynor O (1988) Surgery for synchronous metastases of colorectal cancer. Scand J Gastroent 149:144–148
6. Jatzko G, Wette V, Lisborg P, Klimpfinger M, Denk H (1991) Simultaneous resection of colorectal carcinoma and synchronous liver metastases in a district hospital. Int J Colorect Dis 6:111–114
7. Vogt P, Raab R, Ringe B, Pichlmayr R (1991) Resection of synchronous liver metastases from colorectal cancer. World J Surg 15:62–67
8. Hohenberger P, Schlag P, Schwarz V, Herfarth Ch (1988) Leberresektion bei Patienten mit Metastasen colorectaler Carcinome – Ergebnisse und prognostische Faktoren. Chirurg 59:410–417
9. Michelassi F, Block GE, Vannucci L, Montag A, Chappell R (1988) A 5- to 21 year follow-up and analysis of 250 patients with rectal adenocarcinoma. Ann Surg 208:379–389

10. Pescatori M, Attana C, Maria G, Ferrara A, Lucibello L (1987) Outcome of colorectal cancer. Br J Surg 74:370–372
11. Rifkin MD, Rosato FE, Branch HM (1988) Intraoperative ultrasound of the liver. An important adjunctive tool for decision making in the operating room. Ann Surg 205:849–855
12. Clarke MP, Kane RA, Steele G, et al. (1989) Prospective comparison of preoperative imaging and intraoperative ultrasonography in the detection of liver tumors. Surgery 106:849–855
13. Macchi J, Isomoto H, Yamashita Y (1991) Intraoperative ultrasonography in the screening for liver metastases of colorectal cancer. Br J Surg
14. Finlay IG, Meed D, Brunton F, McArdle CS (1988) Growth rate of hepatic metastases in colorectal metastases. Br J Surg 75:641–644
15. Hohenberger P, Schlag P, Schwarz V, Herfarth Ch (1990) Tumour recurrence following liver resection for colorectal metastases – Implications and results of further treatment. J Surg Oncol 44:245–251
16. Hermanek P (1991) Data collection aspects for the design of adjuvant treatment protocols in colorectal carcinoma. Onkologie 14:491–497
17. Hohenberger P, Schlag P, Herfarth Ch (1992) Reoperation beim colorektalen Karzinom. Schweiz Med Wschr 122:1079–1086
18. Herfarth Ch, Hohenberger P (1989) Technik der Lymphadenektomie beim colorectalen Carcinom. Chirurg 60:139–146

8. Multiviscerale und erweiterte Resektion in der Tumorchirurgie. Knochen- und periphere Weichteiltumoren

A. Gläser

Chirurgische Universitätsklinik Halle, Ernst-Grube-Straße 40, O-4050 Halle

Bone and Soft Tissue Sarcomas of the Extremities

Summary. Out of 92 patients with bone sarcoma and 640 patients with sarcomas of soft tissue 45 thoracic girdle amputations and 23 hemipelvectomies were performed. Radical surgery is the most effective prognostic factor. Recurrences stem from unradical operations which fail to include a compartment resection with a mantle of normale tissue in the case of soft tissue sarcomas or a resection of the sarcoma-bearing bone with normal surrounding tissue. Although multimodal therapies often cause tumour regression and necrosis, they do not stop recurrences if even minimal macroscopic parts of tumour have been left in situ.

Key words: thoracic girdle amputation – Hemipelvectomy – Compartment and bone resection

Zusammenfassung. Unter 92 Patienten mit Knochensarkomen und 640 Patienten mit Weichteilsarkomen wurden 45 Schultergürtelresektionen und 23 Hemipelvektomien ausgeführt. Eine radikale Operation ist der effektivste prognostische Faktor. Örtliche Rezidive beruhen auf unradikalen Operationen, die nicht die Forderung nach einer Compartmentresektion bei Weichteilsarkomen bzw. einer Knochenteilresektion mit einem Mantel gesunden Gewebes berücksichtigen. Obgleich die Zusatztherapie oft eine Tumorregression und Tumornekrose auslöst, können damit nicht Rezidive verhindert werden, falls auch nur kleine Tumorreste in situ verblieben.

Schlüsselwörter: Schultergürtelresektion – Hemipelvektomie – Compartment- und Knochenresektion

Unter 92 Patienten mit Knochensarkomen und 640 Patienten mit Weichteilsarkomen wurden insgesamt 45 Schultergürtelresektionen und 23 Hemipelvektomien ausgeführt. Nach Ablatio interscapulo-thoracalis überlebten 9 Patienten mit Weichteilsarkomen und 3 Patienten mit Knochensarkomen mindestens 5 Jahre, nach Hemipelvektomie überlebte ein Patient mit Knochensarkom, dagegen keiner mit Weichteilsarkom länger als 5 Jahre. Im anglo-amerikanischen Schrifttum aus den 60er Jahren, also vor Einsatz einer gezielten Chemotherapie, werden dagegen für Schultergürtelresektionen Überlebenszeiten von rund 35% bei Weichteilsarkomen und rund 20% nach Hemipelvektomie bei Knochensarkomen genannt [7, 8]. Die Indikation zu diesen verstümmelnden Eingriffen wurde also im eigenen Krankengut zu spät gestellt. Diese Feststellung gilt weiter auch unter Berücksichtigung des gezielten Einsatzes adjuvanter therapeutischer Maßnahmen in den letzten 10 bis 15 Jahren. Sie steht im

Tabelle 1. Charakteristika der Weichteilsarkome

Geschwulsttyp	Häufigkeit in %	Bev. Alter	Malignitätsgrad	Bev. Lokalisation	LK-Met. in %	5-Jahres-überl.-quote in %
Malign. fibr. Histiozytom	ca. 20	30–70	I–IV	Oberschenkel Schulter Unterarm Retroperiton.	20–40	ca. 50
Liposarkom	10–15	25–55		Oberschenkel		
low grade			I	Hals	0	80
high grade			II–IV	Retroperiton.	5	30
Fibrosarkom	10–15	40–60		Oberschenkel		
low grade			I	Arm	0	80
high grade			IV		5	40
Synoviales Sarkom	10	15–45	I–IV	Bein, Leiste	15–20	40–50
Maligne neurogene Tumoren	5	20–60	I–IV	Stamm, Extremitäten	0	30–80
Angiosarkome	5–10	15–70	I–IV	keine	5–10	20–80
malignes H. endothel.	2– 5	20–60	II–IV	Kopf, Hals		10–50
malignes H. perizyt.	2– 5	10–60	I–IV	Oberschenkel		40–70
Leiomyosarkom	5	30–65	I–IV	Subkutis, Retroperit.	0	20–70
Rhabdomyosarkom	15	0–15	IV	Urogenitaltrakt, Kopf	30–40	15–20
Seltene Sarkome*	ca. 10	–	–	–	–	–
Unklassifizierbare Sarkome	5–10	–	–	–	–	–

* Dermatofibrosarcoma protuberans, malignes Mesenchymom, alv. Weichteilsarkom, maligner Granularzelltumor, extraskelettäres Chondro- und Osteosarkom, extraskelettäres Ewingsarkom, Klarzellsarkom, epitheloides Sarkom, Kaposisarkom u. a.

Widerspruch zu aktuellen Begriffen wie Erhaltung der Lebensqualität, minimal invasive Chirurgie und ähnliche, die zunehmend die operative Strategie im allgemeinen beeinflussen mit der Gefahr der Verletzung der Radikalitätsprinzipien in der Krebschirurgie. Nach wie vor gilt die Feststellung von Stout: Weichteiltumoren gehören zu den am schlechtesten verstandenen und demzufolge am schlechtesten behandelten bösartigen Geschwülsten [11]. Ihre adäquate operative Behandlung muß folgende Besonderheiten und prognostische Faktoren berücksichtigen:

1. Ihre Seltenheit; sie machen mit 250 Neuzugängen pro Jahr nur 0,4% aller Krebsneuzugänge im ostdeutschen Register aus.
2. Ihre große morphologische Vielfalt mit über 60 Entitäten in der WHO-Klassifikation und der Schwierigkeit der Einschätzung der biologischen Wertigkeit vieler zwischen gut- und bösartig stehender Geschwulstformen. So werden zum Beispiel unter Fibromatosen sowohl gutartige geschwulstähnliche Veränderungen als auch Tumoren mit aufgrund örtlich infiltrativem und destruktivem Wachstum zu hartnäckigen bis zur Inkurabilität führenden Rezidiven zusammengefaßt [3, 4, 11, 13].
3. Der unterschiedliche Aufbau in einem Tumor.
4. Eine Pseudokapsel, die zur Tumorenucleation verleitet [1].

Multivarianzanalysen gestatten, günstige und ungünstige prognostische Varianten herauszufinden [6]. Die Entwicklung eines örtlichen Rezidivs mit der Gefahr weiterer Rezidive hängt ganz wesentlich von der Operationsradikalität ab. Der Differenzierungsgrad des Tumors beeinflußt das Intervall zwischen Erstoperation und Rezidivtumor. Der Operateur soll den Tumor intraoperativ nicht zu Gesicht bekommen, d.h., die befallene Muskelgruppe wird in Form der Compartmentresektion von ihrem Ursprung bis zu ihrem Ansatz entfernt. Ist eine örtliche Exstirpation aufgrund enger Beziehungen zwischen Tumor und für die Funktion unentbehrlicher Gefäße und Nerven nicht radikal zu vollbringen, erfolgt die Amputation oberhalb des Ansatzes der befallenen Muskelgruppe [4]. Die multimodale Therapie erlaubt heute bei Primärtumoren und Rezidiven, die in enger Beziehung zum Gefäßnervenbündel einer Extremität stehen, hart an der Tumorgrenze, aber makroskopisch im Gesunden zu operieren. Plastischer Gefäßersatz bleibt auf Einzelfälle beschränkt. Die postoperative Bestrahlung mit dem Ziel der Zerstörung eventuell vorhandener mikroskopischer Tumorreste bietet die gleiche Aussicht auf Heilung wie eine Amputation. Über den Einsatz von Chemo- und Strahlentherapie neoadjuvant und/oder adjuvant bedarf es weiterer Studien. Dies gilt auch für die regionale Extremitätenperfusion [2, 5].

Knochensarkome machen mit $\sim$150 Neuerkrankungen ohne multiple Myelome 0,27% aller Krebsneuzugänge im ostdeutschen Register aus. Die Prognose hängt neben der Tumorlokalisation wesentlich vom Tumortyp und dem Differenzierungsgrad ab, in zweiter Linie von der Tumorgröße, die nach dem Merkmal „Cortikalis nicht überschreitend" bzw. Infiltration jenseits der Cortikalis beschrieben wird [12]. Im Falle der Amputation gilt als Grundregel, oberhalb des proximalen Gelenkes des erkrankten Knochens zu amputieren; bei langen Röhrenknochen der unteren Extremität mindestens 5 bis 10 cm oberhalb der im CT-Bild erkennbaren Tumorgrenze, vorausgesetzt sogenannte Skip-Metastasen wurden ausgeschlossen. Das folgende Schema zeigt die Amputationsgrenzen, d.h. bei Sarkomen des proximalen Humerus ist eine Schultergürtelresektion, des proximalen Femurs und des Beckens eine Hemipelvektomie angezeigt [4]. Der Einsatz der neoadjuvanten Chemothera-

Tabelle 2. Prognostische Faktoren

Weichteilsarkome	
Tumorstadium	
Tumorgröße	
Tumortyp	
Differenzierungsgrad	
Tumorlokalisation	
Körperregion	
Körpertiefe	
Tumorwuchsform	
Ulzeration, Gefäß-, Knocheninfiltration	
Alter des Patienten	
Therapie	Radikalität der Operation
	multimodal

Tabelle 3. Therapiemodalitäten bei Weichteilsarkomen

Tumorexstirpation	Strahlentherapie	Chemotherapie
	Chemotherapie	Strahlentherapie
Amputation	Chemotherapie	
Strahlentherapie	Tumorexstirpation	Chemotherapie
Chemotherapie	Tumorexstirpation	besonders bei örtlichen
	Amputation	Rezidiven oder Downstaging

pie reduziert die Quote der oft kurz nach der ablativen Therapie auftretenden Lungenmetastasen und führt bei good response zu einer fast oder totalen Tumornekrose, wodurch sich eine verstärkte Pseudokapsel um den verkleinerten Tumor ausbildet. Osteogene Sarkome und Ewing-Sarkome sprechen gut auf Chemotherapie an. Weitere Studien werden den Nutzen zusätzlicher regionaler Perfusion klären. Als Bedingung für eine Tumorresektion gelten:

Keine Beteiligung neurovasculärer Gebilde, Möglichkeit einer weiten Resektion en bloc mit einem Mantel gesunder Muskulatur einschließlich der Region der Biopsie, ausreichende Muskulatur und Weichteile zur Erhaltung der Funktion und Defektdeckung.

Kontraindikationen für eine Erhaltung der Extremität bilden Beteiligung des Gefäßnervenstranges, eine Spontanfraktur mit der Gefahr der Tumorzellaussaat im Frakturhämatom, ungünstiger Biopsiekanal und/oder Infektion, ausgedehnte Tumorinfiltration der Muskulatur, ausgedehnte Gelenkbeteiligung. Eine zu großzügige Indikation zur Resektion erhöht die Gefahr örtlicher Rezidive mit Entwicklung von Fernmetastasen. Andererseits wird eine 5-Jahresüberlebensrate bei sorgfältiger Indikation von 70% erreicht [12].

Es gibt zahlreiche Methoden, den Knochendefekt zu überbrücken und die Funktion der Extremität wieder herzustellen:

Die Transplantation eines autologen Knochens, z. B. der Fibula zum Ersatz des proximalen Humerus, ist heute zugunsten einer Endoprothese verlassen. Das gleiche gilt für Umkipp-Plastiken nach Tumorresektion im Bereich des Kniegelenkes mit dem Nachteil einer langen Ruhigstellung und der Gelenkversteifung. Eine Implantation von Kniegelenksendoprothesen bildet heute nach Resektion kniegelenksnaher Tumoren die Methode der Wahl. Das gesamte Femur kann durch eine Totalendoprothese ersetzt werden. Eine besondere Form des plastischen Ersatzes stellt die Umkehrplastik des Unterschenkels nach Resektion des distalen Femurs dar, wobei das obere Sprunggelenk die Funktion des Kniegelenks übernimmt (Abb. 1). Riesenzelltumoren erfordern stets eine Resektion, der Weichteilmantel kann erhalten werden. Nach Resektion der distalen Tibia mit Arthrodese des oberen Sprunggelenkes erlaubt die Methode nach Ilizarov die Längendifferenz auszugleichen (Abb. 2).

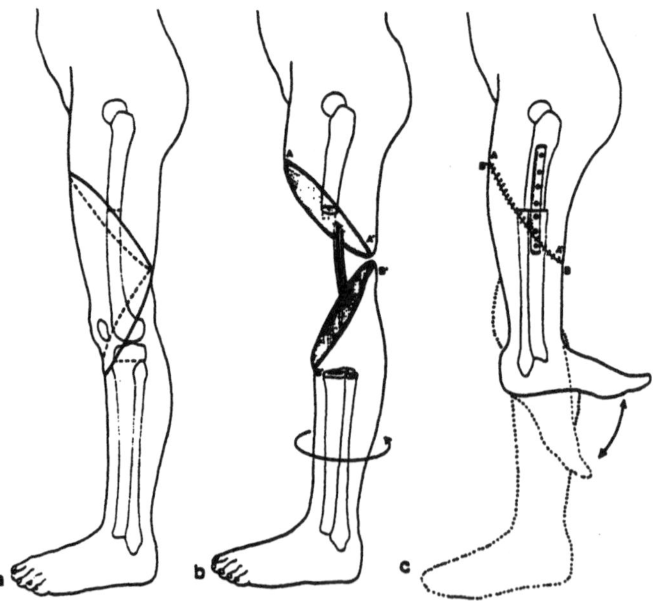

Abb. 1 a–c. Schema der Umkehrplastik bei Tumoren des distalen Femur

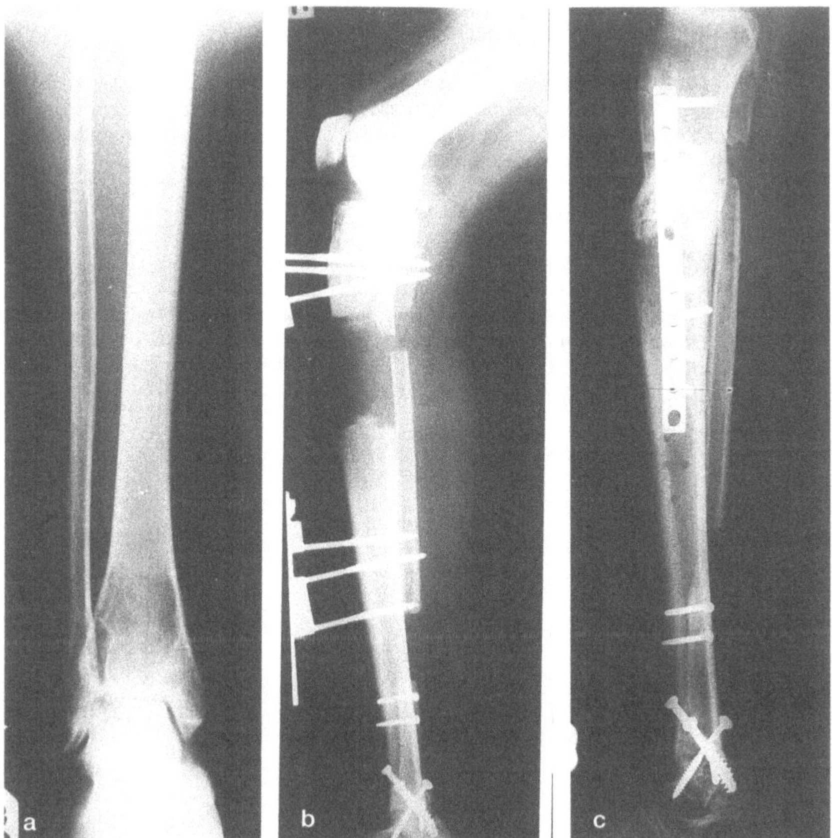

Abb. 2. **a** Rezidiv eines Riesenzelltumors, **b** Resektion der distalen Tibia, Arthrodese des oberen Sprunggelenks und Verlängerungsosteotomie im Bereich der proximalen Tibia. **c** Knöcherne Defektüberbrückung nach 7 Monaten

Fassen wir zusammen: Auch unter den Bedingungen der multimodalen Therapie sind große ablative Extremitätenoperationen in bestimmten Fällen unvermeidbar. Eine Erweiterung der Schultergürtelresektion auf die Thoraxwand oder der Hemipelvektomie auf angrenzende Organe erscheint nur äußerst selten sinnvoll. Die Resektion von Lungenmetastasen von Weichteil- und Knochensarkomen führt zu einer Fünfjahresüberlebensrate von 25 bis 30% [9, 10].

Literatur

1. Bell RS, O'Sullivan B, Liu FF, Powell J, Langer F, Fornasier VL, et al. (1989) The surgical margin in soft tissue sarcoma. J Bone Joint Surg (Am) 71:370–375
2. Brennan MF, Casper ES, Harrison LB, Shiu MH, Gaynor J, Hajdu SI (1991) The role of multimodality therapy in soft tissue sarcoma. Ann Surg 214:328–338
3. Enzinger FM, Weiss SW (1988) Soft tissue tumors, 2nd edition. Mosby, St. Louis
4. Gläser A (1974) Klinische Pathologie der Geschwülste, Band I, Mesenchymale Geschwülste, Geschwülste des peripheren und autonomen Nervensystems, Geschwülste des Skelett. Gustav Fischer, Stuttgart
5. Klaase JM, Kroon BB, Benckhuijsen C, van Geel AN, Albus-Lutter CE, Wieberdink J (1989) Results of regional isolation perfusion with cytostatics in patients with soft tissue tumors of the extremities. Cancer 64:616–621

6. Mandard AM, Petiot JF, Marnay J, Mandard JC, et al. (1989) Prognostic factors in soft tissue sarcomas. A multivariate analysis of 109 cases. Cancer 63:1437–1451
7. Pack GT, Ariel IM (1964) Tumors of the soft tissues and bone. New York Evanston London
8. Pack GT, Miller TR (1964) Exarticulation of the innominate bone and corresponding lower extremity (hemipelvectomy) for primary and metastatic cancer. J Bone Joint Surg 46-A:91–96
9. Pogrebniak HW, Poth JA, Steinberg SM, Rosenberg SA, Pasa HI (1991) Preoperative pulmonary resection in patients with metastatic soft tissue sarcoma. Ann Thorac Surg 52:197–203
10. Snyder CL, Saltzman DA, Ferrell KL, Thompson RC, Leonard AS (1991) A new approach to the resection of pulmonary osteosarcoma metastases. Results of aggressive metastasectomy. Clin Orthop 270:247–253
11. Stout AP, Lattes R (1967) Tumors of the soft tissues. Atlas of tumor pathology. Armed forces institute of pathology. Washington
12. Tomita K, Tsuchiya H (1989) Intermediate results and functional evaluation of limb-salvage surgery for osteosarcoma: An intergroup study in Japan. J Surg Oncol 41:71–76
13. Zornig C, Weh H-J, Krüll A, Schwarz R, Hilgert R-E, Schröder S (1992) Soft tissue sarcomas of the extremities and trunk in the adult. Langenbeck's Arch Chir 377:28–33

9. Abdominale multiviszerale Resektion beim Kolonkarzinom

F. Köckerling, P. Hermanek, N. Thom und F. P. Gall

Chirurgische Universitätsklinik, Maximiliansplatz 1, W-8520 Erlangen

Abdominal Multivisceral Resection in Colon Carcinoma

Summary. Multivisceral resection in combination with extended lymph node dissection is used in the surgical treatment of locally advanced colon carcinoma without distant metastases. This also applies to tumours with marked peritumorous inflammation in contact with neighbouring organs where an intraoperative diagnostic attempt could result in tumour seeding. The low mortality and complication rate following multivisceral resection justifies this concept. The 5-year survival rate following multivisceral resection in advanced colon carcinoma is over 80%.

Key words: Colon carcinoma – Multivisceral resection

Zusammenfassung. In der chirurgischen Therapie lokal fortgeschrittener Kolonkarzinome ohne Fernmetastasen kommen organüberschreitende multiviscerale Resektionen in Kombination mit erweiterten Lymphknotendissektionstechniken zur Anwendung. Das gilt auch für Tumoren mit ausgeprägter peritumoröser Entzündung und dadurch bedingtem Kontakt zu Nachbarorganen, da der Versuch einer intraoperativen Abklärung in vielen Fällen zu einem Tumoreinschnitt führen würde. Die niedrige Letalitäts- und Komplikationsrate nach solchen organüberschreitenden Resektionen bestätigen dieses Konzept. Die 5-JÜR nach kurativer multivisceraler Resektion beim fortgeschrittenen Kolonkarzinom liegt heute bei über 80%.

Schlüsselwörter: Kolonkarzinom – Multiviscerale Resektion

In der chirurgischen Therapie lokal fortgeschrittener Kolonkarzinome (T4) ohne Fernmetastasen kommen sowohl organüberschreitende Resektionstechniken, als auch eine erweiterte Lymphknotendissektion zur Anwendung. Nur so kann das Grundprinzip der klassischen Krebschirurgie, die Radikaloperation mit Entfernung des Primärtumors weit im Gesunden en-bloc mit seiner Lymphabflußregion realisiert werden (Gall, Hermanek, 1988). In dieses Konzept müssen auch zwangsläufig die pT3 Tumoren eingeschlossen werden, bei denen der Kontakt zu den Nachbarorganen durch eine massive peritumoröse Entzündung entstanden ist. Eine intraoperative Sicherung zum Ausschluß dieser peritumorösen Entzündung zur Einschränkung der Operationsausdehnung muß unterbleiben, da der Versuch der histologischen Abklärung durch Einschnitt in den Tumor zur Tumordissemination und Prognoseverschlechterung führt (Gall 1989). In der nachfolgenden Analyse soll überprüft werden, ob die Patienten von diesen erweiterten Resektionen profitieren.

Material, Methode und Ergebnisse

An der Chirurgischen Universitätsklinik Erlangen wurden vom 1.01.1969 bis 31.12.1988 4314 Patienten wegen eines kolorektalen Karzinoms behandelt. Davon wiesen 791 Patienten zum Zeitpunkt der Diagnosestellung kolorektales Karzinom bereits Fernmetastasen auf (18,3%).

Somit fanden sich bei 3523 Patienten zum Zeitpunkt der Primärtumordiagnose keine Fernmetastasen. Von diesen 3523 Patienten konnte bei 154 keine Primärtumorresektion erfolgen (4,4%). Betrachtet man jedoch verschiedene Untersuchungszeiträume, dann sank der Anteil der Patienten mit kolorektalem Karzinom ohne Fernmetastasen und ohne Tumorresektion im Beobachtungszeitraum 1984–1988 auf 2% ab. Somit erfolgte von 3523 Patienten ohne Fernmetastasen bei 3369 eine Tumorresektion. Da bei 296 Patienten keine ausreichende Dissektion des Lymphabflußgebietes vorgenommen wurde, haben wir nur 3073 von 3369 Tumorresektionen als radikal eingestuft. Von den 3073 radikalen Tumorresektionen wurden 245 als multiviscerale Resektion (8%) vorgenommen. In den verschiedenen Untersuchungszeiträumen ist ein Anstieg des Anteils multivisceraler Resektionen an den operierten kolorektalen Karzinomen auf 10,5% im Zeitraum 1984–1988 zu verzeichnen. Von den 245 multivisceralen Resektionen wurden 213 (87%) als kurative und 32 (13%) als palliative Tumorentfernung eingestuft. Bei den kolorektalen Tumorresektionen ohne Erweiterung liegt der Anteil der kurativen Resektionen bei 94% und der palliativen Resektionen bei 6%.

Von den 213 kurativ multivisceral resezierten kolorektalen Karzinomen befanden sich 81 (38%) im Rektum und 132 (62%) im Kolon (Tabelle 1). Bei den mitentfernten Organen bei kurativer multivisceraler Resektion von Kolonkarzinomen (n = 132) handelt es sich am häufigsten um den Dünndarm, die Harnblase, die Adnexen, die Bauchdecke, das Duodenum, den Magen und den Uterus (Tabelle 2). Die patho-histologische Aufarbeitung der en-bloc-Resektionspräparate ergab bei Lokalisation des Primärtumors im Colon sigmoideum in 46%, bei Lokalisation des Primärtumors im übrigen Kolon in 62% eine tatsächliche Tumorinfiltration in die Nachbarorgane (Tabelle 3). Vergleicht man die Tumorstadien der kurativ multivisceral resezierten kolorektalen Karzinome mit den kolorektalen Resektionen ohne Erweiterung (Tabelle 4), so findet sich bei der multivisceralen Resektion in 46% ein UICC-Stadium III, d.h. Vorhandensein von Lymphknotenmetastasen. Die Letalität organüberschreitender kolorektaler Resektionen liegt im letzten Beobachtungszeitraum nicht höher als bei kolorektalen Resektionen ohne Erweiterung (Tabelle 5). Betrachtet man die sonstigen postoperativen Komplikationen nach kurativer multivisceraler Resektion von Kolonkarzinomen, so liegt diese zwar bei 17%, die genauere Anlayse zeigt jedoch, daß darin auch ein nicht unerheblicher Anteil an Allgemeinkomplikationen eingeschlossen ist (Tabelle 6). Die 5-Jahresüberlebensrate nach kurativer multivisceraler Resektion von Kolonkarzinomen liegt über den gesamten Beobachtungszeitraum bei 66,1 ± 11,1% (Tabelle 7). Die Aufgliederung in verschiedene Untersuchungszeiträume ergibt für den letzten Beobachtungszeitraum 1984–1988 sogar eine 5-Jahresüberlebensrate von 89,8 ± 20,3%.

Diskussion

Fortgeschrittene kolorektale Karzinome (T4) dürfen nicht vorschnell als inoperabel oder inkurabel bezeichnet werden, da in den meisten Fällen (87%) eine kurative Resektion mit einer erstaunlich guten Prognose möglich ist. Zur Entfernung dieser Tumoren im Gesunden muß eine organüberschreitende Resektion ohne Eröffnung des Tumorblocks durchgeführt werden, obwohl nicht in jedem Fall tatsächlich eine Tumorinfiltration in die Nachbarorgane vorliegt, sondern zum Teil nur durch eine peritumoröse Entzündung ein Kontakt zu den Nachbarorganen besteht (Tabelle 3). Der intraoperative Versuch, eine peritumoröse Entzündung zur Einschränkung der Operationsausdehnung zu sichern, muß zwangsläufig in vielen Fällen durch Einschnitt in den Tumor zur Tumordissemination und Prognoseverschlechterung führen (Gall 1989). Weiterhin ist bei ca. 50% der fortgeschrittenen kolorekta-

Tabelle 1. Lokalisation der kurativ multiviszeral resezierten kolorektalen Karzinome (Mo). 1. 1. 1969–31. 12. 1988

Rektum	38 %	n = 81
Colon sigmoideum	38 %	
Colon descendens	3 %	
Flexura lienalis	4 %	
Colon transversum	6 %	n = 132
Flexura hepatica	3 %	
Colon ascendens	4 %	
Caecum	4 %	

Tabelle 2. Mitentfernte Organe bei kurativer multiviszeraler Resektion von Kolonkarzinomen (n = 132). 1. 1. 1969–31. 12. 1988

Uterus	n = 10
Adnexe	n = 18
Dünndarm	n = 55
Magen	n = 11
Pankreas	n = 7
Milz	n = 5
Duodenum	n = 11
Leber	n = 4
Harnblase	n = 31
Niere	n = 5
Samenblase	n = 5
Prostata	n = 1
Bauchdecke	n = 15
Zwerchfell	n = 2
Colon zusätzl.	n = 6
Gallenblase	n = 3
Summe	n = 189

Tabelle 3. Nachweis einer Tumorinfiltration der Nachbarorgane nach multiviszeraler Resektion von Kolonkarzinomen. 1. 1. 1969–31. 12. 1988

	Infiltration	Keine Infiltration
Colon sigmoideum	46%	54%
Übriges Colon	62%	38%

Tabelle 4. Tumorstadium kurativ resezierter kolorektaler Karzinome. 1. 1. 1969–31. 12. 1988

UICC-Stadium	Kolorektale Resektion	Multiviszerale Resektion
I	23,6 %	2 %
II	37,1 %	52 %
III	39,3 %	46 %

Tabelle 5. Letalität nach kurativer Resektion kolorektaler Karzinome. 1. 1. 1969–31. 12. 1988

Zeitraum	Kolorektale Resektion	Multiviszerale Resektion
1969–1977	7,1 %	20,0 %
1978–1983	4,9 %	7,0 %
1984–1988	3,0 %	2,0 %

Tabelle 6. Postoperative Komplikationen nach kurativer multiviszeraler Resektion von Kolonkarzinomen (n = 132). 1. 1. 1969–31. 12. 1988

1969–1977	1978–1983	1984–1988
n = 13/31	n = 14/58	n = 9/54
(42 %)	(24 %)	(17 %)
		Niereninsuffizienz
		Herzinsuffizienz
		Harnwegsinfekt
		Blasenatonie
		Sekundärheilung Bauchwunde
		Verschlußikterus
		Nachblutung, Peritonitis

Tabelle 7. Prognose nach kurativer multiviszeraler Resektion von Colonkarzinomen. Alterskorrigierte 5-Jahres-Überlebensraten nach Cutler und Ederer, postoperative Letalität nicht ausgeschlossen, 95% Vertrauensbereich

1969–1988	66,1 ± 11,1 %
1969–1977	42,1 ± 20,2 %
1978–1983	60,6 ± 17,0 %
1984–1988	89,8 ± 20,3 %

len Karzinome mit dem Vorhandensein von Lymphknotenmetastasen zu rechnen (Tabelle 4). Dementsprechend sollte beim fortgeschrittenen Kolonkarzinom die organüberschreitende Resektion immer mit einer erweiterten Lymphknotendissektion verbunden sein. Daraus ergibt sich auch das operationstaktische Vorgehen bei den multivisceralen Resektionen. Um eine ausreichende Mobilisation des Kolons entlang der Gerota'schen Faszie mit Darstellung der Gefäßstämme im Mesocolon erreichen zu können, muß zunächst die Resektion des infiltrierten Nachbarorgans erfolgen. Bei dem mitentfernten Organ handelt es sich im wesentlichen um den Dünndarm, die Harblase, die Adnexen, die Bauchdecke, das Duodenum, den Magen und den Uterus (Tabelle 2). Anschließend erfolgt die Kolonresektion mit der systematischen erweiterten Lymphknotendissektion in Abhängigkeit von der Primärtumorlokalisation nach den Empfehlungen von Gall und Hermanek (1988). Solche multivisceralen Resektionen mit erweiterter Lymphknotendissektionstechnik beim fortgeschrittenen kolorektalen Karzinom können heute mit einer Letalität von 2% vorgenommen werden (Tabelle 5). Dabei liegt die Letalität dann nicht höher als bei einer konventionellen kolorektalen Resektion. Die Prognose nach solchen kurativen multivisceralen Resektionen von fortgeschrittenen Kolonkarzinomen muß als exzellent bezeichnet werden. Liegt die alterskorrigierte 5-Jahresüberlebensrate im gesamten Beobachtungszeitraum bei 66,1 ± 11,1%, so verbesserten sich die Ergebnisse im letzten Beobachtungszeitraum 1984–1988 auf 89,8 ± 20,3% (Tabelle 7). Multivisceral operierten Patienten im UICC-Stadium II wiesen damit im Zeitraum 1984–1988 nahezu die gleiche Prognose wie Patienten mit gleichem Tumorstadium ohne erweiterte Resektion auf. Tendenziell läßt sich das auch für Patienten mit Lymphknotenmetastasen nachweisen.

Literatur

1. Gall FP (1989) Sollen beim Kolonkarzinom die Standardoperationen erweitert werden? In: Gall FP, Zirngibl H, Hermanek P (Hrsg) Das Kolorektale Karzinom. W. Zuckschwerdt-Verlag, München Bern Wien San Francisco
2. Gall FP, Hermanek P (1988) Die erweiterte Lymphknotendissektion beim Magen- und colorectalen Carcinom – Nutzen und Risiken. Chirurg 59:202–210

10. Pelvine multiviszerale Resektion aus der Sicht der Chirurgie

W. Hohenberger, N. Thom, P. Hermanek sen. und F. P. Gall

Klinik und Poliklinik für Chirurgie, Universität Regensburg, Franz-Josef-Strauß-Allee 11, W-8400 Regensburg

Pelvic Multivisceral Resection for Malignant Tumors

Summary. Even rectal carcinomas, carcinomas of the female genital tract, and retroperitoneal sarcomas of the pelvis with invasion of adjacent organs are potentially curable by extending the operation to the relevant structures. In the Surgical Department of the University of Erlangen, 1535 patients with a first diagnosis of rectal carcinoma were treated from 1978 to 1988. Among these patients, 97 multivisceral pelvic resections (patients with distant metastases exluded) were performed. True tumor invasion had occurred in 48%, the others were operated on for inflammatory adhesion. In 54 patients, the anal sphincter was preserved. Postoperative mortality was 7%. The 5-year survival of those patients with tumor invasion of adjacent organs and R0-resection ($n=26$) was 32%. Excluding the five patients with a tear or incision of the tumor ($n=5$), the 5-year survival of the remaining patients was 44%. One patient who was operated on for a leiomyosarcoma of the rectum with a multivisceral resection of the rectum, prostate, and urine bladder is still alive 9 years after the operation without recurrence. The history of this patient argues for pelvic exenteration also in males, if a R0 resection can be performed.

Key words: Rectal carcinoma – Multivisceral resection – Prognosis

Zusammenfassung. Auch bei organüberschreitend wachsenden Karzinomen des Rektums und der inneren weiblichen Genitale sowie bei retroperitonealen Weichteilsarkomen im kleinen Becken besteht durch Erweiterung der Operation und multiviszerale Resektion der betroffenen Organe Aussicht auf Heilung. Im Krankengut der Chirurgischen Universitätsklinik Erlangen der Jahre 1978–1988 wurden unter 1535 Neuerkrankungen an einem Rektumkarzinom 97 pelvine multiviszerale Resektionen (ohne Patienten mit Fernmetastasen) durchgeführt. In 48% handelte es sich um tatsächliche Tumorinfiltration, in den übrigen Fällen um entzündliche Adhäsion. Bei 54 Patienten konnte eine kontinenzerhaltende Resektion des Rektums durchgeführt werden. Die postoperative Letalität lag bei 7%. Die 5-Jahres-Überlebensrate der Patienten mit histologischem Befall der Nachbarorgane und R0-Resektion ($n=26$) lag bei 32%. Wenn man die 5 Patienten, bei denen es zu einem Einriß oder Schnitt in den Tumor gekommen war, ausklammert ($n=5$), so lag die 5-Jahres-Überlebensrate der übrigen Patienten bei 44%. Ein Patient, der wegen eines Leiomyosarkoms des Rektums durch multiviszerale Resektion von Rektum, Prostata und Blase behandelt worden war, lebt 9 Jahre nach der Operation rezidivfrei. Dies bestätigt, daß man auch bei Männern mit Infiltration der Prostata die pelvine Exenteration diskutieren muß, sofern man zu einer R0-Situation kommt.

Schlüsselwörter: Rektumkarzinom – multiviszerale Resektion – Prognose

Aus der Sicht des Chirurgen sind es vor allem die Rektumkarzinome und in einzelnen Fällen retroperitoneale Weichteilsarkome, die beim organüberschreitenden Wachstum nur durch multiviszerale Resektionen im kleinen Becken potentiell zu heilen sind. Daneben ist der Chirurg auch bei der hinteren Exenteration zur Behandlung von Ovarial-, Zervix- und Korpuskarzinomen des Uterus involviert (Tulusan et al. 1992).

1. Problemstellung

Am häufigsten stellt sich die Indikation zur pelvinen multiviszeralen Resektion beim Rektumkarzinom. Bei der Frau werden in den meisten Fällen die inneren Genitalien infiltriert, so daß die Ausweitung der Operation keine wesentlichen technischen Probleme bedingt und die Folgen des zusätzlichen Organverlustes im Hintergrund stehen. Schwieriger wird die Entscheidung bei Frauen im höheren Alter mit atrophiertem Uterus bzw. hysterektomierten Patientinnen sowie beim Mann, da in diesen Fällen beim Ausbruch des Karzinoms nach ventral das Trigonum vesicae bzw. die Prostata betroffen sind. In diesen Fällen sind die Folgen der notwendigen Operationserweiterung gravierender, so daß häufig Kompromisse in bezug auf Radikalität und damit natürlich auch auf Heilungschancen für den Patienten eingegangen werden.

Daß auch in diesen Fällen in der Ausdehnung der Operation mit Entfernung der befallenen Organe im Gesunden der richtige Ansatz zu sehen ist, kann durch die nachfolgenden Gesichtspunkte begründet werden:

1. Bei den zur Diskussion stehenden pT3- und pT4-Karzinomen haben nur einzelne Patienten eine Chance auf Heilung, wenn lokoregionär keine R0-Situation erreicht wird (Abb. 1). Anderenfalls haben jedoch diese Patienten eine 10-Jahres-Überlebenschance von etwa 50%.
2. Man könnte nun diskutieren, daß man in einem ersten Schritt zunächst die tatsächliche lokale Operabilität dahingehend überprüft, ob nicht doch durch einen begrenzten Eingriff der Tumor entfernt werden kann, d. h., daß der Tumor selbst freigelegt wird. In diesen Fällen geht man jedoch das Risiko ein, daß sich die Rate lokoregionärer Rezidive nach den Erfahrungen aus der Chirurgischen Universitätsklinik Erlangen der Jahre 1979 bis 1985 von 15,5% auf 38,5% erhöht, auch wenn man in einem zweiten Schritt schließlich den Eingriff zu einer R0-Resektion komplettiert. Das Auftreten lokoregionärer

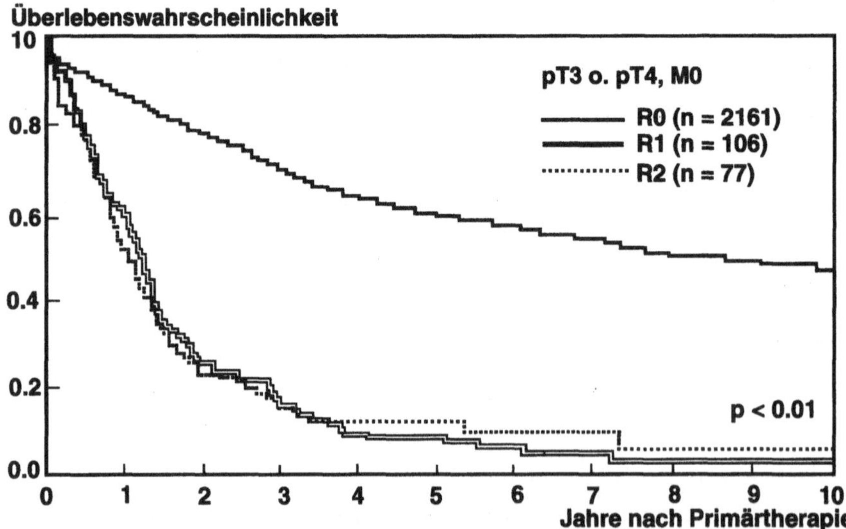

Abb. 1. Überlebensraten bei pT 3/4-Karzinomen des Rektums in Abhängigkeit von der R-Klassifikation (nur Patienten mit Tumorresektion, Chirurgische Universitätsklinik Erlangen 1978–1988)

Rezidive verschlechtert jedoch die 5-Jahres-Überlebensrate bei solchen Patienten von 85% auf 23% (Hohenberger und Hermanek 1989).

Diese Ergebnisse belegen klar, daß bei einem Karzinom des Rektums mit Infiltration der Prostata in breiter Front nur durch die pelvine Eviszeration Heilungschancen bestehen, sofern man zu einer R0-Situation kommt.

2. Patientengut

An der Chirurgischen Universitätsklinik Erlangen wurden in den Jahren 1978–1988 1535 Patienten wegen einer Neuerkrankung an einem Rektumkarzinom behandelt. In 93,6% wurde der Tumor reseziert (Tabelle 1).

Von den 98 Patienten, bei denen keine Tumorresektion mehr erfolgte, wiesen 50 Fernmetastasen auf, so daß letztlich in lediglich 3,1% (n=48, Patienten ohne Fernmetastasen) aus ausschließlich lokoregionären Gründen (sowie in einzelnen Fällen auch aus Gesichtspunkten der allgemeinen Operabilität) auf eine Resektion verzichtet wurde, d. h., daß die Resektionsmöglichkeiten weitestgehend ausgeschöpft wurden. Sicherlich sind in letzterer Gruppe auch einzelne Patienten enthalten, bei denen man durch eine pelvine multiviszerale Resektion die Entfernung des Tumors erreicht hätte, wobei aber mehrheitlich bei Männern auf diesen Eingriff wegen der dadurch bedingten Verstümmelung und den gering eingeschätzten Heilungschancen auf eine Resektion verzichtet wurde.

3. Ergebnisse

Unter den 1437 Tumorresektionen wurden 147 multiviszerale Resektionen durchgeführt, hierunter 97 ausschließlich wegen lokoregionärer Tumorausbreitung (Tabelle 2).

Bei 43 Patienten wurden simultan Fernmetastasen und bei weiteren 7 neben der Simultanresektion von Fernmetastasen eine pelvine multiviszerale Resektion durchgeführt. Daß wir uns bei Frauen häufiger zu diesem Eingriff entschlossen und diese Operation bei Männern öfter gescheut haben, zeigt die Tatsache, daß der Anteil der Frauen unter den Patienten mit pelvinen multiviszeralen Resektionen fast doppelt so hoch ist im Vergleich zu den übrigen resezierten Patienten (Anteil der weiblichen Patienten an den pelvinen multiviszeralen Resektionen 61/97 entsprechend 63%, an den übrigen Tumorresektionen 451/1340 entsprechend 33,7%). Um die Indikation zur pelvinen Operationsausweitung zu überprüfen, soll im folgenden nur das Krankengut mit ausschließlich pelviner multiviszeraler Resektion analysiert werden.

Am häufigsten wurden die inneren weiblichen Genitalien in die Operationsausweitung einbezogen (Tabelle 3).

Bei 8 Patienten wurden Anteile der Prostata reseziert oder in einem Fall auch eine Zystoprostatektomie vorgenommen. Da intraoperativ der Chirurg nicht entscheiden kann, ob es sich ausschließlich um eine durch Entzündung bedingte Adhäsion oder um tatsächliche Tumorinfiltration handelt, andererseits aber die vorgängige Überprüfung des tatsächli-

Tabelle 1. Neuerkrankungen an einem Rektumkarzinom der Chirurgischen Universitätsklinik Erlangen 1978–1988 (n=1535)

– keine Tumorresektion	n= 98	(6,4%)
– Tumorresektion	n=1437	(93,6%)
R0	n=1184	(77,1%)
R1	n= 49	(3,2%)
R2	n= 194	(12,6%)
RX	n= 10	(0,7%)

Tabelle 2. Multiviszerale Resektionen beim Rektumkarzinom (n=147/1437) (Chirurgische Universitätsklinik Erlangen 1978–1988, Neuerkrankungen)

– nur wegen Fernmetastasen	n = 43	(29,3%)
– wegen Fernmetastasen und lokoregionärer Tumorausbreitung	n = 7	(4,8%)
– nur wegen lokoregionärer Tumorausbreitung	n = 97	(66,0%)

Tabelle 3. Auflistung der entfernten Organe (n = 135) im Rahmen pelviner multiviszeraler Resektionen bei 97 Patienten (Chirurgische Universitätsklinik Erlangen 1978–1988, Neuerkrankungen)

Uterus ± Adnexe	41	30,4%
Adnexe	9	6,7%
Vagina	10	7,4%
Harnblase	15	11,1%
Prostata	8	5,9%
Samenblase, Samenstrang	20	14,8%
Ureter	3	2,2%
Niere	3	2,2%
Dünndarm	13	9,6%
Appendix	9	6,7%
rechtes Kolon	1	0,7%
Kreuzbein, Steißbein	3	2,2%

chen Sachverhaltes durch Ablösen der in Kontakt stehenden Organe zu einer wesentlichen Prognoseverschlechterung führt, muß man in Kauf nehmen, daß lediglich in etwa jedem zweiten Fall eine tatsächliche Tumorinfiltration vorliegt (tatsächliche Tumorinfiltration bei 47/97 Patienten entsprechend 48%).

In 32% der pelvinen multiviszeralen Resektionen traten postoperativ schwerwiegende chirurgische Komplikationen auf (z. B. Bauchdeckenabszeß, Ileus etc.) (Tabelle 4).

54 Patienten wurden kontinenzerhaltend reseziert, hiervon entwickelten 3 Anastomoseninsuffizienzen. 7 Patienten verstarben postoperativ, hiervon 3 wegen chirurgischer Komplikationen. Ähnliche Ergebnisse werden in der Literatur mitgeteilt, wobei in fast allen Berichten multiviszerale Resektionen bei Kolonkarzinomen einbezogen sind (Tabelle 5).

Im eigenen Krankengut betrug die alterskorrigierte 5-Jahres-Überlebensrate unter Ausschluß der postoperativen Letalität nach R0-Resektion 49%. Wenn man die Patienten herausnimmt mit tatsächlichem histologischen Befall der Nachbarorgane (n = 26), so beträgt die 5-Jahres-Überlebensrate 32%. Bei 5 Patienten war es zu einem Einriß oder zu einem Schnitt durch den Tumor gekommen. Wenn man diese Patienten ausschließt, so beträgt die alterskorrigierte 5-Jahres-Überlebensrate der pelvinen multiviszeralen R0-Resektion organüberschreitend wachsender Rektumkarzinome ohne Fernmetastasen und R0 44% (Tabelle 6).

Die in der Literatur mitgeteilten Überlebensraten sind in Tabelle 7 dargestellt.

Tabelle 4. Postoperative Komplikationen bei 97 Patienten bei pelvinen multiviszeralen Resektionen wegen eines Rektumkarzinoms (Chirurgische Universitätsklinik Erlangen 1978–1988, Neuerkrankungen)

– Chirurgische Komplikationen	31/96*	32%
davon Anastomoseninsuffizienz	3/54	6%
– Nichtchirurgische Komplikationen	6/96*	6%
– Postoperativ verstorben	7/97	7%

* fehlende Angaben bei 1 Patienten

Tabelle 5. Postoperative Letalität nach multiviszeralen Resektionen kolorektaler Karzinome in der Literatur

Autor	Patientenzahl	Letalität
Montesani et al. 1991	n = 8	0%*
Jeekel 1987	n = 13	3%*
Reiner et al. 1987	n = 155	3%*
Heslov et al. 1988	n = 32	5%*
Eisenberg et al. 1990	n = 38	1,7–13%*

* Kolonkarzinom eingeschlossen

Tabelle 6. Prognose nach pelviner multiviszeraler R0-Resektion beim Rektumkarzinom (Chirurgische Universitätsklinik Erlangen 1978–1988, Neuerkrankungen, ohne postoperative Todesfälle, alterskorrigierte Überlebensrate mit doppelter Standardabweichung entsprechend 95%-Vertrauensbereich, berechnet nach Kaplan-Meier)

	5-Jahres-Überlebensrate
Alle Patienten (n = 70)	49 ± 16%
Patienten mit histologischem Befall der Nachbarorgane (n = 26)	32 ± 23%
davon ohne Einriß in/Schnitt durch Tumor (n = 21)	44 ± 26%

Tabelle 7. Überlebensraten multiviszeraler Resektionen kolorektaler Karzinome in der Literatur

Autor	Patientenzahl	5-Jahres-Überlebensrate
MacGillivray et al.	50	40%*
Montesani et al.	38	30%*
Crucitti et al.	102	57%*
Heslov et al.	22	0%*
Reiner et al.	215	35%*
Egghart et al.	10	0%
Jatzko et al.	22	36%*⁺

* Kolonkarzinom eingeschlossen
⁺ 2-Jahres-Überlebensrate

4. Konsequenzen für die Behandlung organüberschreitend wachsender maligner Tumoren im kleinen Becken

Am Beispiel der Rektumkarzinome läßt sich zeigen, daß sich auch bei organüberschreitend wachsenden Tumoren im kleinen Becken mit Infiltration von Nachbarorganen beachtliche Heilungsergebnisse erzielen lassen, wenn kein Residualtumor verbleibt (R0-Resektion). Bei Männern mit Infiltration der Prostata oder des Trigonum vesicae besteht die mentale Barriere, einen für sie verstümmelnden Eingriff mit Erweiterung der Operation um die Zystoprostatektomie und allen sich daraus ergebenden Konsequenzen vorzunehmen. Dies ist jedoch die einzig rationale Konsequenz, wenn man auch in dieser Situation die Aussicht auf Heilung erwirken will. Daß derartige Erfolge nicht nur durch nüchterne statistische Zahlen zu belegen sind, mag vielleicht der Fall eines Patienten belegen, der 1982 in der Chirurgischen Universitätsklinik Erlangen wegen eines Leiomyosarkoms des Rektums mit histologisch bestätigter Infiltration der Prostata nach vorgängiger Chemotherapie exenteriert wurde und der nach zwischenzeitlich 9 Jahren rezidivfrei lebt.

Eine wichtige Beobachtung ist auch die Tatsache, daß der Anteil der aus lokalen Gründen (R1,2; keine Fernmetastasen) palliativen Operationen unter den pelvinen multiviszeralen Resektionen 28% (27/97) betrug im Vergleich zu 16,0% (206/1290) bei Resektionen ohne tumorbedingter Erweiterung im übrigen Krankengut. Da eventuell durch präoperative Radio-Chemotherapie der Anteil palliativer Resektionen vermindert werden kann, sollte bei einer zu erwartenden Operationsausweitung die präoperative Radio-Chemotherapie diskutiert werden, da uns deren Effizienz inzwischen bekannt ist. Es ist jedoch nicht geklärt, inwieweit durch derartige Remissionen eine Verbesserung der Langzeitprognose zu erreichen ist, so daß zu dieser Fragestellung Studien erforderlich sind.

Literatur

Crucitti F, Sofo L, Doglietto GB, Bellantone R, Ratto C, Bossola M, Crucitti A (1991) Prognostic factors in colorectal cancer: Current status and new trends. J Surg Oncol Suppl 2:76–82

Egghart G, Schuster A, Hautmann R (1990) Urologische Aspekte nichturologischer Tumoren im kleinen Becken. Urologe 29:265–271

Eisenberg SB, Kraybill WG, Lopez MJ (1990) Long-term results of surgical resection of locally advanced colorectal carcinoma. Surgery 108:779–786

Heslov SF, Frost DB (1988) Extended resection for primary colorectal carcinoma involving adjacent organs or structures. Cancer 62:1637–1640

Hohenberger W, Hermanek P (1989) Weite des aboralen Sicherheitsabstandes bei anteriorer Rektumresektion. in: Gall FP, Zirngibl H, Hermanek P (Hrsg) Das kolorektale Karzinom. Kontroverse Fragen, neue Ergebnisse. Zuckschwerdt W, München Bern Wien San Francisco, 161–174

Jatzko G, Wette V, Müller M, Lisborg P, Klimpfinger M, Denk H (1991) Simultaneous resection of colorectal carcinoma and synchronous liver metastases in a district hospital. Int J Colorect Dis 6:111–114

Jeekel J (1987) Can radial surgery improve survival in colorectal cancer? World J Surg 11:412–417

MacGillivray DC, Swartz SE, Robinson AM, Cruess DF, Smith LE (1991) Adenocarcinoma of the colon and rectum in patients less than 40 years of age. Surgery, Gnyecology & Obstetrics 172:1–7

Montesani C, Ribotta G, De Milito R, Pronio A, D'Amato A, Narilli P, Jaus M (1991) Extended resection in the treatment of colorectal cancer. Int J Colorect Dis 6:161–164

Reiner G, Teleky B, Wunderlich M, Schiessel R (1987) Die Organerweiterung bei der Resektion colorectaler Carcinome. Langenbecks Arch Chir 371:281–290

Tulusan AH, Di Paolo M, Bühner M (1992) Some reflections upon treatment for recurrent cervical and vulneral cancer. J Cancer Res Clin Oncol 110 (Suppl):155

11. Pelvine multiviszerale Resektion aus der Sicht der Gynäkologie

P.G. Knapstein, R. Hohenfellner, T. Junginger, S.O. Hoffmann, M. Höckel und S. Hawighorst

Universitäts-Frauenklinik, Langenbeckstraße 1, W-6500 Mainz

Gynecologic Aspects of Pelvic Exenteration

Summary. The pelvic exenteration procedure must be considered a multimodal therapeutic concept from a humanistic-medical point of view. Careful patient selection, radical resection of all tumor-infiltrated organs, complete interdisciplinary organ reconstruction, and optimal perioperative management including full psychosomatic rehabilitation are mandatory. This concept should only be realized in medical centers with highly sophisticated infrastructures.

Key words: Tumor surgery – Pelvic exenteration – Gynecologic oncology

Zusammenfassung. Die multiviszerale Beckenresektion ist ein multimodales Behandlungskonzept unter ganzheitlich medizinischen Aspekten. Besondere Bedeutung kommt der sorgfältig abwägenden Indikationsstellung und der Patientenselektion zu. In der Organablation sollten keine Kompromisse an die Radikalität eingegangen werden. Der optimale anatomische und funktionelle Organersatz ist durch interdisziplinäre Kooperation der herausgeforderten chirurgischen Teilgebiete anzustreben. Unverzichtbar ist das intensiv-medizinische perioperative Management unter Einbeziehung einer weitgefaßten psychosomatische Betreuung. Dieses Konzept kann nur an Zentren mit entsprechender Infrastruktur verwirklicht werden.

Schlüsselwörter: Tumorchirurgie – Beckenviszeration – Exenteration – Gynäkologische Onkologie

Indikation/Patientenselektion

Die Klassische *Indikation* zur pelvinen multiviszeralen Resektion (PMR) in der Gynäkologie ist das *primäre*, fortgeschrittene Karzinom der Vulva, der Scheide, des Uterus oder des Ovars mit Befall der Blase und/oder des Rektums ohne Fernmetastasen. Diese Fälle sind jedoch relativ selten. Meist stellt sich die Indikation beim *zentralen Rezidiv* (ohne Beckenwandbeteiligung) von operativ und strahlen- bzw. chemotherapeutisch ausbehandelten Malignomen des kleinen Beckens.

Für die endgültige *Patientenselektion* zu dem höchst traumatisierenden Eingriff muß das perioperative Risiko sorgfältig gegen den Allgemeinzustand der Patientin, die Prognose der Tumorerkrankung, den Leidensdruck und die Motivation sowie die bestehende soziale Unterstützung (Lebenspartner und Familie) abgewogen werden.

Das *Ziel* der Operation ist zunächst *kurativ*. Droht der Patientin die Ausbildung einer Kloake – für jede Frau ein unerträglicher Zustand – dann kann die Indikation jedoch auch *palliativ* gestellt werden, um die Lebensqualität in der verbliebenen Zeitspanne aufrecht zu erhalten. In solchen Fällen sollte die Überlebenwahrscheinlichkeit mindestens 12 Monate betragen. Fernmetastasen sind Kontraindikationen.

Bisher galt ein Tumor, der die Beckenwand mitbefallen hat, als Ausschlußkriterium zur PMR. Durch multimodale Ansätze eröffnen sich jedoch heute auch in solchen Fällen neue therapeutische Möglichkeiten (s. unten).

Operative Technik: Organresektion

Die operative Technik umfaßt 2 Phasen:

In der *ablativen* wird das Genitale en bloc mit dem gesamten Beckenbindegewebe, den Lymphknoten und den tumorbefallenen Nachbarorganen abgesetzt. Je nach Umfang der Resektion handelt es sich um eine vordere (Abb. 1), um eine hintere, um eine totale oder um eine erweitert totale Exenteration (inneres Genitale, Harnblase, befallenes Rektum- oder Sigmasegment zusammen mit der Vulva infralevatorisch). Es dürfen keine Kompromisse hinsichtlich der Radikalität der Resektion eingegangen werden. Vor allem nach vorangegangener Bestrahlung des kleinen Beckens ist es nicht möglich, präoperativ mit den bildgebenden Verfahren eine Tumorinfiltration der dem Genitale anhängenden Nachbarorgane auszuschließen, noch kann dies intraoperativ sicher entschieden werden (Abb. 1).

Die Organresektion führt der Gynäkologe durch. Die Operationszeit beträgt etwa 4 Stunden, der Blutverlust etwa 1000 ml.

Operative Technik: Organrekonstruktion

Die operationstechnischen Fortschritte der einzelnen chirurgischen Teilgebiete in den letzten 10 Jahren erlauben heute auch in schwierigsten Situationen eine befriedigende funktionelle und anatomische Wiederherstellung der entfernten Organe. Diese erfolgt interdisziplinär, wobei die Experten im Zusammenwirken ihr Können der einzelnen Patientin zugute kommen lassen.

Durch moderne Anastomosetechniken läßt sich in der Regel die *Darmkontinuität* wiederherstellen. Nur bei infralevatorischer Rektumresektion läßt sich die terminale Kolostomie nicht vermeiden. Schwierige Anastomosen sollten vom Abdominalchirurgen durchgeführt werden.

Zur Anlage einer *Neovagina* verwenden wir günstigenfalls ein gut durchblutetes Segment des Sigma. Die funktionellen Spätergebnisse sind gut. Nach hoher Strahlenbelastung des kleinen Beckens kann es allerdings zur sekundären Schrumpfung durch die postaktinische Fibrose kommen.

Den anspruchvollsten Teil der Wiederherstellung übernimmt der Urologe bei der Anlage einer *kontinenten Harnableitung*. Nach totaler Exenteration wird aus dem terminalen Ileum, dem Zoekum und dem unteren Teil des Colon ascendens ein Niederdruck-Reservoir für etwa 800 bis 1000 ml Urin gebildet. Der efferente, kontinente Nippel wird in den Nabel eingepflanzt, so daß die Patientin sich alle 4 bis 6 Stunden selbst katheterisieren kann. In der Zwischenzeit bleibt sie trocken, ein Klebebeutel wird vermieden (Abb. 2 und 3). Es handelt sich dabei um den sog. „Mainz-pouch I“ nach Hohenfellner [1]. Wir sehen mit dieser Technik ausgezeichnete Ergebnisse; die Komplikationsrate ist relativ gering.

Nach vorderer Exenteration und ohne Vorbestrahlung des kleinen Beckens erfährt in den letzten 2 Jahren die Einpflanzung der Ureteren in das intakte Rektum mit Ausbildung eines inneren Niederdruck-Reservoirs eine Wiedergeburt. Auch diese Technik ist durch Hohenfellner und Mitarbeiter entwickelt worden [2].

Nur bei ausgeprägter Strahlenschädigung des Dickdarms muß sich die Patientin mit einem Ileum-Conduit und nassem Stoma begnügen.

Basierend auf den Erfahrungen der plastischen Chirurgie konnten verschiedene myocutane Lappentechniken zur Wiederherstellung der *Vulva* durch die Gynäkologen entwickelt werden [3]. Zur Gefäßversorgung entsprechender Hautareale bei verschiedenen Indikatio-

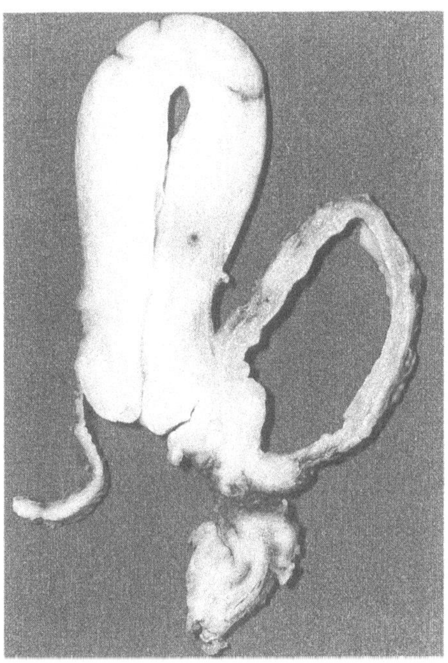

Abb. 1. Makroskopisches Großflächenschnittpräparat einer vorderen Exentration bei lokoregionärer Progression eines strahlen- und chemotherapeutisch ausbehandelten Vaginalkarzinoms, mikroskopisch mit Infiltration des Blasenbodens (32jährige Patientin)

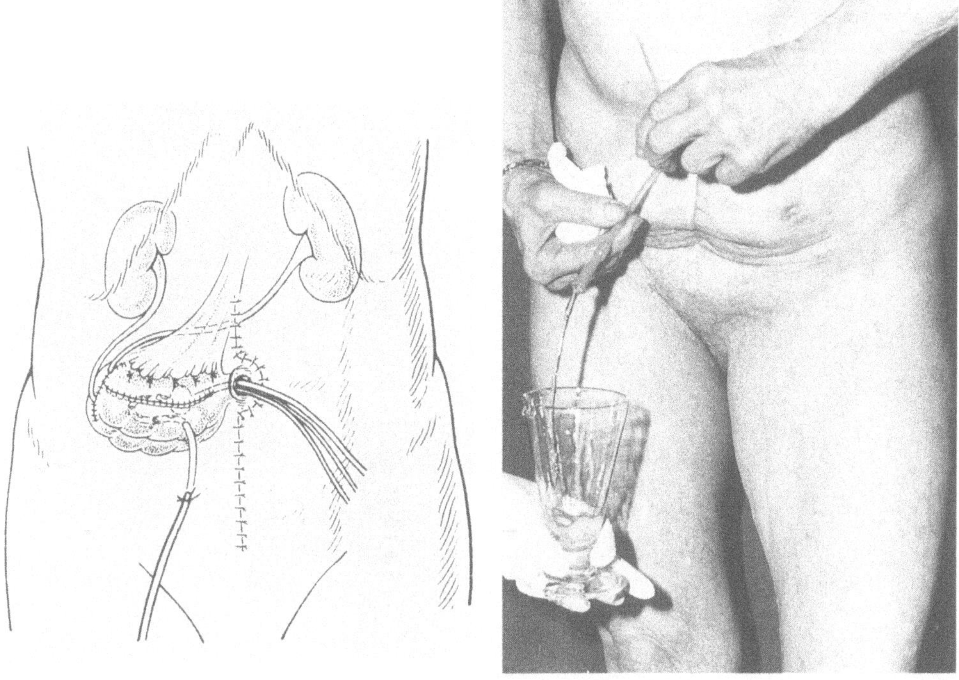

Abb. 2. (*Links*) Neoblase aus terminalem Ileum, Zoekum und unterem Colon ascendens mit kontinentem Nabel-Stoma (Mainz-pouch I nach Hohenfellner)

Abb. 3. (*Rechts*) 74jährige Patientin, 2 Jahre nach vorderer Exenteration, die sich durch den Nabel selbst katheterisiert

nen verwenden wir dabei entweder den M. rectus abdominis, den M. tensor fasciae latae oder den M. glutaeus maximus. Ein Beispiel ist in den Abbildungen 4 bis 6 wiedergegeben. Die rekonstruktive Operationsphase kann nach der ablativen nochmals 6 bis 10 Stunden dauern.

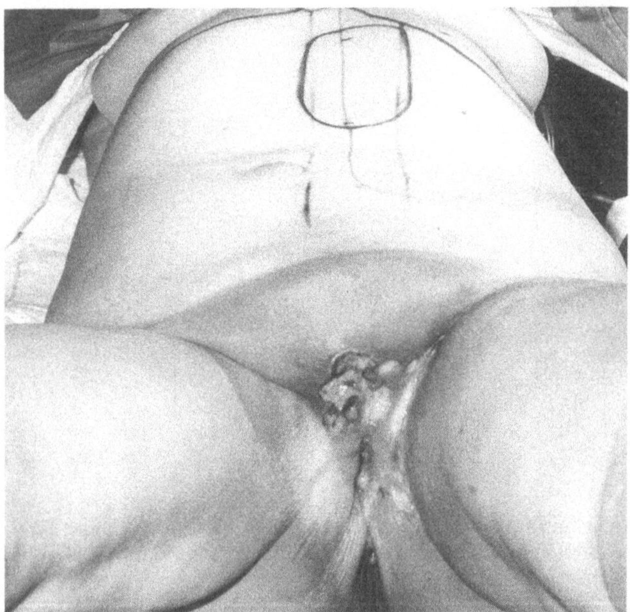

Abb. 4. Ausgangssituation bei einer 43jährigen Frau, 9 Jahre nach hochdosierter Strahlentherapie (60 Gy) eines ventralen Vulva-Karzinoms. Reiner Strahlenschaden der Vulva und der Blase ohne Tumorrezidiv

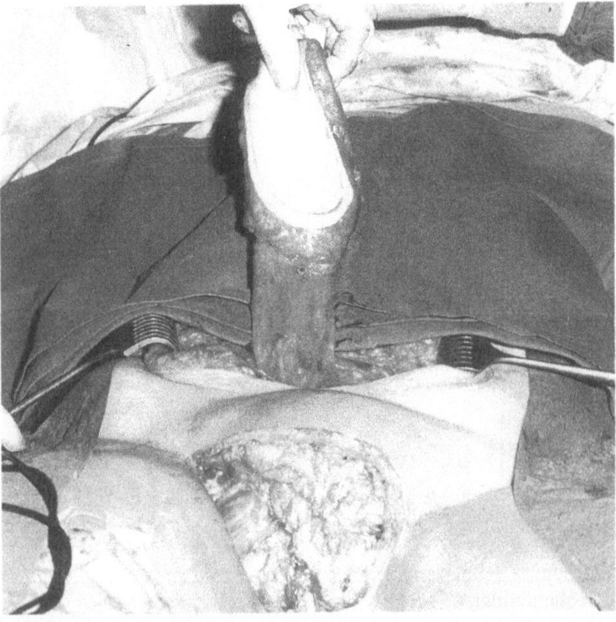

Abb. 5. Das nekrotische Gewebe der Vulva und des Mons pubis ist reseziert. Zur Defektabdeckung wird eine Hautinsel aus dem Epigastrium mobilisiert, die am M. rectus abdominis gestielt bleibt

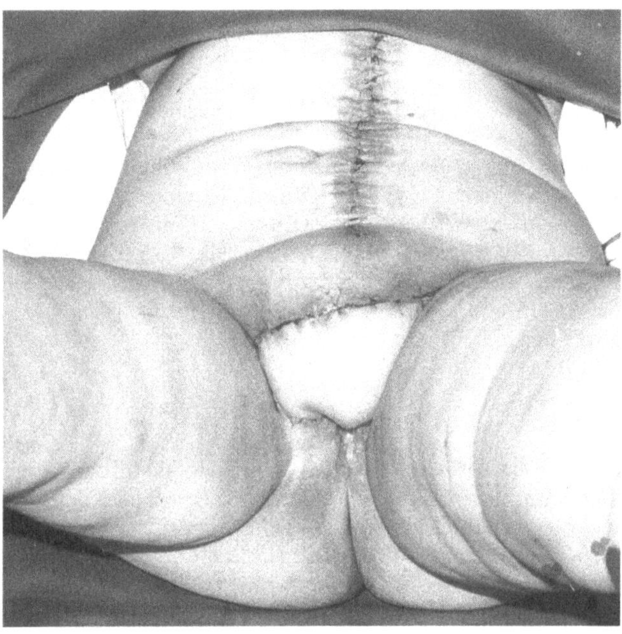

Abb. 6. Ergebnis am 12. postoperativen Tag. Gleichzeitig wurde ein Mainz-pouch I angelegt wegen bestehender absoluter Harninkontinenz der Strahlenblase. Völlige Beschwerdefreiheit der Patientin

Malignome mit Beckenwandbeteiligung

Bisher konnten primäre oder rezidivierende Malignome, die die Beckenwand infiltrieren, nicht oder kaum therapeutisch angegangen werden. Kombinierte chirurgische, chemo- und strahlentherapeutische Konzepte eröffnen jedoch auch hier neue Möglichkeiten.

Um überhaupt oder um eine bessere Operabilität zu erreichen, versucht man zunächst das Tumorvolumen präoperativ durch eine systemische („neoadjuvante") Chemotherapie (Carboplatin mit Ifosfamid) bzw. durch eine kombinierte Chemo(Carboplatin)-Strahlentherapie zu verkleinern. Wenn es gelingt, den Tumor an der Beckenwand bis auf eine höchstens 2 mm dicke Schicht zu resezieren, dann läßt sich die lokale Kontrolle dadurch mit recht gutem Erfolg erzielen, daß man im Tumorbett 4 bis 6 Kunststoffhülsen fixiert, die durch die Haut nach Außen geleitet werden und als Führungsschienen für die postoperative After-loading-Behandlung dienen. Im kleinen Becken werden diese Führungshülsen durch einen deepithelisierten myocutanen, am M. rectus abdominis gestielten Hautinsellappen, darüber noch mit dem großen Netz abgedeckt. Dadurch erreicht man einmal eine Reoxigenierung des Tumorbettes, zum anderen werden die zu schützenden Hohlorgane des kleinen Beckens von der Strahlenquelle in genügendem Abstand gehalten. Kleinvolumige Strahlendosen von bis zu 90 Gy können nach diesem Verfahren nochmals auf das Tumorbett appliziert werden. Die Methode wurde in den letzten 3 Jahren an unserer Klinik entwickelt, mit ermutigenden ersten Ergebnissen (Höckel, 1992, [4]).

Perioperatives Management

Die perioperative Mortalität dieser ultraradikalen Eingriffe liegt heute bei 5% [5–7]. Voraussetzung dafür ist ein optimales intensiv-medizinisches Management prä-, intra- und postoperativ.

In den letzten Jahren haben wir gelernt, daß hierbei auch eine intensive psychosmatische Betreuung der Patientin von seiten der Ärzte und des Pflegepersonals von entscheidender Bedeutung ist. Je intensiver diese Betreuung durch professionelle Kräfte betrieben wird, zu der auch eine umfassende Aufklärung und die Einbeziehung des Lebenspartners und der Familie der Patientin gehört, um so besser gelingt die Verarbeitung der Krankheit und der Operation mit ihren Folgezuständen, und um so rascher erfolgt die vollständige Rehabilitation. An unserer Klinik beschäftigen sich damit 2 Gynäkologinnen, die eine Zusatzausbildung in Psychotherapie und Psychoanalyse erworben haben. Ein eigenes Forschungsprogramm zusammen mit der Klinik für Psychosomatik untersucht das Angsterleben der Patientinnen, ihre Abwehrmechanismen, ihre Krankheitsbewältigung, ihr Körpererleben, ihre Partnerschaftsbeziehungen, die Lebensqualität nach Exenteration und die soziale Unterstützung durch die gesamte Umgebung.

Eigene Ergebnisse

An der Mainzer Klinik wurden in den Jahren 1967 bis 1983 insgesamt 108 Patientinnen einer partiellen oder totalen Exenteration unterzogen. Die rezidivfreie 3-Jahres-Überlebensrate betrug 54% bei Patientinnen, die nicht vorbestrahlt waren, 33% bei Frauen, die vorbestrahlt waren, insgesamt 39,8% [8]. Durch die hervorragende Zusammenarbeit der Frauenklinik mit der Urologischen und der Chirurgischen Klinik führen wir derzeit pro Jahr zwischen 20 und 25 Exenterationen mit kurativer und mit palliativer Zielsetzung durch. Von 61 Patientinnen, die von März 1989 bis Februar 1992 operiert wurden, sind noch 25 (41%) rezidivfrei und erfreuen sich einer guten Lebensqualität. 17 Patientinnen sind am Tumorleiden verstorben, 13 leben unter Progression, bei 5 weiteren beträgt die Nachbeobachtungszeit nur 3 Monate.

1 Patientin ist perioperativ verstorben: eine 84jährige Frau mit hinterer Exenteration bei rezidivierendem Vulvakarzinom an einer generalisierten Peritonitis.

Literatur

1. Thüroff JW, Alken P, Riedmüller H, Engelmann U, Jacobi G, Hohenfellner R (1986) The Mainz-pouch (mixed augmentation ileum and coecum) for bladder augmentation and continent diversion. J Urol 136:17–25
2. Hohenfellner R, Wammak T (1992) Mainz-pouch II. Der Urologe, im Druck
3. Knapstein PG, Friedberg V, Sevin BU (Eds) (1990) Reconstructive surgery in gynecology. Thieme, Stuttgart
4. Höckel M, Knapstein PG (1992) CORT of recurrent tumors infiltrating the pelvic wall: First experience with 18 patients. Gynecol Oncol, im Druck
5. Morley GW, Lindenauer SM (1976) Pelvic exenterative therapy for gynecologic malignancy. Cancer 38:581–586
6. Symmonds RE, Pratt JH, Webb MJ (1975) Exenterative operations: Experience with 198 patients. Am J Obstet Gynecol 121:907–918
7. Kraybill WG, Lopez MJ, Bricker EM (1988) Total pelvic exenteration as a therapeutic option in advanced malignant disease of the pelvic. Surg Gynecol Obstet 166:259–263
8. Friedberg V (1991) Ergebnisse von 108 Exenterationspatientinnen bei fortgeschrittenen gynäkologischen Karzinomen. Geburtsh Frauenheilk 49:423–427

12. Pelvine multiviscerale Resektion aus der Sicht der Urologie

H. Huland, Berlin

(Manuskript bis Redaktionsschluß nicht eingegangen)

13. Multiviszerale Resektion beim kolorektalen Karzinom – Erfahrungen der SGKRK-Studie *

P. Hermanek

Klinik und Poliklinik für Chirurgie, Universität Regensburg, Franz-Josef-Strauß-Allee 11, W-8400 Regensburg

Extended Multivisceral Resection for Colorectal Carcinoma: Experiences of the SGCRC Study Group

Summary. Between 1984 and 1986, 2341 patients with colorectal carcinoma from 7 German institutions entered the colorectal carcinoma study group (SGCRC). In 197 of 2053 patients with radical resections, the operation was extended by multivisceral resection. The two groups of patients were comparable in age, preoperative risk factors, postoperative morbidity, and mortality. Long-term results showed no statistically significant difference in survival according to the 5-year survival rates, calculated by the actuarial method when curative resections in UICC stage II and III were compared. After curative resection (R0), the presence or absence of intraoperative tumor-cell dissemination could be identified as a significant prognostic factor. The analysis of T4 tumors without distant metastases or serosal penetration showed a significant correlation between the percentage of patients treated by R0 resection and long-term survival in the different participating institutions.

Key words: Colorectal carcinoma – Extended resections – Long-term results

Zusammenfassung. Zwischen 1984 und 1986 wurden im Rahmen der Studiengruppe Kolorektales Karzinom (SGKRK) 2341 Patienten auslesefrei prospektiv erfaßt. Bei den 2053 Patienten mit radikaler Resektion erfolgte bei 197 Patienten eine Operationserweiterung wegen Infiltration von Nachbarorganen im Sinne einer multiviszeralen Resektion. Beide Gruppen waren in bezug auf das Lebensalter der Patienten, das Vorhandensein gravierender präoperativer Risikofaktoren, sowie der postoperativen Morbidität und Letalität vergleichbar. Nach R0-Resektion war die stadienabhängige Prognose beider Gruppen nicht unterschiedlich, in der Gruppe der multiviszeralen Resektionen zeigte sich die intraoperative Tumorzelldissemination trotz Erreichens einer R0-Situation als signifikanter Faktor im Sinne einer Prognoseverschlechterung. Die Bedeutung eines aggressiven chirurgischen Vorgehens bei T4-Tumoren ohne Fernmetastasierung oder Seroserinfiltration verdeutlicht die positive Korrelation zwischen der Rate an R0-Resektionen, die nur durch multiviszerale Resektion ermöglicht werden und der Überlebensrate bei getrennter Analyse der beteiligten Kliniken.

Schlüsselwörter: Kolorektales Karzinom – multiviszerale Resektion – Überlebensraten

* Mit Unterstützung durch das Bundesministerium für Forschung und Technologie (Kennzeichen 0701910-9 und A9)

Neben den limitierten Verfahren ohne regionäre Lymphknotendissektion haben in den letzten Jahren die multiviszeralen Resektionen das Spektrum der Behandlungsmöglichkeiten kolorektaler Karzinome bereichert (Eisenberg et al. 1990, Gall et al. 1985, Heslov and Frost 1988). Die Technik der multiviszeralen Resektionen spielt neben der kolorektalen Karzinomchirurgie bei der Therapie urologischer (Egghardt et al. 1990) und gynäkologischer Malignome (Skinner and Sherrod 1990) eine Rolle. Ziel multiviszeraler Resektionen in der kolorektalen Karzinomchirurgie ist es, bei lokal fortgeschrittenen Karzinomen (T4-Tumoren) den prognostisch ungünstigen Schnitt durch Tumorgewebe zu vermeiden und eine R0-Situation zu erreichen. Die Auswertung der Daten der „Studiengruppe Kolorektales Karzinom (SGKRK)" kann zu folgenden Fragen Stellung nehmen:

- Sind die Gruppe der multiviszeral resezierten Patienten und die Gruppe der Resektion ohne Operationserweiterung in bezug auf das Operationsrisiko vergleichbar oder handelt es sich um selektionierte Patienten?
- Wird das Operationsrisiko durch Ausweitung der Operation erhöht?
- Gelingt es klinisch, eine makroskopische Tumorinfiltration in Nachbarorgane von einer entzündlichen Begleitreaktion zu unterscheiden?
- Ist die multiviszerale Resektion speziell für T4-Tumoren ohne Serosainfiltration ein onkologisch sinnvolles Vorgehen und ist durch die Operationserweiterung eine Verbesserung der Prognose zu erreichen?

Patienten und Studiendesign

Im Rahmen einer multizentrischen Studie wurden zwischen 1984 und 1986 2341 Patienten mit einem invasiven kolorektalen Karzinom auslesefrei prospektiv erfaßt. Neben den Universitätskliniken Erlangen, Freiburg, Hamburg, Heidelberg und Marburg brachten das Städtische Krankenhaus München-Neuperlach und das Kreiskrankenhaus Traunstein sämtliche im Erhebungszeitraum behandelten Patienten mit kolorektalem Karzinom ein. Ein spezielles Meldesystem zwischen chirurgischen Kliniken und pathologischen Instituten verhinderte eine Selektion von Patienten. Bei 2053 Patienten (87,7%) wurde eine radikale Resektion (Fielding et al. 1990) durchgeführt. Bei 197 dieser Patienten erfolgte eine Operationserweiterung wegen Infiltration von Nachbarorganen, bei 68 Patienten wegen stattgehabter Fernmetastasierung. Diese Patienten mit synchroner Metastasenresektion werden im weiteren nicht berücksichtigt, da hier andere onkologische Fragestellungen im Vordergrund stehen. Somit verbleiben für den Vergleich bezüglich des Operationsrisikos und der onkologischen Langzeitergebnisse die 1788 Patienten, bei denen eine radikale Resektion ohne Operationserweiterung durchgeführt wurde und die Gruppe von 197 Patienten, bei denen Operationserweiterung wegen Infiltration von Nachbarorganen erfolgte.

Eine Operationserweiterung im Sinne einer multiviszeralen Resektion erfolgte bei 9,6% aller radikal resezierten Patienten (n = 197). Die Häufigkeit der Indikation zur multiviszeralen Resektion schwankte in den beteiligten sieben Kliniken signifikant zwischen 1,8 und 14,0%. Um die Anonymität der beteiligten Kliniken zu wahren, wurde bewußt nicht die Frage untersucht, ob die Indikation zur multiviszeralen Resektion mit der Operationsfrequenz der einzelnen Kliniken korrelierte.

Der Vergleich der Ausgangssituation der beiden Gruppen ergibt keine signifikanten Unterschiede bezüglich der Altersverteilung und des Vorhandenseins gravierender präoperativer Begleiterkrankungen. Zwar lag in der Gruppe der multiviszeralen Resektionen der Anteil der über 70jährigen Patienten bei 40% im Vergleich zu 45% in der Gruppe der radikalen Resektion ohne Erweiterung, die Unterschiede sind statistisch nicht signifikant. Der Anteil der Patienten mit gravierenden Begleiterkrankungen war mit 32% bzw. 35% statistisch ebenfalls nicht signifikant verschieden.

Postoperative Morbidität und Letalität

Der Vergleich zwischen den Gruppen multiviszerale Resektion und radikale Resektion ohne Operationserweiterung ergibt keinerlei Unterschiede in bezug auf die Häufigkeit postoperativer Komplikationen. Die Komplikationsraten lagen in der Chirurgie des Rektumkarzinoms bei 42% für die multiviszerale Resektion und bei 38% für die radikale Resektion ohne Operationserweiterung, die entsprechenden Werte für das Sigmakarzinom waren 20 bzw. 24% und für das Kolonkarzinom 25 und 26%. Auch in bezug auf die postoperative Letalität ergeben sich keine Unterschiede zwischen der multiviszeralen Resektion (3,0 %) und der radikalen Resektion ohne Operationserweiterung (3,6 %). Die getrennte Analyse der einzelnen Tumorlokalisationen Rektum, Sigma und Colon ergab ebenfalls keine signifikanten Unterschiede. Es kann gefolgert werden, daß die Ausweitung der Operation im Sinne einer multiviszeralen Resektion die postoperative Morbidität und Letalität nicht erhöht.

Organspezifische Analyse der Operationserweiterung

Die am häufigsten mitresezierten Organe waren in der Chirurgie des Rektumkarzinoms bei Männern die Samenblase (n = 15) und die Harnblase (n = 12) und bei Frauen der Uterus und die Adnexe (n = 31) und die Vagina (n = 21). Eine etwas andere Organverteilung ergibt sich für das Kolonkarzinom, hier dominierte bei Männern die Mitresektion von Dünndarm (n = 22), Blase (n = 15) und Bauchwand (n = 13) und bei Frauen Uterus und Adnexe (n = 26), Dünndarm (n = 20) sowie Bauchwand (n = 11).

Von den insgesamt resezierten 246 Organen fand sich bei 114 Organen ein histologisch gesicherter Tumorbefall. Somit war der Anteil derjenigen Organe, bei denen eine Tumorinfiltration vorlag und der Organe, bei denen lediglich eine entzündliche Begleitreaktion vorlag, annähernd gleich hoch, es scheint daher intraoperativ nicht möglich zu sein, makroskopisch eine Tumorinfiltration von einer entzündlichen Begleitreaktion zu unterscheiden. Analysiert man organbezogen die Häufigkeit eines histologischen Tumorbefalls, ergeben sich Werte zwischen 33% (Uterus und Adnexe) und 65% (Vagina), die Unterschiede sind statistisch nicht signifikant.

Prognose

Die Berechnung der beobachteten und alterskorrigierten Überlebensraten erfolgte nach der actuarial-method unter Einschluß der postoperativen Letalität, auch über die 30-Tage-Letalität hinaus.

Gelingt es, durch multiviszerale Resektion eine R0-Situation zu erreichen ist die Prognose sowohl im UICC-Stadium II (Abb. 1) als auch im UICC-Stadium III (Abb. 2) mit der Prognose der Patienten, bei denen eine radikale Resektion ohne Operationserweiterung durchgeführt wurde, vergleichbar. Insgesamt wurde beim Rektumkarzinom bei 54% der Patienten und beim Kolonkarzinom bei 71% der Patienten bei der multiviszeralen Resektion eine R0-Situation erreicht.

Von besonderer prognostischer Bedeutung erwies sich der Einfluß der intraoperativen Tumorzelldissemination, wie sie sich aus Tumoreinriß und aus Schnitt durch Tumorgewebe ergibt. Die intraoperative Tumorzelldissemination führte trotz Erreichens einer R0-Situation sowohl beim Rektum- als auch beim Kolonkarzinom zu einer signifikanten Verschlechterung der Prognose (Abb. 3). Aus diesen Ergebnissen kann gefolgert werden, daß eine en-bloc-Resektion eines kolorektalen Karzinoms stets anzustreben ist, die Indikation zur en-bloc-Resektion muß insbesondere aufgrund der Tatsache, daß hierdurch keine Erhöhung des Operationsrisikos eintritt, großzügig gestellt werden.

Die wichtigste Indikation zur Ausweitung der Operation im Sinne einer multiviszeralen Resektion liegt bei T4-Tumoren vor, bei denen keine Fernmetastasierung oder Serosainfiltration eingetreten ist. Insgesamt wurden in der SGKRK-Studie 140 Patienten mit einem derartigen intraoperativen Befund behandelt. Bei 79 Patienten (56,4 %) erfolgte eine multi-

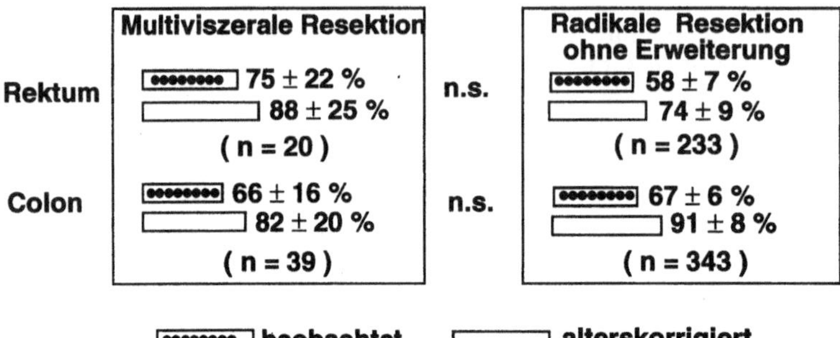

Abb. 1. Prognose Stadium II, R0

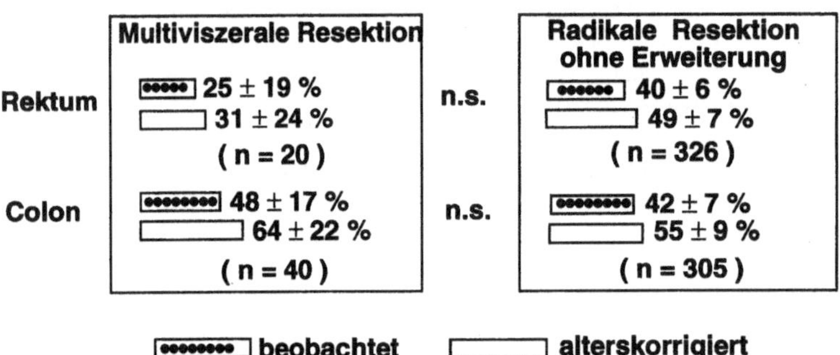

Abb. 2. Prognose Stadium III, R0

Beobachtete 5 -Jahres - Überlebensraten

	Intraoperative Tumorzelldissemination		
	nein	ja	
Rektum	53 ± 19 % (n = 34)	21 ± 13 % (n = 44)	p < 0.01
Colon	49 ± 11 % (n = 86)	19 ± 15 % (n = 33)	p < 0.01

Abb. 3. Multiviszerale Resektion R0. Prognose und intraoperative Tumorzelldissemination

viszerale radikale Resektion mit Erreichen einer R0-Situation, nur 11,4% der Patienten (n = 16) wurden lediglich explorativ laparotomiert. Nicht kurative Resektionen (R1,2) mit oder ohne Operationserweiterung wurden bei 17,9 (n = 25) bzw. 14,3 % (n = 20) der Patienten durchgeführt. Die nach der actuarial-method bestimmten Überlebensraten sowie die medianen Überlebenszeiten gibt Abb. 4 wieder. Erwartungsgemäß waren bei den Patienten, bei denen keine Tumorresektion erfolgte, nach einer medianen Überlebenszeit von 4,5 Monaten nach 2 Jahren alle Patienten verstorben. Keine Unterschiede fanden sich bei den Gruppen, die entweder mit oder ohne Operationserweiterung im Sinne einer R1- oder

	2-Jahres-Überlebensraten beobachtet	2-Jahres-Überlebensraten alterskorrigiert	5-Jahres-Überlebensraten beobachtet	5-Jahres-Überlebensraten alterskorrigiert	mediane Überlebenszeit in Monaten
keine Resektion (n = 16)	0%	0%	0%	0%	4.5
Unradikale Resektion ohne Erweiterung (R1,2) (n = 20)	44±23%	47±25%	-	-	17.0
Unradikale multiviszerale Resektion (R1,2) (n = 25)	40±20%	45±22%	20±16%	28±23%	16.3
Radikale multiviszerale Resektion (R0) (n = 79)	67±11%	73±12%	52±12%	65±15%	undefiniert

Abb. 4. T4 Tumoren, M0, ohne Serosainfiltration (n = 140) Radikalität und Prognose

Klinik	Anteil R0	beobachtete 5-Jahres-Überlebensraten
I	33 %	36 ± 16 %
II	53 %	30 ± 11 %
III	57 %	36 ± 34 %
IV	67 %	49 ± 14 %
V	67 %	50 ± 27 %
alle Patienten	56 %	36 ± 9 %

*Klinik VI und VII unberücksichtigt, da nur 3 Patienten eingebracht

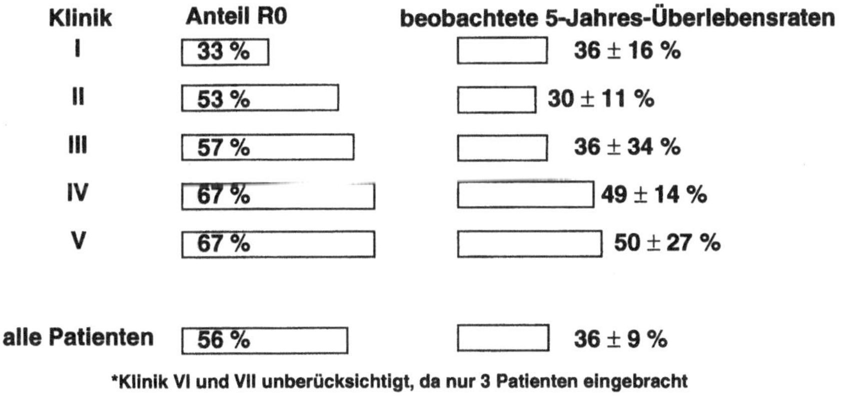

Abb. 5. T4 Tumoren, M0, ohne Serosainfiltration (n = 136). Radikalität und Prognose, klinikbezogen

R2-Resektion operiert wurden. Die günstigste Prognose fand sich in der Gruppe der Patienten, bei denen eine R0-Resektion im Sinne einer radikalen, multiviszeralen Resektion erfolgte.

An denjenigen fünf Kliniken, an denen mehr als drei Patienten mit T4-Tumoren ohne Fernmetastasierung oder Serosainfiltration operiert wurden, wurde der Anteil derjenigen Patienten, bei denen eine multiviszerale R0-Resektion durchgeführt wurde, mit den beobachteten Fünf-Jahres-Überlebensraten aller behandelten Patienten dieser Klinik korreliert (Abb. 5). Hierbei ergaben sich statistisch signifikante Unterschiede zwischen den Langzeitergebnissen derjenigen beiden Kliniken, an denen 67% dieser Tumore durch R0-Resektion behandelt wurde, gegenüber den restlichen drei Kliniken, bei denen der Anteil von R0-Resektionen zwischen 33 und 57% variierte ($p < 0{,}01$). Aus dieser Korrelation kann die Notwendigkeit und der onkologische Nutzen eines aggressiven chirurgischen Vorgehens bei lokal fortgeschrittenen kolorektalen Karzinomen abgeleitet werden.

Literatur

1. Egghart G, Schuster A, Hautmann R (1990) Urologische Aspekte nichturologischer Tumoren im kleinen Becken. Urologe A 29:265–271
2. Eisenberg SB, Kraybill WG, Lopez MJ (1990) Long-term result of surgical resection of locally advanced colorectal carcinoma. Surgery 108:779–786

3. Fielding LP, Arsenault PA, Chaupuis PH, Dent O, Gathright B, Hardcastle JD, Hermanek P, Jass JR, Newland RC (1991) Clinicopathological staging for colorectal cancer: An international system (IDS) and an international comprehensive anatomical terminology (ICAT). J Gastroenterol Hepatol 6:325–344
4. Gall FP, Tonak J, Altendorf A, Kuruz U (1985) Operationstaktik und Ergebnisse bei erweiterten Operationen colorectaler Carcinome. Langenbecks Arch Chir (Kongreßbericht) 366:445–450
5. Heslov SF, Frost DB (1988) Extended resection for primary colorectal carcinoma involving adjacent organs or structures. Cancer 62:1637–1640
6. Skinner DG, Sherrod A (1990) Total pelvic exenteration with simultaneous bowel and urinary reconstruction. J Urol 144:1433–1439

14. Retroperitonealtumoren

H. Becker, Düsseldorf

(Manuskript bis Redaktionsschluß nicht eingegangen)

15. Erweiterte Resektion beim Bronchialkarzinom: Komplikationen und Prognose

H. Dienemann, H. Hoffmann, A. Mewes und F. W. Schildberg

Chirurgische Klinik und Poliklinik, Universität München, Klinikum Großhadern, Marchioninistraße 15, W-8000 München 70

Extended Resection for Non-Small-Cell Bronchial Carcinoma: Early and Late Results

Summary. Following complete extended resection for non-small-cell lung cancer ($n=116$), mortality was 7.6% and mean survival was 16 months, as compared to 0.0% mortality and 14 months survival for incomplete or palliative extended resections ($n=40$), and 1.9% mortality and 22 months survival for complete non-extended resections in stage III disease ($n=119$). These results suggest that, in order to minimize postoperative morbidity, in selected high-risk patients the operation should be ceased as soon as palliation has been obtained.

Key words: Bronchial carcinoma – Extended resection – Survival rate

Zusammenfassung. Nach kurativer erweiterter Resektion ($n=116$) bei nicht-kleinzelligem Bronchialkarzinom betrug die OP-Letalität 7,6% und die mediane Überlebensrate 16 Monate im Vergleich zu 0,0% und 14 Monaten nach inkompletter oder palliativer erweiterter Resektion ($n=40$) und 1,9% bzw. 22 Monate nach einfacher kurativer Resektion im Stadium III ($n=119$). Daher sollte im Einzelfall bei fortgeschrittenem Lokalbefund eine Ausweitung des Eingriffs vermieden, d. h. bei Risikopatienten der Eingriff u. U. beendet werden, wenn das Ziel der Palliation erreicht ist.

Schlüsselwörter: Bronchial-CA – Erweiterte Resektion – Überlebensrate

16. Primäre multiviszerale Resektionen beim organüberschreitenden Magenkarzinom und ihre Bedeutung im multimodalen Behandlungskonzept

H.-J. Meyer, J. Jähne, B. Ringe, K. Kohlhaw und R. Pichlmayr

Klinik für Abdominal- und Transplantationschirurgie, Medizinische Hochschule Hannover, Konstanty-Gutschow-Straße 8, W-3000 Hannover 61

Multiple Organ Resection of Gastric Carcinoma Invading Adjacent Organs and Results Compared to Preoperative Chemotherapy

Summary. In about 10% of resected gastric carcinomas, the tumor extends to adjacent organs. Without peritoneal dissemination and extensive nodal involvement, the value of multiple organ resection has to be proved compared to that of preoperative chemotherapy.

In the patients we treated, of the 1810 operations performed for gastric carcinoma (resectability rate 75.1 %), 140 were multiple organ resections, in 113 cases combined with total gastrectomy. In about 50 % of patients ($n=72$), partial resection of the pancreas was carried out, followed by portions of the colon or liver (17 % or 15 %). In relation to standard resective procedures, operative mortality was not significantly increased (8.3 % vs 8.6 %). Median survival in all cases was 11.8 months, and following tumor-free (R0) resections, 16.4 months.

Combined with increased operative experiences, multiple organ resections are furthermore justified individually with the aim of R0 resection. Although results of preoperative chemotherapy are promising, the response rate cannot be defined exactly and in several cases, exclusion criteria for such an approach still exist.

Key words: Gastric carcinoma invading adjacent organs – Multiple organ resection – Pre-(peri-)operative chemotherapy

Zusammenfassung. Beim Magenkarzinom ist in 10 % unter den resezierenden Verfahren mit einem organüberschreitenden Wachstum zu rechnen. Bei fehlender Metastasierung muß nach ersten positiven Berichten einer präoperativen Chemotherapie die Bedeutung der primären multiviszeralen Resektion kritisch überprüft werden.

Im eigenen Krankengut wurden unter 1810 Operationen eines Magenkarzinoms (Resektionsquote 75,1 %) 140 multiviszerale Resektionen vorgenommen, in 113 Fällen kombiniert mit einer Gastrektomie. In über 50 % der Fälle ($n=72$) erfolgte eine partielle Resektion des Pankreas, in 17% bzw. 15% des Kolons bzw. der Leber. Im Vergleich zu den Standardoperationen war die postoperative Letalität nicht signifikant erhöht (8,3 % vs 8,6 %). Die mediane Überlebenszeit betrug insgesamt 11,8 Monate, nach R0-Resektion 16,4 Monate.

Bei zunehmender operativer Sicherheit haben primäre multiviszerale Resektionen bei Erreichen einer R0-Resektion sicher weiter ihre individuelle Bedeutung, um so mehr, da trotz erfolgversprechender Ansätze der multimodalen Therapie bisher die Ansprechraten nicht sicher kalkulierbar sind bzw. oftmals Ausschlußkriterien für ein solches Vorgehen vorliegen.

Schlüsselwörter: Magenkarzinom, organüberschreitendes Wachstum – Multiviszerale Resektionen – Prä-(peri-)operative Chemotherapie

17. Die Bedeutung der erweiterten Resektion beim Magenkarzinom

Ch. Gebhardt und K.-H. Schultheis

Zentrum für Chirurgie, Städtisches Klinikum, Flurstraße 17, W-8500 Nürnberg 90

The Importance of Extended Resection of Gastric Cancer

Summary. This is a report on multivisceral resections in 61 patients with gastric cancer. Compared to the resected group without multivisceral extension, the complication rate (27% vs 26%) and 30-day mortality (5.2% vs 3.3%) were similar, whereas the 5-year survival rate was lower (22% vs 48%). Taking only the T3 tumors of the group without multivisceral extension into account, an identical survival rate of 21% results. The results show that curative gastric resections of T4 tumors lead to the same long-term results as resections of T3 tumors, while the operative risk is equal.

Key words: Gastric cancer – Extended multivisceral resection – Survival rates

Zusammenfassung. Bericht über 61 multiviszerale Resektionen wegen Magenkarzinoms. Komplikationsraten und 30 Tage-Letalität waren nicht höher als bei nicht erweitert resezierten Patienten (27 zu 26% bzw. 5,2 zu 3,3%). Die 5-Jahresüberlebensrate betrug für die kurativ resezierten Patienten ohne Erweiterung 48% gegenüber 22% mit Erweiterung. Werden aus der ersten Gruppe nur die T3-Tumoren berücksichtigt, so ergibt sich eine identische Überlebenszeit von 21%. Die Ergebnisse lassen den Schluß zu, daß bei gleichem Operationsrisiko die kurative Resektion von T4-Tumoren das gleiche Spätergebnis wie die Behandlung von T3-Tumoren erwarten läßt.

Schlüsselwörter: Magenkarzinom – Erweiterte Resektion – Überlebenszeiten

18. Multiviszerale Resektionen bei lokal fortgeschrittenen kolorektalen Karzinomen – Indikation und Ergebnisse

M. K. Walz, D. Kröpfl, K.-A. Walz und F.-W. Eigler

Abteilung für Allgemeine Chirurgie, Universitätsklinikum, Hufelandstraße 55, W-4300 Essen

Multivisceral Resections in Locally Advanced Colorectal Carcinomas: Indiation and Results

Summary. Multivisceral resections were performed (1980–1990) in 90 patients (39 men, 51 women; 60 ± 11.7 years) with locally advanced colorectal carcinomas (45 primary tumours, PT; 45 recurrent tumours, RT). Additionally resected organs were: parts of the urinary tract (40 patients), small bowel (35 patients), female genital tract (30 patients), and stomach (2 patients). Prognosis depended significantly on radicality (R0/R1,2; $p < 0.001$), involvement of lymph nodes in PT (pN0/pN1,2; $p < 0,05$), and local spread of tumour (pT3/pT4; $p < 0.01$). After R0 resections local tumour control was observed in PT in 22 of 29, but in RT in only 4 of 12 cases. We conclude that the indication for multivisceral resection is always given in PT of locally advanced colorectal carcinomas, but in RT only for palliation.

Key words: Locally advanced colorectal carcinoma – Multivisceral resection – Results

Zusammenfassung. 90 Patienten (39 M, 51 F; $60 \pm 11,7$ Jahre) mit lokal fortgeschrittenem kolorektalem Karzinom wurden (1980–90) erweitert reseziert (45 Primärtumoren

[PT], 45 Rezidivtumoren [RT]). Die Erweiterung bezog sich auf harnableitende Organe (40 ×), Dünndarm (35 ×), inneres weibliches Genitale (30 ×) und Magen (2 ×). Die Prognose war signifikant von der Radikalität (R0/R1/2; $p < 0{,}001$), dem Lymphknoten-Status bei PT (pN0/pN1,2; $p < 0{,}05$) und dem Stadium (pT3/ pT4; $p < 0{,}01$) abhängig. Lokale Tumorkontrolle bestand nach R0-Resektionen bei PT in 22 von 29, bei RT in 4 von 12 Fällen. Bei Primärtumoren lokal fortgeschrittener kolorektaler Karzinome ist die Indikation zur multiviszeralen Resektion stets gegeben, bei Rezidivtumoren nur unter palliativen Gesichtspunkten.

Schlüsselwörter: Lokal fortgeschrittenes kolorektales Karzinom – Multiviszerale Resektion – Ergebnisse

19. Ist die Resektion organüberschreitender Lebermetastasen beim kolorektalen Karzinom gerechtfertigt?

P. Hohenberger, P. Schlag und Ch. Herfarth

Chirurgische Universitätsklinik, Im Neuenheimer Feld 110, W-6900 Heidelberg

Is Resection of Colorectal Liver Metastases with Extension to Adjacent Structures Justified?

Summary. One hundred and sixty-six patients underwent hepatic resection of colorectal liver metastases with curative intent in a 10-year period. Twenty-three of them (13.8 %) had metastases infiltrating adjacent structures and were treated by extended resection (diaphragm $n = 10$; greater omentum $n = 5$; gallbladder/extrahepatic biliary system $n = 3$; inferior vena cava/portal vein $n = 3$; adrenal gland $n = 2$). In 14/23 patients (61 %) resection was classified to be without residual disease (R0). However, only in 6/14 patients CEA serum levels postoperatively decreased below 5 ng/ml. The median recurrence free interval after resection was only 6.8 months in contrast to 11 months in patients who had undergone resection of metastases confined to the liver ($p = 0.009$); median survival was also significantly shorter (14 vs 31 months; $p = 0.007$). It has to be concluded that patients with colorectal liver metastases infiltrating adjacent structures have a much worse prognosis, even if extrahepatic disease is resected potentially for cure. Extensive preoperative diagnostic efforts are indicated to avoid subjecting patients to liver resection who will only derive limited benefit from it.

Key words: Colorectal cancer – Liver metastases – Extended hepatic resection

Zusammenfassung. Bei 23 von 166 Patienten (13.8 %) bei denen zwischen 1981–1991 eine Leberresektion mit kurativer Zielsetzung vorgenommen wegen kolorektaler Metastasen vorgenommen worden war, lag ein die Organgrenzen der Leber überschreitender Befund vor (Infiltration ins Zwerchfell $n = 10$, Omentum $n = 5$, Gallenblase/-wege $n = 3$, Vena cava inf./V. portae $n = 3$, Nebenniere $n = 2$). Durch erweiterte Leberresektion konnte bei 14/23 Pat. (61 %) eine R0-Resektion erreicht werden. Nur bei 6/14 Pat. fiel das Serum-CEA jedoch postop. unter 5 ng/ml. Das mediane rezidivfreie Intervall nach erweiterter Leberresektion war mit 6,8 Monaten signifikant kürzer ($p = 0{,}009$), ebenso die mediane Überlebenszeit mit 14 Mon. gegenüber 31 Mon. der Vergleichsgruppe ($p = 0{,}007$). Es muß auch nach R0-Resektion von einem signifikant ungünstigeren postoperativen Verlauf ausgegangen werden, so daß es gilt, dies präoperativ durch extensive Diagnostik zu erkennen, um nicht Patienten einer operativen Behandlung zuzuführen, von der sie nur eingeschränkt profitieren.

Schlüsselwörter: Kolorektales Karzinom – Lebermetastasen – Erweiterte Leberresektion

20. Kann die erweiterte Lymphknotendissektion die Prognose beim duktalen Pankreaskarzinom verbessern?

H. Zirngibl, F. P. Gall und S. Mann

Klinik und Poliklinik für Chirurgie, Universität Regensburg, Franz-Josef-Strauß-Allee, W-8400 Regensburg

Does Extended Lymph Node Dissection Improve Prognosis in Ductal Pancreatic Carcinoma?

Summary. The observed cumulative survival rate calculated according to Kaplan and Meier's method (postoperative mortality not excluded) did not show significant differences between both survival rates of dissected and nondissected patients, facing all R0 resections with stage III disease (UICC 1987) in the Surgical Department of the University Hospital Erlangen into account. Those patients with only one positive lymph node demonstrate a better 3-year-survival rate and median survival times compared to patients with two or more positive lymph nodes in stage III disease. For tumor stages I and II, the 5-year-survival rate after extended lymph node dissection was 31 ± 26%. On the other hand, none of those patients who did not undergo lymph node dissection survived. According to the latest experiences in Japan, with a 5-year-survival rate of 30%–40%, extended resection on tumors without visible macroscopic metastasis of regional lymph nodes might improve prognosis.

Key words: Ductal pancreatic carcinoma – Extended lymph node dissection – Prognosis

Zusammenfassung. Die beobachtete kumulative Überlebensrate nach Kaplan/Meier (postoperative Letalität nicht ausgeschlossen) ergab in dem Krankengut der Chirurgischen Universitätsklinik Erlangen für alle R0-resezierten Patienten keine signifikanten Unterschiede in den Überlebensraten dissezierter und nicht-dissezierter Patienten. Auffallend ist eine bessere Dreijahresüberlebensrate und mediane Überlebenszeit (13,2 vs 8,8 Monate) bei Patienten mit nur einem einzigen befallenen Lymphknoten im Vergleich zu zwei und mehr positiven Lymphknoten im Stadium III. Für das Stadium I und II konnte nach erweiterter Lymphknotendissektion eine Fünfjahresüberlebensrate von 31 ± 26% beobachtet werden, dagegen überlebte kein Patient ohne Lymphknotendissektion. Diese Beobachtung unterstreicht neben jüngsten positiven Erfahrungen aus Japan (Fünfjahresüberlebensrate 30–40%), daß eine ausgedehnte radikale Entfernung gerade bei kleinen Tumoren ohne makroskopisch sichtbare Metastasierung in die angrenzenden Lymphknoten von prognostischer Bedeutung sein kann.

Schlüsselwörter: Duktales Pankreaskarzinom – Erweiterte Lymphknotendissektion – Prognose

21. Erweiterung der partiellen Duodenopankreatektomie nach Whipple unter Einbeziehung von Resektionen tumorinfiltrierter Gefäßabschnitte

H. Keck, G. Blumhardt, V. Henneken und P. Neuhaus

Chirurgische Klinik, Universitätsklinikum Rudolf Virchow, FU Berlin, Augustenburger Platz 1, 1000 Berlin 65

Extended Whipple's Procedure with Resection of Tumor-Infiltrated Vessels

Summary. We performed 108 Whipple's procedures from 1.8.1985 to 31.12.1991. Seventy-six patients (70.4 %) suffered from malignancies, of which carcinomas of the pancreas head were the most common (46 cases; 42.5 %). In 15 patients (19.7 %) we performed an additional segmental resection of the portal (PV) and/or superior mesenteric vein (SMV) without postoperative complications. Three patients (2.8 %) presented with an anastomotic insufficiency (2 × pancreas; 1 × choledochus). Hospital mortality was 1.8 % (2/108). The cumulative 5-year survival was 18 % for all stages of pancreatic head carcinoma, and in stage I disease, 25 %. In all, 61.5 % (8/13) of the patients with vessel resection had stage III disease, and no patient survived more than 18 months. The median survival of patients with an extended resection of stages II and III disease was 8 months and identical with that of conventionally resected patients with stage III disease.

Key words: Whipple procedure – Extended resection – Segmental vessel resection

Zusammenfassung. Vom 1.8.1985 bis 31.12.1991 führten wir 108 Whipple'sche Operationen durch. Bei 76 Patienten (70,4 %) lag ein malignes Leiden vor. Mit 46 Fällen (42,5 %) war das Pankreaskopf-Ca am häufigsten. Bei 15/76 Patienten (19,7 %) führten wir zusätzliche Segmentresektionen der V. portae durch; postoperative Komplikationen traten nicht auf. Bei 2,8 % (3/108) kam es zu einer Nahtinsuffizienz (2 × Pankreas, 1 × Choledochus). Die Kliniketalität war 1,8 % (2/108). Das kumulative 5-Jahres-Überleben betrug beim Pankreaskopf-Ca aller Stadien 18%, im Stadium I 25 %. 61,5 % (8/13) der zus. gefäßresezierten Patienten waren im Stadium III, kein Patient überlebte 18 Monate. Das mediane Überleben der erweitert resezierten Patienten der Stadien II u. III war mit 8 Monaten den herkömmlich resezierten Patienten des Stadiums III gleich.

Schlüsselwörter: Whipple-Operation – Erweiterte Resektion – Pfortaderteilresektion

22. Erweiterte Resektion beim Nebennierenkarzinom

D. Simon, P. E. Goretzki und H. D. Röher

Klinik für allgemeine und Unfallchirurgie, Heinrich-Heine Universität, Moorenstraße 5, W-4000 Düsseldorf

Extended Resection in Adrenal Cancer

Summary. Malignant adrenal tumors grow agressively and carry a high risk of locoregional recurrence or metastatic spread to liver and lung. A total of 15 out of 99 adrenal tumors (4/86–3/92) were malignant, with 11 tumors being adrenocortical carcinomas and four malignant pheochromocytomas. Most of the tumors were stage IV (10/15).

Some of these patients underwent extended or repeated surgery with resection of spleen, tail of the pancreas, liver, kidney, lung, vena cava, and small or large bowel. Without any correlation to tumor size, age, sex, and hormonal activity and with partial correlation to grading and staging, the patients survived between 1 month and 10 years. In conclusion it can be said that malignant adrenal tumors should be operated on aggressively. Tumor biology and lack of conservative therapeutic modalities justify extended and/or repeated surgery.

Key words: Adrenal cancer – Extended operation

Zusammenfassung. Malignome der Nebenniere sind aggressiv wachsende Karzinome mit einer hohen lokoregionären Rezidivrate und Metastasierung in Leber und Lunge. 15 von 99 Nebennierentumoren (4/86–3/92) waren maligne, davon waren 11 Nebennierenrindenkarzinome und 4 maligne Phäochromozytome. Die meisten der Tumore waren im Stadium IV (10/15). Einige dieser Patienten wurden erweitert oder wiederholt reseziert unter Entfernung von Milz, Pancreasschwanz, Leber, Niere, Dick- und Dünndarm, Lunge oder V. cava. Die Überlebensdauer postoperativ liegt zwischen 1 Monat und 10 Jahren und zeigt keine Korrelation zu Alter, Geschlecht, Tumorgröße und hormoneller Aktivität sowie eine teilweise Korrelation zu Grading und Stadium. Zusammenfassend läßt sich sagen, daß die Tumorbiologie und das Fehlen einer effektiven konservativen Therapiemöglichkeit maligner Nebennierentumore erweiterte Resektionen und Wiederholungseingriffe rechtfertigen.

Schlüsselwörter: Nebennierenkarzinom – Erweiterte Resektion

23. Freier mikrovaskulärer Jejunumtransfer zum Speiseröhrenersatz nach kombinierter Pharyngolaryngektomie und zervikaler Oesophagusresektion

J. C. Braun, J. Faß, O. Korves, S. Eren und V. Schumpelick

Chirurgische Klinik, RWTH Aachen, Pauwelsstraße, W-5100 Aachen

Microvascular Free Jejunum Transfer for Replacement of the Cervical Esophagus After Total Laryngopharyngectomy with Cervical Esophagectomy

Summary. A series of ten microvascular free jejunal transfer for pharyngoesophageal reconstruction is presented here. This procedure results in a high success rate without graft failure. Postoperative recovering is rapid, morbidity low, and a nearly normal swallowing mechanism is restored. Based on our experience, we believe free jejunal transfer represents the treatment of choice for most extensive defects following total laryngopharyngectomy with cervical esophagectomy.

Key words: Jejunal transfer – Pharyngoesophageal reconstruction – Cervical esophagus – Hypopharynx

Zusammenfassung. Eine Serie von 10 Patienten mit einem mikrovaskulären Jejunumtransfer zur pharyngooesophagealen Rekonstruktion wird vorgestellt. Dieses Verfahren weist eine hohe Erfolgsrate auf ohne Graftverlust. Die postoperative Erholung ist kurz, ohne wesentliche Komplikationen und Einschränkung des Schluckmechanismus. Vor diesem Hintergrund glauben wir, daß der freie Jejunumtransfer das Therapieverfahren der Wahl bei ausgedehnten Defekten des oberen Speiseweges nach Pharyngolaryngektomie mit zervikaler Oesophagusresektion darstellt.

Schlüsselwörter: Jejunumtransfer – Pharyngooesophageale Rekonstruktion – Zervikaler Oesophagus – Hypopharynx

24. Erweiterte Resektionen bei biliären Bifurkationskarzinomen (Klatskintumoren)

J. Funovics, B. Teleky, F. Herbst und A. Fritsch

Kaiser Franz Josef Spital, Kundratstraße 3, A-1100 Wien, Österreich

Extended Resections of Hilar Cholangiocarcinomas (Klatskin Tumors)

Summary. The rationale for extended resections of Klatskin tumors is the spread of carcinoma not only in adjacent hepatic parenchyma but also in caudate lobe, veins, neural spaces, and lymphatics. A total of 27 of 66 patients with Klatskin tumors were radically operated upon (resectability rate 41 %); two patients died (mortality 7,4 %), eight patients (30 %) had „central hilar resection", and 19 patients (70 %) had extended resection including caudate lobe. R0-resections show a median survival of 4.8 years. R1 Resections 8 months only. Extended right or left trisegmentectomies (including caudate lobe) should preferably be performed using a transparenchymal approach to achieve R0 resections with clear margins.

Key words: Klatskin Tumors – Hilar cholangio-carcinomas – Extended hepatic resection

Zusammenfassung. Erweiterungsresektionen bei Klatskin Tumoren sind wegen der Tumorausbreitung im Leberparenchym, in den vasculären und biliären Strukturen erforderlich. Von 66 Patienten mit Klatskintumoren wurden 27 radikal operiert (Resektabilitätsrate 41 %), nur 2 von 27 Patienten sind gestroben (Letalität: 7,4 %) bei einer Morbiditätsrate von 38%, 8 Patienten (39 %) wurden einer zentralen Hilusresektion unterzogen, 19 Patienten (70 %) einer Erweiterungsresektion mit Lobus caudatus. R0-Resektionen (N = 20) haben eine mediane Überlebensrate von 4,8 Jahren. R1-Resektionen nur 8 Monate. Aus onkologischen Gründen sollten daher vorzugsweise Erweiterungsresektionen (Rechts- oder Linkstrisegmentektomien) zur Anwendung kommen, wobei dem transparenchymatösen Zugangsweg der absolute Vorzug gegeben werden sollte, weil nur dieser eine hohe Sicherheit der R0-Resektion gewährleistet.

Schlüsselwörter: Klatskin Tumore – Hiliäre Cholangio-Karzinome – Erweiterte Leberresektion

25. Morbidität der erweiterten En-bloc-Resektion und der nicht erweiterten Resektion beim kolorektalen Karzinom

E. Gross und Ö. A. Köfüncü, Hamburg

(Manuskript bis Redaktionsschluß nicht eingegangen)

26. Multiviszerale und erweiterte Resektion der primären retroperitonealen Tumoren

I. Besznyák und P. Rónay

Landesinstitut für Onkologie, Ráth György u. 7/9., H-1122 Budapest, Ungarn

Multivisceral and Extended Resection of Primary Retroperitoneal Tumors

Summary. The authors operated on 62 patients with primary retroperitoneal tumours. Forty-six of the tumours proved to be malignant, 16 benign. While (with one exception) all the benign tumours could be radically removed, this was only possible in 13 of the 46 malignancies. In 13 cases only debulking could be performed, and in 20 cases, only biopsy. Extended surgery and multivisceral resection took place in nine cases. Of these cases, none of the patients survived more than 10 months. The performance of these surgical interventions is regarded as justified, primarily in benign or low-grade malignancy tumours.

Key words: Retroperitoneal Tumours – Extended Resection

Zusammenfassung. Die Autoren haben 62 Patienten mit primären retroperitonealen Tumoren operiert. 46 der Tumoren waren maligne und 16 benigne. Während mit einer Ausnahme alle benignen Tumoren radikal entfernt werden konnten, gelang dies nur bei 13 der 46 malignen Tumoren. In 13 dieser Fälle mußte man sich mit der Verkleinerung des Tumors, bzw. in 20 Fällen mit einer Biopsie zufrieden geben. Zu erweiterter, multiviszeraler Resektion kam es in 9 Fällen. Keiner der Patienten dieser Gruppe lebte länger als 10 Monate. DieAutoren halten diese Operationen nur bei benignen bzw. bei Tumoren geringer Malignität für angezeigt.

Schlüsselwörter: Retroperitoneale Tumoren – Multiviszerale Resektion

27. Wert der multiviszeralen R0-Resektion bei retroperitonealen Sarkomen

J.D. Roder, C. Schumacher, K. Böttcher, U. Fink und J.R. Siewert

Chirurgische Klinik und Poliklinik, TU München, Klinikum rechts der Isar, Ismaninger Straße 22, W-8000 München 80

Value of Multivisceral R0 Resection for Retroperitoneal Sarcoma

Summary. Between 1982 and 1990, 45 patients were treated for retroperitoneal sarcoma. The resection rate was 89% (40 patients) with multivisceral resections in 34 patients. An R0 or R1 resection was achieved in 30 (75%) of the patients. On histopathologic evaluation, there were 13 liposarcomas, 13 malignant histiocytomas, 9 leiomyosarcomas, 4 neurogenic sarcomas, and 1 teratosarcoma. On grading, 14 (35%) of these tumors were well differentiated, 11 (27.5%) were moderately well differentiated, and 15 (37.5%) were poorly differentiated.

The 90-day mortality was 7.5% ($n=3$). Median survival time for the entire patient population was 39 months. Median survival was significantly longer in patients who had an R0/1 resection, as compared to patients with an R2 resection (42 months vs 10 months) and patients with well and moderately differentiated tumors as compared to those with poorly differentiated tumors (80, 77, and 14 months, respectively).

These data support the value of multivisceral resections in patients with retroperitoneal sarcomas to achieve an R0 resection. Patients with poorly differentiated tumors should have neoadjuvant therapy with the goal of an R0 resection for the subsequent operation.

Key words: Retroperitoneal sarcoma – Multivisceral resection – R0 resection

Zusammenfassung. Von 1982 bis 1990 wurden 45 Patienten mit retroperitonealem Sarkom behandelt. Die Resektionsrate betrug 89 % ($n=40$), bei 34 Patienten wurde eine multiviszerale Resektion durchgeführt. Bei 30 Patienten (75 %) resultierte eine R0/1-Resektion. Pathologisch-anatomisch fanden sich je 13 Liposarkome bzw. maligne Histiozytome, 9 Leiomyosarkome, 4 neurogene Sarkome sowie ein Teratosarkom. 14 Tumore (35 %) waren gut, 11 (27,5 %) mäßig und 15 (37,5 %) schlecht differenziert. Die 3-Monatsletalität betrug 7,5 % ($n=3$), die med. Überlebenszeit für die Gesamtgruppe 39 Monate. Eine signifikant günstigere Prognose hatten R0/1- vs. R2-resezierte Patienten (med. Überlebenszeit 47 vs. 10 Mon.) sowie Patienten mit gut und mäßig vs. schlecht differenzierten Tumoren (med. Überlebenszeit 80, 77 vs. 14 Mon.).

Diese Ergebnisse unterstreichen den Wert der multiviszeralen Resektion mit dem Ziel einer R0-Resektion bei retroperitonealen Sarkomen. Schlecht differenzierte retroperitoneale Sarkome (G3) sollten primär neoadjuvant therapiert und sekundär mit dem Ziel einer R0-Resektion operiert werden.

Schlüsselwörter: Retroperitoneale Weichteilsarkome – Multiviszerale Resektion – R0-Resektion

28. Prognose nach erweiterter Resektion retroperitonealer Weichteilsarkome

M. Nagel, J. Sturm, H. D. Saeger und M. Trede

Chirurgische Universitätsklinik Mannheim, Theodor-Kutzer-Ufer, W-6800 Mannheim 1

Prognosis After Extended Resection of Soft-Tissue Sarcomas of the Retroperitoneum

Summary. The staging (UICC) of 60 patients with soft tissue sarcomas of the retroperitoneum showed: stage I, 22 %; stage II, 28 %, stage III, 12 %; and stage IV, 37 %. In 31 % only an exploratory laparotomy or a palliative resection was performed. The resection rate (R0) was 69 %, in 26 % as solitary excision of the tumor and in 43 % as an extended multivisceral resection. The multivisceral resection was mostly performed in stage III and IV disease. After R0 resection the 5-year survival rate was 48 %, after palliative surgery 0 %. The results show, that R0 resection, which is possible also in stage III and IV disease by multivisceral resection, is the most important prognostic factor.

Key words: Soft tissue sarcoma – Retroperitoneum – Surgical therapy – Survival

Zusammenfassung. Von 60 retroperitonealen Sarkomen befanden sich im Stadium I 22 %; II 28 %; III 12 % und IV 37 % (nach UICC). Bei 31 % wurde nur eine explorative Laparotomie bzw. eine palliative Tumorreduktion durchgeführt. Die Resektionsquote (R0) betrug 69 %, davon 26 % als Tumorexstirpation und 43 % als erweiterte, multiviszerale Resektion. Die multiviszerale Resektion betraf überwiegend die Stadien III und IV. Nach R0-Resektion betrug die 5-JÜR 48 % , nach palliativer Maßnahme 0 % . Die Ergebnisse zeigen, daß durch multiviszerale R0-Resektionen bei Sarkomen im Stadium III und IV die Prognose verbessert werden kann.

Schlüsselwörter: Weichteilsarkome – Retroperitoneum – Chirurgische Therapie – Prognose

29. Stellenwert der interdisziplinären Chirurgie beim organüberschreitendem Eingriff im Bereiche des kleinen Beckens

W. Kreuzer, R. Fortelny und R. Roehle

Wilhelminenspital der Stadt Wien, 2. chirurgische Abteilung, Montleartstraße 37, A-1171 Wien, Österreich

Interdisciplinary Surgery in Extensive Pelvic Exenteration

Summary. In 22 patients suffering from rectal carcinoma T4, M0, pelvic exenteration was performed. A total of 15 posterior and 7 total procedures including sacral resections were registered. Operative mortality was 9%; 59% were R0 resection, 27% of these were stage III disease. The 5-year cumulative survival rate was 42%. In patients undergoing sacral resections a two-stage procedure was chosen in cooperation with orthopedic surgeons.

Key words: Extended resection for rectal carcinoma – Pelvic exenteration

Zusammenfassung. Bei 22 Patienten mit Rectumcarcinomen T4,M0 wurden eine Beckenexenteration durchgeführt, 15 × in Form einer posterioren Beckenexenteration und 7 × in Form einer totalen Beckenexenteration, wobei die viscerale Resektion in einigen Fällen auch die Resektion des Os sacrum umfaßte. Die operative Mortalität war 9%, 59% der Eingriffe konnten als R0 Resektionen durchgeführt werden, wobei bei 27% ein Stadium III vorlag. Die kumulative Überlebenszeit der R0 resezierten Patienten lag nach 5 Jahren bei 42%. Bei Patienten mit ausgedehnten Sacrumresektionen wurde in interdisziplinärer Zusammenarbeit mit den orthopädischen Fachkollegen ein zweizeitiges Vorgehen gewählt.

Schlüsselwörter: Erweiterte Resektion Rectumcarcinom – Beckenexenteration

30. Multiviscerale Eingriffe beim Ovarialkarzinom

M. Kahle, H. Walther, R.D. Filler und Th. Füger

Klinikum Landshut, Chirurgische Klinik, Robert-Koch-Straße 1, W-8300 Landshut

Cytoreductive Surgery for Bulky Intraabdominal Ovarian Cancer

Summary. In 24 female patients suffering from ovarian cancer infiltrating the peritoneum, small or large bowel, and other abdominal organs, 30 extended intestine resections were performed. The perioperative or postoperative mortality and morbidity rate was not increased by these additional procedures. Because of the limited penetration of cytostatic drugs into large intraabdominal tumor nodules, cytoreductive surgery can increase the effect of postoperative chemotherapy. For this treatment strategy, cooperation between gynecologist and surgeon is an important assumption.

Key words: Ovarian cancer – Cytoreductive surgery – Bowel resection – Complications

Zusammenfassung. Bei 24 Frauen mit fortgeschrittenem Ovarialkarzinom wurden 30 Resektionen intestinaler Organe erforderlich. Diese zusätzlich zur Hysterektomie, Adnektomie und pelvinen bzw. paraaortalen Lymphadenektomie durchgeführten Eingriffe beeinflußten die postoperative Mortalität und Morbidität nicht. Im onkologischen Therapiekonzept beim Ovarialkarzinom sind radikale multiviscerale Eingriffe die Basis für die erfolgreiche Chemotherapie. Die enge Kooperation zwischen Gynäkologen und Chirurgen ist Voraussetzung für die Umsetzung dieses Konzepts.

Schlüsselwörter: Fortgeschrittenes Ovarialkarzinom – Intestinale Resektion – Komplikationen

31. Multiviszerale Oberbauchresektion mit orthotoper Lebertransplantation – Ein Behandlungskonzept für metastasierende Inselzellkarzinome?

H. J. C. Wenisch, B. H. Markus, C. Allers und A. Encke

Klinik für Allgemeinchirurgie, J. W. Goethe-Universität Frankfurt/M., Theodor-Stern-Kai 7, W-6000 Frankfurt/M. 70

Upper Abdominal Exenteration and Orthotopic Liver Transplantation – A Therapeutic Regimen for Metastazing Islet Cell Carcinoma?

Summary. Four cases of islet carcinoma with liver and/or lymph node metastases are reported here. One of the patients had severe hyperinsulinism, and all of them were treated by upper abdominal exenteration removing stomach, duodenum, pancreas, spleen, liver and parts of the colon. The liver was replaced orthotopically. One patient survived 338 days and died due to tumor progression. Two patients have survived for 228 and 193 days without recurrence or metastases. A 15-year-old boy died 6 days postoperatively after developing multiorgan failure. Further investigations must show whether this radical operative management has better results than conservative therapeutic regimens.

Key words: Upper abdominal exenteration – Islet cell carcinoma

Zusammenfassung. Es wird über 4 Fälle von Inselzellkarzinomen mit Leber- und/oder regionären Lymphknotenmetastasen, eines davon mit excessiver Insulinproduktion, berichtet. Bei den Patienten wurde eine multiviscerale Oberbauchresektion mit Entfernung von Magen, Duodenum, Pankreas, Milz, Leber und Teilen des Dickdarms, vorgenommen. Die Leber wurde orthotop ersetzt. Eine Patientin überlebte 338 Tage und verstarb am Tumorrezidiv. 2 Patientinnen haben den Eingriff jetzt 228 bzw. 193 Tage rezidiv- und metastasenfrei überlebt. Ein 15jähriger Junge verstarb 6 Tage postoperativ im Multiorganversagen. Weitere Untersuchungen müssen zeigen, ob die beschriebene Behandlungsmethode der konservativen Therapie überlegen ist.

Schlüsselwörter: Inselzellkarzinom – Multiviscerale Oberbauchresektion – Lebertransplantation

32. Ist die simultane Rekonstruktion der Beckenstrombahn bei Resektion maligner Tumoren gerechtfertigt?

M. Walter, J. Müller, H. Erasmi, R. Schmidt, Köln

(Manuskript bis Redaktionsschluß nicht eingegangen)

Hauptthema

Derzeitiger Stand der chirurgischen Behandlungen beim Magenkarzinom

33. Pathologie des Magenkarzinoms

Ch. Wittekind

Abteilung für Pathologie, Chirurgische und Urologische Klinik mit Poliklinik, Maximiliansplatz, W-8520 Erlangen

Pathology of Gastric Cancer

Summary. Dysplasias, the best-defined precancerous lesion of the stomach, are seldomly found alone, but most commonly in association with carcinoma. The established classification of gastric carcinomas includes the site, histological tumour type, grade of differentiation, R classification and pTNM classification with stage grouping. The Laurén classification is important in operative planning (extent of operation on the stomach and oesophagus). Additional conventional classification parameters are at present not proven independent prognostic factors.

Key words: Gastric carcinoma – Histological classification – Pathological report – pTNM Classification

Zusammenfassung. Im Magen ist die Dysplasie die best definierte präkanzeröse Läsion. Dysplasien ohne gleichzeitiges Karzinom werden selten beobachtet. Die etablierte Klassifikation des Magenkarzinoms berücksichtigt Lokalisation, histologischen Tumortyp, Differenzierungsgrad, R-Klassifikation und pTNM-Klassifikation mit Stadiengruppierung. Die Laurén Klassifikation ist für die Operationsplanung (Ausmaß der Operation am Magen und Ösophagus) von Bedeutung. Zusätzliche konventionelle Klassifikationsparameter sind als selbständige Prognosefaktoren nicht bewiesen und besitzen keinen Einfluß auf das therapeutische Vorgehen.

Schlüsselwörter: Magenkrebs – Histologische Klassifikation – Pathologisches Gutachten – pTNM-Klassifikation

Einleitung

Die Pathologie des Magenkarzinoms bewegt sich derzeit in einem Spannungsfeld zwischen neuen Erkenntnissen und etabliertem Wissen. Es ist dabei nicht immer einfach, den durch molekularpathologische Forschungsergebnisse erzielten Wissenszugewinn in die tägliche Praxis einzubringen. Im Folgenden soll versucht werden, einige neuere Aspekte der Pathologie des Magenkarzinoms darzustellen.

Epidemiologie des Magenkarzinoms

Epidemiologische Daten weisen darauf hin, daß geographische, sozio-ökonomische und Umgebungsfaktoren die Inzidenz des Magenkarzinoms beeinflussen [2]. Die bekannt höhere

Inzidenz hat aber auch in Japan abgenommen. In den westlichen Nationen war zu beobachten, daß besonders die Inzidenz des intestinalen Types abnahm und kaum die des diffusen Types [14]. Ähnliches wurde für ein Hochrisiko-Gebiet in Italien beschrieben [1, 4].

Ätiologie des Magenkarzinoms

Die Karzinogenese des Magenkarzinoms stellt einen sehr komplexen und unvollständig verstandenen Prozeß dar. Man ist heute der Meinung, daß ein manifester Krebs als Folge einer zunehmenden Fehlorganisation das Wachstum kontrollierender Mechanismen entsteht. Bezüglich der Faktoren, die hier wirksam werden, wurden exogene Noxen und immunologische Faktoren diskutiert, darunter Nitrosamine [2]. Mehrere Studien der letzten Zeit haben eine klare Assoziation zwischen einem Helikobakter pylori Befall der Magenschleimhaut und dem Magenkarzinom gezeigt [6, 10, 11].

Chromosomenveränderungen, Wachstumsfaktoren und Oncogene

Ähnlich der vorgeschlagenen Multi-Step-Karzinogenese des kolorektalen Karzinoms wurde vorgeschlagen, daß beim Magenkarzinom ein gleichartiger Mechanismus vorliegen könnte [17, 19]. Die Gruppe um Tahara [12] kam zu dem Schluß, daß ein Allelverlust auf dem Chromosom 17p allgemein bei Magenkarzinomen gefunden wird, unabhängig vom histologischen Typ, und daß der Allelverlust auf dem Chromosom 5q eine Rolle bei der Karzinogenese des gut differenzierten intestinalen Adenokarzinoms zu spielen scheint. Darüber hinaus könnten Allelverluste auf den Chromosomen 1q und 7p bei der Progression des zunächst gut differenzierten Magenkarzinoms eine Rolle spielen. Yonemura et al. [21] fanden, daß die Expression des c-erbB-2 Proteins in fortgeschrittenen Stadien des Magenkarzinoms gesteigert ist.

Morphologische Vorstufen

Unsere Kenntnis der morphologischen Korrelate der einzelnen Schritte der Magenkarzinomkarzinogenese sind spärlich. Die intestinale Metaplasie gilt als präkanzeröse Bedingung; die Dysplasie ist eine präkanzeröse Läsion und wird definiert als eine eindeutig neoplastische Epithelproliferation ohne Zeichen der Invasion. Am häufigsten tritt die Dysplasie in flachen tubulären Adenomen auf, seltener in sogenannten eingesenkten Adenomen oder in villösen Adenomen. Die Tatsache, daß eine Dysplasie als Vorläufer, Ausläufer oder als Indikator einer sogenannten Feldkanzerisierung aufgefaßt wird, hat klinische Konsequenzen. Diese bestehen bei einer Dysplasiediagnose darin, daß ein synchrones Karzinom ausgeschlossen wird, polypoide Läsionen abgetragen werden und flache, nicht abtragbare Herde kontrolliert werden [3].

Aussagen des Pathologen an der Biopsie

An einem Biopsat aus einem tumorverdächtigen Areal hat der Pathologe zunächst festzustellen, ob es sich um eine gutartige oder bösartige Veränderung handelt. Bei Tumoren ist anzugeben, ob ein malignes Lymphom oder ein Karzinom vorliegt, bei Karzinomen ist die Klassifikation nach Laurén anzuwenden in Hinblick auf die Art der Operation [7, 9].

Aussagen des Pathologen am Resektat

Das Festhalten der Befunde, sei es an einem Magenresektat mit einem Frühkarzinom oder an einem erweiterten Resektat mit Splenektomie und Pankreaslinksresektion erfolgt nach bestimmten Kriterien. Diese umfassen zumindest eine Basisdokumentation wie von der

Tabelle 1. Pathologiebericht radikaler Magenresektate [5, 18]

Basisinformationen
- Tumorlokalisation
- R-Klassifikation
- pTNM
- Histologischer Typ
  a) nach traditioneller Klassifikation
  b) nach Laurén-Klassifikation
- Histologischer Differenzierungsgrad

Erweiterte Dokumentation
Die individuellen Parameter der pTNM- und R-Klassifikation müssen festgehalten werden, werden aber in dieser Tabelle nicht gesondert aufgeführt.

Primärtumor
- Größter Längs- und Querdurchmesser
- Zirkumferentielles Wachstum (zirkulär, insulär, etc.)
- Beteiligung diverser Magenabschnitte (Kardia, Fundus, etc.)
- Makroskopische Klassifikation (für fortgeschrittene Karzinome Borrmann-Klassifikation, für Frühkarzinome nach den Maßgaben der Japanese Society for Gastroenterologial Endoscopy for Early carcinoma)
- Tumorkomplikationen (Stenose, Perforation)
- Invasion von Ösophagus oder Duodenum
- Blutgefäßinvasion
- Lymphgefäßinvasion
- Perineuralscheideninvasion
- Entzündliche Stromareaktion
- Desmoplasie
- [Klassifikation nach Ming]

Regionale Lymphknoten
- Anzahl der untersuchten und befallenen Lymphknoten
- [Anzahl der untersuchten und befallenen Lymphknotengruppen nach den Japanischen Maßgaben von 1982]
- Metastasen in Grenzlymphknoten
- Perinodale Tumorinfiltration
- Reaktive Lymphknotenveränderungen

Chirurgisches Operationsverfahren
- Minimaler Abstand zwischen Tumor und oralem/aboralem Resektionsrand
- Intraoperative Tumorzelldissemination (Inzision oder iatrogene Tumorperforation)

Epidemiologie
- Dysplasie am Tumorrand oder isoliert
- Assoziierte Schleimhautveränderungen

Arbeitsgemeinschaft Deutscher Tumorzentren angegeben [5]. Die Basisdokumentation umfaßt: Tumorlokalisation, R-Klassifikation, pTNM, histologischer Typ (traditionelle Klassifikation und Laurén) und histologischen Differenzierungsgrad. Die in der erweiterten Dokumentation festzuhaltenden Befunde [19] sind in Tabelle 1 dargestellt.

Typing und Grading beim Magenkarzinom

Es sind im wesentlichen zwei Klassifikationssysteme, die heute breitere Anwendung finden, nämlich eine konventionelle Klassifikation, vormals bekannt als die der WHO, 1990 in einer neuen Auflage erschienen mit relativ gut reproduzierbarer Einordnung der Tumoren [20].

Da diese Klassifikation aber weder eine bedeutsame prognostische Relevanz besitzt, noch, an der Biopsie angewendet, Aussagen zum operationstechnischen Vorgehen erlaubt, hat sich daneben die Laurén-Klassifikation sehr breit durchgesetzt. Diese Klassifikation erlaubt bei Anwendung an Magenbiopsien das Aufstellen von Richtlinien für die Operationsplanung. Beim intestinalen Karzinom ist ein Sicherheitsabstand (in-situ gemessen) von 4–5 cm einzuhalten, beim diffusen Karzinom ein Abstand von 8–10 cm [9].

Beim Grading nach der WHO [20] werden bei papillären, tubulären und muzinösen Karzinomen sowie beim intestinalen Karzinom drei Grade unterschieden (G1–G3) oder zwei Gruppen (low grade = G1+G2 und high grade = G3+G4). Siegelringzellkarzinome werden ex definitione als G3 eingeordnet, kleinzellige und undifferenzierte Karzinome als G4. Karzinome vom diffusen Typ werden als G3 oder G4 eingestuft, entsprechend einem high-grade Tumor. Die Reproduzierbarkeit des 2-Klassen-Gradings lag nach eigenen Untersuchungen mit 88% wesentlich höher als die des 4-Klassen-Systems mit 76%.

pTNM-Klassifikation und R-Klassifikation

Die seit 1987 geltende TNM-Klassifikation ist in Tabelle 2 dargestellt [15]. Für bestimmte Fragestellungen kann eine weitere Unterteilung der TNM-Kategorien sinnvoll sein, etwa die sogenannte Ramifizierung von T1 in eine Infiltration der Mukosa oder der Submukosa oder der T2-Kategorie in eine T2a-Gruppe mit Karzinominfiltration der Muskularis propria und eine T2b-Gruppe mit Infiltration der Subserosa. Diese erweiterten Vorschläge sollen im TNM-Supplement Ende 1992 publiziert werden [16].

Die R-Klassifikation gibt Auskunft darüber, ob nach Abschluß der Behandlung im Organismus Tumor zurückgeblieben ist oder nicht [15]. Es wird zwischen 3 Kategorien unterschieden:

R0 = Kein Residualtumor
R1 = Mikroskopisch Residualtumor
R2 = Makroskopisch Residualtumor

Möglichkeiten zur Sicherung des R-Status

Die Feststellung eines R0-Status bedeutet nicht, daß der Patient geheilt ist. Es wird damit nach der Operation und nach der pathologisch-anatomischen Untersuchung nur festgehalten, daß nach sorgfältiger klinischer und morphologischer Untersuchung kein Resttumorgewebe im Organismus mehr feststellbar ist. Es ist sehr wichtig, daß der R-Status exakt bestimmt wird, da sonst eine Fehleingruppierung der einzelnen Patienten erfolgt. Wird zum Beispiel ein Patient im Stadium II, bei dem eine R1-Resektion vorliegt, fälscherlicherweise in R0 eingeordnet, verschlechtert sich die Gesamtprognose dieser Patientengruppe. Es gibt verschiedene Möglichkeiten, den R-Status zu sichern. Dazu gehören die Untersuchung des lateralen Absetzungsrandes durch den Pathologen, also der Stelle, an der ein Magenresektat am Fettgewebe abgesetzt wird. Auch die Herstellung von zytologisch auszuwertenden Tupfpräparaten von der Absetzungsfläche könnte nützlich sein. Die zytologische Untersuchung von Ascites oder einer Bauchspülung dürfte eine prognostische Bedeutung haben. Die Bedeutung des immunhistologischen Nachweises von Tumorzellen in der Beckenkammbiopsie ist noch nicht vollständig geklärt, jedenfalls berechtigt der Nachweis von Tumorzellen nicht zur Feststellung von pM1 (entsprechend Fernmetastasen) [13].

Prognosefaktoren beim Magenkarzinom

Die wichtigsten unabhängigen Prognosefaktoren, deren überragende Bedeutung in mehreren multivariaten Analysen bestätigt wurde, sind die pTNM-Klassifikation und die R-Klassifikation. Im UICC-Programm ist vorgesehen, diese beiden Parameter durch weitere unabhängige Prognosefaktoren zu ergänzen und sogenannte prognostische Gruppen zu bilden

Tabelle 2. pTNM-Klassifikation und Stadiengruppierung [20]

TNM Klinische Klassifikation

T = Primärtumor

- TX Primärtumor ist nicht bestimmbar
- T0 Kein Hinweis auf einen Primärtumor
- Tis Carcinoma in situ: intraepithelialer Tumor ohne Infiltration der Lamina propria
- T1 Tumor infiltriert Lamina propria oder Submucosa
- T2 Tumor infiltriert Muscularis propria oder Subserosa
- T3 Tumor penetriert die Serosa (viszerales Peritoneum) ohne Infiltration benachbarter Strukturen
- T4 Tumor infiltriert benachbarte Strukturen (Milz, Colon transversum, Leber, Zwerchfell, Pankreas, Bauchwand, Nebenniere, Niere, Dünndarm, Retroperitoneum)

N = Regionale Lymphknoten

Zu den regionalen Lymphknoten gehören die perigastrischen Lymphknoten entlang der kleinen und großen Kurvatur, die Lymphknoten der A. gastrica sinistra, hepatica communis, linealis und des Truncus coeliacus. Die Metastasierung in andere intraabdominelle Lymphknoten wie hepatoduodenale, retropankreatische, mesenteriale und paraaortale wird als Fernmetastasierung gewertet.

- NX Regionale Lymphknoten nicht bestimmbar
- N0 Keine regionalen Lymphknotenmetastasen
- N1 Metastasen in perigastrischen Lymphknoten innerhalb 3 cm Abstand vom Tumorrand
- N2 Metastasen in perigastrische Lymphknoten mehr als 3 cm vom Tumorrand entfernt oder in Lymphknoten der A. gastrica sinistra, hepatica communis, lienalis oder des Truncus coeliacus.

M = Fernmetastasen

- MX Fernmetastasen nicht bestimmbar
- M0 Keine Fernmetastasen
- M1 Fermetastasen

pTNM Klassifikation

Die pT, pN und pM-Kategorien entsprechen den T, N und M-Kategorien

Stadiengruppierung

Stadium	0	Tis	N0	M0
Stadium	IA	T1	N0	M0
Stadium	IB	T1	N1	M0
		T2	N0	M0
Stadium	II	T1	N2	M0
		T2	N1	M0
		T3	N0	M0
Stadium	IIIA	T2	N2	M0
		T3	N1	M0
Stadium	IIIB	T3	N2	M0
		T4	N1	M0
Stadium	IV	T4	N2	M0
		any T	any N	M1

[8]. Die Bedeutung zahlreicher Faktoren wie z. B. Alter, Geschlecht, histologischer Typ, Invasion von Venen oder Lymphspalten wird zum Teil noch kontrovers diskutiert oder ist, was andere Faktoren betrifft, wie z. B. DNA-Ploidie, Nachweis von Onkogenen oder Onkogenprodukten, Wachstumsfaktoren und deren Rezeptoren noch nicht ausreichend definiert.

Zusätzliche Faktoren wie die oben genannten können beim heutigen Stand der Prognoseforschung nur dann anerkannt werden, wenn sie durch multivariate Analysen bestätigt werden. Hinzu kommt die Forderung, daß solche Ergebnisse nur anzuerkennen sind, wenn sie durch zwei unterschiedliche Gruppen gesichert sind.

Literatur

1. Amorosi A, Bianchi S, Buitti E, Cipriani F, Palli D, Zampi G (1988) Gastric cancer in a high-risk area in Italy. Histopathologic patterns according to Laurén's classification. Cancer 62:2191–2196
2. Boeing H (1991) Epidemiological research in stomach cancer: progress over the last ten years. J Cancer Res Clin Oncol 117:133–143
3. Borchard F, Heilmann KL, Hermanek P, Gebbers J-O, Heitz PhU, Stolte M, Pfeifer U, Schaefer H-E, Wiebecke B, Schlake W (1991) Definition und klinische Bedeutung der Dysplasie im Verdauungstrakt. Pathologe 12:50–56
4. Correa P (1991) The epidemiology of gastric cancer. World J Surg 15:228–234
5. Dudeck J, Wagner G, Grundmann E, Hermanek P (1992) Basisdokumentation für Tumorkranke. 4. Aufl. Springer Verlag, Berlin Heidelberg New York London Paris Tokyo Hongkong Barcelona Budapest
6. Forman D, Newell DG, Fullerton F, Yarnell JWG, Stacey AR, Wald N, Sitas F (1991) Association between infection with Helicobacter pylori and risk of gastric cancer: evidence from a prospective investigation. British Med J 302:1302–1305
7. Gall FP (1986) Histologie- und stadiengerechte Chirurgie beim Magenkarzinom. In: Gall FP, Hermanek P, Hornig D (Hrsg) Magenkarzinom. Epidemiologie, Pathologie, Therapie, Nachsorge. Zuckschwerdt, München Bern Wien San Francisco
8. Hermanek P, Hutter RVP, Sobin LH (1990) Prognostic grouping: the next step in tumour classification. J Cancer Res Clin Oncol 116:513–516
9. Hornig D, Hermanek P, Gall FP (1987) The significance of the extent of proximal margin of clearance in gastric cancer surgery. Scand J Gastroenterol 22, Suppl 133:69–71
10. Nomura A, Stemmerman GN, Chyou PH, Kato I, Perez-perez GI, Blaser MJ (1991) Helicobacter pylori infection and gastric carcinoma among japanese americans in Hawaii. N Engl J Med 325:1132–1136
11. Parsonnet J, Friedman GD, Vandersteen DP, Chang Y, Vogelman J, Orentreich N, Sibley RK (1991) Helicobacter pylori infection and the risk of gastric carcinoma. N Engl J Med 325:1127–1131
12. Sano T, Tsujino T, Yoshida K, Nakayama K, Ito H, Nakamura G, Kajiyama G, Tahara E (1991) Frequent loss of heterozygosity on chromosomes 1q, 5q and 17p in human gastric carcinomas. Cancer Res 51:2926–2931
13. Schlimok G, Funke I, Pantel K, Strobel F, Lindemann F, Witte J, Riethmüller G (1991) Micrometastatic tumour cells in bone marrow of patients with gastric cancer: Methodological aspects of detection and prognostic significance. Eur J Cancer 27:1461–1465
14. Sipponen P, Jarvi O, Kekki M, Siurala M (1987) Decreased incidences of intestinal and diffuse types of gastric cancer in Finland during a 20-year period. Scand J Gastroenterol 22:865–871
15. UICC: TNM classification of malignant tumours (1987) 4th ed (Hermanek P, Sobin LH, eds) Springer Verlag, Berlin Heidelberg New York London Paris Tokyo Hongkong Barcelona Budapest
16. UICC: TNM Supplement (1992 in Vorbereitung) Springer Verlag, Berlin Heidelberg New York London Paris Tokyo Hongkong Barcelona Budapest
17. Vogelstein B, Fearon ER, Hamilton SR, Kern SE, Preisinger AC, Leppert M, Nakamura Y, White R, Smith AMM, Bos JL (1988) Genetic alterations during colorectal-tumor development. N Engl J Med 319:525–532
18. Wagner G, Hermanek P (1992) Organspezifische Tumordokumentation. Springer Verlag, Berlin Heidelberg New York London Paris Tokyo Hongkong Barcelona Budapest
19. Wasylyshyn ML, Neuman WL, Angriman I, Snyder LA, Montag AG, Westbrook CA, Michelassi F (1991) Evidence for a new tumor-suppressor gene involved in gastrointestinal malignancies. Surgery 110:265–269
20. Watanabe H, Jass JR, Sobin LH (1990) Histological typing of oesophageal and gastric tumours. 2nd ed (WHO International Histological Classification of Tumours). Springer Verlag, Berlin Heidelberg New York London Paris Tokyo Hongkong Barcelona Budapest
21. Yonemura Y, Nimomiya I, Ohoyama S, Kimura H, Yamaguchi A, Fushida S, Kosaka T, Miwa K, Miyazaki I, Endou Y, Tanaka M, Sasaki T (1991) Expression of c-erbB-2 oncoprotein in gastric carcinoma. Immunoreactivity for c-erbB-2 protein is an independent indicator of poor short-term prognosis in patients with gastric carcinoma. Cancer 67:2914–2918

34. Operative Behandlung beim Magenfrühcarcinom

F.W. Schildberg und M.J. Stangl

Chirurgische Klinik und Poliklinik, LMU München, Klinikum Großhadern, Marchioninistraße 15, W-8000 München 70

Surgical Therapy for Early Gastric Cancer

Summary. Data from our own clinical experience as well as overview articles from Japan show an 80%–100% 5-year survival rate for early gastric cancer. An indispensable prerequisite is a resection depending on the type, size and infiltration. For the submucosal type, which shows lymphnode metastasis in 10%–25%, the appropriate surgical therapy is resection of the stomach or total gastrectomy with systemic lymphadenectomy of compartments I and II. Distinct types of mucosal carcinoma (small size) may be suitable for local therapy, particularly in high-risk patients.

Key words: Early gastric cancer – Lymph node metastasis – Surgical therapy – Local therapy

Zusammenfassung. Sowohl eigene klinische Daten als auch Übersichtsarbeiten aus Japan zeigen für das Magenfrühcarcinom 5-Jahres-Überlebensraten zwischen 80–100%. Voraussetzung ist jedoch eine stadiumgerechte Therapie, abhängig von Typ, Größe und Infiltration. Für Frühcarcinome vom Submucosatyp bedeutet dies wegen positiver LK in 10–25% eine Magenresektion oder Gastrektomie mit Lymphknotendissektion der Kompartimente I und II (R 2-Resektion). Bestimmte Typen des kleinflächigen Mucosacarcinoms sind jedoch, abhängig vom klinischen Zustand des Patienten, evtl. auch einer Lokaltherapie zugänglich.

Schlüsselwörter: Magenfrühcarcinom – Lymphknotendissektion – Chirurgische Therapie – Lokaltherapie

Einführung

Beim Frühcarcinom des Magens – erstmals 1908 von Versé in Leipzig beschrieben und von Konietzny 1938 in seiner malignen Potenz auch beim isolierten Mucosabefall erkannt – handelt es sich um ein Adenocarcinom mit begrenzter Infiltration von Mucosa und Submucosa. Die Lamina muscularis propria wird nicht erreicht. Das Vorhandensein von Lymphknotenmetastasen hat keinen Einfluß auf die Klassifikation als Frühcarcinom. Entsprechend der Eindringtiefe sind Mucosacarcinome von den Submucosacarcinomen zu unterscheiden. Grenzschicht zwischen beiden Formen ist die Muscularis mucosae, deren Auflokkerung oder Unterbrechung bereits als prognostisch ungünstig zu gelten hat. Obwohl stationäre Verläufe über mehrere Jahre bekannt sind und in letzter Zeit auch auf zellbiologische Besonderheiten aufmerksam gemacht wurde, soll man aus praktisch-therapeutischen Erwägungen davon ausgehen, daß es sich beim Frühcarcinom weniger um eine Sonderform des Magencarcinoms, sondern um seine frühe Manifestation handelt. Nosologische Zusammenhänge mit Zelldysplasien und bestimmten Adenomen werden diskutiert.

Chirurgische Therapie des Magenfrühcarcinoms

Der Anteil der Frühcarcinome an allen Magencarcinomen weist große Unterschiede auf. Er beträgt in westlichen Ländern und Korea 4–11 %, im eigenen Krankengut machte er zuletzt 14 % aus. Für Japan werden 32 % angegeben, mancherorts wird dort heute schon ein Anteil von 40–50 % erreicht, eine Häufigkeit, die auch bei Reihenuntersuchungen in Tokyo und auf der Insel Hokkaido beobachtet wurde. Diese unterschiedlichen Häufigkeiten scheinen in erster Linie Folge der diagnostischen Intensität, mit der nach solchen Veränderungen gesucht wird, zu sein und keinen prinzipiellen Ost-West-Unterschied zu begründen (Tabelle 1).

Für die chirurgische Therapie des Magenfrühcarcinoms sind drei Aspekte von Bedeutung:

1. Die Multiplizität: Hierzu liegen aus den vergangenen Jahren Angaben vor, die besagen, daß Mehrfachcarcinome im Magen in allen Stadien der Erkrankung zu finden sind, beim Frühcarcinom jedoch mit 8–10 % deutlich häufiger als beim fortgeschrittenen Carcinom beobachtet werden.

2. Lymphknotenmetastasen: In über 10% der Fälle sind die Lymphknoten zum Zeitpunkt der Diagnose bereits metastatisch befallen und zwar sowohl die der Kompartimente I als auch II letztere allerdings deutlich seltener. Lymphknotensprünge unter Umgehung der 1. Station sind bekannt. Mucosacarcinome und Submucosacarcinome weisen mit etwa 4 % bzw. etwa 20 % unterschiedliche Metastasierungshäufigkeiten in den Lymphknoten auf (Tabelle 2).

Aus diesen Aspekten ergeben sich die klassischen Operationsindikationen, die sich kaum von denen des fortgeschrittenen Carcinoms unterscheiden:

a) als Regeloperation gilt die Gastrektomie mit Netzresektion und Bursektomie. Subtotale Resektionen sind bei distalem Tumorsitz, wenn ein Sicherheitsabstand von wenigstens 8 cm bei diffusen Carcinomen eingehalten werden kann, vertretbar. Voraussetzung ist jedoch, daß zuvor weitere Carcinome durch sorgfältigste endoskopische Inspektion ausgeschlossen wurden. Die Resektionsränder sollten intraoperativ histologisch untersucht werden und dann frei sein von Tumorzellen.

Tatsächlich scheinen unter diesen Voraussetzungen die Langzeitergebnisse der Gastrektomie bzw. der subtotalen Resektion gleich gut zu sein. Systematische Untersuchungen zu dieser Frage liegen bisher nicht vor. Allerdings mahnen vereinzelte Hinweise aus der Litera-

Tabelle 1. Häufigkeit des Magenfrühcarcinoms

Land	Autoren	Karzinome	Frühkarzinome	Häufigkeit
UK Australien Scandinavien	5	1558	64	4 %
BRD, Italien Niederlande Nordamerika	10	5248	579	11 %
Korea	16	–	639	6–12 %
Japan	2	1358	431	32 %
Tokyo[a]	1	474	254	52 %
Hokaido[a]	1	2508	999	40 %

[a] Reihenuntersuchungen

Tabelle 2. Lymphknotenbefall (Angaben in %)

Typ	Autor		N1	N2	N3
Mukosatyp	Endo	90	2,4	1,2	0
	Ichiyoshi	90	2,7	0,4	0
	Ohta	87	0,3	0,1	0
Submukosatyp	Endo	90	10,2	1,8	0
	Ichiyoshi	90	12,3	2,8	0
	Ohta	87	18,9	7,0	1
Mukosa-, Submukosatyp	Rhode	91	6,9	4,6	3,1

Tabelle 3. 5-Jahres Ergebnisse

Land	Autoren	Ergebnisse (%)
Japan	12	90–100 M >95 SM 69–92 N– >90 N+ 52–78
Italien	5	80–95
USA	2	73–97
U.K.	1	90
Niederlande	1	M 100 SM 81
BRD	2	74–85 M 84 SM 69

M = Mukosakarzinom; SM = Submukosakarzinom; N– = ohne Lymphknotenbefall; N+ = mit Lymphknotenbefall

tur, die von metachronen Zweitcarcinomen im Restmagen berichten, hier zur Vorsicht. Dem steht jedoch das Operationsrisiko gegenüber, das bei subtotaler Resektion noch einmal geringer ist als nach Gastrektomie mit 1,6 % im eigenen Krankengut. Diese Feststellung läßt sich auch aus der Literatur belegen.

b) Die Häufigkeit der Lymphknotenmetastasen mit 10–15 % verpflichtet zur systematischen Lymphadenektomie, die u.E. die Kompartimente I und II miteinschließen sollte. Das Kompartiment II ist allerdings derzeit noch Gegenstand der Diskussion. Der LK-Befall beträgt dort nämlich bei den Mucosacarcinomen nur 0,1–1,2 % und beim Submucosacarcinom 1,8–7 %. Von einigen Autoren wird deshalb die Notwendigkeit der R_2 Resektion bei Mucosacarcinomen in Frage gestellt. Hier bleibt also insbesondere bei erhöhtem OP-Risiko durchaus ein Freiraum für individuelle Entscheidungen. Voraussetzung ist allerdings der sichere histologische Nachweis einer freien Submucosa. Das Kompartiment III ist nur in der Überprüfung. Nach überwiegender Ansicht kann auf seine Dissektion verzichtet werden.

Die Langzeitergebnisse der operativen Behandlung weisen sehr gute Ergebnisse auf und liegen in Japan für das Mucosacarcinom zwischen 95 und 100 % und für das Submucosacarcinom bei 69 % bis 92 %. In den westlichen Ländern sind die Ergebnisse mit 73 % bis 95 % zum Teil noch deutlich niedriger, doch zeigen sich auch hier in den letzten Jahren Verbesserungen. Im eigenen Krankengut betrug sie nicht alterskorrigiert 85 % und ließ Unterschiede zwischen Mucosatyp und Submucosatyp vermissen (Tabelle 3).

In Anbetracht der geringen Metastasierungsrate, insbesondere des Mucosacarcinoms lag der Gedanke nahe, zugunsten eines geringeren Operationsrisikos und einer besseren Lebensqualität auf einen ausgedehnten operativen Eingriff zu verzichten und sich statt dessen auf die endoskopische Lokalbehandlung des Primärtumors zu beschränken. Bei Fehlen von LK-Metastasen sowie multilokulärer Carcinome müßte dies ohne onkologische Einbußen möglich sein. Diese beiden Prämissen sind präoperativ jedoch schwierig zu erkennen. 3 Wege werden beschritten:

1. Die Computertomographie – inbesondere als dynamisches CT. Sie vermag oft vergrößerte LK zu erkennen, kann aber keine sichere Aussage über ihren Tumorbefall machen. Das dynamische CT weist hier etwas bessere Ergebnisse auf. Hinzu kommt, das befallene LK nicht auch vergrößert sein müssen, sondern häufig sogar klein sind. Mitteilungen über eine Trefferquote von etwa 90 scheinen uns sehr hoch, die Fehlerquote jedenfalls zu groß, um darauf Einschränkungen der therapeutischen Radikalität zu begründen.

2. Eine ähnliche Aussagekraft in bezug auf einen LK-Befall besitzt auch die endoskopische Sonographie, insbesondere wenn sie nach einer oralen Aufnahme fetthaltiger Flüssigkeit angewandt wird. Die gleiche Methode kann auch zur Differenzierung zwischen Mucosa- und Submucosatyp herangezogen werden, besitzt aber beim ulcerierten Typ des Frühcarcinoms nur eine Trefferquote von 70 bis 80%. Dennoch sollte diese Methode zukünftig routinemäßig zum Einsatz kommen.

3. Die endoskopische Untersuchung zeigt das Frühcarcinom von unterschiedlicher Form und Größe. Man unterscheidet erhabene, flache und eingesunkene Formen, die flache wird noch einmal in 3 Untertypen unterteilt. Kombinierte Formen sind bekannt. Seit längerer Zeit werden gewisse Korrelationen zwischen Größe und Form einerseits und dem LK-Befall andererseits beobachtet, die Oguro 1991 systematisch an 1000 Patienten überprüft hat. Seine tabellarische Zusammenstellung besagt, daß es gewisse Formvarianten gibt, deren metastatische Potenz äußerst gering – wenn nicht gar Null – ist. Zu ihnen gehören die Mucosacarcinome vom Typ I jeder Größe und die der Gruppen II b und c unter 2 cm. Submucosacarcinome sind nur im Typ IIa und IIc unter 2 cm ohne LK-Befall. Auch die Frage nach der Unterbrechung der Muscularis mucosae und andere histologische Parameter spielen eine Rolle (Tabelle 4).

So kennt man also heute prognostisch günstige und ungünstige Zeichen, die bei der Wahl des therapeutischen Vorgehens hilfreich sein können (Tabelle 5). Sie eröffnen uns die Möglichkeit, die Prognose des Magenfrühcarcinoms bereits präoperativ mit einer gewissen Wahrscheinlichkeit – von etwa 80%–90% – zu erkennen und günstige Formen des Frühcarcinoms lokal zu behandeln. Folgende Techniken wurden bisher erprobt, wobei grundsätzlich zu unterscheiden ist zwischen Resektionstechniken wie z. B. der Mucosektomie, die eine histologische Aufarbeitung des Präparates ermöglichen, und den destruierenden Techniken, die diese Möglichkeit nicht bieten.

Erfahrungen mit diesen Therapien liegen in nennenswertem Umfang bisher nur aus Japan vor. Sie können noch nicht sehr aussagefähig sein, da sie nicht immer unter den genannten Bedingungen, sondern aus unterschiedlichen Indikationen angewandt werden – zumeist bei sonst nicht operablen, multimorbiden Patienten und Operationsverweigerern. Kasugai hat 1988 die Erfahrungen aus 71 japanischen Krankenhäusern über 1653 Patienten

Tabelle 4. Lymphknotenmetastasen bei verschiedenen Typen (OGURO 1991)

		≤2,0 cm	2,1–5,0 cm	≥5,1 cm	Total
I	M	0% (0/18)	0% (0/22)	0% (0/5)	0% (0/45)
	SM	25% (1/4)	25% (10/40)	40% (8/20)	30% (19/64)
IIa	M	0% (0/32)	0% (0/33)	0% (0/10)	0% (0/75)
	SM	0% (0/9)	19% (3/16)	38% (3/8)	18% (6/23)
IIa+	M	0% (0/14)	7% (2/27)	0% (0/2)	5% (2/43)
IIc	SM	19% (4/21)	27% (16/59)	40% (4/10)	27% (24/90)
IIb	M	0% (0/6)	0% (0/4)		0% (0/10)
	SM				
IIc					
IIc+III	M	1% (1/181)	5% (15/317)	5% (5/94)	4% (21/592)
III+IIc	SM	13% (13/104)	15% (37/104)	17% (23/132)	15% (73/488)

Tabelle 5. Prognostische Faktoren

Günstig	Ungünstig
Mukosa-Karzinom	Submukosa-Karzinom
Typ I u. IIa	LK-Befall
Tumor <3 cm	Gefäßeinbruch
Hochdifferenziert	Aneuploidie
	Tumor >3 cm
	Geringe Differenzierung
	Ulceration

Tabelle 6. Langzeitergebnisse nach Lokaltherapie (Kasugai, 1987)

Methode	Negative Biopsie	
Mit Mukosaresektion		
Durch Hochfrequenzstrom		
– Polypektomie	99%	(189/191)
– Mukosektomie	97%	(37/38)
– Unterspritzung + Mukosektomie	100%	(63/63)
Ohne Mukosaresektion		
Laser		
– Nd:YAG	85%	(306/362)
– Photodynamische Th.	83%	(35/41)
Hitzekoagulation	100%	(46/46)
Lokale Injektion		
– Äthylalkohol	100%	(5/5)
– OK-432	100%	(2/2)
– Andere	11%	(1/9)
Kauterisation	100%	(13/13)
Total	90,4%	(696/770)

zusammengestellt. Danach wurden die nichtresezierenden Verfahren des Lasers in seinen verschiedenen Varianten am häufigsten angewandt, gefolgt von der Hochfrequenzelektrotherapie in Form der Polypektomie bei den Formen I und II a sowie der Mucosektomie z. T. auch bei flachen Läsionen. Weitere Verfahren waren die Koagulation sowie die Injektion von Alkohol oder Chemotherapeutica.

Eine Erfolgskontrolle im Sinne einer 5 J ÜLR liegt nicht vor und kann angesichts der Indikationsvielfalt auch nicht sinnvoll sein. Jedoch wurden örtliche Kontrolluntersuchen mit Biopsien an 770 Patienten nach 1–5 Jahren durchgeführt. Diese zeigen eine lokale Tumorfreiheit bei 90% aller Patienten an, wobei mit einzelnen Methoden durchaus Erfolgsraten auch von 100% erreicht wurden, die Laserverfahren waren jedoch nur zu 85% erfolgreich (Tabelle 6). Ähnliche Angaben zum Laser liegen auch von Watanabe 1987 vor.

Schlußfolgerung

Zusammengefaßt läßt sich also feststellen, daß für die Behanldung des Magenfrühcarcinoms die R_2-Resektion als Standardoperation zu gelten hat, deren alterskorrigierte 5 J ÜLR beim Mucosacarcinom an 100% heranreicht. Lokale Behandlungen sind bei günstigen Carcinomformen denkbar, insbesondere bei Patienten mit erhöhtem Operationsrisiko oder bei OP-Verweigerern. Wegen der möglicherweise anders gearteten Voraussetzungen bei Patienten in westlichen Ländern insbesondere im Hinblick auf den LK-Befall sollte jedoch auf die strikte Einhaltung der dargestellten Kriterien besonderer Wert gelegt und diese Patienten nur innerhalb von Studien unter entsprechenden Nachsorgebedingungen behandelt werden.

35. Indikation zur Gastrektomie

J. Scheele, H. Groitl, A. Altendorf-Hofmann, Erlangen

(Manuskript bis Redaktionsschluß nicht eingegangen)

36. Indikation zur aboralen subtotalen Resektion

K. Schemmle, S. Korom und E. A. Burkhardt

Klinik für Allgemein- und Thoraxchirurgie, Klinikstraße 29, W-6300 Gießen

Indication for Subtotal Gastrectomy

Summary. Aboral gastric resections for gastric cancer are performed in 20%–40% of cases at German university hospitals. This type of resection can only be carried out if an ample oral safety margin is given. The margin should be at least 10 cm in the case of diffuse carcinoma, and no less than 6 cm in intestinal-type carcinoma. Thus, aboral subtotal resection is confined to smaller tumors, preferably those located in the antrum of the stomach. Lymph node dissection can and should be carried out in the case of subtotal resection. Aboral subtotal resection represents an adequate form of treatment, complying with the necessary oncological standards if the appropriate safety margin is chosen.

Key words: Gastric cancer – Subtotal gastrectomy – Indication

Zusammenfassung. Der Anteil aboraler Magenresektionen wegen eines Karzinoms liegt an deutschen Universitäts-Kliniken zwischen 20 und 40%. Wichtigste Voraussetzungen für diesen Eingriff ist ein ausreichender oraler Sicherheitsabstand. Er sollte beim diffusen Karzinom 10 cm und beim intestinalen Typ 6 cm nicht unterschreiten. Die Indikation beschränkt sich daher auf kleinere, im Antrum lokalisierte Tumoren. Eine Lymphknotendissektion ist auch im Rahmen einer Resektion möglich und notwendig. Die aborale untere Resektion ist ein adäquates und onkologischen Kriterien entsprechendes Verfahren, wenn ein genügender Sicherheitsabstand eingehalten werden kann.

Schlüsselwörter: Magenkarzinom – Aborale subtotale Magenresektion – Indikation

Die vor noch nicht langer Zeit mit hohem Risiko belastete Gastrektomie ist heute ein weitgehend standardisierter Eingriff mit niedriger Letalität. Man muß sich daher fragen, ob es überhaupt noch Indikationen zur unteren Teilresektion gibt und ob sich bei diesem Eingriff eine onkologisch ausreichende Lymphdissektion durchführen läßt. Auf technische Details der Magen-Dünndarm-Anastomose will ich im Rahmen meines Themas nicht eingehen.

Im eigenen Krankengut der letzten 10 Jahre wurden bei einer Resektionsquote von 59% deutlich mehr Gastrektomien (59%) als untere Teilsektionen (41%, Tabelle 1) durchgeführt. Unsere Zahlen unterscheiden sich wenig von anderen westdeutschen Universitätskliniken, wenn man deren Jahresberichte auswertet. In 13 Kliniken, in deren Statistik allerdings auch einige Resektionen wegen Gastroduodenalulzera enthalten sein können, beträgt das Verhältnis zwischen Resektion und Gastrektomie 39:61, in drei Kliniken, in deren Jahresbericht nach Karzinomkranken differenziert wird, 28:72. Auch in der Klinik von

Herrn Pichlmayr, Hannover, der seit langer Zeit die Gastrektomie eindeutig favorisiert, werden 20% der Patienten mit Magenkarzinom reseziert [10, 11].

Kriterien für die Wahl des Operationsverfahrens

Es geht nicht um einen Streit über Operationsmethoden, sondern es geht um die bestmögliche Therapie nach klar definierten onkologischen Kriterien. Wir wissen, daß die Tumorgröße eine eher untergeordnete Rolle für die Prognose spielt. Diese wird nicht vom Durchmesser einer malignen Geschwulst bestimmt, sondern von ihrer Invasionstiefe, ihrer Penetration in die Magenwand und in umgebende Strukturen, also von der T-Klassifikation. Von der Tumorgröße und natürlich auch von seiner Lokalisation hängt es aber ab, ob ein ausreichender vor allem kranialer Sicherheitsabstand eingehalten werden kann. Nach übereinstimmender Meinung muß der Abstand beim intramural wachsenden entdifferenzierten Tumor deutlich größer sein als beim gut abgrenzbaren differenzierten Karzinom. Die Einteilung in den intestinalen und diffusen Typ nach Laurén [8] hat sich in der Praxis sehr gut bewährt. Für die orale Resektionslinie ist beim diffusen Typ ein Abstand von minimal 10 cm vom Tumor zu fordern. Beim Intestinaltyp darf der Sicherheitsabstand 6 cm nicht unterschreiten.

Wenn diese Voraussetzungen mit einer subtotalen aboralen Resektion ausreichend berücksichtigt werden können, spricht kein triftiger Grund gegen einen solchen Eingriff. Die untere Resektion halten wir daher bei in ihrer Ausdehnung begrenzten Antrumkarzinomen vom Intestinaltyp für ein adäquates Verfahren [5, 7, 12, 14]. Für Patienten mit Karzinomen vom diffusen Typ kommt die Resektion nur in Frage, wenn es sich um kleine Antrumtumoren handelt. Dementsprechend lag im eigenen Krankengut der Anteil diffuser Karzinome in Resektionspräparaten bei nur 29%, in Gastrektomiepräparaten aber bei 48%, bezogen nur auf R0-Resektionen bei 54% (Tabelle 2).

Zu den Kriterien, die für die Differentialtherapie Resektion oder Gastrektomie keine oder nur geringe Entscheidungshilfen geben können, gehört das Lebensalter. Ganz abgesehen davon, daß Alter per se möglichst wenig in Operationsentscheidungen einfließen sollte, hat sich das operative Risiko der Gastrektomie infolge der Standardisierung der Technik und wohl auch durch die Anwendung der Klammernahtgeräte so reduziert, daß die Magenentfernung auch alten Menschen in gutem Allgemeinzustand zugemutet werden darf. Als Beispiel sei die Klinik unseres derzeitigen Präsidenten angeführt (Tabelle 3). Die bekannt niedrigen Letalitätsziffern der Japaner [18] werden wir nicht erreichen. Anders als noch vor 10 bis 15 Jahren gleicht sich die Operationssterblichkeit von Gastrektomie und Resektion in den meisten Publikationen an. Ein scheinbar geringeres Letalitätsrisiko der subtotalen Resektion darf daher wohl nicht mehr als Argument für diesen Eingriff angeführt werden. Das gleiche gilt zumindest für die Frühkomplikationen, insbesondere für die Frequenz von Anastomoseninsuffizienzen. Auch die Spätmorbidität beider Verfahren ist durchaus vergleichbar.

Die Langzeitprognose scheidet als Entscheidungshilfe ebenfalls aus. Es wäre unlogisch, die bei uns und in den meisten anderen Kliniken nachweisbare bessere Fünfjahresüberlebenszeit (Tabelle 4) als Argument für eine Resektion anzuführen, da es sich ja um keineswegs vergleichbare Kollektive mit einem deutlich höheren Anteil von Fällen mit ungünstiger Prognose in der Gastrektomiegruppe handelt.

Das Krankheitsstadium, also das Ausmaß der Tumorinfiltration und der Lymphknotenbeteiligung beeinflußt das Spätergebnis beider Operationsverfahren in gleicher Weise. Die aborale subtotale Resektion ist keinesfalls „weniger radikal" als die Gastrektomie, ganz abgesehen davon, daß ich es für wenig sinnvoll halte, verschiedene Radikalitätsstufen zu unterscheiden. Eine Krebsoperation ist entweder radikal oder sie ist es eben nicht.

Tabelle 1. Therapie bei 336 Patienten mit Magenkarzinom

Keine Behandlung	39	12%
Chemotherapie	4	
Explorative Laparatomie	67	28%
Gastroenterostomie	16	
Endoskopische Therapie	13	
Gastrektomie	109	59%
Aborale Resektion	75	
Orale Resektion	13	

Tabelle 2. Verteilung der Histologietypen (Laurén)

	Intestinal	Diffus
Aborale Resektionen	71%	29%
Nur Ro-Operationen	70%	30%
Gastrektomien	52%	48%
Nur Ro-Operationen	46%	54%

Tabelle 3. Operationsletalität (%)

	Gastrektomie	Resektion
Gall u. Hermanek 1977	22,5	11,3
(1985) 1982	11,6	3,2
Gall et al. 1988	8,5	5,5
Yamada et al. 1980	1,4	2,9
Valen et al. 1988	7,7	8,7
Roukos et al. 1988	8,9	9,1
Lindahl et al. 1988	2,8	4,7
Launois et al. 1991	15,4	8,3

Tabelle 4. Überlebenszeit nach fünf Jahren (%)

	Gastrektomie	Resektion
Takagi 1984	26,7	47,4
Gall et al. 1986	40	76
Gennari et al. 1986	40	51
Launois 1991	30,1	30,1
Gießen 1992 (nur Ro)	39	51

Tabelle 5. Ausmaß der Lymphknotendissektion bei aboraler subtotaler Resektion (die Zahlen bezeichnen die Lymphknotenstationen nach der japanischen Einteilung)

- vollständig erfaßt:
  3 (entlang kleiner Kurvatur)
  5 (suprapylorisch)
  6 (infrapylorisch)
  7, 8, 9 (Aa. gastrica sin., hepatica communis und coeliaca)
- partiell erfaßt:
  1, 2 (kardianah)
  4 (entl. gr. Kurvatur, oberer Anteil)
  11 (entlang A. lienalis)
- nicht erfaßt:
  10 (Milzhilus)
  13 (hinter dem Pankreas)

Tabelle 6. Residualtumor nach Resektion und Gastrektomie

Subtotale aborale Resektion ($n=75$)	
R0	47 (63%)
R1+2	28 (37%)
Gastrektomie ($n=109$)	
R0	80 (73%)
R1+2	29 (27%)

Lymphknotendissektion

Ob die Entfernung der Lymphknoten die Behandlungsergebnisse wirklich verbessert, ist nicht eindeutig belegt [1, 13, 15]. Auf das Pro und Kontra der Dissektion möchte ich jetzt nicht eingehen. Ich bin aber der Meinung, daß zur Zeit wie bei der Gastrektomie auch im Rahmen der aboralen Resektion die Kompartments I und II disseziert werden sollen und zwar nicht nur, um makroskopisch feststellbare Lymhknotenmetastasen zu entfernen, sondern auch im Interesse einer definierten Stadieneinteilung. Nur dann kann man Therapieerfolge oder -mißerfolge werten und klare Behandlungsrichtlinien erarbeiten. Aus dem gleichen Grund, also zur eindeutigen Stadieneinteilung, sollten Biopsien aus den bereits zum Kompartment III gehörenden Anteilen des Ligamentum hepatoduodenale jenseits des Abgangs der A. gastroduodenalis entnommen werden [14].

Die Lymphknotendissektion während einer Magenresektion hat Grenzen im Bereich der unteren Speiseröhre, im oberen Anteil der großen Magenkurvatur sowie in Richtung Milz (Tabelle 5). Bei Antrumkarzinomen darf man allerdings davon ausgehen, daß in diesen Regionen keine lymphogene Aussaat erfolgt ist [4], auch wenn sie nicht völlig ausgeschlossen werden kann [6]. Eine obligate Entfernung der Milz ist im Rahmen einer aboralen Resektion nicht notwendig [2].

Die Mitnahme der Lymphknotenstationen 3, 4b, 5–9, und, wenn notwendig, auch 13 gehört an unserer Klinik zum Behandlungskonzept bei der Resektion.

Natürlich müssen bei einer Resektion wie bei einer Gastrektomie die Regeln der onkologischen Chirurgie eingehalten und das Omentum majus und der Serosaüberzug der Bursa omentalis in die operative Strategie einbezogen werden. Die A. gastrica sinistra wird unmittelbar an ihrem Ursprung durchtrennt und schließlich sollten Schnellschnittuntersuchungen resektionsfreie orale und aborale Tumorränder sichern. Knapp zwei Drittel unserer Resektionen (63 %) waren „radikal" (R0-Resektionen), deutlich weniger als bei den Gastrektomiepräparaten (Tabelle 6). Die R1- und R2-Resektionen betrafen allerdings überwiegend Patienten, bei denen bewußt eine palliative Resektion geplant und durchgeführt worden war.

Zusammenfassend kommen wir zu dem Ergebnis, daß eine hohe aborale Resektion beim Magenkarzinom dann eine adäquate Therapie ist, wenn mit diesem Eingriff der Tumor und mit den erwähnten Einschränkungen auch die Lymphknoten disseziert werden können. Solche Voraussetzungen bestehen in aller Regel nur bei Antrumkarzinomen begrenzter Tumorgröße und bei den auf das untere Magendrittel begrenzten Frühkarzinomen. Einen oralen minimalen Sicherheitsabstand von 10 cm bei den diffusen Karzinomen und von 6 cm bei den Tumoren vom Intestinaltyp halten wir für erforderlich. Ergänzend sei erwähnt, daß bei den mukosaassoziierten lymphoiden Tumoren des Magens keine Resektionen, sondern mit wenigen Ausnahmen Gastrektomien durchgeführt werden sollten.

Literatur

1. Becker HD (1991) Radikalitätsprinzipien beim Magenkarzinom – eine kritische Betrachtung. Chirurg 62:878–890
2. Encke A, Lorenz M, Seufert RM (1986) Milzerhaltung in der Magenkrebschirurgie. In: Gall FP, Hermanek P (Hrsg) Magenkarzinom. Zuckschwerdt, München Bern Wien San Francisco, 169–174
3. Gall FP, Hermanek P (1985) New aspects in the surgical treatment of gastric carcinoma – a comparative study of 1636 patients operated on between 1969 and 1982. Europ J Surg Oncol 11:219–225
4. Gall FP, Hermanek P (1988) Die erweiterte Lymphknotendissektion beim Magen- und colorectalen Carcinom – Nutzen und Risiken. Chirurg 59:202–210
5. Gennari L, Bozzetti F, Boufanti G, Morabito A, Bufalino R, Doci R, Andreola S (1986) Subtotal versus total gastrectomy for cancer of the lower two-thirds of the stomach: a new approach to an old problem. Brit J Surg 73:534–538
6. Keller EHJ (1986) TNM-Studie – Tiefeninfiltration und lymphogene Metastasierung beim Magenkarzinom. In: Gall FP, Hermanek P (Hrsg) Magenkarzinom. Zuckschwerdt, München Bern Wien San Francisco, 61–64
7. Launois B, Cardin JL, Bardaxoglou E, Bourdonnec P, de Chateaubriant P, Buard JL, Campion JB (1991) Management of cancer of the stomach: total gastrectomy versus subtotal gastrectomy. Hepatogastroenterol 38:45–52
8. Laurén P (1965) The two histological main types of gastric carcinoma: diffuse and so-called intestinal type carcinoma. Acta pathol microbiol scand 64:31
9. Lindahl AK, Harbitz TB, Liavåg I (1988) The surgical treatment of gastric cancer: a retrospective study with special reference to total gastrectomy. Europ J Surg Oncol 14:55–62
10. Meyer H-J, Jähne J, Pichlmayr R (1988) Die Gastrektomie de principe oder als Regeloperation beim Magenkarzinom. Verdauungskrankh 6:186–191
11. Meyer H-J, Jähne J, Pichlmayr R (1988) Surgical treatment of gastric carcinoma. A retrospective analysis with special regard to the value of total gastrectomy as the operation of choice. J R Coll Surg Edinb 34:258–262

12. Roukos D, Lorenz M, Hottenrott C (1988) Operative Behandlung und Prognose des Magenkarzinoms unter besonderer Berücksichtigung der Gastrektomie als Regeloperation. Schweiz Med Wschr 118:783–786
13. Roukos JH, Hottenrott C, Lorenz M, Koutsogiorgas-Couchell S (1990) A critical evaluation of effectivity of extended lymphadenectomy in patients with carcinoma of the stomach. An analysis of early results and long-term survival. J Cancer Res Chir Oncol 116:307–313
14. Schlag P, Buhl K, Schwarz V, Möller P, Herfarth Ch (1989) Die neue TNM-Klassifizierung und ihre Auswirkung auf die chirurgische Behandlung des Magenkarzinoms. Chirurg 60:8–15
15. Siewert JR (1991) Lymphadenektomie beim Magenkarzinom? Anmerkungen zur vorstehenden Veröffentlichung von Becker HD. Chirurg 62:881–884
16. Takagi K (1984) Untersuchungen zur Lebensqualität nach Magenresektion wegen Karzinom. In: Rohde H, Troidl H (Hrsg) Das Magenkarzinom. Georg Thieme, Stuttgart New York, 50–56
17. Valen B, Viste A, Haugstvedt T, Eide GE, Soreide O (1988) Treatment of stomach cancer, a national experience. Brit J Surg 75:708–712
18. Yamada E, Miyaishi S, Nakazato H, Kato M, Kito T, Takagi H, Yasue M, Kato T, Morimoto T, Yamauchi M (1980) The surgical treatment of cancer of the stomach. Int Surg 65:387–399

37. Wert der systematisch erweiterten Lymphknotendissektion

J. R. Siewert

Chirurgische Klinik und Poliklinik, Universität München, Ismaningerstraße 22, W-8000 München 80

Value of Systematic Lymph Node Dissection

Summary. Lymphadenectomy in gastric cancer includes the resection of lymph nodes in the area of compartments I and II. Quality control is needed to evaluate the effectiveness of this procedure. The easiest way is to count the number of resected lymph nodes with quantification of the involved lymph nodes. In the German Multicenter Study for Gastric Cancer only more than 20 resected lymph nodes counted as a sufficiently radical lymphadenectomy. A resection of fewer than 20 lymph nodes represented an insufficient lymphadenectomy. A total of 1999 patients were included in this study; 1654 underwent resection. These patients were subjected to a thorough univariate and multivariate analysis. It could be demonstrated that an adequate lymphadenectomy is of significant prognostic value for patients with tumor stages II and IIIa (UICC 1987).

Key words: Gastric cancer – Lymphadenectomy – Prognostic factors

Zusammenfassung. Lymphadenektomie beim Magencarcinom beinhaltet die Resektion der Lymphknoten im Bereich des Compartments I und II. Um die Effektivität der Lymphadenektomie beurteilen zu können, bedarf sie der Qualitätskontrolle. Dies kann am einfachsten durch Zählen der entfernten Lymphknoten und der Festlegung der befallenen Lymphknoten erfolgen. In der Deutschen Multizentrischen Magencarcinomstudie galt nur eine Anzahl von mehr als 20 entfernten Lymphknoten als ausreichend radikale Lymphadenektomie. Wurden weniger als 20 Lymphknoten entfernt, wurde die Lymphadenektomie als unzureichend eingestuft. Insgesamt sind in diese Studie 1999 Patienten aufgenommen; 1654 wurden reseziert. Dieses Krankengut wurde einer sorgfältigen univariaten und multivariaten Analyse unterzogen. Dabei läßt sich aufzeigen, daß Patienten mit einem Tumorstadium II und IIIa (UICC 1987) von einer adäquaten Lymphadenektomie signifikant prognostisch profitieren.

Schlüsselwörter: Magencarcinom – Lymphadenektomie – Prognosefaktoren

Die Lymhadenektomie beim Magenkarzinom ist kein selbständiges Therapieprinzip wie z. B. eine adjuvante Chemotherapie. Sie ist vielmehr der Versuch, die Operation lokoregional radikaler zu machen und damit auch der Tumorausbreitung in der dritten Dimension gerecht zu werden. Damit strebt die Lymphadenektomie eine häufigere lokale Tumorfreiheit bei Patienten mit einem Magenkarzinom an. Die lokale Tumorfreiheit (R_0-Resektion) ist der entscheidende Prognosefaktor für Patienten mit einem Magenkarzinom und beeinflußt somit die 5-Jahres-Überlebensraten wesentlich.

Lymphadenektomie beim Magencarcinom beinhaltet die Resektion der Lymphknoten im Bereich des Compartments I und II. Um die Effektivität der Lymphadenektomie beurteilen zu können, bedarf sie der Qualitätskontrolle. Dies kann am einfachsten durch Zählen der entfernten Lymphknoten und der Festlegung der befallenen Lymphknoten erfolgen. In der Deutschen Multizentrischen Magenkarzinomstudie galt nur eine Anzahl von mehr als 25 entfernten Lymphknoten als ausreichend radikale Lymphadenektomie (entsprechend der R_2-Nomenklatur in Japan). Wurden weniger als 25 Lymphknoten entfernt, wurde die Lymphadenektomie als unzureichend eingestuft (vergleichbar der R_1-Resektion in Japan). Insgesamt sind in diese Studie 1999 Patienten mit Magencarcinom aufgenommen; 1654 wurden reseziert. Dieses Krankengut wurde einer sorgfältigen univariaten und multivariaten Analyse unterzogen. Dabei läßt sich aufzeigen, daß die Prognose von Patienten mit einem Tumorstatdium II und IIIa (UICC 1987) von einer adäquaten Lymphadenektomie signifikant prognostisch profitieren.

Literatur

Siewert JR, Böttcher K, Roder JD, Fink U (1992) Prognostic value of systematic lymph node dissection – German Gastric Cancer Study '92 (GGCS). Br J Surg (*submitted*)

38. Wert der systematischen erweiterten Lymphknotendissektion – Ergebnisse in Japan

Keiichi Maruyama, Mitsuru Sasako and Taira Kinoshita

Gastric Surgery Division, National Cancer Center Hospital, 5-1-1, Tsukiji, Chuo-ku, Tokyo, 104, Japan

Role of Systematic Extended Lymph Node Dissection: Japanese Experience

Summary. In the National Cancer Center, 6112 patients with primary gastric cancer have undergone gastric resection since 1962, and the 5-year survival rate (5YSR) was 57.5%. In the 25-year period, 5YSR rose from 57% to 83% in stage II disease, and from 33% to 50% in stage III disease. Systematic lymph node dissection (R2 dissection) played major role in this improvement. It gave significantly better prognosis (5YSR, 48%) than incomplete dissection (31%), particularly reducing local recurrence. The proportion of local recurrence was 38% in 1967–1971, however it decreased to 16% in 1982–1986 by introduction of this treatment. Disadvantages of the dissection were minimal. Surgical death rate was 3.0% in the 1960s but it was only 0.6% in the 1980s.

Key words: Gastric cancer – Surgical treatment – Lymph node dissection

Schlüsselwörter: Magenkrebs – Magenchirurgie – Systematische Lymphadenektomie

1. Introduction

In Japan, gastric cancer was the primary cause of death from malignant disease, and its mortality rate was very high compared to other countries. It was 51.1 per 100000 population in males, and 30.5 in females in the 1986 WHO statistics. Control of this disease was therefore one of the most important and urgent social demands in Japan. The National Cancer Center was established in 1962, and its major object was improvement in diagnosis and treatment of gastric cancer. In the 25 year period from 1962 to 1986, 6432 patients with primary gastric cancer were treated in our department, and the 5 year survival rate (5-J-ÜLR) was 53% of all cases, 5% of resected cases, and 71% of curatively resected cases. The 25 years were divided into 5 equal periods to analyze the trend. The proportion of Stage-I cancer had increased from 27% in the first period to 53% in the last period; that of Stage-IV had decreased from 30% to 18% over the periods. Progress in diagnosis and establishment of a mass screening program produced the improvement. Treatment result also improved in this 25 year period; the 5-J-ÜLR increased from 41% to 69% in total resected cases. Improvement of the 5-J-ÜLR was observed in every stage; from 85% to 93% in Stage I, from 57% to 83% in Stage II, from 33% to 50% in Stage III, and from 1.4% to 3.9% in Stage IV (Fig. 1). Progress of surgical treatment, particularly systematic lymph node (LN) dissection, played a major role in the improvement. The latest progresses and evaluation of the effectiveness of this procedure is discussed in this paper.

2. The Latest Progresses in LN Dissection

The latest progresses in LN dissection in Japan are as follows.

The first is rational and effective LN dissection. It is essential to know the incidence of metastasis (Häuf-Meta) at each LN site, and the 5 year survival rate of the patients with metastasis (5-J-ÜLR+Meta) after the dissection of the LN site. The latter shows the effectiveness of this surgical procedure. Fig. 2 and Fig. 3 show the Häuf-Meta and the 5-J-ÜLR+Meta in the patients with T3 cancer, penetration of the serosa. In regard to the infrapyloric LN, the Häuf-Meta was 31.1% and the 5-J-ÜLR+Meta was 31.6% (Fig. 2). With LNs along the common hepatic artery, the Häuf-Meta was 21.5% and the 5-J-ÜLR+Meta was 25.9%. In respect to LNs along the celiac artery and the left gastric artery, the Häuf-Meta were 15.3% and 31.2%, and the 5-J-ÜLR+Meta, namely effectiveness of LN dissection were 26.9% and 30.4% respectively. The Häuf-Meta and the 5-J-ÜLR were not high in the retroperitoneum. In respect to of the LNs in the hepatoduodenal ligament, the Häuf-Meta was 3.7% and the 5-J-ÜLR+Meta was 15.8%. With the para-aortic LNs, LNs along the splenic artery, and LNs at the splenic hilus, the Häuf-Metas were 3.7%, 8.3%, and 6.8% respectively, and the 5-J-ÜLR were 18.2%, 14.8%, and 24.4% in patients with metastasis at the respective LN stations (Fig. 3).

Those Häuf-Meta and 5-J-ÜLR+Meta were correlated with the depth of invasion, location, size, macroscopic type, and histological type. As the method is so complicated, we produced a computer program to obtain the statistical information in 1986. The system made a preoperative assessment of the Häuf-Meta of each LN site and the 5-J-ÜLR in individual patients. Accuracy of the computer system was very high. The initial data-base came from 3785 patients treated in our department from 1969–1983, and prospective study of the 774 cases treated in our department form 1969–1983, and prospective study of the 774 cases treated in 1984–1987 showed that the false negative rate was only 14 cases; i.e. 1.8%. This program was also evaluated using German patients, and the sensitivity, specificity, and accuracy were 100%, 78%, and 89% in N2 LN group respectively. Based on data

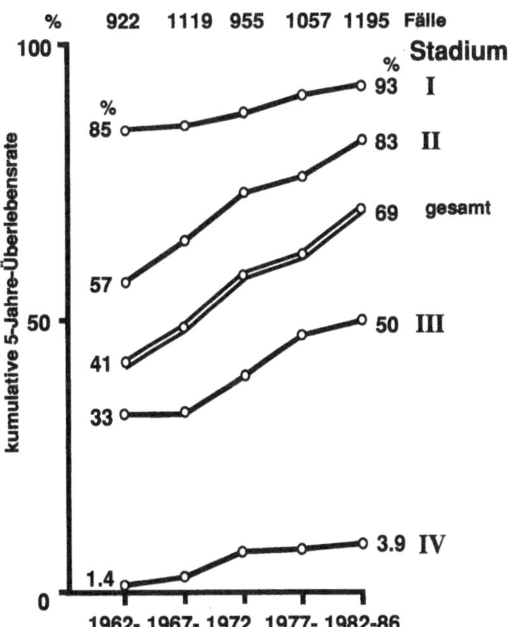

Abb. 1. Anstieg der Überlebensraten in den Tumorstadien resezierte Magenkarzinome: 5248 Fälle (1962–1986)

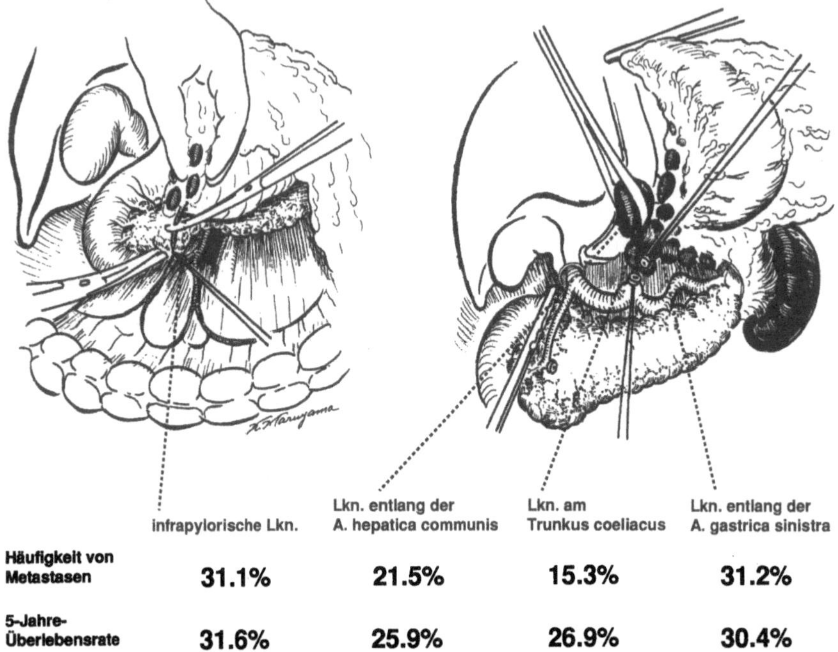

Abb. 2. Häufigkeit von Metastase und Effektivität der Lymphadenektomie im T3 Magenkarzinom (1969–1988)

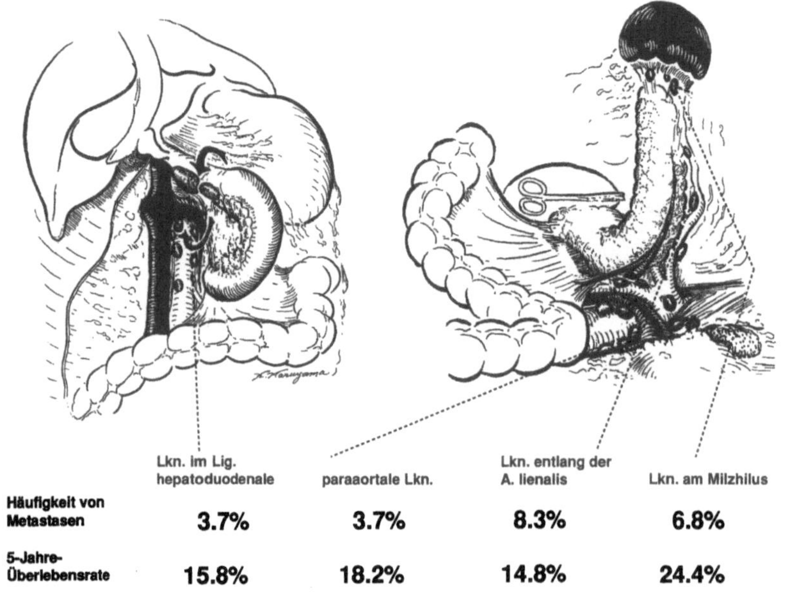

Abb. 3. Häufigkeit von Metastase und Effektivität der Lymphadenektomie im T3 Magenkarzinom (1969–1988)

from the computer system, the rational and the most effective LN dissection can be planned preoperatively.

The second progress was "intra-operative lymphangiography" by India ink. The contrast medium is an emulsion of fine particles of pure activated carbon, particle size of 21 nanometers in diameter. When 0.5 ml of the solution is injected in the perigastric LNs, all lymphatic vessels and LNs in the drainage area from the injected point are stained black within a minute. This staining is very useful for removal of the regional LNs completely, because all lymphatic tissues can be recognized easily, and it is not difficult to remove them. Additionally, we can differentiate and preserve sympathetic nerve ganglions and major trunks. It has significant advantage in preventing post-operative disturbance of bowel function and nutrition.

The third progress is improvement of surgical technique. The extensive mobilization of the head of the pancreas (Kocher's maneuver) and of the spleen and distal part of the pancreas are useful for the LN dissection in the retroperitoneum and paraaortic area (Fig. 3). Oblique thoraco-abdominal incision is frequently used in cancer of the cardia for the LN dissection in the mediastinum and around the diaphragmatic crus.

3. Evaluation of Systematic LN Dissection

Advantages and disadvantages of systematic lymph node dissection were studied in the same series.

Complete and en-block removal of N1 and N2 lymph nodes is called "R2 dissection" or "systematic LN dissection" in Japan, and it was superior to incomplete dissection, R1 and R0, in survival. 5-JÜLR was 60.5% in R2 group, 31.4% in R1 group, and 15.1% in R0 group.

The systematic LN dissection had better 5-J-ÜLR than non-systematic LN dissection in every stage. They were 92.2% and 82.9% in Stage I, 72.9% and 63.7% in Stage II, 46.8% and 24.6% in Stage III, and 19.3% and 5.3% in Stage IV respectively (Table 1). The difference was not significant in Stage-IV, but highly significant in other stages.

The important prognostic factors of gastric cancer patients were studied by multi-variate analysis (Fig. 4). Ratio of risk was used to indicate significance relating to prognosis. The highest risk was depth of invasion, the second was LN metastasis, and the third was distant metastasis; 4.76, 4.39, and 2.33 in ratio of risk respectively. It was noteworthy that "degree of LN dissection" occupied the fourth place. Its ratio of risk was 2.06, namely patients treated by systematic LN dissection will have almost twice the survival rate of those treated by inadequate LN dissection.

The major effect of the systematic LN dissection is reduction of local recurrence. The rate of local recurrence had been decreased by the introduction of the procedure. It was 38% in the 5 year period from 1967 to 1971, but 16% in 1982–1986.

Tabelle 1. 5 Jahre Überlebensraten nach systematischer (R2/3) und nicht systematischer (R0/1) Lymphadenektomie. 3702 Fälle ohne M1 (1969–1988)

	Systematisch (R2/3)		Nicht systematisch (R0/1)	
	Fälle	5-J-ÜLR	Fälle	5-J-ÜLR
Stadium-I	1660	92,2%	383	82,9%*
Stadium-II	467	72,9%	34	63,7%*
Stadium-III	822	46,8%	48	24,6%*
Stadium-IV	269	19,3%	19	5,3%

5-J-ÜLR: 5 Jahre Überlebensraten, * $p<0,05$

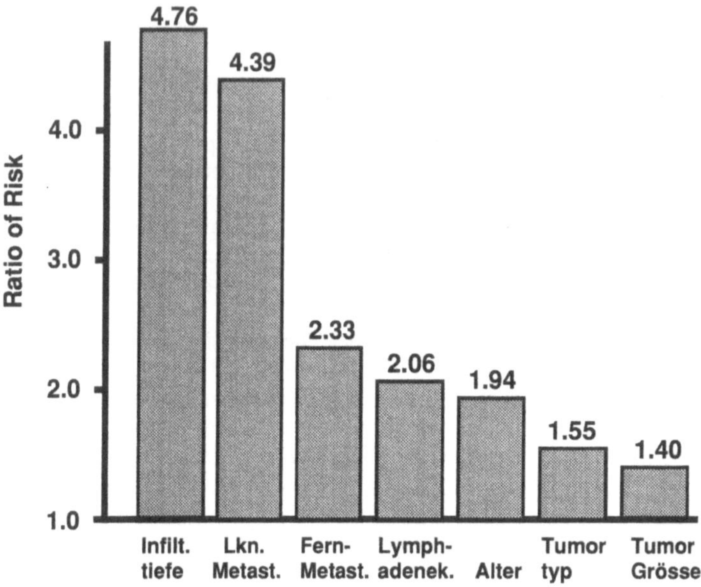

Abb. 4. Wichtige Prognosefaktoren von Magenkarzinom-Patienten beim Cox's proportional hazard model (SAS software, PHGLM procedure). 2913 resezierte Fälle, 13 Variable (1972–1981)

Tabelle 2. Postoperative Letalität und Komplikationen. 1197 Fälle (1982–1987)

Magenresektion	Alle Fälle	Distal	Total
Fälle	1197	849	348
Ohne Komplikation (%)	70,6	79,1	48,3
Letalität <30 Tag p.o.	1,1	0,2	3,2
Akute Pankreatitis	6,0	0,6	19,3
Subphrenischer Abszeß	2,5	1,3	5,5
Nahtinsuffizienz*	7,0	2,7	17,6
Ileus	1,4	1,3	1,7
Blutung	1,3	0,7	2,9
Andere chirurg. Komplikationen	6,9	3,9	11,6
Pneumonia	2,1	1,8	2,9
Herz- u. Kreislaufinsuffizienz	1,4	1,0	2,0
Akute Hepatitis	5,4	3,5	10,1
Andere allg. Komplikationen	1,5	1,2	2,0

* Einschließlich gering subklinisch auftretender

What is the disadvantage of systematic LN dissection? It did not cause increases in blood loss, postoperative mortality or morbidity. Postoperative death rate was 3.0 % in 5 years period from 1962–1966, but it improved to 1.0 % in 1982–1986. The incidence of various postoperative complications is summarized in Table 2. The incidence of complications was much higher in total gastrectomy than in distal gastric resection. As the patients mainly received the systematic LN dissection, it is impossible to compare the incidence between patients treated by the systematic and non-systematic LN dissection. However, we think our procedure is justifiable considering its effectiveness. This procedure takes more operation time, and this was one of the disadvantages. In our department, we spent 3 hours and 15 minutes for distal gastric resection on average, and 4 hours and 55 minutes for total gastrectomy with combined resection of neighboring organs. The other disadvantage was disturbance of bowel function due to injury to nerves and lymphatics. Most patients lost weight almost 5 kg.

4. Conclusion

The systematic LN dissection is one of the most effective procedures in the surgical treatment of gastric cancer. In our opinion, the minimal requirement is to remove N1 and N2 lymph nodes completely in radical gastric resections.

This work was supported in part by the Grant-in-Aid for Cancer Research (91-03) from the Ministry of Health and Welfare, and by the Princess Takamatsu Cancer Research Fund.

References

Japanese Research Society for Gastric Cancer (1981) The general rule for gastric cancer study in surgery and pathology. Jpn J Surgery 11:127–145

Maruyama K (1985) Surgical treatment and end results of gastric cancer. National Cancer Center Press, Tokyo

Maruyama K, Okabayashi K, Kinoshita T (1987) Progress in gastric cancer surgery in Japan and its limits of radicality. World J Surgery 11:418–425

Maruyama K, Gunvén P, Okabayashi K, Sasako M, Kinoshita T (1989) Lymph node metastasis of gastric cancer. Ann Surg 210:596–602

Kampschöer GHM, Maruyama K, van de Verde CJH, Sasako M, Kinoshita T (1989) Computer analysis in making preoperative decisions: a rational approach to lymph node dissection in gastric cancer patients. British J Surgery 76:905–908

Bollschweiler E, Boettcher K, Hölscher AH, Sasako M, Kinoshita T, Maruyama K, Siewert JR (1992) Preoperative assessment of lymph node metastases in patients with gastric cancer: evaluation of the Maruyama computer program. British J Surgery 79:156–160

39. Left Upper Abdominal Quadrant Evisceration

Y. Hiki und M. Nishi

Kitasato Universität, Ost-Hospital, Gastroenterologisches Zentrum, 2-1-1 Asamizodai, Sagamihara, 228 Japan

Left Upper Abdominal Quadrant Evisceration

Summary. To improve the surgical outcome of patients with advanced gastric cancer, we performed left upper abdominal quadrant evisceration (LUAE), which was introduced by Prof. T. Kajitani in 1980. From 1980 to 1989, 0.2% of 5123 gastric resections performed in the cancer institute Hospital and the National Cancer Center were total gastrectomies, in 4.5% (i.e., 232 patients) LUAE was the operative treatment. The 5-year survival rate of patients who underwent LUAE was 28%. Complications of the operation were 39.6%, other complications occurred in 15.1%. The mortality of patients who underwent LUAE was 2.2%.

Key words: Stomach cancer – LUAE – 5-years-survival rate – Mortality of the operation

Zusammenfassung. Zur Verbesserung der Operationsergebnisse beim Magenkarzinom wird die von Prof. T. Kajitani 1980 definierte LUAE praktiziert. Bei 30,2% der 5123 Magenresektionen im CIH und NCC wurde zwischen 1980 und 1989 eine Gastrektomie durchgeführt. Bei 4,5% (das sind 232 Patienten) wurde eine LUAE vorgenommen. Die 5-Jahres-Überlebensrate betrug 28%. Bei 39,6% traten Operationskomplikationen auf. Die allgemeine Morbidität lag bei 15,1%. Die Operationsmortalität betrug 2,2%.

Schlüsselwörter: Magenkarzinom – LUAE – 5-Jahres-Überlebensrate, Operationsmortalität

Einleitung

Welchen Beitrag kann das Skalpell in der Hand des Chirurgen bei der Behandlung des fortgeschrittenen Magenkarzinoms leisten? Um diese Frage zu klären, berichte ich über die in Japan übliche Operationsmethode beim fortgeschrittenen Magenkarzinom und deren Indikation. Ich werde eine Operationsmethode, nämlich die Multiorganresektion und ihren Stand in Japan behandeln, wobei über die konkrete Methode von Prof. T. Kajitani [1] sowie deren Ergebnissen, berichtet wird. Dies trägt zur Verbesserung der Operationsergebnisse beim fortgeschrittenen Magenkarzinom bei. Grundsätze der operativen Therapie des Magenkarzinoms sind:

1) Vollständige Entfernung des Tumors
2) Ausgedehnte und systematische Lymphadenektomie [2].

Multiorganresektion bei der chirurgischen Behandlung des Magenkarzinoms

1. Multiorganresektion beim Magenkarzinom

Bekanntlich haben sich die Operationsergebnisse beim Magenkarzinom durch die Entwicklung der Lymphadenektomie in jüngster Zeit erheblich verbessert. Wenn das Skalpell in der Hand des Chirurgen zur weiteren Verbesserung der Operationsergebnisse beitragen kann, worin bestehen denn diese Möglichkeiten?

Hier ist entscheidend, inwieweit die sich auf die angrenzenden Organe ausgedehnten Karzinomzellen bei der Entfernung des Tumors vollständig entfernen lassen. Um dieses Ziel zu erreichen, können folgende Operationen zusätzlich durchgeführt werden.

1) Splenektomie
2) Pankreasschwanzresektion
3) Pankreatosplenektomie (PS)
4) Colonresektion
5) Diaphragma-Teilresektion
6) Pankreatoduodenektomie (PD)
7) LUAE (left upper abdominal quadrant evisceration)

Ich werde in meinem Vortrag auf Nr. 3, die Pankreatosplenektomie (PS), Nr. 6, die Pankreatoduodenektomie (PD) sowie das eigentliche Thema von heute, Nr. 7, die Operationstechnik der LUAE anhand der Abbildungen [1] eingehen.

2. Pankreatosplenektomie (PS)

Die Indikationen sind die direkte Infiltration des Pankreas, die sogenannten T_4 Fälle und Fälle der Lymphknotenmetastasen im Milzhilus (Nr. 10) oder entlang der Milzarterie (Nr. 11).

Die Abbildung 1 zeigt die Absetzungsebene des Pankreas und der Milzarterie.

3. Pankreatoduodenektomie (PD)

Die Indikationen sind:

1) Direkte Infiltration des Pakreaskopfes

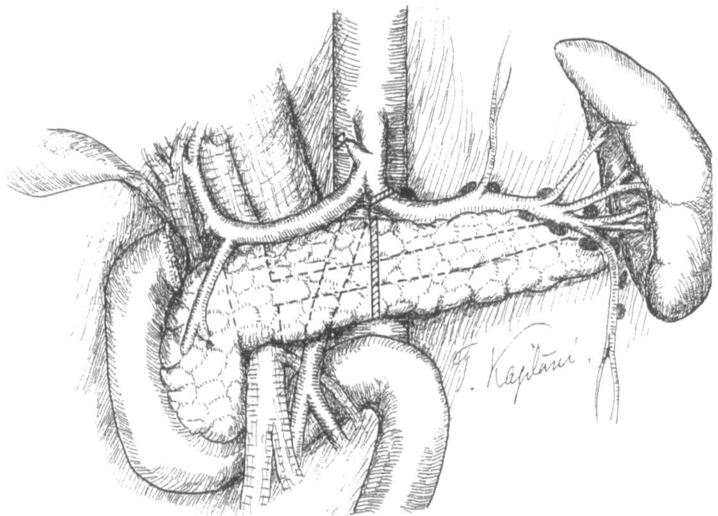

Abb. 1. Pankreatosplenektomie (PS). Absetzungsebene des Pankreas und der Milzarterie

2) Infiltration des Duodenums
3) Lymphknotenmetastasen im Bereich des Pakreaskopfes.

Für die Rekonstruktion wird, wie in der Abb. 2 gezeigt wird, die Sandwichanastomose nach Child vorgenommen.

LUAE „Left upper abdominal quadrant evisceration"

Diese Methode wurde erstmals 1980 von Prof. T. Kajitani mit folgendem Wortlaut definiert: „Complete eradication of the organs in the left upper abdomen wrapped with the mesocolon and retroperitoneal fascia".

1) *Ziel der LUAE.* Das Ziel der LUAE ist die vollständige Entfernung auch der Mikrometastasen bei serosaüberschreitendem Karzinom der Magenhinterwand. Gleichzeitig ist diese Operationsmethode im Fall der ausgedehnten und systematischen Lymhadenektomie effektiv.

2) *Indikation.* Magenkarzinom des oberen oder mittleren Drittels mit Infiltration der Bursa omentalis, des Quercolon, des Mesocolon, des Pankreas oder des Retroperitoneum. Das sind die Fälle, die mit T_3 und T_4 bezeichnet werden.

3) *Operationsmethode der LUAE.* Die Abbildungen 3 und 4 zeigen das Resektionsausmaß der LUAE. Parallel zur Gastrektomie wird die Pankreatosplenektomie durchgeführt, wobei das Quercolon samt Mesocolon entfernt wird. Dann werden bei der Exstirpation der linken Nebenniere zusätzlich das Retroperitoneum und der Lymphknoten ausgeräumt [3]. Folgende Organe werden dabei je nach Notwendigkeit mitentfernt: Linkslateral Leberlappen, Diaphragma sowie Oesophagus.

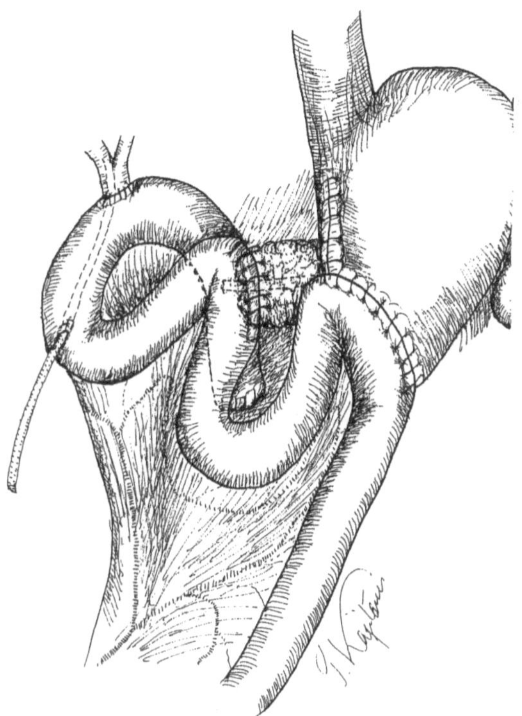

Abb. 2. Pankreatoduodenektomie (PD). Fertiggestellte Sandwichanastomose nach CHILD

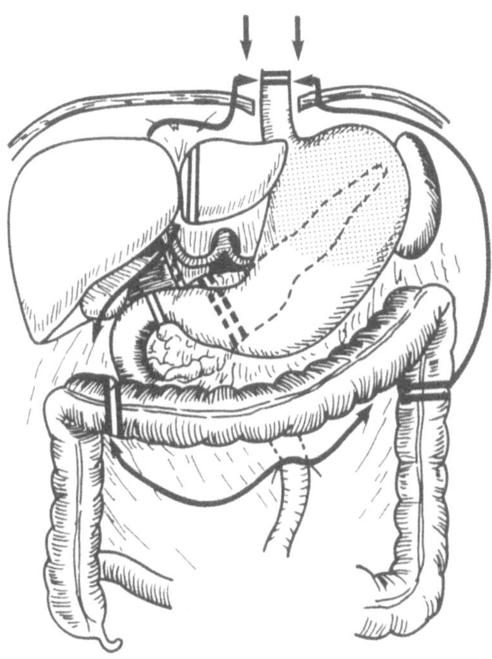

Abb. 3. Resektionsausmaß der LUAE

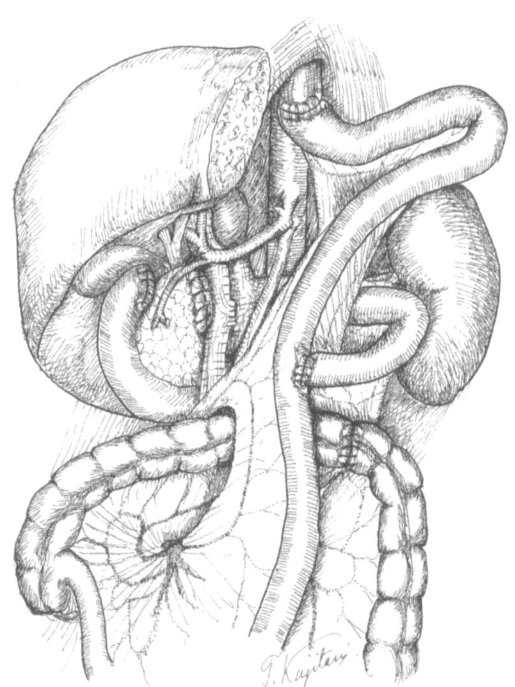

Abb. 4. Operationstechnik der LUAE. Rekonstruktion mit Y-Roux-Anastomose

4) *Die 5-Jahres-Überlebensrate nach der Multiorganresektion (C.I.H., N.C.C. Japan).* Die 5-Jahres-Überlebensrate nach den 3315 Multiorganresektionen in Zeitraum von 1960 bis 1986 mit gleichzeitiger Splenektomie betrug 47%, mit Pankreasteilresektion 34%, mit Pankreassplenektomie 32%, mit Colonresektion 33% und mit LUAE 28%.

5) *Operationsergebnisse bei der LUAE (C.I.H. Japan).* In 34% der 2821 Magenresektionen zwischen 1980 und 1989 wurde die Gastrektomie durchgeführt und in 139 Fällen, also 4,9%, die LUAE vorgenommen.

Die 5-Jahres-Überlebensrate der LUAE-Operierten im Stadium III stellt sich der Gruppe ohne postoperative Komplikationen mit 56% recht positiv dar. Dagegen fiel die Prognose der anderen Gruppe mit postoperativen Komplikationen sehr schlecht aus.

Im Falle des Stadium IV betrug die 5-Jahres-Überlebensrate bei der Gruppe ohne postoperative Komplikationen 29%, bei der mit postoperativen Komplikationen 8%. Jedenfalls hängt das Ergebnis der LUAE-Operation von postoperativen Komplikationen ab. Betrachtet man den Zusammenhang zwischen dem Stadium der Krankheit und der Häufigkeit von Komplikationen, stellt man zwischen dem Stadium III und IV bei der LUAE und Gastrektomie keinen signifikanten Unterschied fest. Bei der LUAE traten sogar im Stadium III mehr Komplikationen auf.

6) *Komplikationen bei der LUAE.* Bei 39,6% der 139 LUAE-Operationen traten Operationskomplikationen auf. Die Häufigkeit lag höher als bei der Gastrektomie an 751 Patienten mit 30%. Die allgemeinen Komplikationen bei der LUAE betrugen 15,1% und bei der Gastrektomie 11,1%, was keinen wesentlichen Unterschied darstellt. 3 Patienten starben während der Operation (2,2%), davon hatten 2 Patienten Lungenversagen und 1 Patient Cardiovascularversagen (Tabelle 1). Die Operationsmortalität bei der Gastrektomie 1970 lag bei 4,4%. Sie verbesserte sich mit der Zeit erheblich und betrug 1992 0,7%. Dagegen liegt die Operationsmortalität bei der LUAE gegenwärtig bei 2,2%. Angesichts der raschen Entwicklung der Operationstechnik kann jedoch hier in den nächsten 10 Jahren sicher ein besseres Ergebnis erreicht werden.

Tabelle 1. Operationsmortalität 1970 und 1992

	1970	1992
Gastrektomie	28/631 (4,4%)	5/741 (0,7%)
LUAE	–	3/139 (2,2%)

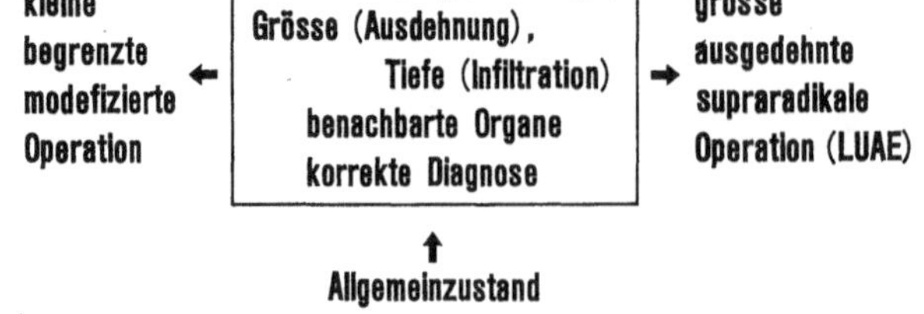

Korrekte Durchführung (Resektion, Lymphadenektomie, Rekonstruktion)

↑

kleine begrenzte modefizierte Operation	←	Lokalisation, Typ, Histologie, Grösse (Ausdehnung), Tiefe (Infiltration) benachbarte Organe korrekte Diagnose	→	grosse ausgedehnte supraradikale Operation (LUAE)

↑

Allgemeinzustand

Abb. 5. Wahl der besten Operationsmethode beim Magenkarzinom

Schlußwort

Um die richtige Wahl der Operationsmethode zu treffen, wird zunächst der Allgemeinzustand des Patienten festgestellt [5], und dann erfolgt die korrekte Diagnose des Karzinoms; und zwar hinsichtlich der Lokalisation, des Typs, der Histologie, der Größe, der Ausdehnung und der Tiefe des Tumors sowie der angrenzenden Organe. Ausgehend von diesen Befunden wird die Entscheidung über die beste Operationsmethode für den betreffenden Patienten gefällt; ob eine ausgedehnte, supraradikale Operation, wie z. B. die LUAE, notwendig ist, oder eine kleine, begrenzte, modifizierte Operation ausreicht. Darüber hinaus ziehen wir bei der chirurgischen Behandlung des Magenkarzinoms auch den Aspekt der Lebensqualität des Patienten in Betracht.

Literatur

1. Kajitani T (1992) Kajitani's Surgical Atlas of the Gastrointestinal Tract Cancer. Kanehara, Tokyo, 154–159
2. Nishi M (1990) Cancer metastasis in lymphatic system. Proceedings of the XII Int'l Congress of Lymphology. Excerpta Medica, Amsterdam New York Oxford
3. Nishi M, Nakajima T et al. (1992) Progress of surgery for gastric cancer. Geka Shinryo, Tokyo 34:19–30
4. Ohta K, Nishi M, Nakajima T et al. (1989) Evaluation of extended radical surgery for gastiric cancer. Rinsho Geka, Tokyo 44:751–758
5. Hiki Y, Sakakibara Y (1987) Current state of diagnosis and therapy of early-stage gastric cancer in Japan. Digestive Surgery 4:61–66

40. Palliative Eingriffe

R. Kirchner, H. Stützer und E.H. Farthmann

Chirurgische Universitätsklinik, Hugstetterstraße 55, W-7800 Freiburg

Palliative Surgery

Summary. The German Gastric Cancer TNM Study included 1335 patients, of whom 657 (49.2 %) underwent palliative surgery. The rate of resection was 50.6 %. Postoperative complications occurred twice as often after palliative resectional surgery than after non-resectional procedures. In contrast, operative mortality rates did not differ. The median time of survival was 3 months after nonresectional procedures and 11 months after palliative resections. A considerable restriction of the quality of life occurred 2–3 months before death in both patient groups. Therefore, patients with nonresectional surgery hardly profit from the operation.

Key words: Gastric cancer – Palliative operations – Survival time – Quality of life

Zusammenfassung. Von 1335 Patienten in der Deutschen Magenkarzinom TNM-Studie wurden 657 (49,2 %) palliativ operiert. Die Resektionsrate betrug 50,6 %. Die Komplikationsrate nach palliativen Resektionen war doppelt so hoch wie nach nichtresezierenden Verfahren. Die Letalitätsraten unterschieden sich dagegen nicht. Die mediane Überlebenszeit betrug nach nichtresezierenden Verfahren 3 Monate und nach palliativen Resektionen 11 Monate. Eine erhebliche Einschränkung der Lebensqualität setzte in beiden Patientengruppen 2–3 Monate vor dem Tod ein, so daß die nichtresezierten Patienten kaum von der Operation profitierten.

Schlüsselwörter: Magenkarzinom – Palliative Operationen – Überlebenszeit – Lebensqualität

Als palliativ werden Operationen definiert, an deren Ende nach der R-Klassifikation der UICC (1987) mikroskopisch (R1) oder makroskopisch (R2) Tumorgewebe belassen wird [3]. Der mikroskopische Residualtumor wird häufig erst postoperativ bei der histologischen Untersuchung der Resektionsränder festgestellt. Demgegenüber ist die zu erwartende R2-Situation intraoperativ erkennbar mit der Möglichkeit einer Verfahrenswahl zwischen resezierenden und nichtresezierenden Operationen. Bewertungskriterien für den Palliationseffekt sind Lebensqualität und mediane Überlebenszeit. Anhand der Daten der Deutschen Magenkarzinom-TNM-Studie haben wir Häufigkeit, Risiko und Effektivität palliativer Eingriffe untersucht und daraus Empfehlungen für die Methodenwahl abgeleitet.

Methoden und Ergebnisse

Im Zeitraum vom 1.4.1982 bis zum 31.10.1984 wurden unter Beteiligung von 22 Kliniken 1420 Patienten mit histologisch gesichertem Magenkarzinom in die Deutsche Magenkarzinom-TNM-Studie aufgenommen. Diese Studie ist eine prospektive Beobachtungsstudie zur Validierung des TNM-Systems [6].

Von 1420 Patienten konnten 85 wegen einer anderen Krebserkrankung in dieser Analyse nicht berücksichtigt werden. Von den verbleibenden 1335 Patienten wurden 57 (4,3 %) nicht operiert, 621 (46,5 %) hatten eine R0-Operation, 172 (12,9 %) eine R1-Operation und 485 (36,3 %) eine R2-Operation. Damit beträgt der Anteil palliativer Eingriffe 49,2 % aller Patienten. Werden nur operierte Patienten (n = 1278) berücksichtigt, steigt er auf 51,4 % an.

Die Auflistung der einzelnen palliativen Operationsmethoden ergibt eine Resektionsrate von 50,6 % (Tabelle 1). Aus einer Sammelstatistik von Becker aus dem Zeitraum von 1969 bis 1983 läßt sich eine Resektionsrate von 28 % errechnen [1]. Der Vergleich macht einen Trend zur erweiterten Indikation für die palliative Resektion deutlich.

Befunde bei palliativen Eingriffen

In der Ursachenskala für die inkurable Situation steht die Infiltration von Nachbarorganen mit 70 % im Vordergrund. Ausgedehnte Lymphknotenmetastasierung und Fernmetastasen waren mit 42,8 % bzw. 46,1 % etwa gleich häufig. Der postoperative Nachweis von befallenen Resektionsrändern erfolgte in 12,9 %.

Risiko palliativer Eingriffe

Die postoperative Komplikationsrate nach palliativen Resektionen war doppelt so hoch wie nach nichtresezierenden Verfahren (Tabelle 2). Dies ist ein Nachteil für die Lebensqualität. Allerdings handelte es sich lediglich in 6 % um schwere lokale Komplikationen. Die Letalitätsraten unterschieden sich dagegen nicht (Tabelle 2). Die Autoren der Norwegischen Magenkarzinomstudie, die etwa zeitgleich als ebenfalls prospektive Beobachtungsstudie lief, errechneten nach resezierenden und nichtresezierenden Operationsverfahren vergleichbare Letalitätsraten von 13 % bzw. 14 %, die sich nicht signifikant unterschieden ($p = 0.67$) [2].

Überlebenszeit nach palliativen Eingriffen

Für die Bewertung des Palliationseffektes wurde die mediane Überlebenszeit nach den verschiedenen Operationsmethoden bestimmt. Sie entspricht nach nichtresezierenden Eingriffen mit 3 Monaten dem natürlichen Verlauf, wie er von Moertel dargestellt wurde (Tabelle 3) [5]. Nach Resektionsverfahren betrug sie mit 11 Monaten mehr als das Dreifache. Die Ergebnisse der Norwegischen Magenkarzinomstudie zeigen, daß nach resezierenden palliativen Operationen im Tumorstadium III noch eine 2-Jahre-Überlebensrate von 20 % möglich ist, während nach nichtresezierenden Eingriffen der natürliche Verlauf in den Tumorstadien III und IV nicht verbessert wird.

Tabelle 1. Häufigkeit resezierender und nichtresezierender Operationsverfahren ($n = 657$)

Palliative Verfahren	*n*	%	
Gastrektomie	175	26,7	50,6 %
Distale Resektion	126	19,2	
Proximale Resektion	31	4,7	
Laparotomie/Fistel	180	27,4	49,4 %
Gastroenterostomie	77	11,7	
Perturbation	43	6,5	
Andere	25	3,8	

(Magenkarzinom-TNM-Studie)

Tabelle 2. Risiko palliativer Operationen

OP-Verfahren	Morbidität (%)		Letalität (%)	
Resektion		33,1		14,5
Laparotomie/Fistel	11,9	16,2	8,8	13,0
Gastroenterostomie	24,1		22,5	
Perturbation	20,9		15,2	

(Magenkarzinom-TNM-Studie)

Tabelle 3. Überlebenszeit nach palliativen Operationen unter Einschluß der postoperativen Letalität

OP-Verfahren	Monate (median)	
Laparotomie	4	~ 3
Tubus, Fisteln	1,8	
Gastroenterostomie	3,5	
Proximale Resektion	13,0	~11
Distale Resektion	8,6	
Gastrektomie	8,5	

(Magenkarzinom-TNM-Studie)

Lebensqualität nach palliativen Eingriffen

Lebensqualität und Leistungszustand der Patienten wurden in der Magenkarzinom-TNM-Studie mit Hilfe der Indizes nach Spitzer und Karnofsky bestimmt [7, 4]. Die Anwendung beider Indizes über das Gesamtkollektiv aller Studienpatienten zeigte eine gute Übereinstimmung, so daß in der Folge auf die Darstellung des Karnofsky-Index zugunsten des Spitzer-Index verzichtet wird.

Abbildung 1 zeigt die medianen Spitzer-Scores nach palliativen Resektionen mit makroskopischem Residualtumor (R2). Der Zeitpunkt 0 entspricht der letzten Follow-up-Dokumentation der Lebenden und dem Todesdatum der Verstorbenen. Die Verlaufsdaten beider Gruppen sind bezüglich des 0-Zeitpunktes rückwärts synchronisiert [8]. Nach palliativen Resektionen ist in dieser Darstellung ein dramatischer Verlust an Lebensqualität erst 2 bis 3 Monate vor dem Tod erkennbar. Bei den nichtresezierten Patienten mit makroskopischem Residulatumor ist das gleiche Phänomen zu beobachten (Abb. 2). Allerdings beträgt in dieser Patientengruppe die mediane Überlebenszeit nur etwa 3 Monate, so daß die verbleibende Überlebenszeit für die Mehrzahl dieser Patienten bereits mit einer gravierenden Einschränkung der Lebensqualität einhergeht.

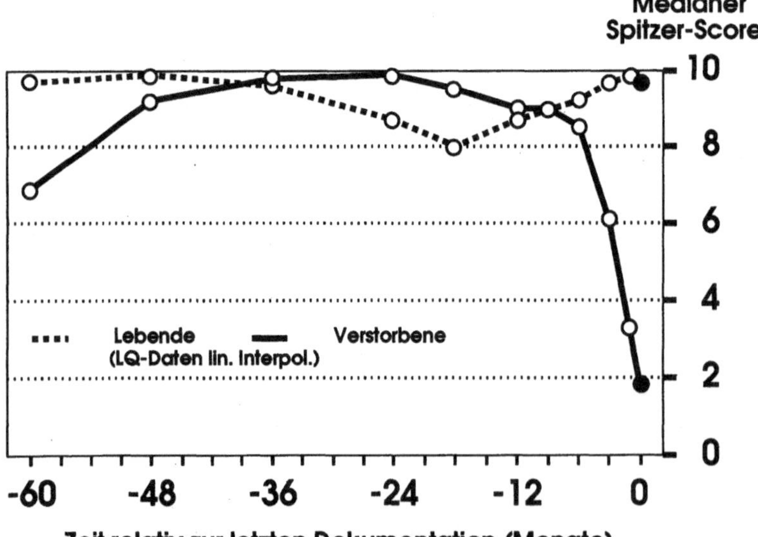

Abb. 1. Lebensqualitäts-Verläufe von Patienten nach R2-Resektion; rückwärts synchronisiert bzgl. letzter Dokumentation

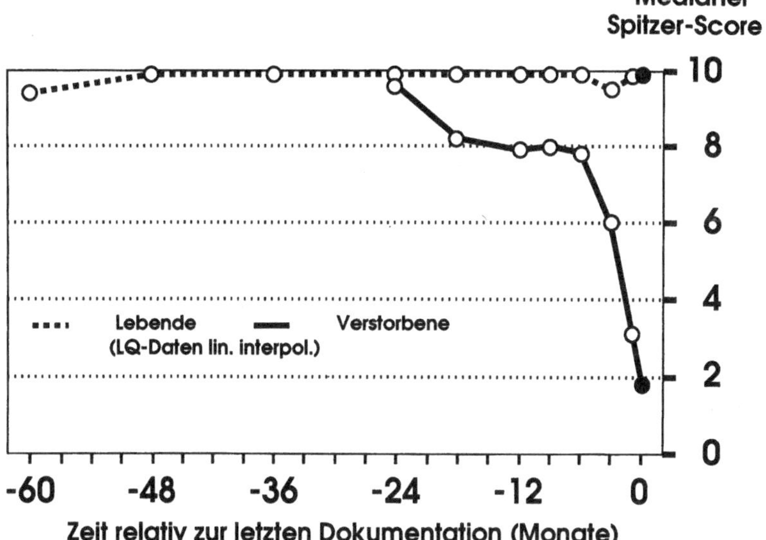

Abb. 2. Lebensqualitäts-Verläufe von Patienten nach nichtresezierenden R2-Operationen; rückwärts synchronisiert bzgl. letzter Dokumentation

Die Beobachtung eines erst kurz vor dem Tod einsetzenden erheblichen Lebensqualitäts-Verlustes wird bestätigt, wenn man die Gesamtüberlebenskurven mit den Überlebenskurven bis zum erstmaligen Unterschreiten von 4 Punkten auf der Spitzer-Skala nach kurativen und palliativen Operationen vergleicht (Abb. 3). Die Fläche zwischen den Kurven eines jeden Kurvenpaares ist ein Maß für die im Mittel zu erwartende Zeitspanne zwischen dem erstmaligen Unterschreiten von 4 Punkten auf der Spitzer-Skala und dem Tod. Sie beträgt für R2-resezierte und R2-nichtresezierte Patienten weniger als einen Monat (0,9 Monate bzw. 0,2 Monate).

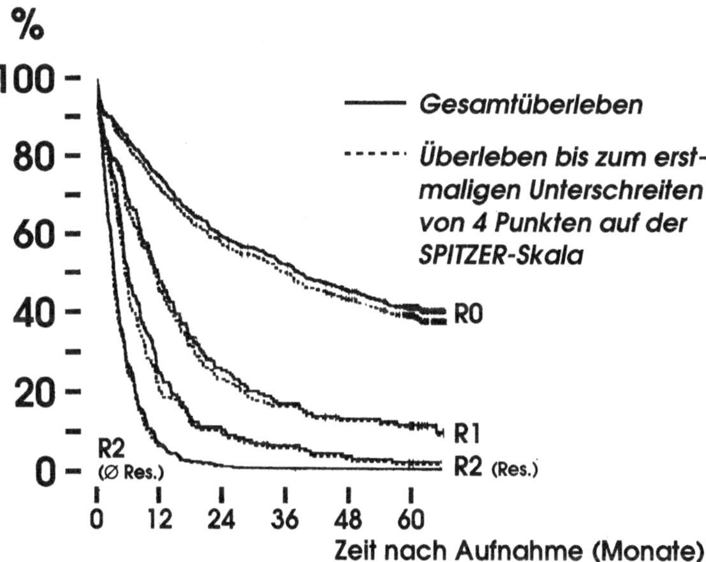

Abb. 3. Beobachtetes Überleben und Überleben bis zum erstmaligen Unterschreiten von 4 Punkten auf der Spitzer-Skala

Kritik der Analyse

Positive Kritikpunkte in der Bewertung der Validität der Studienergebnisse sind die prospektive Datenerhebung, die große Patientenzahl, eine vollständige Follow-up-Dokumentation über 5 Jahre von 99,4 % und die Anwendung gut reproduzierbarer Indizes. Als negativ muß das Fehlen einer Randomisierung der Verfahrenswahl bewertet werden.

Es ist davon auszugehen, daß bei vergleichbarer Verteilung der TNM-Stadien die palliative Resektion eher bei Patienten mit niedrigerem Risiko gewählt wurde. Deshalb ist die Frage, ob palliative Resektionen eine bessere Lebensqualität als nichtresezierende Verfahren gewährleisten, durch die Ergebnisse dieser Studie nicht beantwortet.

Empfehlung zur Verfahrenswahl

Auf der Basis der Trends, die aus dieser Studie ablesbar sind, und der Literaturdaten läßt sich folgende Empfehlung zur Verfahrenswahl für palliative Eingriffe geben: wenn möglich distale Resektion, wenn notwendig Gastrektomie, und nichtresezierende Verfahren als ultima ratio.

Literatur

1. Becker HD, Börger H, Lepsien G (1984) Die primär palliative Gastrektomie. In: Häring R (ed) Therapie des Magenkarzinoms, VIII. Symposium „Aktuelle Chirurgie", Berlin 1983. Edition Medizin, Weinheim, S 293–299
2. Haugstvedt T, Viste A, Eide GE, Söreide O (1989) Members of the Norwegian Stomach Cancer Trial. The survival benefit of resection in patients with advanced stomach cancer: The Norwegian Multicenter Experience. World J Surg 13:617–622
3. Hermanek P, Scheibe O, Spiessl B, Wagner G (1987) TNM Klassifikation maligner Tumoren (UICC), 4. Aufl. Springer, Berlin Heidelberg New York London Paris Tokyo, S 45–48
4. Karnofsky DA, Abelmann WH, Craver LF, Burchenal JH (1948) The use of nitrogen mustards in the palliative treatment of carcinoma. Cancer 1:634–656
5. Moertel CG (1968) The natural history of advanced gastric cancer. Surg Gynec Obstet 126:1071–1074
6. Rohde H, Gebbensleben B, Bauer P, Stützer H, Zieschang J (1989) Has there been any improvement in the staging of gastric cancer? Findings from the German Gastric Cancer TNM Study Group. Cancer 12:2465–2481
7. Spitzer WO, Dobson AJ, Hall J, Chesterman E, Levi J, Shephard R, Battista RN, Catchlove BR (1981) Measuring the quality of life of cancer patients: a concise QL-Index for use by physicians. J Chron Dis 34:585–597
8. Stützer H (1992) Die Analyse von Verlaufsdaten zur Lebensqualität am Beispiel der TNM-Validierungsstudie für das Magenkarzinom. Dissertation Köln 1992

41. Magen-Carcinom: Multimodale Therapie – Gesichertes und neue Entwicklungen

P. M. Schlag

Chirurgische Universitäts-Klinik Heidelberg, Im Neuenheimer Feld 110, W-6900 Heidelberg

Gastric Cancer: Multimodality Therapy – Proven and New Developments

Summary. The extension of surgical radicality including multivisceral procedures has only improved prognosis in individual cases. The concern now obviously is to achieve an improvement by additional therapeutic measures. Unfortunately, studies in Western countries show that adjuvant chemotherapy does not result in any significant improvement as has been repeatedly reported in Japanese trials. It is possible that differences in time and mode of drug application may be responsible for these discrepancies. Decisive may be the immediate post- or intraoperative therapy as well as its intraperitoneal application. Some phase II trials have also shown that preoperative chemotherapy may improve the resectability rate. Further studies are needed to determine how these findings are generally transferable. In addition of chemotherapy intraoperative radiation (IORT) and photodynamic therapy (PDT) may gain importance in the treatment of gastric cancer for the future.

Key words: Gastric cancer – Surgery – Combined modality therapy

Zusammenfassung. Da eine Ausweitung der Radikalität unter Einschluß multivisceraler Eingriffe nur in Einzelfällen beim Magen-Carcinom die Prognose verbessert, ist das Anliegen verständlich, dies durch Zusatzmaßnahmen im Rahmen der operativen Primärtherapie zu erreichen. Bei uns konnte leider bisher kein Vorteil einer adjuvanten Chemotherapie statistisch belegt werden. Da ein solcher in japanischen Studien mehrfach nachgewiesen wurde, ist anzunehmen, daß Unterschiede in Zeitpunkt und Art der Medikamentenapplikation eine Rolle spielen. Entscheidend kann die frühe post- oder intraoperative Therapie, sowie deren intraperitoneale Applikation sein. Für eine Steigerung der Resektabilität nach einer präoperativer Chemotherapie sprechen einige Phase-II-Studien. Inwieweit diese Beobachtung allgemein übertragbar ist, bedarf weiterer Untersuchung. Daneben gewinnt die intraoperative Strahlentherapie (IORT) und die photodynamische Therapie (PDT) u. U. zukünftig Bedeutung.

Schlüsselwörter: Magenkarzinom – Operation – Multimodale Therapie

Trotz Ausdehnung operativer Maßnahmen unter Einbeziehung multivisceraler Resektionen ist die Prognose von Patienten mit einem Magen-Carcinom im allgemeinen ungünstig. Lediglich die Behandlungsergebnisse bei Tumoren, die auf die Mucosa oder Submucosa beschränkt geblieben sind, können befriedigen [8]. Da offensichtlich die Operation allein häufig nicht zur Heilung führen kann, ergeben sich die Überlegungen, durch additive

Maßnahmen die Prognose zu verbessern. Hierbei gewinnen neben der adjuvanten systemischen Chemotherapie auch regionale Behandlungsmaßnahmen zunehmend Bedeutung, da beim Magen-Carcinom der Tumorrückfall im Bereich des ehemaligen Tumorbettes bzw. intraperitoneal mindestens die gleiche Häufigkeit besitzt, wie die Organmetastasierung (Tabelle 1).

Das Konzept einer adjuvanten postoperativen Chemotherapie beim Magen-Carcinom ist keineswegs neu [10]. Bereits in den 60iger Jahren wurde mit verschiedenen Mono-Chemotherapien versucht, die Tumorrückfallrate günstig zu beeinflussen. Viele der durchgeführten Studien erbrachten allerdings ein negatives Ergebnis (Tabelle 2). Dies wurde u. a. auf die geringe Wirksamkeit der hierbei verwendeten Cytostatika zurückgeführt. Eine Ausnahme bilden die Monotherapiestudien mit Mitomycin-C, wie sie bisher fast ausschließlich nur in Japan durchgeführt wurden. Leider erbrachten aber auch Folgestudien mit diversen Poly-Chemotherapieregimen nicht den erhofften allgemeinen Durchbruch [6]. Trotz der generell günstigen Ansprechraten der Kombination von 5-Fluorouracil (5-FU) mit Nitrosoharnstoffen (z. B. MeCCNU oder BCNU) oder neuerer Substanzkombinationen von 5-FU mit Antracyclinen und Mitomycin C (sog. FAM-Therapie), verliefen Studien, die die Wirksamkeit dieser Stoffkombination in der adjuvanten Situation überprüften, enttäuschend (Tabelle 3). Wir selbst haben eine adjuvante Chemotherapie-Studie mit 5-FU und BCNU bei

Tabelle 1. Rezidivmuster beim Magen-Carcinom nach R0-Resektion

	Analysierte Fälle	Tumorbett	Peritoneum	Fernmetastasen
Suzuki (1983)	126	27%	37%	37%
Mayer (1984)	130	18%	28%	53%
Eigenes Krankengut (1991)	339	14%	38%	48%

Tabelle 2. Adjuvante systemische Chemotherapie beim Magen-Carcinom: Randomisierte Studien mit Monotherapie

	Anzahl Patienten	Regime	Ergebnis
VASOG (1965)	445	Thio TEPA	n.s.
DIXON (1971)	329	Thio TEPA	n.s.
Hattori (1976)	621	MMC	$p<0{,}05$
VASOG (1977)	468	FUDR	n.s.
Koyama (1978)	374	MMC	$p<0{,}05$
Nakajima (1978)	430	MMC	$p<0{,}05$

Tabelle 3. Adjuvante systemische Chemotherapie beim Magen-Carcinom: Randomisierte Studien mit Poly-Chemotherapie

	Anzahl Patienten	Regime	Ergebnis
GITSG (1982)	196	5FU-MeCCNU	$p=0{,}03$
VASOG	220	5FU-MeCCNU	n.s.
ECOG (1985)	180	5FU-MeCCNU	n.s.
HD-MA (1987)	103	5FU-BCNU	n.s.
ICCG (1990)	281	5FU-ADR	n.s.
EORTC (1990)	318	FAM	n.s.
NCCTG (1991)	125	FAM	n.s.

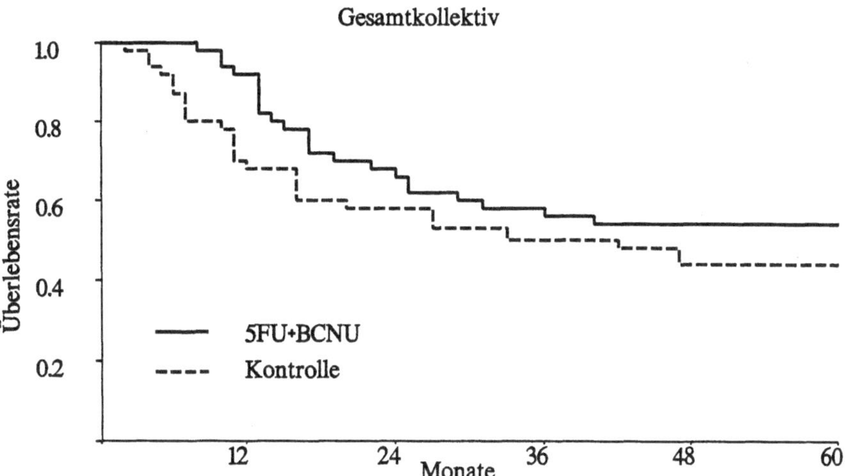

Abb. 1. Randomisierte Studie zur adjuvanten 5 FU-BCNU-Chemotherapie beim Magen-Carcinom

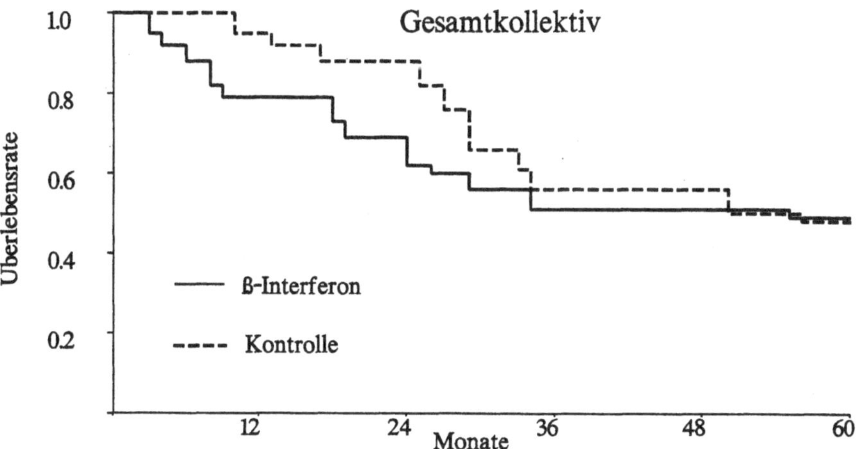

Abb. 2. Randomisierte Studie zur adjuvanten INF-β-Therapie beim Magen-Carcinom

Patienten mit Magen-Carcinom nach R0-Resektion im UICC-Stadium II und III durchgeführt [7]. Weder eine Verbesserung der rezidivfreien Zeit noch der Gesamtüberlebenszeit von ausschließlich operierten bzw. zusätzlich postoperativ cytostatisch behandelten Patienten, konnte festgestellt werden (Abb. 1). Lediglich tendenzmäßig zeichnete sich ab, daß Patienten im Stadium III b unter einer Chemotherapie länger rezidivfrei bleiben, als wenn diese Patienten ausschließlich operiert worden wären [8]. Allerdings handelt es sich hierbei um eine retrospektive Subgruppenanalyse, so daß die Aussage ggf. prospektiv validiert werden müßte. Ähnlich enttäuschend waren unsere Erfahrungen mit einem Therapieansatz, bei welchem die Wirksamkeit einer adjuvanten postoperativen INF-β-Therapie bei Magen-Carcinom-Patienten nach R 0-Resektion untersucht wurde [1]. Auch in dieser Studie konnte kein Gewinn der Behandlung im Hinblick auf rezidivfreie und Gesamtüberlebenszeit der Patienten gefunden werden (Abb. 2).

Die Anzahl bisher durchgeführter adjuvanter Chemotherapiestudien beim Magen-Carcinom ist beträchtlich. Die Ergebnisse insgesamt allerdings doch dahingehend kontrovers, daß in den meisten Untersuchungen, welche in den USA und Europa durchgeführt wurden, die Wirksamkeit einer adjuvanten Therapie nicht belegt werden konnte. Jedoch gibt es eine Vielzahl japanischer Studien, die einen klaren Vorteil einer adjuvanten cytostatischen Chemotherapie nach operativer Tumorresektion aufzeigen [3, 10]. Die Diskrepanzen erklären sich unter Umständen daraus, daß in den japanischen Studien als ein wichtiges und offensichtlich effektives Medikament Mitomycin-C (MMC) eingesetzt wurde und daß die Behandlung frühzeitig in der perioperativen Phase und teilweise auch intraperitoneal verabreicht wurde. Auch war in den japanischen Studien meist eine bessere Klassifikation der behandelten Patientengruppen aufgrund eines einheitlichen operativen Vorgehens mit standardisierter Mono-bloc-Lymphadenektomie gegeben. Möglicherweise spielen somit neben der Patientenselektion vor allem Zeitpunkt und Modalität der Medikamentenapplikation eine wichtige Rolle. In diesem Zusammenhang ist die präoperative Chemotherapie ein interessantes neues Behandlungskonzept [4, 11]. Hierbei sollen nicht nur Mikrometastasen abgetötet und damit die Prognose verbessert, sondern gleichzeitig vor allem bei fortgeschrittenen Tumoren durch eine Tumorverkleinerung die Resektabilitätsrate erhöht werden. Die bisher hierzu vorliegenden Ergebnisse sind allerdings widersprüchlich (Tabelle 4). Die intraperitoneale Chemotherapie als adjuvante Maßnahme beim Magen-Carcinom ist eine weitere interessante Therapiestrategie [12]. Das Behandlungskonzept begründet sich vor allem aus der intraperitonealen Häufung von Rezidiven, dem Nachweis freier Tumorzellen in der Peritonealhöhle bei T3 und T4-Magen-Carcinomen sowie einer direkten und hohen Cytostatika-Exposition der für einen Tumorrückfall prädisponierten Areale. Die klinischen Erfahrungen mit dieser Behandlungsmethode sind aber nicht zuletzt aufgrund einer hohen Rate von technischen Problemen und Nebenwirkungen teilweise noch wenig überzeugend [5]. Eine abschließende Bewertung dieser Therapieform kann daher bisher noch nicht vorgenommen werden.

In jüngster Zeit wird auch mancherorts versucht, das Problem des lokalen Tumorrückfalls durch eine Bestrahlung der Tumorregion anzugehen. Hierzu gaben Neuentwicklungen der Strahlentherapie, welche eine exakte intraoperative Bestrahlung (IORT) ermöglichen, neuen Aufschwung. Die Vorteile der IORT beim Magen-Carcinom liegen in der gezielten Bestrahlung des Tumorbettes und der Lymphabflußwege im Oberbauch bei Schonung des Normalgewebes (Gallenwege, Duodenum, Dünndarm), sowie der Einstrahlung hoher biologisch wirksamer Dosen [2]. Das wirkliche Potential dieser Behandlungsstrategie kann ebenfalls derzeit noch nicht verläßlich abgeschätzt werden. Prospektive, allerdings nicht randomisierte Studien sprechen dafür, daß zumindest nicht alle Stadien in gleicher Weise von einem solchen Behandlungskonzept profitieren. Auch hier scheint möglicherweise das Stadium III die günstigste Zielgruppe zu sein [2]. Eine abschließende Beurteilung ist von derzeit laufenden randomisierten Studien zu erhoffen.

Neben der Strahlentherapie bekommt möglicherweise auch zukünftig die Photodynamische Tumortherapie (PDT) einen Stellenwert im Hinblick auf eine Zerstörung von Tumorzellen im ehemaligen Tumorbett. Nachdem die prinzipielle Wirksamkeit dieser Behandlungsstrategie sowohl bei Frühformen als auch fortgeschrittenen Magen-Carcinomen belegt werden konnte, ist zu hoffen, daß zukünftig die PDT auch als additive Maßnahme sinnvoll eingesetzt werden kann [9].

Die generelle Wertigkeit einer adjuvanten Therapie beim Magen-Carcinom ist somit bisher nicht gesichert. Zeitpunkt, Medikament, Dosierung und Applikationsweg spielen

Tabelle 4. Praeoperative Chemotherapie beim Magen-Carcinom

	Anzahl Patienten	Regime	Remissionen	Resektabilität	Überlebenszeit (median)
Weh (1989)	8	FAMeth	34%	?	14 Monate
Wilke (1989)	35	EAP	70%	37%	18 Monate
Ajani (1991)	25	EFP	24%	72%	15 Monate
Eigene Ergebnisse	15	FAMeth/EAP	33%	33%	15 Monate

eine noch unzureichend analysierte Rolle. Retrospektive Subgruppen-Analysen lassen vermuten, daß vor allem Patienten mit Lymphknotenmetastasen (pN2–3), Serosadurchbruch und diffusem Tumortyp (Laurén-Klassifikation) von einer Zusatztherapie profitieren könnten. Die Bedeutung adjuvanter Therapiemaßnahmen in der Behandlung des Magen-Carcinoms ist auch zukünftig in sorgfältig geplanten Studien weiter zu klären. Neben effektiveren Substanzen und Dosierungen sind Unterschiede im Zeitpunkt der Medikamentengabe und kombinierte Applikationswege zu testen. Es ist zu hoffen, daß schließlich auch innovative neue Behandlungsstrategien (z. B. molekulare Therapieansätze) in der Lage sein werden, neue Behandlungsaussichten zu eröffnen.

Literatur

1. Buhl K, Schlag P, Linder MM, Geiger G, Herfarth Ch, Trede M (1992) Adjuvant beta-interferon therapy for gastric cancer. A Phase III-Pilot Study. Onkologie (im Druck)
2. Eble MJ, Hensley FW, Schlag P, Herfarth Ch, Wannenmacher M (1992) The role of intraoperative radiotherapy in the management of gastric cancer. Onkologie 15:92–100
3. Douglass HO, Nava HR (1985) Gastric adenocarcinoma – management of the primary disease. Sem in Oncol 12:32–45
4. Herrmann R, Schlag P (1988) Neoadjuvante Chemotherapie maligner Tumoren. Thieme Verlag, Stuttgart
5. Jakesz R, Böhmig HJ, Depisch D, Funovics J, Hofbauer F, Schemper M, Schick B, Schiessel R (1990) Failure of postoperative intraperitoneal cis-platin to prolong survival in patients operated for gastric carcinoma: a randomized trial. Adjuvant Therapy of Cancer VI. W. B. Saunders Company, Philadelphia
6. Lise M, Nitti D, Marchet A, Farinati F, Buyse M, Duez N (1992) Recent trends in adjuvant therapy for gastric cancer. Onkologie 15:102–109
7. Schlag P (1987) Adjuvant chemotherapy of gastric cancer. World J Surg 11:473–477
8. Schlag P, Buhl K, Schwarz V, Möller P, Herfarth Ch (1989) Die neue TNM-Klassifizierung und ihre Auswirkungen auf die chirurgische Behandlung des Magen-Carcinoms. Chirurg 60:8–15
9. Schlag P, Hünerbein M, Stern J, Gahlen J, Graschew G (1991) Photodynamische Therapie gastrointestinaler Karzinome. Dtsch Med Wschr 116:619–624
10. Schreml W, Schlag P (1982) Adjuvante systemische Therapie solider maligner Tumoren in Theorie und Praxis. Aktuelle Probleme in Chirurgie und Orthopädie. Hans Huber Verlag, Bern
11. Siewert JR, Fink U (1992) Multimodale Therapieprinzipien bei Tumoren des Gastrointestinaltrakts. Chirurg 63:242–250
12. Sugarbaker PH, Cunliff W, Belliveau JF, Bruijn EA, Graves T, Mullins R, Schlag P, Gianola F (1988) Rational for perioperative intraperitoneal chemotherapy as a surgical adjuvant for gastrointestinal malignancy. Reg Cancer Treat 1:66–79

42. Endoskopische Therapie für Magen-Mikrokarzinome

N. Kobayashi, Y. Hiki, H. Shimao und N. Arai

Department of Surgery, Kitasato University school of medicine, 1-15-1 Kitasato, Sagamihara-Shi Kanagawa 228, Japan

Endoscopic Therapy for Gastric Microcancer

Summary. To establish the indication of endoscopic therapy for early gastric cancer, the results of 2027 surgical interventions were reviewed as to survival rate, complications, and lymph node metastasis. The results of endoscopic therapy with laser and mucosal resection were analyzed. Complications and complaints after surgery were observed in about 3%–15%. Macroscopically, the protruding type of tumor under 25 mm and the depressed type under 20 mm without ulcer had no lymph node metastasis. Lesions less than 10 mm in size can be removed completely with certainity. In conclusion, the following indication is suggested: 1) protruded type, 2) depressed type without ulcer, 3) size of the lesion should be restricted to under 10 mm.

Key words: Endoscopic therapy – Early gastric cancer – Laser – Endoscopic mucosal resection

Zusammenfassung. Um die Indikation der endoskopischen Therapie für Magenfrühkarzinome zu entscheiden, die Ergebnisse der 2027 Operationen und der 91 endoskopischen Behandlungen mit dem Laser und der endoskopischen Schleimhautresektion wurden untersucht. Die Komplikationen und Beschwerden nach Operation wurden in etwa 3 zu 15% der Patienten beobachtet. Protrusio-Typ unter 25 mm Tumorgröße und Depressed-Type unter 20 mm ohne Ulcus hatten keine Lymphknotenmetastasierung. Die Tumorgröße unter 10 mm darf vom technischen Aspekt sicher entfernt werden. Die Indikation ist vorzuschlagen bei einem Tumor vom Protusio- oder Depressed-Typ ohne Ulcus und die Größe soll unter 10 mm eingeschränkt werden.

Schlüsselwörter: Endoskopische Therapie – Magenfrühkarzinom – Laser – Endoskopische Schleimhautresektion

43. Laparoskopie zum präoperativen Staging des Magenkarzinoms

H. Feussner, H. Nekarda, U. Fink und J. R. Siewert, München

(Manuskript bis Redaktionsschluß nicht eingegangen)

44. Postoperative Komplikationen und Todesursachen nach chirurgischer Therapie des Magenkarzinoms

R. Parth, W. Hohenberger, A. Altendorf-Hofmann und F. P. Gall

Chirurgische Universitätsklinik Erlangen, Maximiliansplatz, W-8520 Erlangen

Postoperative Complications and Causes of Death After Surgical Therapy of Gastric Carcinomas

Summary. In the years 1978 to 1990, a total of 1233 resections of gastric carcinomas were performed at the Surgical Clinic of the University at Erlangen, Germany. While postoperative mortality after curative subtotal gastric resections could be derived from a deterioration of the patient's general health prior to surgery (6 of 14) and from anastomotic leakages ($p=0.009$), postoperative mortality after curative total gastrectomies was influenced by preoperative pulmonary dysfunctioning ($p=0.058$), the preoperative presence of bleeding or stenosis ($p=0.017$), the patient's age ($p=0.032$), the performance of a pancreatic left resection ($p=0.019$), and anastomotic leakages ($p<0.001$). Postoperative mortality after curative subtotal gastric resections remained nearly constant (between 4% and 6%) over 13 years, while mortality after curative total gastrectomies was reduced from 15% to 6% during the same time.

Key words: Gastric carcinoma – Postoperative complications – Postoperative mortality

Zusammenfassung. In den Jahren 1978 bis 1990 wurden an der Chirurgischen Universitätsklinik Erlangen 1233 resezierende Eingriffe bei Magenkarzinom durchgeführt. Während die postoperative Letalität nach kurativen aboralen Resektionen auf einen präoperativ reduzierten Allgemeinzustand (6 von 14) und auf Anastomoseninsuffizienzen ($p=0{,}009$) zurückzuführen war, wurde die postoperative Letalität nach kurativen Gastrektomien durch die präoperative Lungenfunktion ($p=0{,}058$), das präoperative Vorliegen einer Blutung oder Stenosesymptomatik ($p=0{,}017$), das Alter zum Zeitpunkt der Operation ($p=0{,}032$), die Durchführung einer Pankreaslinksresektion ($p=0{,}019$) sowie durch Anastomoseninsuffizienzen ($p<0{,}001$) beeinflußt. Die postoperative Letalität nach kurativen aboralen Resektionen blieb mit einem Prozentsatz zwischen 4% und 6% über 13 Jahre nahezu konstant. Die Letalität nach kurativen Gastrektomien konnte im gleichen Zeitraum von 15% auf 6% gesenkt werden.

Schlüsselwörter: Magenkarzinom – Postoperative Komplikationen – Postoperative Letalität

45. Einflußgrößen des perioperativen Risikos der chirurgischen Behandlung des Magenkarzinoms

H. Menke und Th. Junginger

Klinik und Poliklinik für Allgemein- und Abdominalchirurgie, Johannes Gutenberg-Universität, Langenbeckstraße 1, W-6500 Mainz

Perioperative Risk of Surgery for Gastric Cancer

Summary. Morbidity (surgical and nonsurgical) after surgery for gastric cancer was prospectively analyzed during a period of 4 years. Important parameters proved to be the operative procedure (total gastrectomy, $n=84$, 38%; resection, $n=29$, 17%), depth of invasion ($T_{1,\,2}$, 31%; $T_{3,\,4}$, 48%), physical condition (ASA 1, 2, 25%; ASA 3, 4, 50%), and intraoperative blood loss (–500 ml 24%; >500 ml 38%), but not the age. The mortality rate was low (3.5%). Except for the depth of invasion, these parameters did not influence the survival rate during the further follow-up.

Key words: Gastric cancer – Morbidity – Mortality

Zusammenfassung. In einem Zeitraum von 4 Jahren wurde die perioperative Morbidität (allgemein und chirurgisch) beim Magenkarzinom prospektiv untersucht. Wichtige Einflußgrößen waren das Operationsverfahren (kurative Gastrektomie, $n=84$, 38%, Resektion, $n=29$, 17%), die Infiltrationstiefe ($T_{1,\,2}$ 31%, $T_{3,\,4}$ 48%), der Allgemeinzustand (ASA 1, 2, 25%, ASA 3, 4 50%) und die Höhe des intraoperativen Blutverlustes (–500 ml 24%, > 500 ml 38%). Keine Bedeutung hatte das Lebensalter. Bei niedriger Mortalität (3,5%) hatten diese Einflußgrößen der Morbidität abgesehen von der Infiltrationstiefe keine Bedeutung für die weitere Prognose.

Schlüsselwörter: Magenkarzinom – Morbidität – Mortalität

46. Prognostische Faktoren beim Adenokarzinom des gastro-ösophagealen Überganges

R. J. Jakl, J. Miholic und E. Wolner

II. Chirurgische Universitätsklinik Wien, Spitalgasse 23, A-1090 Wien, Österreich

Prognostic Factors in Cancer of the Esophagogastric Junction

Summary. The prognostic factors influencing survival after resection of cancer of the cardia were evaluated in 120 patients. In 46 cases (38 %) a total gastrectomy, and in 25 cases (62 %) a proximal subtotal gastric resection were performed. The variables T, N, R, classification according to Laurén, the extent of resection (gastrectomy vs proximal resection), lymphadenectomy, and extended resection were evaluated using univariate and multivariate statistics. T, N, R, and age were significant predictors of survival in the univariate analysis ($p<0.05$), whereas gastrectomy vs proximal resection showed no influence in the univariate calculations. Multiple proportional hazard regression confirmed T ($p=0.0001$) and age ($p=0.005$) to be independent predictors of survival. Gastrectomy vs proximal resection had an independent beneficial influence on survival in the multivariate model ($p=0.104$). After considering these three factors, none of the remaining variables was of additional significance. We concluded that gastrectomy vs proximal resection has a significant influence on survival in addition to tumor stage and age.

Key words: Cardiac carcinoma – Total Gastrectomie – Proximal Resection – Prognosis

Zusammenfassung. Bei 120 Patienten wurden die prognostischen Faktoren nach Resektion eines Kardiakarzinoms analysiert. In 46 Fällen (38 %) wurde eine totale Gastrektomie, in 75 Fällen (62 %) eine proximale Magenresektion durchgeführt. Statistisch analysiert wurde der Einfluß von T, N, R, histologischem Typ nach Laurén sowie Gastrektomie vs proximaler Resektion, Lymphadenektomie und erweiterter Resektion. In der univariaten Analyse zeigten T, N und R (R 0 versus R 1 und R 2) sowie das Alter einen signifikanten Einfluß auf das Überleben ($p<0{,}05$). Die Gastrektomie hatte keinen Einfluß auf das Überleben. Die multivariate Regression nach Cox bestätigte T ($p=0{,}0001$) und das Alter ($p=0{,}005$) als voneinander unabhängig prognostische Faktoren. Unabhängig davon ergab sich für die Gastrektomie gegenüber der proximalen Resektion ein zusätzlicher statistisch grenzwertiger signifikanter günstiger Einfluß ($p=0{,}104$). Nach Berücksichtigung dieser 3 prognostischen Faktoren im multivariaten Modell hatten die übrigen Variablen keine zusätzliche Signifikanz. Es wird gefolgert, daß die Gastrektomie gegenüber der proximalen Resektion beim Cardiakarzinom wegen der höheren lokalen Radikalität einen vom Tumorstadium unabhängigen günstigen Einfluß auf das Überleben hat.

Schlüsselwörter: Kardiakarzinom – Totale Gastrektomie – Prox. Magenresektion – Prognose

47. Prognose des Magenstumpfkarzinoms unter Berücksichtigung des Tumorstadiums

M. Hartel, G. Geiger und K. Gersheimer

Klinikum Mannheim, Chirurgische Klinik, Theodor-Kutzer-Ufer, W-6800 Mannheim

Prognosis of the Gastric Stump Carcinoma Related to the Tumor Stage

Summary. Between 1972 and 1991 97 stump carcinomas were operated on at the University Clinic of Mannheim. Resectability rate was 79 % with a postoperative complication rate of 13 % and a postop. mortality rate of 14 %. 90 % of our patients underwent a total gastrectomy with extended lymphadenectomy. 53 % of the stump carcinomas were classified into stage I (UICC), 29 % into stage II or III a. In stage I we had a five-year survival rate of 74 %, in stage II and III a 31 %, and 50.5 % for all cases. Finally, we saw two important prognostic factors for the stump carcinoma: 1. the early gastroscopic examination and 2. the total gastrectomy with lymphadenectomy.

Key words: Stump carcinoma – UICC-classification – Five-year survival rate

Zusammenfassung. An der Universitätsklinik Mannheim wurden zwischen 1972 und 1991 97 Magenstumpfkarzinome behandelt. Die Resektionsrate betrug 79 %, die chirurgische Komplikationsrate 13 % und die Hospitalletalität 14 %. Als Regeleingriff führten wir die Restgastrektomie mit Lymphadenektomie durch. 53 % unserer Fälle befanden sich im günstigen UICC-Stadium I, 29 % im Stadium II und III a. Die 5-Jahresüberlebensrate betrug im Stadium I 74 %, im Stadium II und III a 31 % und für alle Stadien zusammen 50,5 %. Die beiden entscheidenden Prognosefaktoren sind: 1. die großzügige Indikation zur Gastroskopie und 2. die Restgastrektomie mit Lymphadenektomie.

Schlüsselwörter: Magenstumpfkarzinom – UICC-Klassifikation – Fünf-Jahresüberlebensrate

48. Prognosefaktoren beim Magenkarzinom. Ergebnisse einer uni- und multivariaten Analyse

K. Böttcher, S. Thorban, R. Busch, J. D. Roder und J. R. Siewert

Chirurgische Klinik und Poliklinik, TU München, Klinikum rechts der Isar, Ismaninger Straße 22, W-8000 München 80

Prognostic Factors in Gastric Cancer: Results of Uni- and Multivariate Analysis

Summary. Between 1982 to 1991 795 patients were operated because of a gastric carcinoma (resection rate 88.3 %, R0-resection 72.5 %, percentage of gastrectomies 73 %). The complication rate was 28.6 %, the 30-day-lethality 2.8 % and the 90-day-lethality 8.5 %. The univariate analysis resulted in significant prognostic differences which were dependent on tumor localization and -diameter, pTNM-category, UICC-stage, grading, R-classification, number of tumorpositive lymphnodes, lymphnode ratio and types of surgical resection. Age, sex, Borrmann- and Laurén-classification had no influence as prognostic factor. The multivariate analysis (Cox-Model) could demonstrate several independent and highly significant prognostic factors (relative risks): nodal status (5.72), metastases (2.71), R 0-classification (2.55), depth of infiltration (1.75), diameter of tumor (2.80), type of resection (1.80), ratio of positive and removed lymphnodes ≤ 0.2 (1.66).

Key words: Gastric carcinoma – Prognostic factors – Multivariate analysis – TNM-classification

Zusammenfassung. Zwischen 1982 und 1991 wurden 795 Patienten wegen eines Magenkarzinoms operiert (Resektionsrate 88,3 %; R 0-Resektionen 72,5%; Gastrektomieanteil 73 %). Die Komplikationsrate betrug 28,6 % bei einer 30-Tage-Letalität von 2,8 % und 90-Tage-Letalität von 9,5 %. Die univariate Analyse ergab signifikante prognostische Unterschiede in Abhängigkeit von Tumorlokalisation und -durchmesser, pTNM-Kategorie, UICC-Stadium, Grading, R-Klassifikation, Anzahl befallener LK, LK-Quotient und Art des Resektionsverfahrens. Alter, Geschlecht, Borrmann- und Laurén-Klassifikation waren ohne Einfluß. Die multivariate Analyse (Cox-Modell) ergab als unabhängige und hoch signifikante Prognosefaktoren (relatives Risiko): nodulärer Status (5,72), Fernmetastasen (2,71), R-Klassifikation (2,55), Tiefeninfiltration (1,75), Tumordurchmesser (2,80), Resektionausmaß (1,80), Quotient befallene/entnommene Lymphknoten $\leq$0,2 (1,66).

Schlüsselwörter: Magenkarzinom – Prognosefaktoren – Multivariate Analyse – TNM-Klassifikation

49. Gastrektomie und systematische Lymphadenektomie: Welche Tumorstadien können von diesem operativen Vorgehen profitieren?

J. Jähne, H. J. Meyer und R. Pichlmayr

Klinik für Abdominal-/Transplantationschirurgie, Medizinische Hochschule Hannover, Konstanty-Gutschow-Straße 8, W-3000 Hannover 61

Total Gastrectomy and Systematic Lymphadenectomy: Which Tumor Stages May Profit from this Operative Procedure?

Summary. Between 1968–1990 1360 resections for gastric carcinoma were performed. In this period resectability increased to 80 % and mortality decreased to 4.4 % following total gastrectomy and systematic lymphadenectomy (1986–1990). At the same time the amount of R 0-resections increased to 85 %. 5- and 10-year survival for total and subtotal gastrectomy was 36.2 %/32.3 % and 34.5 %/26.9 % resp. and could be significantly improved in patients with stage II (1968–1977: 41.8 %; 1978–1990: 61.8 %) and III A (1968–1977: 19.5 %; 1978–1990: 40.2 %) treated by total gastrectomy. Total gastrectomy and systematic lymphadenectomy may improve survival in stage II/III A gastric carcinoma.

Key words: Total gastrectomy – Systematic lymphadenectomy – Survival

Zusammenfassung. Zwischen 1968 und 1990 wurden 1360 Resektionen wegen eines Magenkarzinoms durchgeführt. Bei Zunahme der Resektionsquote auf 80 % und Abnahme der Letalität nach Gastrektomie und systematischer Lymphadenektomie auf 4,4 % nahm die Zahl der R 0-Resektionen auf 85 % zu (1986–1990). Die 5- und 10-Jahres-Überlebenszeiten (ÜLZ) nach Gastrektomie bzw. subtotaler, distaler Resektion betrugen 36,2 %/32,3 % bzw. 34,5 %/26,9 %. Nach Gastrektomie konnten die ÜLZ besonders in den Stadien II (1968–1977: 41,8 %, 1978–1990; 61,8 %) und III A (1968–1977: 19,5 %; 1978–1990: 40,2 %) verbessert werden, so daß diese Stadien von der Gastrektomie und Lymphadenektomie zu profitieren scheinen.

Schlüsselwörter: Gastrektomie – Systematische Lymphadenektomie – Überlebenszeiten

50. Hat die Zahl befallener Lymphknoten eine prognostische Relevanz beim Magenkarzinom?

U. Schäfer, Ch. Hasse, R. Lindlar, M. Rothmund, Marburg

(Manuskript bei Redaktionsschluß nicht eingegangen)

51. Ist die Splenektomie beim fortgeschrittenen Magenkarzinom sinnvoll: Untersuchung der Lymphknotenmetastasierung am Milzhilus?

Ch. Hiller, U. Schäfer, Ch. Hasse, M. Rothmund, Marburg

(Manuskript bis Redaktionsschluß nicht eingegangen)

52. Die intraoperative Strahlentherapie (IORT) beim Magenkarzinom – ein Studienzwischenbericht

H.-J. Krämling, J. Seeleitner, N. Willich und F. W. Schildberg

Chirurgische Klinik und Poliklinik, Klinikum Großhadern, Marchioninistraße 15, W-8000 München 70

Intraoperative Radiation Therapy for Gastric Carcinoma: Preliminary Results of a Prospective Randomized Study

Summary. According to Abe (WJS 11:459, 1987), intraoperative radiation therapy (IORT) improves 5-year survival rates in stage II and III patients (JRSGC) by up to 25%. A total of 53 patients were included in our prospective randomized study from February 1990 to April 1992. Surgical resection was performed as a curative procedure (R 0) including lymphadenectomy of compartment II ($n = 51$). The irradiation field covered the celiac axis with 28 Gy in patients with R 0 resection and 31–35 Gy if tumor remained in situ ($n = 2$). Thirty out of a total of 53 patients underwent resection, in 23 cases we administered additional radiotherapy. Both groups were comparable in age, sex, and tumor stages. Following IORT, patients presented with a slight increase in morbidity (30% vs 23%) and mortality, 2/23 vs 0/30. In the long-term course, 16.7% (5/30) of nonirradiated patients died in contrast to only 4.3% (1/23) patients in the IORT group. As the mean follow-up period is too short (9.9 months), no conclusions can be drawn from these figures concerning the oncologic value of IORT in the treatment of gastric cancer.

Key words: Gastric carcinoma – Intraoperative radiation therapy – IORT

Zusammenfassung. Die intraoperative Strahlentherapie verbessert nach einer Studie von Abe (Chirurg 59:211; 1988) die 5-Jahres-Überlebensrate in den Stadien II und III (JRSGC) bis zu 25%. – In unsere prospektiv randomisierte Studie gingen von 2/90 bis 4/92 53 Patienten ein. Die chirurgische Therapie erfolgte möglichst als kurative Resektion (R 0) mit N 2-Lymphknotendissektion ($n = 51$). Die Bestrahlung erfaßte das retroperitoneale Lymphabflußgebiet mit einer Dosis von 28 Gy (R0-Resektion) bzw. 31–35 Gy bei verbliebenem Resttumor ($n=2$). Von 53 Patienten wurden 30 reseziert, 23 zusätzlich intraoperativ bestrahlt. Beide Gruppen waren hinsichtlich Alter, Geschlecht und Tumorstadien vergleichbar. Die bestrahlten Patienten wiesen bei Häufung von Pankreasfisteln etwas mehr postoperative Komplikationen (30 % vs. 23 %) sowie eine höhere Letalität (2/23 vs. 0/30) auf. Nach einer durchschnittlichen Nachbeobachtungszeit von 9,9 Monaten waren 5/30 (16,7 %) der nicht bestrahlten, aber nur 1/23 (4,3 %) der bestrahlten Patienten verstorben. Wegen der kurzen Nachbeobachtungszeit sind aber endgültige Aussagen zum Langzeitüberleben noch nicht ableitbar.

Schlüsselwörter: Magenkarzinom – Intraoperative Strahlentherapie – IORT

53. 4 Jahre Erfahrung mit der IORT in der Behandlung des fortgeschrittenen Magenkarzinoms

J. Boese-Landgraf, R. Häring, H. Ernst und St. Schill

Chirurgische Klinik, Klinikum Steglitz, FU Berlin, Hindenburgdamm 30, 1000 Berlin 45

Four Years Experience with Intraoperative Radiation Therapy (IORT) for Locally Advanced Gastric Cancer

Summary. From 11/87 to 4/92, 36 patients underwent surgical resection of gastric cancer combined with IORT to the tumor bed or the high-risk lymph nodes around the celiac axis. IORT doses were 12–16 Gy using fast electrons. Percutaneous radiotherapy was performed postoperatively with 24–36 Gy. Most benefit from the adjuvant IORT procedure was derived by patients with stage II disease, compared to patients treated by surgery alone in the same period (matched pairs). Their survival, especially with pT3pN0 tumors, was improved for 12 months.

Key words: Intraoperative radiation therapy – Advanced gastric cancer

Zusammenfassung. Von 11/87 bis 4/92 unterzogen sich 36 Pat. einer chirurgischen Resektion ihres Magenkarzinoms mit anschließender intraoperativer Bestrahlung des Tumorbettes bzw. der Lymphknoten im Compartment II. Die intraoperativ applizierte Strahlendosis betrug 12–16 Gy am Linearbeschleuniger. Postoperativ erfolgte eine perkutane Aufsättigung mit 24–36 Gy. Vergleicht man die Ergebnisse der Stadien unterteilt mit den Patienten, die nur operiert worden sind (sog. matched pairs), so profitieren vor allem Patienten im Stadium II. Ihr Überlebensvorteil, besonders bei Vorliegen eines pT3 pN0-Tumors, beträgt 12 Monate.

Schlüsselwörter: IORT – Überlebensvorteil

54. Die Chemotherapie im interdisziplinären Konzept beim Magenkarzinom – Prognoseverbesserung für fortgeschrittene Stadien?

B. Reers, P. Preusser, H.J. Meyer, J.R. Siewert und H. Nottberg

Klinik und Poliklinik für Allgemeine Chirurgie, WWU Münster, Jungeblodtplatz 1, W-4400 Münster

The Value of Chemotherapy in the Interdisciplinary Therapy of Gastric Cancer: Improved Prognosis for Advanced Tumor Stages?

Summary. Palliative resections in stage III and IV (UICC) gastric cancer obtain a median survival time of 6–14 months. In cases of irresectability, patients survived for 3–6 months only after surgery. Combination chemotherapy with etoposide, folinic acid and 5-fluorouracil (EFF) or the more aggressive EAP (etoposide, adriamycin, cisplatin) obtain a medial survival of 9 months in metastasized disease, in locally irresectable cases even 18 months. In 57% of the latter cases a gastric resection was possible after tumor remission. Co-operation between the oncological surgeon and conservative oncologist improves the prognosis of incurable gastric cancer patients.

Key words: Palliative surgery – Combination chemotherapy – Median Survival – Secondary resections

Zusammenfassung. Palliative Resektionen in den Stadien III + IV (UICC) des Magenkarzinoms (MK) bringen den Patienten eine mediane Überlebenszeit (MÜZ) von 6–14 Monaten (M). Bei Irresektabilität wird der Eingriff nur 3–6 M überlebt. Die Chemotherapie des metastasierenden MK erreicht mit EFF (Etoposid, Folinsäure, 5-FU) oder dem aggressiveren EAP (Etoposid, Adriamycin, Cisplatin) eine MÜZ von 9 M, bei lokal irresektablen Fällen mit EAP sogar 18 M, wobei 57% dieser Pat. nach Ansprechen auf die Therapie noch reseziert werden können. Die Zusammenarbeit von onkologischem Chirurgen und internistischem Onkologen kann die Prognose inkurabler Magenkarzinom-Patienten verbessern.

Schlüsselwörter: Palliative Operationen – Chemotherapie (EFF/EAP) – Mediane Überlebenszeiten – Sekundäre Resektionen

55. Gastrektomie – Rekonstruktion mit Ersatzmagen: ja oder nein?

M. Büchler, R. Bittner, H. Friess, H.G. Beger, Ulm

(Manuskript bis Redaktionsschluß nicht eingegangen)

56. Bedeutung der Duodenalpassage für den Ernährungszustand nach Gastrektomie

J. Miholic, H.-J. Meyer, Wien

(Manuskript bis Redaktionsschluß nicht eingegangen)

57. Langzeitverlauf nach chirurgischer Therapie des Magenkarzinoms

D. Stippel, M. Raab und H. Pichlmaier

Chirurgische Universitätsklinik Köln, Joseph-Stelzmann-Straße 9, W-5000 Köln 41

Long Term Follow-Up Post Surgery for Gastric Cancer

Summary. During the period from 1/78 to 12/90, 694 patients were treated by surgery for gastric cancer. The age distribution and cancer stages showed no change. Cancer was increasingly often located in the upper third of the stomach. The frequency of gastrectomy increased from 27.8% to 57.0%, reducing the number of B I/II-resections and explorative laparatomy. Perioperative mortality decreased from 20.3% to 2.3% ($p<0.005$). There was no statistical significant influence on long-term survival. The 5-year survival rates are: overall, 27.1%; stage I, 71.8%; stage II, 43.2%; stage III, 15.7%; stage IV, 3.6%. Subgroups with high perioperative mortality (stage III, IV, age >65 years) showed significant improvement in 1- to 4-year prognosis. The body weight of a patient without cancer recurrence averages around 90 Broca% during a 10-year follow-up.

Key words: Gastric cancer – Longterm survival – Body weight

Zusammenfassung. Von 1/78 bis 12/90 wurden 694 Patienten wegen eines Magenkarzinoms operiert. Die Verteilung der Tumorstadien und des Alters ist konstant. Die Tumorlokalisation verschob sich oralwärts ($p<0{,}04$). Zunahme der Gastrektomiefrequenz von 27,8% auf 57,0% auf Kosten der B I/II-Resektionen und Probelaparotomien. Die perioperative Mortalität wurde von 20,3% auf 2,3% gesenkt ($p<0{,}005$). Kein signifikanter Einfluß auf das Langzeitüberleben. Die 5-Jahresüberlebenswahrscheinlichkeit beträgt: 27,1%, Stad. I: 71,8%, Stad. II: 43,2%, Stad. III: 15,7%, Stad. IV: 3,6%. Für Patientenkollektive mit hoher perioperativer Mortalität (Stad. III, IV, Alter >65 J.) signifikante Verbesserung der mittelfristigen Prognose. Das Körpergewicht bei kurativ operierten Patienten mit rezidivfreiem Überleben über 3 Jahre beträgt 90 Broca% über 10 Jahre post operationem.

Schlüsselwörter: Magenkarzinom – Prognose – Gewichtsentwicklung

58. Lebensqualitätsmessung beim Magenkarzinom – Entwicklung und Anwendung eines klinimetr. Index

E. Eypasch, E. Neugebauer, B. Ure und H. Troidl

II. Chirurgischer Lehrstuhl, Universität Köln, Krankenhaus Köln-Merheim, Ostmerheimer Straße 200, W-5000 Köln 91

Quality of Life in Gastric Cancer: Development and Application of a New Clinimetric Index

Summary. Quality of life (QOL) is one relevant endpoint for the treatment of gastric cancer. Based on 432 patients and 150 normal subjects, a new index was developed to measure QOL by a list of 36 questions regarding the dimensions: symptoms, emotions, and physical and social functions. Unimpaired QOL is reflected by 144 points (4 points per question; normal subjects, 120±10 points). Twenty-one patients with gastric cancer had a low value of 73 points, which was due to impairments in symptoms (–19%), emotions (–48 %), and social and physical functions (–44 % and –60 %) compared to QOL in normals.

Key words: Quality of life – Gastric cancer – Assessment

Zusammenfassung. Die Lebensqualität ist ein relevantes Zielkriterium in der Chirurgie des Magenkarzinoms. An 432 Patienten und 150 Gesunden wurde ein Index entwickelt, um die Lebensqualität mit einem Fragebogen zu messen (36 Fragen, Dimensionen: Symptome, Emotionen, physische und soziale Funktionen; 4 Punkte je Frage; 144 Punkte = optimale Lebensqualität). Gesunde hatten einen Wert von 120 Punkten (SD 10). Die Lebensqualität von 21 Patienten mit Magenkarzinom lag bei 73 Punkten: Symptome (–19 %), Emotionen (–48 %), physische und soziale Funktionen (–60 %, –44 % verglichen mit Gesunden).

Schlüsselwörter: Lebensqualität – Magenkarzinom – Index – Bewertung

59. Rechtfertigt die Lebensqualität 2 Jahre nach Gastrektomie das onkologisch geforderte Therapiekonzept beim Magenkarzinom?

A. Schmidt-Matthiesen, R. Weidmann und A. Encke

Zentrum der Chirurgie, J. W. Goethe-Universität, Theodor-Stern-Kai 7, W-6000 Frankfurt am Main 70

Does Quality of Life 2 Years After Total Gastrectomy Justify the Actual Therapeutic Regimen for Gastric Cancer?

Summary. Forty-eight patients without evidence of disease 2 years after total gastrectomy were asked to answer 56 questions concerning physical, social, and psychological dimensions of quality of life (QOL). Every item had to be answered by "yes" or "no". In case of "yes", the patient was asked to calculate the amount the specific item affected the quality of life by means of a 4-step system: not at all (0), mildly (1), moderately (2), or strongly (3). Complaints dependent on the operation itself had a prevalence of 66 %, the average degree of loss of QOL was 1.37. The prevalence of psychological damage was 59 % (1.43), of social 37.5 % (1.0) and of physical complaints 56 % (1.74). QOL was affected in most patients. Gastric cancer therapy is confirmed by the moderate loss of QOL.

Key words: Quality of life – Gastric cancer – Longtime survivers

Zusammenfassung. 48 Patienten, die mindestens 2 Jahre postop. (R 0, Gastrektomie, Lymphadenektomie, Roux-Y ohne Pouch) tumorfrei leben, als kuriert und funktionell im Endzustand gelten, wurden mit 56 Fragen zu somatischen, sozialen und seelischen Dimensionen der Lebensqualität (LQ) sowie operationsbedingten funktionellen Umständen untersucht. Neben der Antwort ja/nein mußte mittels 4-Stufen-System (gar nicht (= 0) bis stark (= 3)) der Grad subjektiver LQ-Beeinträchtigung bestimmt werden. Op-bedingte Besonderheiten wurden mit einer Prävalenz von 66 % und einer durchschnittlichen LQ-Minderung von 1,37 angegeben, Einbußen im seelischen Befinden mit 59 %/1,43, des somatischen Befindens mit 56 %/1,74, des Soziallebens mit 37,5 %/1,0. Das Therapieregime scheint berechtigt.

Schlüsselwörter: Magen-Ka. – Langzeitüberlebende – Gastrektomie – Lebensqualität

60. Ist die distale Resektion beim Magenfrühkarzinom heute noch vertretbar?

D. Jentschura, G. Geiger, M. Gersmann und M. Trede

Chirurgische Universitätsklinik, Klinikum Mannheim, Theodor-Kutzer-Ufer, W-6800 Mannheim

Aboral Resection for Early Gastric Cancer?

Summary. Between 1972 and 1989, 1059 patients underwent total gastrectomy or distal gastric resection for gastric cancer, and of these 201 were suffering from early gastric cancer. In the survival analysis (Kaplan-Meier, not age-corrected) gastrectomy with a 95% 5-year survival rate was superior to the distal resection with 76% respectively. Because of the low postoperative morbidity and mortality rates, we believe that the distal resection is an appropriate operation for older patients whose general condition is bad and who are suffering from a distally located early gastric cancer of the intestinal type.

Key words: Early gastric cancer – Total gastrectomy – Distal resection

Zusammenfassung. Zwischen 1972 und 1989 wurden 1059 Magenkarzinome reseziert, davon 201 Magenfrühkarzinome. Die Hospitalletalitätsrate betrug für die Gastrektomie 2,9%, für die distale Resektion 6,7%. Bei der nicht alterskorrigierten 5-Jahresüberlebensrate war die Gastrektomie der distalen Resektion mit 95% gegenüber 76% für Patienten mit Antrumkarzinomen überlegen. Wegen der niedrigen postoperativen Letalitäts- und Morbiditätszahlen ist die distale Resektion bei alten Patienten in schlechtem Allgemeinzustand bei intestinalem Tumortyp und distalem Tumorsitz durchaus vertretbar.

Schlüsselwörter: Magenfrühkarzinom – Gastrektomie – Distale Resektion

61. Prognostisch relevante Faktoren nach kurativer Resektion von Magenkarzinomen unter besonderer Berücksichtigung des DNS-Gehaltes

Th. Böttger, H. Gabbert, S. Stöckle, S. Wellek, C. Jauckus, A. Grenz und Th. Junginger

Klinik und Poliklinik für Allgemein- und Abdominalchirurgie, Johannes Gutenberg-Universität, Langenbeckstraße 1, W-6500 Mainz

Image DNA Analysis in Stomach Cancer: Its Relation to Histomorphological Parameters and Its Influence on Prognosis

Summary. After curative resection of stomach carcinomas (adenocarcinomas, $n=58$; signet ring cell carcinomas, $n=24$; undifferentiated carcinomas, $n=21$) the influence on the prognosis of the DNA content as well as the histomorphological parameters were examined. In the multivariate regression analysis, the prognosis depended on the lymph node status ($p=0.0009$), the pT stage ($p=0.02$), the tumor localization ($p=0.03$), and the histological type ($p=0.05$). The prognosis was independent of the DNA content. Furthermore the degree of differentiation, the operative procedure, the safety distance, the size of the tumor, the sex and the age of the patient did not have any influence on the prognosis.

Key words: Stomach carcinoma – DNA content – Prognosis

Zusammenfassung. Bei 103 Patienten wurde nach kurativer Resektion von Magenkarzinomen (Adenokarzinome $n=58$, Siegelringzellkarzinome $n=24$, undifferenzierte Karzinome $n=21$) der Einfluß des DNS-Gehaltes der Tumorzellen sowie der üblichen histomorphologischen Beurteilungsparameter auf die Prognose überprüft. In der multivariaten Regressionsanalyse war die Prognose vom Lymphknotenstatus ($p=0{,}0009$), vom pT-Stadium ($p=0{,}02$), von der Tumorlokalisation ($p=0{,}03$) und vom histologischen Typ ($p=0{,}05$) aber nicht vom DNS-Gehalt abhängig. Weiterhin hatten keinen Einfluß auf die Prognose der Differenzierungsgrad, das operative Vorgehen, der Sicherheitsabstand, die Tumorgröße, das Geschlecht und das Alter des Patienten.

Schlüsselwörter: Magenkarzinom – DNS-Gehalt – Prognose

62. Proximale Magenresektion mit subtotaler Ösophagektomie versus Gastrektomie beim Cardiakarzinom

B. Dreuw, J. Fass, M. Hungs und V. Schumpelick

Chirurgische Klinik der RWTH, Pauwelsstraße 30, W-5100 Aachen

Proximal Gastrectomy with Subtotal Esophagectomy Compared to Total Gastrectomy for Carcinoma of the Cardia

Summary. From 1.1.80 to 30.6.91, 105 patients with carcinoma of the cardia were operated on. Until 1985, gastrectomy was the procedure of choice (group 1, $n=46$). A rate of 15.2% of relapses of the anastomosis led us to change to proximal gastrectomy and transhiatal esophagectomy (group 2, $n=59$). Both groups were equal for age, risk factors, and tumor stages. Group 2 had significantly more cardial complications and a higher rate of clinical deaths. The Kaplan-Maier life tables showed a significantly longer survival time for N1 tumors in group 2. Survival time was also better for T4 tumors, tumor stage IV, and R2 resections in group 2, but differences were not statistically significant. Proximal gastrectomy and transhiatal esophagectomy has proven to be the procedure of choice for carcinoma of the cardia.

Key words: Cardiacarcinoma – Gastrectomy – Transhiatal esophagectomy – Gastric tube

Zusammenfassung. Von 1.1.80 bis 30.6.91 wurden 105 Patienten mit Cardiakarzinom operiert. Bis 1985 wurde als Regeleingriff eine Gastrektomie mit Ersatzmagenbildung (Gr. 1, $n=46$) durchgeführt. 15,2% Anastomosenrezidive waren Anlaß, seit 1986 auf eine Magentransposition umzusteigen (Gr. 2, $n=59$). Beide Gruppen wiesen bezüglich Alter, Risikofaktoren und Stadienverteilung keine Unterschiede auf. Gruppe 2 hatte signifikant mehr cardiale Komplikationen und eine höhere Klinikletalität. Bei den Kaplan Maier Überlebenskurven fand sich für Gr. 2 bei N1-Tumoren eine signifikant bessere Überlebenszeit, bei T4-Tumoren, Stadium IV, und R2 Resektionen ein positiver Trend. Die Magentransposition beim Cardiakarzinom hat sich als Regeleingriff bewährt.

Schlüsselwörter: Cardiakarzinom – Gastrektomie – Ösophagektomie – Magentransposition

63. Die Bedeutung infiltrierter Absetzungsränder beim fortgeschrittenen Magenkarzinom

K. Buhl, P. Schlag, Ch. Herfarth, Heidelberg

(Manuskript bis Redaktionsschluß nicht eingegangen)

Hauptthema

Mesotheliom der Pleura und maligner Pleuraerguß

Mesothelium der Pleura

64. Mesotheliom der Pleura – Pathologische Anatomie

K.-M. Müller

Institut für Pathologie, Berufsgenossenschaftliche Krankenanstalten Bergmannsheil – Universitätsklinik – Gilsingstraße 14, W-4630 Bochum

Malignant Pleural Mesotheliomas: Pathology

Summary. The examination of the pathology of diffuse malignant mesotheliomas (DMM) is based upon the analysis of 600 pleural tumours of the German Mesothelioma Panel in Bochum. Macroscopically there is a characteristic feature of the tumour growth, often restricted to the pleura, with preference of the basal pleural parts even in advanced stages. The highly variable growth pattern of the tumour phenotype contains parts of epithelial cells (42 %), sarcoma-like cells (18 %), and biphasic patterns (27 %) as revealed by microscopy. Secondary pleural carcinosis are much more frequent (10 ×) as diffuse malignant mesotheliomas but may mimic the DMM. Since there is no specific tumour marker for DMM available, additional immunohistochemical staining using different monoclonal antibodies directed against cytokeratins and epithelial antigens are recommended especially for examinations of small biopsies. The morphological security cheque follows the criteria of the European Mesothelioma Panel and is subdivided into 5 groups: A, assured mesothelioma; B, possible mesothelioma; C, probable mesothelioma; D, possibly no mesothelioma; E, certainly no mesothelioma. In the Bochum panel the incidence of A and B is 66 %, of C, 6 % and of D and E, 28 %. In addition to the histomorphological examinations, in dust analysis of nontumourous lung tissue an augmented asbestos charge has been found in approximately 90 % of all cases. The significance of asbestos fibers as an essential cause of the pleural mesothelioma could be underlined by our own animal experiments. After instillation of asbestos fibers into the right lung, a transpleural transport of fibers was observed with preneoplastic lesions and transformation of multipotent subserosal cells.

Key words: Mesotheliomas – Pathology – Mesothelioma registry Bochum

Zusammenfassung. Die Darstellung der pathologischen Anatomie des diffusen malignen Mesothelioms (DMM) basiert auf der Auswertung von 600 Pleuratumoren im Deutschen Mesotheliomregister in Bochum. Makroskopisch ist ein auf die Pleura beschränktes Tumorwachstum mit Bevorzugung basaler Abschnitte auch in vorgeschrittenen Tumorphasen charakteristisch. Das phänotypisch-mikroskopische Bild mit führenden epitheloiden (42 %), sarkomatösen (18 %) und biphasischen (27 %) Wachstumsmustern ist ausgesprochen variantenreich. Wesentlich häufigere (ca. 10mal) sekundäre Pleurakarzinosen können das Bild eines DMM vortäuschen. Bei fehlendem spezifischem Tumor-

* Mit Unterstützung des Hauptverbandes der Gewerblichen Berufsgenossenschaften e. V. Bonn-St. Augustin

marker sind immunhistochemische Zusatzuntersuchungen (Keratin, Vimentin, HEA, BMA etc.) für die Differentialdiagnose besonders in nur kleinen Biopsien hilfreich. Der morphologische „Sicherheitsschlüssel" erfolgt nach Kriterien des Europäischen Mesotheliomregisters in 5 Gruppen: A = sicheres M., B = wahrscheinliches M., C = mögliches M., D: wahrscheinlich *kein* M., E: sicher *kein* M. (im Bochumer Register Gruppe A u. B = 66 %, C = 6 %, D u. E = 28 %). Bei Ergänzung der morphologischen Befunde durch staubanalytische Untersuchungen im Mesotheliomregister aus Lungengewebe (nicht Tumorgewebe!) ist in 90 % eine vergleichsweise vermehrte chronische Asbestbelastung der linken Lunge zu sichern. Die Bedeutung von Asbestfasern als wesentliche Ursache des Pleuramesothelioms wird durch eigene tierexperimentelle Befunde des transpleuralen Fasertransports nach trachealer Applikation und präneoplastische Transformationen pluripotenter Subserosazellen bis zu Frühmesotheliomen untermauert.

Schlüsselwörter: Pleuramesotheliom – Pathologie – Mesotheliomregister Bochum

Mesotheliom der Pleura – Pathologische Anatomie

Bis vor gut 30 Jahren spielte das Pleuramesotheliom im chirurgischen und pathologisch-anatomischen Schrifttum und Untersuchungsgut nur eine untergeordnete Rolle. Die Arbeitsgruppe um Wagner et al. (1960) hat mit der Aufdeckung endemischer Häufungen von Pleuramesotheliomen in Abhängigkeit von Asbestexpositionen in Südafrika weltweit die Aufmerksamkeit auf dieses Tumorleiden und die wesentlichen Kausalzusammenhänge gelenkt. In Deutschland ist gegenwärtig das Asbest-assoziierte Pleuramesotheliom die häufigste zur Anerkennung gelangende berufsbedingte Krebserkrankung. Das „Asbest-induzierte Mesotheliom" wurde erst 1977 in die Berufskrankheitenliste aufgenommen, während der „Lungenkrebs in Verbindung mit Asbestose" bereits seit 1941 bei den Berufskrankheiten Berücksichtigung gefunden hat.

Kausalfaktoren

Zusammenhänge zwischen einer meist beruflich erfolgten, nennenswerten Asbestexposition und der Entwicklung eines Pleuramesothelioms nach Latenzzeiten von oft 30 und mehr Jahren sind weltweit offenkundig. Nur bedingt läßt sich eine konkrete Dosis-Wirkungs-Beziehung zwischen dem Ausmaß der zeitlichen, qualitativen und quantitativen Asbestexposition und der Tumorentwicklung herstellen.

Offensichtlich reichen aber auch kurzfristige Inhalationen hoher Faserdosen aus, um die „Zeitzünderfunktion" im Sinne einer chronisch wirkenden blastogenen Noxe über eine chronische Faserbelastung der Lungen und der Pleura zu starten bzw. zu unterhalten. Umfangreiche tierexperimentelle und staubanalytische Untersuchungen haben gezeigt, daß die blastomatöse Potenz der Fasern offenbar mit der Fasergeometrie korrelierbar ist, wobei lange, dünne und rigide Fasern besonders des Blau-Asbestes (Krokydolit) die Liste der verschiedenen Asbestsorten anführen (McDonald und McDonald 1986, Pott 1991, Rüttner et al. 1991, Friemann 1992).

Von einzelnen Arbeitsgruppen wird das maligne Pleuramesotheliom als „Signaltumor" einer stattgehabten Asbestexposition angesehen (Woitowitz 1987). Im eigenen, allerdings hoch selektionierten Untersuchungsgut des Deutschen Mesotheliomregisters am Institut für Pathologie der Berufsgenossenschaftlichen Krankenanstalten in Bochum kann durch korrelierende staubanalytische Untersuchungen eine chronische Asbestbelastung der pleuropulmonalen Organe bei Mesotheliomen in über 90 % aufgezeigt werden (Müller 1989, Brockmann et al. 1989).

Bei der Knüpfung der Kausalkette ist zu berücksichtigen, daß in Lungen Erwachsener regelmäßig Millionen von Asbestfasern pro Gramm Lungentrockengewicht und 9 ± 13 Asbestkörper pro ccm Lungengewebe vorhanden sind (Wälchli et al. 1987, Rödelsperger 1990, Rüttner et al. 1991). Bei einer Lungenbelastung ab 50 und mehr Asbestkörper pro ccm

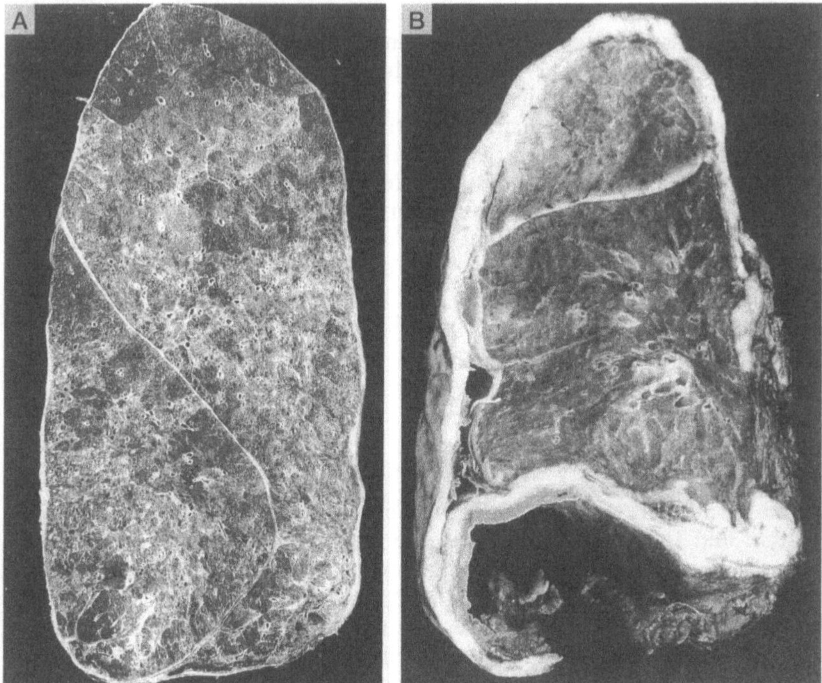

Abb. 1 A, B. Makroskopische Befunde bei Mesotheliomen. **A** Frühe Entwicklungsphase eines Pleuramesothelioms als schmaler grau-weiß verdickter Saum der Pleura pulmonalis bei gleichzeitiger fortgeschrittener Lungenasbestose. **B** Operationspräparat von Lunge, Pleura und Zwerchfell bei einem fortgeschrittenen diffusen malignen Mesotheliom. Ausbreitung entlang des Zwischenlappenspaltes. Dorso-basale chronische Ergußhöhle. Heranreichen des Tumors bis an die dorsale Abtragungszone des Zwerchfells

Lungengewebe sind fast regelmäßig Anhaltspunkte für eine erhöhte meist berufliche Asbestexposition vorhanden. Auch durch nicht Asbest-haltige Fasern können Mesotheliome induziert werden, wie endemische Untersuchungen z. B. in der Region um Karain in Zentralanatolien gezeigt haben. Hier hat sich das faserförmige urbane Erionit als wahrscheinliche wesentliche Substanz für die Tumorinitiierung ermitteln lassen (Lit. sh. Fischer et al. 1991).

Aus den Erfahrungen der überwiegend beruflich erhöhten Asbestexposition leitet sich für die ehemalige Bundesrepublik die Geschlechtsverteilung von 9:1 Männer zu Frauen ab. In den neuen Bundesländern gibt es aber endemische Gebiete, in denen das maligne Pleuramesotheliom derzeit offensichtlich bei Frauen in Abhängigkeit von der früheren beruflichen Tätigkeit in Asbest-verarbeitenden Industrien häufiger ist. Gegenwärtig werden Mesotheliome in jüngeren Altersgruppen mit einem Altersgipfel bei 60 Jahren beobachtet, so daß im Vergleich zu den bösartigen Lungentumoren der Erkrankungsgipfel um 5 bis 10 Jahre früher liegt (Müller 1989).

Makroskopische Befunde

Fortgeschrittene Entwicklungsphasen und Endstadien eines diffusen malignen Pleuramesothelioms an Operationspräparaten und im Obduktionsgut sind so charakteristisch, daß die Diagnose in der Regel bereits makroskopisch gestellt werden kann (Abb. 1). Bevorzugter Ausgangspunkt soll die Pleura parietalis sein (Boutin 1989). Im Regelfall läßt sich aber der primäre Ausgangspunkt des zum Diagnosezeitpunkt immer schon weit fortgeschrittenen Tumorleidens weder am Operations- noch am Obduktionspräparat zuverlässig bestimmen.

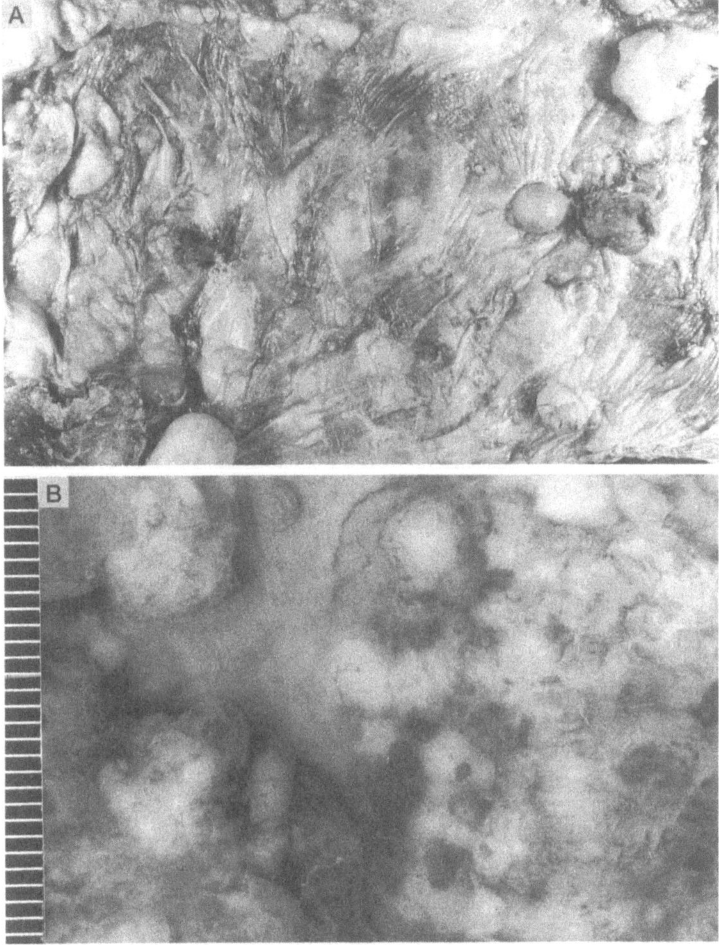

Abb. 2 A, B. Noduläres Tumorwachstum im Bereich der Pleura parietalis. **A** Multifokales, teils plaqueartiges, teils noduläres Mesotheliom. **B** Noduläre Pleurakarzinose eines Bronchialkarzinoms

Durch eine heute frühzeitigere invasive thorakoskopische Diagnostik werden auch frühere Entwicklungsphasen mit multiplen knötchenförmigen kleinen, später bis mehrere cm großen Tumorknoten im Bereich der Pleura diagnostiziert (Macha et al. 1991). Nahezu identische Bilder resultieren bei sekundären Pleurakarzinosen, makroskopisch ist eine sichere Unterscheidung nicht möglich (Abb. 2).

Bei fortgeschrittenen Pleuramesotheliomen sind die wechselnd stark komprimierten Lungen von grauweißen, meist derben, mantelartigen bis zu mehreren cm breiten Tumorstrukturen umgeben. Basale Regionen einschließlich der Pleura diaphragmatica sind bevorzugt befallen und umschließen derbwandige pseudozystische Hohlräume als Restbefunde vorausgegangener chronisch-rezidivierender Pleuraergüsse (Abb. 1). Ein weiteres Charakteristikum des Pleuramesothelioms ist die auch in fortgeschrittenen Phasen erhaltene, makroskopisch relativ scharfe Absetzung der pleuropulmonalen und pleurothorakalen Weichteilgrenzen zum mantelförmig entwickelten Tumor (Müller 1983). Obwohl die beiden originären Pleurablätter nicht mehr abzugrenzen sind, läßt sich der Tumor von den Weichteilstrukturen der Thoraxwand präparatorisch noch relativ gut lösen. Weiterhin charakteristisch ist die Ausbreitung des Tumors auch schon in frühen Entwicklungsphasen entlang der interlobären pleuralen Regionen und in fortgeschrittenen Phasen der Tumorbefall von Serosa des

Abdomens und Perikards (DD: peritoneales bzw. perikardiales Mesotheliom) (Lit. sh. Jones et al. 1987, Brockmann und Müller 1991).

Im Unterschied zum häufigeren Bronchialkarzinom wird das Krankheitsbild des Pleuramesothelioms in der Klinik selten durch Metastasen geprägt. In Endphasen sind lymphogene Metastasen parahilär und im Mediastinum (Operationsgut 64 %, Obduktionsgut 83 %) sowie hämatogene Metastasen in Leber, Nebennieren, Nieren und Knochensystem nicht ungewöhnlich. In fortgeschrittenen Tumorphasen ist in etwa 80 % mikroskopisch auch ein Übergreifen des primär pulmonalen Tumorwachstums auf das Lungengewebe mikroskopisch zu belegen (Lit. sh. Brockmann 1990). Für klinische Belange von Bedeutung sind auch Obduktionsbefunde über einen Tumorbefall der Pleura der Gegenseite in 50 bis 75 %, wobei hier allerdings die Frage der simultanen Tumorentstehung bei beidseitiger pleuropulmonaler Belastung mit der blastomatösen Fasernoxe zur Diskussion steht.

Histogenese und histologische Klassifikation

Die histologische Klassifikation der Pleuramesotheliome nach vorwiegenden Wachstumsmustern ist auf Fragen der Erfassung besonderer biologischer Eigenschaften und daraus möglicherweise abzuleitenden therapeutischen Konsequenzen und prognostischen Faktoren ausgerichtet. Bei Angabe und Bewertung eines führenden Tumortyps muß aber unbedingt beachtet werden, daß

1. die lichtmikroskopische Beschreibung des Tumorbildes nur *einen* groben phänotypischen Parameter einer komplexen Tumorbiologie beschreibt und
2. die Diagnose sich z. B. in einer möglichen präoperativen Phase nur auf die Bewertung von 1 bis 3 mm im Durchmesser großen Biopsiepräparaten stützen kann.

Umfangreiche histologische, immunhistochemische und submikroskopische Analysen verschiedener Abschnitte *eines* Mesotheliompräparates zeigen – vergleichbar mit den bösartigen Neubildungen der Lungen – so gut wie immer ein heterogenes Spektrum unterschiedlicher Wachstums- und Differenzierungsgrade. Dieses Phänomen ist verknüpft mit der Frage der histogenetischen Ableitung der Tumoren. Als Ursprungszelle der malignen Mesotheliome werden neben den Mesothelzellen heute besonders die unter dem Mesothel in der Pleurahauptschicht gelegenen pluripotenten Subserosazellen diskutiert. Aus einer chronischen Reizung und nachfolgender neoplastischer Transformation pluripotenter Subserosazellen lassen sich problemlos Tumorformen mit überwiegend epithelialer, vorwiegend sarkomatöser, besonders aber mit den häufigsten biphasischen Differenzierungen ableiten (Craighead 1987, Brockmann 1990).

Für klinische Belange und zur Bildung und wissenschaftlichen Auswertung vergleichbarer Mesotheliomgruppen sollte man nach den Empfehlungen der WHO-Klassifikation 1981 den im Untersuchungsgut histologisch nachweisbaren führenden Wachstumstyp unter gleichzeitiger Angabe weiterer phänotypischer Charakteristika in die Diagnostik aufnehmen (Abb. 3).

Der vorwiegend epitheliale Subtyp besteht aus polygonalen Epithel-ähnlichen, mit ausgereiften Mesothelzellen vergleichbaren Zellformen. Es können tubuläre, papilläre und zystische Strukturen in einem wechselnd faserreichen und auch myxoid umgewandelten Stroma entwickelt sein (Abb. 3). Das mit führender sarkomatöser Komponente differenzierte Mesotheliom ist durch zellarme, faserreiche Tumorstrukturen mit Hyalinisierungen, mesenchymalen Differenzierungen bis zu Knorpelentwicklung und knöchernen Strukturen ausgezeichnet. Riesenzellen und Nekrosen sind nicht ungewöhnlich.

Im biphasischen Tumortyp sind schließlich die zahlreichen möglichen Wachstumskomponenten in auch lokal unterschiedlicher quantitativer und qualitativer Ausprägung miteinander kombiniert. Im Untersuchungsgut des Mesotheliomregisters mit differenzierter Auswertung von mehr als 100 Operations- und Obduktionspräparaten ist der biphasische Typ mit 75 % am häufigsten vertreten, gefolgt vom epithelialen Typ mit 14 bis 22 % und dem vorwiegend sarkomatösen Typ mit 5 bis 9 %. Die diesbezüglich sehr unterschiedlichen Zahlenangaben im Schrifttum von 1965 bis 1989 resultieren aus einer sehr unterschiedlichen Selektion des Untersuchungsgutes (Übersicht sh. Brockmann 1990).

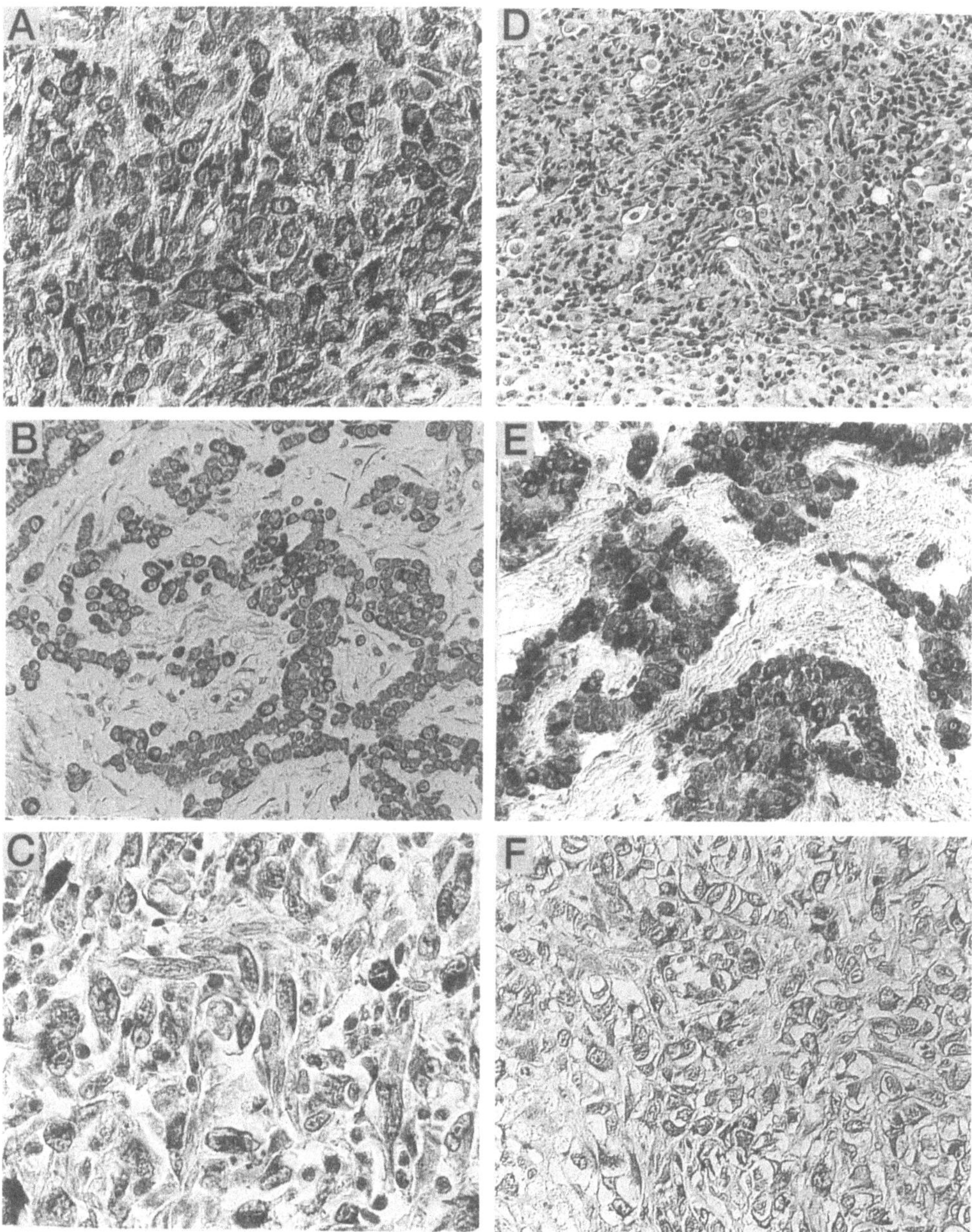

Abb. 3 A–F. Mikrophotogramme unterschiedlicher Differenzierungsmuster von Mesotheliom (linke Reihe **A–C**) im Vergleich zu reaktiven Mesotheliomproliferationen (**D**), und Pleurakarzinosen eines Adenokarzinoms (**E**) und eines Nierenkarzinoms (**F**). Vergrößerung 130 × bzw. 200 ×

Differentialdiagnose

Makroskopische und mikroskopische Befunde maligner Pleuramesotheliome sind grundsätzlich zwar recht charakteristisch, das Tumorbild kann aber durch andere bösartige Primärtumoren mit pleuraler Ausbreitung im Sinne eines pseudomesotheliomatösen Wachstums imitiert werden (Abb. 2). Selbst rein reaktive Pleuraveränderungen im Rahmen chronischer Entzündungen können zu erheblichen Schwierigkeiten bei der Abgrenzung einer pleuralen Neoplasie führen (Brockmann et al. 1989/1990).

Eine möglichst zuverlässige Abgrenzung primärer Pleuramesotheliome zu sekundären bösartigen Pleuratumoren erlangt unter versicherungsmedizinischen Aspekten eines pleuralen Berufskrebses wesentliche Bedeutung (Butz 1987). Besonders schwierig ist die Abgrenzung zu peripheren Adenokarzinomen der Lunge und zu Pleurakarzinosen von primär in drüsigen Organen entstandenen Tumoren (Abb. 3).

Umfangreiche Studien mit teilweise widersprechenden Ergebnissen haben sich mit der besseren histochemischen und immunhistochemischen Charakterisierung und differentialdiagnostischen Abgrenzung bösartiger Pleuratumoren befaßt. Einen spezifischen Mesotheliommarker gibt es bis heute nicht. Aus wiederkehrenden Markerprofilen lassen sich aber wertvolle Zusatzinformationen zur Abgrenzung primärer und sekundärer Pleuratumoren ableiten (ausf. Literaturübersicht sh. Brockmann 1990, Kuhlmann et al. 1991). In diesem Zusammenhang muß man berücksichtigen, daß gegenwärtig ca. 450 jährlichen Todesfällen an malignen Mesotheliomen zwischen 10000 bzw. 30000 sekundäre maligne Pleuraerkrankungen (z.B. Folgen von Mamma- und Bronchialkarzinomen) gegenüber stehen (Huzly 1989, Huzly und Ortlieb 1991).

Aus den skizzierten Befunden sehr variabler phänotypischer Differenzierungsmuster primärer Pleuramesotheliome in der Abgrenzung zu den wesentlich häufigeren heteromorph differenzierten sekundären bösartigen Pleurabeteiligungen ergibt sich die Situation, daß in einer nur wenige mm großen Probeexcision die differenzierte Tumorcharakterisierung im Einzelfall nicht abschließend erfolgen kann. Andererseits erlauben immunhistochemische Zusatzuntersuchungen wie z.B. bei Pleurakarzinosen eines Prostata- oder Schilddrüsenkarzinoms heute wertvolle und richtunggebende Zusatzinformationen.

Versicherungsmedizinische Aspekte/Mesotheliomregister

Das nach beruflich bedingter Asbestexposition entstandene Pleuramesotheliom ist nach den Berufskrankheitenverordnungen von 1977 und in der letzten Fassung vom 23.02.1988 eine entschädigungspflichtige Berufskrankheit. Die Probleme bei der Diagnostik und die oft schwierige Knüpfung der Kausalkette begründen die zentrale Erfassung von Pleuramesotheliomen oder begründeter diesbezüglicher Verdachtsfälle in einem zentralen Register. Seit dem 01.06.1987 ist das Deutsche Mesotheliomregister am Institut für Pathologie an den Berufsgenossenschaftlichen Krankenanstalten Bergmannsheil – Universitätsklinik – in Bochum eingerichtet und wird vom Hauptverband der Gewerblichen Berufsgenossenschaften unterstützt (Müller 1989). Das Register ist dem Europäischen Mesotheliomregister unter Federführung von S. J. Jones in Nottingham angeschlossen. Zu den gemeinsamen Aufgaben gehören unter anderem die Erarbeitung von Kriterien zur besseren Charakterisierung bösartiger Pleuratumoren. Aufgrund der dargestellten Problematik bei der Diagnosestellung hat das Europäische Mesotheliompanel ein Wertungsschema vorgeschlagen, in dem die jeweilige „Sicherheit“ bei der Diagnosestellung berücksichtigt wird. Es werden folgende fünf Gruppen unterschieden:

Mesotheliom A = sicheres Mesotheliom. Kein Zweifel an der histologischen Diagnose.

Mesotheliom B = wahrscheinliches Mesotheliom. Die Zurückhaltung kann ihre Begründung in der mangelnden Gewebsgröße, der schlechten Qualität oder der mangelnden Differenzierung finden, oder das Fehlen gewisser histologischer Details kann zu geringen Zweifeln Anlaß geben.

Mesotheliom C = mögliches Mesotheliom. Die Diagnose kann nicht abgelehnt werden, es fehlen aber ausreichende Hinweise für eine positive Diagnose.

Mesotheliom D = wahrscheinlich kein Mesotheliom. Die Diagnose ist zwar unwahrscheinlich, kann jedoch nicht absolut von der Hand gewiesen werden.

Mesotheliom E = sicher kein Mesotheliom. Die konkrete Diagnose eines anderen Tumors sollte angegeben werden.

Bei 519 im Mesotheliomregister in Bochum unter der Fragestellung „Mesotheliom" untersuchten Pleuratumoren konnten in der Zeit vom 01.07.1987 bis 30.06.1989 bei 342 Tumoren (66 %) die Diagnosen nach den Kriterien der Gruppen A und B des Europäischen Mesotheliompanels bestätigt werden. Diese Ergebnisse entsprechen den Erfahrungen anderer Mesotheliomregister (McCaughey et al. 1980, Brockmann 1991).

Zusammenfassung und Ausblick

Bei Diagnostik und versicherungsmedizinischer Bewertung des Pleuramesothelioms ist eine enge Korrelation zwischen Thoraxchirurgen und Pathologen notwendig (Achatzy 1991). Neben der Gewinnung von ausreichendem Untersuchungsgut für eine qualifizierte pathologisch-anatomische Diagnostik sollte bei operativen Maßnahmen auf die Gewinnung von Lungengewebe für eine qualitative und quantitative lichtmikroskopische und ggf. auch elektronenmikroskopische Faseranalyse aus Lungenstaub gewonnen werden. Gegenwärtig muß bei jeder Diagnose eines Pleuramesothelioms die Frage einer Berufskrankheit nach Ziffer 4105 geprüft werden. Anamnestische Angaben vom Patienten und aus dem Arbeitsbereich über eine erhöhte meist berufliche Asbeststaubbelastung sind zwingende zusätzliche Voraussetzungen für die Knüpfung der haftungsbegründenden und haftungsausfüllenden Kausalität des in Deutschland gegenwärtig immer noch häufigsten beruflich bedingten Krebsleidens. Bei zur Zeit fehlenden therapeutischen Maßnahmen unter kurabler Zielsetzung müssen alle Möglichkeiten und Verfahren der Frühdiagnostik intensiv genutzt werden, um die bis heute extrem schlechte Prognose dieses Krankheitsbildes ggf. auch zu frühzeitigeren operativen Maßnahmen verbessern zu können.

Literatur

Achatzy R (1991) Primäre Pleuratumoren. – Die Bedeutung der Chirurgie für Diagnostik und Therapie. Atemw-Lungenkrkh 17:248–250

Boutin C (1989) Thoracoscopy in malignant mesothelioma. Pneumologie 43:61–65

Brockmann M (1990) Malignes diffuses Pleuramesotheliom. Heterogenität, Differentialdiagnose, Histogenese. Habilitationsschrift. Med Fak Ruhr-Universität Bochum

Brockmann M (1991) Asbest-assoziierte Lungen- und Pleuraerkrankungen – pathologische Anatomie. Pneumologie 45:422–428

Brockmann M, Müller K-M (1991) Primäre und sekundäre Pleuratumoren. Pathologische Anatomie. In: Drings P, Vogt-Moykopf I (Hrsg) Thoraxtumoren. Diagnostik – Staging – gegenwärtiges Therapiekonzept. Springer Verlag 271–284

Brockmann M, Brockmann I, Fischer M, Müller K-M (1989) Immunhistochemische Befunde reaktiver Pleuraveränderungen. Verh Dtsch Ges Pathol 73:463

Brockmann M, Fischer M, Müller K-M (1989) Lungenstaubanalyse bei Bronchialkarzinomen und Mesotheliomen. Atemw-Lungenkrkh 15:263–265

Brockmann M, Brockmann I, Fischer M, Müller K-M (1990) Reactive lesions of the pleura. Immunohistochemical characterization. Pathol Res Pract 186:238–246

Butz M (1987) Beruflich verursachte Krebserkrankungen. Eine Darstellung der im Zeitraum 1978–1986 bestätigten Fälle. Schriftenreihe des Hauptverbandes der Gewerblichen Berufsgenossenschaften e.V., Hrsg: Hauptverband der Gewerblichen Berufsgenossenschaften e.V. Sankt Augustin

Craighead JE (1987) Current pathogenetic concepts of diffuse malignant mesothelioma. Hum Pathol 18:544–557

Fischer M, Brockmann M, Friedrichs K-H (1991) Tremolitassoziiertes Pleuramesotheliom, Versicherungsmedizinische Bewertung. Atemw-Lungenkrkh 17:269–271

Friemann J (1992) Asbest, Fibrose, Krebs. Tierexperimentelle Untersuchungen und Berufskrankheiten. Veröffentlichungen aus der Pathologie. G Fischer Verlag, Stuttgart Jena New York

Huzly A (1989) Parietale Pleurektomie bei der sekundären Pleurakarzinose. Z Herz-, Thorax-, Gefäßchir 3 (Suppl 1):80–83

Huzly A, Ortlieb H (1991) Sekundäre Pleuratumoren. Atemw-Lungenkrkh 17:254–266

Jones JSP, Brachet EA, Butler EB (1987) The pleura and its pathology. In: Jones JSP (ed) Pathology of the mesothelium. Springer, London Berlin Heidelberg New York Paris Tokyo, 39–133

Kuhlmann L, Berghäuser K-H, Schäffer R (1991) Distinction of mesothelioma from carcinoma in pleural effusions. An immunocytochemical study on routinely processed cytoblock preparations. Path Res Pract 187:467–471

Macha H-N, Reichle G, von Zwehl D, Kemmer HP, Bas R (1991) Die diagnostische Thorakoskopie. Atemw-Lungenkrkh 17:238–241

McCaughey WTE, Al-Jabi M, Kannerstein M (1980) A Canadian experience of the pathological diagnosis of diffuse mesothelioma. In: Wagner JC (ed) Biological effects of mineral fibres, IARC Scientific Publications No 30; INSERM symposia series vol 92, Lyon, 207–210

McDonald AD, McDonald JC (1986) Epidemiology of malignant mesothelioma. In: Antmann K, Aisner J (eds) Asbestos-related malignancy, Grune & Stratton, Orlando New York San Diego Boston London San Francisco Tokyo Sydney Toronto, 31–55

Müller K-M (1983) Pleura. In: Doerr W, Seifert G (Hrsg) Spezielle pathologische Anatomie, Vol 16/II, Springer, Berlin Heidelberg New York Tokyo, 1295–1398

Müller K-M (1989) Pleuramesotheliom/Mesotheliomregister. Z Herz-, Thorax-, Gefäßchir 3 (Suppl) 100–105

Pott F (1991) Dosis anorganischer Fasern und Tumorhäufigkeit im Tierexperiment – Daten und Bewertung – In: Beurteilung der Krebsgefahr durch Asbest und andere faserige Feinstäube, Band 1, Fischer M (Hrsg) Inst f Wasser-, Boden- und Lufthygiene des Bundesgesundheitsamtes, Berlin, WaBoLu-Hefte 7:7–37

Rödelsperger K, Woitowitz HJ, Patrzick R, Brückel B (1990) Asbestfasern und Ferruginous bodies in der menschlichen Lunge. Staub–Reinhaltung der Luft 50:73–80 u. 99–105

Rüttner JR, Komer M, Spycher MH, Vogt B, Wälchli P (1991) Primäre Pleuratumoren. Ursachen. Atemw-Lungenkrkh 17:242–247

Wälchli P, Rajower I, Christen B, Mizza S, Rüttner JR (1987) „Ferruginous bodies" im Lungenstaub als Indikationen für Asbestschäden. Pathologe 8:346–350

Wagner JC, Sleggs CA, Marchand P (1960) Diffuse pleural mesothelioma and asbestos exposure in the North Western Cape Province. Br J Ind Med 17:260–271

WHO (1981) International histological classification of tumours, No 1, histological typing of lung tumours, 2nd edition, Geneva

Woitowitz H-J (1987) Epidemiologie und Prävention des malignen Pleuramesothelioms. Med Klin 82:578–581

65. Mesotheliom der Pleura – Diagnostik durch bildgebende Verfahren

G. Layer und G. van Kaick

Radiologische Klinik, Universität Bonn, Sigmund-Freud-Straße 25, W-5300 Bonn
Schwerpunkt Onkologische Diagnostik und Therapie, Deutsches Krebsforschungszentrum Heidelberg, Im Neuenheimer Feld 280, W-6900 Heidelberg

Pleural Mesothelioma: Diagnostic Imaging

Summary. Typical radiological findings in patients with diffuse malignant pleural mesothelioma are nodular opacities of the pleura including the fissures, pleural effusion, shrinking of the ipsilateral hemithorax, and mediastinal shift. The radiological differentiation between pleural mesothelioma and benign pleural tumors is possible; however, a secondary metastatic pleural involvement imitates pleural mesothelioma. Magnetic resonance imaging is superior to computed tomography in the preoperative assessment of tumor extension, because it demonstrates exactly the tumor extension in the coronal or sagittal plane. The noninvasive ultrasound examination is helpful in the evaluation of the diaphragmatic pleura and the costodiaphragmatic spaces.
Key words: Diffuse pleural mesothelioma – Computed tomography – Ultrasound – Magnetic resonance imaging

Zusammenfassung. Typische radiologische Befunde des diffusen malignen Pleuramesothelioms sind die noduläre Verdickung der Pleura auch in den Fissuren, der begleitende Pleuraerguß, die Verkleinerung des Hemithorax und die Verlagerung des Mediastinums nach ipsilateral. Im Gegensatz zu benignen Pleuraveränderungen sind Pleurakarzinosen vom malignen Pleuramesotheliom durch bildgebende Verfahren nicht zuverlässig abzugrenzen. Die MRT ist der CT in der Beurteilung der Tumorausdehnung aufgrund der übersichtlichen Darstellung in sagittaler und koronarer Schnittführung überlegen. Ultraschalluntersuchungen sind vorteilhaft in der Beurteilung der thorakobasalen Pleuraabschnitte, insbesondere im Bereich der costodiaphragmalen Winkel.
Schlüsselwörter: Diffuses Pleuramesotheliom – Computertomographie – Ultraschall – Magnetresonanz-Tomographie

Die *Aufgaben der bildgebenden Diagnostik* in der Onkologie bestehen im frühzeitigen Nachweis von malignen Veränderungen, in der differentialdiagnostischen Einordnung der erhobenen Befunde, der Festlegung der genauen Ausbreitung des malignen Tumorleidens sowie in der Therapieverlaufskontrolle. Beim malignen Pleuramesotheliom, einem sehr seltenen hochmalignen Tumor, gelingt der frühzeitige radiologische Nachweis der Veränderungen nur selten. Richtungsweisend für eine frühe Diagnose ist vielmehr die Anamnese mit einer stattgehabten Asbestexposition sowie das klinische Bild [10]. Wir können heute davon ausgehen, daß die Asbestexposition der wichtigste prädisponierende Faktor für das Auftre-

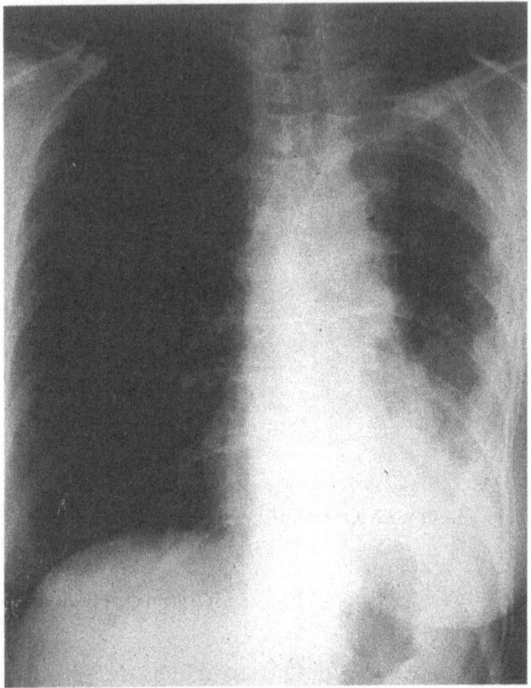

Abb. 1. Linksseitiges malignes diffuses Pleuramesotheliom mit diffuser Verdickung der gesamten Pleura viszeralis und parietalis. Der ipsilaterale Hemithorax ist geschrumpft, die Lunge gefesselt, jedoch in ihren Restanteilen vollständig belüftet. Basaler geringer Pleuraerguß. Die Infiltration von Umgebungsstrukturen ist auf der Thoraxübersichtsaufnahme nicht zu beurteilen

ten eines malignen Pleuramesothelioms ist [13, 17]. Nach ca. 20 Jahren Latenzzeit muß bei dem betroffenen Patienten mit dem Auftreten eines Tumors gerechnet werden.

Die hervorstechenden *klinischen Merkmale* der Erkrankung bestehen in unspezifischen Thoraxschmerzen, die sich häufig auch in den Oberbauch oder in die Schultergegend projizieren, in zunehmender Atemnot, die in der Regel durch einen Pleuraerguß hervorgerufen wird, durch Husten, mit oder ohne Auswurf, Gewichtsverlust und Fieber [10]. Alle diese klinischen Symptome sind mehr oder weniger unspezifisch, führen jedoch in der Regel dazu, daß eine Thoraxübersichtsaufnahme angefertigt wird. Diese zeigt dann oft nur einen ausgedehnten Pleuraerguß, der die eigentliche Tumorschwarte verdeckt. Erst die weiterführende Diagnostik nach Punktion des Pleuraergusses erbringt die Diagnose eines pleuralen Tumors, wobei dann die Differentialdiagnose zwischen einem malignen Pleuraprozeß im Sinne eines diffusen Pleuramesothelioms bzw. einer Pleurakarzinose bei vorläufig unbekanntem Primärtumor und einem benignen Pleuraleiden im Sinne einer Asbestose oder eines Entzündungsprozesses gestellt werden muß.

Kawashima stellte 1990 die führenden *radiologischen Befunde* beim Pleuramesotheliom zusammen [4] und betonte dabei, daß neben dem Pleuraerguß, der in 74% aller Fälle nachweisbar ist, eine Pleuraverdickung über 1 cm in der Regel vorliegt, die auch den Interlobärspalt in mehr als 4 von 5 Fällen mitbetrifft. Eine Vergrößerung mediastinaler Lymphknoten findet sich in mehr als der Hälfte der Fälle, Pleuraverkalkungen sind dagegen selten. Typischerweise zeigt sich eine Verkleinerung des betroffenen Hemithorax durch die Fesselung der Lunge (Abb. 1, 2). Der mediastinale Weichteilanteil ist daher öfter ipsilateral als kontralateral verlagert. Eine Brustwandinfiltration liegt nach Kawashima immerhin in 18% der Fälle vor. Leung betont, daß gerade die Fesselung der Lunge ein besonders wertvolles differentialdiagnostisches Kriterium für die Unterscheidung zwischen einer malignen oder

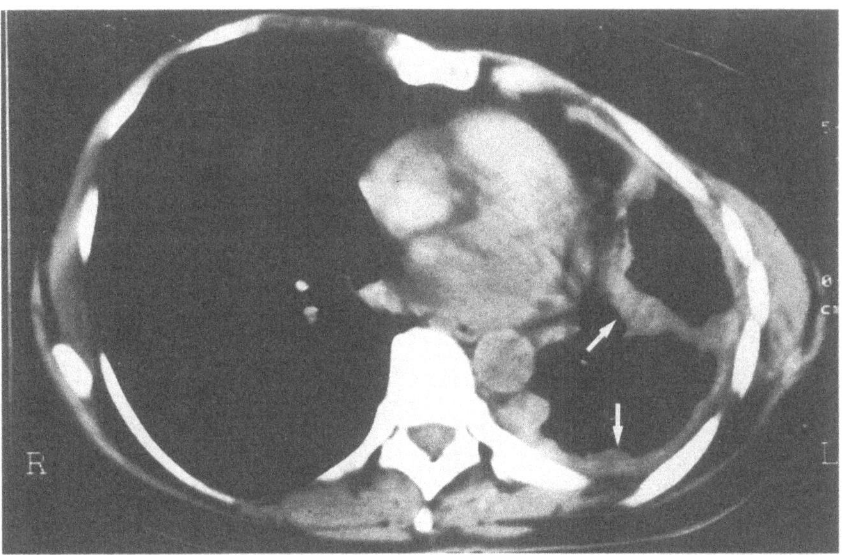

Abb. 2. Patient wie in Abbildung 1. Die computertomographische Untersuchung zeigt noch wesentlich detailgetreuer die Tumorausdehnung. Betroffen sind im wesentlichen die costale Pleura sowie die Interlobärfissuren. Im Mediastinalbereich ist eine perikardiale Fettschicht abgrenzbar. Eine Brustwandinfiltration liegt nicht vor. Typisch sind die Verkleinerungen des ispilateralen Hemithorax sowie die geringfügige Verlagerung des Mediastinums

benignen pleuralen Raumforderung ist [8]. Statistisch signifikant häufiger sind auch knotige Formationen der Pleura bei malignen Prozessen sowie eine Dicke der Tumoren über 1 cm. Außerdem ist bei malignen Pleuraprozessen signifikant häufiger die Pleura mediastinalis beteiligt als dies bei benignen Prozessen der Fall ist, bei denen häufiger Verkalkungen auftreten. Zur Unterscheidung zwischen malignen und benignen Pleuraprozessen tragen Befunde des unilateralen Befalls, der Infiltration der Interlobärfissuren, der Pleuraerguß, die mediastinale Adenopathie und die Hemithoraxverkleinerung dagegen nicht wesentlich bei (Abb. 3). Nach eigenen Untersuchungen gelingt die Unterscheidung zwischen malignen und benignen Pleuratumoren mit Hilfe der Computertomographie recht sicher. Die Gesamt-Treffsicherheit liegt bei 91 %, wenn man die bereits genannten radiologisch morphologischen Kriterien berücksichtigt [6]. Dagegen sehen die Ergebnisse wesentlich schlechter aus, will man nach Pleuramesotheliom, Pleurakarzinose und Entzündung trennen. Für eine solche Unterscheidung ist es ebenfalls sehr nützlich, die knotigen Formationen mit Mediastinalverlagerung, Hemithoraxverkleinerung und Einwachsen in den Interlobärspalt als wichtige differentialdiagnostische Kriterien heranzuziehen. Dagegen liegt bei allen Pleuraerkrankungen in der Regel ein Pleuraerguß vor. Ein wesentlicher diagnostischer Gewinn liegt in der Anwendung von intravenösem Kontrastmittel nicht. Das Kontrastmittelenhancement nach intravenöser Infusion von 100 ml jodhaltigem Kontrastmittel beträgt beim Mesotheliom im Mittel 22 Houndsfield Einheiten (HE), während die Karzinose 21 HE und die Entzündung 20 HE kontrastverstärkt zur Darstellung kommt. Möglicherweise spielt hier die Art und Weise der Kontrastmittelapplikation eine Rolle. Eine grundsätzliche Unterscheidung zwischen benigner und maligner Raumforderung oder gar zwischen Pleuramesotheliom und Pleurakarzinose aufgrund des Kontrastmittelsverhaltens im Computertomogramm ist nach eigener Erfahrung nicht möglich. Während die Trennung zwischen benignen und malignen Pleuraprozessen relativ leicht mit Hilfe der erwähnten Kriterien in der Computertomographie getroffen werden kann, ist eine Unterscheidung der Gruppen Pleuramesotheliom, Pleurakarzinose und Entzündung mit einer Gesamttreffsicherheit von 74 % nach einer eigenen Studie wenig überzeugend [7].

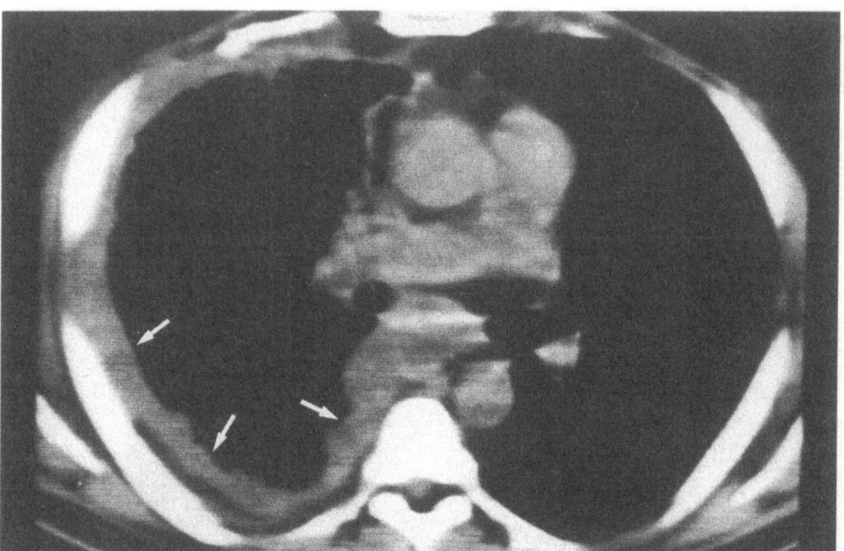

Abb. 3. CT-Schnittbild bei Pleurakarzinose eines großzelligen Bronchial-Karzinoms. Die differentialdiagnostische Abgrenzung der deutlichen pleuralen Raumforderung, die sämtliche Pleuraabschnitte costal und mediastinal betrifft, von einem diffusen Pleuramesotheliom ist nicht möglich. Auffällig ist lediglich, daß der Hemithorax nicht verkleinert ist und die Interlobärspalten nicht betroffen sind

Die *wichtigste radiologische Aufgabe* liegt in der Festlegung der Ausbreitung der Erkrankung. Die genaue Bestimmung der Infiltration von Nachbarschaftsorganen ist die Voraussetzung für ein optimales therapeutisches Vorgehen. Ein Überschreiten des Diaphragmas nach caudal verbietet eine Operation und verschlechtert damit die Prognose des diffusen Pleuramesothelioms erheblich. In einer weiteren Studie untersuchten wir daher die Möglichkeiten der modernen Schnittbildverfahren Computertomographie, Magnetresonanztomographie und Ultraschall für die Festlegung der Ausbreitung des diffusen Pleuramesothelioms in bezug auf Pleura viszeralis und parietalis, den Rezessus costodiaphragmaticus, das Diaphragma und das Überschreiten desselben nach caudal, die Infiltration des Perikards und der Brustwand. Dabei zeigte sich, daß die *MRT* heute die zuverlässigste und für den Chirurgen übersichtlichste Schnittbildmodalität darstellt, die Ausbreitung des Pleuraprozesses zu demonstrieren [5] (Abb. 4). Unter Anwendung der modernen Techniken mit Verwendung von Atemgating und EKG-Triggerung lassen sich praktisch keine Fehldiagnosen in bezug auf ein Überschreiten des Diaphragmas oder ein Aufbrauchen des perikardialen Fettmantels mehr feststellen. Von besonderem Vorteil gerade in der Festlegung der craniocaudalen Tumorausdehnung und der Tumorausdehnung im Rezessus costodiaphragmaticus sind dabei sagittale und koronare MRT-Schnitte. Die *CT-Untersuchung*, die ebenfalls sehr exakte Ergebnisse für die Tumorausdehnung aufweist [2, 9, 11, 12, 15, 16], wird dabei noch leicht übertroffen [5, 11]. Dies ist gut vorstellbar, da die CT immer die Schwierigkeiten der ausschließlich transversalen Schichtakquisition und damit von Anschnittphänomenen im Bereich des Zwerchfells besitzt und zur Abgrenzung des Mediastinums die Anwendung von jodhaltigem Kontrastmittel notwendig ist. In der präoperativen Festlegung der Tumorausdehnung ist insbesondere bei rechtsbasalen Pleuraprozessen die *Ultraschalluntersuchung* eine wichtige unterstützende Untersuchungsmodalität [3, 5, 14], weil hierbei die Leber als Schallfenster ausgenutzt werden kann und eine Diaphragmainfiltration bzw. eine Überschreitung des Diaphragmas mit Infiltration in die Leber oder ins Retroperitoneum leicht festgestellt werden können (Abb. 5). Auch die costodiaphragmalen Winkel lassen sich leicht einsehen, so daß die früher propagierte Probelaparotomie vor großen Eingriffen mit kurativer Zielsetzung heute oft nicht mehr notwendig sind.

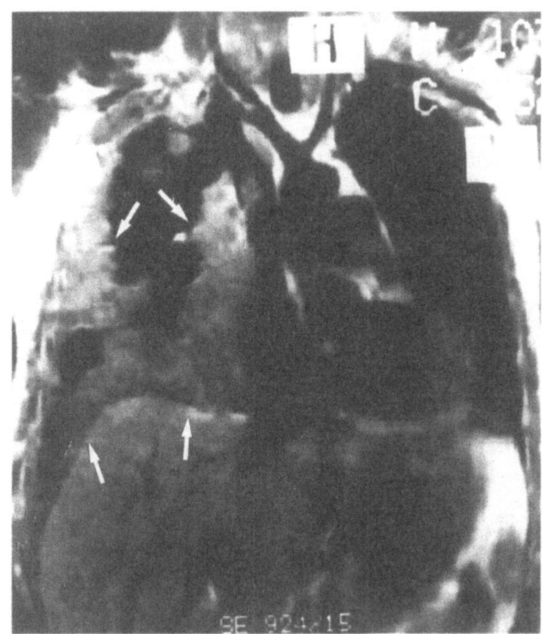

Abb. 4. Koronarer T1-gewichteter MRT-Schnitt durch den Thorax eines diffusen Pleuramesothelioms. Die koronare Schnittführung läßt deutlich eine Abgrenzung des Rezessus costodiaphragmaticus sowie des Zwerchfelles zu. Die Tumorausdehnung wird exakt und übersichtlich erfaßt

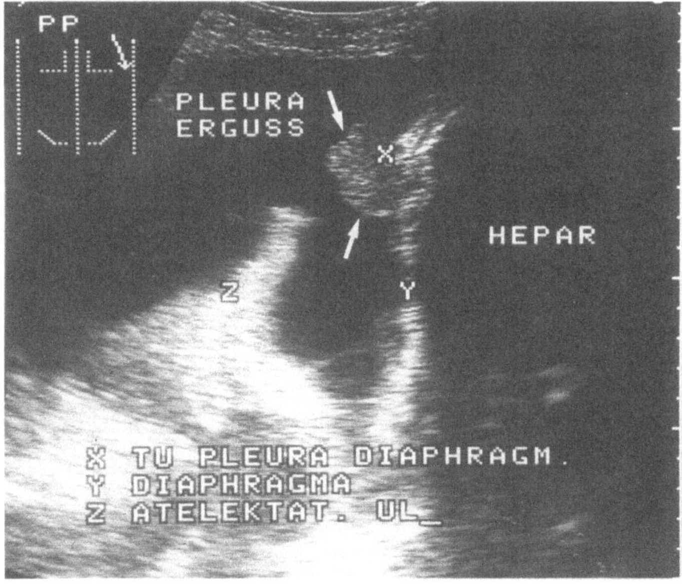

Abb. 5. Ultraschallschnittbild in einer Aufnahme des abdominothorakalen Übergangs von dorso-lateral. Deutlich zu erkennen ist die noduläre Tumorformation im Bereich der Pleura diaphragmatica, die von einem Pleuraerguß (echofrei im Ultraschallbild) umgeben wird. Die keilförmige echoreiche Formation in der Tiefe entspricht der atelektatischen Lunge. Das Diaphragma wird bei diesem Fall eines diffusen Pleuramesothelioms infiltriert, jedoch nicht überschritten

Therapieverlaufskontrollen spielen beim malignen Pleuramesotheliom leider bisher keine große Rolle. Dies ist dadurch begründet, daß das maligne Pleuramesotheliom bei nichtoperativer Behandlung eine außerordentlich schlechte Prognose besitzt [1]. Somit kennt man praktisch keinen längeren Krankheitsverlauf unter konservativer Therapie. Die *Positronenemissionstomographie* (PET) hat sich in ersten experimentellen Untersuchungen als sehr geeignetes Verfahren erwiesen, die Stoffwechselaktivität der pleuralen Tumorformationen näher zu charakterisieren. Die Aufnahme des Tracers 18-Fluordeoxyglucose spiegelt den anabolen Metabolismus des Tumors wider und kann potentiell damit sowohl für die Entscheidung zu einer radikalen Therapie als auch für eine Therapieverlaufskontrolle genutzt werden. Sollte sich eine vielversprechende Chemo- oder Radiotherapie etablieren können, wäre das Verfahren mit hoher Wahrscheinlichkeit gut geeignet, den Therapieverlauf zu dokumentieren. Eine wesentliche Rückbildung von Tumormassen im CT, MRT oder gar der Röntgenübersichtsaufnahme, konnten wir nach eigener Erfahrung leider in bisher keinem Falle beobachten.

Zusammenfassend können wir feststellen, daß die Früherkennung des diffusen malignen Pleuramesothelioms auch heute noch nur selten gelingt. Die Diagnose wird meist klinisch gestellt. Radiologisch imponiert in der Regel primär der Pleuraerguß, der oft die Pleuraverdickung verbirgt.

In der differentialdiagnostischen Abgrenzung benigner und maligner Veränderungen sowie in der Festlegung der Tumorausdehnung ist die Computertomographie der Röntgenübersichtsaufnahme deutlich überlegen. Die Abgrenzung von benignen und malignen Prozessen gelingt dabei sicher. Differentialdiagnostische Schwierigkeiten bereitet die Unterscheidung zwischen dem diffusen malignen Pleuramesotheliom und der Pleurakarzinose. Wenn verfügbar, stellt die Magnetresonanztomographie heute das Verfahren der Wahl in der präoperativen Diagnostik des Pleuramesothelioms dar. Die Tumorausdehnung wird durch die MRT exakt und für den Chirurgen übersichtlich erfaßt. Die Therapieverlaufskontrolle spielt bei der insgesamt infausten Prognose des Tumorleidens bisher noch keine wesentliche Rolle.

Literatur

1. Adams VI, Unni KK, Muhm JR, Jett JR, Ilstrup DM, Bernatz PhE (1986) Diffuse malignant mesothelioma of pleura. Cancer 58:1540–1551
2. Bohndorf K, Sepehr H, Calavreszos A, Koschel G, Hain E (1985) Malignes diffuses Pleuramesotheliom: Vergleich zwischen Computertomographie und konventioneller Thoraxübersicht. Digit Bilddiagn 5:10–15
3. Görg C, Görg K, Schwerk WB, Kleinsorge E (1988) Sonographie der Pleura diaphragmatica bei Tumorpatienten. Ultraschall 9:274–278
4. Kawashima A, Lipshitz HI (1990) Malignant pleural mesothelioma: CT manifestations in 50 cases. AJR 155:965–969
5. Layer G, Schmitteckert H, Semmler W, Sabo D, Knopp MV, Vogt-Moykopf I, van Kaick G (1990) Benefit of MR imaging in preoperative staging of malignant pleural mesothelioma. Radiology 177 (P):96
6. Layer G, Saager AD, Schmitteckert H, Vogt-Moykopf I, van Kaick G (in Vorbereitung) CT in der Differentialdiagnostik pleuraler Raumforderungen
7. Legha S, Muggia FM (1977) Pleural mesothelioma: Clinical features and therapeutic implications. Ann Intern Med 87:613–621
8. Leung AN, Müller NL, Miller RR (1990) CT in differential diagnosis of diffuse pleural disease. AJR 154:487–492
9. Libshitz HI (1984) Malignant pleural mesothelioma: the role of computed tomography. J Comput-ed Tomogr 8:815–820
10. Loddenkemper R (1991) Diagnostik der diffusen Pleuramesotheliome. Pneumologie 45:159–161
11. Lorigan JG, Libshitz HI (1989) MR imaging of malignant pleural mesothelioma. J Comput Assist Tomogr 13,4:617–620
12. Mirvis St, Dutcher JP, Haney PhJ, Whitley NO, Aisner J (1983) CT of malignant pleural mesothelioma. AJR 140:655–670
13. Otto H (1980) Das berufsbedingte Mesotheliom in der BRD. Pathologe 2:8–18

14. Rosenberg ER (1983) Ultrasound in the assessment of pleural densities. Chest 84:283–285
15. Rusch VW, Godwin JD, Shuman WP (1988) The role of computed tomography scanning in the initial assessment and the follow-up malignant pleural mesothelioma. J Thorac cardiovasc Surg 96:171–177
16. Strankinga WRM, Sperber M, Kaiser MC, Stam J (1987) Accuracy of diagnostic procedures in the initial evaluation and follow-up of mesothelioma patients. Respiration 51:179–187
17. Whitwell F, Rawcliffe RM (1971) Diffuse malignant pleural mesothelioma and asbestos exposure. Thorax 26:6–22

66. Diagnostik und chirurgische Therapie

D. Branscheid, S. Krysa, H. Bülzebruck, J. Schirren, I. Vogt-Moykopf, Heidelberg

(Manuskript bis Redaktionsschluß nicht eingegangen)

67. Konservative, palliative Therapie des malignen Pleuramesothelioms

E. Kaukel, G. Koschel und P. Schulz

AK Harburg, – Lungenabteilung –, Eißendorfer Pferdeweg 52, W-2100 Hamburg 90

Conventional Palliative Therapy of Malignant Pleural Mesothelioma

Summary. No effective conventional therapy for malignant pleural mesothelioma has yet been described. Radiotherapy does not increase median survival, but there is a palliative analgesic benefit. Chemotherapy with a different regimen in 182 patients led to a median survival time of 12 months. In comparison to an untreated historical group of 142 patients, there is an advantage in survival of 5 months. Additional surgical treatment has not prolonged the life expectancy. The percentage of long-time survivors was 5.5 %.

Key words: Pleural mesothelioma – Radiotherapy – Chemotherapy – Longtime survival

Zusammenfassung. Bis heute ist eine effektive konservative Therapie des malignen Pleuramesothelioms nicht vorhanden. Die Strahlentherapie führt zu keiner signifikanten Lebensverlängerung, hat jedoch einen palliativen analgetischen Effekt. Die Chemotherapie mit verschiedenen Regimen ergab bei 182 Patienten eine mediane Überlebenszeit von 12 Monaten und zeigte somit einen Überlebensvorteil von 5 Monaten im Vergleich zu einem historischen unbehandelten Patientenkollektiv von 145 Patienten. Ein zusätzliches operatives Vorgehen hat die Überlebenszeit nicht verlängert. Der Prozentsatz der Langzeitüberleber betrug 5,5 %.

Schlüsselwörter: Pleuramesotheliom – Strahlentherapie – Chemotherapie – Langzeitüberleben

Bei der konservativen palliativen Therapie des malignen Pleuramesothelioms stehen zwei Verfahren zur Verfügung: die Radiotherapie und die Chemotherapie.

Die Radiotherapie

Dieses Therapieverfahren wurde sowohl in palliativer als auch in kurativer Zielsetzung eingesetzt [1]. Ein Vergleich der verschiedenen Studien untereinander ist praktisch unmöglich, da die Patientencharakteristika differieren, die Strahlenarten und Dosen unterschiedlich sind sowie die Bestrahlungsfelder nicht einheitlich gehandhabt wurden.

Dazu kommt, daß in einigen Studien [2] kolloidale Lösungen von Jod 125, Phosphor 32 oder Gold 198, sowie Iridium 192 in den Pleuraraum eingebracht wurden. Da diese Isotope nur eine geringe Strahlentiefe haben, können sie nur in Frühstadien eingesetzt werden und setzen darüber hinaus einen intakten Pleuraspalt voraus.

Sicher ist, daß trotz unterschiedlichster Verfahren eine Verminderung des Schmerzes als palliativer Effekt – 20 % bis 60 % der Fälle – vorübergehend erreicht wird [3, 4]. Studien, in denen die Bestrahlung als einzige Therapieform eingesetzt worden ist, sind äußerst rar [1]. Die mediane Überlebenszeit ab Symptombeginn wird zwischen 10 und 6 Monaten angegeben. Somit ist, und dieses ist die einhellige Meinung der Autoren, eine signifikante Lebensverlängerung mit der Radiotherapie nicht zu erreichen. Technische Neuerungen auf diesem Gebiet, wie computerisiertes Planen der Bestrahlungsareale und kombinierter Einsatz von Elektronen und Photonenbestrahlung, erlauben eine Dosierung bis 60 Gy, was als tumorzid anzusehen ist. Allerdings liegen kontrollierte Studien mit diesem Verfahren noch nicht vor.

Zur Chemotherapie

Die ersten chemotherapeutischen Studien hatten den Nachteil, daß sie einerseits mit niedrigen Fallzahlen arbeiteten, zum anderen das Stadium der Erkrankung, wenn es angegeben war, weit fortgeschritten war. Trotz dieser Einschränkungen sind diese Studien aber insofern wertvoll, als sie zeigten, welche Chemotherapeutika diesen Tumor überhaupt beeinflussen können. Unter diesen steht das Doxorubicin oder Adriamycin an 1. Stelle. Wenige chemotherapeutische Studien verzichten auf den primären Einsatz dieser Substanz oder eines weniger kardiotoxisch wirksamen Anthrazyklins. Die Erfolge der Monotherapie mit Doxorubicin oder in Kombination mit anderen Chemotherapeutika weisen jedoch äußerst unterschiedliche Ansprechraten von 44% bis 0% auf [5]. Der Grund hierfür ist das äußerst heterogene Patientengut sowie die nur konventionell radiologischen Verlaufsbeobachtungen.

Da in den folgenden Patientenserien als härtester Parameter des Erfolges oder Mißerfolges die mediane Überlebenszeit herangezogen wird, muß zunächst die Frage beantwortet werden, wie groß die Überlebenswahrscheinlichkeit unbehandelter Patienten ist. Hierzu muß eine historische Kontrollserie herangezogen werden, da, wegen der zwar bescheidenen, aber dennoch vorhandenen Therapieerfolge unbehandelte Kontrollkollektive nicht mehr mitgeführt werden können (Abb. 1).

Die mediane Überlebenszeit unbehandelter Patienten mit malignem Pleuramesotheliom, die Zahlen entstammen einer retrospektiven Studie anhand von 145 Patienten, die zwischen 1974 bis 1980 in der Lungenabteilung des AK Harburg hospitalisiert waren, liegt bei 7 Monaten [6].

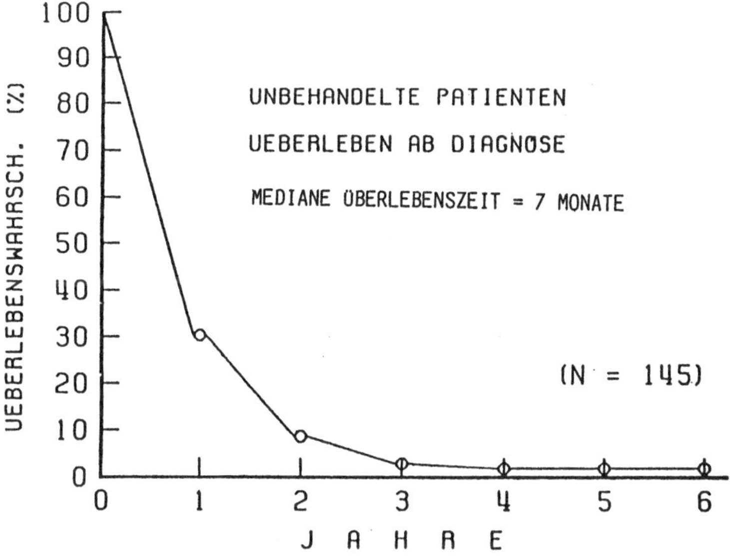

Abb. 1. Malignes Pleuramesotheliom, 1974–80, Hamburg, retrospektive Studie. AK Hamburg, 8/83

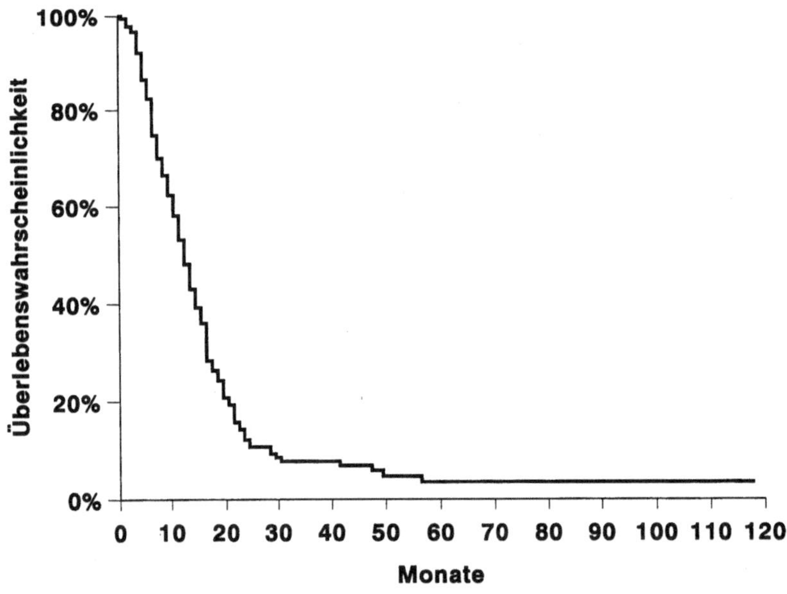

Abb. 2. ($n = 182$)

Zwischen 1981 und 1992 wurden in der Lungenabteilung des AK Hamburg-Harburg 182 Patienten mit malignem Pleuramesotheliom diagnostiziert und in prospektiven Studien mit verschiedenen Chemotherapeutika behandelt (Abb. 2). Die mediane Überlebenszeit liegt bei diesen behandelten Patienten bei 12 Monaten.

Ein kleiner Prozentsatz überlebt diese maligne Erkrankung viele Jahre. Von unseren 182 Patienten waren dieses 10, die länger als 3 Jahre überlebten. 6 dieser Patienten sind zur Zeit noch am Leben, davon eine progreßfreie Patientin, deren Diagnose vor 118 Monaten, also knapp 10 Jahren gestellt wurde. Der Prozentsatz unserer Langüberleber liegt bei 5 ½ % und entspricht damit dem Prozentsatz anderer vergleichbarer Serien.

Patientencharakteristika

Die wichtigsten klinischen Daten sind in Tabelle 1 und 2 dargestellt. Das Krankengut bestand aus 146 Männern und 36 Frauen. 149 – entsprechend 82 % – hatten in der Vorgeschichte eine Asbestexposition, die Pleura war rechtsseitig am häufigsten mit 62 % befallen. 87 % der Patienten hatten bei der Aufnahme einen Karnofsky-Index zwischen 80 % und 100 %. Der Altersgipfel lag zwischen 50 und 59, gefolgt von der Dekade 60 bis 69 Jahren. Histologisch führte der epitheliale Typ mit 55 %, gefolgt vom bivalenten. Wie in anderen Serien fanden sich auch in unseren Kollektiven nur 10 % fibrosarkomatöse Pleuramesotheliome.

Ca. ⅓ der Patienten hatten keine Schmerzen zum Zeitpunkt der Diagnostik, ein weiteres Drittel klagte über geringe thoracale Schmerzen. Die Stadieneinteilung nach Butchart/Antman, der die klinische Untersuchung, die konventionelle Radiographie und die Computertomographie zugrunde lagen, ergab ein Stadium 1 in 47 %, Stadium 2 in 46 %, Stadium 3 und 4 % und Stadium 4 in 3 % der Fälle.

Die Therapie bei diesen Patienten bestand in 62 Fällen in einer Operation (20 partielle parietale Pleurektomien, 28 Dekortikationen, 14 Pleuropneumonektomien).

Diese operierten Patienten wurden in der Mehrheit adjuvant chemotherapiert bzw. einer Chemotherapie und Radiatio unterzogen. Zwei Patienten wurden anschließend nur bestrahlt, 6 Patienten erhielten nach der Operation keine weitere Therapie.

Tabelle 1. Therapie des malignen Pleuramesothelioms 1/81–3/92. Patientencharakteristika ($n=182$) [1]

Geschlecht:	
Männer	146 (80%)
Frauen	36 (20%)
Asbestexposition:	
ja	149 (82%)
nein	33 (18%)
Pleurabefall:	
rechts	113 (62%)
links	68 (37,5%)
beiderseits	1 (0,5%)
Karnofskystatus:	
90+100%	87 (48%)
80%	71 (39%)
60+70%	24 (13%)

AK Harburg, Lungenabteilung; 04/92

Tabelle 2. Therapie des malignen Pleuramesothelioms 1/81–3/92. Patientencharakteristika ($n=182$) [2]

Alter:	
jünger als 40	7 (4%)
40–49	24 (13%)
50–59	73 (40%)
60–69	60 (33%)
älter als 70	18 (10%)
Histologie:	
epithelial	100 (55%)
fibrosarkomatös	18 (10%)
bivalent	55 (30%)
nicht näher klassifiziert	9 (5%)

AK Harburg, Lungenabteilung; 04/92

Folgende Zytostatika bzw. Zytostatika-Kombinationen wurden eingesetzt: Adriamycin, Cyclophosphamid und Vincristin (ACV) bei 15 Patienten, Pirarubicin bei 54 Patienten, Pirarubicin in Kombination mit Cisplatin bei 25 Patienten, Adriblastin als Monotherapie bei 14 und Vepesid als orale Monotherapie bei 10 Patienten.

Ergebnisse

Komplette Remissionen waren unter keinem Regime feststellbar. Partielle Remissionsraten lagen bei ACV, Pirarubicin und der Kombination aus Pirarubicin und Cisplatin ungefähr gleich, nämlich ca. 12%. Minimale Remissionen wurden bei 16% der Patienten beobachtet. Ein No-change Verhalten des Tumors über mindestens 3 Monate war bei ca. 56% der Patienten feststellbar. Die Adriblastin-Monotherapie und Vepesid oral-Studie werden zur Zeit noch durchgeführt, zeigen aber präliminär vergleichbare Verhältnisse.

Abbildung 3 zeigt die Überlebenswahrscheinlichkeit der Chemotherapiepatienten. Verglichen werden konnten lediglich die ACV, Pirarubicin und Cisplatin und die Pirarubicin Monotherapiestudie. Wie man anhand des Kaplan-Meyerplotts erkennen kann, ist ein wesentlicher Unterschied zwischen den einzelnen Chemotherapie-Regimen nicht feststellbar. Die mediane Überlebenszeit liegt bei allen ungefähr bei 12 Monaten. Da sich diese Kollektive nicht signifikant unterscheiden, wurden sie zusammengefaßt und dem Kollektiv, welches operiert und adjuvant (palliativ) chemotherapiert wurde, gegenübergestellt.

Wie aus Abb. 4 zu entnehmen, unterscheidet sich die mediane Überlebenszeit auch dieser beiden Kollektive nicht voneinander, so daß die Kombination aus Operation und Chemotherapie keinen Vorteil für diese Kranken bedeutet.

Toxizität

Die nächste Frage, die zu beantworten ist: Wie groß ist das Risiko der Operation im Vergleich zu den toxischen Nebenwirkungen der Chemotherapie?

Die perioperative Mortalität hängt von der Radikalität der Operation ab und schwankt zwischen 6% und 30%. Komplikationen werden bei bis zu 70% der Patienten beobachtet [7]. Im Vergleich dazu die Nebenwirkungen der Pirarubicin-Monotherapie im Vergleich zur Kombinationstherapie mit Cisplatin: Alopezie II. und III. Grades wurden in der Kombination mit Cisplatin erheblich häufiger beobachtet (31%/resp. 76%), aber vor allem Erbre-

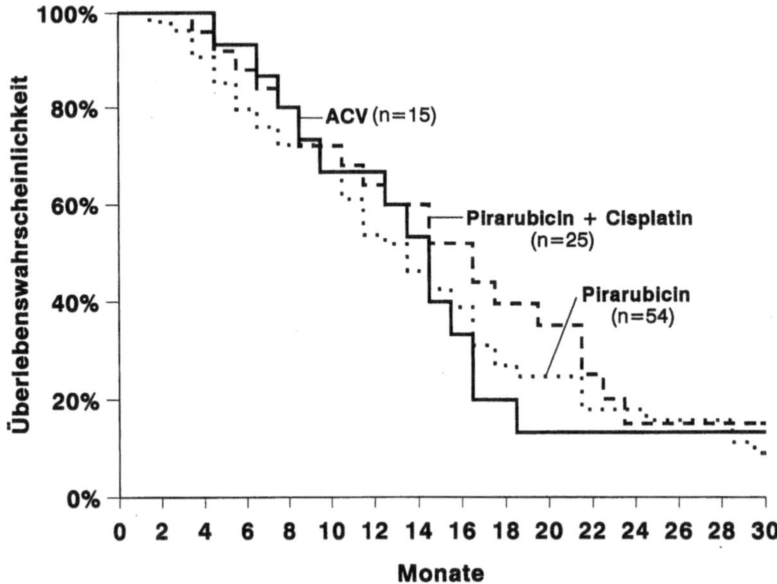

Abb. 3. Chemotherapie ($n = 94$)

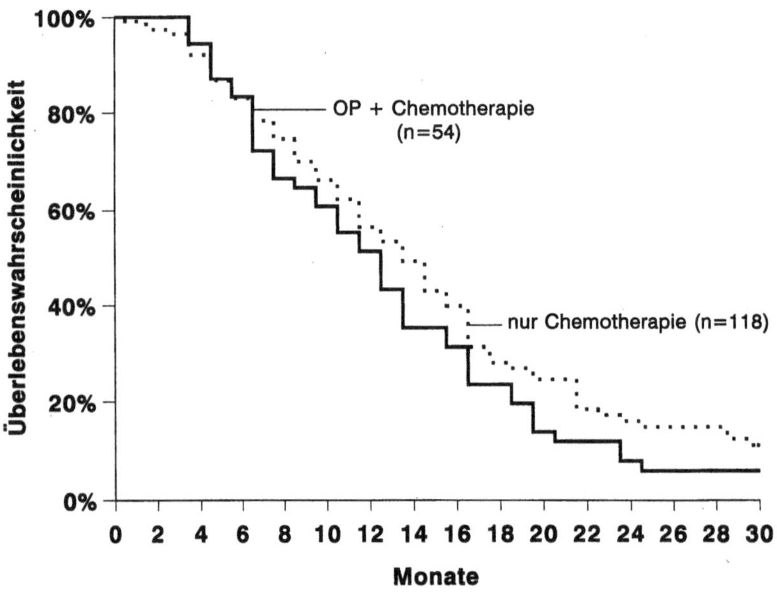

Abb. 4

chen II. und III. Grades traten in der Kombination dieser Therapie häufiger auf (30 %/resp. 77 %). Dazu kamen Anaemie und Leukozytopenie (31 %/resp. 38 %). Eine Kardiotoxizität in leichtester Form wurde lediglich bei zwei Patienten beobachtet, die in supraventrikulärer Extrasystolie bestand. Entsprechend diesen objektiven Parametern ist die subjektive Beurteilung der Patienten: Unter der Kombinationstherapie fühlten sich nur 14 % besser, während bei der Monotherapie 37 % gegenüberstanden, 45 % fühlten sich unter der Kombinationstherapie schlechter gegenüber 21 % bei der Monotherapie.

Schlußfolgerungen

- Das diffuse maligne Pleuramesotheliom ist eine incurable Erkrankung.
- Durch den Einsatz von Anthrazyklinen kann die mediane Überlebenszeit um 5 Monate verlängert werden.
- Die Nebenwirkungen dieser Chemotherapie sind leichten Grades, so daß die Lebensqualität nur geringgradig gemindert wird.
- Die operativen Verfahren weisen im Vergleich zu konservativen keine besseren Erfolge auf, sind aber mit hoher Mortalität und Morbidität behaftet.

Literatur

1. Brady LW (1981) Mesothelioma – the role for radiation therapy. Semin Oncol 8:329–334
2. Hilaris BS, Nori D, Kwong E, Kutcher GJ, Martine N (1983) Pleurectomy and intraoperative brachytherapy and postoperative radiation in the treatment of malignant pleural mesothelioma. In J Radiat Oncol Biol Phys 10:325–331
3. Ehrenhaft JL, Sensenig DM, Lawrence MS (1960) Mesothelioma of the pleura. J thorac cardiovasc Surg 40:393–409
4. Ratzer ER, Pool JL, Melamed MR (1967) Pleural mesotheliomas. Clinical experiences with 37 patients. Amer J Roentgenol 99:863–880
5. Kaukel E, Koschel G (1991) Die Therapie des malignen Pleuramesothelioms. Med Klin 86:259–262 (Nr 5)
6. Hain E, Calavrezos A, Koschel G, Hüsselmann H et al. (in Vorbereitung) Malignant mesothelioma of the pleura in Hamburg – the natural history of 145 untreated consecutively over 1974–1980
7. Branscheid D, Krysa S, Bülzebruck H, Schirren J, Vogt-Moykopf I (1992) Diagnostik und Therapie bei Mesotheliom der Pleura. Vortrag Deutsche Ges für Chirurgie. 109 Kongreß München 4/1992

Maligner Pleuraerguß

68. Die konservative Therapie des malignen Pleuraergusses

H.-N. Macha und G. Reichle

Pneumologische Abteilung, Lungenklinik Hemer, W-5870 Hemer

Nonsurgical Treatment of Malignant Pleural Effusion

Summary. The nonsurgical treatment of malignant pleural effusion is palliative in principle. This aim must be achieved with a minimum of side effects and risks to the patients. Before treatment, a clear histologic diagnosis must be made. Thoracoscopy offers a fast and safe result with a more than 90% reliability. Systemic cytotoxic treatment and local procedures are available. Using pleurodesis, talkum is clearly superior to tetracycline in achieving a very low recurrence rate. The median survival in 287 patients was 9 months.

Key words: Malignant effusion – Thoracoscopy – Pleurodesis

Zusammenfassung. Die konservative Therapie des malignen Pleuraergusses ist im Prinzip palliativ. Dieses Ziel muß mit Mitteln erreicht werden, die den Patienten nicht beeinträchtigen oder gefährden. Voraussetzung ist eine klare histologische Diagnose, die am sichersten durch Thorakoskopie erreicht wird. Systemische medikamentöse und lokale Maßnahmen kommen zum Einsatz. Bei den Pleurodeseverfahren ist neben dem Tetracyclin vor allem Talkum der Vorzug zu geben. Es hat die geringste Rezidivrate. Die mediane Überlebenszeit 287 konservativ therapierter Patienten liegt bei 9 Monaten.

Schlüsselwörter: Maligner Pleuraerguß – Thorakoskopie – Pleurodese

Die konservative Therapie des malignen Pleuraergusses ist fast immer palliativ. Das therapeutische Ziel ist die Kontrolle des Pleuraergusses und der dadurch bedingten Symptome Atemnot, Schmerzen oder Mißempfindungen. Dieses Ziel muß mit Maßnahmen erreicht werden, die eine möglichst geringe Beeinträchtigung der Lebensqualität des Patienten bewirken, nebenwirkungs- und schmerzarm sind und den Patienten nicht gefährden.

Diagnostische Voraussetzungen

Um dieses palliative Therapieziel sicher zu erreichen und den Patienten vor erfolglosen Therapieversuchen zu bewahren, sind einige Voraussetzungen zu beachten:

Es muß eine eindeutige histologische Diagnose vorliegen. In jedem Fall ist es wichtig zu wissen, ob beispielsweise ein zytologisch gesichertes Adenokarzinom eher einem Mammakarzinom, einem Ovarialkarzinom oder einem kleinzelligen Karzinom zuzuordnen ist. Bei diesen Tumoren ist eine systemische medikamentöse Therapie einer lokalen Therapie klar überlegen. Die Pleurakarzinose eines primären Bronchialkarzinoms hat demgegenüber eine deutlich schlechtere Perspektive. Die zytologische Diagnose „maligne Zellen“ genügt keinesfalls, da sich dahinter auch einmal ein malignes Lymphom verbergen kann. In einem Kollektiv von 203 Patienten der Lungenklinik Hemer mit thorakoskopisch gesicherter maligner Pleuraerkrankung (ohne Mesotheliom) war dies immerhin in 6 % der Patienten der Fall. Eine derartige histologische Diagnose offeriert dem Patienten eine bis zu 90 %ige Heilungschance (Abb. 1). Die alleinige zytologische Untersuchung des Pleurasekretes genügt also nicht. Eine histologische Diagnose wird durch eine Pleurastanze (diagnostische Ausbeute bei Pleurakarzinosen 50–60 %, bei Mesotheliomen deutlich schlechter [1, 2]) oder noch sicherer und schneller durch eine Thorakoskopie erreicht. Deren diagnostische Ausbeute bei Pleuramalignomen und insbesondere Mesotheliomen der Pleura liegt zwischen 93 und 95 % [3, 4, 5]. Die diagnostische Thorakoskopie bietet neben der sicheren histologischen Diagnose Hinweise auf die aussichtsreichste Form der lokalen Therapie (nicht immer ist eine chemische Pleurodese sinnvoll), ermöglicht Aussagen über die Expansionsfähigkeit der Lunge (und damit über die technische Durchführbarkeit der Pleurodese) und erreicht durch Lösung von Kammerungen und Verwachsungen eine optimale Position der Drainage.

Die Sonografie der Pleura sowie das CT des Thorax liefern ebenfalls Informationen, ob es gelingen kann, „Pleura auf Pleura" legen zu können. Dies ist die entscheidende Voraussetzung einer erfolgreichen Pleurodese. Eine Bronchoskopie schließt einen obstruierenden Tumor oder einen Schleimpfropf aus.

Ergebnisse der konservativen Therapieverfahren

Die systemische medikamentöse Therapie (Zytostase, Hormone) einer Pleurakarzinose im Rahmen eines kleinzelligen, eines Ovarial- oder eines Mammakarzinoms sowie eines malignen Non-Hodgkin-Lymphoms bietet die besten palliativen Erfolgsaussichten. Die Verlängerung der Überlebenszeit gegenüber lokalen Pleurodesemaßnahmen ist (jeweils orientiert am Grundleiden) beträchtlich und schließt im Falle eines malignen Lymphoms sogar eine hochprozentige Heilungschance mit ein. Deswegen ist unter allen Umständen eine eindeutige histologische Diagnose zu erzwingen.

Lokale Maßnahmen sind demgegenüber fast ausschließlich unter dem Aspekt der Palliation zu bewerten. Ein lebensverlängernder Effekt ist hier nicht sicher zu erkennen. Zur Verfügung stehen lokale Pleurodeseverfahren durch Instillation verschiedenster Substanzen (Tabelle 1), externe Hemithoraxbestrahlung und die palliative Pleurektomie. Alle Therapiemaßnahmen müssen von einer suffizienten Schmerztherapie begleitet werden. Die Vielzahl der medikamentös lokal wirksamen Prinzipien könnte zu der Vermutung Anlaß geben, daß

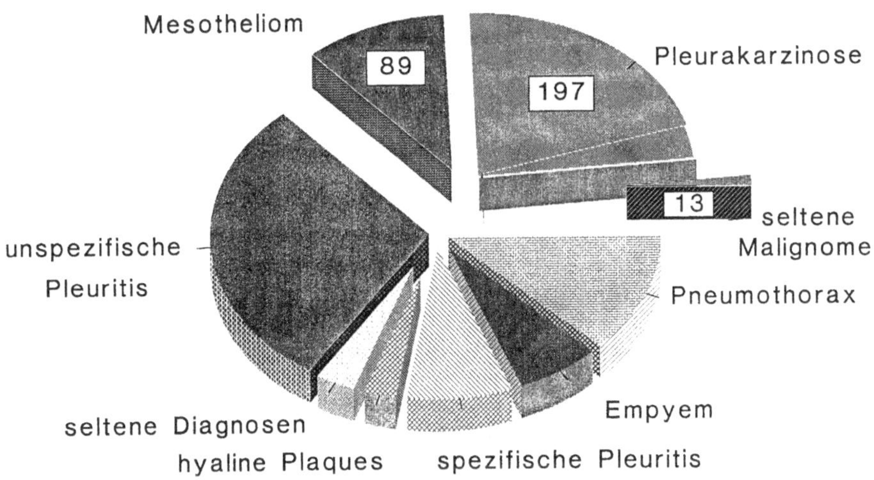

Abb. 1. Diagnosen bei 822 Thorakoskopien

Tabelle 1. Maligner Pleuraerguß

Pleurodeseverfahren:	
– Tetracyclin	– Thiotepa
– Bleomycin	– 5-FU
– Talkum	– Mitoxantron
	– Fibrin
– Drainage	– Iscador
	– Beta-Interferon
	– Gamma-Interferon
	– Interleukin 2
	– Corynebacterium parvum

Tabelle 2. Maligner Pleuraerguß

Ergebnisse der Pleurodese:
– Tetracyclin: 69–90% Akuterfolg, 50–63% Rezidive
– Bleomycin: 58% Akuterfolg, 36% Rezidive
– Talkum: 90–100% Akuterfolg, 0–40% Rezidive

keine wirklich wirksame Therapie existiert. Tatsächlich heben sich aber drei (prospektiv und z.T. auch randomisiert und kontrolliert untersuchte) Verfahren gegenüber den anderen Substanzen heraus: Tetracyclin, Bleomycin und Talkum. In Deutschland und im angelsächsischen Raum ist die Tetracyclin-Pleurodese wohl am weitesten verbreitet [2, 6], während in Skandinavien und im mediterranen Raum und insbesondere in Frankreich nach randomisierten Vergleichsstudien klar der Talkum-Pleurodese der Vorzug gegeben wird [7, 8]. Die Akutergebnisse und die Rezidivquoten sprechen klar für das Talkum (Tabelle 2). Ein Hindernis für seine Anwendung hierzulande ist seine mangelnde Verfügbarkeit.

Ist auf Grund fehlender Expansionsfähigkeit der Lunge und/oder massiver Hypersekretion eine chemische Pleurodese nicht durchführbar, so bleiben als Alternative noch eine Hemithoraxbestrahlung (32 Gy Herddosis, fraktioniert 5 × 1 Gy pro Woche). Diese Therapie ist bei starker Schmerzsymptomatik gut wirksam, weniger erfolgreich aber bei Hypersekretion und sollte nur eingesetzt werden, wenn der Patient nicht operabel ist. Die palliative Pleurektomie ist demgegenüber sicher und symptomatisch fast immer erfolgreich. Das Operationsrisiko und die postoperativen Beschwerden sind aber unter dem Aspekt der Palliation immer kritisch abzuwägen.

Die Überlebenszeit 287 konservativ und palliativ therapierter Patienten mit Pleurakarzinosen und Mesotheliomen der Lungenklinik Hemer der Jahre 1987 bis 1991 ist mit median 9 Monaten ab Diagnosesicherung akzeptabel und entspricht in etwa dem natürlichen Verlauf des Bronchialkarzinoms [9]. Die Beeinträchtigung der Lebensqualität ist durch konservative Maßnahmen in der Regel kurzdauernd und gering. Todesfälle als Therapiefolge wurden nicht beobachtet. Einige wenige Patienten leben noch zwei Jahre und länger nach Abschluß der Therapie (Tabelle 3).

Zusammengefaßt erreicht eine an den Zielen der Palliation ausgerichtete konservative Therapie maligner Pleuraerkrankungen eine akzeptable Lebensqualität bei geringer Beeinträchtigung und Gefährdung der Patienten. Auch unter dem Aspekt der medianen Überlebenszeiten kann diese Therapie gegenüber einem primärchirurgischen Vorgehen durchaus konkurrieren.

Tabelle 3. Maligner Pleuraerguß

Überlebenszeiten ($n = 286$)	
Mesotheliom ($n = 89$)	
– ab 1. Symptom	12 Monate
– ab Diagnose	9 Monate
Pleurakarzinose ($n = 197$)	
– ab 1. Symptom	12 Monate
– ab Diagnose	9 Monate
ÜLZ 1 Jahr 8%	
ÜLZ 2 Jahre 2,1%	

Literatur

1. Chretien J, Daniel CJ (1985) Needle Pleura Biopsy. In: Chretien J, Bignon J, Hirsch A (eds) The pleura in health and disease. Marcel Dekker Inc, New York
2. Loddenkemper R, Engel J, Fabel H, Konietzko N, Magnussen H (1982) Diagnostisches Vorgehen beim Pleuraerguß. Prax klin Pneumol 76:447–449
3. Macha H-N, Reichle G, Zwehl D v, Kemmer HP, Bas R (1991) Die diagnostische Thorakoskopie. Atemw-Lungenkrh 17, 6:238–241
4. Loddenkemper R (1985) Thorakoskopie. Prax klin Pneumologie 39:501–504
5. Boutin C, Astoul Ph, Seitz B (1990) The role of thoracoscopy in the evalution and management of pleural effusion. Lung (Suppl) 1113–1121
6. Sahn SA (1988) The pleura. State of the art. Am Rev Resp Dis 138:184–234
7. Viskum K, Lange P, Mortensen J (1989b) Long term sequels after talc pleurodexis for spontaneous pneumothorax. Pneumologie 43:105–106
8. Boutin C, Viallat JR (1985) Etude randomisée de l'efficacité du talcage thoracoscopique et de l'instillations de tetracycline dans le traitement de pleuresies cancéreuses recidivantes. Rev Med Resp 2:374
9. Schmidt W, Rausch U, Lentschig M (1989) Zum natürlichen Verlauf des nichtkleinzelligen Bronchialkarzinoms. Atemw Lungenkrh 15:542–555

69. Operative Therapie

H. Toomes, A. Linder, Gerlingen

(Manuskript bis Redaktionsschluß nicht eingegangen)

Erkrankungen der Pleura und der Thoraxwand

70. Therapiekonzept und Komplikationen bei der Behandlung von 345 Patienten mit Spontanpneumothorax

A. Schmölder, C. Hähnel, B. Steckmeier und O. Thetter

Chirurgische Klinik und Poliklinik, LMU München, Pettenkoferstraße 8 a, W-8000 München 2

Therapy and Complications in 345 Patients with Spontaneous Pneumothorax

Summary. A total of 345 patients with spontaneous pneumothorax were retrospectively analyzed with respect to their complications. The risk of death during therapy – 27 of 345 patients (7.8 %) – was significantly increased in patients with high age, additional diseases, conservative therapy, symptomatic pneumothorax, first manifestation, degree of pneumothorax, and the beginning of the study. There was no higher risk of a lethal outcome related to the sex, side of pneumothorax, or weight of the patients.

Key words: Thoracic surgery – Pneumothorax – Therapy – Complications

Zusammenfassung. 345 Patienten mit Spontan-Pneumothorax wurden retrospektiv bezüglich ihrer Komplikationen analysiert. Das Risiko, während der stationären Behandlung zu versterben – 27 von 345 Patienten (7,8 %) – war bei folgenden Kriterien signifikant erhöht: hohes Lebensalter, zusätzliche Begleiterkrankungen, konservative Therapie, symptomatischer Spontanpneumothorax, Erstmanifestation, Größe des Pneumothorax und Beginn des Untersuchungszeitraumes. Für das Geschlecht, die betroffene Thoraxseite und die Gewichtsklassen bestand kein erhöhtes Letalitätsrisiko.

Schlüsselwörter: Thoraxchirurgie – Pneumothorax – Therapie – Komplikationen

71. Indikation und Technik der Thoraxdrainagen

H. Denck

Merkurweg 4, A-1140 Wien, Österreich

Drainage of the Chest: Indications and Technique

Summary. Almost precisely 100 years ago (1891), G. Bülau first described his technique of underwater-seal tube drainage of the pleural cavity. Ever since, both its indications and the basic drainage system have hardly changed. This report, based on the author's own experience, addresses the increasing use of an intrinsically surgical procedure like open and closed tube drainage by nonsurgeons, e.g., pneumonologists, anesthetists, radiologists, and internists. The resultant confusion about the indications and the proper use of the original Bülau technique and potential sources of error are reviewed, and surgeons are urged to pay more attention to this aspect of surgery.

Key words: Underwater-seal tube drainage – Tube drainage of chest (Bülau) – Technique and indications

Zusammenfassung. Es sind gerade 100 Jahre her (1891), daß G. Bülau seine Technik der Heberdrainage bei pathologischem Pleurainhalt beschrieb. Indikation und Instrumentarium haben sich kaum geändert, es muß also in dieser eigene Erfahrungen darstellenden Ausführung betont werden, daß chirurgische Handlungen der geschlossenen und offenen Bülaudrainage in zunehmendem Maße von fachfremden Medizinern durchgeführt werden (Pulmologen, Anaesthesisten, Radiologen, Internisten ect.). Dies bringt eine Verwirrung von Indikation und Technik und natürlich auch Fehler bezüglich der ursprünglichen Methode mit sich. Die Chirurgen sollen sich auch um dieses Teilgebiet vermehrt annehmen.

Schlüsselwörter: Bülaudrainagen – Heberdrainagen – Technik und Indikation

72. Der rezidivierende Spontanpneumothorax: minimal invasive Chirurgie

R. Achatzy und J. A. Morgan

Lungenklinik Hemer, Theo-Funccius-Straße 1, W-5870 Hemer

Recurrent Spontaneous Pneumothorax: Minimally Invasive Surgery

Summary. Since January 1991, we have treated 16 patients – 9 female, 7 male, ranging in age from 16–40 – with recurrent spontaneous pneumothoraces, using a minimally invasive endoscopic technique. Using single lung anesthesia, we closed the defects with endoclips and performed a fibrin glue pleurodesis. The chest was drained for 4–5 days. The postoperative hospital stay was 8 days. We have not experienced any morbidity, mortality, or recurrences to date.

Key words: Recurrent pneumothorax – Endoscopic Surgery

Zusammenfassung. Seit Anfang 1991 behandelten wir 16 Patienten – 9 Frauen, 7 Männer im Alter von 16 bis 40 Jahren – mit einem rezidivierenden Spontanpneumothorax minimal invasiv chirurgisch. In Seitenlagerung und „Ein-Lungen-Beatmung" erfolgten der Leckverschluß thorakoskopisch über zwei Inzisionen mit Endoclips und eine Pleurodese mit einem Fibrinkleber, der operierte Hemithorax wurde für 4 bis 5 Tage drainiert. Bei einer durchschnittlichen Verweildauer von 8 Tagen war die perioperative Rate der Morbidität und Mortalität 0%, ein Rezidiv beobachteten wir bislang nicht.

Schlüsselwörter: Rezidivierender Spontanpneumothorax – Minimalinvasive Chirurgie

73. Behandlungsprinzipien des Pneumothorax in Japan

H.-O. Rennekampff, D. Schröder, R. J. Elfeldt und Y. Takeno

Chirurgische Universitätsklinik, Klinik für Allgemein- und Thoraxchirurgie, Arnold-Heller-Straße 7, W-2300 Kiel 1

Management of Spontaneous Pneumothorax in Japan

Summary. A "pneumothorax study squad" was used to investigate a large number of patients in Japan, and the therapy could be standardized. The first episode is regularly treated by drainage; recurrence is then treated by thoracoscopical electrocautery. In the case of failure or massive bullae or adhesions, thoracotomy and resection are performed. The success rate of suction is 50 %, of thoracoscopy 83 %, and of thoracotomy 99 %. Therefore, drainage is justified for the first episode, but recurrence should be treated by minimally invasive surgery.

Key words: Spontaneous pneumothorax – Thoracoscopy

Zusammenfassung. In Japan konnte durch eine „Pneumothorax study squad" anhand großer Fallzahlen ein Therapieschema standardisiert werden. Das Erstereignis wird mittels Thoraxdrainage behandelt. Bereits beim 1. Rezidiv erfolgt die thorakoskopische Therapie. Bei weiterem Rezidiv, großen Blasen und/oder Verwachsungen wird die Thorakotomie und Resektion durchgeführt. Der Erfolg beträgt für die Drainage 50 %, für die Thorakoskopie 83 % und für die Thorakotomie 99 % Rezidivfreiheit. Beim Pneumothoraxrezidiv wird deshalb ein minimal invasives Vorgehen mittels Thorakoskopie empfohlen.

Schlüsselwörter: Idiopathischer Spontanpneumothorax – Thorakoskopie

74. Das Thoraxfenster beim Pleuraempyem

C. Kelm, W. Padberg, P. Hild und T. Zimmermann

Klinik für Allgemein- und Thoraxchirurgie, Justus-Liebig-Universität Gießen, Klinikstraße 29, W-6300 Gießen

Open Window Thoracostomy in Patients Suffering from Thoracic Empyema

Summary. The open window thoracostomy was described for the first time by Robinson in 1915. The *advantage* is the fast cleaning of the wound cavity by rinsing under observation daily. Closure is possible, the operation itself is simple and without high risks, and the success is immediate. The *indications* for this treatment are chronic empyema, pleural empyema with persisting external fistula, patients with limited cardiopulmonary capacity, and postpneumonectomy empyema. Since 1980 we have treated 32 patients suffering from thoracic empyema. A closure of the window was achieved in 10 patients, in 4 of them surgically. Thirteen patients are still alive.

Key words: Open window thoracostomy – Thoracic empyema – Postpneumonectomy empyema

Zusammenfassung. Das Thoraxfenster wurde erstmals 1915 von Robinson zur Behandlung nicht tuberkulöser Pleuraempyeme beschrieben. Der *Vorteil* ist eine rasche Reinigung der Empyemhöhle und ihre Spülung unter Sicht. Ein Verschluß ist grundsätzlich möglich. Die Operation selbst ist einfach und komplikationsarm. Ihr Erfolg tritt rasch ein. Die *Indikation* zu diesem Eingriff besteht bei einer Empyemhöhle mit persistierender äußerer Fistel, chronischen Pleuraempyemen, einem schlechten Allgemeinzustand der Patienten und Postpneumonektomieempyemen. Wir behandelten seit 1980 erfolgreich 32 Patienten mit einem Thoraxfenster. Ein Verschluß des Fensters konnte bei 10 Pat. erreicht werden, davon bei 4 Pat. operativ. Derzeit leben noch 13 Patienten.

Schlüsselwörter: Pleuraempyem – Thoraxfenster – Postpneumonektomieempyem

75. Chirurgie des protrahierten Pleuraempyems – Früh- und Spätoperationen

H. Wertzel, L. Swoboda, J. Hasse, Freiburg

(Manuskript bis Redaktionsschluß nicht eingegangen)

76. Endoskopische Behandlungsmöglichkeiten von Pleuraempyemen auf dem Boden von perforierten Lungenabszessen

R. J. Elfeldt und D. Schröder

Abteilung für Allgemeine Chirurgie und Thoraxchirurgie, Arnold-Heller-Straße 7, W-2300 Kiel 1

Endoscopic Treatment of Pleural Empyemas Caused by Perforated Lung Abscesses

Summary. If lung abscesses perforate into the pleural cavity, this normally represents an indication for the resection of the lung area concerned. We here present an endoscopic therapy procedure intended to spare some of these patients a thoracotomy. In this procedure, the thorax cavity is first rinsed under thoracoscopic view, followed by insertion of drainages into the abscess cavity. The second step consists of endoscopic closure of the bronchopleural fistula, by means of fibrin glue applied in the fistulating bronchus through the bronchoscope via a double-lumen catheter.

Key words: Pleural empyema – Bronchopleural fistula – Endoscopy – Fibrin glue

Zusammenfassung. Der in die Pleurahöhle perforierte Lungenabszeß mit bronchopleuraler Fistel stellt normalerweise eine Indikation zur Resektion der betroffenen Lungenareale dar. Vorgestellt wird ein endoskopisches Therapieverfahren, um einigen dieser Patienten eine Thorakotomie ersparen zu können. Hierbei erfolgt die Spülung der Thoraxhöhle unter thorakoskopischer Sicht und die Einlage von Drainagen in die Abszeßhöhle. Der zweite Schritt besteht in einem endoskopischen Verschluß der bronchopleuralen Fistel mittels Fibrinkleber. Dieser wird über einen doppellumigen Katheter durch das Bronchoskop in den fistelnden Bronchus appliziert.

Schlüsselwörter: Pleuraempyem – Bronchopleurale Fistel – Endoskopie – Fibrinkleber

77. Die chirurgische Behandlung des Pleuraempyems. Vergleichende Analyse stadiengerechter Therapie (1983–1987, 1988–1991)

H.-G. Bauer, A. Pietschmann, H. Bülzebruck und I. Vogt-Moykopf

Chirurgische Abteilung, Thoraxklinik der LVA Baden, Amalienstraße 5, W-6900 Heidelberg-Rohrbach

Surgical Therapy of Pleural Empyema: Comparative Analysis of Stage Adapted Treatment (1983–1987, 1988–1991)

Summary. In West Germany, mortality due to pleural empyema and pneumonia have increased (1980–1990). There are surgical interventions in 2000 patients per year. In 5 years, the incidence of tuberculosis as a cause of empyemas decreased (19.7 % to 17 %), whereas those from pneumonia (48.8 % to 69 %) and carcinoma (4 % to 12 %) increased. The inclination to perform surgical interventions declined (22 % to 8 %); in 20 %, diagnostic CT was performed, in 75 % sonography of the chest. Detection of anaerobic bacteria could be improved (8.5 % to 11.4 %); 25 % were a combination of aerobic and anaerobic infections. Determination of PNM elastase is the most sensitive parameter for differentiating pleural effusion. Seventy-two out of 87 patients do not require additional treatment after irrigation drainage; 12 out of 17 are cured completely after early decortication; 47 % show nonresidual healing, 6 % sterile residual cavity, 4 % persistent empyema, and 43 % infected residual cavity (1988–1991). Apart from primary treatment by irrigation drainage (stage I, effusion), early decortication (stage II, fibrinopurulent phase) still seems to be the most efficient method.

Key words: Pleural empyema – Surgical therapy – Stage-adapted treatment

Zusammenfassung. In der BRD West nimmt die Sterberate wegen Pleuraempyem und Pneumonie zu (1980–1990). Eine operative Intervention erfolgt bei 2000 Einwohnern pro Jahr. In 5 Jahren wurde eine Abnahme der Empyemursache Tuberkulose (19,7 % auf 17 %) bzw. Zunahme der Ursachen Pneumonie (48,8 % auf 69 %) und Karzinom (4 % auf 12 %) festgestellt. Die Operationsbereitschaft zuweisender Kliniken nahm von 22 % auf 8 % ab. Diagnostisch erfolgt ein CT bei 20 %, eine Thorax-Sonografie bei 75 % der Pat. Der solitäre Anaerobiernachweis wurde von 8,5 % auf 11,4 % erhöht; 25 % waren aerob/anaerobe Mischinfekte. Die PNM-Elastase ist sensibelster Parameter in der Ergußdifferenzierung. Bei 72 von 87 Pat. ist nach Anlage einer Spülsaugdrainage keine Folgebehandlung nötig; 12 von 17 heilen nach primärer Frühdekortikation völlig aus. 47 % Primärerfolge stehen 6 % sterilen Resthöhlen, 4 % persistierenden Empyemen und 43 % infizierten Resthöhlen gegenüber (1988–1991). Neben der primären Behandlung mit Spülsaugdrainage (Stadium I Erguß) scheint nach wie vor die Frühdekortikation (Stadium II fibrinopurulente Phase) am effektivsten.

Schlüsselwörter: Pleuraempyem – Chirurgische Behandlung – Stadiengerechte Therapie

78. Multimodale Therapie des primären nicht metastasierenden Ewing-Sarkoms der Rippen. Ergebnisse bei 24 operierten Patienten

G. Stamatis, D. Greschuchna, Essen-Heidhausen

(Manuskript bis Redaktionsschluß nicht eingegangen)

79. Einfluß der sekundären Rippenresektion auf die Prognose kostaler Ewing-Sarkome

U. Willnow, H. Jürgens, K.-L. Waag, Düsseldorf

(Manuskript bis Redaktionsschluß nicht eingegangen)

80. Chirurgische Therapie der Brustwandtumoren

H.-G. Rau, C. F. Bubb, M. Schardey, H. Dienemann und F. W. Schildberg

Chirurgische Klinik und Poliklinik, Universität München, Klinikum Großhadern, Marchioninistraße 15, W-8000 München 70

Surgical Therapy of Chest Wall Tumors

Summary. A total of 119 patients with chest wall tumors were surgically treated in the period from 1980 to 1990. These can be subdivided into benign tumors ($n=45$), malignant primaries ($n=16$), and secondaries ($n=58$). The median survival time of patients with chondrosarcoma of the chest wall amounted to 55 months, for patients with chest wall-infiltrating bronchial carcinomas pT3pN0 it was 27 months, and for pT3pN1, 2 it was 12 months. Patients with metastases had a more unfavorable prognosis. Among these, patients with metastases of hypernephroma had, with merely 7 months, the worst median survival time.

Key words: Chest wall – Tumor – Survival time

Zusammenfassung. Im Zeitraum 1980–1990 wurden 119 Patienten mit Brustwandtumoren operativ behandelt. Diese unterteilten sich in benigne ($n=45$), primäre maligne ($n=16$), sowie sekundäre maligne Tumoren ($n=58$). Die mediane Überlebenszeit der Patienten mit Chondrosarkomen der Brustwand betrug 55 Monate, bei Patienten mit brustwandinfiltrierenden Bronchialkarzinomen pT3,pN0 war sie 27 Monate und pT3,pN1–2 12 Monate. Patienten mit Metastasen hatten die ungünstigste Prognose. Unter diesen hatten Patienten mit Hypernephrom – Metastasen mit nur 7 Monaten die schlechteste mediane Überlebenszeit.

Schlüsselwörter: Brustwand – Tumor – Überlebenszeit

81. Das Desmoid der Thoraxwand

J. Sturm, M. Nagel, Ch. Sebening und H. D. Saeger

Chirurgische Universitätsklinik, Theodor-Kutzer-Ufer, W-6800 Mannheim 1

Desmoid Tumor of the Chest Wall

Summary. The semimalign desmoid tumor of the chest wall is of special interest. A total of 72 patients with a primary chest wall tumor were operated on in the last 20 years, and 5 of them had a desmoid. A particular problem is the frequent and marked tendency of local recurrence. We observed one malignant shift, i.e., the dedifferentiation to a fibrosarcoma. Four patients are free of symptoms and have no local relapse. One patient has an inoperable local recurrence. Complete and radical local resection of the chest wall desmoid has to be aimed at, even when a large defect of the chest wall results. Radiotherapy with a local dose of 60 Gy is advised in young patients or local incomplete resection. Important is the close follow-up of the patients for early reoperation of a local tumor recurrence.

Key words: Desmoid – Chest wall tumor – Resection – Fibrosarcoma

Zusammenfassung. Das semimaligne Desmoid nimmt unter den Thoraxwandtumoren eine Sonderstellung ein. Von 72 Pat. mit einem primären Thoraxwandtu., die in den letzten 20 J. operiert wurden, hatten 5 ein Desmoid. Ein besonderes Problem ist die ausgeprägte lokale Rezidivneigung. Ein malignant shift, d. h. die Entdifferenzierung zu einem Fibrosarkom, wurde bei einem Pat. beobachtet. 4 Pat. sind nach Resektion Rezidiv- und Beschwerdefrei. 1 Pat. hat ein inop. Rezidiv. Die radikale lokale Resektion des Desmoids ist anzustreben, auch wenn ein großer Thoraxwanddefekt resultiert. Vor allem bei jungen Pat. oder bei inkompletter Resektion ist eine Bestrahlung mit 60 Gray Gesamtdosis angeraten. Wichtig ist Nachsorge und ggf. die Nachresektion des lokalen Rezidivs eines Thoraxwanddesmoids.

Schlüsselwörter: Desmoid – Thoraxwandtumoren – Resektion – Fibrosarkom

82. Diffuses malignes Pleuramesotheliom: Stadierung und Therapie

D. Greschuchna, G. Stamatis, Essen

(Manuskript bis Redaktionsschluß nicht eingegangen)

83. Diagnostik und Therapie maligner Mesotheliome – Erfahrungen bei 112 Patienten

K. Gellert, K. Ridwelski, B. Hoksch, M. Matthias und T. Benhidjeb

Chirurgische Klinik der Charité, Schumannstraße 20–21, O-1040 Berlin

Diagnosis and Multimodal Treatment of Malignant Mesothelioma: Evaluation of 112 Patients

Summary. A total of 112 patients with malignant mesothelioma were treated between 1979 and 1991. In 40 %, the disease was related to asbestos exposure. CT scanning for exact staging and an open lung biopsy are always necessary to diagnose correctly. Four patients were treated with total pleuropneumonectomy (median survival 18 months). Fifty-four patients underwent pleurectomy (decortication, polychemo-, and radiotherapy, median survival 14 months). Twenty-three patients were treated only by polychemo- and radiotherapy (median survival 13 months). Thirty-one patients underwent only chemotherapy (systemic, intrapleural, median survival 12 months). So we favor surgical treatment over chemo- and radiotherapy.

Key words: Malignant mesothelioma – Combined therapy – Survival

Zusammenfassung. 112 Pat. wurden zwischen 1979 und 1991 mit einem malignen Mesotheliom behandelt, davon bestand bei 40 % Asbestexposition. Für die Diagnose ist CT und offene Lungenbiopsie am wichtigsten. 4 Pat. wurden radikal pleuropneumonektomiert (med. Überlebenszeit 18 Mon.), 54 Pat. wurden palliativ pleurektomiert bzw. dekortiziert – kombiniert mit Polychemo- und Radiotherapie (med. ÜLZ 14 Mon.), 23 Pat. erhielten nur Chemo- und Strahlentherapie (med. ÜLZ 13 Mon.), 31 Pat. wurden allein chemotherapiert (med. ÜLZ 12 Mon.). Es profitierten also nur die Pat. mit radikaler bzw. palliativer chirurg. Therapie kombiniert mit Chemo- und Strahlentherapie.

Schlüsselwörter: Malignes Mesotheliom – Diagnose – Therapie – Überlebensraten

84. Resektionen der Thoraxwand – Indikation und operative Technik bei Resektion und Rekonstruktion

M. Flügel, G. Fürstner, R. Stangl, J. Scheele, Erlangen

(Manuskript bis Redaktionsschluß nicht eingegangen)

Thoraxwandrekonstruktion – moderne Methoden

85. Diagnostik und Indikationen zur Thoraxwandrekonstruktion

K. Exner, G. Lemperle, A. Borsche und M. Schwarz

Plastische und Wiederherstellungschirurgie am St. Markus-Krankenhaus, Wilhelm-Epstein-Straße 2, W-6000 Frankfurt/M 50

Diagnosis and Prognostic Factors in the Surgical Treatment of Local Recurrence on the Thoracic Wall

Summary. 106 extensive tumors of the chest wall were resected in a 10-year period. The survival rate following a radical resection of a local recurrence of breast cancer on the thoracic wall is over 50% after 5 years if the patient remains free of distant metastases. Diagnostic evaluation such as X-ray, ultrasound and clinical examination may show the anatomical extent of the recurrent tumor. Prognostic factors such as the hormone receptor, menopausal status, nodular involvement, disease-free interval after the primary treatment, and the general condition of the patient are all taken into consideration in selecting the best surgical or chemotherapeutic treatment.

Key words: Thoracic wall – Recurrence of breast cancer – Survival rates after breast carcinoma

Zusammenfassung. Von 106 plastisch-chirurgischen Rekonstruktionen der Thoraxwand, die von 1978–1988 operiert wurden, waren 60 durch metastasierende Mammakarzinome, 35 durch Strahlenfolgen, 7 durch Sarkome und 4 durch andere epitheliale Tumore indiziert worden. Die besonders beim Ausbleiben von Fernmetastasen oder Lymphknotenmetastasen günstigen Überlebenschancen von mehr als 50% nach 5 Jahren eines Thoraxwandrezidives erfordern eine radikale lokale Sanierung, ggf. unter Einschluß von Sternum, Rippensegmenten und Pleura. Die Diagnostik sollte neben der klinischen, radiologischen und sonografischen Abklärung auch die prognostisch wichtigen Faktoren wie Hormonrezeptoren, den nodulären Status und das freie Intervall einbeziehen.

Schlüsselwörter: Thoraxwandrekonstruktion – Mammakarzinomrezidiv – Überlebensraten nach Mamma-Ca-Rezidiv

86. Latissimuslappen

N. Olivari, Wesseling

(Manuskript bis Redaktionsschluß nicht eingegangen)

87. VRAM-Lappen

M. Flügel, Erlangen

(Manuskript bis Redaktionsschluß nicht eingegangen)

88. Thoraxwandrekonstruktion mit dem TRAM-Lappen

A.-M. Feller

Abteilung für Plastische und Wiederherstellungschirurgie, TU München, Klinikum rechts der Isar, Ismaninger Straße 22, W-8000 München 80

Reconstruction of Thoracic Wall Defects with the TRAM Flap

Summary. Due to its volume, the TRAM flap provides an excellent way of covering large defects in the thoracic wall either as a pedicled or as a free transplant. In female patients with defects of the anterior chest wall, the TRAM flap also provides the possibility not only of covering the defect, but also of reconstructing a breast mount because of its large flap volume. The combination of a horizontal lower abdominal flap with a vertical lower and upper abdominal flap also offers the possibility of covering huge defects in the thoracic wall sufficiently without any tension.

Key words: Thoracic wall defects – TRAM flap

Zusammenfassung. Der quere Unterbauchlappen (TRAM-flap) bietet sowohl als gestieltes wie auch als freies Transplantat wegen seines großen Volumens eine exzellente Dekkungsmöglichkeit bei großen Thoraxdefekten. Bei weiblichen Patientinnen besteht zudem bei Defekten am anterioren Thorax, wegen des großen Lappenvolumens die Möglichkeit, auch weitgehend einen Brusthügel wiederaufzubauen. Durch die Kombination eines queren Unterbauchlappens mit einem vertikalen Ober- und Unterbauchlappen lassen sich auch extrem große Weichteildefekte am Thorax spannungsfrei und suffizient decken.

Schlüsselwörter: Thoraxwandrekonstruktion – Myocutaner Unterbauchlappen (TRAM-flap)

89. Omentum majus-Plastik

H. Krebs

Franz Marcstraße 20, W-6900 Heidelberg

Transposition of the Greater Omentum

Summary. Transposition of the greater omentum can be recommended in cases of extensive thoracic wall resection due to radiation defects and extensive local recurrences following mastectomy. This operation is especially indicated where there are large defects in the anterior and lateral thoracic wall with a primary infected area. The aims and advantages of this procedure are relief of chronic pain after closure of the defect, improved life quality, and increased life expectancy.

Key words: Thoracic wall defect – Transposition of the omentum

Zusammenfassung. Die Transposition des Omentum majus kann empfohlen werden in Fällen von ausgedehnten Thoraxwandresektionen wegen Strahlenschäden und ausgedehnten Mammacarcinomrezidiven. Der Eingriff ist besonders indiziert in Fällen von sehr ausgedehnten Defekten der vorderen und lateralen Thoraxwand bis zur Clavicula und Schulter bei primär infizierten Prozessen. Vorteile sind besonders Nachlassen chronischer Schmerzen nach Deckung des Thoraxwanddefekts, sowie Verbesserung der Lebensqualität und Lebenserwartung.

Schlüsselwörter: Thoraxwanddefekte – Omentum majus-Transposition

90. Stabilität nach Entfernung des Sternums

G. Freilinger, Wien

(Manuskript bis Redaktionsschluß nicht eingegangen)

91. Das destruierte Sternum – Therapiemöglichkeiten

W. Schneider

Klinik für Plastische, Hand- und Wiederherstellungschirurgie, Medizinische Hochschule Hannover, Podbielskistraße 380, W-3000 Hannover 51

Sternal Destruction – Therapeutic Possibilities

Summary. The reasons for sternal destruction are trauma, tumor, radiation or infection. The main concept of therapeutic possibilities exist mostly in transposition or transplantation of soft tissue with good blood supply. Therefore one can use a well-vascularized muscle as a musculocutaneous or a muscle flap with split thickness skin grafting. These flaps may be done as free or as pedicled flaps. Bone reconstruction is mostly of secondary interest. It is necessary if the vital capacity is reduced to 65 % of normal. A combination of soft tissue and bone reconstruction with split rib and muscle flap is a common method.

Key words: Trauma – Tumor – Infection – Radiation

Zusammenfassung. Destruktionen des Sternums entstehen ursächlich durch Trauma, Tumor, Radiatio oder Infekt. Das wesentliche Konzept der therapeutischen Möglichkeiten besteht vornehmlich in der Transposition oder Transplantation gut durchbluteten Gewebes, wofür sich vascularisierte Muskeln als myocutane oder Muskellappen mit Spalthautdeckung sowohl als freie mikrovascularisierte als auch als gestielte Lappenplastiken anbieten. Die Rekonstruktion der knöchernen Stabilität ist eher sekundär zu betrachten und nur dann notwendig, wenn durch die Instabilität die Atemvitalkapazität unter 65 % absinkt. Die knöcherne Stabilität kann aber auch in Verbindung mit einer Lappenplastik zur Defektdeckung durch Spaltrippentransplantation erfolgen.

Schlüsselwörter: Trauma – Tumor – Infekt – Radiatio

Hauptthema

Organtransplantation

92. Entwicklung im letzten Jahrzehnt

R. Pichlmayr, Hannover

(Manuskript bis Redaktionsschluß nicht eingegangen)

93. Fortschritte im Bereich der Lungentransplantation

A. Haverich, Hannover

(Manuskript bis Redaktionsschluß nicht eingegangen)

94. Fortschritte in der Herztransplantation

R. Hetzer, M. Loebe, S. Schüler, H. Warnecke, M. Hummel, N. Friedel und A. Schiessler

Klinik für Herz-, Thorax- u. Gefäßchirurgie, Deutsches Herzzentrum Berlin, Augustenburger Platz 1, 1000 Berlin 65

Progress in Heart Transplantation

Summary. Within the past 10 years, heart transplantation has become established as a standard procedure in heart surgery. Improvements in immunosuppressive therapy and diagnosis of graft rejection have been crucial. The criteria for transplantation have been broadened for recipients as well as for donors. Newborns, pediatric patients, diabetics, and patients with impaired renal function will no longer be excluded from transplantation due to improved postoperative therapy. Furthermore, progress has been made with assisted circulation. Patients with acute heart failure can now be bridged to transplantation.

Key words: Heart transplantation – Bridging – Diagnosis of rejection

Zusammenfassung. Die Herztransplantation ist in den letzten 10 Jahren zu einer etablierten therapeutischen Methode geworden. Neben immunsuppressiven Verbesserungen trug hierzu vor allem eine verbesserte Abstoßungsdiagnostik bei. Spender- und Empfängerkriterien konnten erweitert werden, so daß auch Neugeborene, Kinder, Diabetiker und Patienten mit schwerst eingeschränkter Nierenfunktion transplantiert werden konnten. Die mechanische Kreislaufunterstützung stellt einen weiteren wesentlichen Fortschritt dar, von dem Patienten, die auf ein geeignetes Spenderherz warten, profitieren.

Schlüsselwörter: Herztransplantation – Kreislaufunterstützung – Abstoßungsdiagnostik

Einleitung

Die Herztransplantation hat in den letzten 10 Jahren einen festen Platz im therapeutischen Spektrum der Herzchirurgie erhalten. Alleine im Jahr 1990 wurden weltweit über 3000 Herztransplantationen, in Deutschland 545 durchgeführt (s. Abb. 1). Die Ein-Jahres-Überlebensrate ist in den letzten 20 Jahren von 48 % auf 81 % und die 5-Jahres-Überlebensrate von 26 auf 69 % gestiegen [3, 5].

Die operative Technik der Organimplantation ist seit den 60er Jahren standardisiert [3]. Hingegen haben sich sowohl die Empfänger- als auch die Spenderkriterien in den letzten Jahren grundlegend gewandelt. Herzen von Spendern weit über 45 Jahren, mit Thoraxtraumen oder anderen ehemaligen Kontraindikationen werden heute mit gutem Langzeiterfolg transplantiert [9]. Neugeborene, Kinder, Diabetiker und Patienten mit schwerst eingeschränkter Nierenfunktion müssen dank verbesserter postoperativer Therapie nicht mehr von der Transplantation ausgeschlossen werden.

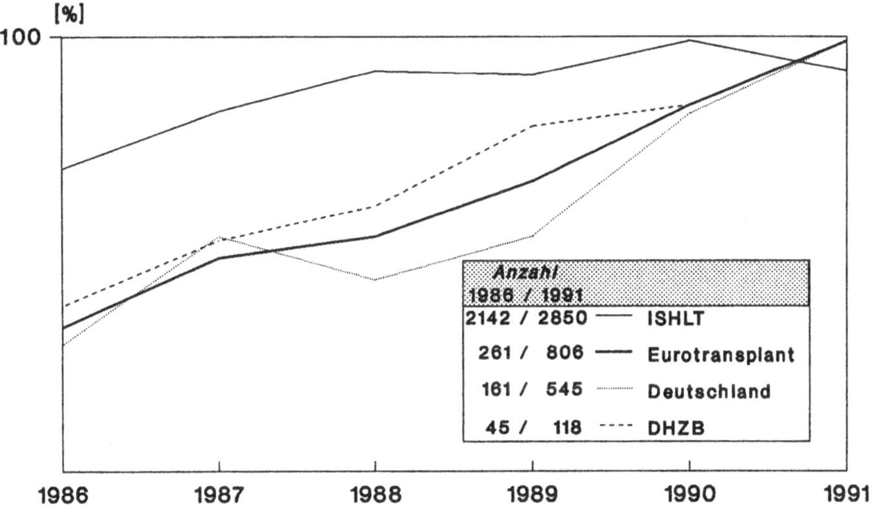

Abb. 1. Anzahl der Herztransplantationen weltweit, in Deutschland und am Deutschen Herzzentrum Berlin (1989–1991)

Abstoßungsdiagnostik

Neben den Verbesserungen der immunsuppressiven Therapie durch Einsatz einer dreifachen Medikamentenkombination aus Cyclosporin, Azathioprin und Steroiden trug zu den günstigen Ergebnissen der Transplantation eine verbesserte Abstoßungsdiagnostik bei. Insbesondere die Entwicklung nicht-invasiver Verfahren, wie intramyokardiales EKG [10], echokardiographische Parameter [6] und cytoimmunologisches Monitoring [7] sind hier zu nennen. In unserer Klinik findet die Myokardbiopsie, die früher einziges verläßliches Kriterium der Abstoßungsüberwachung war, nur noch in Ausnahmefällen Anwendung (Abb. 2). Alle unsere Patienten erhalten bereits bei der Transplantation einen Telemetrieschrittmacher

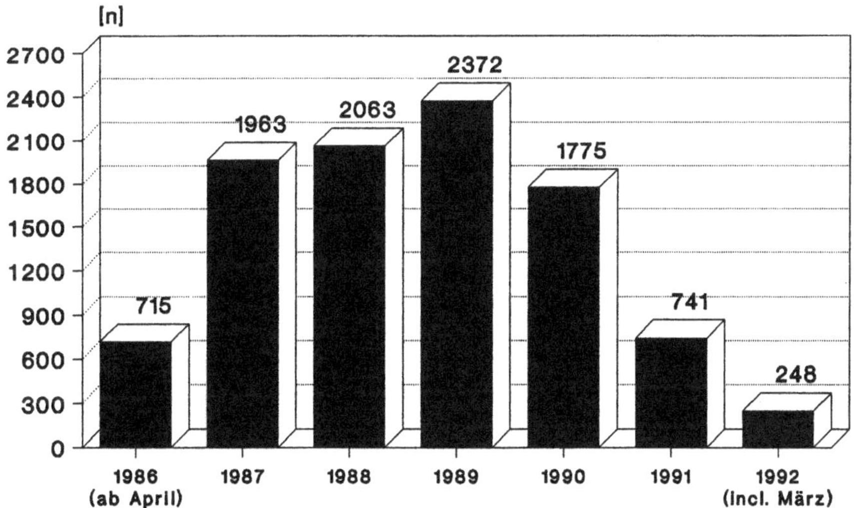

Abb. 2. Frequenz der Myokardbiopsien zur Abstoßungsüberwachung am Deutschen Herzzentrum Berlin (4/1986–3/1992)

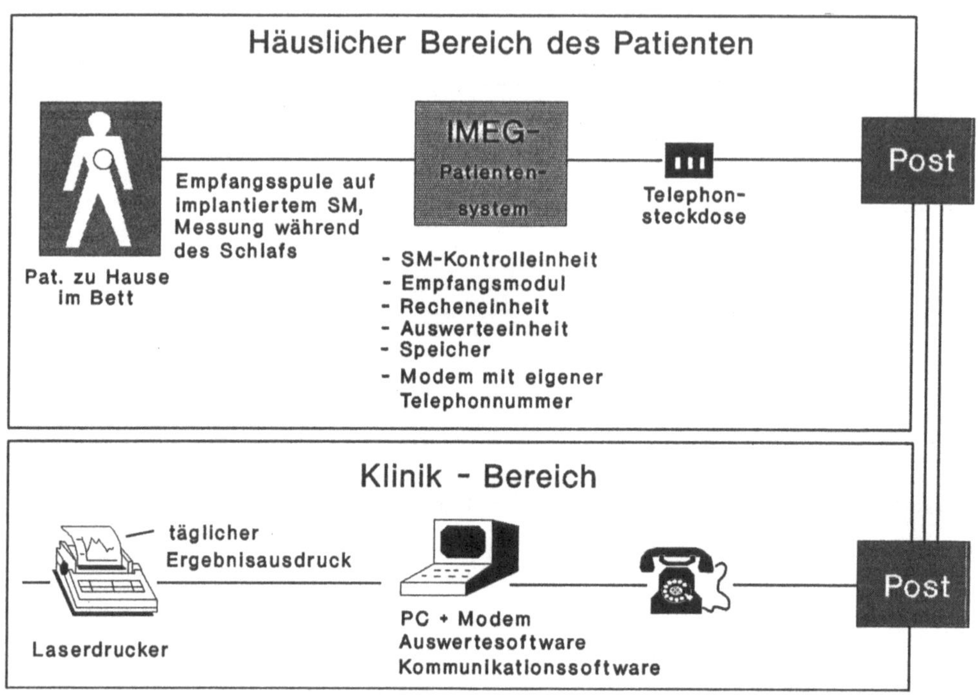

Abb. 3. Abstoßungsüberwachung mit telefonischer Übertragung der IMEG Messung

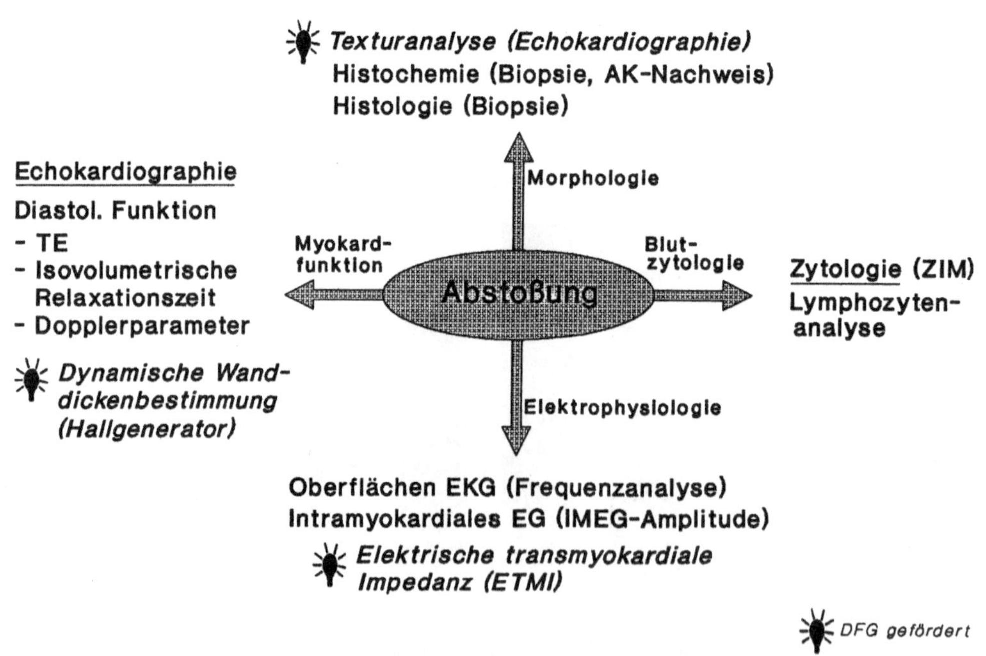

Abb. 4. Möglichkeiten der Abstoßungsüberwachung nach Herztransplantation

implantiert, über den ein intramyokardiales EKG aus dem rechten und linken Ventrikel abgeleitet werden kann. Über eine Verbindung zum Telefonsystem ist es möglich, daß der Patient von zu Hause aus sein IMEG an die betreuende Klinik zur Auswertung übermittelt (Abb. 3). Ein höhergradiger Abfall der R-Amplitude und ein Frequenzanstieg sind hochverdächtig auf eine Abstoßungsreaktion. Gegebenenfalls wird der Patient zur Nachkontrolle einbestellt. In der Klinik ergänzen dann Echokardiographie und Lymphozyten-Screening die Diagnostik. In Synopsis der Befunde kann dann entschieden werden, ob der Patient einer Abstoßungsbehandlung zugeführt wird. Der Entscheidungsweg ist in Abb. 4 dargelegt.

Medikamentöse Nachbehandlung

Einschränkungen der Nierenfunktion trugen in der Vergangenheit in einem beträchtlichen Maße zu Morbidität und Mortalität nach Herztransplantation bei. Neben einer renalen Schädigung infolge protrahierter Kreislaufsuppression spielt hierbei die Nephrotoxizität der Medikamente, die nach der Transplantation verabfolgt werden müssen, insbesondere Cyclosporin A, eine gewichtige Rolle. In unserer Klinik konnten wir die Inzidenz von Nierenversagen nach Transplantation durch den Einsatz von Urodilatin erheblich senken [4]. Urodilatin ist ein humanes, renales Peptid, das dem alpha-ANF ähnlich ist und über eine präglomeruläre Vasodilatation und eine gesteigerte Natriurese die Diurese fördert. Zusätzlich bewirkt eine Dauerinfusion eine venöse Vasodilatation, so daß der Bedarf an Nitroglycerin gesenkt werden kann. Bei unverändertem arteriellen Blutdruck sinken Venendruck und die Kreatinin- und Harnstoffwerte. Seit November 1990 wurden auf diese Weise 108 Patienten in unserem Hause behandelt.

Transplantation im Kindesalter

Zwischen April 1986 und April 1992 wurden 34 Herztransplantationen bei 31 Kindern und Jugendlichen im Alter von 8 Tagen bis 16 Jahren am Deutschen Herzzentrum Berlin durchgeführt. Hauptindikation bildete eine terminale Herzinsuffizienz bei dilatativer Kardiomyopathie, weitere präoperative Diagnosen waren Endokardfibrose in 3 Fällen, hypoplastisches Linksherz in zwei und Trikuspidalatresie, kompletter atrioventriculärer Septumdefekt, Pulmonalstenose mit Koronarsinusoiden, valvuläre Aortenstenose sowie hypertrophe Kardiomyopathie in je einem Fall. Drei Kinder wurden präoperativ zwischen 4 und 17 Tagen mechanisch kreislaufunterstützt. Alle Kinder erhielten eine dreifache Immunsuppression. Die Abstoßungsüberwachung erfolgte ausschließlich nicht-invasiv nach den oben genannten Kriterien. Psychische und physische Entwicklung der Kinder waren weitgehend normal.

Mechanische Überbrückung

Ein weiterer wesentlicher Fortschritt besteht in der Möglichkeit der mechanischen Kreislaufunterstützung, so daß Patienten, die zuvor auf der Warteliste verstorben wären, der Transplantation zugeführt werden können. Am Deutschen Herzzentrum Berlin wurden seit 1987 68 Patienten mit Hilfe eines mechanischen Kreislaufunterstützungssystems unter dem Konzept des „Bridging bis zu einer Transplantation" überbrückt (s. Abb. 5). Die Gesamtzahl der Patienten, die in unserem Hause bis zu diesem Zeitpunkt mechanisch kreislaufunterstützt wurden, beträgt 96. Zwölf Patienten wurden im kardiogenen Schock bei Postkardiotomie-Syndrom oder akutem Myokardinfarkt und 10 bei Transplantatversagen unterstützt.

In der Gruppe der überbrückten Patienten wurde bei zweien das pneumatisch betriebene Totalkunstherz nach Bücherl implantiert, bei allen anderen ein externes pulsatiles, pneumatisch angetriebenes System (Berlin Heart) angewandt. Fünf Patienten wurden solitär linksventrikulär und 58 biventrikulär unterstützt. Von den 65 Patienten (Alter 8 bis 62 Jahre) konnten 41 tatsächlich transplantiert werden. Von diesen überlebten 24 länger als 30 Tage

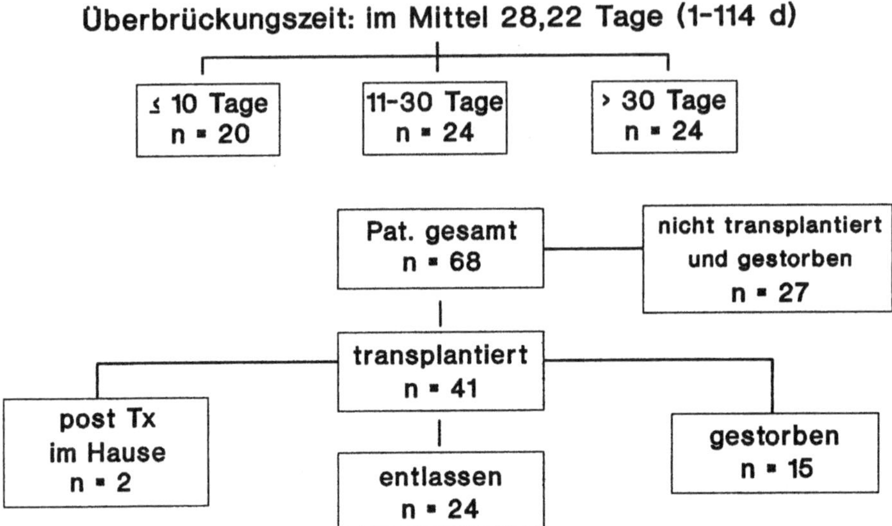

Abb. 5. Ergebnisse der mechanischen Kreislaufunterstützung zum Bridging zur Transplantation am Deutschen Herzzentrum Berlin (6/1988–2/1992)

nach Transplantation (66,6 %). Die Unterstützungsdauer lag zwischen 1 und 114 Tagen (im Mittel 28 Tage).

Bei der Analyse unserer Ergebnisse kamen wir zu dem Schluß, daß ein primärer Einsatz von ventrikulären Assistenzsystemen beim Postkardiotomie-Syndrom bzw. beim akuten Myokardinfarkt wenig erfolgversprechend ist. Unser Konzept geht jetzt dahin, daß wir in solchen Fällen zunächst die simpleren und vergleichsweise billigeren Zentrifugalpumpen einsetzen würden. Kann der Patient innerhalb von 48 Stunden nicht von der mechanischen Unterstützung entwöhnt werden, so wird geprüft, ob der Patient ein Kandidat für ein Bridging ist und ihm gegebenenfalls ein biventrikuläres pulsatiles Unterstützungssystem (BVAD) implantiert werden soll [8]. Von den auf eine Transplantation wartenden Patienten gelten diejenigen als Bridging-Kandidaten, deren hämodynamische Situation sich so verschlechtert, daß in den nächsten 48 Stunden mit dem Tod des Patienten zu rechnen ist und Therapieversuche mit Katecholaminen und Phosphodiesterasehemmern erfolglos bleiben. Von 128 Patienten am DHZB, die eine derartige Verschlechterung der Kreislaufsituation auf der Warteliste erlebten, konnten 71 unter Enoximone stabilisiert werden, 37 mußten dann doch einer mechanischen Unterstützung zugeführt werden [1].

Schwierigkeiten bereitet heute noch die Vorhersagbarkeit des Verlaufes nach Implantation eines Assistenzsystems [2]. In unserer Erfahrung sind präoperativer Ikterus, langdauernde respiratorische Insuffizienz mit Beatmung und eine Entgleisung des Gerinnungssystems als Folge der Kreislaufdekompensation prognostisch ungünstige Faktoren. Ebenso zeigen Patienten mit einem Alter über 50 Jahre und solche mit herzchirurgischen Voroperationen (auf Grund erhöhter Blutungsinzidenz) einen deutlich ungünstigeren Verlauf. Genauere Kriterien werden erst mit größeren Patientenzahlen aufzustellen sein.

Von herausragender Bedeutung ist der Zeitpunkt, an dem ein Patient nach mechanischer Kreislaufunterstützung transplantiert wird. Wir haben einen einfachen Score der Transplantabilität entwickelt, der die folgenden Faktoren berücksichtigt [2]:

- akuter Bewußtseinverlust
- Beatmungspflichtigkeit ($FiO2 > 30\,\%$)
- Anstieg von GOT/GPT (> 100 U/L)
- Oligurie bzw. Anurie oder Kreatinin über 1,5 mg %
- klinisch apparente Infektionen

Tabelle 1. Ergebnisse der mechanischen Kreislaufunterstützung in Abhängigkeit vom präoperativen Zustand des Patienten. DHZB 7/1987–2/1992

	Auf der Warteliste gestorben (Pat.)	Transplantiert (Pat.)	Mech. Kreislaufunterstützung (Pat.)
1987	51	69	2
1988	35	77	8
1989	34	96	13
1990	38	104	16
1991	47	120	26
2/1992	16	29	3

Nur wenn keiner dieser Punkte vorhanden ist, ist der Patient transplantabel. Die Patienten, die in den ersten 6 Tagen nach Implantation des mechanischen Systems die Transplantabilitätskriterien erfüllen, haben die beste Prognose (Tabelle 1).

Schlußfolgerung

Die Herztransplantation ist zu einem Routineverfahren geworden. Dank verbesserter Immunsuppression, verbesserter, insbesondere nicht-invasiver Abstoßungsüberwachung konnten die mittel- und langfristigen Ergebnisse deutlich verbessert werden. Am Deutschen Herzzentrum Berlin liegt die Überlebensrate „idealer" Empfänger (ohne begleitende Risikofaktoren) bei 91,8 % nach einem Monat post operationem. Innerhalb des ersten Jahres versterben 5,4 %, nach einem Jahr nochmals 3,8 %. Das Indikationsspektrum der Herztransplantation konnte erweitert werden, so daß nun auch Kinder und Patienten mit eingeschränkter Nierenfunktion transplantiert werden. Die jetzigen Probleme der Herztransplantation konzentrieren sich mehr auf die chronischen Folgen der Immunsuppression und chronischer Abstoßungsvorgänge an den Koronarendothelien. Schließlich sterben trotz mechanischer Überbrückung einerseits und erweiterter Spenderkriterien andererseits immer noch zu viele Patienten aus Mangel an geeigneten Organen auf der Warteliste. Daher sollte die Transplantation in jedem Falle nur als letzte Möglichkeit der Therapie gewertet werden. Vor dem Entschluß zum Organersatz müssen nach wie vor alle Wege der organerhaltenden Therapie ausgeschöpft sein.

Literatur

1. Friedel N, Teebken M, Lemme A, Schüler S, Hetzer R (1991) Enoximone als pharmakologisches „bridging" zur Herztransplantation. Z Kardiol 80:(S4) 27–33
2. Friedel N, Viazis P, Schiessler A, Warnecke H, Hennig E, Hetzer R (1991) Patient selection for mechanical circulatory support as a bridge to cardiac transplantation. Int J Art Organs 14:276–279
3. Hetzer R, Loebe M, Warnecke H, Schüler S (1991) Herztransplantation in Deutschland. In: Hugenholtz H (Hrsg) Nitroglycerin VII. de Gruyter, Berlin New York, p 83–89
4. Hummel M, Kuhn D, Böttner W, Forssmann WG, Hetzer R (1992) Urodilatin, a new tool to prevent renal failure after heart transplantation. J Heart Lung Transplant 11:203
5. Kriett JM, Kaye MP (1991) The registry of the international society for heart and lung transplantation: Eigth official report. J Heart Lung Transplant 10:491
6. Lieback E, Meyer R, Nawrocki M, Schüler S, Cohnert T, Hetzer R (1992) Clinical value of ultrasonic tissue characterisation – an alternative method to endomyocardial biopsy. J Heart Lung Transplant 11:225

7. Reichenspurner H, Kempkes BM, Haberl R, Angermann CH, Lersch CH, Osterholzer G, Anthuber M, Weber M, Gokel JM (1987) Patientenüberwachung nach Herztransplantation an der Universität München Großhadern. Z Herz-, Thorax-, Gefäßchirurgie 1:79
8. Schiessler A, Warnecke H, Friedel N, Hennig E, Hetzer R (1990) Clinical use of the Berlin biventricular assist divice as a bridge to transplantation. ASAIO Trans 36: M 706–708
9. Schüler S, Warnecke H, Loebe M, Fleck E, Hetzer R (1989) Extended donor age in cardiac transplantation. Circulation 80: III 133–139
10. Warnecke H, Schüler S, Goetze H, Matheis G, Süthoff U, Müller J, Tietze U, Hetzer R (1986) Noninvasive monitoring of cardiac allograft rejection by intramyocardial electrogram recordings. Circulation 74: III 72–76

95. Fortschritte im Bereich der Pankreastransplantation

W. Land, München

(Manuskript bis Redaktionsschluß nicht eingegangen)

96. Fortschritte im Bereich der Lebertransplantation in den letzten 10 Jahren

P. Neuhaus, G. Blumhardt, W. O. Bechstein und H. Keck

Chirurgische Klinik und Poliklinik, Universitätsklinikum Rudolf Virchow, FU Berlin, Augustenburger Platz 1, 1000 Berlin 65, Bundesrepublik Deutschland

Progress in Liver Transplantation in the Past 10 Years

Summary. During the past 10 years, liver transplantation has developed into an established form of treatment. In 1991 alone, almost 450 liver transplants were performed in Germany with a mean 1-year survival of 70 %. Consistent progress in the fields of organ preservation, surgical techniques, and prevention of disease recurrence has made a more than 90 % 1-year survival rate achievable during the last 3 years in Berlin. Progress in organ preservation is based on the use of colloidal solutions, pharmacological improvement of microcirculation, and probably prevention of reperfusion injury by the use of calcium antagonists and free oxygen radical scavengers. Improvements in surgical techniques have led to a reduction in blood loss and vascular complications, and to a drastic reduction of biliary leaks and stenoses. The introduction of cyclosporin, FK-506, and monoclonal antibodies into immunosuppressive therapy has contributed to the improvement of results in a major way. Furthermore, progress in intensive care in the areas of fluid therapy and blood component substitution, respiratory care and prophylaxis of infection as well as postoperative nutrition has led to a reduction in early postoperative morbidity and mortality. Efficient prophylaxis of the recurrence of hepatitis-B-virus-related disease by using hepatitis B hyperimmunoglobulin after liver transplantation has prevented this lethal recurrence, which was previously frequent, in a large group of patients.

Key words: Liver transplantation – Preservation – Intensive care – Immunosuppression

Zusammenfassung. Die Lebertransplantation hat sich in den letzten 10 Jahren weltweit zu einer etablierten Behandlungsmethode entwickelt. 1991 wurden in Deutschland fast 450 Lebertransplantationen durchgeführt mit einer durchschnittlichen Ein-Jahres-Überlebenswahrscheinlichkeit von 70 %. Durch die konsequente Nutzung von Fortschritten auf dem Gebiet der Organkonservierung, der chirurgischen Technik, der Immunsuppression, der Intensivmedizin und der Rezidivprophylaxe bei Hepatitis-Patienten war es in Berlin möglich, die Erfolgsrate in den letzten drei Jahren auf über 90 % anzuheben. Fortschritte bei der Organkonservierung beruhen auf der Verwendung kolloidaler Lösungen, einer pharmakologischen Verbesserung der Mikrozirkulation und möglicherweise der Vermeidung von Reperfusionsschäden mit Calciumantagonisten und Sauerstoffradikalfängern. Die Verbesserung der chirurgischen Technik hat zu einer Verminderung des Blutverlustes und von Gefäßkomplikationen sowie zu einem drastischen Rückgang der Gallengangsinsuffizienzen und -stenosen geführt. Die Einführung von Cyclosporin, FK 506 und monoklonalen Antikörpern in die immunsuppressive Behandlung hat wesentlich zur Ergebnisverbesserung beigetragen. Fortschritte in der Intensivmedizin im Bereich der Flüssigkeits- und Volumensubstitution, der Beatmungs- und Infektionsprophylaxe sowie der postoperativen Ernährung haben weiterhin einen Rückgang frühpostoperativer Komplikationen und Todesfälle ermöglicht. Die wirkungsvolle Prophylaxe des Krankheitsrezidivs nach Lebertransplantationen wegen HBsAG-positiver Zirrhose durch Hepatitis B-Hyperimmunglobulin hat schließlich für eine große Patientengruppe erstmalig das sonst drohende frühe tödliche Krankheitsrezidiv verhindert.

Schlüsselwörter: Lebertransplantation – Konservierung – Intensivmedizin – Immunsuppression

In den letzten 10 Jahren sind weltweit in mehr als 100 Transplantationszentren über 20000 Lebertransplantationen durchgeführt worden. Nach zunächst geringer Transplantationsfrequenz in den Jahren 1963 bis 1983, in denen die Lebertransplantation in ihrer klinischen Anwendbarkeit erprobt und entwickelt wurde, führte eine internationale Konsensuskonferenz in den USA, die die Lebertransplantation zu einer etablierten klinischen Behandlungsmethode deklarierte, zu einer rasch und stetig ansteigenden Anzahl von Transplantationszentren, durchgeführten Transplantationen und wissenschaftlichen Publikationen über die Lebertransplantation. Parallel dazu stieg die Erfolgsquote, ausgedrückt durch eine fallende Kliniksletalität und eine zunehmende Ein-Jahres-Überlebensrate sowohl in den Vereinigten Staaten wie auch in Europa kontinuierlich an. Dies drückt sich besonders in den Daten des europäischen Lebertransplantationsregisters aus, das vor 1984 eine Überlebenswahrscheinlichkeit nach Lebertransplantation von etwa 30 %, bis 1988 von etwa 50 % und von 1988 bis 1991 von 70 % ausweist (Abb. 1). Wesentliche Fortschritte wurden dabei in den letzten 10 Jahren auf dem Gebiet der Organkonservierung, der chirurgischen Technik, der Immunsuppression und der intensivmedizinischen Behandlung erzielt. Durch die konsequente Nutzung des verfügbaren Wissens wurde im Transplantationszentrum Virchow Berlin bei 250 Lebertransplantationen von 1988 bis 1992 eine Überlebensrate von mehr als 90 % erreicht.

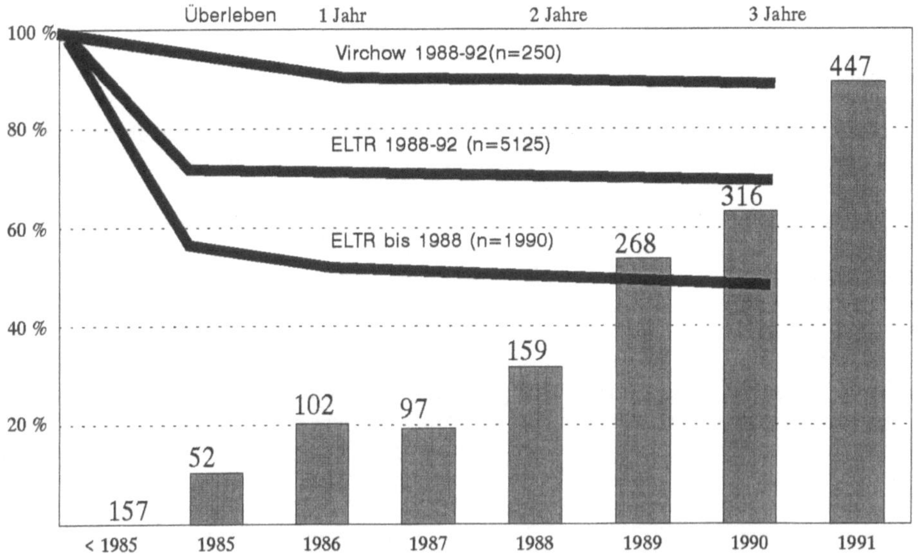

Abb. 1. Steigende Transplantationsfrequenzen und verbesserte Ein- bis Drei-Jahres-Überlebensergebnisse dokumentieren den Fortschritt der Lebertransplantation in Deutschland (ELTR-Daten)

Tabelle 1. Für die Lebertransplantation eingesetzte Konservierungslösungen. Zusammensetzung von Perfusionslösungen (mmol/l)

	Euro-Collins		UW Belzer		HTK Bretschneider
Osmolarität	406		320		310
Natrium	10		20		15
Kalium	115		140		10
Magnesium	–		5		4
Chlorid	15		–		50
Bicarbonat	10		–		–
Phosphat	57		25		–
Sulfat	–		5		–
Glucose	198	Raffinose	30	Mannitol	30
		Lactobionat	100	*H*istidin	198
		HAES (g/l)	50	*T*ryptophan	2
		Adenosin	5	*K*etoglutarat	1
		Glutathion	3		
		Allopurinol	1		

1. Organkonservierung

Die Einführung der University of Wisconsin-(UW)-Konservierungslösung durch F. Belzer und seine Mitarbeiter im Jahre 1988 bedeutete die Möglichkeit einer deutlichen Verlängerung der kalten Ischämiezeiten bei verbesserter Primärfunktion des Transplantates [2, 24]. Das impermeable Anion Lactobionat mit seinem relativ großen Molekulargewicht verhindert in der UW-Lösung (statt der Glukose in der bisher gebräuchlichen Eurocollins-Lösung) das sonst unausweichliche Zellödem. Zur Anhebung der Osmolarität wird weiterhin Raffinose, ein Saccharid mit einem ebenfalls hohen Molekulargewicht benutzt, und schließlich enthält die UW-Lösung eine große Menge Hydroxyäthyl-Stärke, eine stabile kolloidale Substanz zur Vermeidung eines interstitiellen Ödems (Tabelle 1).

Durch die fast ausschließliche Verwendung der UW-Lösung konnten in Berlin bei Konservierungszeiten von 4–24 Stunden (im Mittel 12,5 Stunden) Retransplantationen wegen primärer Funktionslosigkeit der Leber auf unter 2% reduziert werden. Derzeitig befindet sich eine weitere Konservierungslösung in deutschen Transplantationszentren in der Erprobung, die zunächst als Kardioplegie-Lösung von Bretschneider und Mitarbeitern in Göttingen entwickelt wurde und sich besonders bezüglich des Glukosegehaltes, der Kaliumkonzentration, der Osmolarität und der Pufferkapazität von der Eurocollins-Lösung und der UW-Lösung unterscheidet [6, 16]. Auch hier liegen bereits erste positive Ergebnisse vor. Ob die Bretschneider-Lösung aber bessere Konservierungsergebnisse als die UW-Lösung ermöglicht, ist heute noch offen [3].

Besonders das experimentelle Interesse hat sich aber heute der Organprotektion, also der pharmakologischen Vermeidung oder Verminderung von Hypoxie-, Ischämie- und Reperfusionsschäden zugewandt. Als Schädigungsmechanismen werden diskutiert: kalziumvermittelte Reaktionen während der Ischämie und Reperfusionsphase, die Bildung freier Radikale während der Reperfusionsphase und die Störungen der Mikrozirkulation als Folge von Endothelläsionen in der Reperfusionsphase. So wurden beispielsweise experimentell erprobt und bereits klinisch eingesetzt Cortison zur Membranprotektion, Kalziumantagonisten wie das Diltiazem, Prostaglandine zur Endothelprotektion und Verbesserung der Mikrozirkulation sowie Glutathion, Superoxiddysmutase und Allopurinol als Radikalfänger bei der Reperfusion des Transplantates [8]. Eigene, noch unveröffentlichte Ergebnisse zeigen besonders beim Einsatz von Prostaglandinen eine Verminderung des Zellschadens, Steigerung des Sauerstoffverbrauchs und der Durchblutung sowie eine Verbesserung des Galleflusses.

2. Chirurgische Technik

Operative Probleme und Komplikationen konnten in den letzten 10 Jahren durch die Wiedereinführung des venovenösen Bypasses in der anhepatischen Phase [20], durch den Gebrauch von Aprotinin, das die Fibrinolyse nach Reperfusion verhindert und somit zu einer Verminderung der intra- und postoperativen Blutungen führt, und durch verbesserte Anastomosierungstechniken vermindert werden [1, 4, 10]. Speziell die früher mit 10–20% angegebenen Gallengangskomplikationen konnten durch die Seit-zu-Seit-Anastomosierung auf weniger als 2% reduziert werden [9, 12].

Auch die Pfortaderthrombose stellt kein technisches Hindernis mehr dar. Durch die infrapankreatische Anastomosierung eines Veneninterponates war es uns in neun Fällen möglich, die thrombosierte Pfortader in situ zu ersetzen und dabei auf komplexere Revaskularisierungsversuche zu verzichten [11].

3. Immunsuppression

Die Einführung des Cyclosporin als Immunsuppressivum nach Lebertransplantation hat wie kein anderer Fortschritt positive Auswirkungen auf die Entwicklung der Lebertransplantation gehabt. Dies wird deutlich an den großen Vergleichskollektiven von Starzl's Arbeitsgruppe in Pittsburgh, die ebenfalls das neue, noch potentere Immunsuppressivum FK 506 kürzlich in die Klinik eingeführt hat [21, 22, 25, 26] (Abb. 2).

Daneben stehen insbesondere monoklonale Antikörper gegen T-Zell-Rezeptoren, die in den letzten zwei Jahren in Berlin, Hannover und Heidelberg mit Erfolg erprobt wurden, und weitere Antikörper-Präparationen, die zur Immunsuppression und zur Abstoßungsbehandlung eingesetzt werden können, im Mittelpunkt des Interesses [15].

Ein interessantes Problem, dessen Ursache sowohl in der Organkonservierung als auch der chirurgischen Technik und der Immunsuppression gesehen werden kann, ist die Gallengangsstenosierung. Der Schwund peripherer Gallengänge (Vanishing-bile duct-Syndrom) wird als Folge chronischer Abstoßungsreaktionen angesehen, Stenosen des Hauptgallenganges in der Anastomosenregion sind technisch oder durchblutungsbedingt, Stenosen aber

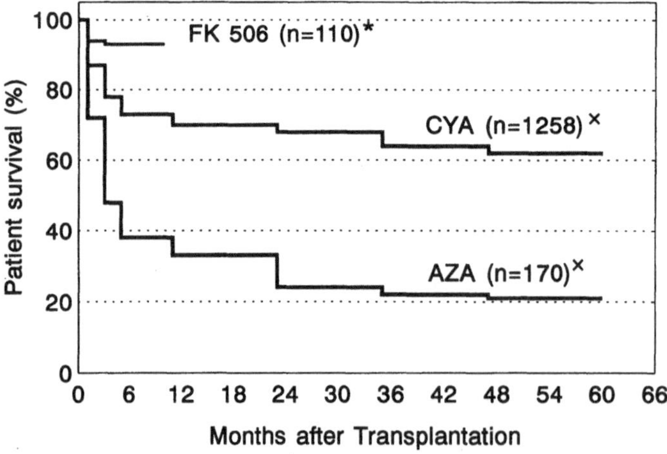

Abb. 2. Verbesserung der Überlebensergebnisse nach Lebertransplantation durch die Einführung des Cylcosporin A sowie Einfluß von FK 506 als Immunsuppressivum auf das Ein-Jahres-Überlebensergebnis

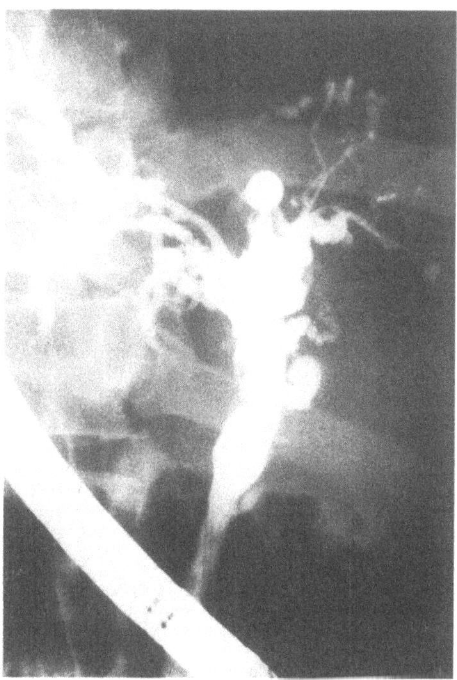

Abb. 3. Wahrscheinlich konservierungsbedingte Durchblutungsstörung und Destruktion der großen Gallengänge (ITBL = ischemic type billary lesion)

außerhalb dieser Anastomosenregion, vorzugsweise im Bereich der Gallengangsgabel, scheinen dagegen häufiger bei längerfristiger Konservierung aufzutreten (Abb. 3). Interessant ist, daß sich bei Verwendung verschiedener Konservierungsverfahren die Retransplantationsfrequenzen, die man eigentlich chirurgisch-technischen Fehlern zuschreiben möchte, wie Arterienthrombose und Gallengangsstenose, deutlich unterscheiden. Aber auch Abstoßungsreaktionen scheinen von der Konservierungsqualität abhängig zu sein [24].

4. Intensivmedizin

Patienten im Endstadium chronischer Lebererkrankungen haben vor der Transplantation zahlreiche sekundäre Organschäden und Risikofaktoren, die die intensivmedizinische Behandlung nach Transplantation erschweren und komplizieren. Dialyse- und Beatmungsnotwendigkeit, katecholaminpflichtige Kreislaufinsuffizienz, schwere Enzephalopathie und Infektionshäufigkeit stehen in direkter Korrelation zur Anzahl der präoperativen Risikofaktoren (Tabelle 2). Damit entsteht bei Lebertransplantation im komplizierten Endstadium der Zirrhose ein deutlich höherer Intensivaufwand als bei elektiver Indikationsstellung [13]. Die zunehmende Durchführung der Lebertransplantation vor Ausbildung lebensbedrohlicher Komplikationen hat somit nicht nur zur Verbesserung des Gesamtergebnisses, sondern auch zur Verminderung des intensivmedizinischen Aufwandes geführt (Tabelle 3).

Fortschritte konnten insbesondere durch die Verminderung des Transfusionsbedarfs (Aprotinin), durch die frühe Extubation und durch eine frühzeitige hochkalorische enterale Sondenernährung erzielt werden [7, 18]. Daneben hat sich uns die konsequente selektive Darmdekontamination zur Verminderung gram-negativer Infektionen als signifikanter Vorteil erwiesen. Die Entwicklung eines septischen Krankheitsbildes mit gram-negativen Bakterien oder Pilzen gehört in unserem Zentrum heute zur Ausnahme, die häufigeren gram-positiven Infektionen mit Enterokokken und Staphylokokken sind dagegen wesentlich leichter antibiotisch zu beherrschen [17, 19].

Tabelle 2. Einfluß von Komplikationen der Lebererkrankung auf die Entwicklung postoperativer Komplikationen nach Lebertransplantation ($n = 100$)

Präoperative Komplikationen		Postoperative Komplikationen	präoperativ	
			0–2 ($n = 39$)	3–5 ($n = 61$)
1. Oesophagusvarizen (III°–IV°)	57%	Nierenversagen (Dialyse)	0	7
2. Encephalopathie I–II/III–IV	37/12%	Niereninsuffizienz (Crea >2 mg/dl)	15	10
3. Aszites (bis 3 l/>3 l)	36/24%			
4. Beinödeme (therapierefraktär)	55%	Kreislaufinsuffizienz (katecholaminpflichtig)	1	11
5. Niereninsuffizienz (Crea >2 mg/dl)	18%			
		Encephalopathie a) leicht	1	7
6. Dialysepflichtiges Nierenversagen	5%	b) schwer	0	13
7. Muskeldystrophie	51%	Schwere Infektionen	5	16
8. Schwere Kreislaufprobleme	12%			

5. Verhütung des Krankheitsrezidivs

Das Ziel der Verhütung eines Rezidivs der Grunderkrankung in der transplantierten Leber ist eng gekoppelt mit der Indikationsstellung zur Lebertransplantation. So ist das Krankheitsrezidiv natürlich besonders häufig bei Tumorerkrankungen, hier besonders, wenn es sich um eine Metastasenleber handelte. Unter diesem Gesichtspunkt sind praktisch alle malignen Erkrankungen der Leber, außer dem hepatozellulären Karzinom, als ungünstige Indikation zur Lebertransplantation zu werten. Und auch hier kann nur bei Fehlen einer Lymphknotenmetastasierung und bei einem noch frühen Tumorstadium mit einer Heilung gerechnet werden. Das Dilemma liegt in der prä- und intraoperativen Bestimmung des Tumorstadiums und in dem praktisch vollständigen Fehlen sinnvoller adjuvanter Therapiemodalitäten. So wird in den meisten Transplantationszentren eine eher restriktive Haltung gegenüber der Indikationsstellung zur Lebertransplantation bei Tumorpatienten eingenommen, da die für eine Lebertransplantation günstigen in Frage kommenden Tumorarten praktisch alle durch die modernen chirurgischen Techniken resezierbar sind. Eine gute Ausnahmeindikation stellen die kleinen (<5 cm) hepatozellulären Karzinome in Zirrhose dar, die wegen des Fortschrittes der Zirrhose nicht resezierbar sind, bei denen aber durch die Transplantation auch die gesamte erkrankte Leberzellmasse entfernt wird. In unserer bisher geringen Erfahrung bei 12 Patienten wurde in drei Jahren bisher nur ein Rezidiv beobachtet [23].

Eine weitere lebensbedrohliche Rezidivgefahr besteht bei Patienten mit Leberzirrhose auf dem Boden einer Hepatitis B-Virusinfektion. Ohne wirksame Immunprophylaxe kommt es nach einer Transplantation praktisch regelmäßig zur Infektion der Leber und zur Entwicklung einer Hepatitis [5]. Die in der Literatur angegebenen Erfolgsraten nach Lebertransplantation liegen daher mit etwa 50% Drei-Jahres-Überlebenswahrscheinlichkeit deutlich unter dem allgemeinen Überlebensergebnis, wenn keine Immunprophylaxe durchgeführt wird. Durch die konsequente Impfung der Patienten intraoperativ in der anhepatischen Phase und nach der Lebertransplantation kann diese Erfolgsrate jedoch den anderen Indikationen angeglichen werden und erreicht in unserem Zentrum bei derzeitig 65 Patienten ebenfalls 90% [14]. Zweifellos ist dieses günstige Ergebnis teuer zu bezahlen, denn die Impfung kostet individuell sicherlich zwischen 20000,-- und 30000,-- DM. Damit zeigt sich, daß der immense Fortschritt auf dem Gebiet der Lebertransplantation in den letzten zehn Jahren einer größeren Anzahl von Patienten zugute kommen konnte, aber auch an der Steigerung der Kosten unseres Gesundheitssystems beteiligt ist. Man darf aber auch konstatieren, daß der Fortschritt auf dem Gebiet der Lebertransplantation auch anderen Bereichen der Medizin zugute kommt.

Tabelle 3. Indikationen zur Lebertransplantation am Universitätsklinikum Rudolf Virchow, FU Berlin [254 Transplantationen bei 237 Patienten (September 1988–März 1992)]

Postnekrotische Lebercirrhosen		153
Hepatitis B	59	
mit Delta Superinfektion $n = 11$		
NANB-Hepatitis	56	
Alkoholtoxische Cirrhose	35	
Autoimmunhepatitis	3	
Cholestatische Erkrankungen		36
primär biliäre Cirrhose (PBC)	22	
primär sklerosierende Cholangitis (PSC)	12	
sekundär sklerosierende Cholangitis	2	
Stoffwechselerkrankungen		10
Alpha 1 Antitrypsinmangel	2	
Porphyrie	2	
Morbus Wilson	3	
Hämochromatose	3	
Lebertumore		13
Hepatocell. Carcinom	1	
Hepatocell. Carcinom in Cirrhose	6	
zentrales Gallengangscarcinom	3	
Carcinoidmetastase	1	
Cystenleber	2	
Akutes Leberversagen		23
Hepatitis B	6	
NANB-Hepatitis	11	
Budd Chiari	5	
Morbus Wilson	1	
Retransplantation		17
Hepatitis Reinfektion nach OLT	6	
Konservierungsschaden	6	
irreversible Abstoßung	3	
Gefäßthrombose	1	
rez. Cholangitis	1	
Verschiedenes		2
Gallengangsatresie	1	
Budd Chiari	1	
Gesamt		254

Literatur

1. Bechstein WO, Riess H, Neuhaus P, Himmelreich G, Steffen R, Slama KJ, Blumhardt G (1991) The effect of aprotinin on blood product requirements during orthotopic liver transplantation. Clin Transplant 5:422–426
2. Belzer FO, Southard JH (1988) Principles of solid-organ preservation by cold storage. Transplantation 45:673–676
3. Gubernatis G, Pichlmayr R, Lamesch P, Grosse H, Bornscheuer A, Meyer HJ, Ringe B, Farle M, Bretschneider HJ (1990) HTK-solution (Bretschneider) for human liver transplantation. First clinical experiences. Langenbecks Arch Chir 375:66–70
4. Himmelreich G, Kierzek B, Neuhaus P, Slama K, Riess H (1991) Fibrinolytic changes and the influence of the early perfusate in orthotopic liver transplantation with intraoperative aprotinin treatment. Transplant Proc 23:1936–1937

5. Hopf U, Neuhaus P, Lobeck H, König V, Küther S, Bauditz J, Bechstein WO, Blumhardt G, Steffen R, Neuhaus R, Huhn D (1991) Follow-up of recurrent hepatitis B and delta infection in liver allograft recipients after treatment with recombinant interferon alpha. J Hepatol 13:339–346
6. Isemer FE, Ludwig A, Schunck O, Bretschneider HJ, Peiper HJ (1988) Kidney procurement with the HTK solution of Bretschneider. Transplant Proc 20:885–886
7. Lefèbre B, Bechstein WO, Steffen R, Raakow R, Neuhaus P (1990) Frühzeitige enterale Sondenernährung zur Behandlung der postoperativen katabolen Stoffwechsellage nach Lebertransplantation. Z Gastroenterol 28:71–72
8. Manner M, Kraus T, Hofheinz H, Roy K, Hofmann W, Otto G (1992) Wirkung der Eicosanoide auf den Reperfusionsschaden nach experimenteller Lebertransplantation. Langenbecks Arch Chir [Suppl] Chir Forum:135–138
9. Neuhaus P, Neuhaus R, Pichlmayr R, Vonnahme F (1982) An alternative technique of biliary reconstruction after liver transplantation. Res Exp Med 180:239–245
10. Neuhaus P, Bechstein WO, Lefèbre B, Blumhardt G, Slama K (1989) Effect of aprotinin on intraoperative bleeding and fibrinolysis in liver transplantation. Lancet II:924–925
11. Neuhaus P, Bechstein WO, Blumhardt G, Steffen R (1990) Management of portal vein thrombosis in liver transplant recipients. Surg Gynecol Obstetr 171:251–252
12. Neuhaus P, Blumhardt G, Bechstein WO, Steffen R, Keck H (1990) Side to side anastomosis of the common bile duct is the method of choice for biliary tract reconstruction after liver transplantation. Transplant Proc 22:1571
13. Neuhaus P, Steffen R, Blumhardt G, Bechstein WO, Lemmens HP, Keck H, Rossaint R, Slama K (1991) Verbesserte Überlebenschancen nach Lebertransplantation durch Verminderung perioperativer Komplikationen. Z Gastroenterol [Suppl 2] 29:169–172
14. Neuhaus P, Steffen R, Blumhardt G, Bechstein WO, Keck H, Lemmens HP, Neuhaus R, Lobeck H, König V, Hopf U (1991) Experience with immunoprophylaxis and interferon therapy after liver transplantation in HBsAG positive patients. Transplant Proc 23:1522–1524
15. Neuhaus P, Bechstein WO, Blumhardt G, Steffen R, Keck H, Lemmens HP, Langrehr JM, Schlag H (1992) Quadruple induction immunosuppression after liver transplantation with IL-2-receptor antibody (BT 563) is equally effective and better tolerated than ATG induction therapy. Transplant Proc (in press)
16. Preusse CJ, Schulte HD, Bircks W (1987) High volume cardioplegia. Ann Chir Gynaec 76:39–45
17. Raakow R, Steffen R, Lefèbre B, Blumhardt G, Bechstein WO, Neuhaus P (1990) Selective bowel decontamination effectively prevents gram-negative infections after liver transplantation. Transplant Proc 22:1556–1557
18. Rossaint R, Slama K, Jaeger M, Bauer R, Konrad M, Bechstein WO, Blumhardt G, Neuhaus P, Falke KJ (1990) Fluid restriction and early extubation for successful liver transplantation. Transplant Proc 22:1533–1534
19. Rossaint R, Raakow R, Lewandowski K, Slama K, Steffen R, Blumhardt G, Lütgebrune R, Neuhaus P, Felix R (1991) Strategy for prevention of infection after orthotopic liver transplantation. Transplant Proc 23:1965–1966
20. Shaw Jr BW, Martin DJ, Marquez JM, Kang YG, Bugbee Jr AC, Iwatsuki S, Griffith BP, Hardesty RL, Bahnson HT, Starzl TE (1985) Advantages of venous bypass during orthotopic transplantation of the liver. Sem Liver Dis 5:344–348
21. Starzl TE, Todo S, Fung J, Demetris AJ, Venkataramman R, Jain A (1989) FK-506 for human liver, kidney and pancreas transplantation. Lancet II:1000–1004
22. Starzl TE, Demetris AJ, Van Thiel D (1989) Liver transplantation. N Engl J Med 321:1092–1099
23. Steffen R, Neuhaus P, Blumhardt G, Bechstein WO (1991) Liver transplantation for liver cancer. Onkologie 14:100–106
24. Todo S, Nery J, Yanaga K, Podesta L, Gordon R, Starzl TE (1989) Extended preservation of human liver grafts with UW solution. JAMA 261:711–714
25. Todo S, Fung JJ, Starzl TE, Tzakis A, Demetris AJ, Kormos R, Jain A, Alessiani M, Takaya S, Shapiro R (1990) Liver, kidney, and thoracic organ transplantation under FK 506. Ann Surg 212:295–305
26. Todo S, Fung JJ, Tzakis A, Demetris AJ, Jain A, Alessiani M, Takaya S, Day R, Gordon R, Starzl TE (1991) One hundred ten consecutive primary orthotopic liver transplants under FK 506 in adults. Transplant Proc 23:1397–1402

97. Fortschritte der Nierentransplantation

F. W. Eigler, K. H. Albrecht, W. Niebel und A. Kruschke

Universitätsklinikum Essen, Abteilung für Allgemeine Chirurgie, Hufelandstraße 55, W-4300 Essen

Progress in Kidney Transplantation

Summary. The introduction of immunosuppression with cyclosporine A in 1983 compared to conventional immunosuppression has clearly improved early results within the first year post transplant. In contrast, the rate of graft failure per year in the following course has not changed essentially. Still HLA histocompatibility is a predominant prognostic factor which can be influenced by organ sharing. On the other hand, donor factors like sex and age are becoming more important and should be taken into account for organ allocation. This furthermore requires strict attention to future exchange rules within the transplant community.

Key words: Long-term function – Prognostic factors – Organ sharing

Zusammenfassung. Mit Einführung des Immunsupressivums Cyclosporin A 1983 haben sich die Ergebnisse der Leichennierentransplantation im ersten Jahr zwar deutlich verbessert. Im weiteren Verlauf hat die jährliche Verlustrate dagegen kaum abgenommen. Weiterhin ist die HLA-Gewebeübereinstimmung ein wesentlicher, durch Organaustausch logistisch zu beeinflussender prognostischer Faktor. Darüber hinaus gewinnen Spenderfaktoren wie Alter und Geschlecht zunehmend an Bedeutung und sollten bei der Organzuteilung vermehrt berücksichtigt werden. Dies setzt weiterhin eine strikte Beachtung künftiger Organaustauschkriterien innerhalb der Transplantationsgemeinschaft voraus.

Schlüsselwörter: Langzeitfunktion – Prognostische Faktoren – Organzuteilung

Als vor 12 Jahren auf dem Chirurgenkongreß das Thema „Stand der Nierentransplantation" abgehandelt wurde, ließ sich feststellen, daß schon damals die chirurgischen Probleme der Nierentransplantation weitgehend gelöst waren [3]. Fortschritte konnten also vor allem durch Verbesserung der Immunsuppression erwartet werden. Entgegen der damaligen Prognose hat sich das quantitative Problem mit Auseinanderklaffen der Zahlen von wartenden Empfängern und tatsächlich verfügbaren Organen weiter verschärft. Die Zahl chronisch Nierenkranker, die durch eine Dialyse behandelt werden und für eine Transplantation geeignet sind, hat sich inzwischen vervielfacht. Zu diesem Problem kann deshalb nur der Hoffnung Ausdruck gegeben werden, daß die anstehende Transplantationsgesetzgebung zu einer Verbesserung der Situation, nicht aber zu einer Einschränkung der Möglichkeiten führt. Nur so kann die Spende vom Lebenden die Ausnahme für nahe Verwandte wie bisher in Deutschland bleiben.

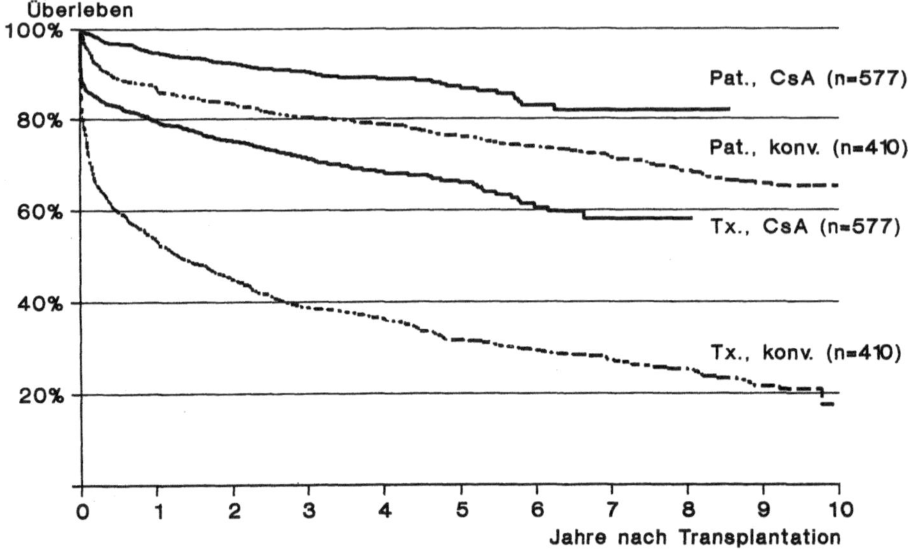

Abb. 1. Vergleich der Patientenüberlebens- (Pat.) und Nierenfunktionsraten (Tx) bei sogenannter konventioneller und Cyclosporin A (CSA)-Behandlung bei Erwachsenen über 18 Jahre. Man erkennt die entscheidenden Verbesserungen (Transplantationszentrum Essen, 1972–1991)

Die Einführung des von Borel [1] entdeckten Cyclosporin A durch Calne [2] in die Klinik hat gegenüber der bis dahin üblichen Immunsuppression die Ergebnisse wesentlich verbessert. Im eigenen Krankengut läßt sich das sowohl an der Patientenüberlebensrate wie dem Anteil funktionierender Transplantate eindrücklich zeigen (Abb. 1). Dabei ist die Verbesserung bei den unter 18jährigen Empfängern in unserem Krankengut besonders offensichtlich und zweifellos wesentlich das Verdienst der intensiven kindernephrologischen Betreuung in Essen (Abb. 2).

Schon hier sei aber darauf hingewiesen, daß der entscheidende Effekt der Cyclosporinbehandlung vor allen Dingen die Frühergebnisse, bezogen auf das erste Jahr, betrifft. Der weitere Verlauf läßt eine Parallelverschiebung der jeweiligen Kurven erkennen, mit anderen Worten, das Problem der chronischen Abstoßung bzw. des Organverlustes auf längere Sicht ist auch unter Cyclosporin A geblieben.

Die Gesamtergebnisse unter Cyclosporin, die Opelz [5] kürzlich für die alten Bundesländer zusammengestellt hat, weisen zu den eigenen Ergebnissen im Beginn einen gewissen Unterschied insofern auf, als bei etwas geringerer Letalität die Nierenfunktionsrate der Transplantate in unserem Krankengut höher erscheint (Abb. 3). Im weiteren Verlauf gleichen sich die Kurven an und weisen schließlich für die Transplantatfunktionszeiten im Essener Krankengut ein etwas günstigeres Ergebnis aus. Gerade für den Verlauf im ersten Jahr muß man aber darauf achten, daß Verbesserungen bei der Organfunktionsrate nicht durch eine höhere Letalität der Patienten erkauft wird, wenn etwa mit Antikörperpräparaten eine intensivere Immunsuppression durchgeführt wird. Denn im Gegensatz zu Herz, Leber und Lunge, bei denen Organüberleben fast gleichzusetzen ist mit Patientenüberleben, kann die Dialysebehandlung den Nierenfunktionsverlust weitgehend kompensieren.

Im übrigen ist die enorme Verbesserung der Ergebnisse durch Cyclosporingebrauch nicht durch eine Verschlechterung der Nierenfunktion beeinträchtigt, wie aufgrund der Nephrotoxizität des Cyclosporins zunächst befürchtet. So läßt sich im eigenen Krankengut kein Unterschied der mittleren Kreatininwerte im Langzeitvergleich zur konventionellen Therapie erkennen.

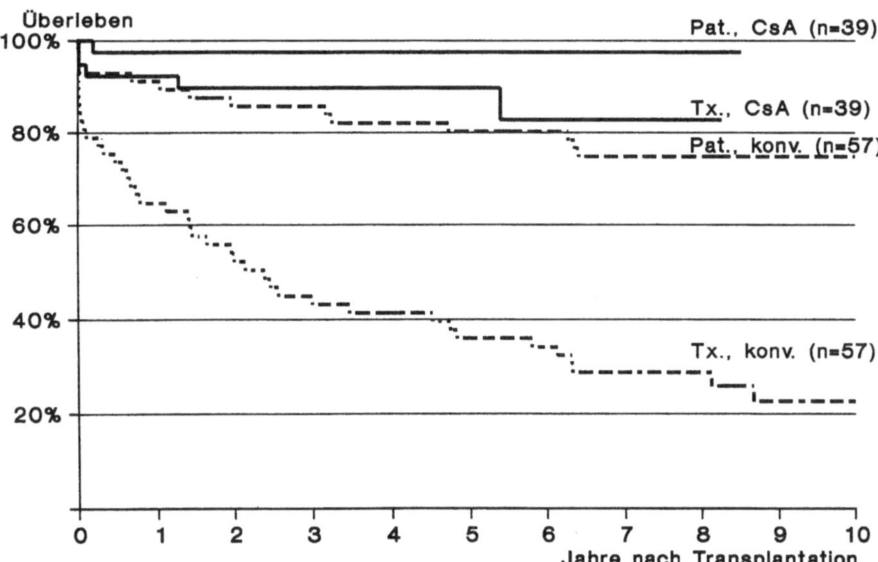

Abb. 2. Vergleich der Patientenüberlebens- (Pat.) und Nierenfunktionsraten (Tx) bei sogenannter konventioneller und Cyclosporin A (CSA)-Behandlung bei Kindern unter 18 Jahren, die besonders von CSA profitiert haben (Transplantationszentrum Essen, 1972–1991)

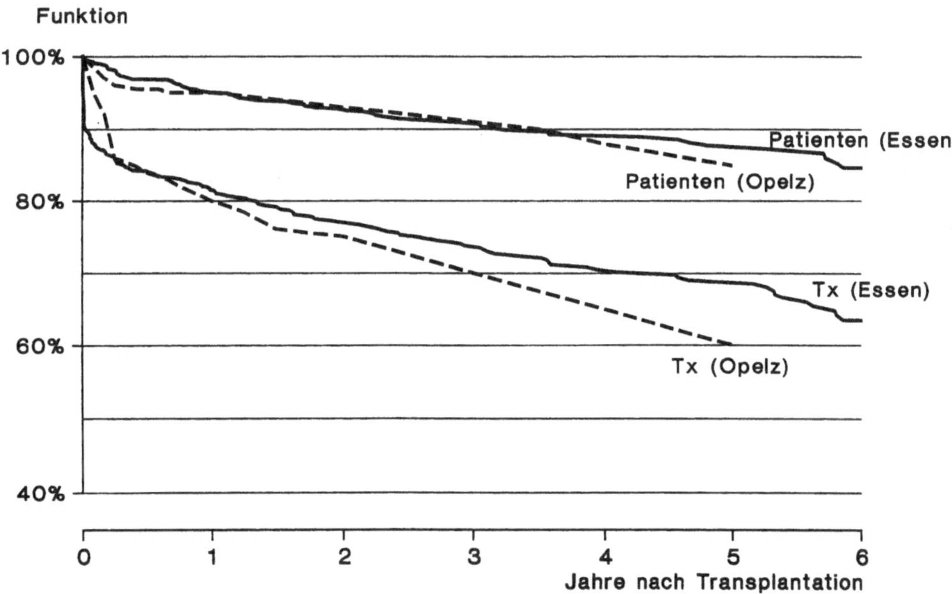

Abb. 3. Patientenüberlebens- und Funktionsraten (Tx) nach Erstnierentransplantation im Vergleich der von Opelz für die alten Bundesländer erhobenen Daten zu denen am Essener Transplantationszentrum. Einer schlechteren Primärfunktionsrate der Nieren entspricht zugleich eine etwas verbesserte Überlebensrate der Patienten. Universitätsklinikum Essen, 1984–1991 ($n = 661$). Alte Bundesländer 1982–1989, G. Opelz ($n = 8363$)

Allerdings scheint die Rate maligner Neubildungen unter Cyclosporin A größer zu sein als unter der konventionellen Therapie – wahrscheinlich als unspezifischer Effekt jeder effektiven Immunsuppression [7].

Zusammenfassend ergibt sich für die Immunsuppression bei allem erreichten Fortschritt der dringende Wunsch nach weiteren Verbesserungen, wie sie sich mit verschiedenen neueren Substanzen abzeichnen.

Obwohl gerade zur Verhinderung akuter Abstoßungen die derzeit verfügbare Immunsuppression wesentlich hilft, zeigen die von Opelz zusammengestellten Zahlen [5], wie auch immer von Eurotransplant betont, einen bleibenden Einfluß der Histokompatibilität vor allem bei den Langzeitergebnissen (Abb. 4). Durch Verminderung der Fehlerquote von ca. 30% bei der Gewebetypisierung durch Verbesserungen mittels DNA-Bestimmungen ist sogar eine noch zunehmende Bedeutung zu erwarten. Damit wird die Notwendigkeit des Organaustausches weiter betont [8]. Nicht nur, daß bei Nichtbeachtung der Gewebskompatibilität die zur Verfügung stehenden Organe früher abgestoßen werden, sondern den Empfängern ist damit auch die „Heilungschance" durch eine erneute Transplantation zusätzlich vermindert. Jedenfalls zeigt die Analyse bei Re-Nierentransplantation dann ein deutlich schlechteres Ergebnis, wenn die erste Niere weniger als ein Jahr funktioniert hat (Abb. 5).

Im übrigen sind die Verlustraten sowohl im ersten Jahr nach Transplantation, wie auch danach vorwiegend immunologisch bedingt, wie die Tabelle mit den eigenen aufgeschlüsselten Zahlen erkennen läßt (Tabelle 1).

Wie eingangs gezeigt wurde, sind die Ergebnisse der Nierentransplantation bei Kindern, also Empfängern unter 18 Jahren, besonders günstig. Darüber hinaus spielt das Alter der Empfänger nur eine unbedeutende Rolle. Eine Altersgrenze für die Nierentransplantation existiert kaum mehr.

Ganz anders verhält es sich hingegen mit den Spenderorganen: Das Alter der Spender hat einen deutlichen Einfluß auf die Langzeitergebnisse, worauf wir schon früh hingewiesen haben [4] und was nun von Eurotransplant [6] wie von Opelz [5] bestätigt wurde. Im eigenen Krankengut finden sich die besten Langzeitergebnisse mit Nieren von Spendern zwischen 16 und 55 Jahren, während die Nieren von jüngeren und vor allen Dingen älteren Spendern zu sehr viel ungünstigeren Resultaten führen (Abb. 6). Es ist offensichtlich, welche Problematik sich hier angesichts des bestehenden Organmangels auftut.

Tabelle 1. Ursachen des Transplantatverlustes bei Erwachsenen nach Erstnierentransplantation ($n = 570$) unter Cyclosporin-Therapie

I. Kurzzeitrisiko $n = 116$ Verluste (innerhalb des 1. Jahres)		
1. akute/chronische Abstoßung	53%	
2. protrahiertes Nierenversagen	28%	
3. technisch bedingt	3%	
4. Tod des Patienten	9%	
5. andere	7%	
II. Langzeitrisiko $n = 63$ Verluste (nach dem 1. Jahr)		
1. chronische Abstoßung	53%	(61%)[a]
2. Tod des Patienten	17%	(15%)
3. CYA assoziierte chronische Tx-Nephrotoxizität	13%	(11%)
4. rekurrierende Nierengrunderkrankung	4%	(6%)
5. Non-compliance	4%	(3%)
6. andere	9%	(4%)

[a] ( ) = Land et al. Transpl. Proc. 23 (1991)

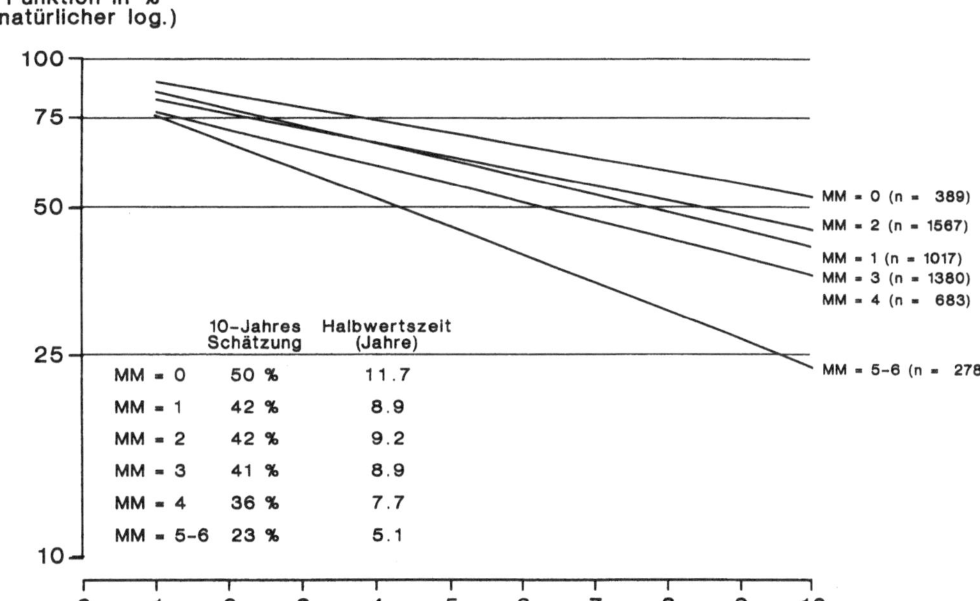

Abb. 4. Funktionsraten von Erstnierentransplantaten in Abhängigkeit von der HLA-A + B + DR Gewebeverträglichkeit. Mit zunehmender Anzahl nicht übereinstimmender Merkmale (MM) nimmt die Halbwertszeit der Transplantatfunktion ab. Alte Bundesländer 1982–1989, G. Opelz

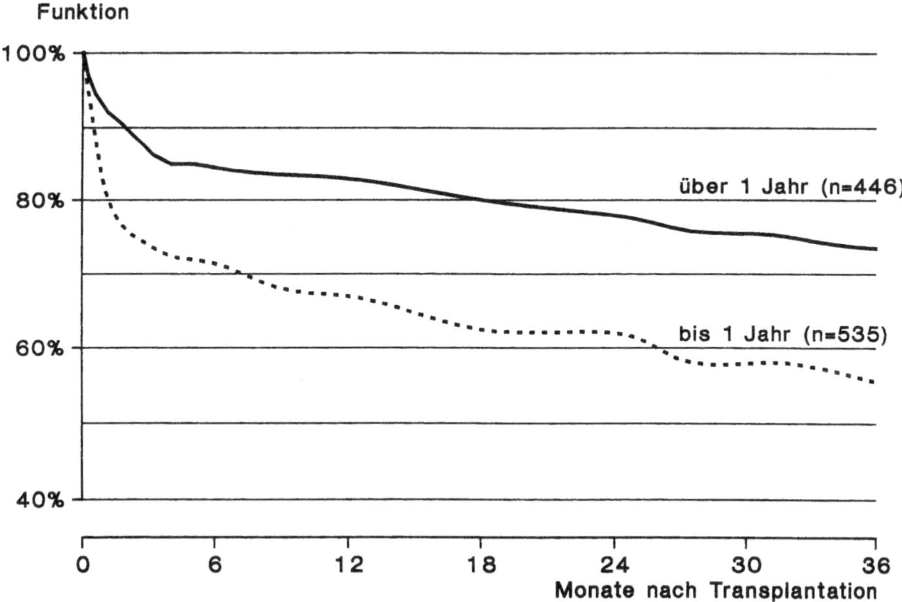

Abb. 5. Funktionsraten von Re-Nierentransplantaten in Abhängigkeit von der Funktionsdauer der vorhergehenden Transplantate. Eine Funktionsdauer unter einem Jahr ist für das Folgetransplantat prognostisch ungünstig. Alte Bundesländer 1982–1989, G. Opelz

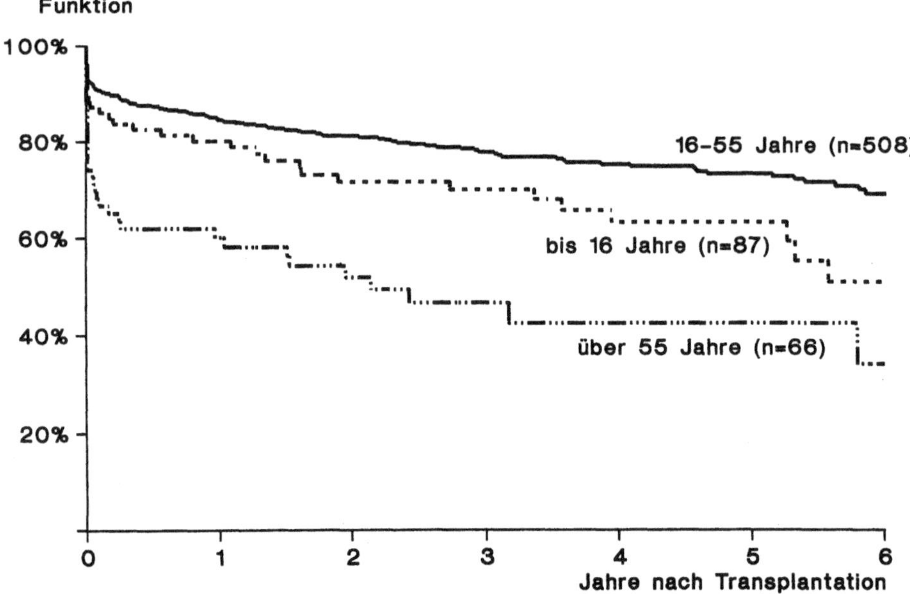

Abb. 6. Funktionsraten von Erstnierentransplantaten in Abhängigkeit vom Spenderalter. Das günstigste Spenderalter lag zwischen 16 und 55 Jahren. Universitätsklinikum Essen, 1984–1991

Wenn auch zweifellos feststeht, daß die Gewebetypisierung einen zusätzlichen Einfluß zu allen übrigen Faktoren behält, so gibt die statistische Auswertung von Eurotransplant vor allem durch Thorogood und Mitarbeiter [6] einen deutlichen Hinweis, daß eine Vielzahl weiterer Faktoren die Ergebnisse beeinflussen, wie es für die Spenderseite in Tabelle 2 zusammengefaßt ist. Für die Bedeutung der Kaltischämiezeit deutet sich im übrigen an, daß die neueren Konservierungsmethoden mit UW- und HTK-Lösung zu einer Verbesserung der Situation führen. Jedenfalls ergeben sich gewisse Hinweise auf verbesserte Sofort- und Frühfunktion. Die Auswirkungen auf die Langzeitergebnisse sind allerdings nicht sehr schnell zu erwarten.

Interessanterweise haben die Autoren aus ihren Befunden der verschiedenen Einflüsse auf die Transplantationsergebnisse bisher nur den Schluß gezogen, mittels eines aus den Faktoren ermittelten „Scores" die Gefährdung des einzelnen Empfängers zu errechnen und

Tabelle 2. Faktoren mit negativem Einfluß auf die Nierentransplantatfunktionsraten[a]

Faktoren	Risikosteigerung des Transplantatverlustes nach 4 Jahren
• Unterschied im HLA-B-DR System	bis zum 2,0fachen
• >79 % Antikörper (PRA)	1,75fach
• Kaltischämie-Zeit >24 Std.	1,24fach
• Spenderalter <5 u. >55 J.	2,04fach
• Geschlecht ♀ → ♂	1,34fach

[a] nach Thorogood et al. 1991

dies gleichsam als Maß für eine individuelle Behandlung zu nehmen [6]. Vorschläge, aus den empfängerunabhängigen Faktoren Schlüsse für die Verteilung der Organe zu ziehen, fehlen hingegen. Auch wenn die Faktoren in verschiedener Richtung diskutierbar sind, wird doch deutlich, daß eine entscheidende Komponente im Rahmen der Organtransplantation vom eigentlichen Operationsakt nicht beeinflußt werden kann und somit ein logistisches Problem darstellt. Auch die jetzt geltenden Regeln stellen sicher noch nicht das Optimum dar, z. B. für die lange auf Organe wartenden Kranken.

Zum Abschluß soll deshalb noch einmal die Notwendigkeit enger Kooperationen aller Transplantationszentren betont und ein Problem angesprochen werden, daß sich gerade durch die erreichten Fortschritte entwickelt:

Die Tatsache der Standardisierung von Operation und direkter Nachsorge mit den deutlich verbesserten Anfangsergebnissen macht es verständlich, daß immer mehr chirurgische oder urologische Abteilungen sich dem faszinierenden Gebiet der Nierentransplantation zuwenden. Dabei wird leicht vergessen, daß die Langzeitergebnisse nicht nur von den primären Operationserfolgen abhängen, sondern, wie sich nun immer mehr zeigt, von den Eigenschaften des Spenderorgans bzw. des Spenders. Um die bestmöglichen Ergebnisse zu erzielen, müssen in Zukunft noch mehr Merkmale als bisher bei der Zuteilung bestimmter Organe zu bestimmten Empfängern beachtet werden. Entstehen zu viele selbständige bzw. autarke Transplantationseinheiten, wird schon aus ökonomischen Gründen der Drang wachsen, entweder unter Verzicht auf gute Langzeitergebnisse die entsprechenden Regeln zu mißachten oder aber die Zahl der Lebendspende zu erhöhen. Gerade die Lebendspende wurde bisher in Deutschland mit großer Zurückhaltung betrachtet, da sie den eigentlichen ärztlichen Aufgaben, nämlich Kranke zu heilen und nicht Gesunde zu operieren, zuwiderläuft. Ärztliche Aufgabe bleibt, Kranken bestmöglich zu helfen. Unter diesem Gesichtspunkt muß der Grundsatz von Austauschregeln beachtet werden, denn die postmortale Organspende erfolgt ja nicht im Hinblick auf bestimmte Transplantationszentren, sondern als Geschenk zur Hilfe Kranker. In Abwandlung eines Satzes von M. Arnold, den er ursprünglich unter der Frage der Ethik der Gesundheitsökonomie formuliert hat, möchte ich schließen mit dem Gedanken:

„Eine nur auf den individuellen Patienten gerichtete Betrachtungsweise in Verbindung mit dem Anspruch auf völlige Therapiefreiheit, die als wesentliches Element einer medizinischen Ethik gilt, konnte zu Listers Zeiten vertreten werden, nicht aber heute . . ." – und nun die Abwandlung: wo sie eine wichtige Ursache der Verschlechterung der Gesamtergebnisse der Transplantation werden kann.

Literatur

1. Borel JF, Kis ZL (1991) The discovery and development of cyclosporine (Sandimmune). Transplant Proc 23:1867–1874
2. Calne RY, White DJG, Thiru S, Evans DB, McMaster P, Dunn DC, Craddock GN, Pentlow BD, Rolles K (1978) Cyclosporine A in patients receiving renal allografts from cadaver donors. Lancet ii:1323–1327
3. Eigler FW (1980) Bedeutung der Nierentransplantation. Langenbecks Arch Chir 352:69–73
4. Niebel W, Albrecht KH, Gille A, Wagner K, Eigler FW, Grosse-Wilde H, Erhard J, Daul A, Philipp T (1991) Donor factors determine cadaveric kidney outcome: should we use it to choose donor-recipient combinations? In: Land W, Dossetor JB (eds) Organ Replacement Therapy. Springer, Berlin Heidelberg, S 426–428
5. Opelz G (1991) Ergebnisse der Nierentransplantation in der Bundesrepublik Deutschland. Hrsg: Deutsche Stiftung Organtransplantation, Neu-Isenburg
6. Thorogood J, Houwelingen JC, Persijn GG, Zantvoort FA, Schreuder GMTh, van Rood JJ (1991) Prognostic indices to predict survival of first and second renal allografts. Transplantation 52:831–836
7. Walz MK, Albrecht KH, Niebel W, Eigler FW (1992) De novo Malignome unter medikamentöser Immunsuppression. DMW 117:927–934
8. Wujciak T, Opelz G (persönliche Mitteilung) Computer analysis of cadaver kidney allocation procedures

98. Entwicklung und Bedeutung kombinierter Organtransplantationen

R. Margreiter

Abteilung für Transplantationschirurgie, I. Universitätsklinik für Chirurgie, Anichstraße 35, A-6020 Innsbruck, Österreich

Evolution and Relevance of Combined Organ Transplants

Summary. In 1966, Kelly and Lillehei transplanted a pancreas together with a kidney in a young patient suffering from end-stage diabetic nephropathy. Since this first combined organ transplantation, various organs have been transplanted together: heart-lung (Cooley 1969), liver-kidney (Margreiter 1983), liver-pancreas-stomach-small bowel (Starzl 1983), heart-liver (Starzl, Bahnson 1984), heart-lung-liver (Wallwork, Calne 1986), and liver-small bowel (Grant 1990). Although some of these combined organ transplants will only occasionally be necessary, some others such as kidney-pancreas, heart-lung, or liver-kidney have already gained clinical relevance.

Key words: Combined organ transplants

Zusammenfassung. Kelly und Lillehei haben 1966 einer jungen Diabetikerin neben einer Niere auch eine Bauchspeicheldrüse implantiert und so erstmals eine kombinierte Organverpflanzung durchgeführt. In der Folge wurden dann verschiedenste Organe zusammen transplantiert: Herz-Lunge (Cooley 1969), Leber-Niere (Margreiter 1983), Leber-Pankreas-Magen-Dünndarm (Starzl 1983), Herz-Leber (Starzl, Bahnson 1984), Herz-Lunge-Leber (Wallwork, Calne 1986), Leber-Dünndarm (Grant 1990). Während einige dieser kombinierten Organverpflanzungen nur gelegentlich indiziert sein werden, haben die Verpflanzung von Niere und Pankreas aber auch die von Herz und Lunge sowie Leber und Niere durchaus klinische Relevanz erlangt.

Schlüsselwörter: Kombinierte Organverpflanzungen

Am 17.12.1966 haben Kelly und Lillehei in Minneapolis mit der ersten Pankreastransplantation auch eine Niere verpflanzt und damit gleichzeitig auch die erste kombinierte Organverpflanzung durchgeführt [7]. In der Folge wurden dann die verschiedensten Organe in Zweifach- aber auch Dreifachkombination transplantiert, zuletzt en-bloc sämtliche vitale Bauchorgane. Im folgenden sollen nun Indikation sowie Häufigkeit und Ergebnisse der einzelnen Transplantationen kurz skizziert werden.

Die Verpflanzung von Bauchspeicheldrüse und Niere ist mit Abstand die am häufigsten durchgeführte kombinierte Organverpflanzung. Indikation zu diesem Eingriff ist die terminale diabetische Nephropathie. Da auf die spezielle Problematik der Pankreastransplantation im Rahmen eines anderen Beitrages näher eingegangen wird, sollen hier nur einige grundsätzliche Bemerkungen zur kombinierten Verpflanzung gemacht werden. Anzustreben wäre natürlich die Transplantation der Bauchspeicheldrüse allein und zwar zu einem Zeitpunkt, wo der Diabetes noch nicht zur Entwicklung der Sekundärkomplikationen wie Nephropathie, Retinopathie und Neuropathie bzw. Makroangiopathie geführt hat. Auch mit subtilen diagnostischen Methoden gelingt es nicht, dieses Drittel der Typ-I-Diabetiker, das dieses Spätsyndrom überhaupt entwickelt, frühzeitig zu selektionieren. Zum anderen müßte man den Patienten doch eine sehr hohe Erfolgsrate bei nebenwirkungsfreier Immunsuppression garantieren können, gilt es doch, diese Risiken gegen die der exogenen Insulinzufuhr abzuwägen. Von diesem Ziel sind wir jedoch noch recht weit entfernt. Außerdem sind die Ergebnisse der Pankreastransplantation allein ungleich ungünstiger als nach der kombinierten Transplantation, wobei die Ursachen dafür noch weitestgehend ungeklärt sind. Ein Grund dafür mag in der Tatsache liegen, daß das rechtzeitige Erkennen von akuten Abstoßungsvorgängen im Pankreas noch beträchtliche Schwierigkeiten bereitet. Einerseits wird die transkutane Entnahme von Gewebsproben aus dem Pankreastransplantat wegen der schweren Lokalisierbarkeit des Organes und wegen des großen Risikos der Fistelbildung bzw. Blutung selten durchgeführt, zum anderen zeigt ein abnormer Kohlehydratstoffwechsel aufgrund der enormen funktionellen Reserven des Organes fast durchwegs ein zu spätes Abstoßungsstadium an. Aus diesem Grund hat man sich auf die Überwachung der exokrinen Funktion des Transplantates konzentriert und ist damit fündig geworden. Nur ist Pankreassaft nur so lange verfügbar, als er über ein in den Gang eingelegtes Drain nach außen temporär abgeleitet wird. Der alleinige Nachweis von pankreasspezifischen Enzymen im Harn im Falle einer Blasendrainage der exokrinen Funktion ist hingegen nur bedingt aussagekräftig. Aus diesem Grund wird von den meisten Zentren die gleichzeitig transplantierte Niere zur immunologischen Überwachung des Pankreastransplantates herangezogen. Das Fehlen dieses Markers mag im Falle einer alleinigen Pankreastransplantation mitverantwortlich für die noch unbefriedigenden Ergebnisse sein, die bei etwa 40–50% im Vergleich zu etwa 70% Einjahres-Transplantatfunktionsraten nach kombinierter Verpflanzung liegen. Das Patientenüberleben nach diesem Eingriff konnte in den letzten Jahren auf über 90% angehoben werden und ist damit der Überlebenswahrscheinlichkeit nach alleiniger Nierentransplantation bei Nichtdiabetikern annähernd vergleichbar. Bisher wurden etwa 3000 derartige Eingriffe weltweit durchgeführt [10].

Bereits im Jahre 1973 soll Cooley in Houston eine kombinierte Herz-Nierentransplantation durchgeführt haben, wobei der Patient dem Vernehmen nach bereits kurz postoperativ verstorben ist. Am 14.2.1986 ist dann Gallucci in Padua diese kombinierte Transplantation erstmals geglückt [1]. Kandidaten für diese Transplantation sind einerseits dialysepflichtige Patienten mit inoperabler koronarer Herzerkrankung oder aber solche, bei denen es aufgrund ihrer Herzerkrankung im Stadium III oder IV und eventuell zusätzlicher medikamentöser Schädigung zur Niereninsuffizienz gekommen ist. Öfters wurde die Nierentransplantation nach Herztransplantation durchgeführt, nachdem Cyclosporin in zu hoher Dosierung zum irreversiblen Nierenversagen geführt hatte. Bisher wurden in Europa simultan 24 und nichtsimultan 31 derartige Eingriffe vorgenommen [3, 4, 14]. Man kann davon ausgehen, daß entsprechend der Zahl der Herztransplantationen etwa zweimal so viele derartige Eingriffe in den Vereinigten Staaten ausgeführt worden sind.

Am 14.12.1984 gelang Starzl und Bahnson erstmals eine kombinierte Herz-Lebertransplantation bei einem sechsjährigen Kind mit einer Hyperlipoproteinämie Typ II (familiäre Hypercholesterinämie) [11]. Eine weitere denkbare Indikation wäre auch die Hyperlipoproteinämie Typ IV. Zuerst das Herz und zu einem späteren Zeitpunkt die Leber transplantiert haben Chirurgen in Spanien [2]. Bisher dürften weltweit etwa fünf derartige kombinierte Verpflanzungen bei den angegebenen Indikationen durchgeführt worden sein.

Die erste kombinierte Herz-Lungen-Lebertransplantation bei einer Patientin mit primärer pulmonaler Hypertension und primär-bilärer Zirrhose wurde von Wallwork und Calne am 17.12.1986 in Papworth/Cambridge durchgeführt [17]. Diese Patientin ist nach nunmehr bereits sechs Jahren immer noch am Leben und physisch voll rehabilitiert. Aus derselben oder ähnlicher Indikation sind einige derartige Transplantationen auch aus Harefield bekannt geworden [19]. Bisher dürften weltweit etwa sieben solcher Eingriffe durchgeführt worden sein, von denen mehr als die Hälfte der Empfänger überlebt hat.

Am 27.12.1983 wurde in Innsbruck erstmals eine kombinierte Leber-Nierentransplantation durchgeführt [8]. Indikation für diese kombinierte Transplantation ist die terminale Leber- und Niereninsuffizienz, wobei es bei einer kleinen Serie von sieben Patienten bei uns entweder Patienten waren, die ein Nierentransplantat abgestoßen hatten und gleichzeitig an einer chronisch aktiven Hepatitis litten, die dann unter der Steroid-Langzeitmedikation in eine Zirrhose übergegangen war. Zum anderen sind es Dialysepatienten, die aufgrund ihrer eingeschränkten Leberfunktion im Rahmen eines chronischen Leberleidens nicht als Kandidaten für eine Nierentransplantation allein akzeptiert werden. Eine weitere Indikation besteht in der primären Hyperoxalurie Typ I (Alanin/Glyoxylat-Aminotransferase-Mangel). Allein aus dieser Indikation wurden in Europa in den letzten Jahren 24 kombinierte Leber-Nierentransplantationen mit einem 75% Patientenüberleben durchgeführt [16]. Die heterotope Lebertransplantation bei Hyperoxalurie kommt nicht in Frage, da bei verbleibender Patientenleber zuviel Oxalsäure gebildet würde. Weitere Indikationen wären die Tyrosinämie sowie die Glykogenose Typ I (v. Gierke) und Typ II (Pompe). Bisher wurden in den Jahren 1988–1990 simultan 70 und nichtsimultan 35 kombinierte Leber-Nierentransplantationen vorgenommen. Die Ergebnisse sind denen nach Transplantation der Leber alleine vergleichbar [3, 4, 14].

Am 13.11.1988 hat Grant in London/Ontario erstmals eine kombinierte Leber-Dünndarmtransplantation bei einer Patientin mit einem Kurzdarmsyndrom sowie einem Antithrombin III-Mangel erfolgreich durchgeführt [5]. Eine andere Indikation für diesen Eingriff wäre das Kurzdarmsyndrom mit Leberinsuffizienz aufgrund längerdauernder parenteraler Ernährung. Diskutiert wird heute, ob nicht grundsätzlich bei den derzeitigen Möglichkeiten der Immunsuppression aus immunologischen Gründen mit dem Dünndarm immer die Leber mittransplantiert werden sollte, weiß man doch, daß die Leber andere simultan transplantierte Organe vor Abstoßung zu schützen vermag. Bisher sind weltweit sechs derartige Eingriffe bekannt geworden.

Die Verpflanzung von Leber, Pankreas und Duodenum (Cluster-Transplantation) erfolgte erstmals am 22.7.1988 durch Starzl in Pittsburgh [12], wobei die Indikation für diesen Eingriff in erster Linie Malignome von Pankreas oder Leber waren, die die Organgrenze überschritten und das Ligamentum hepatoduodenale infiltriert hatten. Bisher dürften 70 derartige Eingriffe weltweit durchgeführt worden sein. Langzeitergebnisse wurden kaum berichtet. Es bleibt abzuwarten, ob diese einen derartigen Aufwand rechtfertigen. Aus onkologischer Sicht scheinen in erster Linie endokrine Tumore des rechten Oberbauches eine sinnvolle Indikation zu sein. Da die Gruppe in Pittsburgh zahlreiche Komplikationen von seiten der Bauchspeicheldrüse im Rahmen dieses Eingriffes erfahren mußte, ist man dort dazu übergegangen, nur die Leber und Inselzellen intraportal zu transplantieren, wobei in einigen Fällen Inselzellen von mehreren Spendern transplantiert worden sind. Einige dieser so behandelten Patienten wurden ohne exogene Insulinzufuhr normoglykämisch [15].

Am 17.8.1983 hat Starzl in Pittsburgh erstmals mit Leber, Pankreas, Magen, Duodenum, Dünndarm und Teilen des Dickdarms sämtliche vitale Bauchorgane bei einem Kleinkind mit einem Kurzdarmsyndrom und Hepatopathie transplantiert [13]. Er selbst hat dann noch ein weiteres Kind drei Jahre später operiert und zwei derartige Eingriffe bei Kindern wurden von Williams in Chicago [18] berichtet. Während je ein Kind von Starzl und Williams kurz postoperativ verstorben ist, sind die beiden anderen nach vier bzw. sechs Monaten einem Lymphom erlegen, ohne je das Krankenhaus verlassen zu haben. Ein erwachsener Empfänger aus dem eigenen Krankengut hat insgesamt 9 Monate gelebt, bevor er an einem Rezidiv seines Primärtumors gestorben ist [9]. Ein weiterer Fall wurde in London/Ontario bei nichtmaligner Grundkrankheit operiert und kann sich zwei Jahre nach Transplantation voll oral ernähren [6].

Zusammenfassend kann gesagt werden, daß die Verpflanzung fast jeder Organkombination heute technisch machbar geworden ist. Mortalität und Morbidität nach diesen Eingriffen ist kaum größer als nach der Verpflanzung eines der in Kombination transplantierten Organ allein. Während die Indikation für einige Kombinationstransplantationen nur in Ausnahmefällen gegeben sein wird, haben sich bereits klassische Indikationen z. B. für die Nieren-Pankreas-, Herz-Lungen- oder Leber-Nierentransplantation etabliert. Von diesen kombinierten Organverpflanzungen haben wir gelernt, daß bei simultaner Verpflanzung von zwei oder mehr Organen desselben Spenders die Leber, möglicherweise auch die Lunge andere Organe vor Abstoßungen schützen.

Literatur

1. Faggian G, Bortolotti U, Stellin G, Mazzucco A, Sorbara C, Tommaseo T, Gallucci V (1986) Combined heart and kidney transplantation: A case report. J Heart Transplant 5:480–483
2. Figuera D, Ardaiz J, Martín-Júdez V, Pulpón LA, Pradas G, Cuervas-Mons V et al. (1986) Combined transplantation of heart and liver from two different donors in a patient with familial type IIa hypercholesterolemia. J Heart Transplant 5:327–329
3. Fassbinder W, Brunner FP, Brynger H, Ehrich JHH, Geerlings W, Raine AEG et al. (1991) Combined report on regular dialysis and transplantation in Europe, XX, 1989. Nephrol Dialysis Transplantation 6,1:5–35
4. Geerlings W, Tufveson G, Brunner FP, Ehrich JHH, Fassbinder W, Landais P et al. (1991) Combined report on regular dialysis and transplantation in Europe, XXI, 1990. Nephrol Dialysis Transplantation 6,4:5–29
5. Grant D, Wall W, Mimeault R, Zhong R, Ghent C, Garcia B et al. (1990) Successful small-bowel/liver transplantation. Lancet 335:181–184
6. Grant D, Persönliche Mitteilung
7. Kelly WD, Lillehei RC, Merkel FK et al. (1967) Allotransplantation of the pancreas and duodenum along with the kidney in diabetic nephropathy. Surgery 61:827–837
8. Margreiter R, Huber Ch, Kramar R, Steiner E, Niederwieser D, Judmaier G (1984) Combined liver and kidney transplantation. The Lancet (Letter) I:1077
9. Margreiter R, Königsrainer A, Schmid Th, Koller J, Kornberger R, Oberhuber G, Furtwängler W (1992) Successful multivisceral transplantation. Transpl Proc in press
10. Moudry-Munns RC, Sutherland DER (1991) International pancreas transplant registry. Newsletter 4,1
11. Starzl TE, Bahnson HT, Hardesty RL, Iwatsuki S, Gartner JC, Bilheimer DW et al. (1984) Heart-liver transplantation in a patient with familial hypercholesterolaemia. The Lancet, 1382–1383
12. Starzl TE, Satoru T, Tzakis A, Podesta L, Mieles L, Demetris A et al. (1989) Abdominal organ cluster transplantation for the treatment of upper abdominal malignancies. Ann Surg 210, 3:374–386
13. Starzl TE, Rowe M, Todo S et al. (1989) Transplantation of multiple abdominal viscera. JAMA 261:1449–1457
14. Tufveson G, Geerlings W, Brunner FP, Brynger H, Dykes SR, Ehrich JHH et al. (1989) Combined report on regular dialysis and transplantation in Europe, XIX, 1988. Nephrology Dialysis Transplantation 4:5–29
15. Tzakis AG, Ricordi C, Alejandro, Zeng Y, Fung JJ, Todo S et al. (1990) Pancreatic islet transplantation after upper abdominal exenteration and liver replacement. The Lancet Vol 336, 402–405
16. Watts RWE, Danpure CJ, Pauw LDe, Toussaint C (1991) Combined liver-kidney and isolated liver transplantations for primary hyperoxaluria type 1: the European experience. Nephrol Dial Transplant 6:502–511
17. Wallwork J, Williams R, Calne RY (1987) Transplantation of liver, heart, and lungs for primary biliary cirrhosis and primary pulmonary hypertension. The Lancet 25:182–185
18. Williams JW, Sankary HN, Foster PF, Lowe J, Goldman GM (1989) Splanchnic transplantation. An approach to the infant dependent on parenteral nutrition who develops irreversible liver disease. JAMA 261, 10:1458–1462
19. Yacoub M: Persönliche Mitteilung

99. Entwicklungen auf dem Gebiet der Transplantation von Organen lebender Spender, speziell für die Lebertransplantation

Ch. Brölsch, Hamburg

(Manuskript bis Redaktionsschluß nicht eingegangen)

100. Entwicklungen auf dem Gebiet der Transplantation von Knochen und Knorpel

H. Tscherne, G. Regel und Ph. Lobenhoffer

Unfallchirurgische Klinik, Medizinische Hochschule Hannover, Konstanty-Gutschow-Straße 8, W-3000 Hannover 61

New Developments in Bone and Cartilage Transplantation

Summary. Experience with more than 2000 allogenic bone and cartilage transplantations between 1975 and 1990 confirms the indication for implanting this material in a wide range of applications. Especially in reconstructive surgery and after tumor resection the use of this procedure is increasing. The main advantage is the almost unlimited availability and the possibility of en bloc and orthotopic administration. Even with extensive defects, we saw satisfying results. An overall complication rate of 4.5 % is low, and infection is the complication most frequently seen. Primary consolidation was seen in over 80 % on average after 17 weeks.

Key words: Bone transplantation – Cartilage-transplantation – Allogenic transplantation – Long-term results

Zusammenfassung. Die Erfahrung mit über 2000 allogenen Knochen- und Knorpeltransplantationen zwischen 1975 und 1990 beweist, daß diese ein breites Anwendungsgebiet gefunden hat. Hauptindikation ist die Defektüberbrückung bei Frakturen, Pseudarthrosen, bei der rekonstruktiven Skelettchirurgie und nach Tumorresektion. Insgesamt zeigen sich auch bei größeren Defekten (bis 10 cm) gute Ergebnisse. Die Heilungstendenz allogener Transplantate ist befriedigend. Komplikationen (vor allem Knocheninfekte) wurden lediglich in 4,5 % der Fälle gesehen. Eine primäre Konsolidierung (in über 80 % der Fälle) trat im Durchschnitt nach 17 Wochen radiologisch ein.

Schlüsselwörter: Knochentransplantation – Knorpeltransplantation – Allogene Transplantation – Langzeitergebnisse

Die Knochentransplantation ist ein unverzichtbares Instrument der modernen Wiederherstellungschirurgie. Sie dient der Auffüllung oder Überbrückung von Defekten und damit der Rekonstruktion bedeutender Skelettabschnitte.

Obwohl dieses „Fremdmaterial“ eine vergleichsweise niedrige „osteogene Potenz“ hat, können zahlreiche Arbeiten aus allen Epochen dieses Jahrhunderts ihren erfolgreichen Einsatz belegen. Die Einführung der Knochenbank 1943 brachte den eigentlichen Durchbruch.

Die osteogenetische Potenz dieser Transplantate beschränkt sich im Gegensatz zu den autogenen Transplantaten auf eine induktive Neubildung des körpereigenen Knochens. Diese beginnt ca. 4 Wochen nach der Transplantation. Vorher verzögert eine Immunreaktion vorübergehend den Knochenaufbau [1, 8]. Danach wird schrittweise der allogene Knochen durch körpereigenes Material ersetzt – sog. „Schleichender Ersatz" (Abb. 1). Zuletzt kommt es nachweislich zu einer ähnlichen Ausheilung wie bei den autogenen Transplantaten [2, 7]. Der Nachteil des schleichenden Ersatzes kann durch die Anwendung eines sog. „Composite Graft", d.h. einer Mischung aus autogenem und allogenem Material reduziert und eine schnellere Einheilung erzielt werden [4].

Als enormer Vorteil ist die unbegrenzte Verfügbarkeit durch die Möglichkeiten der modernen Knochenkonservierung (Knochenbank) anzusehen. Im Gegensatz hierzu sind die autogenen Knochensubstanzen gerade nach wiederholter Transplantation limitiert. Außerdem besteht beim allogenen Ersatz die Möglichkeit des orthotopen Einsatzes [3, 5, 8, 10].

Wir unterscheiden bei den Spendern prinzipiell die *Leichenspender* und *Lebendspender*, von denen Hüftköpfe und Osteotomiekeile gewonnen werden (Abb. 2) [5, 6]. Die Transplantate werden nach Entnahme steril in Plastikbeuteln verschlossen und bei –70 °C in einer Tiefkühltruhe aufbewahrt. Routinemäßig erfolgt eine Überprüfung von Hepatitis, Lues, HIV und Bakteriologie. Zunehmend an Bedeutung gewinnt hierbei das Problem einer möglichen HIV-Infektion, da dieser Virus bei der Tiefgefrierung nicht inaktiviert wird. Bisher ist zwar nur eine HIV-Übertragung 1988 bekannt geworden. Eine intensive Forschung zur Erarbeitung neuer Sterilisationsverfahren läuft weltweit.

Die *Indikationen* zur allogenen Knochentransplantation lassen sich auf 4 Hauptkategorien zurückführen: Frakturen, Pseudarthrosen, Tumore und rekonstruktive Skelettchirurgie. Der zu behandelnde Defekt ist bei der Fraktur- und Pseudarthrosenbehandlung meist an der unteren Extremität, bei der Skelettchirurgie im Hüft- und Beckenbereich lokalisiert (Abb. 3).

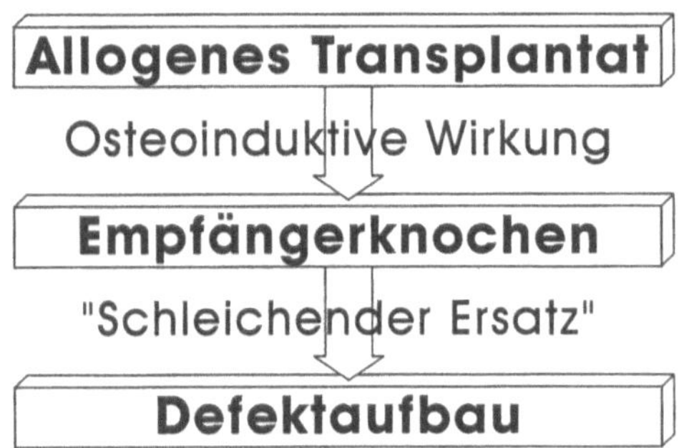

Abb. 1. Physiologie des allogenen Knochenersatzes

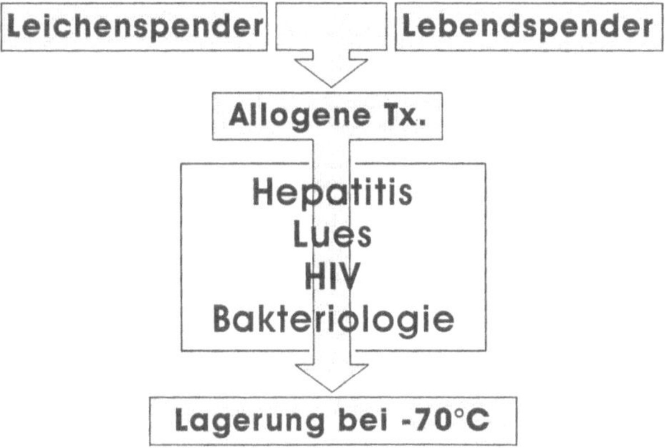

Abb. 2. Asservierung/Konservierung und Qualitätskontrolle der allogenen Transplantate

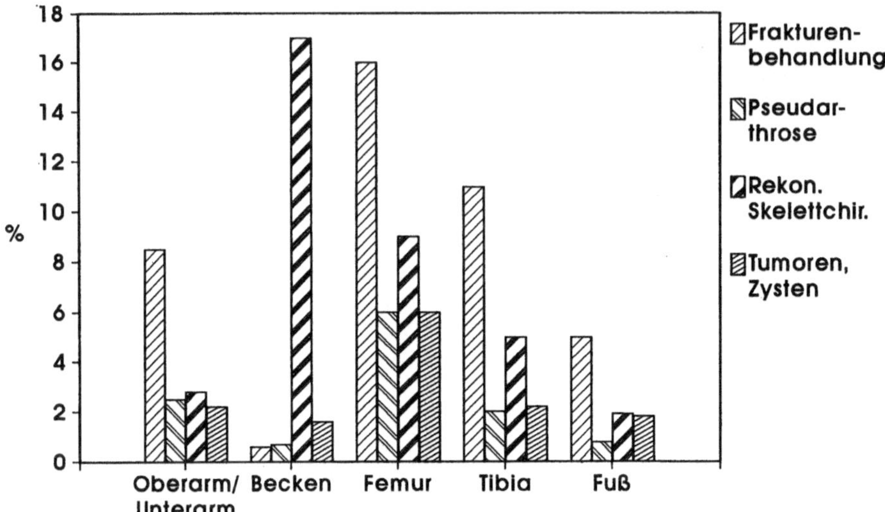

Abb. 3. Indikationen für die allogene Knochentransplantation und Lokalisation der Defekte

Mögliche Indikationen sollen an den folgenden Fallbeispielen stichwortartig demonstriert werden:

Patient F., Th./29 Jahre

21.08.83 offene Unterschenkelfraktur mit primärer Plattenosteosynthese der Tibia im auswärtigen Krankenhaus

21.09.83 Bei Weichteilinfekt/Osteitis Verlegung an die MHH (4. Woche)

29.09.83 Segmentresektion (9 cm), Ketteneinlage, Fixateur externe, Cross-leg Lappenplastik (5. Woche)

27.10.83 Kettenentfernung, allogene Defektauffüllung (Corticospongiosa) (9. Woche)

06.09.84 Entfernung des Fixateur externe, abgeschlossene Wund- und Frakturheilung (50. Woche)

Patient Sch., Th./17 Jahre (Abb. 4)

1982 Fibröse Dysplasie des rechten Humerus; nach Hormonbehandlung monströses Wachstum

18.04.90 Vorstellung in der MHH bei erheblichem Größenzuwachs, der gesamte Oberarm ist hochgradig instabil

10.05.90 Allogener Ersatz des Humerusschaftes/Der Fremdknochen wird proximal und distal hervorragend eingebaut, in Schaftmitte kommt es zur pathologischen Fraktur

18.08.90 Pathologische Fraktur des allogenen Schaftes, Bracebehandlung

27.02.91 vaskularisierter Fibulatransfer, allogene Spongiosaplastik

Patient H., G./67 Jahre

12.09.76 Diagnose: Riesenzelltumor am medialen Tibiakopf

01.10.76 Resektion, zunächst Auffüllung mit autogenem Tx., Abstützplatte

31.10.77 Konsolidierung, Implantatentfernung (56. Woche)

10.10.79 Rezidiv, Resektion des gesamten medialen Tibiakopfanteils, frisches allogenes Halbgelenk (Hemijoint) Transplantat

14.04.81 Defekt konsolidiert, Implantatentfernung (1,5 Jahre)

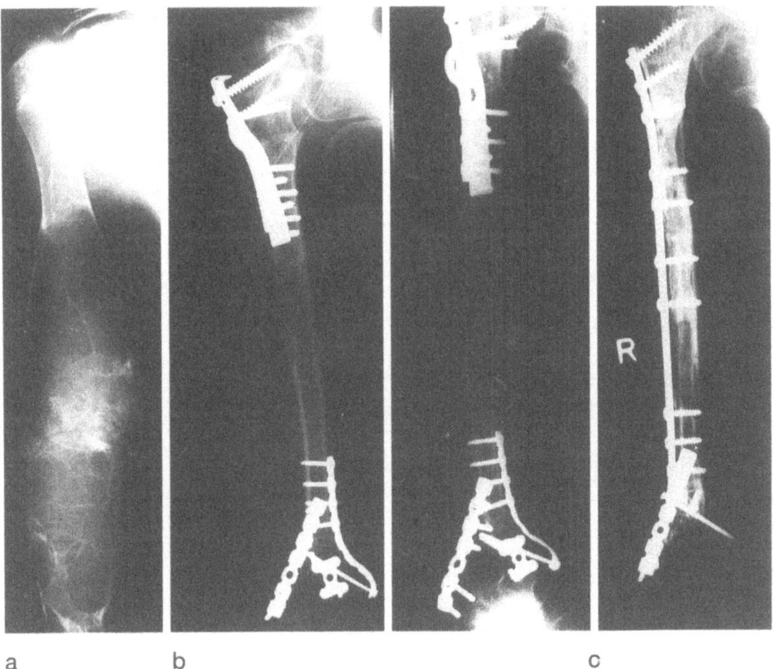

a b c

Abb. 4. a Fibröse Dysplasie des re. Humerus, nach Hormonbehandlung monströses Wachstum. **b** Allogener Ersatz des Humersschaftes. **c** Vaskularisierter Fibulatransfer, allogene Spongiosaplastik

Patient M., E./49 Jahre

Diagnose: TEP-Lockerung re., ausgedehnter Acetabulumdefekt

28.01.86 Acetabulumaufbau mit zwei großen allogenen Knochenblöcken, zementfreie Endoprothese (PCA)

20.12.90 Letzte Kontrolle: Konsolidierung ohne Zeichen der Implantatlockerung

Von 1975–1990 wurden an der Unfallchirurgischen Klinik der Medizinischen Hochschule Hannover 2072 allogene Transplantate zur Überbrückung von 1543 Defekten verwendet. In diesem Zeitraum ist besonders der wachsende Anteil gerade rekonstruktiver Eingriffe und der Einsatz allogener Transplantate in der Tumorchirurgie zu erwähnen. Dies zeigt die Analyse zweier Vergleichskollektive aus unterschiedlichen Untersuchungszeiträumen (1975–1983 und 1984–1990) in unserem Patientengut (Abb. 5).

Seitens der *Konsolidierung* ist zu sagen, daß in über 80 % der Fälle es zu einer primären Ausheilung gekommen ist. Nach durchschnittlich 17 Wochen war eine Einheilung röntgenologisch feststellbar (Abb. 6).

Ein weiterer Aspekt der allogenen Transplantation in der Skelettchirurgie ist die *Rekonstruktion von Knorpeldefekten.* Dies ist vor allem für den Aufbau von gewichttragenden Abschnitten des Kniegelenks von Bedeutung.

Von den insgesamt 46 Knorpeltransplantationen zwischen 1975 und 1990, wurde in 38 Fällen eine Transplantation innerhalb von 6 Stunden ohne vorangehende Konservierung durchgeführt. Dies ist erstrebenswert, da die Knorpelvitalität durch den Gefrierungsprozeß, verloren geht und damit ungünstige biomechanische Eigenschaften für das Transplantat entstehen [9].

Dieser *Nachteil* kann letztlich zu einer arthrotischen Deformierung des Gelenks führen. Anderseits geht auch von dem frischen Transplantat nachweislich eine Antigenität aus, die langfristig auch einen arthrotischen Umbau unterhält.

2072 TRANSPLANTATIONEN 1543 DEFEKTE		
	1975-1983	**1984-1990**
Frakturen	**56**	**57**
Pseudarthrosen	**10**	**16**
Rekonstruktive Chirurgie	**13**	**42**
Tumoren/Zysten	**11**	**18**
	Tx/Jahr	**Tx/Jahr**

Abb. 5. Steigerung der Transplantationshäufigkeit im Vergleich der Zeitabschnitte 1975–1983 und 1984–1990

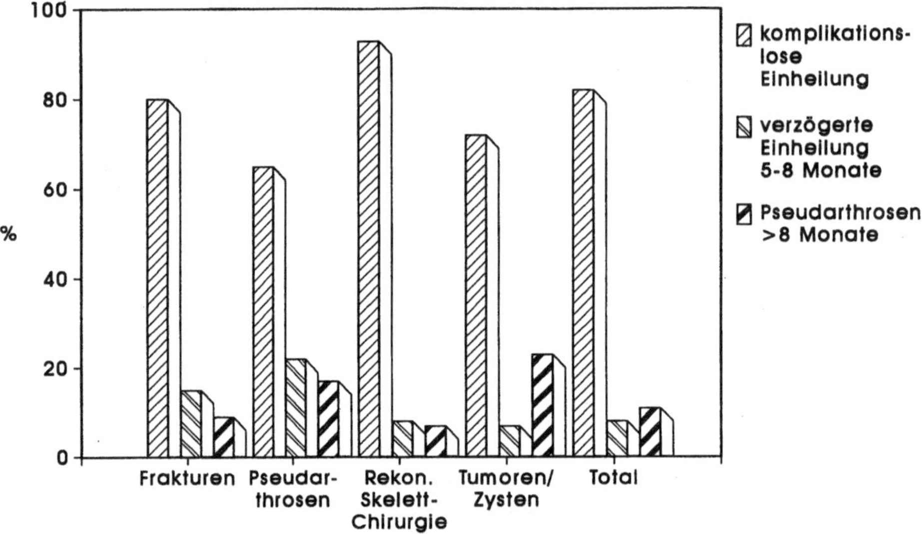

Abb. 6. Konsolidierung in Abhängigkeit von der Art des Defektes

Trotzdem bietet das allogene Transplantat auch hier den *Vorteil* der unbegrenzten Verfügbarkeit und des orthopen Einsatzes. Die Notwendigkeit einer prothetischen Versorgung wird durch diese Maßnahme zumindest für Jahre hinausgeschoben [9].

Die *Indikationen* zur allogenen Knorpeltransplantation beschränken sich im wesentlichen auf die Osteochondrosis dissecans und auf die Rekonstruktion nach Tumorresektion und traumatischer Chondromalazie.

Das häufigst betroffene Gelenk ist das Knie. Hier konnten im Rahmen einer Nachuntersuchung 42 von 46 Patienten erfaßt werden. Eine arthroskopische Beurteilung des Knorpels war in 5 Fällen, eine sonografische in allen Patienten möglich. Das funktionelle Ergebnis zeigt, daß sogar nach 9 Jahren in fast allen Fällen das Kniegelenk im alltäglichen Leben wieder normal eingesetzt werden konnte.

Langwierige Heilungsverläufe und das zunehmende Risiko einer HIV-Übertragung haben die Indikationen zur allogenen Knochentransplantation in den letzten Jahren an manchen Kliniken zurückgedrängt.

Insbesondere haben aber auch Alternativmethoden des Knochenersatzes hier bedeutsame Erfolge erzielen können. Zu nennen ist in erster Linie die Methode des Knochentransportes oder der Kallusdistraktion nach Ilizarov. Langstreckige diaphysäre Defekte können durch Kortikotomie und fortlaufende Distraktion überbrückt werden. Dies soll an einem weiteren Fallbeispiel demonstriert werden.

Patient M., B./12 Jahre

12.01.90	Diagnose: Chondrosarkom Gr I li prox. Femur
24.01.90	Resektions/Distraktions-Osteotomie li. prox. Femur (Defektstrecke ca. 16 cm) mit Anlage eines Distraktions-Fixateurs
16.10.90	Abschluß der Distraktion, Entfernung des Fixateurs (10. Monat)
10.03.92	Letzte ambulante Kontrolle, knöcherne Konsolidierung, gute Funktion, kein Rezidiv

Trotz vielversprechender Ergebnisse im Bereich der Tibia und Femurdiaphyse, fehlt gerade in der rekonstruktiven Skelettchirurgie z. B. im Rahmen der Hüftendoprothetik mit immer aufwendigeren Revisionsverfahren eine überzeugende Alternative. Zur allogenen Knochentransplantation bedarf es hier noch einer intensiven experimentellen und klinischen Forschungsarbeit.

Literatur

1. Friedlaender G (1987) Bone grafts. The basic science rationale for clinical applications. J Bone Joint Surg (Am) 69:786–790
2. Boldberg V, Stefenson S (1987) Natural history of autografts and allografts. Clin Orthop 225:7–16
3. Gross AE, Mc Dermott AB, Lavoie MV, Marks P, Brooks PJ (1987) The use of allograft bone in revision hip arthroplasty HIP 47:58
4. Kalbe P, Rogge D, Hock J (1987) Kombination von autogenen und allogenen Knochentransplantaten. Heft Unfallheilkunde 185:120–128
5. Kuner EH, Hendrich V (1984) Die allogene Knochentransplantation. Indikation – Konservierung – Ergebnisse. Chirurg 55:704–709
6. Lord F, Gebhardt M, Tomford W, Mankin H (1988) Infection in bone allografts. J Bone Joint Surg (Am) 70:369–376
7. Rogge D, Hock J, Kalbe P, Tscherne H (1987) Überbrückung von langstreckigen Knochendefekten. Hefte Unfallheilkunde 179:180–190
8. Trentz O (1986) Transplantation von Knochen bei aseptischen traumatischen und posttraumatischen Zuständen. Orthopäde 15:36–41
9. Tomford WW, Mankin HJ, Friedlaender GE, Doppelt SH, Gebhardt MC (1987) Methods of banking bone cartilage for allograft transplantation. Orthop Clin North Am 18:241–247
10. Tscherne H, Trentz O (1981) Transplantation von Knochen. In: Kirschner M (Hrsg) Allgemeine und spezielle Operationslehre, Springer, Berlin Heidelberg New York, Bd 3

101. Organtransplantation, Entwicklung und Perspektiven der juristischen Situation

H.-L. Schreiber

Juristisches Seminar, Universität Göttingen, Platz der Göttinger Sieben 6, W-3400 Göttingen

Organ Transplantation, Development and Perspectives of the Juridical Situation

Summary. The FRG has no transplantation law as most other European countries do. A model of agreement is practised which is derived from fundamental principles, i.e., a personal right outlasting death and the agreement of the next of kin for organ removal.

The paper favours a legal regulation that resolves the difference between a model of presumed consent on the hand and a model of agreement on the other hand, and advocates informing the next of kin, who can then object as representatives of the deceased.

Key words: Organ removal – Justification – Transplantation law

Zusammenfassung. In der Bundesrepublik gibt es, anders als in den meisten europäischen Ländern, bisher kein Transplantationsgesetz. Was rechtlich gilt, wird aus allgemeinen Grundsätzen wie dem den Tod überdauernden Persönlichkeitsrecht abgeleitet, die Zustimmung der Angehörigen zur Organentnahme rechtfertigt sie.

Das Referat tritt für eine gesetzliche Regelung ein, die den Gegensatz von Widerspruchs- und Informationslösung auflöst und auf die Information der Angehörigen abstellt, die einen Widerspruch für den Verstorbenen einlegen können.

Schlüsselwörter: Organentnahme – Rechtfertigung – Transplantationsgesetz

Organtransplantation, Entwicklung und Perspektiven der juristischen Situation

I

Die Organtransplantation unterscheidet sich in rechtlicher und ethischer Perspektive vom „normalen" chirurgischen Heileingriff vor allem dadurch, daß die Therapie bei einem Patienten nur in Verbindung mit einem Explantationseingriff an einem anderen, sei es einem Toten – und zwar meist in unmittelbarer zeitlicher Nähe des Todes –, sei es einem Lebenden, stattfinden kann. Die Zulässigkeit dieses Eingriffs bedarf der Rechtfertigung, gegenläufige Interessen können hier auftreten.

Die Bundesrepublik Deutschland hat in den alten Bundesländern kein besonderes Transplantationsgesetz. Freilich bewegt sich die Transplantation deshalb nicht in einem rechtsfreien Raum. Was gilt, wird aus recht allgemeinen, in der Verfassung verwurzelten rechtlichen Prinzipien hergeleitet, dem allgemeinen bzw. dem den Tod überdauernden sog. „postmortalen Persönlichkeitsrecht." Danach bedarf es zur Rechtfertigung der Organentnahme einer Einwilligung sowohl beim Verstorbenen als auch beim Lebenden. Die unterschiedlichen Voraussetzungen für diese Einwilligung beim Toten und beim Lebenden vernachlässige ich dabei jetzt zunächst. Daneben kommt bei der Entnahme von der Leiche auch der rechtfertigende Notstand (§ 34 StGB) in Betracht. Die Einwilligung kann entweder vom Spender selbst zu Lebzeiten oder nach seinem Tod von den das Totensorgerecht wahrnehmenden Angehörigen erklärt werden.

In den neuen Bundesländern gilt als jeweiliges Landesrecht die TransplantationsVO der DDR aus dem Jahre 1975 mit der Durchführungsbestimmung aus 1977 und der zweiten VO aus dem Jahre 1978 fort, wenn sich auch gewisse verfassungsrechtliche Bedenken dagegen richten. Das Recht der DDR folgt der sog. Widerspruchslösung, nach der eine Organentnahme bei Fehlen eines Widerspruchs des Verstorbenen dagegen ohne weitere Nachforschungspflichten zulässig ist. Auf eine Einwilligung des Verstorbenen selbst oder seiner Angehörigen kommt es nicht an. Eine ausdrückliche, aus freiem Entschluß ohne Einwirkung durch Dritte erfolgte Zustimmung ist dagegen auch hier Voraussetzung für die Lebendspende.

Die generellen verfassungsrechtlichen Einwendungen gegen die Widerspruchslösung, wie sie teilweise vorgebracht werden, halte ich in dieser allgemeinen Form für nicht begründet. Auch eine Widerspruchslösung wäre in der Bundesrepublik möglich und verstieße nicht, wie es teilweise behauptet wird, gegen Art 2 des Grundgesetzes.

Ob dagegen die Regelung der früheren DDR, auch insoweit als sie keinerlei Pflicht zur Erforschung eines etwa entgegenstehenden Wilens des Verstorbenen vorsah, verfassungsrechtlich unbedenklich ist, könnte zweifelhaft sein. Empfohlen werden kann – auch schon um Konflikte zu vermeiden –, daß auch in den neuen Bundesländern die Angehörigen jedenfalls befragt werden, ob ihnen ein Widerspruch des Verstorbenen bekannt ist. Das macht dann die Rechtslage im alten und neuen Teil des Bundesgebietes nahezu deckungsgleich.

II

Die Transplantationschirurgie hat sich in der Bundesrepublik auch ohne ausdrückliche gesetzliche Regelung gut entwickeln können, die Praxis „läuft" derzeit. Die meisten Länder in West- und Osteuropa haben aber aus guten Gründen ein Transplantationsgesetz.

Es bedarf einer die Transplantation aus dem Grau der allgemeinen Rechtsprinzipien als Grundlage herauszunehmenden Regelung, die Klarstellungen und auch die Entscheidung von heute zweifelhaften Fragen bringen sollte.

Nach gegenwärtig geltendem Recht ist eine Organentnahme, die den Tod des Spenders zur Folge haben kann, auch bei einer Einwilligung verboten. Unwirksam wäre also eine Einwilligung, die noch vor dem Tode die Entnahme des Herzens gestatten würde.

Jedenfalls gewohnheitsrechtlich gilt der Hirntod als Grenze für die Explantation vom Toten. Aber hier bricht immer wieder Streit auf, gibt es Unklarheiten auch durch unbedachte Äußerungen von ärztlicher Seite, wenn etwa immer wieder das „irreversible Koma" als Voraussetzung für die Organentnahme genannt und eine angebliche Zweifelhaftigkeit des Hirntodes behauptet wird. Grundsätzlich müßte im zu erlassenden Transplantationsgesetz rechtlich festgeschrieben werden, daß der Hirngesamttod und nicht etwa der Cortikaltod oder ein individuell bestimmter Begriff des Todes als Ende menschlichen Lebens gilt. Nicht daß die medizinischen Methoden seiner Feststellung gesetzlich festgelegt werden sollten, sie sind viel zu schnell veränderlich. Aber da die sichere Feststellung des Todes als Voraussetzung und die verläßliche Einhaltung dieser Grenze in der Meinung der Bevölkerung und für das Vertrauen in die Transplantationsmedizin von sehr hoher Bedeutung sind, sollten gewisse grundlegende Verfahrensregeln festgelegt werden, etwa daß die Hirntodfeststellung durch an der Transplantation nicht beteiligte, unabhängige, nicht den Weisungen der Transplantierenden unterstehende Ärzte erfolgt, ebenso die Verpflichtung zu genauer Dokumentation des Vorgehens. Geregelt werden müßte weiter die Organentnahme beim Minderjährigen.

Was die Frage Einwilligungs- oder Widerspruchslösung angeht, so scheint sich der alte Streit zu erneuern. Die Dialyse-Patienten-Verbände treten nachdrücklich für die Widerspruchslösung ein, die sie jetzt „Selbstbestimmungslösung" nennen, die Mehrzahl der Ministerien hält sie für ausgeschlossen, teilweise sogar für verfassungswidrig. Das letztere erscheint freilich nicht richtig. Es bietet sich an, den Konflikt durch eine in einigen europäischen Ländern der Sache nach bereits geltende sogenannte „Informationslösung“ zu vermeiden, die dem Entwurf für ein Transplantationsgesetz der Arbeitsgemeinschaft der Transplantationszentren und der Deutschen Stiftung Organtransplantation zugrundeliegt. Nach dieser Lösung sind, wenn eine positive oder negative Äußerung des Verstorbenen nicht vorliegt und auch sonst Umstände fehlen, die einen der Organentnahme entgegenstehenden Willen des Verstorbenen erkennen lassen würden, die nächsten Angehörigen über die Absicht der Organentnahme zu informieren. Die Angehörigen können dann einen Widerspruch zum Ausdruck bringen. Ob sie dabei nur einen Widerspruch des Verstorbenen als Inhaber des Totensorgerechts äußern oder auch ihren eigenen Willen zur Geltung bringen dürfen, sei hier einmal dahingestellt.

Widersprechen die Angehörigen nicht, so ist die Organentnahme zulässig. Einer ausdrücklichen Einwilligung der Angehörigen in die Organentnahme in dieser für sie meist sehr schwierigen und belastenden Situation bedarf es nicht.

III

Auch die Organ- bzw. Organteilentnahme vom Lebenden erfordert gerade angesichts ihrer lebhaften Entwicklung, die sie praktisch immer bedeutsamer werden läßt, eine gesetzliche Regelung, damit keine vermeidbaren Zweifel und Auseinandersetzungen entstehen können.

Voraussetzung ist hier die freie Einwilligung des Spenders nach Aufklärung über die Art und die Gefahren des Eingriffs und mögliche Folgen für die Gesundheit und zwar alle, auch die entfernt liegenden möglichen Folgen.

Die entgeltliche Überlassung von Organen soll verboten werden, um die mit einer Kommerzialisierung verbundenen Gefahren, insbesondere auch die mögliche Beeinträchtigung der Freiwilligkeit zu vermeiden.

Zweifelhaft kann sein, ob die Lebendspende auf nahe Verwandte begrenzt und nur zulässig sein soll, wenn ein Leichenorgan nicht oder nicht rechtzeitig zur Verfügung steht, wie es der Entwurf der Arbeitsgemeinschaft der Transplantationszentren und der Deutschen Stiftung Organtransplantation vorsieht. Gerade under Angehörigen kann die Freiwilligkeit als grundlegende Voraussetzung für die Lebendspende besonders problematisch sein. Das läßt die Begrenzung auf die Verwandtenspende kaum haltbar erscheinen.

Selbst wenn es zu einer sogenannten erweiterten Einwilligungslösung mit der Möglichkeit einer Zustimmung durch die Angehörigen kommen würde, wäre m.E. eine gesetzliche Regelung jetzt vorzuziehen. Man wird die Mitteilung an die Angehörigen, die auch ein für das Vertrauen in die Transplantationsmedizin unverzichtbares Element der Transparenz, enthält m.E. nicht zugunsten einer Widerspruchslösung entfallen lassen können. Die Mitteilung der Absicht einer Organentnahme schafft eine gewisse Öffnung und Kontrollmöglichkeit gegenüber der Furcht vor Mißbräuchen der Medizin, die aus dem Tod des einen eine Hilfe für den anderen gewinnt, solange sie auf menschliche Organe angewiesen ist, um Leben zu retten.

Wie die Auseinandersetzung ausgehen wird, ist noch nicht abzusehen. Gegenwärtig scheint ein Modellentwurf für ein Gesetz der Länder, die die Zuständigkeit für das Recht des Gesundheitswesens besitzen, wahrscheinlicher als ein Bundesgesetz, das sich auf die Gesetzgebungskompetenz des Bundes für das Strafrecht und Zivilrecht stützen müßte. Man sollte nicht durch unbedachte Praktiken und beliebiges unzutreffendes Reden über die angebliche Zweifelhaftigkeit aller Todesbegriffe die Chancen für eine die Rechte der Spender ebenso wie die Möglichkeiten der Transplantationschirurgie zur Rettung ihrer Patienten wahrende gesetzliche Regelung verspielen, die heute dringlich ansteht.

Literatur

Hirsch/Schmidt-Didczuhn (1992) Transplantation und Sektion, S. 37ff.
Land/Dossetor (1991) Organ Replacement Therapy: Ethics Justice, Commerce

Laufs, Rechtsfragen der Organtransplantation (1990) in: Hiersche/Hirsch/Graf-Baumann, Rechtliche Fragen der Organtransplantation
Lemke (1991) Stand der Diskussion zum Entwurf eines Transplantationsgesetzes – Eine rechtspolitische Bestandsaufnahme, MedR, S 281 f.
Schreiber (1983) Vorüberlegungen für ein künftiges Transplantationsgesetz. In: Festschrift für Ulrich Klug, S 341 ff.
Schreiber (1991) Legal Implications of the Principle Primum Nihil Nocere As It Applies to Live Donors, in: Land/Dossetor (Eds) Organ Replacement Therapy: Ethics, Justice and Commerce. Berlin-Heidelberg, S 13 f.
Schreiber/Wolfslast (1992) Ein Entwurf für ein Transplantationsgesetz. MedR, Heft 3
Wolfslast (1989) Transplantationsrecht im europäischen Vergleich, ZTxMed 1:43 ff. (1989)
Wolfslast (1992) Legal Aspects of Organ Transplantation: An Overview on European Law, J Heart & Lung Transplant July/August 1992

102. Organspende an selbst nicht transplantierenden Krankenhäusern

H. Bauer

Chirurgische Abteilung, Kreiskrankenhaus Alt/Neuötting, Vinzenz v. Paul-Straße 10, 8262 Altötting

Organ Donation in Non-Transplanting Hospitals

Summary. The necessary and possible rate of transplantations is limited by the insufficient availability of donor organs. In the FRG, only 36 % of all hospitals (transplantation centers excluded) are active in postmortem organ donation. In only 57 % are other organs than the kidneys (liver, pancreas, heart, lung) explanted. The main problems do not derive primarily from structural difficulties (no intensive care unit, limited capacity of operation room or staff), but from an insufficient degree of cooperation with the transplantation center and an uncertain legal position. Possible solutions to the problem (transplantation coordinator, legal regulation) are discussed.

Key words: Organ donation – Assumptions in general hospitals

Zusammenfassung. Die mögliche Transplantationsrate wird wesentlich durch eine mangelnde Verfügbarkeit von Spenderorganen limitiert. Den peripheren Krankenhäusern, von denen sich bisher insgesamt nur 36 % (mit deutlich geringerer Frequenz in den niedrigeren Versorgungsstufen) an der Organspende und dabei nur in 57% an Mehrorganentnahmen aktiv beteiligen, kommt hier eine besondere Bedeutung zu. Probleme bereiten weniger strukturelle Mängel an den Krankenhäusern als mangelnde Kooperationsbereitschaft und gewisse Rechtsunsicherheiten. Die bestehenden medizinischen und organisatorischen Aufgaben ließen sich durch einen verbesserten Konsiliardienst der Zentren (Transplantationskoordinator), aber auch der Rechtsgrundlagen (Transplantationsgesetz) leichter bewältigen.

Schlüsselwörter: Organspende – Peripheres Krankenhaus – Transplantationsgesetz

Die Organtransplantation hat sich zu einer klinisch bedeutsamen Behandlungsmethode entwickelt. Dies gilt heute nicht nur für die Nierentransplantation, mit der eine drastische Verbesserung der Lebensqualität der Erkrankten erreicht wird, sondern auch für die Herz- und Leberverpflanzung, welche für diese Kranken die einzig lebensrettende Therapiemaßnahme darstellt. Ein dabei seit Jahren bestehendes und eher zunehmendes Mißverhältnis zwischen dem Bedarf an Transplantationen und deren Ausführung, verursacht ganz wesentlich durch eine limitierte Verfügbarkeit von Spenderorganen, hat dazu geführt, daß für diese Kranken unerträglich lange Wartezeiten bestehen.

Um hier zu einer Verbesserung der Situation zu kommen, ist eine noch engere Zusammenarbeit auch und gerade der peripheren Krankenhäuser mit den Transplantationszentren unerläßlich. Die derzeitigen Verhältnisse sind sicher noch unbefriedigend. Nach Angaben der Stiftung Organspende beteiligen sich nur ⅓ der regionalen Krankenhäuser (Abb. 1)

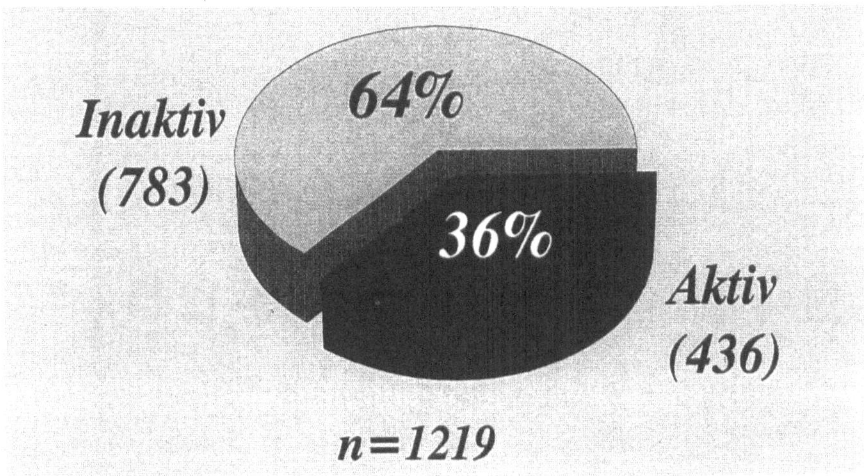

Abb. 1. Postmortale Organspende/Deutschland 1991. Beteiligung der regionalen KH

aktiv an der postmortalen Organspende. Schlüsselt man diese Zahlen in die einzelnen Versorgungsstufen auf, so wird die Problematik noch deutlicher. Nur 17% der Krankenhäuser der Versorgungsstufe 1 und 33% der Krankenhäuser der Versorgungsstufe 2 haben 1991 Organspender gemeldet bzw. Explantationen durchführen lassen. In Kliniken der Versorgungsstufe 3 sind dies 63%, Häuser der Maximalversorgung sind zu 95% in der Organspende aktiv. Dabei bestehen auch regionale Unterschiede in den einzelnen Bundesländern (Abb. 2), Bremen weist dabei die höchste Zahl sowohl von gemeldeten potentiellen Spendern als auch durchgeführten Explantationen auf. Die gesamte Problematik wird durch eine weitere Zahl verdeutlicht: nur in etwas mehr als der Hälfte aller durchgeführten Explantationen (57%, alle Krankenhäuser zusammengenommen) wurde eine Mehrorganentnahme durchgeführt. Auch hier bestehen erhebliche Unterschiede in den einzelnen Versorgungsstufen.

Die Tatsache, daß sich noch immer zu wenige Krankenhäuser an der Organspende beteiligen, hat verschiedene Ursachen, die sich z. T. strukturell, zu einem weiteren Teil durch mangelnde Kooperation und nicht unwesentlich auch durch gewisse Rechtsunsicherheiten erklären lassen.

So sind schon allein von der Infrastruktur her nicht alle Häuser der Grundversorgung in der Lage, in ihrem Haus Organentnahmen durchführen zu lassen. Neben einer funktionsfähigen Intensivstation ist hier an eine ausreichende OP-Saalkapazität sowie eine entsprechende technische und personelle Grundausstattung zu denken. Beispielsweise können bei nur einem verfügbaren Operationssaal und einem limitierten Personalstand bei der notwendigen Sicherstellung der allgemeinen operativen Notfallversorgung Explantationen, die ja häufig abends und in den Nachtstunden anfallen, nur schwer vor Ort durchgeführt werden.

Die Bereitschaft zur aktiven Zusammenarbeit mit den Transplantationszentren hängt aber weniger von diesen – sicher eher selten gegebenen – unzureichenden strukturellen Voraussetzungen ab. Ganz entscheidend ist die Motivation der Mitarbeiter, insbesondere der Ärzte und Schwestern/Pfleger der Chirurgie, der Intensivstation und der Anaesthesie.

Die medizinischen, psychologischen und organisatorischen Aufgaben, denen sie sich dabei zu stellen haben, bestehen im rechtzeitigen Erkennen eines potentiellen Spenders und der Einleitung der Hirntoddiagnostik, in dem mit großer Sensibilität durchzuführenden Gespräch mit den Angehörigen und die Einholung der Erlaubnis zur Organentnahme, der weiteren organprotektiven Intensivtherapie sowie der Organisation und der Durchführung der Explantation.

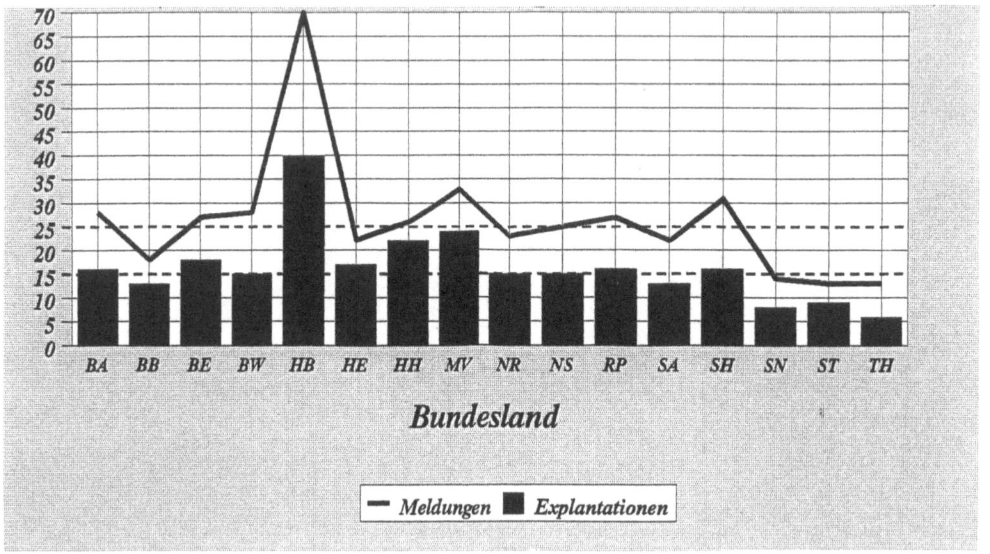

Bundesländer sortiert nach Abkürzung		
Bayern	-	BA
Brandenburg	-	BB
Berlin	-	BE
Baden-Württemberg	-	BW
Bremen	-	HB
Hessen	-	HE
Hamburg	-	HH
Mecklenburg-Vorpommern	-	MV
Niedersachsen	-	NS
Nordrhein-Westfalen	-	NR
Rheinland-Pfalz	-	RP
Saarland	-	SA
Schleswig-Holstein	-	SH
Sachsen	-	SN
Sachsen-Anhalt	-	ST
Thüringen	-	TH

Abb. 2. Postmortale Organspende 1991. Aktivitäten nach Bundesländern (pro Millionen Einwohner)

Die dazu zur Verfügung stehenden Konsiliardienste der Transplantationszentren (Tabelle 1) leisten dabei wichtige Hilfe. Zur Durchführung der Hirntoddiagnostik kommt in der Regel ein diesbezüglich erfahrener Neurologe vor Ort, Intensivmediziner können beratend bei der Betreuung bis zur Organentnahme tätig sein, die im peripheren Krankenhaus ausschließlich durch Chirurgen des Zentrums in Zusammenarbeit mit den operativen Disziplinen des Hauses stattfindet.

Besonders wichtig wäre die Unterstützung durch einen sog. Transplantationskoordinator, einen Konsiliardienst, der an manchen Zentren erst noch eingeführt werden muß bzw. dessen Aktivitäten und Verfügbarkeit noch deutlich zu intensivieren wären. Ein solcher Koordinator hätte wichtige Aufgaben bereits beim Ernstkontakt mit den Krankenhäusern, müßte intensive Betratungen, auch mit der notwendigen Aufklärungsarbeit, durchführen und könnte vor allem eine wesentliche Unterstützung bei der das Krankenhaus doch sehr belastenden Gesamtorganisation der Organspende im Einzelfall darstellen. Gerade bei Mehrfachorganentnahmen sind diese logistischen Anforderungen nicht nur was die zahlreichen telefonischen Meldungen und Rückfragen, sondern auch die oft nicht einfache Koordinierung der unterschiedlichen Explantationsteams anbelangt, doch erheblich.

Ein zentrales Problem stellt bei der derzeitigen Rechtslage sicher das notwendigerweise mit den Angehörigen des Hirntoten zu führende Gespräch dar, in dem neben der Mitteilung vom irreversiblen Hirntod im Hinblick auf eine mögliche Organspende vor allem die Frage zu klären ist, wie der Verstorbene zu dieser Organspende gestanden hätte, um so die Einwilligung zur Entnahme zu erhalten. Die Argumentation soll dabei zwischen der Trauer der Hinterbliebenen und der Hoffnung der Organempfänger vermitteln, also Trost und Information zugleich geben. Die Scheu vor diesen Gesprächen, in denen im Einzelfall immer wieder Grundsätzliches zu diskutieren ist (z. B. Sicherheit der Hirntoddiagnostik), aber auch manchmal nicht unerhebliche Zweifel und Vorbehalte ausgeräumt werden müssen (wurde wirklich alles getan?), ist sicher mit ein Grund, warum noch häufig von einer Meldung von potentiellen Spendern an das Zentrum abgesehen wird. Denkbar wäre auch hier eine Unterstützung durch den Transplantationskoordinator. Aufgrund eigener Erfahrung sind wir jedoch der Meinung, daß diese Gesprächsführung besser durch einen den Angehörigen bekannten behandelnden Arzt, der mit der Problematik besonders vertraut ist, erfolgt. Im Regelfall führt diese Gespräche bei uns der Oberarzt der Intensivstation. Ganz besonders bewährt hat sich auch die Einbeziehung des Krankenhausseelsorgers in dieses Gespräch, der den Angehörigen nicht zuletzt auch die positive Einstellung der Kirchen zur Organspende verdeutlicht.

Angesichts dieser Schwierigkeiten bei der jetzt gültigen Zustimmungslösung, die nahezu immer über die Angehörigen erfolgen muß (der Organspenderausweis mit der zu Lebzeiten geäußerten Zustimmung spielt trotz aller Aufklärungs- und Informationskampagnen kaum eine Rolle), ist es zu erklären, daß bei manchen leitenden Klinikärzten die Motivation, die sie ja auch auf ihre Mitarbeiter übertragen müssen, häufig nur ungenügend vorhanden ist und vor allem dann rasch nachläßt, wenn negative Erfahrungen gemacht wurden. Es ist sicher richtig, daß letztlich knapp 90 % aller Angehörigen einer Organentnahme zustimmen. An der eigenen Abteilung war dies in 3½ Jahren bei 11 von 13 potentiellen Spendern der Fall, der Anteil der Mehrorganentnahmen war mit 8 von 11 (73 %) hoch (Tabelle 2). Dennoch spricht diese Tatsache der hohen Zustimmungbereitschaft nicht für die Effektivität dieser Zustimmungslösung. Denn es ist ja gerade die geschilderte Scheu vor möglichen Schwierigkeiten und äußerst belastenden kritischen Diskussionen, die manche Verantwortliche erst gar nicht in diese Gespräche eintreten lassen! So bestehen gerade auch aus der Sicht der regionalen Krankenhäuser besondere Erwartungen an eine andere, gesetzliche Regelung der Organspende. Ein Transplantationsgesetz würde eine größere Rechtssicherheit sowohl für die Ärzte als auch für die Betroffenen bringen und zu einem Ende der heute immer noch

Tabelle 1. Konsiliardienste des Transplantationszentrums

Transplantations-Koordinator
Erstkontakt
Beratung vor Ort
Gespräch mit den Angehörigen
Gesamtorganisation – Moderator des gesamten Ablaufes
Neurologe
Konsiliardienst zur Durchführung der Hirntoddiagnostik
Intensivmediziner
Beratung bei der intensiv-medizinischen Betreuung bis zur Organentnahme
Chirurgen
Organentnahme in jedem Krankenhaus in Zusammenarbeit mit den operativen Disziplinen des Hauses

Tabelle 2. Organspende KKH Alt/Neuötting. V1988–III/1992

Niere	22
Leber	8
Herz	7
Pankreas	3
Lunge	1

notwendigen permanenten Diskussion über Grundsätzliches in jedem Einzelfall beitragen und somit den hier dringend notwendigen Übergang zur Normalität ermöglichen. Insgesamt könnte dadurch das Vertrauen nicht nur der Öffentlichkeit in die Transplantationsmedizin gefördert werden, was einen wichtigen Ansatz zur Beseitigung des derzeitigen Mangels an geeigneten Spenderorganen bedeuten könnte.

In den gegenwärtigen Auseinandersetzungen um die bestmögliche gesetzliche Regelung der postmortalen Organspende scheiden sich die Geister vor allem an der sog. Widerspruchslösung. Mit dem Argument, daß sie aufgrund erheblicher Vorbehalte aus der Bevölkerung (obwohl eine repräsentative Umfrage des Meinungsforschungsinstituts „Forsa" eine Mehrheit von 54% für die Wiederspruchslösung ergeben hatte) und einer immer wieder zitierten angeblichen verfassungsrechtlichen Bedenklichkeit (obwohl dies von in der Frage besonders kompetenten Juristen eindeutig verneint wird) nicht durchsetzbar sei, wird gewissermaßen als Kompromiß die sog. Informationslösung vorgeschlagen. Dies bedeutet, daß im Todesfall die Angehörigen informiert werden müssen und explantiert werden darf, wenn in angemessener Zeit keine Einwände erhoben werden. Aus der klinischen Erfahrung heraus bestehen erhebliche Zweifel, daß mit der letztgenannten Lösung, die sich ja nur tendenziell von der jetzt gültigen Zustimmungslösung unterscheidet, Erleichterungen und Verbesserungen zu erwarten sind. Eine auf sorgfältige Aufklärung und Information aufgebaute Widerspruchslösung mit einer verläßlichen Dokumentation und mit verfahrensrechtlichen Vorkehrungen, die einen absoluten Persönlichkeitsschutz jedes einzelnen Bürgers gewährleisten, würde sicherlich die beste Gesetzesgrundlage darstellen. Die günstigen Erfahrungen aus unseren Nachbarländern mit dieser Regelung sind dabei ein weiteres Argument.

Sachgerechte Information und Aufklärung nicht nur der Bevölkerung, sondern vor allem auch der verantwortlichen Ärzte in unseren Krankenhäusern kann die Bereitschaft zur Mitarbeit sicherlich fördern. In der Vergangenheit hat es nicht an zahlreichen Kampagnen und Appellen gefehlt bis hin zu dem Vorschlag einer Verpflichtung der leitenden Ärzte. Dennoch ist die bisher erreichte Situation bezüglich der aktiven Teilnahme gerade der regionalen Krankenhäuser an der Organspende unbefriedigend geblieben. Die weiteren Bemühungen sollten sich aber nicht nur auf einen notwendigen Ausbau und eine Vertiefung der geschilderten Kooperationsmöglichkeiten zwischen Transplantationszentrum und peripherem Krankenhaus beschränken. Ein Transplantationsgesetz, und zwar als Bundesgesetz, nicht als Länderregelung, könnte sicher mit dazu beitragen, daß die Organspende auch am Kreiskrankenhaus nicht seltene Ausnahme bleibt, sondern etablierter Bestandteil der heute ebenso etablierten und an Bedeutung weiter zunehmenden Transplantationschirurgie.

103. Neue Aspekte der Kinderherztransplantation

S. Spiegelsberger, S. Schüler, M. Hummel, R. Hetzer, Berlin

(Manuskript bis Redaktionsschluß nicht eingegangen)

104. Die einseitige Lungentransplantation (LTx) zur Behandlung der terminalen obstruktiven Lungenerkrankung

St. Schüler, S. Thalhofer, P. Dorow, R. Hetzer, Berlin

(Manuskript bis Redaktionsschluß nicht eingegangen)

105. Ein neuer chimärischer monoklonaler CD4 Antikörper zur Immunsuppression nach Herztransplantation

B. M. Meiser, Ch. Reiter, M. Ebel, P. Überfuhr, K. Wenke, H. Reichenspurner, E. Kreuzer, E. Rieber, G. Riethmüller und B. Reichart

Herzchirurgische Klinik, Klinikum Großhadern, Marchioninistraße 15, 8000 München 70

A New Chimeric Monoclonal CD4 Antibody to Prevent Rejection After Heart Transplantation

Summary. For the first time, a new chimeric monoclonal CD4 antibody (chim CD4 mAb) was used to prevent rejection in the early postoperative period after heart transplantation (HTx). The chim mAb consists of a murine CD4 antigen-binding part which is attached to the constant region of a human IgG 1 kappa immunoglobulin. Therefore, in contrast to heterologous polyclonal, Abs and mAbs, the chimeric Ab is less antigenic and does not cause anaphylactic reactions. After HTx, 22 patients (pts) received in addition to standard triple drug immunosuppression either the chim CD4 mAb ($n = 11$) or ATG ($n = 11$). The chim CD4 mAb was given intraoperatively and on postoperative days 1–7, 9, 11, 13, 17, and 21 while ATG was administered intraoperatively, and postoperatively until cyclosporine levels in serum (TDX) were persistently above 500 µg/ml; on average for 7 days. After a follow-up time of more than 20 weeks, comparison of the CD4 and the ATG group showed that CD4 treated pts had generally fewer infections and fewer rejection episodes. A total of 48 % of the pts in the CD4 group, but only 18 % of the pts in the ATG group were completely free of acute rejection episodes during the follow-up period.

Key words: Heart transplantation – Prevention of rejection – Chimeric monoclonal CD4 antibody

Zusammenfassung. Ein chim CD4 mAb wurde zum ersten Mal zur Abstoßungsprophylaxe nach HTx eingesetzt. Der humane IgG 1 AK, auf den die Spezifität eines mkl Maus CD4 AK molekularbiologisch übertragen wurde, besitzt im Vergleich zu heterologen poly- und mkl AK eine wesentlich geringere Antigenität und führt zu keinen anaphylaktischen Reaktionen. Jeweils 11 Patienten erhielten nach HTx zusätzlich zur Standard-Dreifach-Immunsuppression entweder den chim CD4 mAK oder ATG. Der chim CD4 mAK wurde perioperativ und post-operativ an den Tagen 1–7, 9, 11, 13, 17, 21 gegeben, ATG wurde peri- und postoperativ verabreicht, bis der Cyclosporine Spiegel im Serum (TDX) permanent über 500 µg/ml lag, durchschnittlich für 7 Tage. Nach einer Nachbeobachtungszeit von mehr als 20 Wochen hatten die Patienten der CD4-Gruppe im Vergleich zur ATG-Gruppe im Schnitt weniger Infektionen und Abstoßungsreaktionen, 48 % der CD4 Patienten gegenüber 18 % der ATG behandelten Patienten waren bisher frei von akuten Transplantatreaktionen.

Schlüsselwörter: Herztransplantation – Abstoßungsprophylaxe – Chimärischer monoklonaler CD4 Antikörper

106. Bedeutung der Spenderorganqualität bei der Lebertransplantation – Entscheidungsfindung durch subjektive und objektive Kriterien bei 229 Organentnahmen

G. Gubernatis, K. Oldhafer, H. J. Schlitt und G. Tusch

Klinik für Abdominal- und Transplantationchirurgie, Medizinische Hochschule Hannover, Konstanty-Gutschow-Straße 8, W-3000 Hannover 61

The Relevance of Donor Organ Quality in Liver Transplantation: Decision-Making by Subjective and Objective Criteria in 229 Donor Operations

Summary. Patient survival decisively depends on donor organ quality. In spite of advanced objective methods the final decision about a donor organ is still made by the surgeon subjectively. This decision-making was prospectively documented in 229 donor operations. This assessment was significantly ($p < 0.001$) predictive for patient survival (better than the MegX Test). Most important criteria was consistency and fat contents of the liver. Less important was patchy surface, sharp margins and sensitivity to manipulation. Congestion was unimportant. Number and combination of pathological criteria were important as well.

Key words: Liver transplantation – Donor operation – Liver function tests – MegX test

Zusammenfassung. Empfängerüberleben und Transplantatfunktion hängen entscheidend von der Spenderleberqualität ab. Die letzte Beurteilung der Spenderleberqualität hängt trotz Weiterentwicklung objektiver Methoden von der subjektiven Entscheidung des Chirurgen ab. Diese Entscheidungsfindung wurde bei 229 Organentnahmen prospektiv und im Detail dokumentiert. Sie gestattet eine hoch signifikante Vorhersage des Patientenüberlebens und ist hier besser als der MegX-Test. Entscheidende Einzelkriterien sind Konsistenz und Fettgehalt der Leber. Fleckigkeit, Randbeschaffenheit und Empfindlichkeit sind von geringerer Bedeutung, Stauung überhaupt nicht. Anzahl und Kombination pathologischer Kriterien sind bedeutsam.

Schlüsselwörter: Lebertransplantation – Organentnahme – Leberfunktion – MegX-Test

107. Lebertransplantation bei Budd-Chiari-Syndrom

B. Ringe, K. Oldhafer, H. Lang und R. Pichlmayr

Medizinische Hochschule Hannover, Klinik für Abdominal- und Transplantationschirurgie, Konstanty-Gutschow-Straße 8, W-3000 Hannover 61

Liver Transplantation for Budd-Chiari Syndrome

Summary. 35 patients with Budd-Chiari Syndrome (aged 12–49 years) were treated by liver transplantation. The etiology was myeloproliferative syndrome in 15 cases, and antithrombin III deficiency in 2 cases; one patient had had a previous bone marrow transplantation. Four patients were in a coma. Ten liver recipients died within the first year from various complications. At present, 25 patients are still alive after 5 months to over 9 years (5-year survival 71%). With long-term anticoagulation no recurrence of the disease has been observed, so far. These results demonstrate that liver transplantation is a suitable treatment for selected patients with Budd-Chiari Syndrome.

Key words: Budd-Chiari Syndrome – Transplantation

Zusammenfassung. 35 Patienten mit Budd-Chiari-Syndrom (Alter 12–49 Jahre) wurden durch Lebertransplantation behandelt. Aetiologie waren myeloproliferatives Syndrom in 15 und Antithrombin-III-Mangel in 2 Fällen; ein Patient hatte eine vorherige Knochenmarktransplantation. Vier Patienten waren im Coma. 10 Leberempfänger verstarben innerhalb des ersten Jahres an verschiedenen Komplikationen. Gegenwärtig sind 25 Patienten zwischen 5 Monaten und über 9 Jahren am Leben (5-Jahres-Überlebensrate 71%). Unter langzeitiger Anticoagulation trat bislang kein Rezidiv der Grunderkrankung auf. Diese Ergebnisse zeigen, daß die Lebertransplantation eine geeignete Therapie für Patienten mit Budd-Chiari-Syndrom ist.

Schlüsselwörter: Budd-Chiari-Syndrom – Transplantation

108. Intensivmedizinische Konditionierung als Voraussetzung zur Lebertransplantation beim akuten und subakuten Leberversagen

W. Lauchart, K. Müller, R. Viebahn, W.D. Schareck, P. Weber und H.D. Becker

Chirurgische Universitätsklinik, Hoppe-Seyler-Straße 3, W-7400 Tübingen

Intensive-Care Conditioning as a Prerequisite to Liver Transplantation in Acute and Subacute Hepatic Failure

Summary. Ten patients who were admitted with fulminant hepatic failure (severe coagulopathy, coma stadium III–IV, anuria, and respiratory failure) underwent continuous arteriovenous hemofiltration and repeated plasma exchange procedures with fresh frozen plasma prior to liver transplantation. For all patients a liver graft became available within 48 h. Hemodynamic, renal, and respiratory functions could be maintained during waiting time, encephalopathy decreased in most cases, only one patient died before transplantation due to uncontrollable brain edema. Ionotropic support could be reduced, and intra- and postoperative recovery was excellent. Two patients died, one due to sepsis on the 3rd day, and one due to recurrent HBV hepatitis at 11 months (77.7% 1 year survival). Thus excellent early and long-term results can be achieved by conditioning these critical ill patients during waiting time for transplantation.

Key words: Intensive care – Acute liver failure – Liver transplantation

Zusammenfassung. 10 Patienten wurden im akuten Leberversagen (ALV) zugewiesen. Zeitgleich mit der Anmeldung zur Lebertransplantation (LTx) erfolgte als Konditionierung eine kontinuierliche arteriovenöse Hämofiltration, unterbrochen durch jeweils 4-stdl. Plasmaaustauschphasen gegen fresh-frozen Plasma. Hämodynamik, Katecholaminbedarf, Nieren- und Atmungsfunktion konnte in der Wartezeit stabilisiert werden, die Koma-Situation wurde in den meisten Fällen gebessert, lediglich 1 Pat. verstarb vor der LTx im therapierefraktären Hirnödem. Für alle Pat. wurde innerhalb 48 Std. ein Transplantat verfügbar. 2 Pat. verstarben postoperativ, einer in der Sepsis am 3. Tag, einer wegen eines HBV-Hepatitisrezidivs nach 11 Monaten (77,7% 1-Jahres-Überlebensrate). Eine aggressive intensivmedizinische Konditionierung begrenzt die leberzerfallsbedingten Komplikationen und verbessert die Prognose des ALV deutlich.

Schlüsselwörter: Akutes Leberversagen – Lebertransplantation – Konditionierung

109. Die immunsuppressive Wirksamkeit von BT 563 nach Lebertransplantation – im Vergleich zur konventionellen Triple- und Quadruple-Therapie

J.-Ch. Thies, G. Otto, S. Post und Ch. Herfarth

Chirurgische Universitätsklinik Heidelberg, INF 110, W-6900 Heidelberg

The Immunsuppressive Efficiency of BT 563 in Liver Transplantation in Comparison with the Conventional Triple and Quadruple Therapy

Summary. In a pilot study, BT 563, a new monoclonal anti-CD 25 antibody, was tested on its immunosuppressive potency in 15 liver transplanted patients. Patients treated with the conventional triple or quadruple therapy including ATG were used as controls. In this study, we could demonstrate that prophylactic administration of BT 563 reduced the number of acute rejections significantly compared with the control groups. Reducing the dosage of conventional immunosuppressants under BT 563 treatment led to a clear reduction in infections without risking more rejection crises. Up to now, no side effects have occurred under BT 563 treatment.

Key words: Liver transplantation – BT 563 – Monoclonal antibody

Zusammenfassung. BT 563, ein neuer monoklonaler Antikörper, der gegen den IL-2R gerichtet ist, wurde in einer Pilotstudie an insgesamt 15 lebertransplantierten Patienten auf seine immunsuppressive Wirksamkeit hin überprüft. Als Vergleichsgruppe dienten Patienten mit konventioneller Triple- oder Quadruple-Therapie mit ALG. In dieser Studie konnte gezeigt werden, daß durch prophylaktische Gabe von BT 563 die Anzahl behandlungsbedürftiger Rejektionen im Vergleich zu den Kontrollgruppen deutlich gesenkt werden konnte. Durch Reduktion der konventionellen Immunsuppressiva unter BT 563 Gabe konnte die Rate an Infektionen deutlich gesenkt werden, ohne daß vermehrt Abstoßungen auftraten. Nebenwirkungen sind unter BT 563 Therapie bislang nicht aufgetreten.

Schlüsselwörter: Lebertransplantation – BT 563 – Monoklonaler Antikörper

110. Die CMV-Infektion im Transplantat nach Lebertransplantation. Diagnose, Inzidenz und prognostische Bedeutung

W. J. Hofmann, K. Amann, B. Sido, G. Otto und H. F. Otto

Pathologisches Institut, Universität Heidelberg, Im Neuenheimer Feld 220, W-6900 Heidelberg

CMV Infection of the Transplant After Liver Transplantation: Diagnosis, Incidence, and Prognostic Significance

Summary. A total of 305 postoperative liver biopsies from 74 liver transplants were analysed retrospectively by immunohistochemistry and in situ hybridisation to detect CMV infection of the transplant. Immunohistochemistry with mAb E13 against a 72-kD early CMV antigen detected 80 % of the biopsies with CMV infection and in combination with in situ hybridisation 100 %. The probability for the transplant to acquire CMV infection within the first year after transplantation is 40 %, with a peak of infections within the first 6 weeks and a probability of 35 %. Out of 27 rejection episodes in transplants with early CMV infection, 20 occurred before and 7 after CMV infection, indicating a trigger function of rejection on CMV infection but not vice versa. There was no influence of the CMV infection of the transplant on patient survival.

Key words: Liver transplantation – CMV infection

Zusammenfassung. 305 postoperative Leberbiopsien aus 74 Lebertransplantaten wurden retrospektiv immunhistologisch und durch in situ Hybridisierung zum Nachweis einer CMV-Infektion des Transplantates untersucht. 80% aller Biopsien mit CMV Infektion waren in der Immunhistologie mit dem mAk E13 gegen ein 72 kD CMV-Protein positiv, bei Kombination mit der in-situ Hybridisierung 100%. Die Wahrscheinlichkeit einer CMV-Infektion des Transplantates im ersten Jahr beträgt 40%, mit einem frühen Infektionsgipfel innerhalb der ersten 6 Wochen nach Transplantation und einer Wahrscheinlichkeit von 35%. Von 27 Rejektionskrisen in Transplantaten mit einer frühen CMV Infektion traten 20 vor und 7 nach der CMV-Infektion auf. Eine CMV-Infektion des Transplantates beeinflußte die Überlebenswahrscheinlichkeit der Patienten nicht.

Schlüsselwörter: Lebertransplantation – CMV-Infektion

111. Inzidenz und klinische Relevanz der Hepatitis-C-Reinfektion nach Lebertransplantation

R. Lüsebrink, V. König, G. Blumhardt, H. Lobeck, U. Hopf und P. Neuhaus

Chirurgische Klinik, Universitätsklinikum Rudolf Virchow, Augustenburger Platz 1, 1000 Berlin 65

Incidence and Clinical Relevance of Hepatitis C Reinfection Following Orthotopic Liver Transplantation

Summary. A total of 48 out of 201 patients who underwent liver transplantation between 9/1988 and 9/1991 have had NANB cirrhosis. Of these, 23 were positive for HCV-RNA when tested by polymerase chain reaction (PCR). Complete follow-up for reinfection was possible for 17 patients. Ten of 17 showed HCV-RNA in their liver tissue within the first 2 months, while within the first 12 months 15 out of 16 were reinfected. *Clinical Course*: One retransplantation was necessary due to reinfection, and two retransplantations were required due to rejection; two patients died (one from MOF, one from mucor sepsis), and three patients had persistent elevation of alanine aminotransferase. *Summary*: The probability of reinfection with HCV is close to 90%; the 1-year survival rate exceeds 90%.

Key words: Liver transplantation – Hepatitis C – Reinfection – Non-A-Non-B hepatitis

Zusammenfassung. 48 von 201 zwischen 9/1988 und 9/1991 bei uns transplantierten Patienten hatten eine NANB-Cirrhose. Davon waren 23 Pat. in der Polymerase-Kettenreaktion (PCR) positiv für HCV-RNA. Vollständige Untersuchung für eine Reinfektion war bei 17 Pat. möglich. In den ersten 1–2 Monaten post-TX waren 10/17 Pat. im Lebergewebe HCV-RNA positiv, nach 3–12 Monaten waren 15 von 16 Pat. reinfiziert. *Klinischer Verlauf*: 1 × Retransplantation wg. Reinfektion, 2 × Retransplantation wg. Rejektion, 2 Pat. verstarben (1 × MOV, 1 × Mucorsepsis), 3 Pat. hatten anhaltende Transaminasenerhöhung. *Zusammenfassung*: Die Reinfektionsquote für HCV liegt bei ca. 90%, die 1-Jahresüberlebensrate liegt bei ca. 90%.

Schlüsselwörter: Lebertransplantation – Hepatitis C – Reinfektion – Non-A-Non-B Hepatitis

112. Stellt die allogene Pankreastransplantation ein etabliertes Therapieverfahren dar?

U. T. Hopt, W. Schareck, M. Büsing und H. D. Becker

Abteilung für Allgemeine Chirurgie, Chirurgische Universitätsklinik, Hoppe-Seyler-Straße 3, W-7400 Tübingen

Allogeneic Pancreatic Transplantation: Can It Be Regarded As An Established Clinical Therapeutic Procedure?

Summary. Nonimmunological graft failure was relatively common until recently. Early postoperative graft thrombosis, however, can be prevented by AT III substitution and a meticulous surgical technique. Pancreatic fistulae were not seen anymore since using the bladder drainage technique. Necrectomy and continuous abdominal lavage proved to be very effective in treating severe graft pancreatitis. By using this therapeutic regimen in 56 patients 1- and 3-year graft function rates of almost 88 % could be achieved in our center. Thus, pancreatic transplantation can be regarded as an established clinical therapeutic procedure.

Key words: Pancreatic transplantation – Graft thrombosis – Pancreatic fistulae – Graft pancreatitis

Zusammenfassung. Nicht immunologisch bedingte Transplantatverluste waren bis vor kurzem häufig. Durch AT III-Substitution und eine subtile chirurgische Technik kann die frühpostoperative Transplantatthrombose sicher verhindert werden. Pankreasfisteln spielen seit Einführung der Blasendrainagetechnik keine Rolle mehr. Auch schwere Formen der Transplantatpankreatitis lassen sich durch Nekrektomie und kontinuierliche Abdominallavage beherrschen. Die 1- und sogar die 3-Jahres-Transplantatfunktionsrate konnte dadurch bei jetzt 56 Patienten in unserem Zentrum auf 88 % gesteigert werden.

Schlüsselwörter: Pankreastransplantation – Transplantatthrombose – Pankreasfistel – Blasendrainagetechnik – Transplantatpankreatitis

113. Erfahrung mit 66 segmentalen, intraperitonealen, duktokkludierten Pankreasallotransplantaten: kritischer Rückblick auf die letzten 10 Jahre

R. Schlumpf, D. Candinas, M. Decurtins, W. Weder und F. Largiadèr

Klinik für Viszeralchirurgie, Departement Chirurgie, Universitätsspital, Rämistraße 100, CH-8091 Zürich, Schweiz

Experience with 66 Segmental Intraperitoneal, Duct-Occluded Pancreatic Allotransplants: Critical Review of the Past 10 Years

Summary. From 1980 to 1992, 65 type I diabetics received 66 segmental, intraperitoneal, duct-occluded pancreatic (Px) transplants (TPL) at our institution (64 simultaneously with a kidney TPL, 1 alone, 1 re-TPL). Up to 1989, the technique was completed with several successive modifications; external Px drainage with delayed duct occlusion, polyurethane for duct injection, initial quadruple immunosuppression, perioperative somatostatin treatment, arterial heparin perfusion of the Px. Our analysis examines whether these measures that have remained unchanged since 1989 (group 2; $n=19$) improved the results compared with the previous period (group 1, $n=47$). Results: actuarial 1-year patient survival in group 1 was 71.7%, and in group 2, 88.5% ($p=0.082$). The actuarial 1-year graft survival in group 1 was 30.2% and in group 2, 69.3% ($p=0.0006$). Conclusion: the modifications improved our results significantly but not satisfactory and we therefore changed to Px TPL with bladder drainage.

Key words: Pancreatic transplantation – Somatostatin – Polyurethane

Zusammenfassung. 1980–92 erhielten an unserer Klinik 65 Typ I Diabetiker 66 segmentale, intraperitoneale, duktokkludierte Pankreas(Px)-Transplantate (TPL) (64 simultan mit einem Nieren-TPL, 1 allein, 1 Re-TPL). Die Technik wurde bis 1989 sukzessive ergänzt: externe Px-Drainage mit verzögerter Gangokklusion, Px-Gangverödung mit Polyurethan, initiale Quadrupel-Immunosuppression, perioperative Somatostatin-Behandlung, direkte arterielle Heparin-Perfusion des Px. Unsere Analyse untersucht, ob diese seit 1989 unveränderten Maßnahmen (Grupe 2: $n=19$) die Resultate im Vergleich zur Periode vor 1989 (Gruppe 1: $n=47$) verbesserten. Resultate: aktual. 1-Jahres-Pat.-Überleben Gr. 1: 71,7%, Gr. 2: 88,5% ($p=0{,}082$); aktual. 1-Jahres-TPL-Überleben Gr. 1: 30,2%, Gr. 2: 69,3% ($p=0{,}0006$). Konklusion: Die Modifikationen haben die Resultate signifikant, aber nicht zufriedenstellend verbessert, weswegen wir nun die Technik der Px-TPL mit Blasendrainage durchführen.

Schlüsselwörter: Pankreastransplantation – Somatostatin – Polyurethan

114. Niedere Inzidenz von Harnwegsinfektionen nach kombinierter segmentaler Pankreas-Nierentransplantation mit Blasendrainage

H. Bonatti, W. Steurer, A. Königsrainer und R. Margreiter

Abteilung für Transplantationschirurgie, Universitätsklinik für Chirurgie I, Anichstraße 35, A-6020 Innsbruck, Österreich

Low Incidence of Urinary Tract Infections After Combined Kidney and Segmental Pancreas Transplantation with Bladder Drainage

Summary. For its simplicity and low surgical complication rate, most centers now prefer bladder drainage of the exocrine secretion following pancreas transplantation. Transplantation of the whole pancreas with a duodenal segment is complicated by a high incidence of urinary tract infections (UTI). In a series of 16 *segmental* pancreas transplantations with bladder drainage, we observed no increase in the rate of UTI compared with a group of patients with pancreas transplantation without bladder drainage and a group of diabetic patients with kidney transplantation alone. Activated proteolytic enzymes might destroy mucosal defense mechanisms, leading to high incidence of UTI after duodenopancreas transplantation with bladder drainage.

Key words: Pancreas transplantation – Urinary tract infections

Zusammenfassung. Aufgrund der geringen chirurgischen Komplikationsrate wird bei der Pankreastransplantation zur Zeit in den meisten Fällen eine Blasendrainage (BD) bevorzugt. Bei der Technik der Pankreastransplantation mit Duodenozystostomie zeigte sich jedoch eine Zunahme von Harnwegsinfekten (HWI). In einer Serie von 16 *segmentalen* Pankreastransplantationen mit BD beobachteten wir keine erhöhte Rate von HWI verglichen mit einer Gruppe von Pankreastransplantierten ohne BD und einer Gruppe von Diabetikern nach Nierentransplantation alleine. Aktivierte proteolytische Pankreasenzyme schädigen möglicherweise die Abwehrmechanismen der Blasenschleimhaut und führen so zu einer Zunahme von HWI nach Duodenopankreastransplantation mit BD.

Schlüsselwörter: Pankreastransplantation – Harnwegsinfektionen

115. Klinische, sonographische und immunologische Spätergebnisse 5–10 Jahre nach Autotransplantation der Milz

T. Weber, J. Krahn, E. Hanisch, R.P. Baum und R.M. Seufert

Klinik für Allgemeinchirurgie, Zentrum der Chirurgie, J.W. Goethe-Universität Frankfurt a.M., Theodor-Stern-Kai 7, W-6000 Frankfurt a.M. 70

Clinical, Immunological and Ultrasonographic Study 5–10 Years After Autotransplantation of the Spleen

Summary. The beneficial effect of an autotransplantation of the spleen on the immune system has long been disputed. Therefore we compared 18 autotransplanted (auto-Tx) with 12 splenectomized (Spx) patients. The postoperative course was similar in both groups. Auto-Tx patients had a significant increase in T lymphocytes; Spx patients a significant increase in B lymphocytes. No leukocytosis or changes in immunoglobulin levels were seen. Auto-Tx splenic tissue was found in two cases by ultrasound and in seven cases by Tc-nanocolloid scan. However, no clear advantage could be demonstrated in patients with autotransplanted splenic tissue in comparison with splenectomized patients.

Key words: Spleen – Autotransplantation – Immunology

Zusammenfassung. Der Nutzen einer Autotransplantation von Milzgewebe für das Immunsystem ist umstritten. Deswegen haben wir 18 autotransplantierte (Auto-Tx) mit 12 splenektomierten (Spx) Patienten verglichen. Der p.o. Verlauf war in beiden Gruppen vergleichbar. Auto-Tx-Patienten zeigten eine signifikante Erhöhung der T-Lymphozyten, Spx-Patienten eine signifikante Erhöhung der B-Lymphozyten. Eine Leukozytose bzw. Veränderungen der Immunglobuline bestanden nicht. Auto-Tx Milzgewebe war in 2 Fällen sonographisch und in 7 Fällen szintigraphisch nachweisbar. Ein deutlicher Vorteil der Autotransplantation der Milz im Vergleich zur Splenektomie zeigte sich jedoch nicht.

Schlüsselwörter: Milztransplantation – Immunologischer Status

116. Die klinische Dünndarmtransplantation. Möglichkeiten und Aussichten.

E. Deltz, P. Schroeder und E. Schweizer

Friedrich-Ebert-Krankenhaus, Chirurgische Klinik, Friesenstraße 11, W-2350 Neumünster

Clinical Small-Bowel Transplantation: Clinical Experiences and Future Aspects

Summary. Clinical small-bowel transplantation has proven to be efficient in the treatment of short gut syndrome. Small-bowel grafts can be transplanted from living related donors as well as from cadaveric donors. Rejection can be treated effectively by a combined immunosuppressive regimen. Combined liver–small-bowel transplantation seems to lead to a long-term small-bowel acceptance. Future experimental and clinical work must elucidate the balance between HVGR and GVHR in small-bowel and combined liver-small-bowel transplantation, as well as the effects of different perfusion solutions.

Key words: Small-bowel transplantation – Clinical experiences

Zusammenfassung. Die klinische Dünndarmtransplantation hat sich als effektive Behandlungsmethode des Kurzdarmsyndroms erwiesen. Dünndarmtransplantationen können in Form der Lebendorganspende oder von Leichenspendern durchgeführt werden. Die Abstoßung kann durch ein kombiniertes immunsuppressives Regime effektiv behandelt werden. Die kombinierte Leber-Dünndarmtransplantation scheint zu einer langfristigen Akzeptanz des Dünndarmtransplantates zu führen. In Zukunft muß in experimentellen und klinischen Arbeiten die Balance zwischen HVGR und GVHR bei der alleinigen Dünndarm- und der kombinierten Leber-Dünndarmtransplantation analysiert werden im Zusammenhang mit Untersuchungen zur Transplantatperfusion.

Schlüsselwörter: Dünndarmtransplantation – Klinische Erfahrungen

117. Perfusion und Konservierung humaner Dünndarmexplantate zur allogenen Organtransplantation

Ch. Lehmann, B. Luther, I. Kreyer, Berlin

(Manuskript bis Redaktionsschluß nicht eingegangen)

118. Der Einfluß verschiedener Perfusionslösungen auf die Ischämietoleranz des Dünndarmtransplantates

E. Schweizer, A. Gassel, E. Deltz, P. Schroeder, Kiel

(Manuskript bis Redaktionsschluß nicht eingegangen)

119. Verwandten- und Leichennieren-Transplantation bei Kindern ohne vorherige Dialysebehandlung

J. Hauss, G. Offner, P.F. Hoyer, B. Meyer, B. Ringe und R. Pichlmayr

Klinik für Abdominal- u. Transplantationschirurgie, Medizinische Hochschule Hannover, Konstanty-Gutschow-Straße 8, W-3000 Hannover 61

Preemptive Living Related or Cadaveric Renal Transplantation in Children

Summary. The postoperative course after renal transplantation in 28 dialysed children was compared with 28 young patients who were transplanted without prior dialysis in a "matched pair" analysis. The matches included age at transplantation, time of transplantation, type of immunosuppressive therapy, donor source, and original disease. The percentage of living related donors was 50% in each group. The 5-year graft survival rates were 89% in the nondialysed group and 72% in the dialysed group; one patient in each group died due to infection in the early post-transplantational period. Functional parameters such as graft function, anemia, hyperparathyroidism, hypertension, and growth rates tended to be slightly better in the nondialysed group. We conclude that preemptive renal transplantation is a safe procedure which shortens the period of uremia and is therefore recommended for children in end-stage renal failure.

Key words: Preemptive renal transplantation – Children – Living related donation

Zusammenfassung. Der Verlauf nach Nierentransplantation bei 28 dialysierten Kindern und 28 kindlichen Patienten ohne vorherige Dialysebehandlung wurde verglichen. In einer „matched-pair" Analyse wurden die Kinder jeweils entsprechend Alter, Zeitpunkt der Transplantation, Grundkrankheit, Immunsuppression und Spenderkriterien zugeordnet. In jeder Gruppe befanden sich 14 Verwandten-Transplantationen (Eltern–Kind) und 14 Leichennieren-Transplantationen. Die 5-Jahres-Transplantatüberlebensraten betrugen 89% in der Gruppe ohne vorausgegangene Dialyse gegenüber 72% in der Gruppe mit vorheriger Dialyse; jeweils ein Kind in jeder Gruppe verstarb. Nierenfunktion, Abstoßungsepisoden, Hochdruckraten sowie Wachstumsverhalten waren geringfügig besser in der nicht-dialysierten Gruppe. Unseres Erachtens stellt die Nierentransplantation vor Dialysebeginn ein geeignetes Verfahren bei Kindern dar.

Schlüsselwörter: Nierentransplantation beim Kind – Vor/nach Dialysebeginn – Lebendspende

120. Bestimmung der Organqualität mittels ionen-selektiver Messung vor Transplantation

D. Abendroth, P. Fenzlein, M. Schilling und W. Land

Abteilung für Transplantationschirurgie, Chirurgische Klinik und Poliklinik, Klinikum Großhadern, Universität München, Marchioninistraße 15, W-8000 München 70

Evaluation of Organ Viability Prior to Transplantation by Ion-Selective Measurement

Summary. The aim of this study was to evaluate the relevance of ion-selective measurement for the quality of organ preservation. A miniaturized multisensor device with integrated reference electrode and temperature correction utilizing ion-selective membranes (K, Na, pH) was used. A total of 91 kidney-transplants were assessed during organ procurement and transplantation. There was a significant difference in estimated potassium activities in primary functioning, delayed functioning (ATN), and never functioning organs, irrespective of the preservation solution used (EC, HTK, UW). These differences were also found during organ procurement, showing the potential predictive value of this method. Ion-selective measurement might also be valid for other organs. Furthermore, this method could lead to an acceptance of visually "unacceptable or poorly preserved" organs for transplantation by objectivating organ perfusion and preservation.

Key words: Organ viability – Ion-selective measurement – Transplantation

Zusammenfassung. Ziel dieser Studie war die Bestimmung der Relevanz einer Ionen-Aktivitätsmessung für die Qualität der Organkonservierung. Zur Messung diente ein miniaturisiertes Multi-Sensor-Element mit integrierter Referenz-Elektrode und Temperaturkorrektur unter Nutzung der Eigenschaften ionenselektiver Membranen (K, Na, pH).

Durchgeführt wurden bei 91 Nierentransplantationen Messungen während der Organentnahme oder bei der Transplantation. Unabhängig von der jeweils verwandten Lösung (EC, HTK, UW) fand sich ein signifikanter Unterschied in den bestimmten Kaliumaktivitäten der Gruppen mit Primärfunktion, einer verzögerten Funktion (ATN) und einer Niefunktion. Unterschiede zeigten sich bereits zum Zeitpunkt der Entnahme, so daß sich die Möglichkeit einer prädiktiven Aussage über die Funktionsaufnahme (Qualität) ergibt. Diese könnte auch für andere Organe gelten. Diese Methode könnte eine Akzeptanz von bisher makroskopisch beurteilten, „unsicheren" Organen erlauben.

Schlüsselwörter: Organqualität – Ionenselektive Messung – Transplantation

121. Inzidenz und Ätiologie der Transplantatthrombose – eine retrospektive Analyse von 723 nierentransplantierten Patienten

G. B. Köveker, W. Schareck, M. Roscher, B. Pötsch und W. Lauchart

Chirurgische Universitätsklinik, Abteilung Allgemeine Chirurgie, Hoppe-Seyler-Straße 3, W-7400 Tübingen

Incidence and Etiology of Renal Transplant Thrombosis: A Retrospective Study of 723 Cases

Summary. Renal graft thrombosis was observed in 3.8% (28 patients) of 723 patients undergoing transplantation 1978–1991. Anatomical variations, atherosclerotic diseases, and lesions associated with organ procurement were seen in 15 patients. Disturbances of the clotting system, i.e., protein S deficiency, were found in five patients, while nine patients revealed reduced TPA serum levels as an indicator of impaired fibrinolytic capacity. Recognition of hemostatic disturbances are important, since anticoagulation is effective reducing the risk of thrombosis in those patients.

Key words: Kidney transplantation – Organ thrombosis – Protein S deficiency

Zusammenfassung. Die Incidenz der Transplantatthrombose bei 723 nierentransplantierten Patienten (1978–1991) betrug 3,8% (28 Patienten). Anatomische Varietäten, Vorschäden und explantationsbedingte Gefäßläsionen traten in 15 Fällen auf. Bei 8 Transplantaten wurde eine ex situ Rekonstruktion der Arteria renalis durchgeführt. Die spezielle Thrombophiliediagnostik ergab bei 5 Patienten eine signifikante Störung des Hämostase-Inhibitorsystems in Form eines Protein S-Mangels. Bei weiteren 9 Patienten wurde eine verminderte TPA-Aktivität als Zeichen einer verminderten fibrinolytischen Kapazität festgestellt. Eine spezielle Thrombophiliediagnostik bei potentiellen Transplantatempfängern ist sinnvoll, da ein etwaiges erhöhtes Thromboserisiko durch Antikoagulation normalisiert werden kann.

Schlüsselwörter: Nierentransplantation – Organthrombose – Thrombophilie-Diagnostik – Protein-S-Mangel

122. Antikörperbedingte Transplantatabstoßung: Hinweise zum Mechanismus durch die Immunmorphologie

B. Greger, T. Großmann, H. V. Gärtner und G. Köveker

Chirurgische Universitätsklinik, Hoppe-Seyler-Straße 6, W-7400 Tübingen

Antibody-Mediated Rejection in Organ Transplantation: Indications of the Mechanism Through Immunomorphological Studies

Summary. The development of a positive postoperative donor-specific cross-match after kidney transplantation is detrimental to 1-year graft function; a recent study investigated the histological and immunohistological properties of time-matched valuable biopsies which were available in 32 patients. In addition to routine histological examination and besides determining donor-specific antibodies on thawed donor lymphocytes, immunohistochemical staining for T- and B-cells and macrophages was performed. There is strong evidence that positive postoperative donor-specific cross-matches, and B-cell and macrophage infiltration of the graft means poor graft outcome. As shown before, ATG treatment may have some beneficial effect in these high-risk patients. The type and number of infiltrating cells give some indication of the mechanisms involved.

Key words: Organ transplantation – Humoral rejection – Mechanism of rejection

Zusammenfassung. Die Entwicklung spenderspezifischer Antikörper nach allogener Nierentransplantation ist deletär für die 1-Jahresfunktion. Zeitlich korrespondierende verwertbare Biopsien wurden histologisch und immunhistologisch bei 32 Patienten untersucht. Dabei wurden neben der Bestimmung spenderspezifischer aktueller Antikörper auf aufgetauten Lymphozyten zusätzliche immunhistochemische Färbungen für T- und B-Zellen sowie Makrophagen durchgeführt. Es wird deutlich, daß sowohl die Entwicklung donorspezifischer Antikörper als auch die Infiltration mit B-Zellen oder Makrophagen sehr schlechte Transplantatfunktion bedingen. Wie bereits gezeigt, kann die ATG-Behandlung bei diesen Hochrisikopatienten einen günstigen Einfluß haben. Art und Menge der Zellinfiltration weisen auf die beteiligten immunologischen Mechanismen hin.

Schlüsselwörter: Organtransplantation – Humorale Abstoßung – Abstoßungsmechanismus

123. Dosis-angepaßte Behandlung steroid-resistenter Abstoßungskrisen nach Nierentransplantation mit OKT3

G. Kirste, M. Blümke, B. Strittmatter und G. Wolff-Vorbeck

Chirurgische Universitätsklinik, Hugstetter Straße 55, W-7800 Freiburg i.Br.

Dose-Adjusted Treatment of Steroid-Resistant Rejection Crisis After Kidney Transplantation with OKT3

Summary. OKT3 is highly effective in the treatment of steroid-resistent rejection crisis after kidney transplantation. Its use is limited by high rate of side effects. In 28 patients we randomly administered either 2.5 ml or 5 ml OKT3 daily. The variance of CD3+, CD4+, and CD8+ cells was analyzed with FACS. Rejection could be treated in both groups effectively, but the number of side effects was extremely low in the group with 2.5 ml.

Key words: Transplantation – Rejection – OKT3 – Cell monitoring

Zusammenfassung. OKT3 ist hoch effizient in der Behandlung steroid-resistenter Abstoßungskrise nach Nierentransplantation. Der Gebrauch wird wegen der hohen Rate der Nebenwirkungen eingeschränkt. Bei 28 Patienten verabreichten wir randomisiert 2,5 ml oder 5 ml OKT3 täglich. Die Varianz der CD3+, CD4+ und CD8+ Zellen wurde mit FACS analysiert. Die Abstoßung konnte in beiden Gruppen effektiv behandelt werden, aber die Zahl der Nebenwirkungen war extrem niedriger in der Gruppe, die mit 2,5 ml OKT3 behandelt wurden.

Schlüsselwörter: Transplantation – Abstoßung – OKT3 – Zell-Monitoring

124. Kann der Radikalfänger Superoxyddismutase das akute Nierenversagen nach Transplantation verhindern?

H. Schneeberger, D. Abendroth, S. Schleibner, W. Land, München

(Manuskript bis Redaktionsschluß nicht eingegangen)

125. Operative Therapie des tertiären Hyperparathyreoidismus nach allogener Nierentransplantation

K. T. E. Beckurts, J. Stadler, M. Hölscher und J. R. Siewert

Chirurgische Klinik, Klinkum rechts der Isar, TU München, Ismaninger Straße 22, 8000 München 80

Surgical Treatment of Tertiary Hyperparathyroidism Following Renal Transplantation

Summary. Following renal transplantation, the preexisting secondary hyperparathyroidism may not resolve despite a functioning kidney graft, and this results in the development of tertiary hyperparathyroidism (tHPT). This disorder correlates with the duration of pretransplant dialysis. From 4/85 until 5/91, 15 patients with symptomatic disease (hypercalcemia, hypophospatemia, bone pain, suboptimal transplant function) were treated by subtotal parathyroid resection ($n=11$), total parathyroidectomy with autotransplantation ($n=2$), autograft size reduction ($n=1$), and removal of isolated one-gland adenoma ($n=1$). Transient hypocalcemia developed in seven patients, and persistent hypocalcemia in one case. Damage to recurrent nerve function did not occur. In all patients, the pathological values for parathyroid hormone, calcium, and phosphate were normalized, clinical signs resolved, and kidney graft function improved in most cases.

Key words: Tertiary hyperparathyroidism – Kidney transplantation – Surgical treatment

Zusammenfassung. Auch nach erfolgreicher Nierentransplantation entwickelt sich bei einem Teil der Patienten aus dem vorbestehenden sekundären Hyperparathyreoidismus (HPT) ein tertiärer HPT. Es besteht eine Korrelation zur Dialysedauer vor Transplantation. Bei 15 von insgesamt 229 von 4/85 bis 5/91 transplantierten Patienten wurde bei symptomatischem HPT (Hypercalzämie, Hypophosphatämie, Knochenschmerzen, suboptimale Transplantatfunktion) eine subtotale Parathyreoidektomie ($n=11$), tot. Parathyreoidektomie mit Autotransplantation ($n=2$), isolierte Adenomextirpation ($n=1$), und eine Verkleinerung eines Autotransplantats ($n=1$) durchgeführt. In 7 Fällen kam es zu passagerer Hypocalzämie, in einem Fall zu persistenter Hypocalziämie. Schädigungen des N. recurrens traten nicht auf. In allen Fällen kam es zu einer Normalisierung der pathologischen Parathormon-, Calzium- u. Phosphatwerte. Transplantatfunktion und Beschwerden zeigten mehrheitlich Besserung.

Schlüsselwörter: Tertiärer Hyperparathyreoidismus – Nierentransplantation – Operative Therapie

Hauptthema

Die konservative und operative Behandlung der Wirbelsäulenverletzungen – Grundlagen, konservative Therapie und Rehabilitation bei Wirbelsäulenverletzungen

126. Anatomisch-funktionelle Gesichtspunkte bei der Behandlung von Verletzungen der Wirbelsäule

R. Putz

Anatomische Anstalt (Lehrstuhl I), Pettenkoferstraße 11, W-8000 München 2

The Role of Functional Anatomy in the Treatment of Spinal Injury

Summary. The ligaments of the lumbar motion segment acting together constitute primarily a holistic system responsible for every static and dynamic phase of segmental control. Taking into account the elastic tension produced by the intervertebral disks and the partial constraint imposed by the vertebral joints, the lumbar motion segment may be regarded as a particular form of ligamentous mechanism. Its fiber bundles, which are for the most part nonelastic, usually make a contribution to segmental movement, although the extent of their involvement depends upon how far that movement has progressed.

Key words: Anatomy – Ligaments – Kinematics

Zusammenfassung. In seiner Gesamtheit stellt vor allem der Bandapparat der lumbalen Bewegungssegmente ein ganzheitliches System dar, das die segmentale Kinematik in jeder Phase kontrolliert. Unter Berücksichtigung der federnden Spannung durch den Discus intervertebralis und einer teilweisen Zwangsführung durch die Wirbelgelenke ist das lumbale Bewegungssegment als eine Art Bandgetriebe aufzufassen, dessen größtenteils unelastische Faserbündel in Abhängigkeit vom Exkursionsgrad regelhaft in den Bewegungsablauf eingreifen.

Schlüsselwörter: Anatomie – Bandapparat – Kinematik

Einleitung

Die begründete Einführung des Begriffes „Bewegungssegment" durch Junghanns (1930) beeinflußt sowohl die morphologische als auch die funktionelle Betrachtungsweise der Wirbelsäule bis heute. Auf der einen Seite hat sie Verständnis für das segmentale Funktionsprinzip der Wirbelsäule gebracht, auf der anderen Seite wurde durch eine gewisse Vereinfachung allerdings der Blick für die Wechselwirkung von Form und Funktion innerhalb des Bewegungssegmentes verstellt.

Im folgenden soll versucht werden, die anatomischen Einzelstrukturen innerhalb des Bewegungssegmentes in ihrer Bedeutung vor allem für die Kinematik zu analysieren, so daß klar wird, daß bereits geringfügige Veränderungen gerade des Bandapparates die Funktionalität des gesamten Gefüges empfindlich zu stören in der Lage sind.

Bandapparat

Das *Lig. longitudinale anterius* ist auf den ersten Blick eine einheitliche Struktur, die in streng longitudinalen Faserzügen die gesamte Wirbelsäule ventral bedeckt. Bei näherem Hinsehen erweist sich, daß dieses Band nur in den lordotischen Abschnitten stärker ausgebildetet ist, während es im Bereich der Brustkyphose wenig Substanz besitzt. Seine größte Dicke erreicht es im Bereich des lumbosakralen Überganges, woraus sich seine höchst sinnvolle funktionelle Interpretation am besten ableiten läßt. Das Lig. longitudinale anterius nimmt die beträchtlichen Zugspannungen auf, die bei axialer Belastung der Wirbelsäule im lumbosakralen Bereich auftreten, während die Schubkräfte durch die Wirbelgelenke kompensiert werden (Putz 1990, 1992). Bei prall intaktem Discus intervertebralis wird damit auf den angrenzenden Wirbelkörperdeckplatten eine weitgehend gleichmäßige lokale Druckspannung aufgebaut, die sich im Spongiosabild des 5. Lendenwirbels und des Os sacrum widerspiegelt. Die Wirbelkörperendplatten werden durch senkrechte Knochenbälkchen abgestützt, die ihrerseits durch horizontale Querverbindungen gesichert werden. Den Hauptanteil dieser Zuggurtungsfunktion leistet die oberflächliche Schicht des Bandes, deren Fasern einen Kreuzungswinkel von etwa 20 Grad aufweisen (Stofft 1966), wodurch nur eine geringe geometrische Dehnung zustande kommen kann.

Das nur im Hals- und im Brustbereich stärker ausgebildete *Lig. longitudinale posterius* ist dagegen eher als segmentale Verbindung aufzufassen. Zwar scheint eine oberflächliche Schicht, deren Fasern sich als longitudinaler Strang vom Vorderrand des Foramen occipitale magnum bis zum Discus intervertebralis zwischen dem 3. und 4. Lendenwirbel erstrecken, kontinuierlich durchzuziehen, auf Höhe der Bandscheiben steht diese aber mit dem tiefen Anteil in enger Verbindung. Die ausschließlich segmentalen Fasern der tiefen Schicht strahlen in die Außenzone der Anuli fibrosi ein und sind darüber hinaus in regional unterschiedlicher Weise an den Randleisten und am Periost der Pediculi angeheftet (Prestar et al. 1982).

Beide Schichten verflechten sich mit den Anuli fibrosi und reichen weit in die Foramina intervertebralia nach lateral. Präparatorisch ist eine klare Abtrennung des Lig. longitudinale posterius von der Dura mater und dem die Durataschen in die Foramina intervertebralia begleitenden Bindegewebe oft nur schwer möglich (Hayashi et al. 1977). Aufgrund seiner Faseranordnung ist das Lig. longitudinale posterius nicht als einfache Längsverspannung aufzufassen. Wenn überhaupt, so gilt dies nur für Hals- und Brustwirbelsäule, vornehmlich also für den kyphotischen Bereich. Ihre monosegmentale, divergierende Faseranordnung erscheint dagegen bedeutender, da schon aufgrund ihrer Geometrie eine elastische Verankerung von Discus und kranial angrenzendem Wirbelkörper erreicht wird. Am Präparat kann neben einer Dehnung aller Fasern bei Ventralflexion eine Spannung vor allem der lateralen Fasern bei Rotation und Lateralflexion dargestellt werden. Der zur Längsachse schräge Faserverlauf ermöglicht einen langsamen Spannungsanstieg in den Endphasen der Hauptbewegungen.

Die *Ligg. flava* sind vorwiegend aus elastischem Material aufgebaut. Nach Yahia et al. (1990) sind sowohl Elastin- als auch Elauninfasern nachzuweisen, zwischen die dünne kollagene Fasern eingelagert sind. Auch in Ruhehaltung der Lendenwirbelsäule besitzen diese Bänder eine beträchtliche Vorspannung von 1500 N beim jüngeren Menschen bis 400 N beim älteren Menschen, was bei einer queren Durchtrennung am Frischpräparat oder im Operationsablauf zu einem Klaffen des Schnittspaltes führt (Grieve 1988).

Während die Ligg. flava innerhalb der Halswirbelsäule relativ dünn ausgebildet sind, nehmen sie in den kaudalen Wirbelsäulenabschnitten sowohl an Dicke als auch an Breite zu. In der Lendenwirbelsäule erfüllen sie den gesamten interlaminären Raum und greifen um den vorderen Umfang der Wirbelgelenke bis in die Mitte der Foramina intervertebralia hinein (Abb. 1). Sie bilden jeweils die gesamte Hinterwand der lumbalen Recessus laterales und der zugehörigen Foramina intervertebralia (Putz 1981).

Klinisch besonders bedeutsam ist der konsolenartige Vorsprung der kaudalen Anheftungsfläche. Gerade dieser Bereich ragt oft so weit in den Recessus lateralis nach vorne, daß hier Kompressionen der Nervenwurzeln entstehen können.

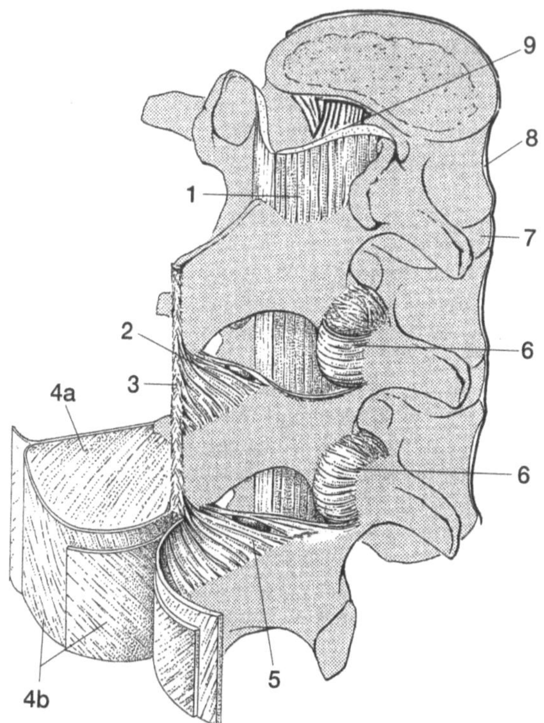

Abb. 1. Übersicht über den Bandapparat der Lendenwirbelsäule von schräg dorsal. *1* Ligg. flava, *2* Lig. interspinale, *3* Lig. supraspinale, *4* Fascia thoracolumbalis, *4a* tiefes Blatt, *4b* oberflächliches Blatt, *5* Bursa synovialis, *6* „Quere" Bänder der Wirbelgelenke, *7* Anulus fibrosus, *8* Lig. longitudinale anterius, *9* Lig. longitudinale posterius

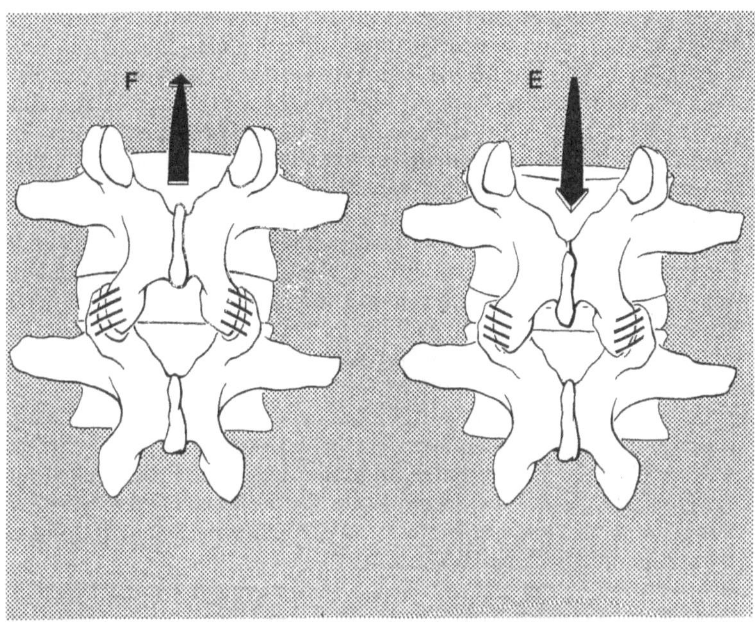

Abb. 2. Funktionsprizip der „queren" Bänder der Wirbelgelenke bei Ventralflexion (*F*) und bei Dorsalflexion (*E*)

In ihrer klinischen Bedeutung nicht geklärt sind die häufig anzutreffenden Verkalkungen und Verknöcherungen der Anheftungszonen der Ligg. flava, wie sie am häufigsten an den unteren Brustwirbeln gefunden werden. Biomechanische Experimente von Sikoryn et al. (1990) haben gezeigt, daß der Anheftungsbereich dieser Bänder die geringste Festigkeit aufweist. Die Bruchlast beträgt nach Myklebust et al. (1988) in der unteren Lendenwirbelsäule ca. 200 N.

Im Gegensatz zu den übrigen Wirbelsäulenbereichen sind die Wirbelgelenke der Lendenwirbelsäule mit festen, transversal eingestellten Faserplatten verstärkt (Abb. 1). Ihre Dicke und ihr Aufbau aus festen kollagenen Faserbündeln legen nahe, sie als eigenständige *„quere“* Bänder hervorzuheben (Putz 1981, 1985). Sie werden bei Rotationen sowie beim Versuch der Verschiebung nach dorsal sofort und direkt gespannt. Im Ablauf der Sagittalflexion, besonders nach ventral, erfolgt von der Ruhestellung aus bei zunehmender Parallelverschiebung der Gelenkfortsätze ebenso eine langsam zunehmende Spannung (Abb. 2). Dies ist auch jeweils gegensinnig bei der Lateralflexion der Fall.

Im Bereich des oberen und des unteren Umfanges des einzelnen lumbalen Wirbelgelenkes verlieren sich die Verstärkungszüge, so daß hier – wie auch in den übrigen Regionen der Wirbelsäule – die Wirbelgelenke nur von dünnen Kapseln bedeckt werden. Im Zwickel zwischen den unteren Anteilen der Gelenkkapsel und dem jeweils segmentalen Lig. flavum bleiben in den lumbalen Wirbelgelenken regelmäßig Lücken bestehen, über die eine druckabhängige Verschiebung von verformbarem Füllgewebe erfolgen kann (Schwarzenberger 1990).

Die zwischen den Procc. spinosi gelegenen *Ligg. interspinalia* stellen sich besonders uneinheitlich dar (Prestar et al. 1985). In der Halswirbelsäule und in den zwei oberen Dritteln der Brustwirbelsäule nehmen sie einen der Ausrichtung der Dornfortsätze entsprechenden Verlauf und verbinden abdachend nach unten die einander gegenüberliegenden Ränder der Dornfortsätze (Abb. 3).

Die Ligg. interspinalia der Brustwirbelsäule bestehen aus dünnen, parallelfaserigen Membranen, die ähnlich wie in der Brustwirbelsäule den Interspinalraum diagonal ansteigend füllen. Dorsal schließen sich 2 bis 3 mm dicke longitudinale Faserbündel an, die jeweils segmentale Dornfortsatzspitzen miteinander verbinden. Diese longitudinalen Faserzüge bestehen sowohl aus kollagenen als auch aus elastischen Fasern.

Innerhalb der Lendenwirbelsäule sind die Ligg. interspinalia besonders kräftig ausgebildet (Abb. 1, 4). Sie durchziehen die Interspinalräume diagonal von dorsal-kranial nach

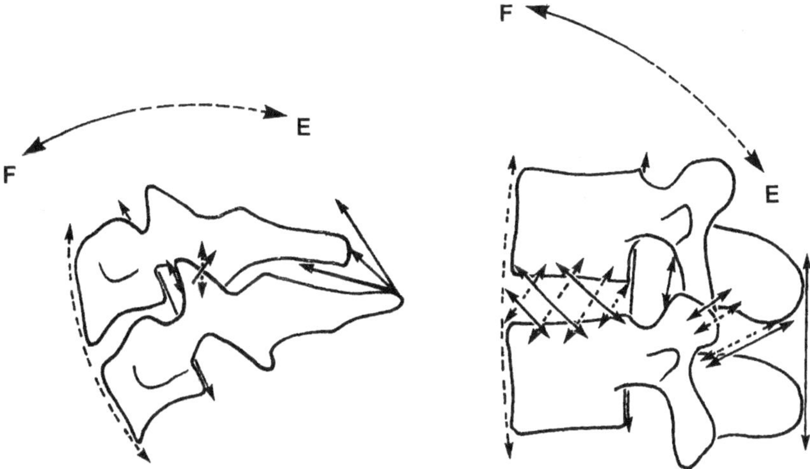

Abb. 3. (*Links*) Zusammenwirken des Bandapparates der zervikalen Bewegungssegmente bei Ventralflexion (*F*) und bei Dorsalflexion (*E*)

Abb. 4. (*Rechts*) Zusammenwirken des Bandapparates der lumbalen Bewegungssegmente bei Ventralflexion (*F*) und bei Dorsalflexion (*E*)

ventral-kaudal (Heylings 1978) und stehen überdies mit der Fascia thoracolumbalis (Aponeurosis lumbodorsalis) und mit den kaudalen Anteilen der Verstärkungszüge der Gelenkkapseln in Verbindung (Prestar 1982; Aspden et al. 1987).

Durch ihren schrägen Verlauf werden sie sowohl in der Endstellung der Ventralflexion als auch in der Dorsalflexion langsam zunehmend gespannt und wirken damit entsprechenden Scherkräften entgegen (Putz 1985). Ihre Reißfestigkeit ist in den einzelnen Segmenten sehr unterschiedlich. Nach Myklebust et al. (1988) ist sie in der Halswirbelsäule und in der Brustwirbelsäule geringer als in der Lendenwirbelsäule, wo sie Werte von 100 bis 200 N erreicht.

Im allgemeinen wird die *Fascia thoracolumbalis (Aponeurosis lumbodorsalis)* zu den Hilfseinrichtungen der Rückenmuskulatur gerechnet. Aufgrund ihrer medianen Anheftung an den Spitzen der Dornfortsätze bis hinauf in die mittlere Brustwirbelsäule und ihres Zusammenhanges mit den Ligg. interspinalia ist sie jedoch auch zum Bandapparat der Wirbelsäule zu rechnen. Sie besteht aus zwei eng einander anliegenden Blättern, deren kollagene Fasern scherengitterartig gegeneinander gekreuzt sind (Prestar 1982). Aufgrund ihres Faserverlaufes stellt sie keine Längsgurtung über die Wirbel hinweg dar, sondern schränkt trotz ihres Aufbaues aus kollagenen, also zugfesten Fasern die Ventralflexion erst langsam zunehmend in der Endphase ein.

Insgesamt stellt die Fascia thoracolumbalis die dorsale Begrenzung einer osteofibrösen Röhre dar, in der der M. erector spinae mit seinen Unterteilungen zu liegen kommt. Eine Drucksteigerung in der osteofibrösen Röhre führt zur Entwicklung eines prallelastischen „Führungsstabes", der zweifellos die Kinematik der Lendenwirbelsäule maßgeblich beeinflußt. Umstritten ist zwar, wie groß dabei der aktive Einfluß des Zuges der seitlichen Bauchmuskulatur ist, außer Frage steht aber die Bedeutung der osteofibrösen Röhre selbst (Tesh 1987; Reimann 1991).

Bandscheibe

Bei der Beschreibung der Bänder im Detail wurde herausgearbeitet, daß diese sowohl morphologisch als auch funktionell als Einheiten zu verstehen sind. Ihr Funktionsprinzip liegt – mit Ausnahme des Lig. longitudinale anterius – darin, daß sie aufgrund ihres zur Längsachse der Wirbelsäule weitgehend schrägen Faserverlaufes in der Lage sind, die einzelnen Bewegungen der Wirbelsäule durch ihre langsam zunehmende Spannung zu steuern bzw. langsam zu begrenzen. Dies trifft natürlich auch für die elastischen Bänder zu, allerdings auf einer anderen mechanischen Grundlage.

In dieses Zusammenspiel der segmentalen Bänder ist der *Anulus fibrosus* zu integrieren, dessen in sich gekreuzte Faserlamellen sich zwanglos in dasselbe Prinzip fügen. Sie sind nicht nur als Umhüllung des Nucleus pulposus aufzufassen, sondern ebenso dem Bandapparat des Bewegungssegmentes zuzuordnen.

Allerdings kann das dargestellte Funktionsprinzip der Anulusfasern und der Bänder des Bewegungssegmentes in der notwendigen Differenziertheit nur funktionieren, wenn die einzelnen Fasern schon von der Nullstellung aus angespannt sind, was zum Teil eine gewisse Vorspannung bedingt. Diese Vorspannung wird durch den Innendruck des Nucleus pulposus erreicht, der demnach nicht nur für den Anulus fibrosus sondern auch für den Spannungszustand des gesamten Bewegungssegmentes maßgeblich ist. Nur durch diese Vorspannung können eine straffe Führung der Kinematik erreicht und unkontrollierte, ruckartige Bewegungen verhindert werden.

Ist der Innendruck des Discus herabgesetzt, so ist besonders von der Ausgangsstellung aus mit ruckartigen Bewegungen zu rechnen, die zu kurzzeitigen Spitzenbeanspruchungen und damit zu einer Rißgefahr einzelner Bündel der verschiedenen Bänder führen können.

Besonders ist auf den unterschiedlichen Aufbau der zervikalen und der lumbalen Bandscheiben hinzuweisen. Die Disci der Lendenwirbelsäule werden – abgesehen von pathologischen Prozessen – erst in der zweiten Lebenshälfte durch Minderung der Wasserbindungsfähigkeit in ihrer Funktion beeinträchtigt. Vor allem in den Bandscheiben der unteren Halswirbelsäule treten bereits im ersten Lebensjahrzehnt von der Seite her Risse auf (Töndury 1956). Sie werden als unkovertebrale Spalten bezeichnet und kommen offenbar aufgrund der lokalen Scherbeanspruchung der seitlichen Diskusanteile zwischen Procc. uncinati und Seitenkanten der nächsthöheren Wirbel zustande. Am anatomischen Material zeigte sich, daß die Bandscheiben der unteren Halswirbelsäule bei den meisten Menschen höheren Lebensalters vollständig quer durchrissen sind.

Die Rolle der Wirbelgelenke

Der Bandapparat, vor allem der der lumbalen Bewegungssegmente, ist nicht in der Lage, von sich aus über längere Zeit konstanten Scherkräften Widerstand zu leisten. Da nach den Untersuchungen von Kummer (1982, 1992) die Resultierende in den lumbalen Bewegungssegmenten schräg nach vorne unten gerichtet ist, ist davon auszugehen, daß neben der axialen Druckkraft im Bewgungssegment eine nach ventral gerichtete Schubkraft auftritt. Diese wird von den frontal eingestellten Anteilen der Wirbelgelenke aufgenommen. Einerseits wird dadurch der obere Wirbel vor dem Abgleiten auf dem unteren Wirbel geschützt, andererseits kommt es zu einer Zwangsführung der Wirbel zueinander, was wiederum Einfluß auf den Spannungszustand der meisten Bänder des Bewegungssegmentes hat. Daraus ist z. B. abzuleiten, daß die Ligg. interspinalia der Lendenwirbelsäule sowohl in der Schlußphase der Ventralflexion als auch in der Endphase der Dorsalflexion gespannt werden, obwohl sie in den Interspinalräumen schräg nach vorne deszendierend ausgerichtet sind.

Die dargestellte Art der Beanspruchung der lumbalen Wirbelgelenke spiegelt sich im Mineralisationsmuster der subchondralen Knochenlamelle wider (Müller-Gerbl 1992). Die eher frontal eingestellten medialen Anteile sind entsprechend höher mineralisiert als die lateralen Anteile, die nur intermittierend bei der Begrenzung der Rotation auf Druck beansprucht werden. Die ausladenden Vorsprünge der Procc. articulares ergänzen sich mit den oben dargestellten „queren" Bändern zu einer relativ selbständigen Funktionseinheit (Putz 1985).

Schlußfolgerungen

In seiner Gesamtheit stellt vor allem der Bandapparat der lumbalen Bewegungssegmente ein ganzheitliches System dar, das den segmentalen Bewegungsablauf in jeder Phase kontrolliert. Unter Berücksichtigung der federnden Spannung durch den Discus intervertebralis und einer teilweisen Zwangsführung durch die Wirbelgelenke ist das lumbale Bewegungssegment als eine Art Bandgetriebe (Abb. 4) aufzufassen, dessen großteils unelastische Faserbündel in Abhängigkeit vom Exkursionsgrad regelhaft in den Bewegungsablauf eingreifen. Die Ligg. flava stellen dabei ein zusätzliches elastisches Sicherungssystem dar.

Die Lockerung auch nur einzelner Bandanteile birgt die Gefahr eines Kontrollverlustes des Bewegungsablaufes und des Auftretens schädigender lokaler Spannungsspitzen in sich. Jegliches Wirbelsäulentrauma muß deshalb auf seine Auswirkungen auf die Weichteile, insbesondere auf den Bandapparat der Wirbelsäule geprüft werden. Es muß davon ausgegangen werden, daß die Einzelstrukturen des Bewegungssegmentes funktionell ein geschlossenes System bilden, das bereits durch geringfügige Spannungs- oder Festigkeitsveränderungen empfindlich gestört wird.

Literatur

1. Aspden RM, Bornstein NH, Hukins DWL (1987) Collagen organisation in the interspinous ligament and its relationship to tissue function. J Anat 155:141–151
2. Grieve GP (1988) Common vertebral joint problems. Churchill Livingstone, Edinburgh London Melbourne New York

3. Hayashi K, Takeshi Y, Takahide K, Hiroyuki S, Masanobu SH, Shigeki M (1977) The anterior and the posterior longitudinal ligaments of the lower cervical spine. J Anat 124:633–636
4. Heylings DJA (1978) Supraspinous and intraspinous ligaments of the human lumbar spine. J Anat 125:127–131
5. Kummer B (1982) Funktionelle und pathologische Anatomie der Lendenwirbelsäule. Orthop Praxis 18:84–90
6. Kummer B (1992) Biochemische Probleme der aufrechten Haltung. Ann Anat 174:33–39
7. Müller-Gerbl M (1992) Die Rolle der Wirbelgelenke für die Kinematik der Bewegungssegmente. Ann Anat 174:48–53
8. Myklebust JB, Pintar F, Yoganandan N, Cusick JF, Maiman D, Myers TJ, Sances A (1988) Tensile strength of spinal ligaments. Spine 13:526–531
9. Prestar FJ, Putz R (1982) Das Ligamentum longitudinale posterius – Morphologie und Funktion. Morphol Med 2:181–189
10. Prestar FJ, Frick H, Putz R (1983) Bandverbindungen der Dornfortsätze der Wirbelsäule. Anat Anz 159:259–268
11. Putz R (1981) Funktionelle Anatomie der Wirbelgelenke. Normale und Pathologische Anatomie Bd. 43. Thieme, Stuttgart
12. Putz R (1985) The functional morphology of the superior articular processes of the lumbar vertebrae. J Anat 143:181–187
13. Putz R (1990) Funktionelle Morphologie des lumbosakralen Überganges. In: Matzen KA (Hrsg) Wirbelsäulenchirurgie Spondylolisthesis. Thieme, Stuttgart
14. Putz R (1992) The detailed functional anatomy of the ligaments of the vertebral column. Ann Anat 174:40–47
15. Reimann R (1991) Hypothese zur Funktion der Rückenpresse. Verh Anat Ges 86:238
16. Schwarzenberger JA (1990) Über die meniskoiden Falten der kleinen Wirbelgelenke. Diss München
17. Sikoryn TA, Hukins DW (1990) Mechanisms of failure of the ligamentum flavum of the spine during in vitro tensile tests. J Orthop Res 8:586–591
18. Stofft E (1966) Die funktionellen Strukturen des Ligamentum longitudinale anterius. Diss. Mainz
19. Tesh KM, Tunn JS, Evans JH (1987) The abdominal muscles and vertebral stability. Spine 12: 501–508
20. Töndury G (1956) Entwicklung und Fehlbildungen der Wirbelsäule, 2. Aufl. Die Wirbelsäule in Forschung und Praxis, Bd. 98. Hippokrates, Stuttgart
21. Yahia LH, Garzon S, Strykowski H, Rivard CH (1990) Ultrastructure of the human interspinous ligament and ligamentum flavum. Spine 15:262–268

127. Pathomechanik des thoracolumbalen Bewegungssegmentes

P. Brinckmann, Münster

(Manuskript bis Redaktionsschluß nicht eingegangen)

128. Klassifikationen und Indikationsstellung bei Wirbelsäulenverletzungen

U. Bötel

Berufsgenossenschaftliche Krankenanstalten „Bergmannsheil Bochum", Universitätsklinik, Gilsingstraße 14, W-4630 Bochum

Classification and Indications in Vertebral Injuries

Summary. A simple and precise classification of vertebral injuries is the key to correct treatment, depending on the differentiation of temporary or permanent instability. This aim is met by a classification presented by Magerl, Harms, Gertzbein et al. It is based on three main types according to the pathomechanics consisting of several subgroups with morphological aspects. In the neurological field, indications for surgical treatment are absolute after a free interval or rapid rising of the level of lesion. In vertebral injuries operative indications are found in possibly permanent instabilities or kyphotic deformities. Some indications depend on the patient himself, especially age and psychosis.

Key words: Classification of spinal trauma – Spinal instability – Specific indication for surgery – General indication for spinal surgery

Zusammenfassung. Abhängig von der Unterscheidung einer temporären von einer permanenten Instabilität ist eine einfache und präzise Klassifikation der Wirbelsäulenverletzungen der Schlüssel für zielgerichtete Behandlung. Diese Forderung wird durch eine von Magerl, Harms, Gertzbein u.a. vorgestellte Klassifikation erfüllt. Auf neurologischem Gebiet bestehen absolute Operationsindikationen bei freiem Intervall oder raschem Aufsteigen einer Lähmung. Bei den Wirbelsäulenverletzungen liegen operative Indikationen in möglicherweise dauernden Instabilitäten oder kyphotischen Deformitäten vor. Einige Indikationen sind vom Patienten selbst abhängig, insbesondere von Alter und Psychose.

Schlüsselwörter: Klassifikation des Wirbelsäulentraumas – Wirbelsäuleninstabilität – Spezifische Operationsindikationen – Allgemeine Operationsindikationen

Zielgerichtete Therapie ist abhängig von hinreichender Diagnostik, die wiederum die Klassifikation einer Verletzung ermöglicht. Klassifikation ist damit auch ein Schlüssel zur richtigen Therapie.

Neben Leitlinien zur Therapiewahl soll eine Klassifikation auch eine Aussage zur Prognose von Heilung und Statik ermöglichen, allgemeinverständlich und präzise sowie ein nützliches Werkzeug für Therapievergleiche sein [8, 12, 14, 19].

Eine Klassifikation kann sich nach rein morphologisch deskriptiven Kriterien richten, wie sie erstmals von Lorenz Böhler vorgestellt wurde [5] und auch von Wolter in jüngster Zeit unter Einbezug von Spinalkanaleinengungen benutzt wird [20], läßt sich jedoch auch nach mehr funktionellen und patho-mechanischen Gesichtspunkten aufbauen, wie dies Nicoll, Holdsworth und Louis taten [15]. Von Alfons Lob wurde die Bedeutung der Bandscheibenbeteiligung erkannt, von Denis und Mc. Affee eine funktionelle 3-Säulen-Theorie eingeführt [10].

Wesentlich für die Beurteilung, ob ein operativer oder konservativer Therapieweg beschritten werden kann, bleibt die von Louis entwickelte Instabilitätstheorie der 3 Säulen und 3 Brücken mit der Frage, ob eine temporäre Instabilität vorliegt, oder eine permanente droht [15].

Durch die Sonderstellung von Atlas und Axis sowohl im Hinblick auf Morphologie und Entwicklungsgeschichte als auch Funktion macht es unmöglich, Verletzungen von C1 und C2 in ein Gesamtklassifikationsschema einzubeziehen, da hier besondere Gesetzmäßigkeiten bestehen. Erst von HWK 3 bis LWK 5 liegt ein annähernd gleichartiger Grundbau der Wirbelsäulenelemente vor, so daß auch für diese Wirbelsäulenabschnitte eine gemeinsame Klassifikation möglich wäre.

Im Bereich von Atlasbrüchen haben wir primär stabile Abbrüche des hinteren Bogens von fakultativ instabilen Schrägbrüchen durch vorderen und hinteren Bogen mit und ohne Dislokation zu unterscheiden sowie Berstungsbrüche mit Seitverschiebung der Massa lateralis und Ruptur des atlanto-dentalen Bandapparates, die als instabil anzusehen sind.

In der Klassifikation der Dens-Frakturen hat sich die Einteilung von Anderson durchgesetzt, wobei vor allem die Frakturen nach Anderson II häufig eine permante Instabilität und Pseudarthrosebildung nach sich ziehen. Bei den Frakturen durch die Bogenwurzel (Hangman-fracture) wird vorwiegend die Einteilung nach Effendi vorgenommen, die sicher jedoch ergänzungsbedürftig ist, um genauere Angaben zur Operationsbedürftigkeit zu erhalten [1, 4, 6]. Das sehr differenzierte Klassifikationssystem für die gesamte Halswirbelsäule von Aebi hat sich nicht durchsetzen lassen, geht jedoch teilweise in eine neuere Klassifikation für Verletzungen der Brust- und Lendenwirbelsäule von Magerl, Harms, Gertzbein, Aebi und Nazarian ein [1, 13, 16].

Eine von uns vorgelegte Klassifikation der spinalkanaleinengenden Fragmentformen wurde zur Voraussage wirksamer Ligamentotaxis entwickelt, berücksichtigt jedoch nur einen Teilaspekt mit Anwendbarkeit für die untere Brust- sowie die Lendenwirbelsäule und ist deshalb allgemein gültig nicht brauchbar [18].

Auch der rein morphologisch deskriptiven Klassifikation von Wolter haften trotz der Einfachheit vor allem bei komplizierten Verletzungsmechanismen Mängel an im Hinblick auf die prognostische und therapeutische Aussage trotz der Ergänzungen durch Eggers [8, 11, 20]. Wolter führt 4 funktionelle Säulen ein (Säule A: vordere Anteile der Wirbelkörper, Säule B: Wirbelhinterwand, Säule C: Bogenwurzel und Facettengelenke, Säule D: hinterer Bandapparat). Außerdem wird die Einengung des Spinalkanals durch Hinterkantenfragmente nach ½, ⅔ oder (0, 1, 2, 3) berücksichtigt. Durch Eggers wurden zusätzlich die Buchstaben R für Rotation, S für Skoliose und T für Translation eingeführt [8, 11, 20].

Da auch eine sehr differenzierte morphologisch deskriptive Klassifikation viele Wünsche offenläßt im Hinblick auf Ätiologie, Therapie und Prognose, entwickelten Magerl, Harms und Gertzbein, später auch unterstützt durch Aebi und Nazarian, ein Klassifikationssystem, das sich an den patho-mechanischen und morphologischen Gegebenheiten orientiert und entsprechend den übrigen Klassifikationssystemen der AO sowohl in den Gruppen A–C als auch in der Untergruppierungen von 1–3 die zunehmende Schwere und Instabilität der Verletzung berücksichtigt und damit auch Leitlinie für die Behandlung sein kann [2, 8, 13, 16].

Hierbei werden dem Typ A alle Verletzungen zugeordnet, die ausschließlich eine Beteiligung des Wirbelkörpers erkennen lassen, allenfalls eine sagittale Fraktur durch den Wirbelbogen, verursacht durch axiale Stauchung oder Flexion (Tabelle 1). In der ersten Untergruppe finden wir die verschiedenen Formen der Impaktion vom Deckplatteneinbruch bis zum Wirbelkörperkollaps mit Beteiligung der Grund- und Deckplatte, in der zweiten Untergruppe die Spaltbrüche vom sehr seltenen reinen sagittalen Spaltbruch bis zur Kneifzangenfraktur (Pincer-fracture), während in der 3. Untergruppe die Berstungsbrüche zu finden sind vom inkompletten Berstungsbruch bis zum kompletten Berstungsbruch mit Beteiligung von

Tabelle 1

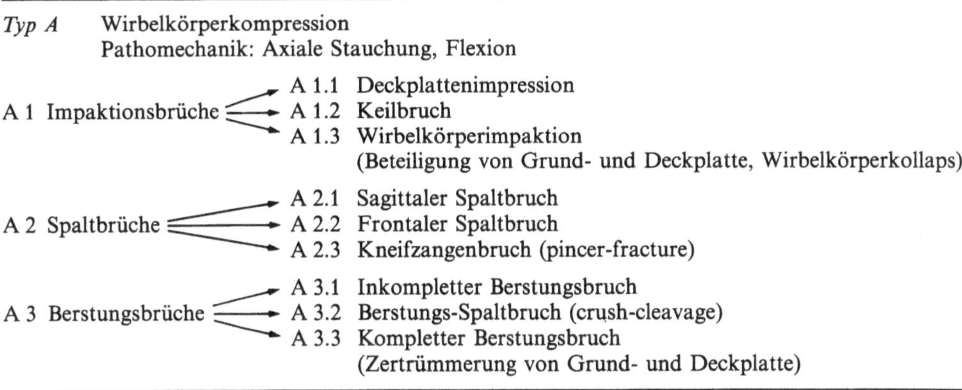

Typ A Wirbelkörperkompression
Pathomechanik: Axiale Stauchung, Flexion

A 1 Impaktionsbrüche
- A 1.1 Deckplattenimpression
- A 1.2 Keilbruch
- A 1.3 Wirbelkörperimpaktion (Beteiligung von Grund- und Deckplatte, Wirbelkörperkollaps)

A 2 Spaltbrüche
- A 2.1 Sagittaler Spaltbruch
- A 2.2 Frontaler Spaltbruch
- A 2.3 Kneifzangenbruch (pincer-fracture)

A 3 Berstungsbrüche
- A 3.1 Inkompletter Berstungsbruch
- A 3.2 Berstungs-Spaltbruch (crush-cleavage)
- A 3.3 Kompletter Berstungsbruch (Zertrümmerung von Grund- und Deckplatte)

Tabelle 2

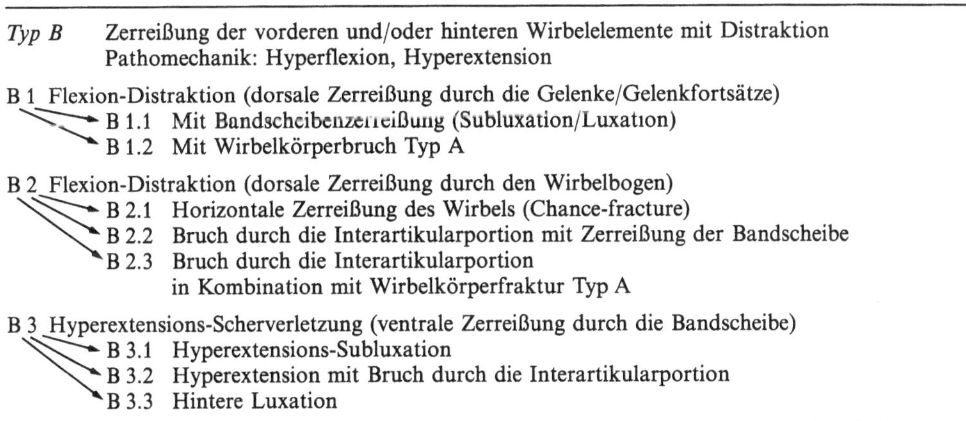

Typ B Zerreißung der vorderen und/oder hinteren Wirbelelemente mit Distraktion
Pathomechanik: Hyperflexion, Hyperextension

B 1 Flexion-Distraktion (dorsale Zerreißung durch die Gelenke/Gelenkfortsätze)
- B 1.1 Mit Bandscheibenzerreißung (Subluxation/Luxation)
- B 1.2 Mit Wirbelkörperbruch Typ A

B 2 Flexion-Distraktion (dorsale Zerreißung durch den Wirbelbogen)
- B 2.1 Horizontale Zerreißung des Wirbels (Chance-fracture)
- B 2.2 Bruch durch die Interartikularportion mit Zerreißung der Bandscheibe
- B 2.3 Bruch durch die Interartikularportion in Kombination mit Wirbelkörperfraktur Typ A

B 3 Hyperextensions-Scherverletzung (ventrale Zerreißung durch die Bandscheibe)
- B 3.1 Hyperextensions-Subluxation
- B 3.2 Hyperextension mit Bruch durch die Interartikularportion
- B 3.3 Hintere Luxation

Grund- und Deckplatte und sagittalen Sprengungen der Wirbelbögen, jedoch intaktem dorsalen Bandapparat.

Auch die schwersten Formen sind relativ stabil, bedürfen jedoch wegen ihrer Beeinträchtigung des Spinalkanals oder der statischen Achse durchaus auch operativer Behandlungsmaßnahmen (Abb. 1).

Bei Typ B liegen primär ausschließlich instabile Frakturen vor, die teilweise jedoch nur als temporär instabil einzuschätzen sind. Überwiegend handelt es sich um Zerreißungen der hinteren Säule durch Hyperflexionsverletzungen; eine Gruppe faßt jedoch auch die relativ seltenen Hyperextensionsverletzungen zusammen, die besonders häufig bei Bechterew-Kranken gefunden werden (Tabelle 2).

In der ersten Untergruppe finden wir Flexions-Distraktionsverletzungen mit dorsaler Zerreißung durch die Gelenke oder mit Fraktur der Gelenkfortsätze, wobei Subluxationen und Luxationen vorkommen, jedoch auch in Vergesellschaftung mit Wirbelkörperbrüchen vom Typ A, was manchmal die Klassifikation erschwert. Sicheres Kennzeichen ist eine unphysiologische Abstandsvergrößerung von Dornfortsätzen im verletzten Segment. In einer zweiten Untergruppe finden sich Flexions-Distraktionen mit einer dorsalen Zerreißung durch die Wirbelbögen, Gelenkfortsätze, auch Bogenwurzeln im Sinne der Chance-fracture bis zum Bruch durch die Interartikularportion in Kombination mit Wirbelkörperverletzungen des Typs A. In der dritten Gruppe werden die Hyperextensions-Scherverlet-

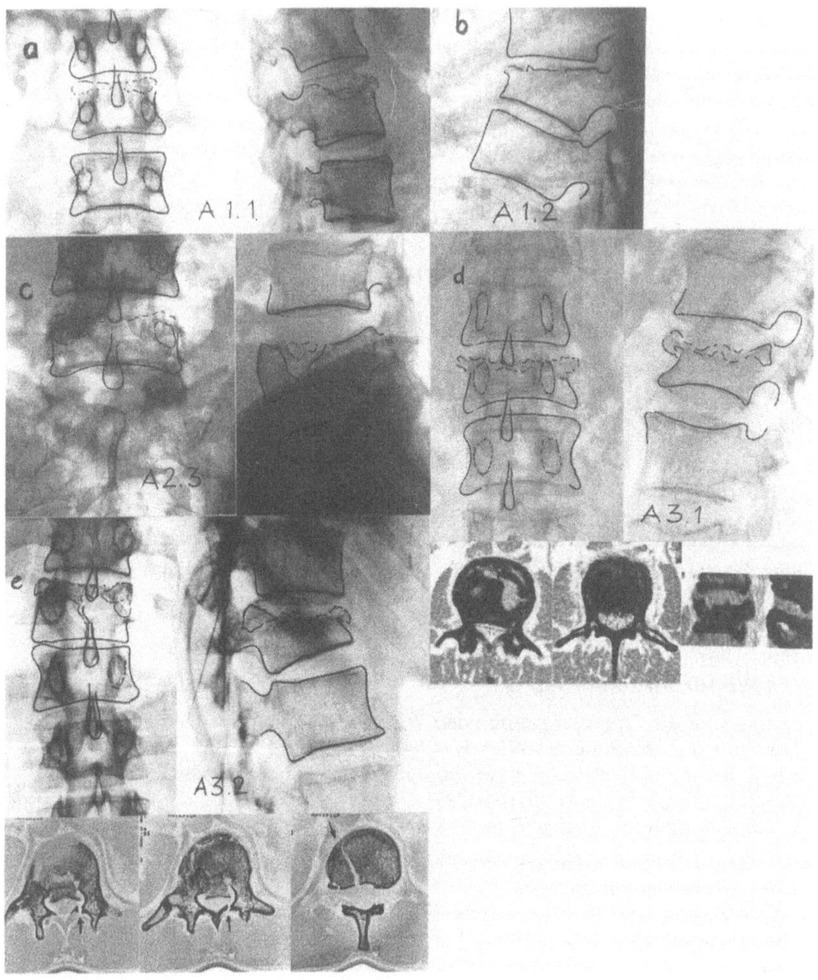

Abb. 1 a–e. Verletzungstyp A. **a** Impressionsbruch (A.1.1). **b** Keilbruch (A.1.2). **c** Pincer-fracture (A.2.3). **d** inkompletter Berstungsbruch (A.3.1). **e** Berstungs-Spaltbruch (A.3.2)

zungen zusammengefaßt mit ventraler Zerreißung durch Bandscheibe oder Wirbelkörper bis hin zur hinteren Luxation (Abb. 2).

Im Typ C sind schließlich die Verletzungen der Gruppen A und B zusammengefaßt, die gleichzeitig mit einer Rotation verbunden sind wie auch Sondergruppen, verursacht durch axiale Stauchung, Flexion oder Hyperextension, verbunden mit Torsions-Scherungen, weshalb sie ein hohes Ausmaß an Instabilität aufweisen (Tabelle 3). Mit einfachen röntgenologischen Mitteln sind sie erkennbar an seitlichen Versetzungen von Dornfortsätzen, seitlichen Versetzungen von Wirbelkörpern, einseitiger Luxation oder Subluxation von Facettengelenken, einseitigen Querfortsatzabrissen in der Nachbarschaft von Frakturen oder einseitigen paravertebralen Rippenfrakturen oder Rippenköpfchen-Luxationen.

In der ersten Untergruppe finden sich Frakturen des Typs A mit Torsion vom Rotations-Keilbruch bis zum Rotations-Berstungsbruch, in der 2. Untergruppe Verletzungen des Typs B zusammen mit Torsion von den Rotations-Subluxationen bis zur Hyperextensionsrotation mit einseitiger Fraktur durch die Interartikularportion. In der dritten Untergruppe sind die Rotations-Scherbrüche mit der Slice-fracture und dem Rotations-Schrägbruch zusammengefaßt (Abb. 3).

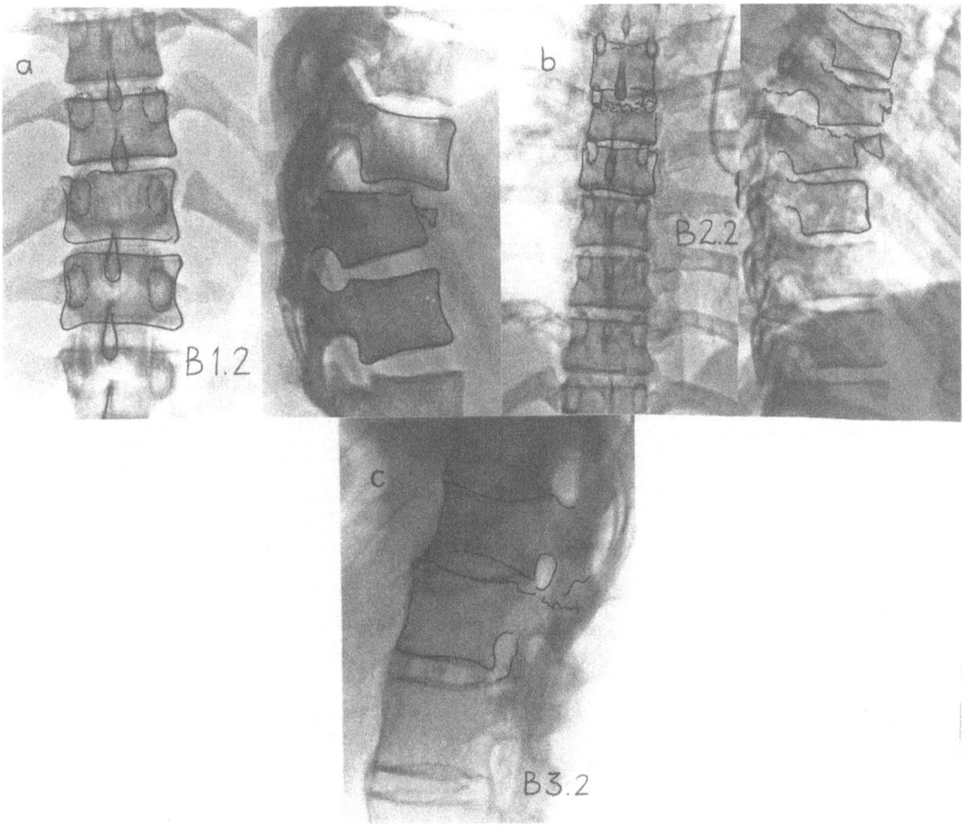

Abb. 2a–c. Verletzungstyp B. **a** Verrenkung mit Vorderkantenabscherung (B.1.2). **b** Zerreißung durch Lamina und Facetten mit Keilbruch und Vorderkantenabscherung (B.2.2). **c** Zerreißung der vorderen Säule mit Bruch durch die Interartikularportion bei Bechterew (B.3.2)

Tabelle 3

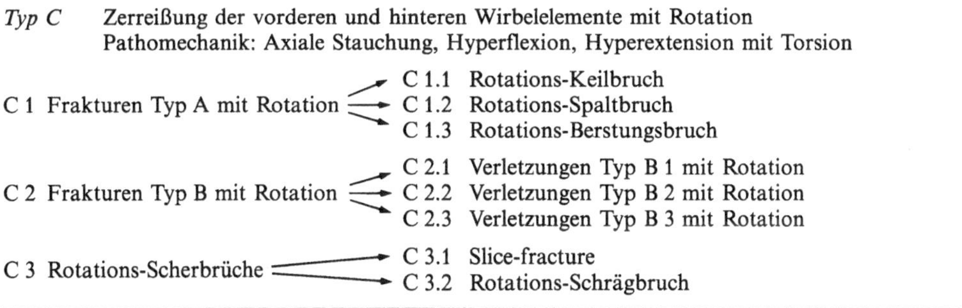

Typ C	Zerreißung der vorderen und hinteren Wirbelelemente mit Rotation Pathomechanik: Axiale Stauchung, Hyperflexion, Hyperextension mit Torsion	
C 1 Frakturen Typ A mit Rotation	C 1.1	Rotations-Keilbruch
	C 1.2	Rotations-Spaltbruch
	C 1.3	Rotations-Berstungsbruch
C 2 Frakturen Typ B mit Rotation	C 2.1	Verletzungen Typ B 1 mit Rotation
	C 2.2	Verletzungen Typ B 2 mit Rotation
	C 2.3	Verletzungen Typ B 3 mit Rotation
C 3 Rotations-Scherbrüche	C 3.1	Slice-fracture
	C 3.2	Rotations-Schrägbruch

Diese Verletzungseinteilung ist auch auf die Verletzungen der Halswirbelsäule von HWK3–HWK7 durchaus übertragbar, wobei in der Halswirbelsäule jedoch andere Gewichtungen bestehen als im Bereich der Brust- und Lendenwirbelsäule; so finden sich in der HWS wesentlich häufiger Verletzungen des Typs B 1.1.

Die vorgestellte Klassifikation stellt einen brauchbaren Weg dar, ein verletzungsgerechtes Konzept der Therapie zu entwickeln [3, 6, 9, 17, 19]. Besonders häufige Verletzungen mit

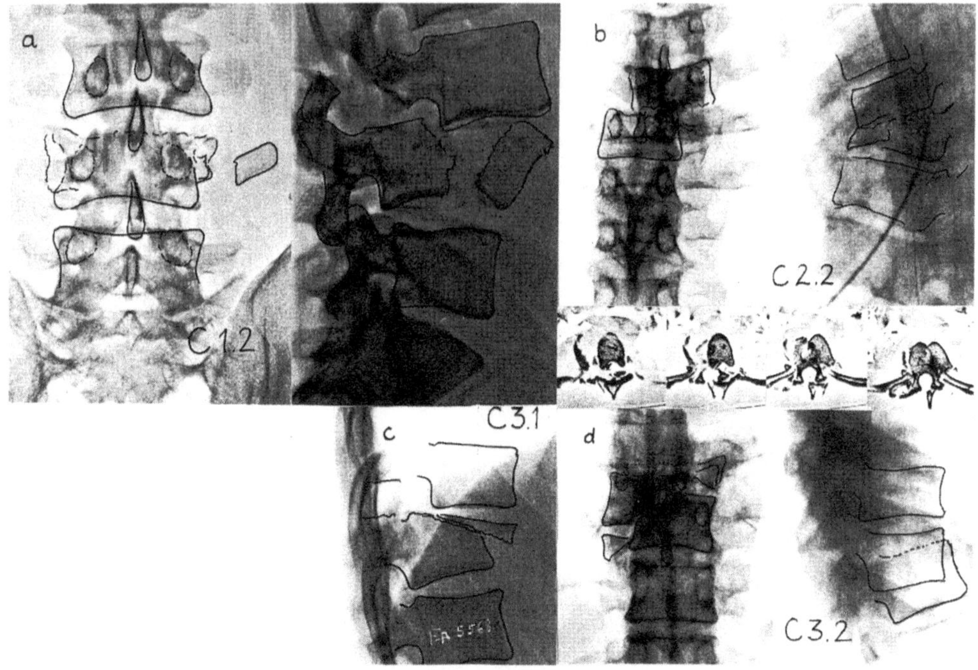

Abb. 3a–d. Verletzungstyp C. **a** Kneifzangenbruch mit Zerreißung durch die Interartikularportion (C.1.2). **b** Fraktur durch die Lamina mit Keilfraktur und Vorderkantenabriß mit Torsion (C.2.2). **c** Slice-fracture (C.3.1). **d** Rotations-Schrägbruch (C.3.2)

notwendiger operativer Therapie sind beim Typ A die Berstungs-Spaltbrüche, beim Typ B die bilaterale Luxation, die Luxation in Kombination mit einer Fraktur des Wirbelkörpers vom Typ A sowie die Hyperextension mit Fraktur durch die Interartikularportion. Besonders häufig sind im Typ C operationsbedürftige Frakturen beim Rotations-Spaltbruch mit Wirbelkörperseparation zu finden, Rotationsverletzungen mit einseitiger Fraktur durch die Interartikularportion und Zerreißung der Bandscheibe sowie Rotations-Schrägbrüche.

Allgemein und an einem umfassenden Krankengut kann davon ausgegangen werden, daß 80% aller Wirbelsäulenverletzungen stabil sind und nur 20% instabil, von denen wiederum die Hälfte auch neurologische Ausfälle nach sich zieht. Am vorselektionierten Krankengut einer Klinik zur Behandlung von Wirbelsäulenverletzungen [13] zeigt sich jedoch unter Anwendung der vorgestellten Klassifikation, daß etwa 60% dem Typ A, 15% dem Typ B und 25% dem Typ C zuzuordnen sind. Erscheint dieses Klassifikationssystem auf den ersten Blick auch verwirrend und schwer nachvollziehbar, zeigt sich jedoch bei Anwendung der eindeutigen Klassifikationskriterien, daß zumindestens die Einordnung in die 3 Haupt- und deren 3 Untergruppen möglich ist und damit auch der therapeutische Weg vorgezeichnet werden kann. Die Indikationsstellung zum operativen oder konservativen Vorgehen bei einer Wirbelsäulenverletzung ergibt sich einerseits aus der Klassifikation der möglichen permanenten Instabilität einer Verletzung, zum anderen jedoch auch aus der neurologischen Symptomatik oder durch die besondere Situation des Patienten [3, 6, 7, 19].

Bei in der Vergangenheit heftig geführtem Streit über Indikationen zur operativen Behandlung von Wirbelsäulenverletzungen bestand letztlich immer Einigkeit darüber, daß absolute Operationsindikationen gegeben waren bei Auftreten einer Lähmung nach freiem Intervall sowie raschem Aufsteigen einer bestehenden Lähmung, auch bestand Einigkeit darüber, daß offene Verletzungen – vorwiegend durch Schuß oder Stich – zur Infektprophylaxe einer entsprechenden chirurgischen Therapie bedürfen, während der Übergang einer inkompletten Lähmung in eine komplette eher als relative Indikation aufgefaßt wurde.

Hieraus ergibt sich in der Wertung der neurologischen Operationsindikation:

1. Auftreten einer Lähmung nach freiem Intervall
2. Rasches Aufsteigen einer bestehenden Lähmung
3. Offene Verletzungen
4. Übergang einer inkompletten in eine komplette Lähmung

Das Ziel, Form und Funktion durch die operativen Maßnahmen wiederherzustellen, läßt sich nur in den wenigsten Fällen verwirklichen, jede dekomprimierende Therapie hat jedoch zur Folge, daß zusätzliche Schäden vermieden werden können. Der Wert operativer Maßnahmen allein im Hinblick auf Funktionswiederherstellung konnte bis heute nicht bewiesen werden.

Wesentlich häufiger finden sich Operationsindikationen aus Gründen der Statik und Stabilität, wobei abzuschätzen ist, ob eine temporäre oder permanente drohende Instabilität vorliegt. Eine Entscheidungshilfe wird durch eine sorgfältige Klassifikation geboten. Grundsätzlich können alle temporär instabilen Verletzungen, die reponiert und retiniert werden können, auch konservativ behandelt werden, während sich Operationsindikationen ergeben, wenn eine Reposition nicht gelingt oder das Repositionsergebnis nicht gehalten werden kann. Insbesondere disco-ligamentäre Verletzungen sowie Rotationsverletzungen bedürfen in aller Regel einer operativen Behandlung mit standardisierter, kurzstreckiger Instrumentierung.

Auch patienteninduzierte Indikationsstellungen müssen Berücksichtigung finden. So sind motorisch unruhige Patienten (insbesondere bei Psychose oder drohendem Entzugsdelir) bei konservativer Behandlung erheblich gefährdet, da sekundär Dislokationen zu neurologischen Defiziten führen können, auch spielt das Lebensalter eine Rolle, da betagten Patienten im Hinblick auf die Komplikationsprophylaxe für Pneumonie und Thrombose langfristige Immobilisationszeiten im Bett oder mit aufwendigen äußeren Ruhigstellungen nicht zugemutet werden können, weshalb ähnliche Kriterien wie bei der Schenkelhalsfraktur angelegt werden müssen. Bei querschnittgelähmten Patienten stellt die operative Stabilisierung der Wirbelsäule eine erhebliche Pflegeerleichterung dar und ermöglicht auch erst nach der Stabilisierung eine frühzeitige Mobilisation im Rollstuhl mit frühzeitiger Aufnahme des umfangreichen Rehabilitationsprogrammes. Schließlich darf nicht vergessen werden, daß eine Frühmobilisation nach Stabilisierung erheblich zum Patientenkomfort beitragen kann. Durch die heutigen kurzstreckigen Stabilisationsverfahren ist das Ziel der Frühmobilisation und achsengerechter Ausheilung auch schwerwiegender Verletzungen der Wirbelsäule möglich.

Literatur

1. Aebi M, Nazarian S (1987) Klassifikation der Halswirbelsäulenverletzungen. Orthopäde 16:27–36
2. Aebi M (1992) Persönliche Mitteilung
3. Blauth M, Haas N, Bötel U, Harms J, Meinig G (1992) Wann besteht die Indikation zur operativen Behandlung von Wirbelfrakturen? Langenbecks Arch Chir 377:125–130
4. Böhler J (1980) Frakturen und Pseudarthrosen des Dens axis. In: Burri C, Rüter A (Hrsg) Verletzungen der Wirbelsäule. Springer, Berlin Heidelberg New York
5. Böhler L (1935) Die Technik der Knochenbruchbehandlung. Maudrich, Wien
6. Bötel U (1982) Indikation und Technik des operativen Vorgehens bei der traumatischen Querschnittlähmung. Unfallheilkunde 85:51–58
7. Bötel U (1983) Die Indikationen zur primären operativen Behandlung der Wirbelsäulenverletzungen mit frischer Querschnittlähmung. Hefte zur Unfallheilkunde 189:618–626
8. Bötel U (1992) Zur Klassifikation von Wirbelsäulenverletzungen. In: Zäch GA (Hrsg) Rehabilitation beginnt am Unfallort. Springer, Berlin Heidelberg New York
9. Breitfuß H, Bötel U, Russe O, Diamidis C (1991) Dorsale Instrumentierung der Brust- und Lendenwirbelsäule durch Kerbenplatten in Kombination mit USIS. Unfallchirurg 94:545–553
10. Denis F (1983) The three column spine and its signifcance in the classification of acute thoraco-lumbar spinal injuries. Spine 8:817–831

11. Eggers Ch (1988) Zielsetzung der operativen Wirbelbruchbehandlung und Indikation unter funktionell anatomischen Gesichtspunkten. Schriftenreihe unfallmed. Tagungen der BG, Heft 68
12. Gertzbein SD, Court-Brown CM (1988) Flexion/distraction injuries of the lumbar spine. Mechanisms of injury and classification. CORR 227:52–60
13. Harms J, Magerl F (1986) Einteilung der Frakturen im BWS- und LWS-Bereich. Vortrag 1. Tagung der Konferenz deutschsprachiger WS-Chirurgen, Bad Wildungen
14. Harms J (1987) Klassifikation der BWS- und LWS-Frakturen. Fortschr Med 105:545–548
15. Louis R (1977) Les théories de l'instabilité. Rev Chir Orthop 63:423
16. Magerl F, Harms J (1987) Einteilung der Frakturen im BWS- und LWS-Bereich. Vortrag AO-Kurs Wirbelsäule, Davos
17. Meinecke FW (1980) Verletzungen der Wirbelsäule und des Rückenmarks. In: Baumgartl F, Kremer K, Schreiber HW (Hrsg) Spezielle Chirurgie für die Praxis, Bd III/2. Thieme, Stuttgart
18. Russe O, Bötel U, Biebach A (1991) Intraoperative Myelographie, prae- und postoperatives CT. Vergleich der Wertigkeit bei der Sofort- und Frühversorgung instabiler Brüche der BWS und LWS. Hefte zur Unfallheilkunde 220:175–176
19. Stoltze D, Harms J, Nanassy A (1992) Wertigkeit der Stabilität bei der Indikation zur operativen Behandlung von Verletzungen der Brust- und Lendenwirbelsäule. In: Zäch GA (Hrsg) Rehabilitation beginnt am Unfallort. Springer, Berlin Heidelberg New York
20. Wolter D (1985) Vorschlag für eine Einteilung der Wirbelsäulenverletzungen. Unfallchirurg 88:481–484

129. Neurologische Störungen nach Verletzungen der Wirbelsäule

P. Vogel

Neurologische Abteilung, AK St. Georg, Lohmühlenstraße 5, W-2000 Hamburg 1

Neurological Symptoms After Injuries of the Spine

Summary. The most frequent result of a cervical or dorsal spinal cord injury is a transverse lesion with quadriplegia or paraplegia, total loss of bladder and bowel control, breakdown of sympathetic function, and complete loss of sensory function. Partial cord lesion leading to central/anterior/posterior or Brown-Séquard syndromes are rare. Progressive clinical signs of cord damage are only rarely due to sub- or epidural hematoma or edema; in nearly all cases, they point to a persistent instability of the spine.

Key words: Spinal trauma – Cord lesions

Zusammenfassung. Häufigste Folge einer Verletzung des cervicalen oder thoracalen Rückenmarks (RM) ist eine Querschnittslähmung mit Paralyse der abhängigen Extremitätenmuskeln, Lähmung von Blase und Darm, Ausfall des Sympathicus, Aufhebung aller sensiblen Funktionen. Seltener sind partielle Verletzungen i.S. eines zentralen/vorderen/hinteren RM- oder eines Brown-Séquard-Syndroms. Eine Progredienz der Symptome infolge eines sub-/epiduralen Hämatoms oder eines Ödems ist extrem selten, viel häufiger ist sie Folge einer unzureichend beherrschten Instabilität der Wirbelsäule.

Schlüsselwörter: Wirbelfraktur – Querschnittslähmung

Es ist eine allgemeine Erfahrung, daß nach einem Wirbelsäulentrauma die Schwere der im Röntgenbild sichtbaren knöchernen Verletzung keinesfalls eng mit dem Vorhandensein oder gar der Ausprägung irgendwelcher neurologischer Störungen korreliert.

So gibt es Fälle, in denen trotz einer dramatisch erscheinenden Luxationsfraktur der Wirbelsäule das Rückenmark „wie durch ein Wunder" verschont geblieben ist oder zumindest nur soweit geschädigt wurde, daß eine gute Rehabilitation des Patienten möglich wird.

Andererseits kommen immer wieder Patienten mit einer kompletten Querschnittslähmung in die Klinik, die röntgenologisch keine Traumafolgen an der Wirbelsäule aufweisen. Das gilt keinesfalls nur für ältere Patienten mit schweren degenerativen HWS-Veränderungen.

Dieser Sachverhalt, der auch in der Literatur immer wieder betont wird, führt direkt zur Frage des eigentlichen Pathomechanismus der stumpfen Verletzungen der Wirbelsäule und ihres Inhaltes. Trotz intensiver Forschung auf diesem Gebiet muß eingeräumt werden, daß unsere Vorstellungen darüber auch heute noch erhebliche Lücken aufweisen. Fraglos sind die Verhältnisse außerordentlich komplex; neben einer Druckwirkung infolge einer passageren oder einer anhaltenden Einengung (etwa durch Knochenfragmente bedingten) des Wirbelkanals müssen Zerrungs-, Scherungs- und Rotationskräfte diskutiert werden.

Die wesentlichen pathologisch-anatomischen Folgen der Gewalteinwirkung auf das Rückenmark sind: Die – ischämisch oder direkt traumatisch bedingte – Nekrose, die intramedulläre Blutung und das perifocale Ödem. All diese Veränderungen zeigen oft einen Schwerpunkt im zentralen Anteil des Rückenmarkes.

Dabei beschränkt sich die Blutung gelegentlich weitgehend auf die zentrale („graue") Schmetterlingsfigur des Rückenmarks, die durch eine besonders „lose Textur" gekennzeichnet ist. Nekrosen können zentrale Anteile der weißen Substanz bevorzugen.

Der Nachweis solcher Veränderungen ist heute nicht nur dem Neuropathologen möglich, er kann recht gut auch vom Neuroradiologen mittels der Kernspintomographie geführt werden. Daß die MR-Untersuchungen vielerorts nicht direkt verfügbar ist und bei einem polytraumatisierten – u.U. schon mit einem Halo-Fixateur versorgten – Patienten erhebliche organisatorische Schwierigkeiten bereitet, sollte allerdings nicht verschwiegen werden.

Zur neurologischen Symptomatik: Allen geläufig ist das klassische komplette Querschnittssyndrom: Unterhalb der Querschnittsebene besteht eine völlige Lähmung und eine Aufhebung aller sensiblen Qualitäten. Zur einfachen Höhenorientierung dienen folgende Linien: Die Clavicula markiert die Grenze zwischen C4 und D2 – die Dermatome C5 bis D1 sind ja in den Arm „ausgewandert" –. Die Mamillen liegen in Höhe D4/D5, der Nabel in Höhe D10, die Leistenregion entspricht L1.

Die Lähmung der Muskulatur ist infolge des sogenannten „spinalen Schocks" schlaff, die Muskeldehnungsreflexe fehlen, ein Babinskisches Zeichen ist nicht auslösbar. Die typische Spastik mit erhöhtem Muskeltonus, gesteigerten Muskeldehnungsreflexen und „positivem Babinski" entwickelt sich erst im Laufe von Wochen. Auch Blase und Darm sind in dieser Phase tonuslos, es besteht eine Urinretention und eine meist schwere Obstipation.

Hohe Halsmarkläsionen haben neben der Paralyse aller Extremitäten naturgemäß zusätzlich eine völlige Atemlähmung zur Folge, da auch das Diaphragma ausgefallen ist.

Bei Läsionen der unteren Halsmarkes bleibt die Zwerchfellatmung erhalten, durch die Lähmung der Intercostalmuskeln ist die Atmung aber oft insuffizient. Die proximale Armmuskulatur ist nicht oder nur partiell betroffen, die Hände aber sind gelähmt.

Zu wenig beachtet werden oft die vegetativen Folgen: Bei Läsionen des unteren Halsmarkes oder des oberen/mittleren Brustmarkes kommt es durch die Unterbrechung der zentralen Sympathicusbahn zu einer Vasomotorenlähmung, die zu einer schweren orthostatischen Hypotonie führt; weiterhin zu einem Ausfall der sympathischen Herzinnervation, wodurch dem Verletzten in einer solchen Orthostasesituation die Möglichkeit zur tachykarden Gegenregulation genommen ist; schließlich zu einem Ausfall des thermoregulatorischen Schwitzens.

Bei Verletzungen im thoracolumbalen Übergang beschränkt sich die motorisch-sensible Störung natürlich auf die Beine und den Blasen-Darm-Bereich. Diese Art der Verletzung ist neurologisch relativ kompliziert, da sie sowohl das terminale Rückenmark als auch die Cauda equina betrifft. Es handelt sich somit um eine Mischung von „zentralen" und „peripheren" neurologischen Symptomen. Da der periphere Nerv im Gegensatz zu zentralnervösen Nervenfasern eine enorme Regenerationsfähigkeit besitzt, hat die Caudaläsion zumindest potentiell eine günstigere Prognose als eine Rückenmarksverletzung. Letztlich ist deshalb hier auch die Zielrichtung der operativen Therapie eine besondere: Bei den eigentlichen Querschnittssyndromen, die stets Folge einer Rückenmarksläsion sind, dient die Wirbelsäulenoperation in allererster Linie der Stabilisierung; die Dekompression des Rückenmarks ist dabei ein zweitrangiger Gesichtspunkt, da das Schicksal des Rückenmarkes meist schon im Moment des Unfalles entschieden worden ist und eine Regeneration praktisch nicht stattfindet (auf neuere Forschungsergebnisse, die eine therapeutische Beeinflussung dieser Regenerationsfähigkeit in absehbarer Zukunft erhoffen lassen, kann hier nur hingewiesen werden: Arbeitsgruppen Schwab et al., Aguayo et al.). Demgegenüber ist eine frühe Dekompression der Cauda equina für die Regeneration der Nervenfasern unter Umständen von eminenter Bedeutung.

Neben den klassischen Querschnittssyndromen, bei denen – wie der Name sagt – der gesamte Rückenmarksquerschnitt betroffen ist, kommen auch – seltener – partielle Rückenmarkssyndrome vor, die sich aus der Anatomie ohne weiteres ableiten lassen:

Es kann isoliert das Zentrum dieses Querschnittes betroffen sein, nur die vordere, nur die hintere oder nur eine seitliche Hälfte. Man spricht dann von der zentralen Mark-Läsion, vom anterioren oder posterioren Typ und schließlich vom Brown-Séquard-Syndrom.

Wie bereits erwähnt, liegt der Schwerpunkt der pathologisch-anatomischen Veränderungen oft im Zentrum des Rückenmarkes; in vielen dieser Fälle besteht aber klinisch dennoch ein komplettes Querschnitts-Syndrom. Beschränkt sich die Gewebsnekrose oder die Blutung aber wirklich nur auf diese zentralen Anteile des Cervicalmarks, resultiert ein eigenartiges klinisches Bild mit hochgradiger Lähmung der Arme bei intakter oder nur wenig beeinträchtigter Funktion der Beine. Ursache ist die topographische Gliederung der Pyramidenbahn, in der die Fasern für die Arme zentral angeordnet sind, während die für die Beine oberflächlich verlaufen.

Liegt der Schwerpunkt der Verletzung weitgehend auf der vorderen Rückenmarkshälfte, resultiert als Folge der beiderseitigen Unterbrechung der Pyramidenbahn und des Vorderseitenstranges eine Lähmung der abhängigen Körperpartien und eine Sensibilitätsstörung, die nur den Schmerz- und Temperatursinn betrifft, während die über die Hinterstränge vermittelte Tiefensensibilität intakt ist. Diese „Hinterstrangssensibilität“ ist dagegen beim hinteren Rückenmarkssyndrom vorrangig beeinträchtigt.

Ist nur eine Rückenmarkshälfte betroffen, ergibt sich ein etwas komplexeres Syndrom, das nach Brown-Séquard benannt ist: Auf der Seite der Läsion besteht eine Hemiparese und eine Aufhebung der Tiefensensibilität, während das Schmerz- und Temperaturempfinden wegen der Kreuzung des Tractus spinothalamicus auf der anderen Körperseite aufgehoben ist.

Eine sorgfältige Analyse des jeweils aktuellen neurologischen Befundes ist zugegebenermaßen für die Therapieplanung oft von ganz untergeordneter Bedeutung; der behandelnde Chirurg wird sich in erster Linie am Röntgenbild orientieren und nicht an irgendwelchen Feinheiten des Neurostatus. Dennoch ist eine exakte Befunderhebung und -dokumentation unerläßlich, um eine Progredienz des klinischen Bildes zu erkennen:

Eine solche Progredienz ist allerdings deutlich seltener als man es von den Schädelhirntraumen gewöhnt ist, die Angaben in der Literatur schwanken etwa zwischen 3 und 5 Prozent.

Bekanntlich kommen bei Schädelverletzungen sub- oder epidurale Hämatome recht oft vor; im Spinalkanal stellen diese Komplikationen als Ursache einer Symptomprogredienz dagegen eine extreme Rarität dar. Das hängt sicher vorrangig mit der unterschiedlichen Gefäßanatomie zusammen:

So gibt es für die „Brückenvenen“ des Gehirns, deren Einreißen zum subduralen Hämatom führt, keine Entsprechung im Wirbelkanal. Wesentliche Ursache der epiduralen Blutung ist das Zerreißen der A. meningea media infolge einer Schädelfraktur; auch hierzu gibt es kein anatomisches Pendant im Spinalkanal.

Schließlich die posttraumatische Ödembildung, die bekanntlich bei einer Hirnverletzung oft Ursache eines letalen Ausganges ist; denn die Zunahme des recht großen Hirnvolumens (ca. 1500 ccm) kann durch die schmalen Liquor-Reserveräume schon bald nicht mehr aufgefangen werden, es kommt zur Steigerung des intrakraniellen Druckes und dadurch zu der deletären Drosselung der arteriellen Blutzufuhr. Auch Rückenmarkläsionen haben eigentlich stets ein perifocales Ödem zur Folge; im Gegensatz zum Gehirn aber verfügt das Rückenmark, dessen Volumen lediglich etwa 35 ccm beträgt, im Wirbelkanal über wesentlich mehr Platz; zu einer Drucksteigerung mit konsekutiver Durchblutungsdrosselung kommt es infolgedessen nur in sehr seltenen Ausnahmefällen.

Eine Progredienz ist somit fast nie Folge einer posttraumatischen Komplikation, wie man sie vom Schädelhirntrauma kennt; sie ist vielmehr nahezu immer als Hinweis auf eine fortschreitende Schädigung des Rückenmarkes im Rahmen von therapeutischen oder pflegerischen Maßnahmen zu werten. Sie weist nach eigenen Erfahrungen mit recht hoher Verläßlichkeit auf eine verbliebene Instabilität der Wirbelsäule hin und muß in jedem Falle Anlaß zu einer erneuten Röntgendiagnostik sein, da entweder die bereits bekannte Fraktur instabil ist oder eine zweite Wirbelfraktur übersehen wurde.

130. Indikation, Verfahrenswahl und Ergebnisse der konservativen Therapie von Wirbelsäulenverletzungen

G. Hierholzer und E. Ludolph

Berufsgenossenschaftliche Unfallklinik Duisburg-Buchholz, Großenbaumer Allee 250, W-4100 Duisburg 28

Indication, Choice of Procedure and Results of the Conservative Treatment of Injuries of the Vertebral Column

Summary. For conservative treatment of injuries of the cervical spine, two different methods are available: The HALO fixator and the collar. The choice depends on the kind and extension of the injury. Stable thoracic and lumbar vertebral fractures are treated in a conservative functional way in order to strengthen the muscular apparatus. Three-point-fixation with a brace is not necessary. Functional therapeutic methods can also be applied in the case of instable fractures if they are not operable. During a rigid confinement to bed, the postural reduction by increasing lordosis has turned out to be the treatment of choice. As an essential measure the patient has to take part in a "backschool" with postural exercises for the daily life.

Key words: Vertebral column – Conservative functional therapy

Zusammenfassung. Die konservative Therapie im Bereich der Halswirbelsäule basiert in Abhängigkeit von Art und Ausmaß der Verletzung in der Ruhigstellung durch den HALO Fixateur externe und die Halskrawatte. Die Behandlung der stabilen Verletzungen der Brust- und Lendenwirbelsäule ist konservativ-funktionell, wobei im Vordergrund die Kräftigung der stabilisierenden Muskulatur steht. Ist bei instabilen Frakturen die Operabilität eingeschränkt, wird das konservativ-funktionelle Prinzip auf diese Verletzungen ausgedehnt. Während der Liegephase hat sich uns eine Lagerungsreposition auf der Kifa-Mulde bewährt. Ein Verhaltenstraining („Rückenschule") ist grundsätzlicher Bestandteil der Therapie.

Schlüsselwörter: Wirbelsäule – Konservativ-funktionelle Therapie

Die Indikation für die konservativ-funktionelle wie auch für die operative Therapie von Wirbelsäulenverletzungen leiten wir aus der funktionellen Einheit des Achsenorgans ab. Als Richtlinie wie auch als Einzelentscheidung hat die Therapieform die statische Aufgabe des Stütz- und Trageorgans, die dynamische Funktion der Wirbelsäule als Teil des Bewegungsapparates und ihre protektive Wirkung für das Rückenmark zu berücksichtigen. Die Indikation ergibt sich also aus der Abwägung verschiedener Faktoren:

Es sind festzulegen Art und Ausmaß der knöchernen Verletzung des Wirbelkörpers, die Beeinträchtigung der Stabilität, insbesondere bei einer Mitverletzung der dorsal an der elastischen Verspannung beteiligten Strukturen. Von Bedeutung ist auch die Höhe der

Verletzung und die sich daraus ergebende Belastung aus dem cranialen Teil des Körpergewichtes. Sie beträgt in Höhe von L2/L3 rund 50 bis 60 % des Körpergewichtes und nimmt für die cranialen Segmente ab bzw. für die caudalen zu.

Zu berücksichtigen ist im Einzelfalle die Verbesserung der Tragkraft und die Druckentlastung der Wirbelsäule durch die funktionell wirksame Rumpf- und Atemmuskulatur. Hinzuweisen ist auf den Festigkeitsverlust osteoporotischen Knochens. Eine Minderung der Knochensubstanz von 25 % setzt die Tragfähigkeit um 50 % herab. Beim adipösen Patienten ist der Schwerpunkt unter den Bedingungen des Gehens und Stehens mehr oder weniger ventralwärts verlagert und nicht zuletzt hat die unterschiedliche Beweglichkeit betroffener Wirbelsäulensegmente eine Bedeutung.

Wir unterscheiden „stabile" von „instabilen" Frakturen. Dazu ist in den letzten Jahren eine Unterteilung der Wirbelsäule in drei Säulen eingeführt worden (Abb. 1 und Schema 1).

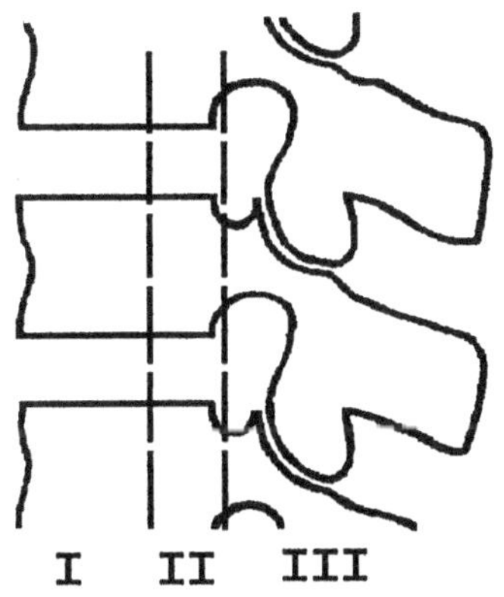

Abb. 1. *I* = vordere; *II* = mittlere Säule; *III* = hintere

Schema 1. Instabilitätszeichen

Vordere Säule:
- Wirbelkompression >15°
- Wirbelkippung >10°
- Riß des Längsbandes

Mittlere Säule:
- Hinterkante, Bogenwurzel → Dislokation, Höhenminderung, Abstand

Hintere Säule:
- Fächerung mit/ohne Fraktur der Procc. spinosi Dislokation, Luxation, Inkongruenz der Procc. articulares

Die Unterteilung und die Definition werden für die jeweiligen Besonderheiten der Wirbelsäulenabschnitte präzisiert. Die Behandlungsrichtlinie kann man wie folgt zusammenfassen: Stabile Frakturen werden in der Regel konservativ-funktionell und instabile Frakturen operativ-stabilisierend behandelt. In 15 bis 20 % ergibt sich allerdings eine Kontraindikation für die operative Therapie aus Art und Ausmaß von Begleitverletzungen, insbesondere beim polytraumatisierten Patienten und aus anatomischen Besonderheiten der Wirbelsäulensegmente.

Halswirbelsäule: Im Erwachsenenalter beschränken sich in der Regel die stabilen Frakturen mit der Indikation zur konservativ-funktionellen Behandlung auf Vorderkantenabbrüche und Dornfortsatzabbrüche. Sie bedürfen einer verhältnismäßig kurzen Ruhigstellung mit der Halskrawatte von 1 bis 4 Wochen und der anschließenden aufbauenden funktionellen Therapie.

Die eigentlichen Kompressions- oder Distraktionsfrakturen an der HWS gehen mit einer Beteiligung der disko-ligamentären Strukturen einher. Besonders im Bereich der Segmente C3 bis C7 werden diese instabilen Frakturen (Schema 2) operativ in Form der Fusion der betroffenen Segmente mit der ventralen Abstützungs- oder der dorsalen Zuggurtungsosteosynthese stabilisiert. Für Frakturen in Höhe von C1 und C2 relativiert sich die Richtlinie, sofern die Abwägung der Instabilität und die Beurteilung des Operationsrisikos für eine konservative Behandlung spricht. Stellt sich die Indikation zur konservativen Therapie instabiler Frakturen im Bereich von C_1-C_4, so führen wird die Ruhigstellung mit dem Halofixateur externe durch. Für die unteren Segmente der HWS empfehlen wir bei einer Kontraindikation für die operative Therapie die primäre schonende Extension über eine Crutchfield-Zange (Richtwert etwa 4–6 Wochen) und den nachfolgenden Übergang auf die Halskrawatte.

Schema 2. Kraniozervikaler Übergang. Instabilitätszeichen:

	Abstand mm
Dens ↔ Ventrale Kante For. occ. mag.	>4–5
Dens ↔ Atlas	>3
Rö.-Funktionsaufnahmen	>1–2

Brust- und Lendenwirbelsäule: Unter Beachtung der Untersuchungsergebnisse von Lob und Plaue ergibt sich die Indikation zur konservativ-funktionellen Therapie bzw. ihre Kontraindikation aus der Beantwortung folgender Fragen.

- Liegen deutliche Zeichen einer Instabilität vor?
- Ist die neurologische Befunderhebung unauffällig?
- Besteht eine isolierte Wirbelsäulenverletzung?
- Höhe des betroffenen Segmentes?

Abgesehen vom allgemein-medizinischen Zustand und einer mit zu berücksichtigenden Begleit- oder Mehrfachverletzung ist das Ausmaß der Instabilität einer Fraktur im Bereich der BWS und der LWS für die Indikation zur Therapie mit entscheidend. In den zurückliegenden Jahren orientierte man sich zunehmend an dem Schema der Unterteilung der Wirbelsäule in 3 vertikale Bereiche, der vorderen, der mittleren und der hinteren Säule. Stabile Frakturen beschränken sich in der Regel auf die Verletzungen der vorderen Säule. Die Beteiligung zweier Säulen beinhaltet ein mehr oder weniger ausgeprägtes Maß an Instabilität. Besonders instabil sind die Distraktionsfrakturen mit Zerreißung der dorsalen Ligamentkette.

An der Brustwirbelsäule ergibt sich in Höhe von Th1 bis 9 über die Fixation der Rippen am Brustbein eine stabilisierende Abstützung. Für die gesamte Brustwirbelsäule entsteht durch die luftgefüllte Lunge ein gewisser Abstützungseffekt durch das „Luftkissen". Durch diese Besonderheiten leiten wir für die BWS im Segment 1 bis 9 gegenüber dem thorakolumbalen Übergang und gegenüber der LWS die Indikation zur Fusion und Osteosynthese nur bei einer Keilverformung des Wirbelkörpers von mehr als 25°, bei einer Spinalkanalverengung von mehr als ⅓ und bei einer erheblichen Instabilität der disko-ligamentären Strukturen ab.

An der LWS führen wir bei stabilen Frakturen die konservativ-funktionelle Therapie durch. Ist bei instabilen Frakturen die Operabilität durch bestehende Begleitverletzungen eingeschränkt, so erweitern wir die Indikation zur funktionell-konservativen Therapie auch auf diese Verletzungen.

Konservativ-funktionelle Behandlungstechnik für die BWS und LWS (Schema 3 a + b): Grundlage ist das von Magnus angegebene Verfahren, das drei wesentliche Merkmale

Schema 3a. Funktionelle Therapie stabiler W-Fraktur

Ab Unfall	– Lagerung – Muskeltraining – PNF
Innerhalb von 1–3 Wochen	– Mobilisierung im Gehwagen – Bewegungsbad – Rückenschule

Schema 3b. Funktionelle Therapie instabiler W-Fraktur

Ab Unfall	– Lagerung – Muskeltraining – PNF
3.–4. Woche	– Übungen in Seit- und Bauchlage – Bewegungsbad
4.–6. Woche	– Mobilisierung im Gehwagen – Rückenschule

aufweist: Die physiologische Lordoselagerung auf der Kifamulde, die sich auch auf die BWS auswirkt, die funktionelle Therapie mit Anspannungs-, Bewegungs- und Kräftigungsübungen, die Übungen des Koordinationsvermögens mit der PNF-Technik und schließlich die Mobilisierungsphase. Die Behandlungselemente der „Rückenschule" leiten mit einem verhaltensmedizinischen Training für die verschiedenen Bewegungs- und Belastungsvorgänge im Alltag über.

Zwei Anmerkungen erscheinen wichtig:

1. Die anfängliche schonende Lordoselagerung ist mit einem gewissen Aufrichtungseffekt verbunden. Eine Reposition im Durchhang mit erheblicher Aufrichtung ist morphologisch nicht angezeigt, und es besteht dafür auch keine ausreichende Retentionsaussicht.
2. Die konservativ-funktionelle Therapie für stabile und instabile Frakturen ist bezüglich ihrer qualitativen Elemente gleich, lediglich der Zeitablauf bis zum Eintreten der Mobilisierung mit Gehübungen vergrößert sich in Abhängigkeit vom Ausmaß der bestehenden Instabilität und der röntgenologischen Kontrollbefunde.

Behandlungsergebnisse: Die mitgeteilten Ergebnisse beziehen sich auf die BWS und LWS und auf Patienten, bei denen eine konservativ-funktionelle Therapie durchgeführt wurde. 189 der 227 Patienten konnten nachuntersucht werden. Für die klinische Bewertung wurden Patienten mit ausschließlichen Frakturen der Querfortsätze und der Dornfortsätze ($n=21$) nicht einbezogen, so daß sich die Analyse auf 168 Patienten bezieht. Die Untersuchungsgruppen betreffen auch nicht Patienten, bei denen in Verbindung mit einer Wirbelfraktur eine Querschnittslähmung vorlag (Tabelle 1–3).

Einteilung der klinischen Bewertung

Sehr gut	(+ + +)	Beschwerdefrei, normale Beweglichkeit
Gut	(+ +)	Gelegentlich Beschwerden, endgradige Bewegungseinschränkung
Befriedigend	(+)	Rezidivierende Beschwerden Bewegungseinschränkung
Unbefriedigend	(−)	Regelmäßige Beschwerden Bewegungseinschränkung, deutliche Behinderung

Tabelle 1. Konservativ-funktionelle Therapie

Frakturen BWS/LWS Zeitbereich	Patienten-Zahl *n*
1972–1977	156
1987–1989	71

Tabelle 2. BWS-LWS-Frakturen. Klinisches Ergebnis

		Patienten *n*	Patienten %
Sehr gut	+ + +	36	21,4
Gut	+ +	56	33,3
Befriedigend	+	52	31,0
Unbefriedigend	−	24	14,3

Tabelle 3

Klinisches Ergebnis	Abweichung in ∢° 0–10	11–15	>15
+ + +	30	6	–
+ +	39	11	6
+	35	6	11
−	11	7	6

131. Physikalische Therapie und Rehabilitation nach Verletzungen der Wirbelsäule

M. H. Ruidisch, Murnau

(Manuskript bis Redaktionsschluß nicht eingegangen)

132. Operative Behandlung von Verletzungen der oberen Halswirbelsäule

P. Knöringer

Neurochirurgische Klinik, Universität Ulm, im Bezirkskrankenhaus Günzburg, Ludwig-Heilmeyer-Straße 2, W-8870 Günzburg

Operative Treatment of Injuries of the Upper Cervical Spine

Summary. The surgical treatment of instabilities of the upper cervical spine requires the use of differentiated procedures if physiological anatomy is to be largely restored. Successful procedures are diagonal screw fixation of the axis from the anterolateral aspect in the case of odontoid fractures Anderson type II and III (high type), transpedicular screw osteosynthesis of C2 in hangman's fractures, and transarticular screw fixation of C1/2 with posterior fusion for atlantoaxial instabilities. In occipito-atlantal trauma occipitoatlantoaxial fusion is required.

Key words: Upper cervical spine – Injury – Stabilization

Zusammenfassung. Die operative Behandlung von Verletzungen der oberen Halswirbelsäule erfordert differenzierte Verfahren, um eine weitestgehende Wiederherstellung der physiologischen Anatomie zu erreichen. Bei Densfrakturen Anderson Typ II und III (hohe Bruchform) hat sich die diagonale Verschraubung des Axis von anterolateral, bei Hangman's Frakturen die transpedikuläre Verschraubung C2 und bei atlanto-axialen Instabilitäten die transartikuläre Verschraubung C1/2 bewährt. Bei okzipito-atlantalen Verletzungen ist eine okzipito-atlanto-axiale Fusion angezeigt.

Schlüsselwörter: Obere Halswirbelsäule – Trauma – Stabilisierung

Einleitung

Das Behandlungsziel in der operativen Versorgung von Verletzungen der oberen Halswirbelsäule ist die Wiederherstellung der physiologischen Anatomie in stabilen Verhältnissen. Für die betroffenen Organe – Nervensystem, Gefäße und Wirbelsäule – gelten dabei folgende Überlegungen:

Durch Reposition und stabile Verhältnisse sollen Rückenmark, Nervenwurzeln und Vertebralarterien entlastet und vor ständiger Mikrotraumatisierung geschützt werden. Hierbei soll durch die Dekompression ein akuter neurologischer Schaden gebessert und durch Stabilität ein chronischer im Sinne einer fortschreitenden Myelopathie, einer ständigen Wurzelreizung oder einer rezidivierenden vertebrobasilären Insuffizienz vermieden werden. Hinsichtlich der Wirbelsäulenbeweglichkeit soll durch die Osteosynthese eine Stabilität ohne Funktionseinbuße angestrebt oder falls eine Versteifung unumgänglich ist, die geringst mögliche gewählt werden. Gerade an diesem Wirbelsäulenabschnitt, der durch das Kopfnick- und Kopfdrehgelenk die größte Beweglichkeit aufweist, scheint dies von besonderer Bedeutung.

Im Folgenden soll auf die operative Versorgung von Densfrakturen, Hangman's Frakturen, atlanto-axialen und okzipito-atlantalen Instabilitäten eingegangen werden.

Densfrakturen

Die Osteosynthese der Densfraktur mit einem Schraubenpaar, das über den anterolateralen Zugang implantiert wird, ist eine Methode, die die Verletzung stabilisiert und das Kopfdrehgelenk wiederherstellt. Gegenüber der transoralen Operation zeichnet sie sich durch eine geringere perioperative Belastung des Patienten und ein niedrigeres Infektionsrisiko aus. Da die dorsalen und seitlichen Stabilisierungsverfahren zur Versteifung des Kopfdrehgelenks führen, stellen sie keine Alternative zur Densverschraubung oder zur konservativen Therapie dar. Die Densverschraubung stellt in geübten Händen eine echte Alternative zur konservativen Therapie und die Methode der Wahl unter den operativen Verfahren dar.

Werden als Implantat Doppelgewindeschrauben verwendet, die nahezu ganz im Axis versenkt werden, kann die störende Wirkung der Köpfe der Kleinfragmentspongiosaschrauben, die sehr häufig das Bewegungssegment C2/3 irritieren, beseitigt werden. Da das Osteosynthesematerial als Dauerimplantat betrachtet werden kann, sollten Titanschrauben verwandt werden. Die Gründe hierfür sind die gegenüber Implantatstahl bessere Gewebeverträglichkeit und die geringe Störwirkung bei postoperativen neuroradiologischen Untersuchungen (CT, MRT).

Die Indikationen zur Densverschraubung stellen die Frakturtypen Anderson II und III (hohe Bruchform) dar (Abb. 1–3). Als Kontraindikationen gelten kombinierte Dens-Jeffersonfrakturen, Anderson III Frakturen (tiefe Bruchformen), irreponible alte Frakturen insbesondere mit Gelenksbeteiligung C1/2, Pseudarthrosen und path. Frakturen.

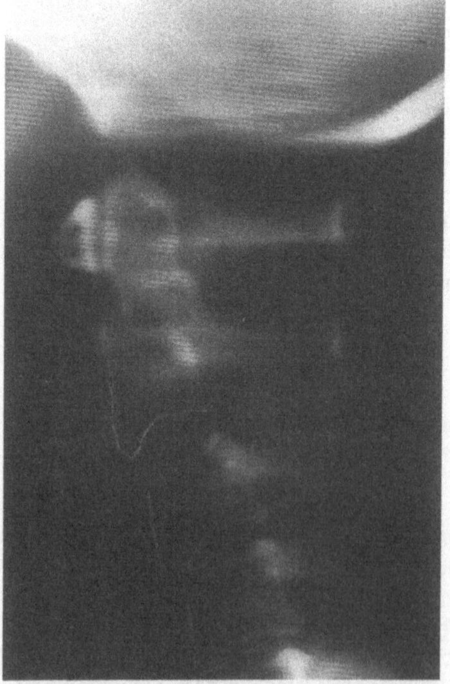

Abb. 1. Seitliches Röntgentomogramm einer Densfraktur Anderson Typ II mit Dislokation des Dens nach dorsal. Breit klaffender Frakturspalt

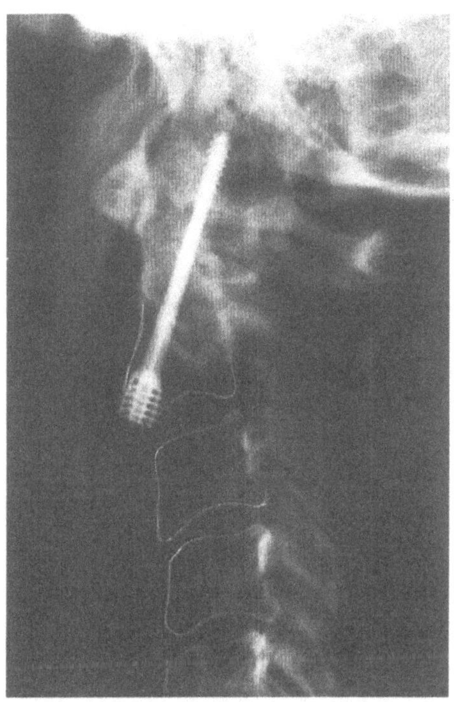

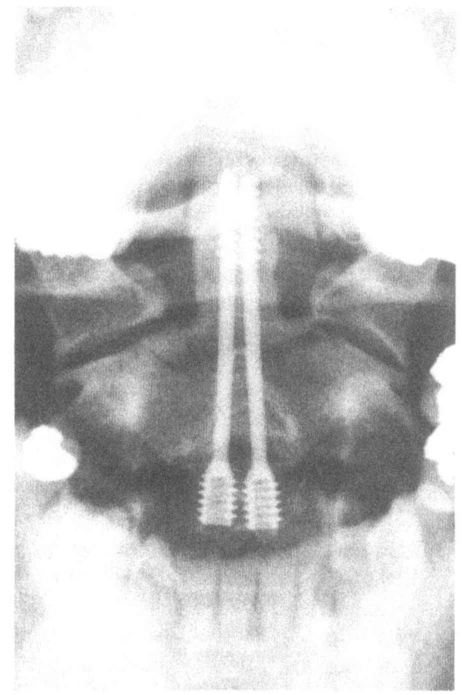

Abb. 2. (*Links*) Seitliche Röntgenübersicht nach Reposition und Stabilisierung der Densfraktur mit Titan-Doppelgewindeschrauben nach Knöringer. Durch die endständigen, unterschiedlich gestalteten Gewinde wird der Dens beim Festziehen der Schrauben am Axiskörper angeheftet, der Frakturspalt ist in der Seitenaufnahme nicht mehr sichtbar. Die Gewindeteile nutzen die harten Strukturen des Wirbels zur Verankerung, eine Irritation des Bewegungssegments C2/3 wird auf diese Weise vermieden

Abb. 3. (*Rechts*) Transorale Röntgenübersicht der oberen Halswirbelsäule. Die Abmessungen der Schrauben sind so beschaffen, daß zwei Schrauben gut im Dens untergebracht werden können. Mindestens eine Schraube dient der Kompression im Frakturspalt, die zweite Schraube bewirkt die Rotationsstabilität der Osteosynthese. Durch die exakte anatomische Fixation des Dens auf dem Axiskörper ist das Kopfdrehgelenk wiederhergestellt

Hangman's Frakturen

Im allgemeinen werden Hangman's Frakturen durch Reposition und Ruhigstellung über 6–12 Wochen mittels Halofixateur oder Minervagips konservativ behandelt. Bei erheblicher Bandscheibenzerreißung C2/3 mit entsprechender Dislokation ist jedoch eine Indikation zur primären instrumentierten interkorporellen Fusion 2/3 gegeben. Ähnliches gilt, wenn eine deartige Verletzung unter konservativen Maßnahmen zwar knöchern stabil ausheilt, aber eine diskoligamentäre Instabilität C2/3 bestehen bleibt. In diesen Fällen muß die interkorporelle Fusion nicht instrumentiert werden.

In der transpedikulären Verschraubung C2 steht ein Verfahren zur Verfügung, das eine Rekonstruktion des Axis ohne Funktionsverlust (Versteifung) gestattet. Somit kann in ihr eine Alternative zur konservativen Therapie gesehen werden. Besonders dann, wenn die Verletzung durch stärkere Instabilität oder Frakturen durch die Foramina intervertebralia die Vertebralarterien beteiligt und hierdurch vertebrobrasiläre Symptome oder ein Durchgangssyndrom auftreten, die als kontusioneller Hirnschaden bzw. Entzugserscheinungen fehlgedeutet werden, ist eine Stabilisierung in exakt reponierter Stellung wichtig. Durch die transpedikuläre Verschraubung ist dies weit besser möglich als durch eine äußere Ruhigstellung, die bei den bewußtseinsgestörten, unkooperativen Patienten zudem noch erhebliche pflegerische und intensivmedizinische Probleme mit sich bringt. Die Gefahr der Verletzung der Arteriae vertebrales wird entscheidend gemindert, wenn statt der bisher üblichen 3,5 mm Kortikalis- oder 4,0 mm Kleinfragmentspongiosaschrauben Doppelgewindeschrauben und die intraoperative Dopplersonographie zur Anwendung kommen. Bei diesen Schrauben kommt der gewindelose Mittelteil in die Gefahrenzone zu liegen. Dieser beansprucht mit 2 mm Durchmesser deutlich weniger Platz als die genannten Schraubentypen (Abb. 4).

Auf Grund der günstigen Ergebnisse, die mit der transpedikulären Verschraubung erzielt werden konnten, wurde die Indikation für dieses Verfahren auch auf die schwereren Verletzungstypen ausgedehnt, so daß nunmehr alle Effendi-Typen I–IV damit behandelt werden. Es wurde davon ausgegangen, daß in Fällen von persistierender diskoligamentärer Instabilität immer noch die Möglichkeit zur interkorporellen Fusion C2/3 besteht, die dann nicht instrumentiert werden müßte. Bislang war dies jedoch nicht nötig, da sich in den schweren Fällen postoperativ eine ventrale Knochenspange bildete, die zur Spontanfusion C2/3 führte.

Atlantoaxiale Instabilität

Die traumatisch entstandenen atlantoaxialen Instabilitäten sind in Tabelle 1 zusammengefaßt. Als Stabilisierungsmethode der Wahl hat sich hierfür die transartikuläre Verschraubung mit interarkualer Fusion bewährt. Bei diesem Verfahren werden die Gelenke C1/2 nach Reposition einer etwaigen Dislokation durch Verschraubung fixiert. Durch einen zwischen die Bögen C1 und C2 mit Drahtcerclage oder PDS-Kordel eingeklemmten kortikospongiösen Span entsteht eine nach allen Richtungen stabile Spondylodese. Bei zerstörten hinteren Wirbelelementen wird das autologe Knochengewebe zwischen die Gelenke C1/2, die dazu im hinteren Bereich entknorpelt werden, angelagert. Die in der Tabelle 1 aufgelisteten traumatischen Läsionen stellen die Indikationen für dieses Verfahren dar (Abb. 5).

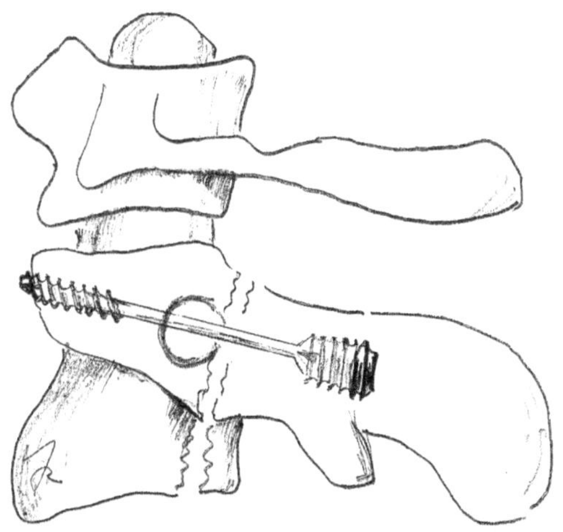

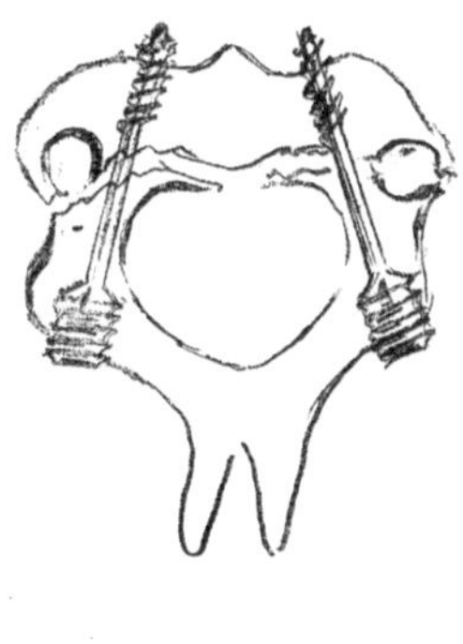

Abb. 4. Transpedikuläre Verschraubung einer Hangman's Fraktur mit Doppelgewindeschrauben. Die Schrauben verlaufen aufsteigend in etwa parallel zum C2 Bogen, sie konvergieren 15–25° zur Mitte. Die Arteria vertebralis liegt lateral in Höhe oder etwas unterhalb der Schrauben. Im Bereich der Gefahrenzone, d. h. zwischen A. vertebralis und innerer Bogenkortikalis kommt der gewindelose Schraubenteil zu liegen. Dieser hat mit einem Durchmesser von 2 mm hierfür günstigere Abmessungen als andere Schrauben. Dadurch wird die Verletzungsgefahr für die A. vertebralis herabgesetzt

Tabelle 1. Es sind die wichtigsten traumatisch entstandenen atlantoaxialen Instabilitäten zusammengefaßt. Diese bilden die Indikationen zur transartikulären Verschraubung C1/2. Wenn die hinteren Wirbelelemente intakt sind, geschieht die dorsale Fusion durch einen interarkual mittels Drahtcerclage oder PDS-Kordel eingeklemmten kortikospongiösen Span. Sind die hinteren Wirbelelemente frakturiert, wird das autologe Knochengewebe zwischen die im hinteren Teil entknorpelten Gelenke C1/2 interponiert

Atlanto-axiale Instabilitäten nach Trauma – Indikation zur transartikulären Verschraubung C1/2 mit hinterer Fusion
– Jeffersonfraktur
– Dens-/Jeffersonfraktur
– Jefferson-/Hangman's Fraktur
– Rotationsluxation C1/2
– Densfraktur Anderson Typ III (tiefe Bruchform)
– irreponible alte Densfraktur
– Zustand nach mißlungener Densverschraubung
– posttraumatische Arthrose C1/2
– Denspseudarthrose

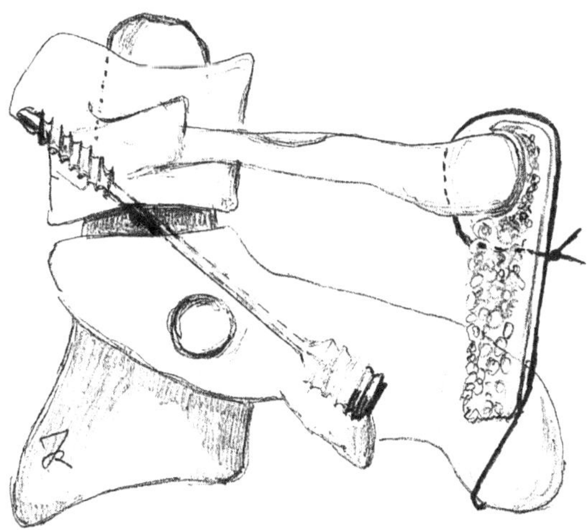

Abb. 5. Transartikuläre Verschraubung und interarkuale Fusion C1/2 zur Behandlung einer atlantoaxialen Instabilität. Durch die 3-Punkte Fixation entsteht eine nach allen Richtungen stabile Osteosynthese. Das Repositionsergebnis und damit die Dekompression der Medulla oblongata kann durch dieses Verfahren mit Sicherheit aufrechterhalten werden

Gegenüber der lateralen atlanto-axialen Schraubenarthrodese, die von beidseits ausgeführt werden muß, hat das zuvor geschilderte Verfahren den Vorteil, daß nur ein Zugangsweg benötigt wird, der zudem geläufig und technisch einfacher ist. Gegenüber den übrigen Methoden, wie der Fusion nach Gallie, Brooks und der Kompressionsklammerspondylodese besteht der große Vorteil, daß eine durchgeführte Reposition mit Sicherheit gehalten werden kann. Der Nachteil des höheren technischen Schwierigkeitsgrades der transartikulären Verschraubung wird durch diesen Vorteil wettgemacht. Alle Versteifungsoperationen C1/2 führen durch Ausschaltung des Kopfdrehgelenks zur Einschränkung der Kopfdrehbewegung um etwa 35° nach beiden Seiten.

Okzipito-atlantale Instabilität

Okzipitozervikale Verletzungen gehen gewöhnlich mit stärkeren Dislokationen infolge ausgedehnter ligamentärer Zerreißung einher und sind häufig mit Rückenmarksschädigungen im Bereich der Medulla oblongata vergesellschaftet, so daß nur wenige Patienten die Klinik in einem Zustand erreichen, der sinnvolle therapeutische Maßnahmen zuläßt. Zur Beobachtung kommen okzipito-atlantale Translationsverletzungen und Impressionen der oberen Halswirbelsäule (Dens nach Berstungsfraktur des Atlas) in das Foramen occipitale magnum. Bei der Translation muß vor der Stabilisierung die Verschiebung ausgeglichen und bei der Impression die obere Halswirbelsäule aus dem Hinterhauptsloch herausgezogen werden. In beiden Fällen geschieht die Reposition am sichersten durch Anlegen eines Extensionsbügels am Schädel und Zug in der Längsachse des Körpers. Besonders bei der Translation muß der Zug behutsam und unter ständiger Überwachung der Neurologie vorgenommen werden. Ist die Reposition erreicht, wird die Fixierung vorgenommen. Hierzu hat sich die okzipito-axiale Instrumentation durch ein Plattenpaar, das am Okziput und mittels transartikulärer Verschraubung am Axis und Atlas verankert wird, bewährt. Auch die Wolterplatte, die am Okziput verschraubt und sublaminär an C1, C2 und evtl. C3 verdrahtet wird, ergibt eine gute Stabilität. Das autologe Knochengewebe wird jeweils als Spanstraße vom Okziput bis zum caudalen Ende der Fusion an Laminae und Dornfortsätze angelagert. Obwohl durch beide Verfahren sowohl das Kopfdreh- als auch Kopfnickgelenk ausgeschaltet werden, scheinen sie indiziert und sollten konservativen Maßnahmen vorgezogen werden, da durch sichere Stabilität und Aufrechterhaltung der Reposition das hohe Zervikalmark am zuverlässigsten entlastet und vor einer weiteren Traumatisierung geschützt werden kann.

Schlußbetrachtung

Die Osteosynthese frischer Densfrakturen Anderson Typ II und III (hohe Bruchform) mit Doppelgewindeschrauben stellt unter den operativen Verfahren die Methode der Wahl und eine gute Alternative zur konservativen Therapie dar. Der große Vorteil der inneren Fixation des Axis durch die Densverschraubung liegt darin, daß durch sie die exakte Wirbelsäulenform in stabilen Verhältnissen wiederhergestellt werden kann, wodurch eine wirksame Dekompression des Rückenmarks und eine Rekonstruktion des Kopfdrehgelenks erreicht wird. Da die Doppelgewindeschrauben nahezu ganz in Axis versenkt werden, erfolgt keine Irritation des Bewegungssegments C2/3, wie sie bei Verwendung von Kleinfragmentspongiosa-, Kortikalis- und Lochschrauben durch deren Köpfe fast regelmäßig zu beobachten ist. Die Schrauben sind exakt an die Anatomie des Axis und die in Frage kommenden Frakturtypen angepaßt. Durch das Applikationsset, zu dem auch röntgennegative Retraktoren gehören, wird das Operationsverfahren erleichtert.

Die transpedikuläre C2-Verschraubung von Hangman's Frakturen ist wie die Densverschraubung ein Verfahren, das keinen Funktionsverlust der Wirbelsäulenmotilität nach sich zieht und daher die Ansprüche an eine optimale Osteosynthese erfüllt. Durch Verwendung von Doppelgewindeschrauben und Einsatz der intraoperativen Dopplersonographie kann das Verletzungsrisiko der Vertebralarterien, das bei diesem Verfahren besteht, entscheidend vermindert werden. Aus diesem Grunde und der klinischen Erfahrung, die mit dieser Methode gewonnen werden konnte, kann die OP-Indikation bei den Verletzungstypen Effendi I und II relativ großzügig gestellt und auf die Typen III und IV ausgeweitet werden. Im vorliegenden Krankengut hat sich gezeigt, daß es bei schwerer Bandscheibenschädigung C2/3, die mit Verletzung des vorderen Längsbandes einhergeht, zur ventralen Spangenbildung und damit zur Spontanfusion C2/3 kommt. Bei den Typen Effendi III und IV besteht die operative Alternative zur transpedikulären Verschraubung in der instrumentierten interkorporellen Fusion C2/3 über den anterolateralen Zugang. Die Versteifung C2/3 kann gut toleriert werden, da sie ein weniger wichtiges Segment betrifft. Die Frakturen an der Bogenwurzel heilen nach der Fusion so gut wie immer knöchern stabil, meist unter Verlängerung der Bogenwurzel. Bei Verletzungen, die konservativ zwar knöchern, nicht jedoch diskoligamentär ausheilen, ist die alleinige interkorporelle Fusion C2/3 ausreichend, falls keine Stellungskorrektur erforderlich ist.

Bei atlanto-axialen Instabilitäten nach Trauma bietet die transartikuläre Verschraubung C1/2 in Kombination mit einer hinteren Fusion (interarkual oder interartikulär) die Vorteile einer hohen Stabilität und der Gewißheit, das Repositionsergebnis mit Sicherheit aufrechterhalten zu können. Die Ausschaltung des Kopfdrehgelenks muß allerdings in Kauf genommen werden. Die okzipito-atlantale Dislokation und Instabilität nach Trauma stellen eine Indikation für die okzipito-atlanto-axiale Fusion dar, bei der als Instrumentation die Plattenosteosynthese des Hinterhaupts in Kombination mit der transartikulären Verschraubung C1/2 favorisiert wird. Obwohl durch dieses Verfahren sowohl das Kopfnick- als auch das Kopfdrehgelenk ausgeschaltet werden, scheint es indiziert und sollte konservativen Maßnahmen vorgezogen werden, da durch sichere Stabilität und Aufrechterhaltung der Reposition das hohe Zervikalmark am zuverlässigsten entlastet und vor einer weiteren Traumatisierung geschützt werden kann.

Bei den geschilderten Verfahren ist die Instrumentation als Dauerimplantat gedacht. Daher sollte aus Gründen der Gewebsverträglichkeit, der besseren Verankerung im Knochen und der geringeren Störwirkung postoperativer neuroradiologischer Untersuchungen statt Implantatstahl vorzugsweise Titan verwandt werden. Eine Materialentfernung ist nur bei inkorrektem Sitz oder Unverträglichkeit erforderlich.

Die operative Versorgung von Verletzungen der oberen Halswirbelsäule verlangt differenzierte Operationsmethoden, exakt adaptierte Implantate, gut gewählte Indikationsstellungen und einen durch ständige Übung erfahrenen Operateur.

133. Operative Behandlung von Verletzungen der unteren HWS

F. Hennig

Allgemeines Krankenhaus Altona, Paul-Ehrlich-Straße 1, W-2000 Hamburg 50

Surgical Treatment of Fractures of the Lower Cervical Spine

Summary. Fractures at the C3–C7 level present primarily diagnostic problems. If instability is certain, therapy is simple: using an image intensifier, dislocation is reduced under general anesthesia and relaxation, and later secured by anterior interbody fusion. Compound fractures demand total resection of the vertebral body and its (autologous) replacement. Plating of the adjacent segments is mandatory. Neurological function after a dysfunction free interval may be fully restored if primary reduction and stabilization are achieved. Postponed treatment is less useful, but may also improve neurological deficits.

Key words: Cervical spine fracture

Zusammenfassung. Die Frakturen der unteren Halswirbelsäule (C3–C7) stellen in erster Linie ein diagnostisches Problem dar. Steht die Diagnostik einer Halswirbelsäuleninstabilität, so gestaltet sich die Therapie einfach. Luxationen werden in Vollnarkose und Relaxation bei laufender Durchleuchtung reponiert. Die intervertebrale Verblockung erfolgt mit einem kastenförmigen Beckenspan über den ventralen Zugang. Schwer zertrümmerte Halswirbel werden total reseziert und durch einen ausreichend groß dimensionierten Knochenspan ersetzt. In jedem Fall erfolgt die ventrale Verplattung. Neurologische Schäden mit freiem Intervall zeigen nach primärer Reposition und Versorgung in spektakulären Einzelfällen eine sehr gute Remission.

Schlüsselwörter: Instabile HWS – HWS-Fraktur

Diagnostik

Die Frakturen der unteren Halswirbelsäule stellen in erster Linie ein diagnostisches Problem dar. Zahlreiche Frakturen werden allein durch das „nicht daran denken" übersehen. Daneben ist die häufig technisch unzureichende röntgenologische Darstellung der unteren Halswirbelsäule Ursache für eine Fehleinschätzung des Verletzungsumfanges. Bei 62 operationspflichtigen Verletzungen in diesem Halswirbelsäulenabschnitt wurden an unserer Klinik lediglich in gut ⅔ der Fälle primär das volle Verletzungsausmaß bei der Erstdiagnostik erkannt. In 20 % der Fälle wurde wenigstens eine Verdachtsdiagnose geäußert und erweiterte Röntgen-Diagnostik veranlaßt. In den übrigen Fällen führte die Beschwerdepersistenz bzw. Verschlimmerung und in Einzelfällen erst das Auftreten neurologischer Symptome über die dann eingeleitete Diagnostik zum richtigen Befund. Um die hohe Rate an übersehenen Verletzungen gerade in diesem Skelettabschnitt möglichst gering zu halten, muß zum einen gefordert werden, daß eine suffiziente Röntgen-Diagnostik nicht nur bei direkten Halswirbelsäulentraumen durchgeführt wird, sondern daß bei allen Schädelverletzten, deren anamnestisches und klinisches Verletzungsausmaß zur röntgenologischen Schädeldiagnostik zwingen, konsequent auch eine Röntgen-Diagnostik der Halswirbelsäule erfolgt. Zum anderen muß durch geeignete Röntgen-Techniken die gesamte Halswirbelsäule einschließlich der ersten beiden Brustwirbel dargestellt werden. Diese Forderung kann sowohl beim wachen, wie auch beim schwerverletzten intubierten Patienten erfüllt werden, wenn das gesamte Spektrum moderner bildgebender Verfahren zum Einsatz kommt. Einen besonders hohen Stellenwert nimmt hier die computertomographische Darstellung ein. Ihre Aussagekraft wird im Bereich der discoligamentären Strukturen durch das MR und das longitudinale MR übertroffen. Stehen diese hoch differenzierten Diagnose-Verfahren nicht zur Verfügung, so reicht zum Erkennen des Verletzungsausmaßes die konventionelle Schichtaufnahme häufig aus, auch wenn ihre Aussagekraft für eine operative Therapieplanung allein meist unzureichend ist (Tabelle 1).

Tabelle 1

Anatomische Strukturen der HWS	Bildgebende Diagnostik der HWS
Wirbelkörper	Konventionelle Röntgen-Aufnahme, CT
Ligamente	longitudinales MR, CT indirekte Darstellung: durch Funktionsaufnahmen
Discus intervertebralis	CT, MR
Rückenmark	MR
Dura mata + periduraler Raum	CT

Patienten und Methode

Entgegen der weit verbreiteten Meinung konnten wir bei einer Aufschlüsselung unseres Patientengutes und bei Durchsicht der Literatur keine Konzentration von Frakturen und Luxationen am cervico-thorakalen Wirbelsäulenübergang finden. Die Verletzungshäufigkeit ist über den gesamten Skelettabschnitt gleichmäßig verteilt, wird nur im unteren Halswirbelsäulenbereich besonders häufig übersehen. Dies korreliert auch mit den Untersuchungen über das Bewegungsausmaß der unteren Halswirbelsäule, die nicht am cervico-thoracalen Übergang einen abrupten Abbruch erleidet, sondern von C3 bis in die oberen Brustwirbelsegmente kontinuierlich gleichmäßig abnimmt.

Begleitend zur bildgebenden Diagnostik wird eine fachneurologische Untersuchung, soweit der Wachheitsgrad des Patienten dies zuläßt, durchgeführt.

Bei Luxationen und schwer dislozierten Frakturen ist der erste therapeutische Schritt die Reposition in Vollnarkose und Relaxation vor laufendem Durchleuchtungsgerät, die in aller Regel geschlossen gelingt. Beim seltenen Scheitern dieses Repositionsmanövers, bei dem unbedingt ein massives Überstrecken des Kopfes zu vermeiden ist, muß offen von dorsal reponiert werden.

Nach erfolgter Reposition sollte möglichst vor der sich unmittelbar anschließenden ventralen Stabilisation noch einmal der Neurostatus bei partiell wieder aufgehobener Narkose überprüft werden, bzw. eine erneute bildgebende Darstellung des Spinalkanals im verletzten Bereich durchgeführt werden, um Repositionskomplikationen, wie Bandscheibenvorfall oder Fältelung des überdehnten hinteren Längsbandes zu erkennen.

Der nächste Schritt in unserem Therapiekonzept ist die ventrale Fusion des verletzten Segmentes durch Spanverblockung und ventrale kurzstreckige Verplattung.

Wir bevorzugen die ventrale Stabilisierung bei discoligamentärer Instabilität, da wir nur in der knöchernen Fusionierung eine sichere und möglichst anatomiegerechte Stabilisierung sehen. Darüber hinaus erlaubt der ventrale Zugang die gewissenhafte Ausräumung prolabierter Bandscheiben. Dominiert die ossäre Verletzung, wird von ventral der knöcherne Defekt durch einen ausreichend dimensionierten Beckenkammspan möglichst anatomiegerecht wieder aufgebaut und den Spinalkanal einengende Fragmente werden sicher ausgeräumt. Darüber hinaus ist der ventrale Zugang weichteilschonend, blutarm und bietet eine gute Übersicht. Besondere Sorgfalt ist auf die Präparation des Spanbettes zu legen, damit es beim Einbringen des Spanes nicht erneut zur Spinalkanaleinengung kommt.

Ergebnisse

Bei der operativen Versorgung von 62 Verletzungen der unteren Halswirbelsäule erzielten wir die nachfolgend dargestellten Ergebnisse. Bei den operationstechnisch bedingten Komplikationen (Tabelle 2) fällt die hohe Zahl von Recurrens-Schädigung, bzw. Irritation auf. Von den 2 beobachteten Plattenlockerungen erklärt sich ein Fall durch das ausgeprägte unvernünftige Verhalten der Patientin, die wegen Beschwerdefreiheit bereits nach 14 Tagen völlig ungehemmt dem Tanzvergnügen in Diskotheken nachging.

Tabelle 2. Postoperative Komplikationen nach ventraler Spanverblockung und Verplattung $n=62$

Plattenlockerung	2 ×	1 × Reoperation
Schädigung des N. recurrens	3 ×	
passagere Schädigung	4 ×	
Schädigung des N. hypoglossus	1 ×	
Spanlockerung oder Nekrose, Infekt, Gefäßschaden,	0 ×	
zentralneurologische Schäden	0?	

Die Aussage über die zentral-neurologischen Schäden muß in Frage gestellt werden, da bei unserem Patientengut der praeoperative Neurostatus in gut ⅓ der Fälle nicht auf einer fachneurologischen Untersuchung basiert. Zahlreiche Patienten waren polytraumatisiert. Bei etlichen stand als Einschätzung des posttraumatischen praeoperativen Neurostatus lediglich die Aussage von Laienhelfern am Unfallort zur Verfügung. Vor diesem Hintergrund muß auch die Bewertung des postoperativen Neurostatus im Vergleich zum posttraumatisch-praeoperativen Neurostatus gesehen werden. Bei 24 Patienten mit sicher ausgeschlossener neurologischer Symptomatik nach dem Unfall konnte dieser Status erhalten werden. Von den 18 Patienten mit Teilschädigungen erfuhren die Patienten mit Wurzelsymptomatik nahezu ausschließlich eine vollständige Remission. Von den *6 vermeintlich* komplett Querschnittsgelähmten sahen wir in 2 Fällen eine vollständige Remission, diese jedoch bereits nach der Reposition. Hier muß ein passagerer spinaler Schock bzw. eine luxationsbedingte arteriell-venöse Stase als Ursache für das neurologische Bild zugrunde gelegt werden. Ganz besonders ist hier jedoch zu betonen, daß die beiden für Therapeut wie Patienten außerordentlich erfreulichen Fälle keine statistische Größe darstellen, sondern eine glückliche Duplizität, die leider höchst selten ist.

Auch bei der Überprüfung der rein anatomischen Wiederherstellung der Wirbelsäule können nur tendentielle Aussagen gemacht werden (Abb. 1). Zum einen ist die Haltung der Halswirbelsäule sehr individuell und zum Zeitpunkt der Verletzung nicht mehr zu ermitteln. Zum anderen unterscheiden sich die durch bildgebende Verfahren ermittelten Daten am liegenden, teils narkotisierten, teils schmerzbeeinflußten Patienten erheblich von den Röntgen-Bildern, die bei der Nachuntersuchung gewonnen werden. Trotzdem zeigt die Darstellung deutlich, daß der Lordose-/Kyphosewinkel und der Grund-Deckplattenwinkel im

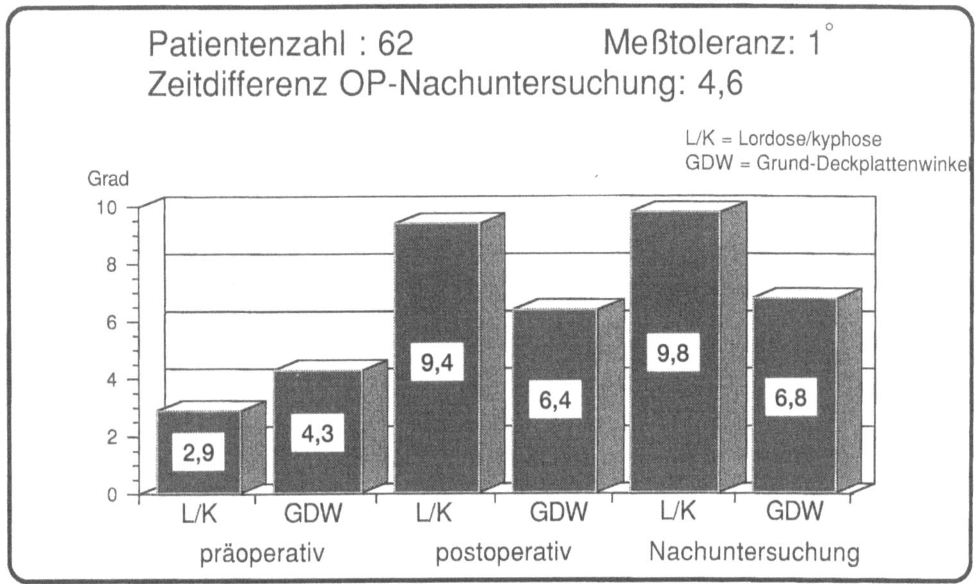

Abb. 1. Untere Halswirbelsäule

Sinne einer Restitution durch das obige Verfahren positiv beeinflußt wurde und daß das Operationsergebnis nach einer durchschnittlichen Nachuntersuchungszeit von 4,6 Jahren unverändert gehalten werden konnte.

Zusammenfassung

Auch wenn weder auf neurologischem, noch auf funktionell anatomischem Gebiet harte statistische Aussagen möglich sind, sprechen die tendentiell herausgearbeiteten Ergebnisse für eine frühzeitige Reposition und operative Stabilisation bei instabilen knöchernen und discoligamentären Verletzungen der HWS.

134. Dorsale Stabilisierung bei Brust- und Lendenwirbelverletzungen

W. Dick

Orthopädische Universitätsklinik, Felix Platter Spital, Burgfelderstraße 101, CH-4000 Basel, Schweiz

Posterior Stabilization of Thoracolumbar and Lumbar Spine Fractures

Summary. The concept of angle-stable transpedicular screw-rod instrumentation, realized in the different models of internal spine fixators with intrinsic stability, allows secure stabilization of the most unstable fracture patterns, limited-segment fixation and three-dimensional reduction of the fragments. The canal diameter is improved by ligamentotaxis and, if necessary, by hemilaminectomy and fragment impaction. Late collapse of the upper disk space must be anticipated and may lead to some increase in kyphotic deformity. The situations are identified where an additional formal interbody fusion is recommended.

Key words: Spine fractures – Internal fixation – Posterior approach

Zusammenfassung. Die dorsale Instrumentierung mit einem pedikelfixierten, winkelstabilen Implantat vermag zu erreichen: eine kurzstreckige, stabile Fixation auch bei den instabilsten Formen, eine vollständige Reposition aller Translationen, eine befriedigende Reposition der Achsabweichungen ohne späten knöchernen Repositionsverlust und einen ausreichenden Kanalquerschnitt ohne oder mit dorsalen Zusatzmaßnahmen. Auch bei Verzicht auf eine Spondylodese bleibt in der angrenzenden Bandscheibe keine Beweglichkeit erhalten: durch Bandscheibensinterung tritt oft eine Kyphosierung von 8° ein. Es wird analysiert, in welchen Fällen eine zusätzliche vordere Spondylodese ratsam ist.

Schlüsselwörter: Wirbelfrakturen – Fixateur interne – Dorsale Verfahren

Die folgende Betrachtung der Möglichkeiten und der Grenzen der dorsalen Stabilisierung bezieht sich nur auf die operationsbedürftigen Frakturen der Brust- und Lendenwirbelsäule, und diese stellen nach wie vor nur einen kleinen Anteil aller Wirbelfrakturen dar. Es soll dabei ausschließlich von pedikel-fixierenden, eigenstabilen Implantaten ausgegangen werden. Diese haben das Prinzip des Wirbel-Fixateur externe von Magerl [9] übernommen, wonach ein in sich stabilisierbares Implantat stabil, d.h. mit Pedikelschrauben, mit dem Knochen verbunden wird und daher nicht mehr vom Drei- oder Vierpunktkontakt mit der Wirbelsäule abhängig ist. Was früher nötig war, nämlich mehrere unverletzte Segmente einzubeziehen, ist nun nicht mehr erforderlich: eine Kurzstreckenfixation ist realisierbar.

Das Problem, auf geringem Raum eine winkelstabile Verbindung der Pedikelschrauben mit dem Längsträger zu schaffen, ist technisch bei den einzelnen Systemen (AO, Kluger, Steffee, Krag, CD, Wolter etc.) sehr verschieden gelöst, doch halten alle den in vivo auftretenden Belastungen stand. Für alle Systeme begrenzend hingegen ist die Festigkeit der Spongiosa des Wirbelkörpers um die Schrauben. Die Knochenqualität der Wirbelspongiosa kann nicht beeinflußt werden, wohl aber die Länge des Schraubenverlaufes im Knochen: diese Länge hat, wie von Krag [6] experimentell gezeigt, eine bedeutende Auswirkung auf die Hebelbelastbarkeit. Eine konvergierende Schraubenrichtung bringt die längste Verlaufsstrecke im Knochen und sichert gleichzeitig gegen seitliches Abkippen, verlangt aber Eintrittspunkte, die weiter lateral gelegen sind als diejenigen für die streng sagittale Schraubenrichtung der Plattenfixationstechnik nach Roy-Camille [10].

Nach Mitteilungen von Wörsdörfer, Jeanneret, Gertzbein, Roy-Camille liegen in großen Kollektiven bis 10% der Schrauben nicht ideal im Pedikelinneren. Nur Kuner et al. teilen – im CT überprüft – bessere Zahlen mit [7]. Von den möglichen Folgen einer Fehllage, nämlich Stabilitätsverlust, Wurzelläsion und Spinalkanalverletzung, wird am ehesten der Stabilitätsverlust klinisch manifest. Neurologische Symptome durch die Schraubenlage sind hingegen dank der epiduralen Reserveräume und des Ausweichens der Wurzeln sehr selten und liegen unter 1 %.

Die Plazierung der Pedikelschrauben stellt die kritische Phase des Eingriffes dar. Die Präzision läßt sich durch folgende Maßnahmen verbessern: Erfassen anatomischer Varianten und präoperative Planung nach Röntgen und CT, stumpfes Anlegen des Schraubenkanals statt Bohren und intraoperative Bildwandlerkontrolle im orthograden Strahlengang: Hier stellt sich Kirschnerdraht oder Bohrer als Punkt dar, der im geschlossenen Oval der Pedikelkonturen gelgen sein muß. Schließlich ist das Austasten des Schraubenkanals mit kleinem Häkchen die nützlichste und einfachste Kontrolle überhaupt und sollte aus forensischen Gründen auch im Operationsbericht festgehalten werden: Perforationen der Pedikelwand sind sehr gut zu fühlen.

Aus neunjähriger Erfahrung mit dem Fixateur interne der AO [3] läßt sich die Leistungsfähigkeit der dorsalen winkelstabilen Verfahren so zusammenfassen:

1) Auch bei den instabilsten Bruchformen lassen sich Kurzstreckenfixation und frühe Mobilisierbarkeit ohne Schalenkorsett und unabhängig vom Frakturtyp erreichen.

2) Besonders gut lassen sich dank der langen Hebelarme der Pedikelschrauben alle Translationen reponieren, selbst in veralteten Fällen. Im eigenen Material ist keine einzige Verschiebung über 3 mm zurückgeblieben.

3) Die Frakturkyphose läßt sich, nicht immer ganz ideal, aber doch im Regelfall ausreichend beseitigen und die knöcherne Reposition halten, so daß im Schnitt ein sehr geringer knöcherner Repositionsverlust über die Jahre zu vermerken ist: im eigenen Material lag er unter 1 Grad [8].

4) Durch die Distraktion gelingt bei frischen Frakturen innerhalb der ersten 5 Tage vielfach auch eine ausreichende Reposition von Hinterwandfragmenten, die in den Kanal vorstehen. Im eigenen Material war dies bei zwei Dritteln der Fall, während in einem Drittel eine Hemilaminektomie und Fragmentimpaktion notwendig wurde, wobei wir eine 20 %ige Resteinschränkung der Kanalweite als akzeptabel angesehen haben. Kuner et al. konnten in ihrer CT-kontrollierten Serie sogar ca. 95 % der Kanalweite wiederherstellen [7].

5) An weiteren Vorteilen haben sich über die Jahre bestätigt: einfacher Zugang, verhältnismäßig geringe Rate schwerwiegender Komplikationen, Implantat bei Versagen leicht wiederzuerreichen, Duraverletzungen für Naht zugänglich, und vor allem die vom Frakturtyp unabhängige, sehr standardisierbare und damit auch trainierbare Operationstechnik.

6) Nicht erfüllt hingegen hat sich die Erwartung, bei Verzicht auf eine formelle Spondylodese nach der Metallentfernung eine normale Beweglichkeit auch im Fraktursegment wiederzuerhalten: Bandscheibe und Wirbelgelenke verlöten fibrotisch und lassen bei Funktionsaufnahmen 1 bis 3 Jahre nach Metallentfernung in der Regel kaum eine meßbare Beweglichkeit erkennen [3].

7) Der oben angeführte geringe *knöcherne* Repositionsverlust gilt nicht für die Gesamtkyphose: Die an die zerstörte Deckplatte anschließende Bandscheibe verschmälert sich im Lauf der Jahre. Wenn dabei nicht eine Parallelsinterung eintritt, so führt die ventrale Verschmälerung zu einer Kyphosierung im Bandscheibenraum von rund 8 Grad [8], und zwar unabhängig von einer dorsalen Spondylodese, die ja plastisch verformbar ist. Nur eine intercorporelle Fusion – transpedikulär nach Daniaux [1] oder von ventralem Zugang – kann dies verhindern.

8) Bei den dorsalen Verfahren sinkt die Reponierbarkeit der Hinterwandfragmente und die spontane Konsolidation der Defektzonen rasch ab: schon nach rund 7–14 Tagen wird das Repositionsergebnis deutlich schlechter ausfallen.

9) Die dorsalen Implantate überbrücken bei isolierter Anwendung mindestens eine elastische Bandscheibe. Daher kommen bei allen Systemen Metallermüdungsbrüche vor. Durch Materialauswahl und Design muß wenigstens erreicht werden, daß die Ermüdung nicht in der Frühphase vor der Fragmentheilung eintritt: unter 111 eigenen Frakturen war 1 früher Schraubenbruch innerhalb von 3 Monaten mit Rekyphosierung [2] zu verzeichnen bei 6% späten Schraubenbrüchen.

Als Quintessenz aus den beschriebenen Eigenschaften der dorsalen Verfahren läßt sich aussagen, daß sie wohl bei allen Verletzungsformen anwendbar sind, aber für die einzelnen Frakturtypen mit deren unterschiedlichem Haupterfordernis unterschiedlich leistungsstark sind, so daß die Indikation doch auf den Frakturtyp abgestellt werden sollte. Hier bewährt sich die Klassifikation der Wirbelfrakturen der AO, die vorstehend im Referat von Bötel erläutert ist und die Brüche in A) Kompressionsfrakturen, B) Distraktionsfrakturen und C) Torsions/Scherfrakturen einteilt, denn sie arbeitet die Kardinalfrage nach dem Zuggurtungssystem der dorsalen Säule heraus: Ist das hintere Zuggurtungssystem zerstört (= „B-" und „C"-Frakturen), so ist die dorsale Reposition und Stabilisation das Verfahren der Wahl, ebenso bei den Mehretagenfrakturen.

Bei frischen „A"-Frakturen mit erhaltener hinterer Säule, beispielsweise den Kompressions-Berstungsbrüchen, die öfters eine Operationsindikation darstellen, sind die dorsalen gegenüber ventralen Verfahren zweite Wahl: es ist aber durchaus vertretbar, wenn sich der Operateur aus persönlicher Präferenz zum dorsalen Verfahren entschließt, weil er damit vertraut ist.

Bei welchem Frakturtyp auch immer das dorsale Vorgehen gewählt wurde – als alleiniges Verfahren ist es immer dann ausreichend, wenn

- die Hinterwand ausreichend reponiert werden konnte,
- der Frakturwirbelkörper vollständig aufgerichtet werden konnte ohne residuelle Keilform der Deckplatten, und
- die obere Bandscheibe ventral nicht keilförmig überdistrahiert ist.

Immer dann, wenn dies am Ende der Montage nicht erreicht wurde, d.h. wenn der Frakturwirbel noch keilförmig konfiguriert und die Kyphosereposition vorwiegend in der Bandscheibe erfolgt ist und diese ventral aufklafft, ist eine zusätzliche ventrale intercorporelle Spondylodese überlegenswert, weil zu erwarten ist, daß die spätere Sinterung der Bandscheibe spürbar nachteilig sein wird. Eine persistierende bedeutende Kanalkompression durch irreponibles Hinterwandfragment verlangt nach ventraler Dekompression, die nun bei bereits stabilisierter Wirbelsäule angeschlossen werden kann.

Literatur

1. Daniaux H, Seykora P, Genelin A, et al (1991) Application of posterior plating and modifications in thoracolumbar spine injuries: Indications, techniques, and results. Spine 16:125
2. Dick W (1987) The "fixateur interne" as a versatile implant for spine surgery. Spine 12:882
3. Dick W (1992) Fixateur interne. Spine: State of the Art Reviews 6:147
4. Esses SI, Botsford DJ, Wright T, et al (1991) Operative treatment of spinal fractures with the AO internal fixator. Spine 16:146
5. Kluger P (1989) Das Fixateurprinzip an der Rumpfwirbelsäule – sein Einsatz beim kombinierten ventralen und dorsalen Eingriff. In: Stuhler E (Hrsg) Fixateur externe – Fixateur interne. Springer, Berlin, S 36
6. Krag MH (1991) Biomechanics of thoracolumbar spinal fixation: A review. Spine 16:84
7. Kuner EH, Kuner A, Schlickewei W, Wimmer B (1992) Die Bedeutung der Ligamentotaxis für die Fixateur-interne-Osteosynthese bei Frakturen der Brust- und Lendenwirbelsäule. Chirurg 63:50
8. Lindsey R, Dick W (1991) The fixateur interne in the reduction and stabilization of thoracolumbar spine fractures in patients with neurologic deficit. Spine 16:140
9. Magerl F (1982) External skeletal fixation of the lower thoracic and the lumbar spine with a fixateur externe. In: Uthoff HK (ed): Current concepts of external fixation of fractures. Springer, Berlin, S 535
10. Roy-Camille R, Saillant G, Mazel C (1986) Internal fixation of the lumbar spine with pedicle screw plating. Clin Orthop 203:7

135. Ventrale Stabilisierung bei Brust- und Lendenwirbelsäulenverletzungen

L. Kinzl, M. Arand, M. Memmert und W. Mutschler

Abteilung für Unfallchirurgie, Hand-, Plastische u. Wiederherstellungschirurgie, Universität Ulm, Steinhövelstraße 9, W-7900 Ulm

Stabilization in Thoracolumbar Spine Injuries

Summary. An isolated ventral approach to the thoracal or lumbar spine seems sufficient in special burst fractures (type A2/3) or older compression fractures. The most effective ventral decompression of the spinal cord is followed by the fusion of the ventral body. Ventral plate instrumentation avoid dislocations of the interposed bone transplants. Our own clinical results are demonstrated.

Key words: Ventral approach – Thoracal/lumbar spine fractures

Zusammenfassung. Die alleinige ventralseitige Intervention an der verletzten BWS-LWS kann indiziert sein beim Vorliegen frischer Typ A2/A 3 Schädigungen bzw. überalteten Kompressionsfrakturen. Der vordere Zugang gestattet dabei die effektivste Enttrümmerung eines eingeengten Spinalkanals, ermöglicht schonungsvolle Repositionsmanöver und bietet den Vorteil des korrigierenden knöchernen Defektausgleichs. Plattenstabilisationen vermeiden Sekundärdislokationen des Interpositionsspans. Nachuntersuchungen gestatten eine Bewertung der klinischen Ergebnisse, insbesondere in bezug auf Korrekturverluste.

Schlüsselwörter: BWS/LWS – Wirbelfrakturen – ventralseitige Spondylodese

Die Stütz- und Bewegungsfunktion der Wirbelsäule sowie die Protektion des Rückenmarks werden durch die Unversehrtheit ihrer knöchernen wie diskoligamentären Strukturen garantiert.

Wirbelkörper und Bandscheiben erfahren vorwiegend Druckbelastungen, dorsalseitiger Ligamentkomplex, Wirbelbögen, Gelenke, sowie die Muskulatur nehmen bevorzugt Zugbelastungen auf.

In direkter Abhängigkeit zur Traumaeinwirkung imponieren unterschiedliche, klassifizierbare Verletzungsmuster, was wiederum differenzierte Versorgungs- und Stabilisierungstechniken nach sich ziehen muß.

Dabei richtet sich das therapeutische Vorgehen grundsätzlich nach

- dem neurologischen Befund,
- dem Stabilitäts- und Dislokationsgrad der Wirbelfraktur oder Luxation,
- der Beherrschung allseitiger Zugangswege zur Wirbelsäule sowie
- der Gesamtsituation des Patienten.

Indikation

Es besteht allgemeine Akzeptanz, daß zervikale Berstungsbrüche und Luxationsfrakturen fast ausnahmslos von ventral dekomprimiert und stabilisierend fusioniert werden.

Die Behandlung ähnlicher Läsionen am thorako-lumbalen Wirbelsäulenabschnitt hingegen wird unterschiedlich gehandhabt, wobei derzeit Interventionen von dorsal bevorzugt geübt werden.

Dabei erschien es logisch, alle isolierten Tragpfeilerverletzungen, d.h. die reinen Kompressionsfrakturen, vornehmlich die mit neurologischem Defizit von ventral her anzugehen, um die potentiell druckgeschädigten frontalen Rückenmarksanteile durch Entfernung der den Spinalkanal einengenden Wirbelkörperhinterkantenfragmente zu entlasten.

Dagegen sprechen aktuelle Literaturangaben [2], die hinweisen auf
- die aufwendigeren Techniken der ventralen Zugangswege,
- die potentiell größere Komplikationsrate beim ventralseitigen Vorgehen sowie
- die stürmische Entwicklung dorsalseitiger Interventionsmöglichkeiten.

Insbesondere unter dem Aspekt der Perfektionierung dorsaler transpedikulärer Manipulationen und Instrumentationen hat die Indikationsstellung zur alleinigen ventralseitigen
- Dekompression,
- Knochendefektauffüllung und
- Instrumentation

während der letzten Jahre einen deutlichen Rückgang erfahren. Dennoch halten wir diesen Interventionsweg für zweckmäßig, wenn
1. frische Frakturen mit isolierter, aber exzessiver Wirbelkörperzerstörung (A 3-Typ), ausgeprägter Spinalkanalseinengung und neurologischem Defizit vorliegen,
2. veraltete Berstungsbrüche nach 2–3 Wochen zur Versorgung gelangen und sich erfahrungsgemäß gerade beim jüngeren Patienten mit kräftiger impaktierter Spongiosa kaum über eine dorsale Instrumentation mehr reponieren lassen.
3. Frakturen, bei denen der sogenannte „Kneifzangenmechanismus“ zur Absprengung eines großen vorderen Wirbelkörperfragmentes geführt hat und von denen wir wissen, daß sie in hoher Inzidenz zur Pseudarthrose mit belastungsabhängigen Schmerzen neigen sowie
4. bei all denjenigen Frakturen, bei denen die Wirbelkörperhinterwandrekonstruktion von dorsal mißlang und erst die Intervention von vorne als additiver Eingriff zur effektiven Spinalkanalsenttrümmerung führt.

In diesem Zusammenhang ist darauf hinzuweisen, daß bis heute allerdings keine exakten Kenntnisse darüber existieren, welche direkte Beziehung besteht zwischen einer verbliebenen Spinalkanalobstruktion und einer sich daraus ergebenden sekundären Verschlechterung des neurologischen Befundes. Wahrscheinlich sind, wie Hinweise aus der Literatur zeigen [1], Reststenosen von durchschnittlich 10 % des sagittalen Wirbelkanaldurchmessers im thorakalen und von 20 % im lumbalen Bereich tolerabel, was den letzten Punkt unserer Indikationsliste relativiert.

Kontraindiziert erscheint die alleinige vordere Intervention bei
- Flexions-Distraktions- und Rotationsverletzungen,
- ausgeprägter Osteoporose,
- Polytraumatisierten mit Thorax- und Lungenkontusion sowie
- dorsalseitigen Spinalkanalseinengungen durch dislozierte Fragmente der Gelenke oder Bogenanteile.

Technik

Bei mittlerweile standardisierten Zugangswegen erreicht man
- die obere BWS über einen tiefen zervikalen Zugang,
- Th4 bis Th11 über die anterolaterale Thorakotomie bevorzugt von links,

- die thorakolumbale Übergangsregion durch linksseitige Thorakophrenikolumbotomie in Halbseitenlage des Patienten,
- L1 bis L4 durch ventralretroperitoneales Vorgehen sowie
- L5/S1 über einen ventral transperitonealen Weg.

Nach Präparation und Ligatur der Segmentgefäße erfolgt die Enttrümmerung des zerborstenen Wirbelkörpers einschließlich des zerstörten Bandscheibenmaterials.

Das Ausmaß der Wirbelkörperausräumung ist abhängig vom Zerstörungsgrad, kann sich beschränken auf die eng umschriebene Entfernung der den Spinalkanal einengenden Fragmente oder beinhaltet die partielle, selten einmal totale Spondylektomie. Ein intaktes vorderes Längsband ist zwecks späterer Nutzung des Zuggurtungseffektes zu erhalten, wohingegen das hintere Band zumindest teilweise entfernt wird, um einen Einblick in den Spinalkanal zu gewinnen.

Nach korrekter Ausrichtung der Wirbelsäule und vorübergehender Aufspreizung des zertrümmerten Bewegungssegmentes erfolgt die knöcherne Defektauffüllung mit einem exakt dimensionierten, druckfest einzupassenden autogenen kortikospongiösen Span.

Bei kurzer Fusionsstrecke im kyphotischen thorakalen Abschnitt kann auf eine Instrumentation zur Spanabsicherung verzichtet werden, wohingegen bereits die bisegmentale Verblockung vornehmlich am thorako-lumbalen Übergang durch ventrale Plattenstabilisation zu schützen ist.

Da die Zug- und Scherkräfte lumbal kaum durch ein Plattenimplantat alleine zu neutralisieren sind, empfiehlt es sich, zwei Implantate in lateraler bzw. anterolateraler Position einzubringen [3] oder aber den von uns favorisierten, kräftiger dimensionierten Plattenfixateur zu benutzen.

Krankengut und Ergebnisse

In den vergangenen 9 Jahren wurden an unserer Klinik 14 % aller thorako-lumbalen Verletzungen der Wirbelsäule durch eine ausschließlich ventralseitige Intervention operativ versorgt. 18 dieser Patienten waren lückenlos dokumentiert und gelangten zur Auswertung.

Meistens handelte es sich um Typ A 2/A 3-Fakturen, nur 3 Verletzungen waren als B 2-Typen zu klassifizieren.

In über der Hälfte der Fälle war der thorakolumbale Übergang betroffen, 7 Patienten wiesen Mehrfachverletzungen auf. 6 monosegmentalen Fusionen standen 10 bisegmentale und 2 mehrsegmentale gegenüber.

Bei 10 Patienten verwendeten wir ausschließlich autogene kortikospongiöse Späne und in 8 Fällen ein Komposit aus autogenem und allogenem Knochenmaterial.

Die Stabilisation der Fusionsstrecke hielten wir in 6 Fällen für nicht notwendig. Dreimal kam das DKS-System zur Anwendung und neunmal Plattenimplantate unter Bevorzugung des Plattenfixateurs.

An postoperativen Komplikationen hatten wir hinzunehmen zwei tiefe Beckenvenenthrombosen, zwei Spandislokationen, eine ausgedehnte Narbenhernie nach Lumbotomie sowie einen Infekt am Spanentnahmelager.

Die Nachuntersuchung aller Patienten ergab für 10 völlige Beschwerdefreiheit, 5 klagten über gelegentliche belastungsabhängige Schmerzen im ehemaligen Verletzungsniveau und 3 über einen Dauerschmerz.

Die Mobilität der Wirbelsäule war bei 11 Patienten exzellent, bei 4 leichtgradig und bei 3 deutlich reduziert.

Die neurologische Verlaufsbeobachtung auf der Basis der Frankel-Einteilung ließ zum Zeitpunkt der Nachuntersuchung nur in einem Fall eine Verschlechterung um ein Niveau erkennen, wohingegen bei allen anderen Patienten das postoperative Ergebnis unverändert blieb.

Anhand konventioneller seitlicher Röntgenaufnahmen ermittelten wir den G/D Winkel (Grund-Deckplattenwinkel) und werteten ihn als Maß des Korrekturausgleichs. Insgesamt behielten nur 6 Patienten eine korrekte Aufrichtung bei. 7 Patienten wiesen einen Kyphosewinkel von bis zu 10° auf und in 5 Fällen imponierte eine kyphotische Abwinkelung von mehr als 10°. Hiervon betroffen war vornehmlich der thorakale Wirbelsäulenabschnitt, an dem die operative Aufrichtung am wenigsten gelang und bei dem die drei Typ B-Verletzungen zu erheblichen postoperativ auftretenden Sinterungsvorgängen Anlaß gaben.

Zusammenfassung

1. Die ventralseitige Intervention an der verletzten thorakalen wie lumbalen Wirbelsäule ist aufgrund biomechanischer Überlegungen nur bei erhaltenem hinteren Ligamentkomplex als zuggurtendem Element sinnvoll und daher als alleiniger Eingriff selten indiziert.
2. Sie kommt nur in Betracht für die Versorgung schwerster Berstungsfrakturen vom Typ A 2 und A 3 oder aber den veralteten Kompressionsfrakturen.
3. Die ventralseitige Intervention gestattet ohne Kompromittierung neurogener Strukturen die effektivste Enttrümmerung eines eingeengten Spinalkanals, ermöglicht schonungsvolle Repositionsmanöver und bietet den Vorteil des korrigierenden und kontrollierten knöchernen Defektausgleichs.
4. Um Dislokationen des vorzugsweise autogenen Interpositionsspans zu vermeiden, sind die Zug- und Scherkräfte vornehmlich am thorako-lumbalen Übergang durch stabilisierende Plattenimplantate abzufangen.
5. Entgegen zahlreicher Literaturangaben konnten wir die potentiell hohen Komplikationsraten nach Durchführung ventralseitiger Interventionen am thorakalen wie lumbalen Wirbelsäulenabschnitt nicht bestätigen.
6. Als additiver Eingriff wird die ventralseitige thorako-lumbale Intervention immer dann gefordert sein, wenn dorsalseitige Manipulationen den gewünschten dekomprimierenden Effekt vermissen lassen.

Literatur

1. Blauth M et al (1987) Ergebnisse verschiedener OP-Verfahren zur Behandlung frischer Brust- und Lendenwirbelsäulenverletzungen. Unfallchirurgie 90:260–273
2. Daniaux H (1986) Transpedikuläre Reposition und Spongiosaplastik. Unfallchirurg 89:197
3. Haas N (1991) Anterior plating in thoracolumbar spine injuries. Spine, Volume 16, Nr 3, 100–111

136. Indikation und Technik der kombiniert dorso-ventralen Stabilisierung an der Wirbelsäule

H. R. Kortmann, D. Wolter und J. H. Schultz

Berufsgenossenschaftliches Unfallkrankenhaus, Bergedorfer Straße 10, W-2050 Hamburg 80

Indication and Technique of the Combined Stabilization of the Spine from Dorsal and Ventral

Summary. In delayed treatment of fracture dislocations or luxation of the cervical spine, combined dorsoventral operative treatment is necessary. After anatomical reduction from dorsal, stabilization is performed from ventral using autologous bone grafting and a plate. The injured intervertebral disk is removed to avoid protrusion. At the thoracolumbar spine this technique includes ventral bone grafting with a corticocancellous sandwich block and dorsal transpedicular fixation using an internal fixator system. This simplifies removal of the implant.

Key words: Spine – Combined dorsoventral stabilization – Bone grafting – Plate fixator

Zusammenfassung. Bei der HWS besteht die Indikation zur dorso-ventralen Stabilisierung bei veralteten Luxationen bzw. Luxationsfrakturen. Hier wird die dorsale Mobilisation und Reposition kombiniert mit einer ventralen Spondylodese mit kortikospongiösem Block und Platte. Die verletzte Bandscheibe wird komplett entfernt, um Bandscheibenprotrusionen zu verhindern. An der thorakolumbalen Wirbelsäule erfolgt nach partieller Vertebrektomie die Interposition eines kräftigen kortikospongiösen autologen Sandwich-Blocks und die dorsale transpedikuläre Stabilisierung. Dadurch wird die später erforderliche Materialentfernung wesentlich erleichtert.

Schlüsselwörter: Dorso-ventrale Wirbelstabilisation – Knochentransplantation – Plattenfixateur

Einleitung

Die ventrale Spondylodese der Halswirbelsäule unter Verwendung eines kortikospongiösen Blocks in Verbindung mit einem ventralen Plattensystem hat den Vorschlägen von Orozco und Llovet [7] folgend weite Verbreitung gefunden. Trotz biomechanischer Bedenken [9] lassen sich in der Praxis nahezu alle Frakturen der mittleren und unteren HWS sowie der cervikothorakale Übergangsbereich auf diese Weise ausreichend stabilisieren. Im Gegensatz dazu hat sich bei der Frakturbehandlung von BWS und LWS seit den ersten Berichten von Roy-Camille [8] die dorsale transpedikuläre Spondylodese bewährt. Durch die winkelstabilen Fixateursysteme [2, 3, 13] werden hier trotz kurzstreckiger Fusion hohe Steifigkeiten im

Frakturbereich erzielt [4, 10], die in der Regel eine anatomische Ausheilung der Fraktur gewährleisten.

Voraussetzung für das ausschließlich ventrale bzw. dorsale Vorgehen an HWS bzw. BWS und LWS ist eine voraussehbar problemlose Reposition und Rekonstruktion. Andernfalls ist ein einzeitiges kombiniert dorso-ventrales Vorgehen indiziert.

Halswirbelsäule

Indikation

Die Indikation zum dorso-ventralen Vorgehen ergibt sich hier fast ausschließlich bei veralteten Luxationsfrakturen, verhakten bzw. reitenden Luxationen. Dabei ist anzumerken, daß bereits nach wenigen Tagen die Reposition beispielsweise einer verhakten Luxation deutlich erschwert ist. Infolge dorsal eingeschlagener Weichteile oder bereits eingetretener Verkürzung der Ligamente kann das offene ventrale Repositionsmanöver schließlich unmöglich werden. Das kombinierte dorso-ventrale Vorgehen berücksichtigt hierbei sowohl das Repositionshindernis als auch die Zerstörung der zerrissenen Bandscheibe, die entsprechend entfernt werden muß.

Operatives Vorgehen

Um die intraoperative offene Reposition zu erleichtern, wird zunächst ein Haloring angelegt, über den während des Eingriffs ein kontinuierlicher Zug ausgeübt wird. Dem Haloring ist hierbei gegenüber einer Crutchfield-Zange der Vorzug zu geben, da er auch intraoperativ gute Manipulationsmöglichkeiten bietet. In Bauchlage erfolgt zunächst der dorsale Zugang. Wirbelbögen und kleine Wirbelgelenke werden freigelegt, interponiertes Gewebe reseziert und die Luxation reponiert. In schwierigen Fällen kann die partielle Resektion der kleinen Wirbelgelenke hierbei erforderlich werden. Abschließend erfolgt eine autologe Spongiosaplastik an die deperiostierten Wirbelbögen. Nach Wundverschluß und Umlagerung auf den Rücken erfolgt der typische ventrale Zugang über eine kurze Querincision. Die betroffene Bandscheibe wird komplett entfernt, Grund- und Deckplatte werden entknorpelt und ein corticospongiöser Block eingefalzt. Abschließend erfolgt die ventrale Plattenspondylodese.

Implantat

Seit Jahren benutzen wir anstelle der Orozco-Platte eine Schlitzlochplatte [11], deren Vorteil wir insbesondere bei sehr instabilen Situationen in ihrer deutlich höheren Steifigkeit sehen. In dem Bestreben, auch an der Halswirbelsäule eine winkelstabile Verbindung zwischen dem axialen Träger, der Platte, und den fixierenden Schrauben zu verwenden, wurde die Schlitzlochplatte modifiziert. Eine zusätzliche schmale Druckplatte, die mit 2 Schrauben an der Schlitzlochplatte befestigt wird, sorgt für eine feste Verklemmung der Schrauben. Der Hohlraum zwischen der Schlitzlochplatte und der Druckplatte kann hierbei mit Polymethylmetacrylat aufgefüllt werden und somit als Antibiotikaträger dienen (Abb. 1). Eine spätere Metallentfernung wird hierdurch nicht behindert. Dieser Druckplattenfixateur für die ventrale Spondylodese an der Halswirbelsäule fand zunächst bei Tumorpatienten Anwendung [14] und hat sich bei diesen hohen Instabilitäten bewährt. Heute benutzen wir dieses Implantat auch bei instabilen frischen und älteren Verletzungen.

Hierzu ein Fallbeispiel:

40jähriger Patient, der sich 4 Wochen nach Unfallereignis mit Röntgen-, einschließlich Funktionsaufnahmen (!) bei uns vorstellt. Es handelt sich um eine Fraktur vom Typ ACD 2 [12] mit reitender Luxation C 6/7 ohne neurologische Symptomatik. Über dorsalen Zugang wird die Fraktur zunächst reponiert und Spongiosa angelagert, anschließend von ventral Entfernung des Diskus C 6/7, interkorporelle Spaneinlage und Osteosynthese mit Druck-

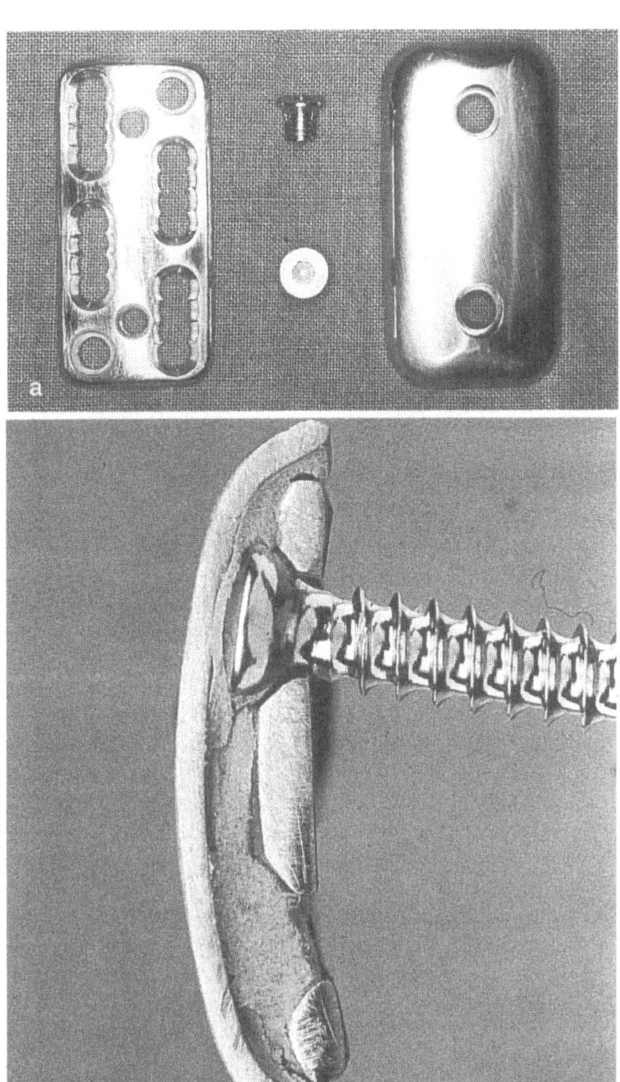

Abb. 1. a Plattenfixateur für die ventrale Spondylodese der HWS, bestehend aus Schlitzloch- und Druckplatte. **b** Hohlraum zwischen beiden Platten mit PMMA ausgefüllt

plattenfixateur (Abb. 2). Bereits nach 3 Wochen freie Beweglichkeit der HWS, der Patient ist beschwerdefrei.

Thorakolumbale Wirbelsäule

Indikation

In unserem Krankengut wird das kombiniert dorso-ventrale Operationsverfahren fast ausschließlich bei der Spätrekonstruktion angewandt. Die Indikation ergibt sich hierbei durch instabilitätsbedingte Schmerzsyndrome, zunehmende Deformierungen sowie Einengungen des Spinalkanals. In der Mehrzahl der Fälle liegt eine kombinierte Indikationsstellung vor.

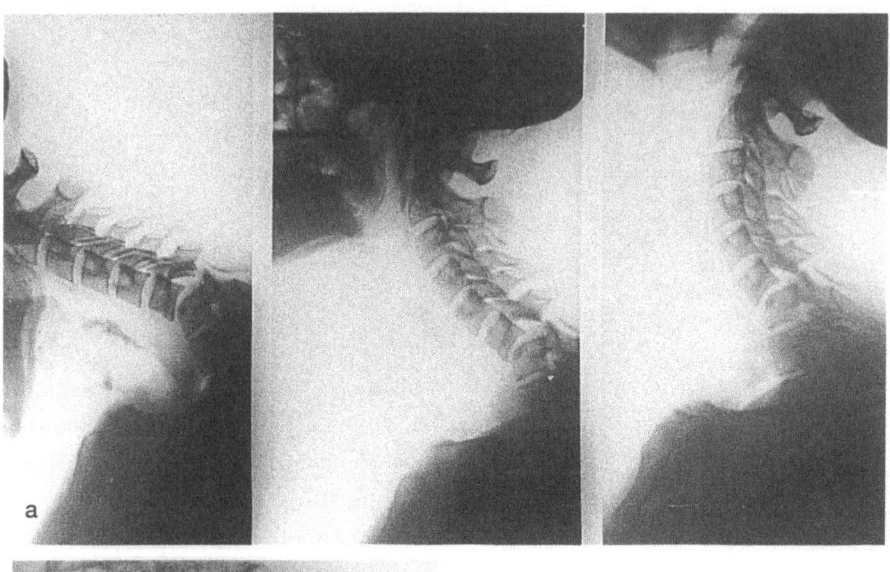

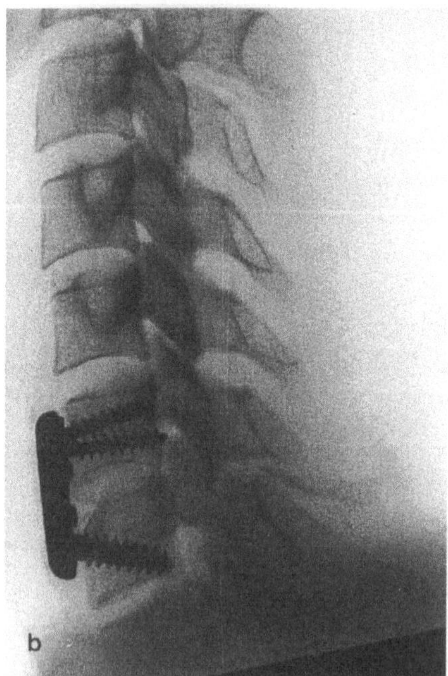

Abb. 2. a Luxationsfraktur C6/7 mit hochgradiger Instabilität. **b** Stabilisierung mit Druckplattenfixateur für die ventrale Spondylodese der HWS

Bei den Deformierungen handelt es sich meist um Keilwirbelbildungen. Diese mechanisch ungünstige Situation verhindert die achsengerechte Belastung [5]. Axiale Druckkräfte werden in Scherkräfte umgewandelt und führen zu einer Überbeanspruchung der dorsalen Strukturen mit zunehmender Instabilität und daraus resultierenden segmentalen Schmerzen. Dabei ist die Indikation aufgrund einer Deformation immer individuell zu stellen. Während wir bei ausschließlicher Deformation ein operatives Vorgehen ab einem Deformationswinkel von ca. 20 Grad durchführen, ist die Aufrichtung und Stabilisierung bei instabilitätsbedingten Schmerzen sicher früher zu sehen. Dies gilt insbesondere bei Patienten mit hochgradigen Einengungen des Spinalkanals. Daher wird eine Einengung über ⅓ des

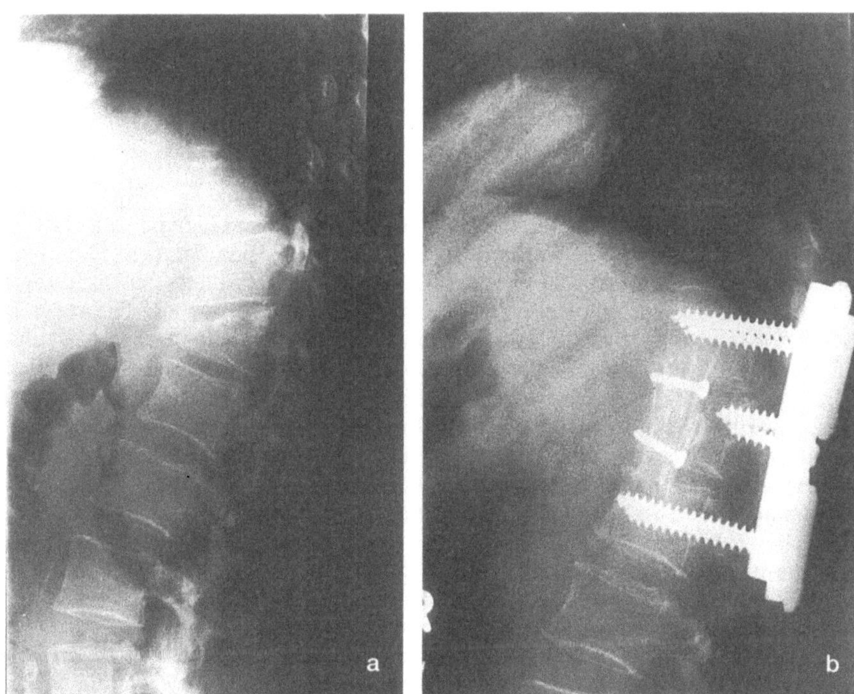

Abb. 3. a Hochgradige Kyphose nach fehlgeschlagener dorsaler Spondylodese und bereits erfolgter ME mit verbliebener Instabilität Th11/12. **b** Vollständige Aufrichtung durch kombiniertes dorso-ventrales Vorgehen mit ventralem autologem Sandwichblock und transpedikulärer Spondylodese mit Druckplattenfixateur

Spinalkanals in Kombination mit Deformation und Instabilität ebenso Eingang in die Indikationsstellung finden wie auch eine Einengung über ⅔ mit neurologischer Symptomatik allein die Indikation begründen kann [12, 13].

Operatives Vorgehen

An der oberen und mittleren BWS bevorzugen wir den Zugang von rechts, an der unteren BWS und LWS von links. Der Eingriff wird entsprechend der Lokalisation in rechter bzw. linker Seitenlage durchgeführt. Diese Lagerung erlaubt ein simultanes dorso-ventrales Vorgehen. Es hat sich hierbei gezeigt, daß über alleinige Thorakotomie die Versorgung bis Th12 problemlos durchführbar ist und auf die sehr viel ausgedehntere Lumbophrenicothorakotomie hier verzichtet werden kann. An der unteren LWS führen wir den Zugang retroperitoneal durch. Entsprechend der Indikation erfolgt von ventral zunächst die partielle Vertebrektomie des betroffenen Segments einschließlich der angrenzenden Bandscheiben, anschließend die Interposition eines kräftigen autologen cortocospongiösen Sandwichblocks, der vom vorderen und/oder hinteren Beckenkamm entnommen und mittels zwei Schrauben in sich verblockt wird. Hierdurch wird eine kräftige ventrale Abstützung möglich. Über gesondere Incision von dorsal erfolgt dann in typischer Weise die dorsale transpedikuläre Spondylodese. Seit Jahren verwenden wir hier den Druckplattenfixateur [13], der in diesem Fall unter Kompression die betreffenden Segmente fixiert.

Auch hierzu ein Fallbeispiel:

44jährige Frau mit verbliebener Instabilität und Keilwirbelbildung nach fehlgeschlagener dorsaler Spondylodese einer Kompressionsfraktur Th12 mit hohem Analgetika-Abusus wegen starker Schmerzen infolge Instabilität. Über anterolaterale linksseite Thorakotomie erfolgt die Teilvertebrektomie Th12, ventraler corticospongiöser Sandwichblock und dorsale Spondylodese mit Druckplattenfixateur (Abb. 3). Postoperative Mobilisation in reklinierendem Korsett. Die Patientin ist nach wenigen Wochen schmerzfrei.

Diskussion

Aufgrund des schonenden Zugangs bevorzugen wir bei der operativen Behandlung instabiler Halswirbelsäulenverletzungen fast ausschließlich die ventrale Spondylodese. Die klinischen Ergebnisse haben gezeigt, daß auch Verletzungen mit vorwiegend dorsaler Instabilität unter Verwendung eines ausreichend steifen Implantats problemlos ausheilen. Die von uns verwandte Schlitzlochplatte [11] bietet u.E. darüber hinaus den Vorteil, Schrauben individueller und ggf. auch in größerer Zahl zu plazieren. Voraussetzung ist hierbei – wie bei allen anderen Plattensystemen auch – der feste Halt der Schrauben in der Hinterkante des Wirbelkörpers, so daß die Hinterkante entsprechend vorher mit einem Bohrer durchschlagen werden muß. Die Anwendung von Anschlagbohrern kann hier das Risiko der Verletzung des Rückenmarks zwar minimieren, jedoch nicht vollständig ausschließen. Abgesehen von der biomechanischen Steifigkeit [1] ist dies ein Grund, zunehmend einen Druckplattenfixateur auch für die ventrale Spondylodese der HWS zu verwenden, da hierbei die Wirbelkörperhinterkante nicht in die Fusion einbezogen werden muß. Die Überlegungen sind hierbei nicht neu, Morscher et al. [6] haben bereits früher bei der Vorstellung eines winkelstabilen Implantats aus Titan hierauf verwiesen. Dem alleinig ventralen Verfahren an der HWS sind immer dann Grenzen gesetzt, wenn Luxationen oder Luxationsfrakturen verspätet operativ versorgt werden. Insbesondere bei verhakten Luxationen wird hierbei die offene Reposition von dorsal erforderlich, bisweilen ist hierbei sogar die partielle Resektion der luxierten Wirbelgelenke erforderlich. Die zusätzliche ventrale Spondylodese mit corticospongiösem Block und ventraler Platte nach Discektomie berücksichtigt die verletzte Bandscheibe und verhindert Bandscheibenprotrusionen im verletzten Segment. Ein ausschließlich dorsales Vorgehen würde diesen Verletzungen nicht Rechnung tragen.

An der thorakolumbalen Wirbelsäule führen wir die kombinierte dorso-ventrale Stabilisierung ausschließlich bei Spätrekonstruktionen durch. Der Seitlagerung ist hierbei aufgrund der simultanen ventralen und dorsalen Manipulationsmöglichkeiten der Vorzug zu geben. Dies entspricht auch dem Vorgehen anderer Autoren [3, 15]. Die Verwendung winkelstabiler Fixateursysteme erlaubt dabei auch von dorsal kurzstreckige Fusionen, die infolge ausreichender Stabilität das Einheilen des ventralen autologen Knochenmaterials gewährleisten. Die dorsale Lage des Implantats ist weiterhin wegen der u.E. erforderlichen späteren Metallentfernung von Vorteil. Bei insgesamt 60 dorso-ventralen Spondylodesen der thorakolumbalen Wirbelsäule traten bisher in keinem Fall schwere Komplikationen, wie Infektionen oder Nervenschäden auf. Bei den bis 1987 nachuntersuchten 31 Patienten [13] konnte in 80% der Fälle Beschwerdefreiheit oder Beschwerdearmut erzielt werden.

Literatur

1. Borm N (1991) Mechanische Untersuchungen verschiedener Stabilisierungssysteme für die Halswirbelsäule. Diplomarbeit, Fachrichtung Bio-/Medizintechnik, Fachhochschule Hamburg
2. Dick W (1984) Innere Fixation von Brust und Lendenwirbelfrakturen. Huber, Bern Stuttgart Toronto
3. Kluger P, Gerner HJ (1986) Das mechanische Prinzip des Fixateur externe zur dorsalen Stabilisierung der Brust- und Lendenwirbelsäule. Unfallchirurgie 12:68
4. Kortmann HR, Wolter D, Reckert L, Jürgens C (1987) Die Rotationsstabilität der LWS nach verschiedenen transpediculären Osteosynthesen. In: Peiper HJ (Hrsg) Chirurgisches Forum '87 f. experimentelle u. klinische Forschung. Springer, Berlin Heidelberg
5. Louis R (1985) Die Chirurgie der Wirbelsäule. Springer, Berlin Heidelberg New York Tokio
6. Morscher E, Sutter F, Jenny H, Olerud S (1986) Die vordere Verplattung der Halswirbelsäule mit dem Hohlschrauben-Plattensystem aus Titanium. Chirurg 57:702

7. Orozco Delclos R, Llovet Tapies J (1970) Osteosintesis en las fractures de raquis cervical. Revista Ortop Traumatol 14:285
8. Roy-Camille R&M, Demeulenaere C (1970) Ostéosynthèse du rachis dorsal lombaire et lombosacré par plaques métalliques vissées dans les pédicules vertébraux et les apophyses articulaires. Presse Medicale 78:1447
9. Ulrich C, Woersdoerfer O, Claes L (1987) Comparative study of the stability of anterior and posterior cervical fixation procedures. Arch Orthop Trauma Surg 106:226
10. Wörsdörfer O (1981) Operative Stabilisierung der thorakolumbalen Wirbelsäule: vergleichende biomechanische Untersuchungen zur Stabilität und Steifigkeit verschiedener dorsaler Fixationssysteme. Habilitationsschrift Klinisch-Medizinische Fakultät Ulm
11. Wolter D (1985) Ein neues Plattenprinzip für die ventrale Spondylodese der Halswirbelsäule und für die dorsale Spondylodese nach Roy-Camille. Hefte Unfallheilkunde 174:390
12. Wolter D (1985) Vorschlag für eine Einteilung von Wirbelsäulenverletzungen. Unfallchirurg 88:481
13. Wolter D, Eggers C, Jürgens C (1987) Posttraumatische Spätinstabilitäten und Fehlstellungen der Wirbelsäule und ihre operativen Korrekturmöglichkeiten. Hefte Unfallheilkunde 189:1127
14. Wolter D (1991) Plattenfixateur für die Halswirbelsäule (erste Erfahrungen). 6. Internationales Seminar Wirbelsäulenchirurgie (Trauma, posttraumatische Fehlstellungen). Hamburg, 7.–9. Novemberg
15. Wawro W, Boos N, Aebi M (1992) Technik der operativen Korrektur posttraumatischer Kyphosen. Unfallchirurg 95:41

137. Komplikationen bei der operativen Versorgung von Wirbelsäulenverletzungen

J. Feil und O. Wörsdörfer

Unfallchirurgische und Orthopädische Klinik, Klinikum Fulda, Pacelliallee 4, W-6400 Fulda

Complications in the Operative Treatment of Spinal Injuries

Summary. Operative treatment of spinal injuries requires an accurate surgical technique and biochemical know-how to avoid complications due to mistakes in device handling, operative technique, and indication. Device failures are caused by loosening of locking clamps or fracture of Schanz screws, followed by loss of angle stability and early loss of reduction. Maldisplacement of pedicle screws may involve irritation of neurovascular structures or loss of correction as well as insufficient transpedicular bone reduction and bone grafting. In burst fractures with destruction of the vertebral body and loose canal fragments, the posterior approach is less efficient than a combined procedure.

Key words: Spinal injuries – Operative treatment – Complications

Zusammenfassung. Systembedingte, operationstechnische und indikatorische Fehler ziehen oft irreversible Komplikationen nach sich. *Systembedingte* Fehler (Montagefehler, Klemmbackenlockerungen, Materialbrüche) können zum Verlust der Winkelstabilität mit Korrekturverlust führen. *Operationstechnische* Fehler (Schraubenfehlplatz., intraspin. Spongiosaplastik, inkomplette Reposition und Dekompression) verursachen Verletzungen neuro-vask. Strukturen oder Fehlstellungen. Durch *indikatorische* Fehler (dorsaler Zugang bei ausgedehnten Berstungsfrakturen mit freien Kanalfragmenten, veralteten oder Osteoporosefrakturen) wird das Behandlungsziel oft nicht erreicht.

Schlüsselwörter: Wirbelsäulenverletzungen – Operative Versorgung – Komplikationen

Einleitung

Zur operativen Versorgung von Wirbelsäulenverletzung sind operative Erfahrung, technisches know how und biomechanisches Verständnis Voraussetzung, um gute Ergebnisse zu erzielen und die im Folgenden aufgeführten Komplikationen zu vermeiden. Nahezu alle vermeidbaren Komplikationen haben ihre Ursachen in operationstechnischen und indikatorischen Fehlern. Ein Versagen der Instrumentation wird meist zu Unrecht dem System angelastet.

Systembedingte Fehler

Montagefehler

Werden bei Verwendung des Fixateur interne die Muttern bei der Instrumentierung nicht durch Zusammendrücken des Mutternhalses mit einer Parallelflachzange in die Gewindestababflachungen gesichert, kann es zu einer Lockerung der Klemmverbindung zwischen Schanzschrauben und Längsträgern mit resultierendem Verlust der Winkelstabilität kommen, was zur Rekyphosierung mit erforderlicher Reinstrumentierung oder zum Bruch der infolge Überlastung frühzeitig ermüdeten kontralateralen Schraube führen kann.

Materialermüdung

Bei jedem Implantat treten nach einer bestimmten Anzahl von Wechselbiegebelastungen Materialermüdungen auf. Beim Fixateur interne wird in der Regel ein freies Bewegungssegment überbrückt, so daß Ermüdungsbrüche der Schanzschrauben nach einer bestimmten Zeit zu erwarten sind. Mathys erreichte in experimentellen Untersuchungen bei einer Belastung von 500 Newton mit 1,5 Millionen Lastwechseln die Ermüdungsgrenze noch nicht. Frühzeitige Materialbrüche können zu Korrekturverlusten führen. Dick beobachtete in einer Serie von 80 Patienten 5 Schanzschraubenbrüche, wobei einmal eine Neuinstrumentierung notwendig war. Aebi registrierte in einer Serie von 200 Fällen 7 Brüche von Schanzschrauben ohne Korrekturverluste.

Zur Vermeidung einer Materialermüdung sollte das Implantat vor Erreichen der Grenze der Dauerfestigkeit bei gesichertem Frakturdurchbau innerhalb von 12 Monaten entfernt werden.

Operationstechnische Fehler

Iatrogene Verletzungen

Sie entstehen beim **Zugang**, durch die **Implantate** selbst oder durch unsachgemäß durchgeführte **transpedunkuläre Spongiosaplastik**, wo es bei medialer Bogenwurzelperforation zur Spongiosaimpaktierung in den Spinalkanal mit resultierender kompressionsbedingter Myelonschädigung kommen kann. Wichtig ist, den Fülltrichter bis in den ventralen Anteil des Wirbelkörpers vorzuschieben, damit das Transplantat nicht in den Wirbelkanal gestopft werden kann. Der im alten AO-Instrumentarium aufgeführte Ohrtrichter ist zu kurz und sollte nicht mehr verwendet werden. Auf keinen Fall sollte die Spongiosa unkontrolliert maschinell-pneumatisch eingebracht werden.

Fehlplazierung der Pedikelschrauben

Bei allen transpedikulären Implantaten sind Komplikationen durch Fehlplazierung der Pedikelschrauben möglich. Vor allem bei Patienten, bei denen der Schanzschraubendurchmesser den Pedikelquerschnitt erreicht, sind Perforationen möglich. Trotz Plazierung derselben unter Bildwandlerkontrolle und Berücksichtigung der anatomischen „landmarks" werden Fehlplazierungen von etwa 10 % angegeben, was sich mit unseren eigenen Erfahrungen deckt. Meistens handelt es sich jedoch nur um eine Perforation der Bogenwurzel medial, lateral, cranial oder caudal und nicht um eine vollständige Fehlplazierung. Letztere würde vor allem im cervicalen und thorakalen Bereich zu einer Myelonschädigung führen.

Die *caudale* Perforation sollte unter allen Umständen vermieden werden, da aufgrund der Lage der Nervenwurzel am Unterrand der Bogenwurzel hier die größte Gefahr ihrer Läsion besteht.

Bei *medialer* Bogenwurzelperforation besteht im Lumbalbereich oft noch ein ausreichender Sicherheitsabstand zu den neuralen Strukturen und direkte Läsionen derselben eher selten sind, jedoch epidurale Blutungen zu einer indirekten Schädigung führen können. Im Cervical- und Thorakalbereich besteht bei medialer Schraubenfehlplazierung hingegen eine große Wahrscheinlichkeit für eine direkte Myelonschädigung.

Bei *cranialer* Perforation wird nicht nur die Festigkeit durch die Lage in der Bandscheibe vermindert, sondern auch der Discus eines gesunden Bewegungssegmentes geschädigt.

Nicht ausreichend konvergierendes Plazieren der Schanzschraube führt zur *lateralen* Perforation und Verminderung der Stabilität durch den nur kurzstreckigen Halt im dorsalen Anteil der Bogenwurzel mit Ausbruch der Schraube, Rekyphosierung und erforderlicher ventro-dorsaler Neuinstrumentierung. Auch in diesem Fall an der HWS (Abb. 1) hat die Fehlplazierung der Schrauben am Discus zur Auslockerung und Dislokation derselben geführt, aufgrund des fortgeschrittenen knöchernen Durchbaus kam es jedoch nicht zum Korrekturverlust, so daß lediglich die endoskopische Entfernung der perforierenden Schraube erforderlich war.

Instabile Instrumentationen

Sie beruhen meist auf fehlplazierten Implantaten, wie hier bei dieser nicht vorreponierten Densfraktur zu sehen ist (Abb. 2).

Bei Verwendung des Fixateur interne bleiben die Schanzschrauben in den Knochen und in den Klemmbacken drehbar, und da es sich um 2 getrennte Implantate an je einer Bogenwurzelreihe handelt, ist eine Seitverschiebung bei fehlender knöcherner Seitenstabilität möglich. Bei sämtlichen *Rotationsverletzungen* besteht die Möglichkeit einer parallelogrammartigen Seitverschiebung aus der hinteren Rechteckkonstruktion, da die Gelenkfortsätze in der thorako-lumbalen und lumbalen Wirbelsäule durch ihre sagittale Stellung keine

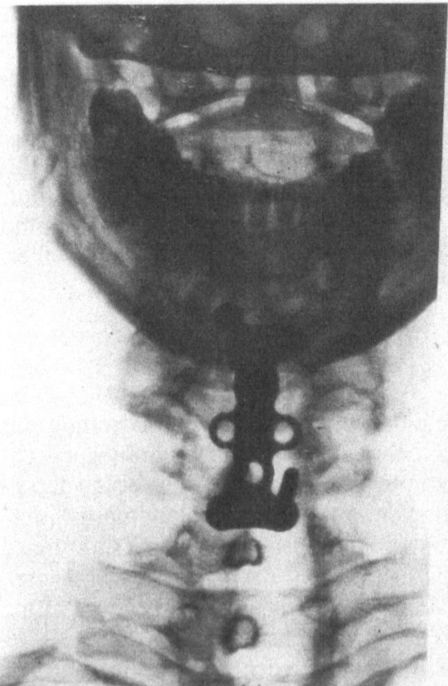

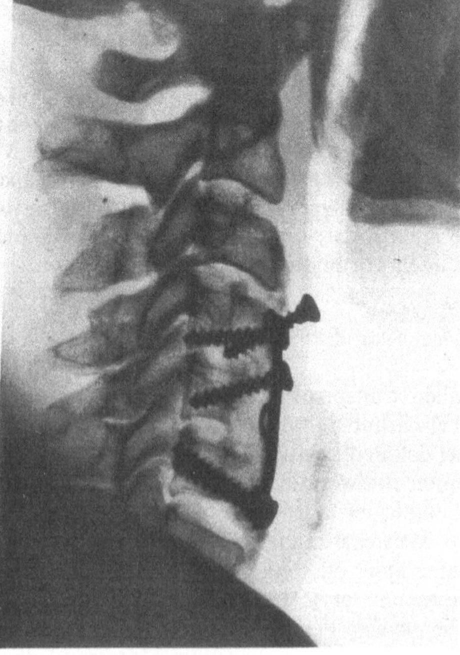

Abb. 1

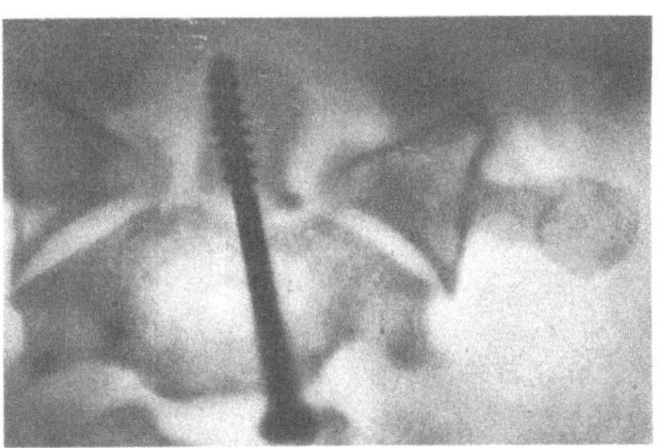
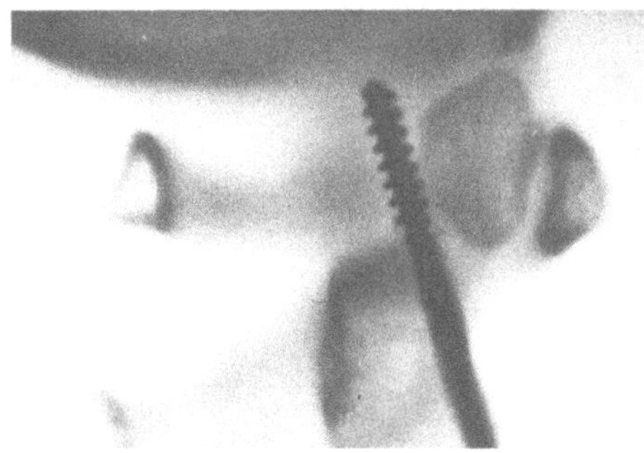

Abb. 2

seitliche Stabilität mehr gewährleisten. Auch bei ausgedehnten Tumorresektionen und Laminektomien ist die ossäre Stabilität nicht mehr vorhanden und eine *Querstabilisierung* erforderlich.

Ungenügende Reposition

Ein häufiges operationstechnisches Problem stellt die ungenügende Korrektur der sagittalen Fehlstellung dar. Sie wird häufig zu Unrecht dem System angelastet und ist meist Folge der Distraktion ohne vorausgegangene Aufrichtung der Kyphose. Sind beim Zusammendrücken der Schanzschraubenenden die Klemmbacken mit den Distraktionsmuttern auf dem Gewindestab fixiert, so liegt der Drehpunkt der Schanzschraube in der Klemmbackenachse und damit dorsal und cranial des eigentlichen Rotationszentrums der Wirbelsäule. Zur exakten Reposition ist ein freier Gleitweg von 4–5 mm zwischen Klemmbacke und Distraktionsmutter auf dem Gewindestab erforderlich, um 10 Grad Lordosierung zu erzielen.

Inkomplette Dekompression

Die unvollständige Reposition hat auch eine inkomplette Dekompression von Hinterkantenfragmenten zur Folge. Die Ligamentotaxis als auch die Reposition e vacuo dürfen als Repositionsmechanismus von Hinterkantenfragmenten nicht überschätzt werden, vor allem bei Einengung des Spinalkanals durch *freie* Fragmente genügt die alleinige Reposition zur Dekompression nicht und müssen diese von ventral oder dorsal entfernt werden.

Indikatorische Fehler

Die Indikation zum operativen Vorgehen muß wohl überdacht werden und *Verletzungstyp* und *Allgemeinzustand* Rechnung tragen. Frakturen des Dens axis, die weit bis in die Basis hineinziehen (tiefer Typ III), sind keine Indikation für ein ventrales Vorgehen in der hier gezeigten Weise (Abb. 3), da weder durch die direkte Verschraubung, noch durch das zusätzliche Antigleitplättchen die Implantate ausreichend in der frakturierten Densbasis Halt finden und es zwangsläufig zum Versagen der Instrumentation kommt (Abb. 4).

Operativer Zugang

Auch der operative Zugang muß entsprechend der Verletzung gewählt werden. Bei ausgedehnter Verletzung der vorderen Säule, wie hier am Beispiel einer „tear drop fracture" der

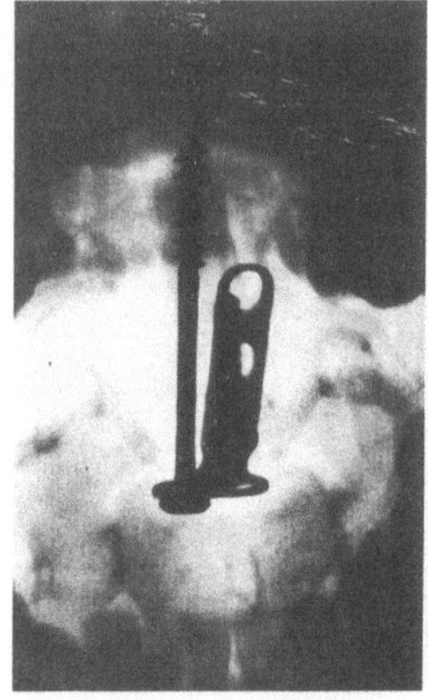

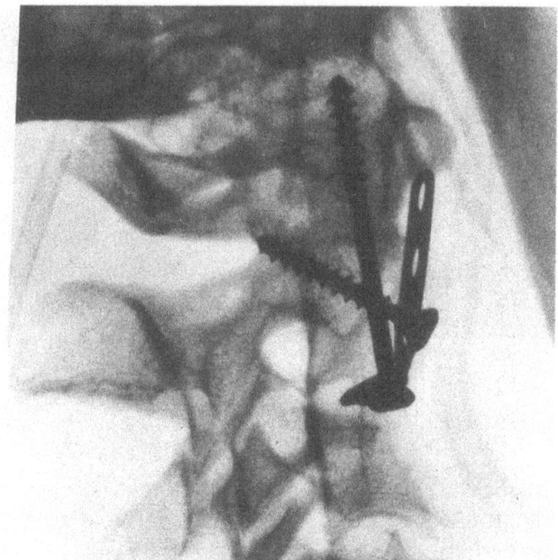

Abb. 3

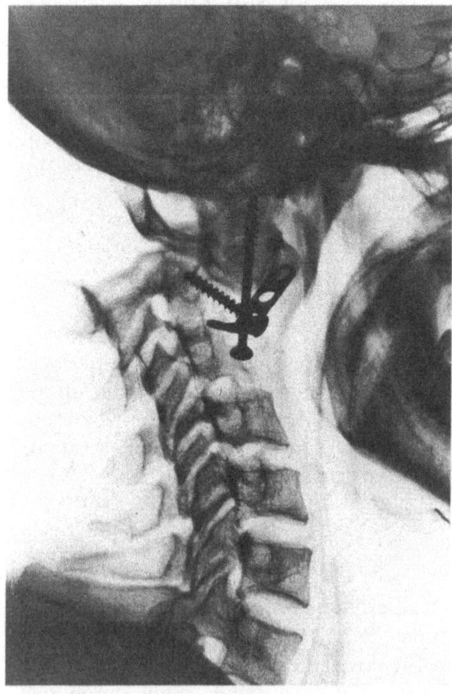

Abb. 4

HWS, genügt die alleinige dorsal zuggurtende Instrumentation ohne Wiederaufbau der zerstörten vorderen Säule nicht aus, so daß es zum Implantatversagen mit erheblicher Rekyphosierung kommt.

Komplette, ausgedehnte Berstungsbrüche des Wirbelkörpers mit Hinterkantenfragmentdislokation und Zerstörung beider benachbarter Bandscheiben sind unseres Erachtens von ventral zu rekonstruieren, da der vordere Pfeiler transpedunkulär nur beschränkt oder

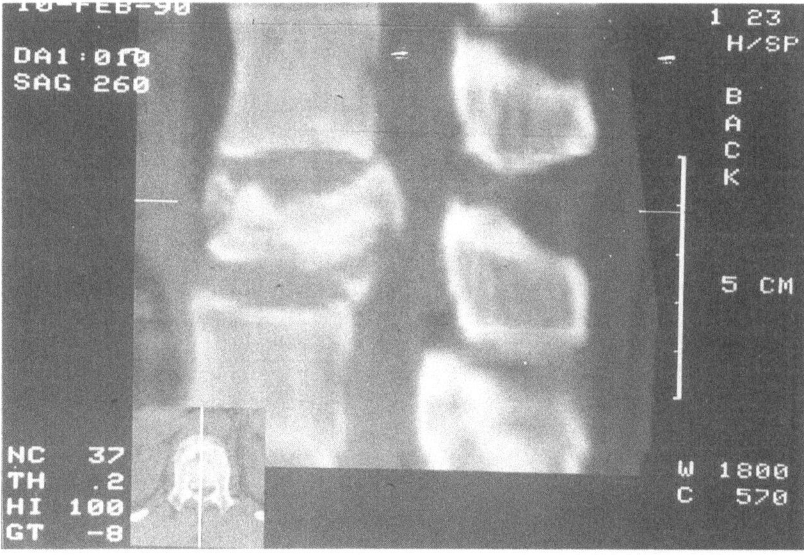

Abb. 5

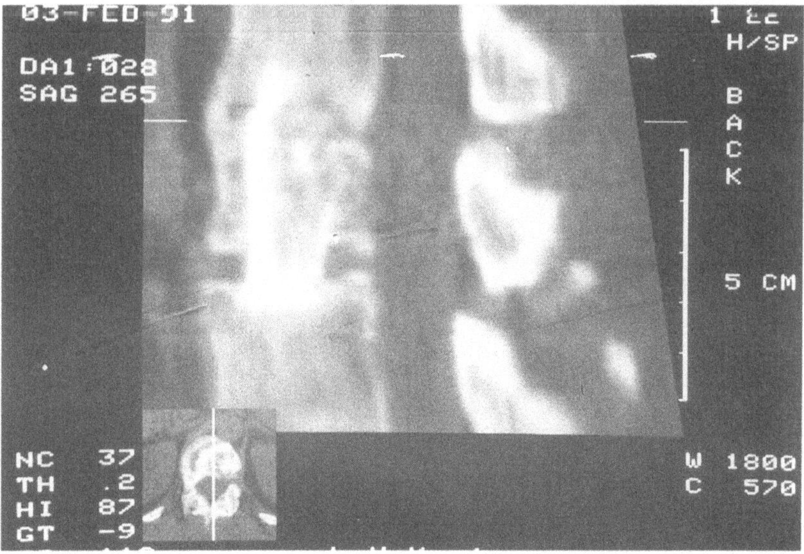

Abb. 6

mit erheblichem Zeitaufwand wieder aufgebaut werden kann. Häufig werden auch Risse der ventrolateralen oder dorsalen Dura mit Luxation der Caudafasern beobachtet, so daß in diesen Fällen das kombinierte Vorgehen von Vorteil ist. Auch bei ausgedehnten Trümmerfrakturen mit Einengung des Spinalkanals über 20% (Abb. 5) sowie bei Frakturen mit neurologischer Symptomatik bevorzugen wir die anterolaterale Dekompression und Spondylodese mit Einbolzen eines soliden corticospongiösen Spanes (Abb. 6) und dorsaler Absicherung der Korrektur mit einem winkelstabilen Fixateur interne, da mit der Distraktions-Repositionsmethode nicht alle Fragmente aus dem Spinalkanal reponiert werden können und der alleinige dorsale Spinalkanal-Repair entweder eine destabilisierende Laminektomie erforderlich macht oder beim Vorgehen durch eine kleine Laminotomie und zusätzlicher sonographischer Kontrolle der Spinalkanalweite der zeitliche und instrumentelle Aufwand sehr groß wird.

Veraltete Frakturen

Auch bei der Wahl des Operationszeitpunkts können Fehler gemacht werden. Bei mehr als 10 Tage alten Frakturen kann eine Reposition dislozierter Hinterkantenfragmente und eine ausreichende Wiederaufrichtung wegen bereits entstandener Callusformationen und abgebundenem Frakturhämatom nicht mehr möglich sein.

Osteoporose

Bei ausgedehnter Osteoporose ist kein sicherer Halt der Schanzschrauben in den Bogenwurzeln und im Wirbelkörper gewährleistet, so daß Korrekturverluste durch Auslockern des Systems auftreten. Auch größere Spinalkanalstenosierungen lassen sich durch Distraktion nicht beseitigen, da die Osteoporosefraktur nicht aus einzelnen Fragmenten besteht, sondern die Spongiosa komprimiert ausgebuchtet ist.

Zusammenfassung

Die operative Versorgung von Wirbelsäulenverletzungen erfordert exakte Operationstechnik, ausreichende Erfahrung, die Kenntnis der indikatorischen Grenzen und das Beherrschen alternativer Stabilisierungsverfahren, um technische, operationstaktische und indikatorische Fehler und deren häufig irreversible Komplikationen zu verhindern.

138. Wirbelsäulenverletzungen bei polytraumatisierten Patienten

M. Richter-Turtur

Chirurgische Klinik und Poliklinik im Klinikum Innenstadt, LMU München, Nußbaumstraße 20, W-8000 München 2

Spinal Injury in Multiple Trauma Patients

Summary. In about 30 % of all multiple trauma patients, spinal injuries are found. The diagnostic and therapeutic procedure follows the five-step program for acute multiple trauma patients. Only in cases of open lesions or secondary deterioration of neurologic symptoms do we indicate an urgent operative treatment in step 3. All other patients should only be operated on after normalization of vital functions in step 5. The high risk for further complications is represented by the combination of thoracic spine lesions and lung contusion.

Key words: Spinal injury – Multiple trauma – Operative treatment

Zusammenfassung. Bei etwa 30 % aller Polytraumatisierten finden sich Wirbelsäulenverletzungen. Bei der Versorgung hat sich der 5-Stufenplan für Schwerverletzte bewährt. Nur bei absoluten Operationsindikationen halten wir ein operatives Vorgehen in der Stufe 3 (operative Frühversorgung) für gerechtfertigt. Alle anderen Wirbelsäulenverletzten sollen erst in Stufe 5 nach Normalisierung der Vitalfunktionen operiert werden. Eine Kombination aus Brustwirbelverletzung und Lungencontusion erscheint besonders risikoreich. Neben Traumascores und den üblichen Schockparametern hat sich die Messung diverser Mediatoren prognostisch als hilfreich erwiesen.

Schlüsselwörter: Wirbelsäulenverletzung – Polytrauma – Operative Versorgung

Der Anteil von Wirbelverletzungen bei polytraumatisierten Patienten liegt in unserem Patientengut zwischen 20 und 30 %, wobei die Häufigkeit mit Zunahme des Schweregrades ansteigt.

Die Indikationsstellung zur konservativen oder operativen Therapie je nach dem lokalen morphologischen und neurologischen Verletzungsmuster ist inzwischen weitgehend geklärt. Als *absolute Indikation* zum operativen Vorgehen sehen wir die sekundäre oder progrediente Lähmungserscheinung sowie die offene Verletzung. Eine *relative Indikation* liegt vor bei primär kompletter Querschnittsymptomatik, irreponibler Luxation, instabiler Fraktur und erheblicher Achsenabweichung.

Die Risikoeinschätzung einer operativen Versorgung beim Vorliegen von Begleitverletzungen ist wesentlich problematischer, wie an zwei klinischen Beispielen demonstriert sei.

Die Abbildung 1 zeigt das 3 D-CT einer Translationsberstungsfraktur des 7. Brustwirbels bei einer 18jährigen, die einen Skiunfall mit Absturz und Aufprall auf einen Baumstamm erlitten hatte (Abb. 1). Aufgrund der lokalen Instabilität besteht kein Zweifel an der

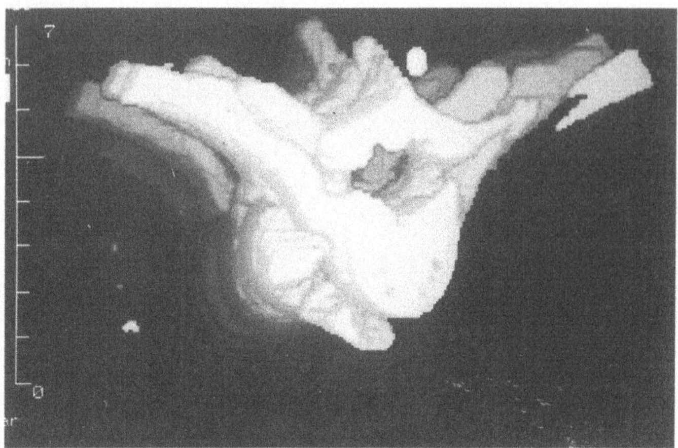

Abb. 1. 3D-Computertomographie. 17-jährige Patientin mit Translationsberstung des 7. BWK

Indikation zur operativen Reposition und Stabilisierung, die wir am Aufnahmetag transthorakal durchführten (Abb. 2). Am 8. postoperativen Tag konnte die Patientin voll mobilisiert nach Hause entlassen werden.

Die folgende Thoraxübersicht zeigt die postoperative Situation einer ganz ähnlicher Verletzung bei einer 19jährigen PKW Beifahrerin, die wir am 2. posttraumatischen Tag wegen lokal instabiler Berstungsfraktur, Einengung des thorakalen Spinalkanales und Blasenentleerungsstörung offen reponierten und stabilisierten. 12 Tage später verstarb die Patientin im Multiorganversagen (Abb. 3).

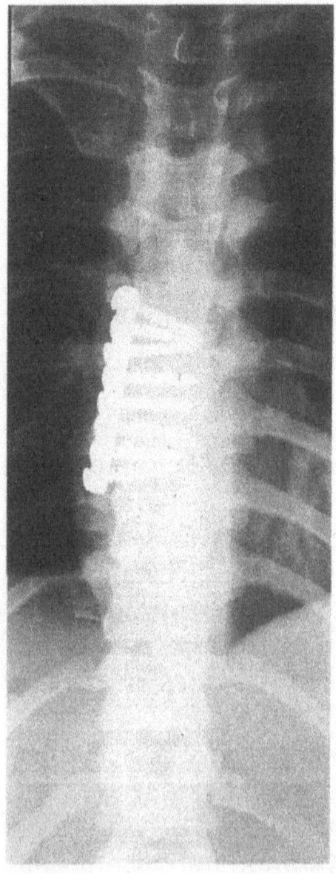

Abb. 2. Gleiche Patientin wie Abbildung 1. Z. n. transthorakaler Reposition und Stabilisierung

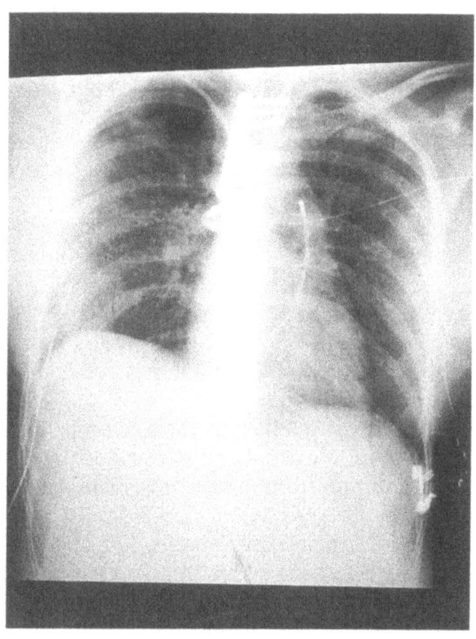

Abb. 3. Thoraxübersicht, 19-jährige Patientin mit instabiler BWK 4/5-Berstung, Z. n. ventraler Stabilisierung

Ursache für den infausten Verlauf der zweiten Patientin war die Schwere der Begleitverletzungen, insbesondere der Thoraxkontusion, die initial unter dem Druck der lokalen Dringlichkeit unterschätzt werden kann.

Um die Einschätzung des Polytraumas aus heutiger Sicht verständlich zu machen sei zunächst die Definition in Erinnerung gebracht:

Unter polytraumatisierten Patienten werden solche verstanden, die

- entweder wertige Verletzungen von mindestens 2 der 4 Körperregionen Kopf, Thorax, Abdomen oder Bewegungsapparat erlitten
- oder mindestens drei schwere Verletzungen aus drei der 6 Teilbereiche des Bewegungsapparates (Wirbelsäule, Becken, Femur, Tibia, Humerus und Amputationen proximal der Akren), (Schweiberer 1974, Trentz und Tscherne 1978).

Diverse Autoren haben den Schweregrad von Mehrfachverletzungen klassifiziert, um eine prognostische Abschätzung zu ermöglichen. Von weltweit 69 veröffentlichten Klassifizierungen haben der ISS (Injury Severity Score) und der PTS (Polytrauma Score) die weiteste Verbreitung gefunden. Auch diese Traumascores sind jedoch in der Bewertung von Einzelpatienten durchaus noch mit Schwankungsbreiten von 70–80 % unzuverlässig, wie kürzlich gezeigt werden konnte (Waydhas 1992).

Als Richtlinie der Behandlung polytraumatisierter Patienten hat sich der von Schweiberer vorgeschlagene diagnostische und therapeutische Stufenplan bewährt (Schweiberer 1978, 1987).

Der fünfstufige Plan ist charakterisiert durch einen sinnvollen Wechsel zwischen intensivmedizinischen und operativen Phasen.

Die bei Wirbelsäulenverletzungen erforderlichen diagnostischen und therapeutischen Maßnahmen müssen optimal in diesen Stufenplan integriert sein.

Zum besseren Verständnis seinen die einzelnen Stufen des Versorgungsablaufes kurz in Erinnerung gerufen:

Stufe I betrifft in erster Linie alle für Wiederherstellung und Aufrechterhaltung der Vitalfunktion von Atmung und Herz-Kreislauf erforderlichen Maßnahmen. Dazu gehört die Sicherung der Atemwege, der venöse Zugang, die Intubation und Beatmung und die bekannten Maßnahmen der Reanimation soweit diese erforderlich sind. Auch Verletzungen der Wirbelsäule können in diesem Zusammenhang relevant sein, insbesondere die Verletzungen der HWS oberhalb von C4, die mit neurologischer Symptomatik in Form einer Atemlähmung einhergehen und eine sofortige Beatmung erfordern.

Von besonderer Wichtigkeit in Stufe 1, also bereits am Unfallort, ist bei Wirbelsäulenverletzungen die Erfassung des neurologischen Status, um eine eventuelle sekundäre Veränderung beurteilen zu können.

Stufe I a betrifft alle vital dringlichen operativen Eingriffe zur Blutstillung, Patientenbergung und Aufrechterhaltung der Atmung. Verletzungen der Wirbelsäule haben hier keine Bedeutung.

Stufe II umfaßt die Kreislaufstabilisierung im Schockraum, wobei zunächst die dringlichen Maßnahmen der adäquaten Schocktherapie gegebenenfalls mit Intubation, Volumentherapie, Blut- und Gerinnungssubstitution unter entsprechender Analgesie und Sedierung im Vordergrund stehen.

Parallel, zeitgleich dazu und ohne gegenseitige Behinderung haben die Maßnahmen der Vitaldiagnostik, also Röntgen Thorax, Schädel und Sonografie des Abdomens zu erfolgen. Sie werden ergänzt durch Lavage, Angiografie und Computertomografie soweit dies notwendig wird.

Die Blase darf erst nach Sonografie des Abdomens katheterisiert werden, um die Beurteilung nicht zu erschweren. Im Falle einer bereits eingetretenen Lähmung empfiehlt sich die Anlage einer suprapubischen Blasenfistel zur Vermeidung der gefürchteten Sekundärinfekte.

Neben der Extremitätendiagnostik erfolgt bei allen polytraumatisierten Patienten routinemäßig die komplette Röntgendiagnostik der gesamten Wirbelsäule, d.h. Nativröntgen von HWS, BWS und LWS in zwei Ebenen, da in etwa 30% mit Wirbelsäulenverletzungen gerechnet werden muß. Bei entsprechendem Verdacht muß dieses Screening ergänzt werden durch die computertomografische Verfeinerung der Lokaldiagnostik. Dabei fordern wir, daß das jeweils cranial und caudal an die Verletzung angrenzende intakte Segment mitdargestellt wird. Nur äußerst selten sehen wir die Indikation zur Myelografie bzw. Myelo-CT gegeben (Ausschluß von diskal bedingten Einengungen bei neurologisch positiven diskoligamentären Verletzungen der HWS). Wegen der Zeitdauer und erschwerten Verfügbarkeit der Untersuchung haben wir bisher bei Polytraumatisierten die Kernspintomografie in der Stufe II nicht verwendet.

Trotz aller technischen Untersuchungen darf der klinische Status nicht außer acht gelassen werden. Bei ansprechbaren Patienten müssen in der Stufe zwei unbedingt Motorik und Sensibilität genau geprüft werden. Verlangt die Entwicklung des Allgemeinzustandes des Patienten die Sedierung und Intubation, so darf zuvor die neurologische Untersuchung nicht unterlassen werden.

Bei comatösen oder bereits analgosedierten Patienten muß man sich zwangsläufig auf die Prüfung der Schmerz- und Fluchtreaktionen beschränken. Auch diese muß verlaufsbeobachtend durchgeführt und dokumentiert werden.

Stufe III umfaßt die lebens- und organerhaltenden Frühoperationen. Dies sind die innerhalb der ersten Stunden unmittelbar im Anschluß an Stufe II stattfindenden Eingriffe, bei denen es im wesentlichen um die Versorgung der akut bedrohlichen Verletzungen von Schädel, Thorax und Abdomen geht. Aber auch offene Extremitätenverletzungen, Gelenkbeteiligungen oder Blutung bzw. Ischämie können eine Indikation für Frühoperationen am Bewegungsapparat darstellen.

Im Dilemma zwischen neurologischer Dringlichkeit und operativer Belastung des Patienten ist die Wahl des Versorgungszeitpunktes für Verletzungen der Wirbelsäule wie eingangs gezeigt problematisch. Eine absolute und unstrittige Indikation zur Frühoperation stellen gewiß die – seltenen – offenen Verletzungen der Wirbelsäule dar.

Ebenso eindeutig ist die Indikation zur Entlastung der neuralen Strukturen bei sekundärer Querschnittsymptomatik und morphologisch nachgewiesener Einengung des Spinalkanals. Ob hier zunächst eine geschlossene Reposition ausreichend ist oder ob primär offen vorgegangen werden muß, hängt vom Einzelfall ab.

Wesentlich schwieriger ist die Indikationsstellung zum operativen Vorgehen in der Stufe III für Polytraumatisierte bei relativen Indikationen wie primär komplettem Querschnitt oder Instabilität. Ähnlich wie bei den Extremitätenfrakturen die operative Versorgung von Wirbelsäulenverletzungen in der späten Operationsphase der Stufe V nach Abschluß der Stufe IV erfolgen, die allerdings je nach Schweregrad der Gesamtverletzung von sehr unterschiedlicher Dauer sein kann.

Stufe IV stellt die Phase der intensivmedizinischen Betreuung und der sekundären Diagnostik dar. Hier geht es nicht um die Beherrschung der unabänderlichen Ursachen des primären Todes durch schwerste Schädel-Hirn-Verletzungen, Massenblutungen infolge Ruptur großer Gefäße bzw. Zerberstung parenchymatöser Organe. Vielmehr handelt es sich um die Vermeidung und Behandlung des Organversagens, also der sekundären Schädigungsmechanismen des traumatisch-hämorrhagischen Schockgeschehens. Die drei häufigsten Organfunktionsstörungen sind dabei das Lungen-, Leber- und Nierenversagen.

Stufe V bezeichnet die nach der Normalisierung der Vitalfunktionen folgende Zeit. Dies ist die 3. Operationsphase, in der alle funktionserhaltenden und wiederherstellenden Operationen durchgeführt werden können.

Die Abschätzung des richtigen Zeitpunktes bzw. die Prognose bezüglich der Normalisierung der Vitalfunktionen ist nach wie vor unsicher. In unserer Klinik hat Nast-Kolb an einer prospektiv untersuchten Reihe von 84 polytraumatisierten Patienten diverse Parameter und Indikatoren auf ihre prognostische Relevanz hin untersucht. Aufgrund der erwähnten Traumascores ISS und PTS ergab sich eine richtige Voraussage von Organversagen bzw. Versterben in Höhe von 61–87%. Erst die Zuhilfenahme der Verlaufswerte diverser zellulärer Plasmamediatoren steigerte den prädiktiven Wert auf über 90%. Nach diesen Untersuchungen kommt es im Verlauf der ersten 12 Stunden nach Polytrauma durch die sofortige Aktivierung der zellulären und humoralen Systeme (unterschiedlich nach Traumaschwere) zur maximalen Ausschüttung der zellulären Mediatoren in das Plasma und gleichzeitiger, verbrauchsbedingter Erniedrigung der Plasmafaktoren der humoralen Kaskadensysteme.

Vom zweiten Tag an war bei allen Patienten ein Rückgang der primären Mediatorenfreisetzung bzw. ein Wiederanstieg der Plasmafaktoren festzustellen. Ab dem 4. Tag normalisierten sich die Parameter bei komplikationslosem Verlauf oder blieben bei Patienten mit Organversagen im pathologischen Bereich. Den Zeitpunkt für das Erreichen der Stufe V sehen wir demnach individuell unterschiedlich zwischen dem 2. und 5. Tag. Damit ist diese Erholungsphase auch der optimale Zeitpunkt für die operative Versorgung von nicht absolut dringlichen Wirbelsäulenverletzungen.

Diese Hypothese wird durch die Ergebnisse der Versorgung wirbelverletzter Polytraumatisierter untermauert. In einer prospektiv untersuchten Reihe von 113 polytraumatisierter Patienten wiesen 27 (23,9%) eine Wirbelsäulenverletzung auf. Bezüglich der Wirbelverletzung erfolgte bei 16 Patienten eine operative Versorgung, davon 8mal innerhalb der ersten 24 h (Stufe III) und 8mal verzögert, d.h. nach 24 h oder später. Bei den Frühversorgten traten in knapp 90% Verlaufskomplikationen auf, 38% verstarben. Die verzögert Versorgten erlitten dagegen nur 25% Komplikationen und nur 13% verstarben (Waydhas 1992). Gewiß handelt es sich hier nur um kleine Patientenkollektive. Der Trend scheint dennoch bemerkenswert. Erwähnt sei, daß alle Patienten, die nach operativer Versorgung von Wirbelverletzungen verstarben, Thorax-, bzw. Lungenkontusionen aufwiesen. Die Kombination aus BWS-Verletzung und Lungenkontusion scheint prognostisch besonders risikoträchtig.

Literatur beim Verfasser.

139. Langzeitergebnisse nach Wirbelsäulenverletzungen (Multicenterstudie der Arbeitsgruppe Dokumentation der Gesellschaft für Wirbelsäulenchirurgie)

J. Grüber, Hamburg

(Manuskript bis Redaktionsschluß nicht eingegangen)

140. Therapeutische Konsequenzen der intraoperativen Wirbelsäulensonographie

J. Degreif, K. Wenda, J. Ahlers und G. Ritter

Klinik und Poliklinik für Unfallchirurgie, Langenbeckstraße 1, W-6500 Mainz

Therapeutic Consequences of Intraoperative Spinal Ultrasound

Summary. In operative treatment of spinal fractures, it is important to get intraoperative information about the spinal canal with regard to the posterior surface of the vertebral body. To this end, we use intraoperative ultrasound, which is projected between the laminae vertebrae by means of a small laminotomy. The method is demonstrated and explained by typical cases: 1. Intraoperative ultrasound of the spinal canal without a destabilizing laminectomy is possible. 2. The repositioning of the posterior vertebral surface can be controlled.

Key words: Intraoperative spinal ultrasound

Zusammenfassung. In der operativen Versorgung von Wirbelfrakturen ist eine intraoperative Information über den Spinalkanal wünschenswert hinsichtlich stenosierender Hinterkantenfragmente. Wir benutzen hierfür die intraoperative Sonographie, wobei der Schall interlaminär appliziert wird. Die Methode wird vom theoretischen Ansatz her erklärt und an typischen Beispielen demonstriert: 1. Die intraoperative sonographische Beurteilung des Spinalkanals ist ohne stabilitätsmindernde Laminektomie möglich. 2. Repositionsmanöver können unmittelbar kontrolliert werden.

Schlüsselwörter: Intraoperative Wirbelsäulensonographie

141. Wertigkeit der Computertomographie bei Wirbelkörperfrakturen

K. Hofmann-Preiß, B. Reichler und R. Wölfel

Röntgenabteilung, Chirurgische Universitätsklinik mit Poliklinik, Maximiliansplatz 6, W-8520 Erlangen

Value of CT in Spinal Fractures

Summary. Conventional X-rays and CT were compared in 20 men and 13 women with spinal fractures. Both examinations were performed on the day of accident. In all, 21 patients had fractures of one vertebra, and 12 had multiple fractures. Overall 49 vertebrae were fractured. On plain radiographs, four fractures were completely overlooked and five fractures of the vertebral arch and three of the dorsal border of the vertebra were also overlooked. Axial malalignment of the spine was better demonstrated on conventional X-rays. CT scans better demonstrated compression of the spinal canal. In conclusion CT scans should be performed in extensive vertebral fractures to show or exclude fractures of the dorsal part of the vertebral body and the compression of the spinal canal.

Key words: Spine fracture – Computed Tomography – Conventional X-ray

Zusammenfassung. Bei 20 Männern und 13 Frauen mit Wirbelkörperfrakturen wurden am Unfalltag konventionelle Übersichtsaufnahmen und die Computertomographie durchgeführt. Insgesamt waren 49 Wirbelkörper frakturiert. Bei 21 Patienten lagen Einfachfrakturen, bei 12 Mehrfachfrakturen vor. Anhand der Übersichtsaufnahme wurden 4 BWK-Frakturen nicht erkannt. In 3 Fällen wurde eine Fraktur der Hinterkante, in 4 Fällen eine Spinalkanaleinengung übersehen. 5 Bogenfrakturen im Rahmen von Wirbelkörpertrümmerfrakturen wurden nicht erkannt. Die Achsenfehlstellung der Wirbelsäule war auf der Übersichtaufnahme besser zu beurteilen. Beim Vergleich beider Methoden zeigten sich identische Ergebnisse für 12 Patienten, in 21 Fällen war die CT überlegene Untersuchung. Bei ausgedehnten Frakturen oder in Zweifelsfällen sollte die Computertomographie zur Beurteilung der Wirbelkörperhinterkante bzw. des Spinalkanales durchgeführt werden.

Schlüsselwörter: Wirbelkörperfraktur – Computertomographie – Übersichtsaufnahme

142. Krankengymnastik gegen Schanz-Kragen: Ergebnisse einer prospektiv kontrollierten Studie zur Behandlung des HWS-Schleudertraumas

M. Edelmann, B. Hüsler, T. Tiling, Köln

(Manuskript bis Redaktionsschluß nicht eingegangen)

143. HWS Schleudertrauma – Eine Diagnose oder Folgeerscheinung

M. Bartsch, R. Wölfel, H.P. Koerfgen und R. Flesch

Chirurgische Universitätsklinik Erlangen, Maximiliansplatz 1, W-8520 Erlangen

Whiplash Injury of the Cervical Spine

Summary. So-called "whiplash injury" usually results from collisions in road traffic. It entails injuries of the perispinal soft tissue as well as of the ligaments and the bone structures of the cervical spine. The diagnosis "whiplash injury" is misleading insofar as it merely describes the trauma mechanism, but not the ensuing traumatic lesions. In the course of a clinical study, we have compared patients suffering from typical "whiplash injuries" with those with cervical spinal lesions from other accident mechanisms. We evaluated the symptoms, therapy, and disablement. There were no differences between the two groups with respect to any of these criteria. However, 70 % of the patients with whiplash injury had received insurance benefits in contrast to only 38 % of the second group. This indicates that the diagnosis "whiplash injury" induces the patient's desire for insurance compensation. We emphasize that the diagnosis of lesions of the cervical spine should be made on a morphological and roentgenological basis.
Key words: Whiplash injury – Cervical spine lesions – Insurance benefits

Zusammenfassung. Das sogenannte Schleudertrauma tritt meist nach einer Auffahrkollision auf. Die Folgen sind Verletzungen des perispinalen Weichteilmantels, der Bänder, aber auch der knöchernen Strukturen. Der Begriff Schleudertrauma ist irreführend, da er lediglich den Unfallmechanismus erklärt, nicht aber die eigentlichen Verletzungsfolgen. In einer klinischen Studie untersuchten wir Patienten, die im Jahre 1990 eine Verletzung der Halswirbelsäule erlitten hatten und verglichen Patienten mit typischem HWS-Schleudertrauma und Patienten anderer Unfallmechanismen. Wir stellten fest, daß es in bezug auf die Symptomatik, die Therapie und die Arbeitsunfähigkeit keinerlei signifikanten Unterschiede gab. In bezug auf die Versicherungsleistungen hatten fast 70 % der ST-Patienten Leistungen erhalten. Im Gegensatz dazu die Gruppe der HWS-Zerrungen, wo lediglich 38 % Versicherungsleistungen bezogen hatten. Ein Zeichen, daß bei einem durch den Arzt diagnostizierten HWS-Schleudertrauma bereits der Gedanke auf ein Rentenbegehren des Patienten auftritt. In Zukunft sollte die Diag. einer HWS-Verletzung nur nach der Morphologie gestellt werden.
Schlüsselwörter: HWS-Schleudertrauma, HWS-Distorsion – Versicherungsleistungen

144. Zum Versorgungskonzept instabiler Wirbelsäulenverletzungen beim Polytrauma

H.P. Friedl, K. Käch, O. Trentz, Zürich

(Manuskript bis Redaktionsschluß nicht eingegangen)

145. Operationstrauma Wirbelsäule beim Vorliegen von Mehrfachverletzungen

Ch. Waydhas, D. Nast-Kolb, M. Kick, L. Schweiberer, W. Machleidt und M. Jochum

Chirurgische Klinik und Poliklinik, Klinikum Innenstadt der Universität, Nußbaumstraße 20, W-8000 München 2

Trauma of Spine Surgery in the Management of Patients with Multiple Injuries

Summary. In eight severely injured patients (ISS 30.3) in a prospective study ($n=113$) who underwent secondary operative stabilization of vertebral lesions, indicators of the inflammatory response were determined before and after surgery: PMN elastase rose from 235 to 370 ng/ml ($p=0.03$; Wilcoxon signed rank test); cathepsin B from 96.3 to 156.4 mU/l ($p=0.02$); C-reactive protein from 7.7 to 12.1 mg/dl ($p=0.02$); and lactate from 10.5 to 17 mg/dl ($p=0.15$). Our results indicate an additional activation of the post-traumatic inflammatory response following surgery for traumatic vertebral injuries.

Key words: Multiple trauma – Operative trauma – Vertebral injury

Zusammenfassung. Bei 8 schwerverletzten Patienten (ISS 30,3) einer prospektiven Polytraumastudie ($n=113$) wurden bei sekundären Stabilisierungen von Wirbelsäulenverletzungen folgende Anstiege der Mittelwerte von Mediatoren der Entzündungsreaktion post- im Vgl. zu präoperativ festgestellt: Elastase: 235 auf 370 ng/ml ($p=0,03$, Wilcoxon-Vorzeichenrangtest), Kathepsin B: 96,3 auf 156,4 mU/l ($p=0,02$), C-reaktives Protein: 7,7 auf 12,1 mg/dl ($p=0,02$) und Laktat: 10,5 auf 17 mg/dl ($p=0,15$). Unsere Ergebnisse zeigen, daß die operative Versorgung von Wirbelsäulenfrakturen zu einer erneuten additiven ausgeprägten generalisierten Entzündungsreaktion führt.

Schlüsselwörter: Polytrauma – Operationstrauma – Wirbelsäulentrauma

146. Bedeutung der Knochendichte bei interpedikulären Wirbelsäulenfusionen

R. H. Wittenberg, M. Shea, K. S. Lee, Bochum

(Manuskript bis Redaktionsschluß nicht eingegangen)

147. Frakturen von Atlas und Axis – operative versus konservative Behandlung

Ch. Josten, M. Hahn, O. Russe, Bochum

(Manuskript bis Redaktionsschluß nicht eingegangen)

148. Konservative und operative Therapie von HWS-Verletzungen

D. Grossner, H. von Kroge, P. Reich, Hamburg

(Manuskript bis Redaktionsschluß nicht eingegangen)

149. Instabile Mehrsegmentverletzungen der Wirbelsäule

T. Mittlmeier, H. Hertlein, M. Schürmann und G. Lob

Chirurgische Klinik und Poliklinik, Universität München, Klinikum Großhadern, Marchioninistraße 15, W-8000 München 70

Unstable Multilevel Injuries of the Spine

Summary. Concomitant injuries at other spinal levels are a common feature in patients with an unstable spinal lesion and make up 31.8 % of 456 patients treated from 01/87 to 09/91 at our department. The main criterion for therapy selection is the degree of instability. Thus, 35/456 (7.7 %) patients with two or more unstable spinal injuries had to be stabilized surgically at each affected level. Compared with contiguous injuries, noncontiguous lesions represent a mainly diagnostic problem. Although the rate of neurological symptoms at hospital admission was quite high (19/35; 54 %), 9/19 (47 %) improved postoperatively and none deteriorated. If each component of a multilevel spinal injury is adequately treated, prognosis is not significantly different from a single level injury.

Key words: Multilevel spinal injury – Surgical treatment – Diagnosis of spinal lesion – Prognosis

Zusammenfassung. Begleitverletzungen an anderen Wirbelsegmenten sind häufig bei Patienten mit einem instabilen Wirbelsäulentrauma zu finden (31,8 % von 456 Patienten, die im Zeitraum von 01/87 bis 09/91 versorgt wurden). Die Therapiewahl wird vom Ausmaß der Instabilität bestimmt. Bei 35/456 (7,7 %) Patienten wurden 2 oder mehr verletzte Wirbelsegmente – benachbart und nicht-benachbart – operativ stabilisiert. Obwohl die Rate der Patienten mit neurologischen Ausfälen bei Aufnahme 19/35 = 54 % betrug, konnte bei 9/19 Patienten eine deutliche Besserung des Neurostatus erzielt werden. Wird jede Komponente einer Wirbelsäulenmehrsegmentverletzung adäquat therapiert, ist die Prognose nicht signifikant schlechter als bei Einfachverletzungen.

Schlüsselwörter: Mehrsegmentverletzung der Wirbelsäule – Chirurgische Versorgung – Diagnose der Mehrfachverletzung – Prognose

150. Die instabile thorakolumbale Wirbelfraktur – Therapie und Behandlungsergebnisse

R. Wölfel, F. Hennig, W. Wagner, B. Reichler und H. Beck

Chirurgische Universitätsklinik, Maximiliansplatz 1, W-8520 Erlangen

Unstable Thoracolumbar Vertebral Fracture: Surgical Management and Clinical Outcome

Summary. The internal fixator is a reliable tool for long-term stabilisation of thoracolumbar vertebral fractures. In our institution, 76 patients were treated with the internal fixator between 1985 and 1990. The stability of repositioning is underlined by the minimal increase in kyphosis (3.9°) during a mean follow-up period of 31 months. The importance of the concomitant ligamentotaxis is emphasized by a 64 % increase in the anteroposterior diameter of the vertebral canal, as evidenced by computed tomography. Preoperative neurological deficits improved in 28 %; deterioration of the neurological status did not occur in any of the patients postoperatively.

Key words: Vertebral fracture – Internal fixator – Ligamentotaxis

Zusammenfassung. Die Wiederherstellung der Stabilität nach Frakturen der Thorakolumbalregion gelingt mit dem kurzstreckigen Fixateur interne dauerhaft. Anhand von 76 Patienten (1985–1990) untermauert die geringe Zunahme des Kyphosewinkels (3,9°) über den Nachbeobachtungszeitraum von 31 Monaten die Kontinuität des Repositionsergebnisses. Der Wert der Ligamentotaxis wird durch die computertomographisch nachgewiesene Zunahme des a.p.-Durchmessers des Spinalkanals um 64 % aufgezeigt. Praeoperativ bestehende neurologische Defizite besserten sich postoperativ in 28 % der Fälle, Verschlechterungen traten nicht auf.

Schlüsselwörter: Wirbelfraktur – Fixateur interne – Ligamentotaxis

151. Ergebnisse nach operativer Versorgung von Frakturen der Brust- und Lendenwirbelsäule

W. Mutschler, M. Arand, M. Memmert und L. Kinzl

Abteilung für Unfallchirurgie, Universität Ulm, Steinhövelstraße 9, W-7900 Ulm

Results of Operative Treatment of Thoracolumbar Spinal Fractures

Summary. A retrospective analysis of 111 patients was performed 4.5 years postoperatively. The results can be summarized as follows: 1. Decompression of the spinal cord was effective. 2. The local complication rate was low in every type of procedure. 3. Realignment was achieved best using the anterior-posterior approach and worst in ventrally stabilized fractures. 4. The realignment was dependent upon the procedure used, the type of fracture, the fracture localization, and the surgeon. 5. A loss of correction was seen in every type of procedure.

Key words: Spine – Fractures – Operation – Results

Zusammenfassung. Eine retrospektive Analyse von 111 Patienten 4,5 Jahre postoperativ erlaubte folgende Aussagen: 1. Die Dekompression des Rückenmarks bei Neurologie war effektiv, nur komplette Querschnitte waren nicht zu beeinflussen. 2. Die lokale

Komplikationsrate war für alle Verfahren vergleichbar niedrig. 3. Eine Aufrichtung der Fraktur gelang am besten mit dem ventro-dorsalen, am schlechtesten mit dem ventralen Verfahren. 4. Das Ausmaß der Aufrichtung war nicht nur vom Verfahren, sondern auch vom Frakturtyp, der Frakturlokalisation und dem Operateur abhängig. 5. Bei allen Verfahren trat bis zur Nachuntersuchung ein Korrekturverlust ein.

Schlüsselwörter: Wirbelsäule – Fraktur – Operation – Ergebnisse

152. Indikation, Technik und Ergebnisse der rein ventralen Spondylodese bei Verletzungen der thorakolumbalen Wirbelsäule

M. Blauth, N. Haas und H. Tscherne

Unfallchirurgische Klinik, Medizinische Hochschule, Konstanty-Gutschow-Straße 8, W-3000 Hannover 61

Anterior Stabilization in Thoracolumbar Fractures: Indications, Technique and Results

Summary. Indications for the anterior approach are encroachment of the spinal canal with neurologic deficit, stenosis of more than 50 % below L1 and more than 25% above L1 without neurologic deficit, and severe destruction of the anterior and middle column with rupture of more than one disk. In the thoracic spine one lateral plate and in the lumbar spine two lateral and anterolateral plates are used for stabilization. Overall 51 patients could be followed up after 5.5 years. The average loss of correction amounted to 5° in the sagittal plane and 4° in the coronal plane. Pain and disability were evaluated with a specially designed spinal score. A total of 88 of 100 points were achieved; 92 % of patients went back to work. Anterior plate spondylodesis remains an important tool in fracture-type related operative treatment of thoracolumbar fractures.

Key words: Thoracolumbar spine – Fracture-type related treatment – Anterior plate spondylodesis – Follow-up

Zusammenfassung. Die Indikationen für ein rein ventrales Vorgehen beim frischen thorakolumbalen Wirbelsäulentrauma sind die Einengung des Spinalkanals mit Neurologie, die hochgradige Einengung ohne Neurologie sowie der komplette Berstungsbruch mit Zerstörung beider Bandscheiben. Im Bereich der BWS genügt eine laterale Platte zur Stabilisierung, im lumbalen Bereich verwenden wir zwei Platten. 51 Patienten wurden durchschnittlich 5½ Jahre nach der Op nachuntersucht. Der Korrekturverlust des Grunddeckplattenwinkels betrug sagittal 5° und a.p. 4°. Schmerzen und Funktionseinschränkungen überprüften wir mit einem speziellen Wirbelsäulen-Score. Die Patienten erreichten 88 von 100 möglichen Punkten. 92 % waren wieder arbeitsfähig. Die isolierte ventrale Plattenspondylodese ist damit weiterhin ein bewährter Bestandteil einer frakturadäquaten Frakturversorgung.

Schlüsselwörter: Thorakolumbale Wirbelsäule – Frakturadäquates Therapiekonzept – Vordere Plattenspondylodese – Nachuntersuchung

153. Indikation zur Operation beim dislozierten Hinterkantenfragment bei Wirbelkörperfrakturen

J. Ahlers, J. Degreif, L. Rudig und Th. Sennerich

Klinik für Unfallchirurgie, Universitätsklinikum Mainz, Langenbeckstraße 1, W-6500 Mainz

Indications for Surgery in Dislocated Posterior Vertebral Fragments

Summary. Vertebral fractures with neurologic deficits require accurate reduction of the posterior fragment with restoration of the vertebra. Fractures without neurologic deficits show no posttraumatic changes to the dura mater or to the spinal cord. Exposition of the posterior part of the vertebra during the reduction maneuver significantly increases the extent of surgery and its risks. Inadequate vertebral restoration is a different question, since additional instability in those cases will damage the spinal cord via the posterior vertebral fragment.
Key words: Posterior vertebral fragment – Spinal cord constriction – Vertebral restoration

Zusammenfassung. Wirbelfrakturen mit neurologischen Ausfällen erfordern eine möglichst exakte Reposition des Hinterkantenfragmentes mit Wiederaufrichten des Wirbelkörpers. Bei Frakturen ohne neurologische Ausfälle kommt es auch bei einer Einengung des Spinalkanales von 30 Prozent zu keinen posttraumatischen Veränderungen an Dura und Myelon. Die Darstellung der Hinterkante mit Repositionsmanöver bedeutet eine erhebliche Vergrößerung des Eingriffes mit entsprechenden Risiken. Anders die Situation bei mangelhafter Wiederaufrichtung des Wirbelkörpers, da in derartigen Fällen mit zusätzlicher Instabilität das Myelon über das dislozierte Hinterkantenfragment geschädigt werden kann.
Schlüsselwörter: Hinterkantenfragment – Spinalkanaleinengung – Wirbelkörperaufrichtung

154. Retrospektiver Therapievergleich zwischen konservativ-funktioneller Behandlung und monosegmentalen dorsalen Spondylodesen bei Keilkompressionsfrakturen der thorakolumbalen Wirbelsäule

W. Franck, L. Gotzen, A. Junge, N. Wagner, Marburg

(Manuskript bis Redaktionsschluß nicht eingegangen)

155. Dorsale Reposition und ventrale Fusion von lumbalen Spondylolisthesen

J. R. Döhler, R. Wölfel und F. F. Hennig

Abteilung für Unfall- u. Wiederherstellungschirurgie, AK Altona, Paul-Ehrlich-Straße 1, W-2000 Hamburg 50

Posterior Reduction and Anterior Interbody Fusion of Lumbar Spondylolisthesis

Summary. Resistant low back or leg pain, radicular symptoms and progressive slipping indicate surgery in patients with spondylolytic and postlaminectomy spondylolisthesis. We achieve reduction by a combination of the internal fixator (Dick) with two repositeurs (Noack): seven spondylolytic and three postlaminectomy olistheses. In a second transabdominal approach anterior interbody fusion is provided by two tricortical bone blocks from the iliac crest (seven patients). One-year follow-up did not reveal infection, nonunion, implant failures, or neurological dysfunction.

Key words: Spondylolisthesis – Reduction – Interbody fusion

Zusammenfassung. Therapieresistente Schmerzen und pseudo-/radikuläre Symptome sowie progredientes Wirbelgleiten sind Operationsindikationen bei spondylolytischen und postoperativen Spondylolisthesen. Wir reponieren mit dem Fixateur interne (Dick) und zwei Noack-Repositeuren (7 Spondylolysen, 3 Laminektomien). Bei der zweizeitigen transabdominellen interkorporellen Fusion werden 2 trikortikale Knochenblöcke vom vorderen Beckenkamm eingefalzt (7 Pat.). Infektionen, Pseudarthrosen, Implantatlockerungen oder neurologische Komplikationen haben wir nach einem Jahr noch nicht gesehen.

Schlüsselwörter: Spondylolisthese – Reposition – Vordere Fusion

Kurse

Osteosynthesen an der Hand. Indikationen, Technik und Nachbehandlung

156. Die intraossäre Drahtnaht

P. Brüser, Bonn

(Manuskript bis Redaktionsschluß nicht eingegangen)

157. Schrauben- und Plattenosteosynthesen an der Hand

K. M. Pfeiffer

Abteilung für Hand- und periphere Nervenchirurgie, Kantonsspital, Spitalstraße 21, CH-4031 Basel, Schweiz

Internal Fixation of Hand Fractures with Srews and Plates

Summary. Interfragmentary compression is the essential principle of plate and screw fixation in the hand as well as in other parts of the skeleton. It is achieved by using cortical lagscrews of 1.5–2.7 mm in diameter, which stabilize the fracture plane by compression. Pure screw fixation is appropriate for indented metaphyseal and for long spiroid fractures. Transverse and short oblique fractures have to be fixed with plates under axial preload. Primary stability for the range of motion has to be the aim of any internal fixation. Postoperative treatment thus is determined only by the damage of the soft tissues.

Key words: Internal Fixation – Hand fractures

Zusammenfassung. Auch am Handskelett ist die interfragmentäre Kompression das Kernstück jeder Platten- und Schrauben-Osteosynthese. Sie wird durch Corticaliszugschrauben von 1,5 bis 2,7 mm Stärke erzielt, welche die Frakturebene unter Druck setzen und damit stabilisieren. Reine Verschraubungen eignen sich für verzahnte metaphysäre und für lange Spiralbrüche der Diaphysen. Kurze Schräg- und Querbrüche erfordern Platten mit axialer Vorspannung. Ziel jeder Osteosynthese muß eine primäre Bewegungsstabilität sein, um die Nachbehandlung allein nach den Begleitverletzungen richten zu können.

Schlüsselwörter: Osteosynthese – Handfrakturen

158. Die Stabilisierung des knöchernen Strecksehnenabrisses mit dem Microschraubensystem nach Luhr

G. Asche

Kreiskrankenhaus, Handchirurgische Abteilung, Karl-von-Hahn-Straße 122, W-7290 Freudenstadt

Stabilization of Busch's Fracture with Microscrews in the Luhr System

Summary. The stabilisation of small fragments at the hand is very important to achieve a good functional result. Especially Busch's fracture must by stabilized to permit functional treatment. In the Regional Hospital Freudenstadt, we have already treated 30 cases of this fracture type using the microscrew system. The diameter of these screws is 0.8 mm and 1 mm and their lengths vary. The results of this treatment have been excellent. The period away from work for the patient is also very short and the functional results are excellent.

Key words: Busch's fracture – Microscrews

Zusammenfassung. Das Fixieren kleinster Fragmente führt in der Handchirurgie oft zu einer entscheidenden Funktionsverbesserung. Besonders der knöcherne Strecksehnenausriß (Busch'sche Fraktur) bedarf der übungsstabilen Fixierung des kleinen ausgerissenen Fragmentes. Im Kreiskrankenhaus Freudenstadt benutzen wir seit einem Jahr Microschrauben, die für die Kieferchirurgie entwickelt wurden. Mit Schrauben von einem Durchmesser von 0,8 mm und 1 mm in verschiedenen Längen lassen sich diese kleinsten Fragmente übungsstabil versorgen. Bisher wurden 30 knöcherne Strecksehnenausrisse mit diesem System behandelt. Die Behandlungsdauer war immer kurz.

Schlüsselwörter: Busch'sche Fraktur, Microschrauben

159. Die Behandlung der frischen und veralteten Kahnbeinfraktur mit der Herbertschraube

K. Wilhelm

Chirurgische Poliklinik, Universität München, Pettenkoferstraße 8a, W-8000 München 2

The Treatment of Fresh and Nonunion Fractures of the Scaphoid with the Herbert Screw

Summary. The indication for operative treatment of fresh and nonunion scaphoid fractures depends on the type and localization of the fracture. Dislocated fractures and fractures with interposition of capsule tissue and fractures of the proximal and distal third of the scaphoid are an indication for operation. In our opinion the Herbert screw is one of the best methods we have, and we have experience of over 400 cases and fractures and nonunion of the scaphoid.

Key words: Scaphoid fractures of the Herbert screw

Zusammenfassung. Die Indikation zur operativen Versorgung einer frischen Kahnbeinfraktur hängt von Art und Lokalisation der Fraktur ab. Dislozierte Frakturen sowie auch Frakturen mit Verdacht auf Kapselinterposition und Frakturen im Bereich des proximalen und distalen Drittels stellen eine Indikation zur Operation dar. Für die operative Versorgung von Kahnbeinfrakturen hat sich uns die Herbertschraube als günstig erwiesen. Mit diesem Verfahren haben wir Erfahrung über 400 frische wie auch veraltete Skaphoidfrakturen.

Schlüsselwörter: Skaphoidfraktur – Herbertschraube – Operationstechnik

160. Die Behandlung der Kahnbeinpseudarthrose mit Spongiosa-Transplantat und Kahnbeinplättchen

H. G. Ender

Unfallkrankenhaus Lorenz Böhler, Donaueschingenstraße 13, A-1200 Wien, Österreich

Treatment of Nonunion of the Scaphoid with Boney Grafts and Scaphoid Plate

Summary. Spongy bone graft is obtained with a special instrument from the iliac crest. The scaphoid is exposed by the Russe approach, and the nonunion is excavated with a high-speed drill. The grafty bed is filled with the slightly oversized monoblock bone graft. With a specially developed drill guide the drill hole is positioned in the proximal fragment in perfect angulation. The hook of the scaphoid plate is inserted into this until full alginment for the plate to the bone is achieved. Because of the excentric position of the screw in the oval plate, the fragments are brought under compression and the plate functions as a palmar tension band. The wrist is immobilized by forearm plaster fixation for 4–12 weeks, depending on the state of the nonunion. After 4–6 months the plate can be removed.

Key words: Nonunion – Scaphoid plate – Bone graft – Compression

Zusammenfassung. Das Transplantat, ein spongiöser Knochenblock, wird mit einem speziellen Knochenfräser aus dem Darmbeinkamm entnommen. Das Kahnbein wird mit dem Zugang nach Russe dargestellt, die Pseudarthrose aufgefräst und das Spanbett mit einem übergroßen Spongiosablock aufgefüllt. Mit einer Bohrlehre wird im proximalen Fragment ein Kanal für den Haken des Kahnbeinplättchens gefräst. Dieses wird mit einem eigenen Einschlaginstrument eingebracht, bis es dem Kahnbein beugeseitig flach anliegt. Durch die im ovalen Plattenloch exzentrisch eingebrachte Schraube stabilisiert das Kahnbeinplättchen die Fragmente unter Druck im Sinne einer Zuggurtung. Die Ruhigstellung erfolgt, je nach Schwierigkeitsgrad des Pseudarthrose, 4–12 Wochen im Vorderarmgipsverband ohne Daumeneinschluß. Das Plättchen wird nach 4–6 Monaten entfernt.

Schlüsselwörter: Kahnbeinpseudarthrose – Kahnbeinplättchen – Spongiosablock

Notfallmedizin

161. Einführung in den Kurs

L. Scheiberer, München

(Manuskript bis Redaktionsschluß nicht eingegangen)

Blockpraktika: Training von Grundfertigkeiten

162. Kurs 1: Defibrillation, Kardioversion, Passagere Schrittmachersysteme (transcutan) am Phantommodell

A. Betz, K.-G. Kanz, A. Parzhuber, G. Weber, München

(Manuskript bis Redaktionsschluß nicht eingegangen)

163. Kurs 2: Endotracheale Intubation, Respiratoren, Notfallkoniotomie, Jetventilation im Phantommodell

A. Dorsch, Sigmartshausen, K. Enhuber, A. Neumann, C. Reininger, H. Waldner, München

(Manuskript bis Redaktionsschluß nicht eingegangen)

164. Kurs 3: Thoraxdrainage, Schocktherapie, Peritoneallavage am Phantommodell

S. Deller, G. Feuchtgruber, E. Höcherl, J. Sklarek, O. Thetter, München

(Manuskript bis Redaktionsschluß nicht eingegangen)

165. Kurs 4: Traumatische Reanimation, Arrhythmieerkennung, Therapiealgorithmen

W. Bischoff, München, G. Rammlmair, Sterzing, E. Wiedemann, K. Wolf, München

(Manuskript bis Redaktionsschluß nicht eingegangen)

Fortschritte in der Intensiv- und Notfallmedizin

166. Prognostische Parameter, Monitoring, Bedside Diagnostik

K.H. Duswald, C. Kerim-Sade, München

(Manuskript bis Redaktionsschluß nicht eingegangen)

167. Nierenersatztherapie

W. Schoeppe, K. Preisendörfer

Zentrum der Inneren Medizin, Abteilung für Nephrologie, Johann Wolfgang Goethe-Universität, Theodor-Stern-Kai 7, W-6000 Frankfurt am Main

Intensive Care Therapy: Renal Replacement Therapy

Summary. Renal replacement therapy (RRT) in critically ill patients (CIP) was successfully extended through continuous arteriovenous hemofiltration (CAVH) or hemodiafiltration (CAVDH). Removal rates are slower than in standard hemodialysis, but hyposensitive episodes at even low arterial pressures are rare. It can be demonstrated that volume of filtrate correlates directly to arterial (or pump) pressure and is inversely correlated to distance of blood access site (central double-lumen catheter or Scribner shunt). Uremia as such is not any more immediate cause of death in CIP.

Key words: Renal replacement therapy – CAVH

Zusammenfassung. Die Nierenersatztherapie in der Intensivmedizin konnte erfolgreich durch die kontinuierliche arteriovenöse Hämofiltration (CAVH) oder Hämodiafiltration (CAVDH) erweitert werden. Austauschraten sind langsamer als bei der Standardhämodialyse, doch ist die Häufigkeit hypotensiver Störungen geringer. Es kann gezeigt werden, daß das Filtratvolumen direkt mit dem arteriellen (oder pumpenerzeugten) Druck korreliert und daß eine negative Korrelation zum Abstand des Zuganges zum Blutkreislauf (entweder zentraler doppelläufiger Katheter oder Scribner-Shunt) besteht. Die Urämie ist für Patienten in Intensivtherapie keine unmittelbare Todesursache mehr, wie das noch vor wenigen Jahren der Fall war.

Schlüsselwörter: Nierenersatztherapie – Arteriovenöse Hämofiltration – Kontinuität der Behandlung

168. ARDS, Beatmungstechniken, Lungenersatztherapie

E. Rügheimer, Erlangen

(Manuskript bis Redaktionsschluß nicht eingegangen)

169. Akute und chronisch-terminale Leberinsuffizienz – aus internistischer Sicht

E.G. Hahn, E. Lotterer, Erlangen

(Manuskript bis Redaktionsschluß nicht eingegangen)

170. Akute und chronisch-terminale Leberinsuffizienz – aus chirurgischer Sicht

B. Kremer, Hamburg

(Manuskript bis Redaktionsschluß nicht eingegangen)

171. Therapie von Herz-Kreislaufversagen und hämorrhagischem Schock

W.-P. Klövekorn

Kerckhoff-Klinik, Herzchirurgie, Benekestraße 2–8, W-6350 Bad Nauheim

Therapy of Cardiocirculatory Failure and Hemorrhagic Shock

Summary. Exact knowledge about the etiology of cardiocirculatory failure is an absolute prerequisite for any therapy. There are primary extracardiac (bleeding, hemorrhagic shock) and cardiac (coronary insufficiency, myocardial infarction) causes of circulatory failure. The main therapeutic goal is to reestablish sufficient tissue O_2-supply by normalizing cardiac function. In the case of hypovolemia, adequate volume replacement is the first therapeutic step. For the treatment of primary myocardial failure, inotropic agents and vasodilators should be used.

Key words: Cardiac failure – Volume replacement – Inotropic agents – Vasodilators

Zusammenfassung. Eine effektive Therapie des Herz-Kreislaufversagens erfordert die genaue Kenntnis der Ätiologie des Leidens. Grundsätzlich muß zwischen primär extrakardialen (Blutung, hämorrhag. Schock) u. kard. (Koronarinsuffizienz, Myocardinfarkt) Ursachen unterschieden werden. Ziel der Therapie ist die Wiederherstellung einer ausreichenden Gewebe O_2-Versorgung durch die Normalisierung der Pumpleistung des Herzens. Dies kann bei Vorliegen einer Hypovolämie mittels Volumengabe, bei primär kard. Versagen durch die Gabe von inotropen Substanzen und Vasodilatantien erreicht werden.

Schlüsselwörter: Kreislaufversagen – Volumenersatz – Inotrope Substanzen – Vasodilatantien

172. Fortschritte der Intensiv- und Notfallmedizin: Ernährung und Stoffwechsel

M. Heberer

Departement Chirurgie, Universität Basel, Spitalstraße 21, CH-4031 Basel, Schweiz

Progress in Intensive Care: Metabolism and Nutrition

Summary. Total parenteral nutrition (TPN) and total enteral nutrition (TEN) are effective substitutes for normal oral intake even for prolonged periods of time during *stable metabolic conditions.* In the presence of *metabolic stress* (sepsis, severe trauma), however, the efficacy of TPN and TEN can be improved by providing conditionally essential nutrients (e.g., glutamine), by substrates with pharmacological effects (arginine, glutamine, ω3 free fatty acids), by more extensive use of TEN than of TPN, and by the combination of nutrition with mediators such as growth hormones (trauma) or interleukin-2 (oncology).

Key words: Metabolism – Nutrition – Intensive care

Zusammenfassung. Parenterale und enterale Ernährung sind heute bei *stabiler Stoffwechsellage* eine etablierte und auch über lange Zeiträume wirksame Therapie. Wesentliche Fortschritte der künstlichen Ernährung ergeben sich hingegen im *Streßstoffwechsel* durch den Einschluß *bedingt essentieller Nährstoffe* (z. B. Glutamin), durch den Zusatz von Substraten mit *pharmakologischer Wirkung* (z. B. Arginin, Glutamin, ω3-Fettsäuren), durch den vermehrten Einsatz *enteraler Ernährung* auch zur Supplementierung der parenteralen Ernährung sowie durch die Kombination von künstlicher Ernährung mit *Mediatoren* (Wachstumshormone, Interleukin-2 etc.)

Schlüsselwörter: Stoffwechsel – Ernährung – Streßstoffwechsel

173. Blut, Blutderivate und Blutersatztherapie

D. L. Heene, W. Kirschstein und C. E. Dempfle

I. Medizinische Klinik, Klinikum Mannheim, Postfach 10 00 23, W-6800 Mannheim

Blood Transfusion and Its Derivatives in Intensive Care

Summary. Transfusion therapy counteracting life-threatening hemorrhagic complications in critically ill patients has the following goals: 1. Restitution of blood and volume loss; 2. Recompensation of the hemostatic potential; 3. Availability of cellular and immunologically active components of the defense system. It is preferable to use concentrates of erythrocytes and fresh frozen plasma as well as fresh whole blood and platelet concentrates in the case of massive transfusion (i.e., transfusion volume >2.5 l or >5 l/24 h). Hemostatic defects may be due to (a) preexisting coagulation disorder (liver disease, ITP, hemophilia) (b) consumption coagulopathy as a consequence of DIC in the course of shock, and (c) massive transfusion and inadequate substitution with fresh frozen plasma. Recompensation of the hemostatic potential is achieved by fresh frozen plasma and/or platelet concentrates.

Key words: Massive transfusion – Hemostatic defects

Zusammenfassung. Bei lebensbedrohlichen Blutungskomplikationen in der Intensivmedizin hat die Transfusionstherapie folgende Ziele: 1. Behebung des Blut- und Volumenverlustes, 2. Rekompensation des Hämostasepotentials. Der Blutersatz erfolgt überwiegend mittels Erythrozytenkonzentraten und Frischplasmakonserven, im Falle der Massivtransfusion (Einzeltransfusion >2,5 l oder >5 l/24 h) mittels frischen Vollblutkonserven und Plättchenkonzentraten. Hämostasestörungen sind a) präexistent als Ausdruck der zur Blutung führenden Grunderkrankung (z. B. Leberzirrhose, M. Werlhof, Hämophilie), b) Folge einer disseminierten intravasalen Gerinnung (DIC) bzw. Verbrauchskoagulopathie bei Schock, c) transfusionsbedingt bei unzureichender Substitution gerinnungsaktiver Komponenten. In der Rekompensation des Hämostasepotentials dominiert die Gabe von Frischplasmakonserven und/oder Thrombozytenkonzentraten.

Schlüsselwörter: Massivtransfusion – Hämostasestörungen

174. Grenzen der Intensivmedizin

A. Encke

Klinik für Allgemeinchirurgie, Johann Wolfgang Goethe-Universität Frankfurt, Theodor-Stern-Kai 7, W-6000 Frankfurt/Main 70

Limitations in Intensive Care Medicine

Summary. There are limitations in intensive care medicine for ethical, legal, medical, and economic reasons. Medical ethics guide the medical decision and jurisdiction emphasizes the patient's right of self-determination and the proven medical indication. However, the necessary informed consent of the patient can often not be obtained in intensive care medicine. Prognostic scores (such as trauma scores or APACHE II score) are not reliable in the individual patient. Progress has only been made by crossing therapeutic border lines. This fact justifies surgical research, even in intensive care therapy. The insufficient capacity of intensive care beds, nursing staff, and new figures concerning the relation of nurses per patient, which have been lacking for many years, determine essentially the limitations of intensive care medicine at present.

Key words: Limitations – intensive care medicine

Zusammenfassung. Die Grenzen der Intensivmedizin sind ethischer, rechtlicher, medizinischer und ökonomischer Natur. Die medizinische Ethik bestimmt die ärztliche Entscheidung. Die Rechtsprechung betont das Selbstbestimmungsrecht des Patienten und die begründete medizinische Indikationsstellung. Die notwendige Einwilligung des entscheidungsfähigen Patienten nach angemessener Aufklärung ist aber in der Intensivtherapie häufig nicht erfüllbar. Prognostische Indices (Trauma-Score, Apache II-Score) sind im individuellen Fall nicht verläßlich. Fortschritte wurden nur durch Grenzüberschreitungen erzielt. Diese begründen auch die klinische Forschung in der Intensivmedizin. Die ungenügende Intensivbettenkapazität, der Pflegepersonalmangel und die seit Jahren unzureichenden Anhaltszahlen im Pflegedienst bestimmen z. Zt. wesentlich die Grenzen der Intensivmedizin.

Schlüsselwörter: Grenzen – Intensivmedizin

Diffuse Peritonitis – Praxis der interdisziplinären Therapie

175. Herdsanierung

K.-H. Vestweber, Leverkusen

(Manuskript bis Redaktionsschluß nicht eingegangen)

176. Etappenlavage/programmierte Lavage

W. Teichmann, B. Herbig

(Manuskript bis Redaktionsschluß nicht eingegangen)

177. Kontinuierliche geschlossene Peritoneallavage

D. Berger, Ulm

(Manuskript bis Redaktionsschluß nicht eingegangen)

178. Geschlossene Peritoneallavage mit geplanter Relaparotomie

H.-W. Waclawiczek, O. Boeckl, Salzburg

(Manuskript bis Redaktionsschluß nicht eingegangen)

179. Diffuse Peritonitis – Kontinuierliche offene Peritoneallavage

F. Köckerling, M. Neumann und F. P. Gall

Chirurgische Universitätsklinik, Maximiliansplatz 1, W-8520 Erlangen

Diffuse Peritonitis: Continuous Open Peritoneal Lavage

Summary. Infectious material and fibrin found in the abdomen is removed over 24 h by means of programmed interval lavage of the open abdomen in cases of diffuse peritonitis. Programmed lavage is stressful for both staff and patients, and, between lavages, any infectious material remaining in the abdomen continues to provide a septic focus. We have, therefore, developed a new temporary abdominal closure system to facilitate continuous open lavage of the abdomen. This temporary abdominal closure system permits continuous lavage by means of feeding lines and drains.

Key words: Diffuse peritonitis – Open continuous peritoneal lavage

Zusammenfassung. Im Konzept des offenen Abdomens mit programmierter Intervallspülung bei der diffusen Peritonitis wird zunächst 24stündlich das im Bauch befindliche infektiöse Material und Fibrin beseitigt. Diese programmierten Lavagen sind für den Patienten und das Personal sehr belastend. Weiterhin unterhält zwischen den Lavagen das im Bauch befindliche infektiöse Material das septische Krankheitsbild. Deshalb entwickelten wir einen neuen passageren Bauchdeckenverschluß zur kontinuierlichen offenen Spülbehandlung des Bauches. Dieser passagere Bauchdeckenverschluß ermöglicht durch Zu- und Abflußanschlüsse eine kontinuierliche Spülbehandlung bei offenem Bauch.

Schlüsselwörter: Diffuse Peritonitis – Offene kontinuierliche Peritoneallavage

180. Intensivtherapie

H.-N. Herden, Hamburg

(Manuskript bis Redaktionsschluß nicht eingegangen)

181. Parenterale und enterale Ernährung während Sepsis

M. Georgieff, K. Träger, Th. Schricker und W. Kugler

Universitätsklinik für Anästhesiologie, Klinikum der Universität Ulm, Steinhövelstraße 9, W-7900 Ulm

Parenteral and Enteral Nutrition During Sepsis

Summary. A major therapeutic goal after trauma and sepsis is the reduction of whole-body protein catabolism and the stimulation of visceral protein synthesis. The parenteral use of Xylitol alone or together with glucose in a ratio of 1:1 or a Xylitol: glucose ratio of 2:1 is associated with an enhancement of the turnover rate within the pentose-phosphate shunt as well as the citric-acid cycle. The specific metabolic effect reduces protein catabolism effectively. Parenteral as well as enteral medium-chain triglycerides and omega-3 fatty acids are important energy sources as well as modulators of inflammation. In the future, structured lipids will contain all available important lipids. Dipeptides as well as the amino acids glutamine and arginine have additional immune stimulatory properties.

Key words: Xylitol – Structured lipids – Dipeptides

Zusammenfassung. Ein wesentliches Ziel der Ernährung nach Trauma und Sepsis ist die Reduktion der Gesamtkörperprotein-Katabolie und die Stimulation der viszeralen Proteinsynthese. Durch die parenterale Anwendung von Xylit alleine oder in Verbindung mit Glukose im Verhältnis 1:1 bzw. Xylit: Glukose 2:1 kann der gesteigerte Umsatz des Pentosephosphatweges und der Zitratzyklus selektiv mit einem Substrat versorgt werden, wodurch Eiweiß effektiv vor der Katabolie bewahrt wird. Sowohl in der parenteralen als auch der enteralen Ernährung spielen mittelkettige Triglyzeride (MCT) und

Omega-3-Fettsäuren bei der direkten Deckung des Energiebedarfes und der Modulation der inflammatorischen Antwort eine besondere Rolle. Hierbei werden in der Zukunft MCT, Omega-3- und Omega-6-Fettsäuren als strukturierte Lipide therapeutisch zum Einsatz kommen. Bei den Aminosäuren gewinnen Dipeptide und die Aminosäuren Glutamin und Arginin wegen ihrer zusätzlichen immunstimulierenden Wirkung zunehmend an Bedeutung.

Schlüsselwörter: Xylit – Strukturierte Lipide – Dipeptide

182. Generalisierte postoperative Peritonitis im Stadium der polyorganischen Insuffizienz: Pathogenese, Behandlung

A. V. Vatasin und A. I. Lobakov

Moskauer Regionales Klinisches Forschungsinstitut (MONIKI), Chirurgische Abteilung, Schepkinstraße 61/2, 129110 Moskau, Rußland

Generalized Postoperative Peritonitis in the Stage of Polyorganic Insufficiency: Pathogenesis and Treatment

Summary. Results of the treatment of 248 patients with diffuse postoperative peritonitis in the stage of polyorganic insufficiency are presented (toxic encephalopathy, nephropathy, hepatopathy, and coagulopathy, etc.). In addition to common methods of treatment, extracorporeal detoxication was used. Effective results were received by the usage of filtrative exchangeable cascade plasmapheresis and hemofiltration. The best effect in hepatopathy was obtained by the method of portal blood selective detoxication.

Key words: Peritonitis – Detoxication – Plasmapheresis – Hemofiltration

Zusammenfassung. Es sind die Ergebnisse der Behandlung von 248 Patienten mit der diffusen postoperativen Peritonitis im Stadium der polyorganischen Insuffizienz (toxische Enzephalopathie, Nephropathie, Hepatopathie, Koagulopathie etc.). Neben den allgemein bekannten Methoden nach Indikation wurden auch die Methoden extrakorporaler Detoxikation angewandt. Effektive Ergebnisse wurden bei der Anwendung der filtrativen Kaskade-Umtausch-Plasmapherese und der Hämofiltration erhalten. Bei der Hepatopathie ist eine hohe Effektivität der selektiven Detoxikation des Pfortaderbluts erzielt.

Schlüsselwörter: Peritonitis – Detoxikation – Plasmapherese – Hämofiltration

Weiter- und Fortbildung

Ultraschall in der Chirurgie

183. Ultraschall als Standarduntersuchung beim abdominellen und thorakalen Notfall

Th. Tiling, Köln

(Manuskript bis Redaktionsschluß nicht eingegangen)

184. Indikation und Aussagekraft des intraoperativen und postoperativen Ultraschalls

A. H. Hölscher

Chirurgische Klinik und Poliklinik, Technische Universität München, Ismaninger Straße 22, W-8000 München 80

Indication and Significance of Intraoperative and Postoperative Sonography

Summary. In a prospective study it was shown that intraoperative ultrasound (IOS) has the highest sensitivity (89.9 %) and specificity (98.3 %) for the detection of liver metastases of colorectal cancer. IOS gives important information about liver anatomy, tumor extent, and the presence of additional lesions in liver parenchyma prior to resection. In pancreatic surgery, IOS can detect impalpable endocrine tumors. The special significance of postoperative ultrasound is due to the high accuracy in the detection of intra-abdominal bleeding or abscess. Using ultrasound-guided puncture, the value of this method is increased and, as a therapeutic measure, transcutaneous drainages can be placed in order to heal abscesses.

Key words: Intraoperative/postoperative sonography – Liver metastases – Abscesses

Zusammenfassung. In einer prospektiven Studie konnte herausgearbeitet werden, daß die intraoperative Sonographie (IOS) die höchste Sensitivität (89,9 %) und Spezifität (98,3 %) für den Nachweis von Lebermetastasen colorektaler Carcinome hat. Mit der IOS lassen sich vor einer Resektion primärer Tumoren oder Metastasen der Leber wichtige Informationen gewinnen über die Leberanatomie, die Tumorausdehnung und das Vorhandensein weiterer Herde im Leberparenchym. In der Pankreaschirurgie kann die IOS hilfreich sein beim Auffinden von nicht palpablen endokrinen Tumoren. Die besondere Bedeutung des postoperativen Ultraschalls liegt in der hohen Treffsicherheit zur Erkennung von intraabdominellen Nachblutungen oder Abszessen. Durch ultraschallgezielte Punktion wird die Aussagekraft dieser Methode erhöht, und es können unter therapeutischer Zielsetzung transcutane Drainagen eingebracht werden, um Abszesse zur Ausheilung zu bringen.

Schlüsselwörter: Intraoperative/postoperative Sonographie – Lebermetastasen – Abszesse

185. Ultraschall beim Gelenk- und Weichteiltrauma

G. Muhr, J. Richter, Bochum

(Manuskript bis Redaktionsschluß nicht eingegangen)

186. Funktioneller Ultraschall der Gefäße

H. Fürst, W.H. Hartl und F.W. Schildberg

Ludwig-Maximilians-Universität, Marchioninistraße 15, W-8000 München 70

Functional Ultrasound in Arteries

Summary. Doppler sonography allows the evaluation of vascular stenoses (e.g., at the carotid artery) and, applying the principle of vascular impedance, the determination of vascular resistance indices (e.g., in the brain or transplanted organs). Color-flow Doppler sonography allows the visualization of blood flow and the identification of abnormal blood flow patterns such as vortex formation. This advanced Doppler technique has been established as a new method for the identification of ulcerative plaques in carotid artery stenoses, for the detection and localization of vascular injuries, and for diagnosis of vein thrombosis and examination of liver perfusion. In addition, new diagnostic aspects result from a better understanding of pulsatile blood flow and from visualizing blood flow hemodynamics.

Key words: Pulsatile blood flow – Doppler sonography – Color-flow Doppler sonography

Zusammenfassung. Die Dopplersonographie ermöglicht einerseits die Beurteilung von Gefäßstenosen (A. carotis), andererseits die Ermittlung des peripheren Gefäßwiderstandes (zerebrale Perfusion, Abstoßung nach Transplantation). Durch farbige Darstellung des Blutflusses ergeben sich durch die Farbdopplersonographie eine Reihe von klinischen Applikationen: Erkennung von Exulzerationen in Karotisstenosen, Abklärung von Gefäßverletzungen, Diagnostik der Bein-Beckenvenenthrombose, Darstellung der Leberdurchblutung. Außerdem ergeben sich neue wissenschaftliche Aspekte, da erstmals rheologische Phänomene erkannt werden können, deren Verständnis Einfluß auf therapeutische Prinzipien haben, und deren Interpretation in Zukunft einen festen Platz bei der klinischen Abklärung nicht nur des gefäßchirurgischen Patienten haben wird.

Schlüsselwörter: Rheologie – Dopplersonographie – Farbdopplersonographie

187. Bedeutung des endoluminalen Ultraschalls für die onkologische Chirurgie

U. Hildebrandt

Abteilung für Allgemeine Chirurgie, Abdominal- und Gefäßchirurgie, W-6650 Homburg/Saar

Impact of Endosonography for Oncological Surgery

Summary. Pretherapeutic endosonographic staging has the aim of exactly predicting the T and N stage of the TNM classification system. The accuracy of T is 89% for esophageal cancer, 85% for gastric and 90% for rectal cancer. Lymph node metastases are predicted with an accuracy of 80% for esophagus, 81% for stomach and 79% for rectum. Endosonography has influenced oncologic surgery in three respects. (1) Prediction of the resectability; (2) Decision on resection, palliation or adjuvant surgery; and (3) definition of favorable stages which are suitable for a local procedure.

Key words: Endosonography Oncology – Resectability

Zusammenfassung. Ziel des prätherapeutischen Stagings mittels Endosonographie ist die möglichst exakte Vorhersage von T und N analog der TNM-Klassifikation. Die Genauigkeit für T beträgt beim Oesophaguscarcinom 89%, beim Magencarcinom 85%, beim Rektum 90%. Lymphknotenmetastasen werden mit 81% beim Magen, mit 79% beim Rektum richtig vorhergesagt. Die Endosonographie hat die onkologische Chirurgie in drei Punkten beeinflußt. 1. Vorhersage der Resektabilität: R0 oder R2. 2. Die Entscheidung, Resektion, Palliation oder adjuvante Therapie. 3. Die Definition günstiger Stadien, die für ein lokales Vorgehen geeignet sind.

Schlüsselwörter: Endosonographie – Onkologie – Resektabilität

188. Technische Evolution in der Sonographie

U. Rodekuhr, Illkirch-Graff

(Manuskript bis Redaktionsschluß nicht eingegangen)

Endoskopie: Zukunftsperspektiven der laparoskopischen Chirurgie

189. Laparoskopische Laser-Technik

A. Pier und F. Götz

Abteilung Lap. Chirurgie, Kreiskrankenhaus, von-Werth-Straße 5, W-4048 Grevenbroich

Laparoscopic Laser Technique

Summary. The question to what extent the laser technology will become a useful alternative to the conventional HF technique in surgery, above all in laparoscopic operations, is currently gaining ever more importance. Within the frame of a Research Project supported by the BMFT (Federal Ministry of Research and Technology), we are testing the use of a CO_2 laser and a Nd-YAG laser in laparoscopic cholecystectomy, both in animal experiments and in clinical application. The duration of the project will be 3.5 years. We are now in the second year of use. At this time, no definite statement can be made about whether the use of a laser instrument in surgical laparoscopy is justified.

Key words: Laser Technique – Laparoscopy

Zusammenfassung. Die Frage, inwieweit die Lasertechnologie in der Medizin, insbesondere bei laparoskopischen Operationen, eine sinnvolle Alternative zur konventionellen HF-Technik darstellt, gewinnt z. Z. zunehmend an Bedeutung. Im Rahmen eines vom BMFT unterstützten Forschungsprojektes haben wir die Anwendung eines CO_2-Lasers und Nd-YAG-Lasers bei der laparoskopischen Cholecystektomie sowohl im Tierversuch als auch in der klinischen Anwendung untersucht. Das Projekt hat eine Laufzeit von 3,5 Jahren. Z. Z. befinden wir uns im 2. Jahr der Anwendung. Zum jetzigen Zeitpunkt kann eine definitive Aussage zur Berechtigung des Lasers in der chirurgischen Laparoskopie noch nicht gegeben werden.

Schlüsselwörter: Laser-Technik – Laparoskopie

190. Laparoskopische Chirurgie am ösophagocardialen Übergang

Ph. Mouret, Lyon

(Manuskript bis Redaktionsschluß nicht eingegangen)

191. Laparoskopische Antirefluxoperation

K.H. Fuchs, S.M. Freys, J. Heimbucher und A. Thiede

Chirurgische Universitätsklinik Würzburg, Josef Schneider Straße 2, W-8700 Würzburg

Laparoscopic Antireflux Procedures

Summary. The basic design of antireflux procedures is the augmentation of the lower esophageal sphincter (LES) and an anatomical reconstruction in the case of associated hiatal hernias. Prior to clinical work, we investigated the application of laparoscopic techniques for antireflux surgery in the animal model. In ten mongrel dogs, an anterior 180° hemifundoplication was constructed by suturing the fundus to the anterior aspect of the LES and the right hiatal crus. This allows minimal manipulation of the gastroesophageal junction in order to minimize tissue damage, risk or complications, and operating time, while still creating an augmentation of the LES. Pre- and postoperative manometric studies demonstrated a significant increase in LES pressure. Based on these results, this laparoscopic procedure was successfully introduced into our clinical routine.

Key words: Laparoscopy – Antireflux procedure – Gastroesophageal reflux disease

Zusammenfassung. Das Grundprinzip einer Antirefluxoperation ist neben der anatomischen Rekonstruktion in Fällen einer assoziierten Hiatushernie die Verstärkung des unteren oesophagealen Sphinkters (LES). Vor einer klinischen Anwendung untersuchten wir die Durchführbarkeit der laparoskopischen Technik für die Antirefluxchirurgie im Tiermodell. Bei 10 Mischlingshunden erfolgte eine anteriore 180° Hemifundoplikatio, in dem der Fundus an der Vorderseite des LES und dem rechten Schenkel des Hiatus fixiert wurde. Dieses Vorgehen erlaubt bei ausreichender Verstärkung des LES eine minimale Manipulation im Bereich des gastrooesophagealen Überganges und hierdurch eine Reduzierung der Gewebeschädigung, des Operationsrisikos, der Komplikationen und der Operationszeiten. Prä- und postoperative manometrische Untersuchungen zeigten einen signifikanten Anstieg des LES-Druckes. Basierend auf diesen Ergebnissen wurde die laparoskopische Hemifundoplikatio erfolgreich in unsere klinische Routine eingeführt.

Schlüsselwörter: Laparoskopie – Antirefluxoperation – Gastrooesophageale Refluxkrankheit

192. Laparoskopische Vagotomie

G. Schwab, K. Glaser, E. Bodner, Innsbruck

(Manuskript bis Redaktionsschluß nicht eingegangen)

193. Laparoskopische Chirurgie des Dünndarmes

K. Schönleben und J. Brune

Chirurgische Klinik, Klinikum Ludwigshafen, Bremserstraße 79, W-6700 Ludwigshafen

Laparoscopic Small-Intestine Resection

Summary. The development of laparoscopic stapling devices have made operations on gastrointestinal organs accessible to laparoscopy. We performed ten small-intestine resections with termino-terminal anastomosis and ten gastro-jejunostomies on pigs. Survival experiments with postoperative radiologic and endoscopic check-ups, as well as histologic examination of the anastomotic tissue after 8 weeks, showed excellent healing of the anastomosis and in all cases an uncomplicated postoperative course. In the meantime we performed two laparoscopic gastrojejunostomies on patients for duodenal stenosis due to incurable pancreatic carcinoma. There were no postoperative complications, and the functional results were very good.

Key words: Laparoscopic small-intestine resection – Laparoscopic anastomosis

Zusammenfassung. Laparoskopisch einsetzbare Stapler ermöglichen resezierende und rekonstruktive Eingriffe an abdominellen Hohlorganen. Tierexperimentelle Untersuchungen: Bei je 10 Schweinen wurden Dünndarmresektionen mit funktionellen End-zu-End-Anastomosen, bzw. Seit-zu-Seit-Gastrojejunostomien durchgeführt. Überlebenskontrollen, radiologische und endoskopische Nachuntersuchungen, Tötung der Tiere und histologische Untersuchungen nach 8 Wochen, ergaben intakte Anastomosenverhältnisse. Die tierexperimentellen Erfahrungen wurden bei zwei Patienten klinisch umgesetzt: laparoskopische Seit-zu-Seit-Gastrojejunostomie bei inkurablen Pankreaskarzinomen mit Magenausgangsstenose; problemloser postoperativer Verlauf bei guter Funktion.

Schlüsselwörter: Laparoskopische Dünndarm-Magenanastomosen

194. Laparoskopische Chirurgie des Kolons und Rektums

I. Gastinger, F. Köckerling, Suhl, Erlangen

(Manuskript bis Redaktionsschluß nicht eingegangen)

195. Laparoskopische Herniotomie – Pro

A. Schafmayer, M. Barthel, J. Schleef und T. Neufang

Chirurgische Universitätsklinik, Robert-Koch-Straße 40, W-3400 Göttingen

Laparoscopic Hernia Repair

Summary. Between 1/91 and 4/92, we performed 102 laparoscopic hernia repairs using plug repair combined with a small patch. Postoperative complications included two hematomas, one scrotal edema, and occasionally anterior thigh pain; there has been no recurrence to date. Benefits are reduced pain, shorter hospitalization and recovery, and a more rapid return to work. Since high recurrence rates using original plug repair are reported in the USA, we changed to a complete preperitoneal mesh repair (large patch). To date, we have had no complications and no recurrence in 18 patients.

Key words: Laparoscopic hernia repair – Plug – Preperitoneal mesh

Zusammenfassung. Von 1/91–4/92 haben wir in 102 Fällen eine laparoskop. Hernioplastik (LHP) mittels „plug repair" kombiniert mit „small patch"-Technik durchgeführt. An Komplikationen traten 2 Hämatome, eine Hodenschwellung sowie gelegentlich periostale Beschwerden im Schambeinbereich auf, bisher kein Rezidiv. Wir sehen die Vorteile der LHP in geringeren postoperativen Schmerzen, kürzerem Krankenhausaufenthalt und schnellerer Wiederaufnahme der Freizeitaktivität und Erwerbstätigkeit. Nachdem aus USA über hohe Rezidivraten bei alleiniger plug repair berichtet wurde, führen wir jetzt eine präperitoneale Mesh-Reparation (large patch) durch, bei bisher 18 Patienten bisher komplikations- und rezidivfreier Verlauf.

Schlüsselwörter: Laparoskop. Hernioplastik – Plug-Technik – Präperitoneale Mesh-Reparation

196. Laparoskopische Herniotomie – Contra

V. Schumpelick, Aachen

(Manuskript bis Redaktionsschluß nicht eingegangen)

197. Weiter- und Fortbildung in der laparoskopischen Chirurgie

B.C. Manegold, Mannheim

(Manuskript bis Redaktionsschluß nicht eingegangen)

198. Laparoskopische Chirurgie – krankenhausökonomische Aspekte

H. Bauer, A. Meier und G. Mayer

Chirurgische Abteilung, Kreiskrankenhaus Alt/Neuötting, Vinzenz v. Paul-Straße 10, W-8262 Altötting

Laparoscopic Surgery: Economical Aspects for Hospitals

Summary. Laparoscopic surgery, especially laparoscopic cholecystectomy, brings benefit for the patient, but also induces economic problems for hospitals due to the payment system that has been used until now in the FRG (equal payment units for each day of hospital stay). Reducing the duration of hospital stay, which means shortening the postoperative period in the hospital, produces a marked loss of charge. Effective and economic hospital management, as shown by the example of laparoscopic cholecystectomy, therefore needs a change in the payment system. Our own experiences, based on the classification system of Patient Management Categories (PMC) are reported here.

Key words: Laparoscopic surgery – Economical aspects – Alternative payment systems

Zusammenfassung. Die laparoskopischen Operationen, am deutlichsten die laparoskopische Cholecystektomie, bringen neben dem im Vordergrund stehenden Benefit für den Patienten bei unserem derzeit geltenden Pflegesatzsystem (tagesgleiche Pflegesätze) auch zum Teil nicht unerhebliche krankenhausökonomische Probleme. Eine erhebliche Verkürzung der Verweildauer führt über eine drastische Reduzierung des Pflegesatzentgeltes zu einer deutlichen Kostenunterdeckung für die Krankenhäuser. Einen Ausweg bietet die Vereinbarung von Sonderentgelten oder von Fallpauschalen, wobei vor allem letztere eine leistungsorientierte Kostenerfassung ermöglichen. Eigene Erfahrungen unter Anwendung des Fallklassifikationssystems der Patient Management Categories (PMC) werden dargestellt.

Schlüsselwörter: Laparoskopische Chirurgie – Ökonomische Aspekte – Fallpauschalen

Endoskopie: Laparoskopische Chirurgie

199. Voraussetzungen laparoskopischer Operationen

G. Buess, Tübingen

(Manuskript bis Redaktionsschluß nicht eingegangen)

200. Methodische Analyse von Unfällen bei laparoskopischen Operationen

H. Troidl, Köln-Merheim

(Manuskript bis Redaktionsschluß nicht eingegangen)

201. Anaesthesie bei 500 laparoskopischen Cholecystektomien

M. Doehn und R. Stuttmann

Abteilung für Anaesthesiologie, Kliniken der Stadt Köln, Ostmerheimer Straße 200, W-5000 Köln 91

Anesthesia for Laparoscopic Cholecystectomy

Summary. In the first 500 consecutive patients (309 female; 191 male; ASA classification I/II. $n = 448$, mean age 48.9, range 17–81 years; ASA classification III/IV: $n = 52$, mean age 65.1, range 21–87 years) scheduled for laparoscopic cholecystectomies, minor and major events of standard inhalation anesthesia were investigated. The surgically induced CO_2 insufflation into the abdominal cavity leads (i) to an increased CO_2 supply and (ii) to an abdominal compartment-like syndrome. Hypertension ($n = 161$) and arrhythmias ($n = 86$) are typical minor events. In ASA III/IV patients with preexisting cardiac disease, acute cardiac insufficiency with severe elevation of filling pressure (172.1 % of preoperative value) and with decrease of cardiac output (52.9 % of preoperative value) occurred as major events after CO_2 insufflation. The following predisposing factors for postoperative emesis (total rate of emesis 20.2 %) were observed with a significantly higher incidence: female sex (rate of emesis 25.4 %), perioperative use of opioids (rate of emesis 29.2 %) and age > 37 years (rate of emesis 33.5 %). The relevance of the acute intraoperative cardiac insufficiency remains to be examined.

Key words: Cholecystectomy – Laparoscopy – Anesthesia – Hemodynamic

Zusammenfassung. Zur Darstellung der Besonderheiten einer Standardinhalationsanaesthesie zur laparoskopischen Cholecystektomie wurden die ersten 500 konsekutiven

Patienten [309 weiblich, 191 männlich; ASA Risikogruppe I/II $n=448$, Alter 48,9 (17–81) Jahre, ASA Risikogruppe III/IV $n=52$, Alter 65,1 (21–87) Jahre] untersucht. Die chirurgisch induzierte CO_2 Insufflation führt 1. zu einem erhöhtem CO_2 Angebot und 2. zu einer intraabdominellen Drucksteigerung bis zum abdominellen Kompartmentsyndrom. Als Folge können Hochdruckkrisen ($n=161$), Rhythmusstörungen ($n=86$) und bei Patienten mit einem vorgeschädigten Herzen (ASA III/IV) eine akute Herzinsuffizienz mit einem Anstieg der Füllungsdrücke (172,1 % des Ausgangswertes) und einem Abfall des Herzzeitvolumens (52,9 % des Ausgangswertes) auftreten. Signifikante praedisponierende Faktoren für postoperatives Erbrechen (20,2 %) sind weibliches Geschlecht (25,4 %), perioperative Opioide (29,2 %) und höheres Lebensalter (>37 Jahre, 33,5 %). Die Bedeutung der passageren, intraoperativen Herzinsuffizienz ist zur Zeit unklar.

Schlüsselwörter: Cholecystektomie – Laparoskopie – Anaesthesie – Hämodynamik

202. Fehler und Gefahren der laparoskopischen Appendektomie

Th. Raguse, Mühlheim

(Manuskript bis Redaktionsschluß nicht eingegangen)

203. Fehler und Gefahren der laparoskopischen Cholezystektomie

H. D. Saeger, M. Trede und W. Schaupp

Chirurgische Universitätsklinik, Klinikum Mannheim, Theodor-Kutzer-Ufer, W-6800 Mannheim 1

Pitfalls and Risks in Laparoscopic Cholecystectomy

Summary. The main risk factors in laparoscopic cholecystectomy (LC) are the laparoscopy (L) itself, the instruments, intraoperative findings, and the surgical technique. Problems by L are rare, but varied. The list of contraindications is continually decreasing. The most significant surgical complication is bile duct injury (BDI). The indicence – as indicated in the literature – ranges from 0 % to 2.8 % with an average of 0.56 %. Operative mortality (OM) is extremely rare (0.045 % in 18 series with 11 099 cases, published in 1991/1992). In 700 LCs, we did not have BDI or OM in Mannheim. The correct indication, preliminary training, and a subtle surgical technique help to avoid mistakes and to deal with dangers.

Key words: Laparoscopic cholecystectomy – Pitfalls – Risks

Zusammenfassung. Hauptsächliche Risikofaktoren bei der laparoskopischen Cholezystektomie (LC) sind die Laparoskopie (L) selbst, Instrumente, Befundkonstellation und intraoperative Komplikationen. Gefahren durch die L sind vielfältig, aber selten. Die Anzahl der Kontraindikationen ist rückläufig. Die gravierendste chirurgische Komplikation ist die Gallenwegsverletzung (BDI). In der Literatur wird sie zwischen 0–2,8 % mit einem Durchschnitt von 0,56 % angegeben. Die Operationsletalität (OL) ist äußerst selten (0,045 % in 18 Serien mit 11 099 Fällen, publiziert 1991/92). Unter 700 LC's traten in Mannheim keine BDI oder OL auf. Eine korrekte Indikationsstellung, Trainingskurse und subtile Operationstechnik sind Voraussetzung, um Gefahren zu begegnen und Fehler zu vermeiden.

Schlüsselwörter: Laparoskopische Cholzeystektomie – Fehler – Gefahren

204. Fehler und Gefahren der explorativen Laparoskopie

W. Wayand und R. Woisetschläger

AKh., II. Chirurgie, Krankenhausstraße 9, A-4020 Linz, Österreich

Pitfalls and Risks of Exploratory Laparoscopy

Summary. The rate of lethal complications caused by laparoscopy is very low (0.015%; SEMM), whereas the mortality of exploratory laparotomy is 1.9%–2.8%. In the current literature, the following rates of exploratory laparotomy on special indications are reported:
- Malignant tumors of the upper abdomen (cardia, liver, gallbaldder, pancreas), 15%–40%;
- abdominal trauma (blunt or penetrating), 11%–50%;
- Patients in the intensive care unit with suspicious abdomen, 30%–40%.

With careful indication, laparoscopy can replace laparotomy in some of these patients.

Key words: Laparoscopy – Exploratory laparoscopy

Zusammenfassung. Die Rate tödlicher Komplikationen der Laparoskopie per se ist mit 0,015% gering (SEMM). Die explorative Laparotomie hat hingegen eine Letalität von 1,9–2,8%. Die Durchsicht der aktuellen Literatur ergibt folgende Quoten von Explorativlaparotomien für die Indikationen Oberbauchmalignome (Cardia-, Leber-, Gallenblasen-, Pankreaskarzinom) von 15–40%, Abdominaltrauma (stumpf und penetrierend) 11–50%, Intensivpatienten mit suspektem Abdomen 30–40%. Bei sorgfältiger Indikationsstellung kann ein mit der Laparoskopie erfahrener Chirurg einem Teil seiner Patienten die Laparotomie ersparen.

Schlüsselwörter: Laparoskopie – Explorative Laparoskopie

205. Grenzen der Indikation zur laparoskopischen Operation

E. Kraas, U. Kleine, A. Gemperle, H. Loss und E. Löhde

I. Chirurgische Abteilung, Krankenhaus Moabit, Turmstraße 21, 1000 Berlin 21

Limits of the Indication for Laparoscopic Operation

Summary. To most surgeons, the laparoscope is a fairly new instrument for operative procedures. About 40% of the surgical departments in Germany had laparoscopic equipment at the beginning of 1992. Indicational limitations arise when the method is not reliably applied. The procedure has now been well tested in the treatment of cholecystolithiasis and has become the new standard within 2 years. The method is helpful in the treatment of appendicitis with clarification of its differential diagnosis. Rare indications are vagotomy, fundiplicatio, and bowel resections. Of future interest are combined procedures with laparoscopic parts and minilaparotomies as well as the treatment of the acute abdomen.

Key words: Laparoscopic cholecystectomy – Laparoscopic vagotomy – Laparoscopy of the acute abdomen

Zusammenfassung. Das Laparoskop ist für die meisten Chirurgen noch ein relativ neues Operationsinstrument, nur etwa 40% aller chirurgischen Abteilungen in Deutschland sind zu Beginn 1992 damit ausgestattet. Grenzen der Indikation bestehen immer dann, wenn die Operationsmethode nicht sicher beherrscht wird. Bewährt hat sich das Verfahren zur Behandlung der Cholecystolithiasis und ist innerhalb von 2 Jahren zum neuen Standard geworden. Auch bei der Behandlung der Appendicitis mit gleichzeitiger Abklärung der Differentialdiagnose ist es hilfreich. Alle anderen Indikationen: Fundoplicatio, Vagotomie, Dünn- und Dickdarmresektion sind selten. Interessant für die Zukunft sind Kombinationsverfahren von laparoskopischen Operationsabschnitten mit Minilaparotomien und die Behandlung des akuten Abdomens per Laparoskop.

Schlüsselwörter: Laparoskopische Cholecystektomie – Laparoskopische Vagotomie – Laparoskopie des akuten Abdomens

206. Technische Neuheiten bei laparoskopischen Operationen

F. Götz, A. Pier, Grevenbroich

(Manuskript bis Redaktionsschluß nicht eingegangen)

207. Laparoskopische Operationen in einer Tagesklinik

A. Gallinat, R.P. Lueken, Hamburg

(Manuskript bis Redaktionsschluß nicht eingegangen)

Fortschritte in der endokrinen Chirurgie

208. Rationelle Diagnostik des palpablen Solitärknotens der Schilddrüse

C. R. Pickardt, München

(Manuskript bis Redaktionsschluß nicht eingegangen)

209. Funktionelle und morphologische Aspekte der operativen Verfahrenswahl bei gutartigen Strumen

D. Ladurner

II. Universitätsklinik für Chirurgie, Anichstraße 35, A-6020 Innsbruck, Österreich

Functional and Morphologic Aspects of Surgical Procedure in Benign Goiter

Summary. The standardized bilateral strumectomy is increasingly being replaced by differentiated methods of surgery, which always take into account the etiology and pathogenesis of the goiter concerned as well as the surgical aims. The main aim in Graves' disease is to correct the hyperthyroidism. With ordinary goiters, this means eliminating the struma and a possible hyperthyroidism, and preserving euthyroidism. These aims can be achieved by thoroughly reducing the parenchyma in immunohyperthyroidism and by adopting a strategy of "selective strumectomy" in ordinary goiters.

Key words: Benign goiter – Hyperthyroidism – Surgical strategy

Zusammenfassung. Die standardisierte Operationsmethode der bilateralen Strumaresektion wird zunehmend von einer differenzierten Operationsweise abgelöst. Dabei bestimmend sind Ätiologie und Pathogenese der jeweiligen Struma und die daraus resultierenden operativen Ziele. Bei der Immunhyperthyreose ist das Hauptziel die Korrektur der Hyperthyreose, bei der „einfachen" Struma sind es die Kropfbeseitigung, das Beheben einer evtl. Hyperthyreose und die Erhaltung der Euthyreose. Diese Ziele sind bei der Immunhyperthyreose durch ausgedehnte Parenchymreduktion zu erreichen, bei der „einfachen" Struma durch das Konzept der „selektiven Strumaresektion".

Schlüsselwörter: Benigne Struma – Hyperthyreose – Operationstaktik

210. Nachresektion beim zufällig entdeckten Schilddrüsenkarzinom: Indikation und Ergebnisse

H.-D. Röhrer, Düsseldorf

(Manuskript bis Redaktionsschluß nicht eingegangen)

211. Systematische Lymphknotendissektion bei Schilddrüsenkarzinomen

H. Dralle, Hannover

(Manuskript bis Redaktionsschluß nicht eingegangen)

212. Standardisiertes Vorgehen bei Halsexploration wegen primärem Hyperparathyreoidismus

B. Niederle, F. Längle, R. Roka, A. Fritsch, Wien

(Manuskript bis Redaktionsschluß nicht eingegangen)

213. Karzinoide und Mikrokarzinoidose des Magens

H. D. Becker, Tübingen

(Manuskript bis Redaktionsschluß nicht eingegangen)

214. Chirurgische Behandlung der Insulinome

H.-J. Peiper

Chirurgische Universitätsklinik Göttingen, Robert-Koch-Straße 40, W-3400 Göttingen

Surgical Therapy of Insulinomas

Summary. The diagnosis of insulinoma is very accurate today; the determination of localization very important for surgery. Intraoperative sonography shows great sensitivity and specificity. The surgical procedure must be chosen regarding whether or not there is malignancy, localization, and type of pathology. The experience of the surgeon is of the utmost importance. If possible, enucleation should be performed; this can be done using ultrasound-guided marking of the adenoma. Possibly pancreatic resection, but never so-called blind resection, can be carried out. Our own material consists of 56 insulinomas, 6 of them malignant. A high rate of complications (31.5 %) was found, mostly because of pancreatic fistulas. There are technical means of prevention.

Key words: Insulinoma – Organic hyperinsulinism – Intraoperative sonography – Pancreatic resection

Zusammenfassung. Bei heute weitgehend sicherer Diagnosestellung kommt der Insulinomlokalisation besondere Bedeutung zu: Hinweis auf die große Sensitivität und Spezifität der intraoperativen Sonographie. Dignität, Lokalisation und Erscheinungsform bestimmen das chirurgische Vorgehen, bei dem die Erfahrung des Operateurs ausschlaggebend ist. Nach Möglichkeit Enukleation, die heute unter ultraschallgezielter Markierung meist möglich ist. Gegebenenfalls Resektion, keinesfalls aber mehr eine sogenannte „blinde“ Resektion. Eigenes Krankengut betrifft 56 Insulinome, davon 6 maligne. Hohe Komplikationsrate (31,5 %), meist in Form von Pankreasfisteln. Diese lassen sich durch technische Maßnahmen aber u. U. vermeiden.

Schlüsselwörter: Insulinom – Organischer Hyperinsulinismus – Intraoperative Sonographie – Pankreasresektion

Funktionsstörungen des Beckenbodens

215. Einteilung und diagnostische Abgrenzung der Beckenbodeninsuffizienz

R. Winkler

Martin-Luther-Krankenhaus Schleswig, Lutherstraße 22, W-2380 Schleswig

Classification and Differential Diagnosis of Pelvic Floor Insufficiency

Summary. Pelvic floor insufficiency leads to signs of pressure and pain in the sacro-perineal region, disturbances of stool emptying, constipation, incontinence, bleeding, and rectal prolapse. Symptoms of irritable and elongated colon are quite frequent. For therapeutic decisions, clinical findings and defecography are most relevant, assisted by manometry and EMG. Multiple findings are usual, namely, rectal prolapse (48 %), mucosal prolapse (27 %), rectal invagination (34 %), anterior (53 %) and posterior (7 %) rectocoele, and sphincter insufficiency (47 %), sigmoidal elongation (19 %), enterocoele (18 %), cul-de-sac syndrome (13 %), solitary rectal ulcer (6 %), and spastic pelvic floor syndrome (11 %).

Key words: Pelvic floor insufficiency – Anal incontinence – Rectal prolapse – Constipation

Zusammenfassung. Die Beckenbodeninsuffizienz führt zu Druckgefühl, Sitzbeschwerden und Schmerzen am Beckenboden und Kreuzsteißbeinbereich, Stuhlentleerungsstörungen, Obstipation, Inkontinenz, Blutungen und Prolapssyndromen. Häufig bestehen ein Colon irritabile und Colon elongatum. Wegleitend sind klinischer Befund und Defäkographie, ergänzt durch Manometrie und EMG. Fast stets liegen mehrere therapierelevante Veränderungen vor: Rektumprolaps (48 %), Mukosaprolaps (27 %), Rektuminvagination (34 %), vordere (53 %) und hintere (7 %) Rektozelen, Sphinkterinsuffizienz (47 %), Sigma elongatum (19 %), Enterozelen (18 %), Cul-de-sac-Syndrom (13 %), Ulcus recti simplex (6 %), spastisches Beckenbodensyndrom (11 %).

Schlüsselwörter: Beckenbodeninsuffizienz – Analinkontinenz – Rektumprolaps – Obstipation

216. Elektromyographische und manometrische Beurteilung der anorektalen Funktion

E. Hancke, Mainz

(Manuskript bis Redaktionsschluß nicht eingegangen)

217. Biofeedback-Therapie der analen Koordinationsstörung

H.-P. Bruch[1], A. Herold[1] und H. Fritsch[2]

[1] Chirurgische Universitätsklinik zu Lübeck, [2] Anatomisches Institut der MUL, Ratzeburger Allee 160, W-2400 Lübeck 1

Biofeedback Therapy of Anorectal Coordination Disturbances

Summary. Two types of anorectal functional disturbances are observed:
1. Anorectal disorders associated with incontinence: The external anal sphincter relaxes at the same time as the rectoanal inhibitory reflex is induced.
2. Coordination disturbances associated with obstruction: The external anal sphincter contracts during defecation.

Anorectal coordination disturbances are rarely observed. The diagnostic tools are manometry and electromyography. The biofeedback therapy is successful in 60%–100% of cases.

Key words: Anorectal functional disturbances – Biofeedback therapy

Zusammenfassung. Es werden zwei Formen der analen Koordinationsstörung beobachtet:
1. Koordinationsstörungen, die zur Inkontinenz führen: Die willkürliche Sphinktermuskulatur zeigt als aktive Reserve einen Druckabfall. Nicht die gewünschte Kontraktion, sondern eine Erschlaffung tritt ein.
2. Koordinationsstörungen, die zur Obstruktion führen: Bei der Defäkation bleibt die regelrechte Erschlaffung des Sphinkters aus. An ihre Stelle tritt eine Kontraktion.

Anorektale Koordinationsstörungen sind selten, sie werden durch Manometrie oder Elektromyographie diagnostiziert, die Behandlung durch Biofeedback-Therapie ist in 60–100% der Fälle erfolgreich.

Schlüsselwörter: Anale Koordinationsstörung – Biofeedback-Therapie

218. Rekonstruktive Maßnahmen bei Beckenbodeninsuffizienz

A. Thiede, J. Schneider und M. Kraemer

Chirurgische Klinik und Poliklinik, Bayerische Julius-Maximilians-Universität Würzburg, Josef-Schneider-Straße 2, W-8700 Würzburg

Repair Procedures in Pelvic Floor Insufficiency

Summary. Complex anatomical and functional changes have to be considered in the diagnosis and surgical repair of pelvic floor insufficiency. The great variety of surgical procedures indicates considerable differences in surgical concepts. Isolated repair of the pelvic floor does not suffice for successful treatment of pelvic floor insufficiency and its sequelae. Our concept comprises transabdominal repair as the initial step, and a perineal operation may be indicated in cases of residual incontinence. The analysis of our own patients confirms that a transabdominal approach in the technique described leads to a low recurrence rate and a considerable improvement of anal incontinence.

Key words: Pelvic floor insufficiency – Anal incontinence – Descending-perineum-syndrome – Rectal prolapse – Repair

Zusammenfassung. Bei Beckenbodeninsuffizienzen sind komplexe anatomische Veränderungen und funktionelle Folgezustände bei Diagnostik und Therapie zu beachten. Die

Fülle der angewendeten Operationsverfahren weist auf sehr unterschiedliche Konzepte hin. Die isolierte Korrektur im Bereich des Beckenbodens ist bei der Behandlung der Beckenbodeninsuffizienz und ihrer Folgezustände auf Dauer chirurgisch wenig sinnvoll. Das eigene Konzept umfaßt zuerst die transabdominale Korrektur, eventuell ist in einem zweiten Schritt eine perianeale Operation zur Verbesserung einer Restinkontinenz indiziert. Die Auswertung des eigenen Krankengutes belegt, daß nach transabdominaler Operation in der hier vorgestellten Technik mit einer niedrigen Rezidivrate und mit einer wesentlich verbesserten Kontinenzleistung zu rechnen ist.

Schlüsselwörter: Beckenbodeninsuffizienz – Anale Inkontinenz – Descensus-Perineum-Syndrom – Rektumprolaps – Rekonstruktion

219. Die Bedeutung der Beckenbodeninsuffizienz für die proktologische Praxis

D. Geile, R. Hauck, R. Stahl und J. Theisen

Einsteinstraße 127, W-8000 München 80

Significance of Descending Pelvic Floor Syndrome in Proctological Practice

Summary. Nearly 40 % of the patients in a proctological practice show symptoms of descending pelvic floor syndrome. The indication for a supplementary defecography is given only by special symptoms such as the feeling of incomplete evacuation, abdominal pain, use of laxatives, and severe obstipation. This has been proved by the analysis of 1200 defecographies. The descending pelvic floor syndrome represents the most frequent reason for pains in the lower abdomen, proctitis (i.e. ulcus recti simplex syndrome), incontinence, and obstipation. According to our analysis of the relevant patients in 1990, no relation exists between pelvic floor dysfunction and the different stages of hemorrhoidal disease, except for anal prolapse which appeared significantly frequently among those patients.

Key words:

Zusammenfassung. Fast 40 % der Patienten in der proktologischen Praxis weisen Bekkenbodenfunktionsstörungen auf. Die Notwendigkeit zum ergänzenden Defäkogramm besteht lediglich bei bestimmten Symptomen, nämlich Gefühl der unvollständigen Entleerung, Unterbauchschmerzen, Laxantienabusus und Obstipation. Dies konnte anhand der Auswertung von über 1200 Defäkogrammen bewiesen werden. Der Symptomkomplex stellt die häufigste Ursache für Schmerzen im linken Unterbauch, Proktitiden im Sinne eines Ulcus recti simplex Syndroms sowie für Inkontinenz und Obstipation dar. Nach Auswertung des Patientengutes von 1990 bestand keine Relation zwischen Beckenbodenfunktionsstörungen und den verschiedenen Stadien des Hämorrhoidalleidens, lediglich der Analprolaps trat signifikant gehäuft in der Patientengruppe auf.

Schlüsselwörter:

219 a. Forensische Aspekte bei Korrekturmaßnahmen am Beckenboden

H. Müller-Lobeck, Wiesbaden

(Manuskript bis Redaktionsschluß nicht eingegangen)

Qualitätssicherung in der täglichen Praxis

220. Begriffe der Qualitätssicherung: werden chirurgische Konzepte ausreichend berücksichtigt?

W. Lorenz

Institut für Theoretische Chirurgie, Zentrum Operative Medizin I, Philipps-Universität Marburg, Klinikum Lahnberge, Baldinger Straße, W-3550 Marburg

Terminology for Quality Assurance: Are Surgical Concepts Taken Sufficiently into Account?

Summary. Fields of basic research and preclinical medicine take it for granted that they can define the terms of quality assurance (reproducibility, accuracy, reliability) according to the paradigms of their particular discipline. Surgery and other clinical disciplines, however, are forced to neglect their own interest in a very subtle way. As indicators of health, not only the mortality rate has to be measured, but also the speed of recovery from operations and the quality of life. Effectiveness, efficiency, reliability, risk, and mortality in relation to various postoperative periods are all defined in numerous ways by statisticians, economists, and clinicians. Surgery has to find its own terminology – theoretical surgery is prepared to help.

Key words: Quality assurance – Audit – Effectiveness – Risk

Zusammenfassung. Gebiete der Grundlagenforschung und präklinischen Medizin empfinden es als eine Selbstverständlichkeit, die Begriffe der Qualitätssicherung entsprechend der Paradigmen ihres Faches zu definieren. Die Chirurgie aber – und andere klinische Disziplinen – sollen ihre Interessen auf eine sehr subtile Weise vernachlässigen. Als Gesundheitsindikatoren gelten eben nicht nur Tod und Komplikationen, sondern auch Schnelligkeit der Wiederherstellung und Lebensqualität. Effektivität, Effizienz, Zuverlässigkeit und Risiko werden höchst unterschiedlich durch Statistiker und Betriebswirtschaftler definiert. Die Chirurgie muß ihre eigene Terminologie und Methoden finden, die Theoretische Chirurgie ist vorbereitet, dabei zu helfen.

Schlüsselwörter: Qualitätssicherung – Effektivität – Risiko

221. Erfahrungen englischer Chirurgen mit CEPOD: Vertrauliche Untersuchung perioperativer Todesfälle

H. B. Devlin

(Manuskript bis Redaktionsschluß nicht eingegangen)

222. Dokumentation. Die praktischen Ziele und Grenzen

O. Scheibe

Thüringer Wald-Straße 33, W-7000 Stuttgart 30

Documentation: The Practical Aims and Limits

Summary. Collecting material is a prerequisite for any judgment of quality. The legally required quality comparison in all clinics can take two forms: (1) Quality may be assured externally through the selection of characteristics relevant to quality from a performance record; or (2) sample or tracer diagnoses may be recorded, a method which has been used since 1987 in Baden-Württemberg, 1988 in Nordrhein, 1991 in Westfalen-Lippe, and 1992 in Sachsen. Limitations are set on documentation by the number of hours we work, the principal surgeon's own degree of interest, and the quality of the information samples. Voluntary participation has risen in Baden-Württemberg from 42 % to 80 % in the past 5 years. Workshops on quality assurance help to maintain a level of interest in the subject. The council of surgeons plays an important part in this.

Key words: Compare of quality – Tracer diagnoses

Zusammenfassung. Materialsammlung ist Voraussetzung jeder Qualitätsbeurteilung. Der gesetzlich geforderte Qualitätsvergleich aller Kliniken hat 2 Wege: Externe Qualitätssicherung durch Entnahme qualitätsrelevanter Merkmale aus einer Leistungserfassung, Erfassung von Beispiels- oder Tracerdiagnosen seit 1987 in Baden-Württ., 88 in Nordrhein, 91 in Westfalen-Lippe u. 92 in Sachsen. Grenzen der Dokumentation sind unsere Arbeitszeit, Interesse des leitenden Chirurgen u. Qualität der Erhebungen. Freiwillige Teilnahme in Baden-Württ. in 5 Jahren von 42 auf 80 % gestiegen. Workshops zur Qualitätssicherung helfen Interesse wachzuhalten. Wichtige Rolle hat Consilium chirurgicum.

Schlüsselwörter: Qualitätsvergleich – Tracerdiagnosen

223. Aufgaben eines zentralen Komplikationsregisters

K. Hempel

(Manuskript bis Redaktionsschluß nicht eingegangen)

224. Einholung einer Zweitmeinung (second opinion): tatsächlich ein Fortschritt?

H. Hamelmann, Kiel

(Manuskript bis Redaktionsschluß nicht eingegangen)

225. Qualitätssicherung bei Publikationen

M. Rothmund

(Manuskript bis Redaktionsschluß nicht eingegangen)

Leistungsnachweis in der Chirurgie

226. Neuklassifizierung der praktischen chirurgischen Arbeit

I. Staib

Städtische Kliniken, Chirurgische Klinik I, Grafenstraße 9, W-6100 Darmstadt

New Classification of Practical Surgical Work

Summary. The commission was founded in April 1990 by the Professional Association of German Surgeons to devise a new evaluation of surgical practice, especially operative procedures. The catalogue uses time as its first approach, but also gives other qualities for surgical work. The given time values for some standard operations are backed up by statistical calculation of well-documented times in three different surgical units.

Key words: Evaluation surgical procedures

Zusammenfassung. Die Arbeitsgruppe wurde vom BDC im April 1990 gegründet, um bisher nicht erfaßte chirurgische Leistungen zu bewerten und für Operationen eine wirklichkeitsnahe Einteilung zu erreichen. Die AGR hat hierzu zunächst nur die Zeit als Parameter benutzt, weitere Kenngrößen werden aufgezeigt. Der neue Leistungskatalog sollte die Arbeit aller Chirurgen korrekt wiedergeben. Die empirischen Zeitspannen wurden für einige Standard-Operationen durch statistische Kontrollen dokumentierter Operationszeiten aus drei verschiedenen chirurgischen Abteilungen bestätigt.

Schlüsselwörter: Chirurgische Leistung – Neuklassifikation

1.1 Die Neuklassifizierung chirurgischer Leistungen lag nicht nur in unserem ureigensten Interesse, sondern war indirekt vom Bundesgesetzgeber schon 1981 mit dem Krankenhaus-Finanzierungsgesetz (§ 19 KHG) gefordert („gemeinsame *Maßstäbe* und Grundsätze für den Personalbedarf der Krankenhäuser") (1). Im November 1988 hat der Bundesminister für Arbeit die Bundesärztekammer (BÄK), die Berufsverbände und den Verband der privaten Krankenkassen (PKV) aufgefordert, die Gebührenordnung für Ärzte (GOÄ) weiterzuentwickeln. Besonders die BÄK hat die Neugliederung und Neufassung der chirurgischen Leistung als notwendig erachtet.

1.2 Auf einem Symposium des Berufsverbandes Deutscher Chirurgen (BDC) hat im Januar 1989 unser verehrter Vorsitzender die Forderung nach dieser Neuklassifizierung nochmals betont. Selbst die Politiker haben erkannt, daß der Personalbedarf eng mit der Leistung verbunden ist. In dieser Situation war dann unsere simple Anfrage im Oktober 1989, ob der BDC schon Zahlen hierzu habe, nur noch der Stein, der die Arbeitslawine auslöste. Die Arbeitsgruppe wurde vom BDC im April 1990 gegründet und erhielt einen klaren *Auftrag*: Dieser lautete:

LEISTUNGSKATALOG ALLGEMEIN CHIRURGIE ⟷ REALITÄT
↓
GRUNDLAGE - VERHANDLUNGEN

NIEDERGELASSENER CHIRURG ▸ KRANKENHAUS-ABTEILUNG
untersch. Größe

EVTL. FÜR LIQUIDATIONSBERECHNUNG

EDV - ERFASSBAR und

ERWEITERUNGSFÄHIG

Abb. 1. Auftrag durch BDC an die Arbeitsgruppe zur Neuklassifizierung der chirurgischen Leistungen

2.1 Der Leistungskatalog soll der Realität der modernen Allgemeinchirurgie entsprechen (nicht den Leistungen von 1969!).
2.2 Er soll für die Verhandlungen mit Krankenhausverwaltung und Kostenträger brauchbar sein,
2.3 er soll die Leistungen sowohl von niedergelassenen Kollegen, wie Krankenhausabteilungen unterschiedlicher Größe wiedergeben,
2.4 er soll auch für Liquidationsberechnungen brauchbar sein und
2.5 EDV erfaßbar und erweiterungsfähig sein.
3. Chirurgische Leistung bedeutet mehr als nur operieren!
Leistung = Arbeit/Zeiteinheit.
Daher hat die Arbeitsgruppe zunächst auf die Erfassung der Operationszeiten das meiste Gewicht gelegt. Um diese Größe herum sind die übrigen Zeiten der Patientenversorgung leicht erfaßbar. Darüber hinaus wurden von der Arbeitsgruppe auch allgemeine Leistungen der prä- und postoperativen Versorgung erfaßt, die durch chirurgische Tradition vorgegeben sind. Neue Leistungen, die z.T. durch ausufernde Erwartungshaltung von Patienten und höchstrichterliche Entscheidungen erforderlich wurden, sind ebenso in das Verzeichnis aufgenommen worden (Kapitel 0 – Allgemeine Leistungen), wie neuentstandene Operationsmethoden, die ohne Zweifel heute einen festen Anteil unseres Zeitaufwandes in der Versorgung der Patienten bedingen.
Voraussichtlich wird die *Zeit* als Grundlage der Analyse dienen, wie von der Arbeitsgruppe der Deutschen Krankenhausgesellschaft und deren Vorstand beschlossen wurde („Konzept für ein analytisches Verfahren zur Ermittlung des Personalbedarfs im ärztlichen Dienst der Krankenhäuser“ (1)).
Die Abbildung 2 zeigt weitere Kriterien der Leistung – ohne vollständig zu sein –, die im Einzelfall in die Analyse einer Abteilung eingehen müssen, um realistische Ansätze

ZEIT

SCHWIERIGKEITSGRAD
anatomisch - technisch - Stadium der Erkrankung
evtl. Reoperation

ELEKTIVE OPERATION / NOTFALL ?

RISIKOFAKTOREN (z.B. Blutungsneigung)

HÄUFIGKEIT DES EINGRIFFS

Abb. 2. Wesentliche Parameter zum Leistungsnachweis in der Allgemeinchirurgie

der unterschiedlichen Krankenhausabteilungen zu erhalten, wenngleich diese Parameter teilweise nicht leicht zu quantifizieren sind.

4.1 Die Diskussion der Arbeitsgruppe zeigte schnell, daß sehr große Zeit*spannen* für operative Leistungen anzusetzen sind. Die Definition der im Katalog angeführten „Operationszeiten" gibt Abb. 3. Die dabei nicht erfaßten Zeitabschnitte (1–3 u. 4–7) müßten in einer Personalbedarfsrechnung also noch hinzugefügt werden.

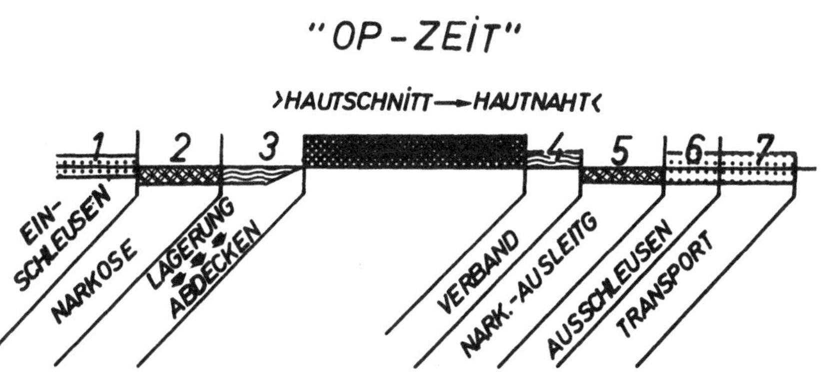

Abb. 3. Definition „Operationszeit", die von der Arbeitsgruppe im neuen Katalog benutzt wurde

4.2 Um zu klären, wie nahe unsere Erfahrungswerte der Wirklichkeit kommen, wurden in verschiedenen Abteilungen die dokumentierten Operationszeiten von Standardeingriffen statistisch ausgewertet. Die *Ergebnisse* sind verblüffend ähnlich (Abb. 4). Allerdings zeigen die großen Streuungen (50% und mehr des Mittelwertes!) z.B. bei Appendektomie oder Leistenhernie, daß die Durchschnittswerte nur bedingt eine zuverlässige Angabe der Zeitbelastung von Operateuren und Operationsräumen widerspiegeln (Anfängerprobleme?, Schwierigkeitsgrad der zu behandelnden Befunde?).

• Krankenhaus / Operation		1	2	3
• Leistenhernie	N	405	—	190
	Tx̄	53		62
	±	23		24
• App.-ektomie	N	369	-	197
	Tx̄	56	51	59
	±	27		45
• Struma	N	193	-	125
	Tx̄	110	118	107
	±	37		29
• Sigmaresektion	N	81	-	18
	Tx̄	147	143	138
	±	45		44

Tx̄ - Zeit (min)
± -Streuung (min)
N-Zahl d. OP.

Abb. 4. Durchschnittliche Operationszeiten für Standardoperationen aus drei chirurgischen Abteilungen verschiedener Größe berechnet

5. Aus zwei Zahlen mögen Sie abschließend ersehen, wie notwendig eine neue Klassifizierung chirurgischer Leistungen ist: Gegenüber der GOÄ mit rund 350 allgemeinchirurgischen Positionen hat die Arbeitsgruppe über doppelt so viele Leistungsziffern evaluiert (734). Die oft globalen Angaben der GOÄ (z. B. Pos. 3169 „Teilresektion des Colons") müssen bei echten Leistungsanalysen einfach aufgeschlüsselt werden, nicht zu reden von den zahlreichen neuen Operationsverfahren, die in Gefäßchirurgie oder endoskopischen Operationen in den letzten 20 Jahren in unserem Fach entwickelt wurden.

Literatur

1. Henke R (1991) Deutsches Ärzteblatt 88:1700

227. Medizinische Dokumentation und Leistungserfassung entsprechend vorhandener Krankenhausstruktur

R. Schunk, Pforzheim

(Manuskript bis Redaktionsschluß nicht eingegangen)

228. Leistungsstruktur und Leistungserfassung der ambulanten Chirurgie

H.-H. Felsing und K. Fritz

Alleestraße 1, W-6780 Pirmasens

Structure and Documentation of Outpatient Surgery Centers

Summary. Between January and September 1991, the average turnover of outpatient surgical centers in the Palatinate medical district was DM 100000. A total 14.5 % of this amount was costs of operation. Hourly charges are DM 300–600. For economical reasons, operations which do not cover these costs cannot be done.

Key words: Outpatient surgery – Economic efficiency

Zusammenfassung. In der Zeit von Januar bis September 1991 betrug der durchschnittliche Umsatz der in der KV Pfalz niedergelassenen Chirurgen aus kassenärztl. Tätigkeit DM 100000,–. Hiervon entfielen 14,5 % auf operative Tätigkeit. Die Kosten für eine Betriebsstunde einer chirurg. Praxis betragen DM 300,– bis 600,–. Operative Eingriffe, die diese Kosten nicht decken, können deshalb aus wirtschaftlichen Gründen nicht durchgeführt werden.

Schlüsselwörter: Tageschirurgie – Wirtschaftlichkeitsbetrachtung chirurg. Praxen

Eine Darstellung des Leistungsspektrums chirurgischer Praxen ist nur indirekt möglich. Aussagefähige, das gesamte Tätigkeitsfeld des niedergelassenen Chirurgen beschreibende Statistiken bestehen nicht. Die von der Kassenärztlichen Bundesvereinigung veröffentlichten Zahlen erscheinen sehr spät und zeigen darüber hinaus nur einen Ausschnitt des chirurgischen Arbeitsgebietes auf. Etwas zuverlässiger sind die von einzelnen KV'en zur Verfügung gestellten Leistungsstatistiken, die jedoch nur den kassenärztlichen Anteil darstellen. Dieser beläuft sich sehr individuell unterschiedlich auf etwa 85–90 % des tägl. Arbeitsanfalles. Über den privatärztlichen und berufsgenossenschaftlichen Anteil liegen keine Angaben vor.

Die folgenden Darstellungen gründen sich auf die von der KV Pfalz zur Verfügung gestellten Auswertungen der Quartale I–III/91. Von 1968 zugelassenen Ärzten gehörten damals 43 der Fachgruppe der Chirurgen an. Das entspricht einem Anteil von ca. 2,5 % an der Gesamtärzteschaft. Ca. 960000 Einwohner sind ärztlich zu versorgen, d.h. ein Chirurg betreut etwa 22325 Menschen.

Entsprechend der ärztlichen Berufsordnung sind die in einer chirurgischen Praxis erbrachten Leistungen zu dokumentieren und sodann einer Ziffer der derzeit gültigen Gebührenordnungen zuzuordnen. Den einzelnen Gebührenordnungspositionen entsprechen Punktwerte, so daß zugleich mit der Zuordnung von Leistungspositionen eine Rechnungslegung gegenüber den Kostenträgern erfolgt. Die Gebührenordnungspositionen werden tageweise notiert und am Ende eines festgelegten Dreimonatszyklus der Kassenärztlichen Vereinigung nachgewiesen. Diese erstellt nach Auswertung des vorgelegten Materials eine Leistungsstatistik der einzelnen Praxen und die darauf basierende Abrechnung. Die durchschnittliche Patientenzahl aus kassenärztlicher Tätigkeit beträgt pro Quartal 977 Patienten, wobei erfahrungsgemäß die Sommerquartale II und III eine höhere Patientenfrequenz als die Winterquartale I und IV aufweisen. Aus kassenärztlicher Tätigkeit wird ein durchschnittlicher Umsatz von DM 100000,– erzielt (Tabelle 1).

Schlüsselt man diesen Quartalsumsatz nach einzelnen Leistungsgruppen auf, so zeigt sich, daß ca. ¼ dieses Umsatzes aus Sonderleistungen ohne operative Tätigkeit stammen. Die eigentliche chirurgische operative Tätigkeit ist am Umsatz nur mit 14,5% beteiligt. Dies stellt im Vergleich zu früheren von Herrn Fritz vorgestellten Zahlen eine Zunahme der eigentlichen chirurgischen Tätigkeit dar. Er ermittelte 1988 einen Anteil von ca. 7–8% (Tabelle 2).

Untersucht man nun die Leistungsstatistiken nach Art und Häufigkeit der einzelnen erbrachten Leistung, so zeigt sich, daß in der Regel nur kleinere, wenig aufwendige Eingriffe vorgenommen werden. Einzig die EBM-Positionen 2106 sowie 2105, dies sind Entfernungen großer subcutaner Tumoren sowie Gewebeentnahme aus tiefen Gewebsschichten, sind hiervon zuschlagsberechtigte Operationen. Alle weiteren möglichen zuschlagsberechtigten Positionen finden sich verstreut am Ende der weiteren Rangliste. So wurden Sehnenscheidenstenosenoperationen 363mal, das entspricht dem Rang 15, Stellungskorrekturen von Hammerzehen 332mal und damit dem Rang 16, die Entfernung von Weichteiltumoren der Finger 270mal sowie Ringbandspaltung bei Schnellendem Finger 215mal durchgeführt. Weitere Operationen werden nur vereinzelt vorgenommen. Dies bedeutet, daß der niedergelassene Chirurg nur einen kleinen Teil seines Umsatzes aus dieser Betätigung erzielt. Desweiteren ist zu berücksichtigen, daß die operative Auslastung der einzelnen Praxen sehr unterschiedlich ausgeprägt ist. So werden arthroskopische Eingriffe nur in 2 Praxen durchgeführt. Aber auch sämtliche anderen Eingriffe sind sehr unterschiedlich ausgeprägt, wobei wenige Praxen mit sehr starker operativer Tätigkeit der Mehrzahl der nur wenig Operierenden gegenüberstehen (Tabelle 3).

Tabelle 1. Quartalsumsatz aus kassenärztlicher Tätigkeit

DM 100 000,–	
davon entfallen auf Sonderleistungen	26%
Röntgen	22%
OP-Zuschläge	5%
OP-Leistungen	9,6%

Tabelle 2. Rangfolge operativer Leistungen von 42 chirurgischen Praxen

EBM	Legende	
2100	Entfernung eines kl. Hautbezirks	$n=6812$
2000	Erstversorgung einer kl. Wunde ohne Naht	$n=3572$
2101	Entfernung einer kl. Geschwulst	$n=3528$
2106	Entfernung einer gr. Geschwulst	$n=2499$
2210	Eröffnung eines subcut. Panaritiums	$n=1528$
2206	Nagelextraktion	$n=1390$
2209	Plast. OP am Nagelwall	$n=1130$
2141	Eröffnung eines Oberfl. Abszeßes	$n=1061$
2105	Tiefe PE	$n=890$
2030	Saugdrainage	$n=746$

Tabelle 3. Carpaltunnelspaltung

EBM	Legende	PW
2200	Pneumatische Blutleere	50
2275	OP Carpaltunnel/Tarsaltunnel-syndrom	1650
83	OP-Zuschlag	1350
2030	Saugdrainage	30
228	Gipsschiene	210
		3290

Tabelle 4. Dupuytren

EBM	Legende	PW
2200	Blutleere	50
2270	Partielle Aponeurektomie	1200
2271	Vollständige Aponeurektomie	1900
2272	Zuschlag bei Rezidiv Arthro/Neurolyse	400
82	OP-Zuschlag (2270)	1000
83	OP-Zuschlag (2271)	1350
2030	Saugdrainage	30
204	Kompressionsverband	95
228	Gipsschiene	210
		2585–4035

Tabelle 5. Bandnaht Daumengrundgelenk/Sprunggelenk

EBM	Legende	PW
2200	Pneumatische Blutleere	50
2421	Bandnaht	750
81	OP-Zuschlag	650
2030	Saugdrainage	30
228	Gipsschiene	210
		1690

Warum ist das so? Einige Beispiele hierzu. Die Carpaltunnelspaltung nimmt in der Häufigkeitsverteilung operativer Eingriffe Rang 14 ein. Sie ist maximal mit 3290 Punkten, d.h. ca. DM 329,– den Kassen gegenüber zu berechnen. Der Zeitaufwand beträgt hierfür ca. 15–30 Minuten (Tabelle 4).

Ein weiterer ebenfalls ambulant durchführbarer Eingriff stellt die Aponeurektomie bei der Dupuytren'schen Kontraktur dar. Hierfür können zwischen 3585 und 4035 Punkten berechnet werden. Der durchschnittliche Zeitaufwand liegt bei ca. 1 Stunde und darüber (Tabelle 5).

Tabelle 6. Plexusanästhesie

EBM	Legende	PW
61	Vollständige Untersuchung Organsystem	200
405	Stichkanalanästhesie	30
272	Infusion länger 30′	220
445	Anlegen einer Plexusanästhesie mittels Katheter	480
446	Nachinjektion	120
470	Leitung einer Regionalanästhesie bis 30′	300
471	Leitung einer Regionalanästhesie jede weitere 30′	200
495	EKG-Monitoring	120
		1670

Ein weiteres Beispiel sei die Bandnaht am Daumengrundgelenk oder Sprunggelenk, für die bei einem Zeitaufwand von ca. 30–60 Minuten eine Punktzahl von 1690 erreicht wird (Tabelle 6).

Diesen Zahlen sei das wirtschaftliche Ergebnis einer Plexusanästhesie gegenübergestellt. Hierfür kann der ausführende Arzt 1670 Punkte ohne Erbringung von Laborleistungen berechnen. Der Zeitaufwand entspricht dem des operierenden Chirurgen, nicht jedoch der Unkostenanteil.

Warum wird bei solchen auf den ersten Blick nicht uninteressant erscheinenden Beiträgen so wenig operiert? Die Kosten für eine Betriebsstunde einer chirurgischen Praxis bei ganzjähriger Öffnung an 272 Tagen im Jahr betragen zwischen DM 300,– bis DM 600,–. D. h. eine ältere, bereits weitgehend amortisierte Praxis hat niedrigere Kosten als der Berufsanfänger. Dies bedeutet für den Praxisinhaber, daß pro Arbeitsstunde ein Betrag von DM 300,– bis DM 600,– erwirtschaftet werden muß, um die Kosten seiner Praxis zu decken. Damit ist noch kein Gewinn erzielt. Stellt man diese Betriebskosten dem Ertrag aus einem der vorgenannten Eingriffe gegenüber, so wird deutlich, daß aus operativer Tätigkeit keine Kostendeckung zu erzielen ist. Es wird also weiterhin bei einer Verlagerung des Operativen in die Kliniken bleiben, solange kein ausreichender Ertrag durch operatives Arbeiten erzielt werden kann. Dieser Zusammenhang ist zwischenzeitlich von den Kassen erkannt worden, die derzeit starkes Interesse an der Förderung des ambulanten Operierens zeigen.

229. Prüfverfahren und Sozialgerichtsbarkeit – eine Leistungserfassung in der Chirurgie?

J. Bauch

Omptedastraße 8, W-3000 Hannover 1

Test Procedure and Welfare Jurisdiction: Performance Assessment in Surgery?

Summary. Test and appeal proceedings in the self-administrating health insurance companies, according to the reform of the public health law of 1.1.1989 (SGB V) Welfare tribunal, namely, state welfare tribunal, and Federal welfare tribunal and its composition and functions. The responsibilities and rights of honorary medical judges in the welfare jurisdiction. A discussion of a possible discrepancy between the demand for economic behavior of the doctor involved in the health-care and the keeping of an up-to-date scientific standard (evaluation). Possibilities of putting medical-scientific arguments into the process of searching a verdict. Perspectives.

Key words: Test procedure – Welfare tribunal proceedings – Performance assessment

Zusammenfassung. Prüf- und Widerspruchsverfahren im Rahmen der kassenärztlichen Selbstverwaltung nach dem Gesundheitsreformgesetz vom 1.1.1989 (SGB V). Sozialgerichtsbarkeit in Deutschland (Gerichtsverfassung) – Pflichten und Rechte des ehrenamtlichen Richters. Diskussion der möglichen Diskrepanz zwischen den Forderungen nach wirtschaftlicher Verhaltensweise des an der kassenärztlichen Versorgung beteiligten Arztes einerseits und dem Einhalten eines zeitgemäßen wissenschaftlichen Standards andererseits (Evaluierung). Möglichkeiten der Einbringung ärztlich-wissenschaftlicher Argumente in die Urteilsfindung. – Perspektiven –

Schlüsselwörter: Prüfverfahren – Sozialgerichtsverfahren – Leistungserfassung

Nach dem SGB V, welches für die gesetzliche Krankenversicherung zuständig ist, müssen nach § 12, dem sog. Wirtschaftlichkeitsgebot, ärztliche Leistungen „ausreichend, zweckmäßig und wirtschaftlich sein; sie dürfen das Maß des Notwendigen nicht überschreiten". Im § 368 G RVO wird weiterhin festgelegt, daß der Bewertungsausschuß laufend überprüfen muß, ob Leistungsbeschreibung und ihre Bewertungen noch dem gegenwärtigen Stand der medizinischen und technischen Entwicklung sowie dem Erfordernis der Wirtschaftlichkeit entsprechen.

Während der „gegenwärtige Stand der medizinischen und technischen Entwicklung" von den wissenschaftlichen Gesellschaften beeinflußt und bestimmt werden kann, sind die sog. wirtschaftlichen Erfordernisse, die von der Politik vorgegeben sind, ökonomischen Zwängen ausgeliefert und befinden sich außerhalb medizinischer Forschung und ärztlichen Handelns. Damit greifen diese Zwänge tief in unser Selbstverständnis von der Freiheit ärztlichen Handelns ein.

Im Rahmen des Sitzungsthemas soll versucht werden darzustellen, ob die Prüf- und Sozialgerichtsverfahren, die im Gesundheitsreformgesetz vor- und im SGB festgeschrieben sind, zu einer Einschränkung dieser unserer Maxime und damit zu einer Qualitätseinbuße ärztlichen Handelns in der gesetzlichen Krankenversicherung geführt haben und ob eine Leistungserfassung in der Chirurgie durch diese Maßnahmen ermöglicht wird.

Zur Wirtschaftlichkeitsprüfung ärztlicher und ärztlich verordneter Leistungen wurde ein verzweigtes Verwaltungs- und Gerichtssystem geschaffen, dessen Grundzüge im folgenden dargestellt werden sollen.

Gerät ein an der kassenärztlichen Versorgung beteiligter Arzt in den Verdacht unwirtschaftlichen Handelns, findet zunächst ein Beratungsgespräch mit dem Prüfarzt der zuständigen KV statt. Führt dieses in der Folge nicht zu einer Änderung des wirtschaftlichen Verhaltens des Betroffenen, erfolgt nach weiterer Prüfung die Vorladung vor den Prüfungsausschuß. Dieser ist paritätisch mit Vertretern der Ärzte und der Krankenkassen besetzt, der Vorsitz wechselt jährlich zwischen den Parteien, bei Stimmengleichheit gibt die Stimme des Vorsitzenden den Ausschlag. Der Prüfungsausschuß kann nur auf Antrag einer der Parteien zusammentreten. Gegen den Prüfbescheid kann der Betroffene Widerspruch einlegen. Nun kann entweder der Prüfungsausschuß dem Widerspruch Abhilfe verschaffen oder aber den Widerspruch ablehnen, dann kommt es zum Verfahren vor dem Beschwerdeausschuß, bzw. der Beschwerdekommission (EK). Dieses gilt als Vorverfahren und ist die Voraussetzung für eine Klage vor dem Sozialgericht (Abb. 1).

Nach der Gerichtsverfassung SGG wird die Sozialgerichtsbarkeit durch unabhängige von den Verwaltungsbehörden getrennte besondere Verwaltungsgerichte ausgeübt. Die Gerichte sind mit Berufs- und ehrenamtlichen Richtern besetzt, die ehrenamtlichen Richter sind voll stimmberechtigt, sie üben ihr Amt mit gleichen Rechten und Pflichten wie die Berufsrichter aus. Den Vorsitz führt ein Berufsrichter. Der ehrenamtliche Richter bringt sein Fachwissen in die Urteilsfindung ein (Abb. 2).

Grundlagen aller Prüfverfahren sind:

1. arztbezogene Prüfungen nach Durchschnittswerten
2. arztbezogene Prüfungen bei Überschreitung von Richtwerten
3. arztbezogene Prüfungen durch Stichproben bei zwei von 100 der Ärzte im KV-Quartal

Die beiden letzten können zur Zeit noch vernachlässigt werden, da ausreichende Erfahrungen fehlen.

Die Prüfung zu 1. hat mit einer fachspezifischen Vergleichsgruppe zu erfolgen, wobei unter anderem das Vorhandensein einer hinreichend großen Anzahl tätiger Ärzte gleichen Leistungsspektrums Voraussetzung sein sollte.

Zu diesen quantitativen Vergleichsmöglichkeiten hat das BSG zahlreiche Entscheidungen getroffen, deren Aufführungen den Rahmen dieses Vortrags sprengen würden.

Grundlage des Prüfverfahrens ist der arithmetische Durchschnitt (Abb. 3), bzw. die Gaußsche Normalverteilung (Abb. 4). Das BSG hat beide Methoden zugelassen, in der

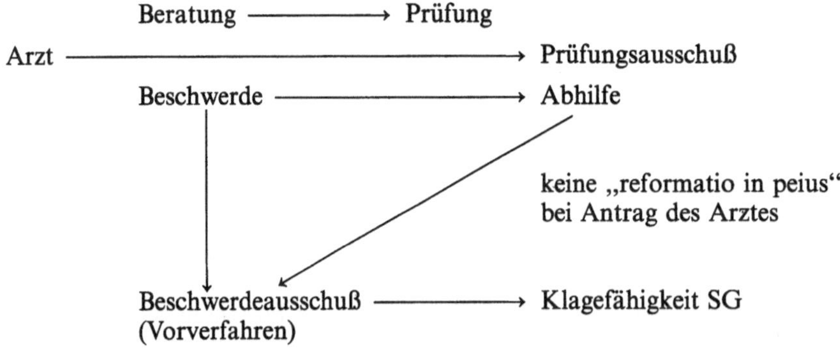

Abb. 1

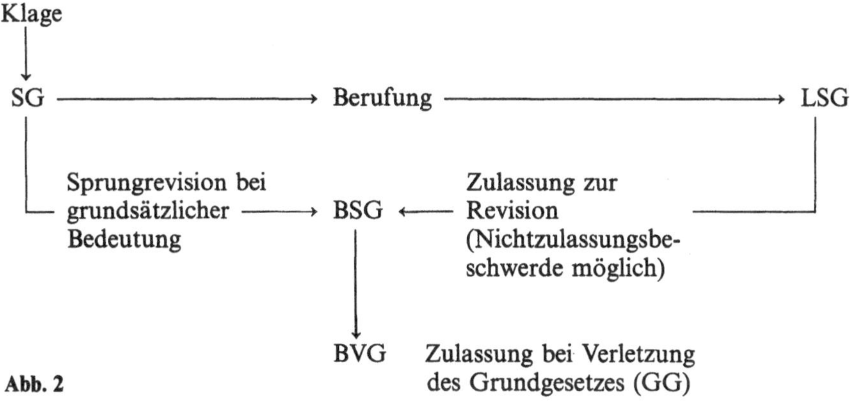

Abb. 2

Arithmetisches Mittel

$$M = 1/N \sum_{I=1}^{N} Ki \quad \text{mit} \quad N = \text{Anzahl/Ärzte}$$

$$Ki = \text{Kosten/Patient des i. Arzt}$$

bei zwei betrachteten Ärzten liegt der Mittelwert der Kosten je Arzt genau in der Mitte zwischen den Kosten/Patient.

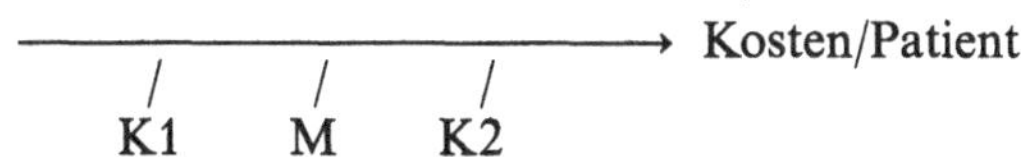

Abb. 3

Gauß'sche Normalverteilung

Die Normalverteilung ist eine Häufigkeitsverteilung

$$f(K) = 1/S \sqrt{2} \pi e^{-1/2\,(K-M)/S}$$

mit K = Kosten
M = arithm. Mittel
S = Standardabweichung

$$\text{mit} \quad S^2 = 1/N \sum_{I=1}^{N} (Ki - M)^2$$

bei zwei betrachteten Ärzten ist die Standardabweichung der Abstand der jeweiligen Kosten je Patient. Je weiter die Werte auseinander liegen, um so größer ist die Streuung.

Abb. 4

Regel wird der arithmetische Durchschnitt angewandt. Im Sprachgebrauch hängt die Evaluierung von dem Substantiv ab, auf welches sich das Adjektiv „durchschnittlich" bezieht (Beispiel: durchschnittliches, unter-überdurchschnittliches Leistungsvermögen – durchschnittliche, unter-überdurchschnittliche Fehlerquote).

In der Ethik erscheint der Durchschnitt = dem Mittelmaß als Gegensatz aller Maßlosigkeit und rechte Mitte zwischen dem Zuviel und dem Zuwenig.

„Mesotes" (Aristoteles, Thomas von Aquino).

Folgende Konsequenzen aus der Überschreitung der vergleichbaren Fachgruppendurchschnitte ergeben sich:

1. die normale Streubreite
   bis 20 % innerhalb eines Kollektivs nach oben oder unten zulässig (Urteil des BSG vom 26.4.1978).
   Hierbei ist regelmäßig keine unwirtschaftliche Handlungsweise anzunehmen, ein statistischer Vergleich ist unzulässig, bei Zweifeln ist eine Einzelfallprüfung vorzunehmen.
2. Übergangszone
   normale Streubreite bis zum offensichtlichen Mißverhältnis. Hier ist der statistische Vergleich Voraussetzung. Es muß eine genügend beleuchtete Zahl von Beispielen angeführt werden.
3. Das offensichtliche Mißverhältnis
   es ist stets gegeben, wenn der Durchschnittswert der Vergleichsgruppen um 50 % überschritten wird.
   Es kann bei sehr homogenen Vergleichsgruppen auch bei einer Überschreitung bis 40 % vorliegen.
   Darunter kann eine offensichtliche Überschreitung regelmäßig nicht angenommen werden.
   Wird ein offensichtliches Mißverhältnis vermutet, obliegt dem Arzt die Darlegungspflicht für das Gegenteil (umgekehrte Beweislast).

In I/91 wurden im Bereich der KV Niedersachsen bei den Primärkassen 6,18 % der Abrechnung, bei den EK 4,02 % geprüft. Die Chirurgen hatten daran einen ganz geringen Anteil, wie auch an den laufenden SG-Verfahren, Stand 3.12.1991 (Tabelle 1).

Tabelle 1. Laufende Sozialgerichtsverfahren – Stand 3. 12. 1991. KV Niedersachsen

	Alle Ärzte	Chirurgen
SG-Verfahren	1027	18 = 1,75 %
LSG-Verfahren	28	1 = 3,57 %
BSG-Verfahren	9	0

Tabelle 2. Erfolgsstatistik SG Hannover 1990

714 Kassenarztsachen in mündlicher Verhandlung		
mit Erfolg des Arztes	30,82 %	(davon 1/3 Bescheidungsurteile)
ohne Erfolg des Arztes	28,57 %	
gerichtlicher Vergleich	40,60 %	
Ca. 50 % Klagerücknahmen		

Eine Statistik des Sozialgerichtes Hannover, zuständig für Niedersachsen, zeigt den Ausgang der im Jahre 1990 anhängigen Verfahren: Tabelle 2

Lassen Sie mich zusammenfassen:

Betreiben die an der kassenärztlichen Versorgung beteiligten Ärzte nun eine „Durchschnittsmedizin" im Sinne des abwertenden Gebrauchs im sprachlichen Alltag?

Unter der Voraussetzung des Einfließens wissenschaftlich gesicherter neuer Untersuchungs- und Heilmethoden und unter Berücksichtigung der oben dargestellten Prüf- und Sozialgerichtsverfahren kann trotz Bedenken in Einzelfällen davon ausgegangen werden, daß die kassenärztliche Versorgung durch wissenschaftlich gesicherte Methoden in der Regel gewährleistet ist.

Eine Leistungserfassung durch diese Methode erfolgt auch quantitativ nur bedingt, da nur sog. Durchschnittswerte erfaßt und damit Extremwerte nicht berücksichtigt werden.

Eine Qualitätserfassung- oder gar -sicherung erfolgt durch diese Verfahren naturgemäß nicht.

Eine Kontrolle wirtschaftlich unterdurchschnittlicher Leistungserbringung ist meines Wissens bisher nicht erfolgt. Es wäre in diesem Zusammenhang interessant zu wissen, ob diese wirtschaftlich unterdurchschnittliche Leistungserbringung mit einer unterdurchschnittlichen fachlichen Leistungserbringung korreliert.

Können wir nun mit dieser „Durchschnittsmedizin" leben, wobei die oben genannten Definitionen des „Durchschnitts" durchaus kombiniert werden dürfen. Wenn wir davon ausgehen, daß in den „Durchschnitt" wissenschaftlich gesicherte Standards und anerkannte Methoden einfließen, dann können wir auch in der kassenärztlichen ambulanten Versorgung von einem qualitativ hohen Leistungsangebot sprechen; ob dieses genutzt wird, muß der behandelnde Arzt selbst entscheiden.

Literatur

1. Emmelheinz A (1985) Grundsätze für die Wirtschaftlichkeitsprüfung im kassenärztlichen Bereich, in: Krankenversicherung (IKK Bundesverband) September, S 207–212, Doku.Nr. 81729, 82720
2. Kersten P (1990) SG Hannover, Erfolgsstatistik der Klagen im Kassenarztrecht, Mitteilung vom 25.11.1991
3. Narr H (1990) Die KV-Abrechnung (Sonderausgabe), 2. Aufl 89 (Nachdruck)
4. SGB V, S 36710, § 12, Stand 1.1.1990
5. SGB – RVO, S 35110, § 368, Stand 1.1.1990
6. Wahlen A: Grundsätze der Wirtschaftlichkeitsprüfung im kassenärztlichen Recht, Niedersächsisches Ärzteblatt, 6/91, S 16
7. Zerdick J (1991) KV Niedersachsen, Prüfstatistik I/91, Bericht vom 4.12.1991

230. Leistungserfassung in der chirurgischen Forschung und Lehre

P.K. Wagner

Klinik für Allgemeinchirurgie, Philipps-Universität, Baldingerstraße, W-3550 Marburg

Registration of Performance of Teaching and Research in a Surgical Hospital

Summary. The clinical registration of performance mainly serves to ascertain the staff plan. The measure of teaching and research is not quality but quantity in hours. For teaching, the time of lectures is taken with an added factor of 1.5 for lectures and 0.5 for practical training for preparation. For research it is customary to take an index of 10% of yearly working hours of all physicians working in medical care. Therefore, in an university hospital approximately 25% of the staff plan accounts for research and teaching.

Key words: Registration of performance – Teaching – Research

Zusammenfassung. Die Leistungserfassung einer Klinik dient vornehmlich der Berechnung des Stellenplanes. Die Maßeinheit für Lehre und Forschung ist dabei nicht die Qualität, sondern die Quantität der Arbeit, angegeben in Stunden. Für die Lehre wird die Vorlesungszeit angegeben. Hinzu addiert wird als Vorbereitungszeit ein Faktor 1,5 für Vorlesungen und ein Faktor 0,5 für Praktika. Für die Forschung gilt als Richtzahl 10% der Jahresarbeitszeit aller Ärztlichen Mitarbeiter, die mit der Patientenversorgung befaßt sind. Für Forschung und Lehre errechnen sich insgesamt ca. 25% des Gesamtstellenplanes einer Universitätsklinik.

Schlüsselwörter: Leistungserfassung – Forschung – Lehre

Die Leistungserfassung einer Klinik dient der Berechnung des Stellenplanes. Unter dem Eindruck steigender Kosten im Gesundheitswesen wird es immer populärer, Kliniken hinsichtlich ihrer Wirtschaftlichkeit zu überprüfen. Dies geschieht durch unabhängige Wirtschaftsprüfungsgesellschaften, meist im Auftrag der Kostenträger. Bisher beschränkten sich diese Untersuchungen auf die pflegesatzrelevanten Bereiche stationäre und ambulante Krankenversorgung. Für eine Universitätsklinik ist dies aber nur ein Teilaspekt, denn ihr stellen sich bekanntlich auch Aufgaben in Lehre und Forschung.

Im Rahmen einer Wirtschaftlichkeitsprüfung des Geschäftsjahres 1988 unserer Klinik wurde der ärztliche Personalbedarf für den Bereich Patientenversorgung und erstmals auch für die Teilbereiche Lehre und Forschung ermittelt. Weder die Prüfungsgesellschaft noch wir konnten dabei auf allgemeingültige Richtlinien oder Anhaltszahlen bzw. Erfahrungen zurückgreifen, da es die erste Überprüfung dieser Art an einer Universitätsklinik war. Für beide Parteien stellten sich gleichermaßen folgende Fragen:

1. Wie mißt man Lehre und Forschung?

2. Wie setzt man das Meßergebnis in stellenplanrelevante Zahlen um, die auch von den Kostenträgern bzw. den zugehörigen Wissenschaftsministerien akzeptiert und finanziert werden?

Unsere Wirtschaftlichkeitsprüfung ist mittlerweile abgeschlossen, so daß ich die gewonnenen Erfahrungen hier weitergeben kann. Ich denke, daß die Richtzahlen auch als Basis für entsprechende Untersuchungen an anderen Universitätskliniken dienen können.

Die Maßeinheit für Lehre und Forschung ist wie bei der Patientenversorgung nicht die Qualität, sondern der benötigte Zeitaufwand, angegeben in Stunden. 1700 Arbeitsstunden pro Jahr ergibt eine BAT-Stelle bei einer Wochenarbeitszeit von 38,5 Stunden. Dies entspricht der Netto-Jahresarbeitszeit.

Nun zum ersten Bereich: der Lehre

Anzuführen sind hier alle Vorlesungen und Praktika, des weiteren die Staatsexamensprüfungen und die Betreuung der Studenten im praktischen Jahr. Unsere Klinik bietet 7 verschiedene Vorlesungen und 4 Praktika an, die meisten davon mit 2 Wochenstunden über 28 Wochen pro Jahr, also im Sommer- und Wintersemester. Für eine solche Veranstaltung errechnen sich 56 Stunden pro Jahr, da ja nur jeweils ein Dozent diese Vorlesung hält (Tabelle 1). Wesentlich zeitaufwendiger gestalten sich die Praktika, an denen aufgrund der Gruppenbildung der Studenten fast das gesamte ärztliche Personal beteiligt ist (Tabelle 2). Anerkannt und akzeptiert wurde pro 45 Minuten Vorlesung eine Vor- bzw. Nachbereitungszeit von 67 Minuten, bei den Praktika war es die Hälfte der Durchführungszeit. Insgesamt errechnen sich zwei BAT-Stellen für diese Veranstaltungen (Tabelle 3).

Sonstige Aufgaben in der Lehre sind das Abhalten von Staatsexamensprüfungen und die Betreuung der Studenten im praktischen Jahr. Hieraus errechneten sich 1,6 BAT-Stellen. Insgesamt beläuft sich der Grundbedarf für Lehre somit auf 3,6 BAT-Stellen (Tabelle 4).

Ist diese Leistungserfassung für die Lehre anhand von Unterrichtsstunden und der hierfür notwendigen Vorbereitungen noch relativ leicht nachvollziehbar, so gestaltet sich dies für den Bereich Forschung wesentlich schwieriger, da der hierfür benötigte Zeitaufwand normalerweise nicht dokumentiert wird und nur geschätzt werden kann. Es ist somit unmöglich, den tatsächlichen Arbeitsaufwand in Stunden pro Jahr für alle wissenschaftlich

Tabelle 1. Vorlesungen – Klinik für Allgemeinchirurgie

	Std./Wo	Wo/J	Std./J
1. Chirurgische Klinik	2	28	56
2. Chirurgische Differentialdiagnose	2	28	56
3. Allgemeinchirurgische Poliklinik	1	28	28
4. Präklinische Notfallmedizin	2	8	16
5. Vorbereitungskurs für Examenssemester	2	28	56
6. Chirurgisches Kolloquium	2	28	56
7. Allgemeine Chirurgie für Zahnmediziner	2	28	56

Tabelle 2. Praktika – Klinik für Allgemeinchirurgie

	Std./Wo	Wo/J	Std./J
1. Praktikum Chirurgie I	2	28	1064
2. Praktikum Chirurgie II	1	28	336
3. Untersuchungskurs	2	28	56
4. Prakt. Übungen Notfälle	2	28	280

Tabelle 3. Leistungserfassung – Lehrveranstaltungen

	Stunden/Jahr
1. Vorlesungen (Durchführung)	324
Vor- und Nachbereitung	486
2. Praktika (Durchführung)	1736
Vor- und Nachbereitung	868
Summe	3414
entspricht	2 BAT-Stellen

Tabelle 4. Leistungserfassung – sonstige Aufgaben

	Stunden/Jahr
1. Staatsexamensprüfungen	192
Vorbereitung/Wegezeit	96
2. Betreuung PJ-Studenten	2600
Summe	2888
entspricht	1,6 BAT-Stellen

aktiven Mitarbeiter einer Klinik anzugeben, insbesondere da diese Tätigkeiten außerhalb der dienstplanmäßigen Arbeitszeit erledigt werden müssen. Für den Zeitaufwand zum Abfassen einer Publikation, eines Buchbeitrages oder eines Vortrages gibt es keine allgemeinverbindlichen Richtlinien. Dieses Problem wurde durch die Wirtschaftsprüfungsgesellschaft dadurch gelöst, daß sie den Grundbedarf für Forschung mit 10% der verfügbaren Arbeitszeit aller ärztlichen Mitarbeiter ansetzte. Anerkannt wurden 4000 Stunden für das Abfassen von 33 Originalarbeiten, 9 Buchbeiträgen, 65 Vorträgen und Drittmittelanträgen bzw. Studienprotokollen für 13 verschiedene Forschungsprojekte im Geschäftsjahr 1988.

Die Leistungserfassung für den Bereich Patientenversorgung hat an unserer Klinik einen Bedarf von 22,9 BAT-Arztstellen, für Lehre und Forschung errechneten sich wie dargestellt 6 weitere Stellen. Dies entspricht 26% aller Arztstellen des Gesamtstellenplanes. Es ist davon auszugehen, daß sich diese Richtzahl, d.h. etwa ¼ aller Arztstellen an Universitätskliniken für die Bereiche Lehre und Forschung, auch auf andere entsprechende Institutionen übertragen läßt.

231. Problematik der Leistungserfassung und Vergütung der „Chirurgischen Notfallambulanz" aus der Sicht der Krankenhausverwaltung

D. Mittl

Städtische Kliniken, Darmstadt, Grafenstraße 9, W-6100 Darmstadt

Problems Concerning Registration and Payment for Outpatient Emergency Treatment in the Surgical Department from the Hospital Administrations Point of View

Summary.
1) Definition of emergency and its payment is given, as well as the legal background of charging by the hospital.
2) The total work on outpatient departments of a central hospital is shown, especially that of surgical emergency cases.
3) The reasons for documentation of actual work are discussed, by whom and how, and the problems arising.
4) The payment for patients with social insurance is considered in respect of the official fees and the cost-averaging of the hospital as a nonprofit organisation.

Key words: Hospital emergency cases – Documentation of actual work – Payment for actual work

Zusammenfassung.
1) Begriff des Notfalles und Abrechnungsgrundlage als Krankenhausinstitutsleistung
2) Leistungsumfang eines Krankenhauses der Maximalversorgung in den Notfallambulanzen insgesamt und speziell in der „Chirurgischen Notfallambulanz"
3) Leistungserfassung warum, durch wen und wie unter Berücksichtigung der sich daraus ergebenden Probleme
4) Leistungsvergütung für Kassenpatienten durch die Kassenärztl. Vereinigung unter Berücksichtigung der amtlichen Gebührenordnungen und des geforderten Kostendeckungsprinzips

Schlüsselwörter: Krankenhaus (Notfall)-Ambulanz – Leistungserfassung – Leistungsvergütung

Die Problematik der Erfassung und Vergütung ambulanter Leistungen soll anhand der „Chirurigschen Notfallambulanz" als Krankenhaus-Institutsleistung dargestellt werden. Ambulante Notfallbehandlung wird vom Krankenhaus als Dienstaufgabe des Arztes erbracht. Diese Behandlungsfälle müssen 2 Kriterien erfüllen:

1. Medizinische Dringlichkeit und
2. ein niedergelassener Arzt ist nicht erreichbar.

Nur diese beiden Merkmale ergeben den „Notfall“ im Sinne des Kassenarztrechtes und damit die Berechtigung als Krankenhaus tätig zu werden und eine entsprechende Vergütung zu fordern.

In den Städtischen Kliniken Darmstadt (einem Krankenhaus der Maximalversorgung mit 19 Fachdisziplinen und über 1000 Betten) wurden in 9 Notfallambulanzen im Jahre 1990 rd. 16000 „Erste-Hilfe-Patienten“ versorgt und für diese rd. 94000 Leistungen erbracht, d. h., jeder Patient hat durchschnittlich 6 Leistungen erhalten. Allein in der hier interessierenden „Chirurgischen Notfallambulanz“ wurden rd. 10000 Patienten (63 %) mit rd. 61000 Leistungen versorgt (Abb. 1 und 2).

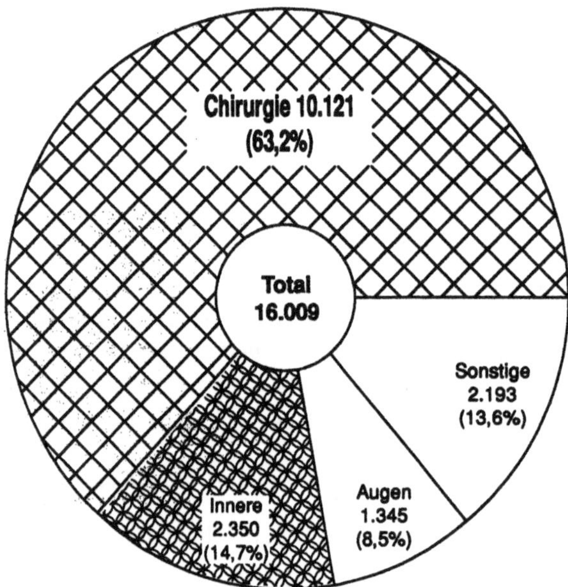

Abb. 1. Patientenzahlen in den Notfallambulanzen (1990); Krankenhaus-Institutsambulanz

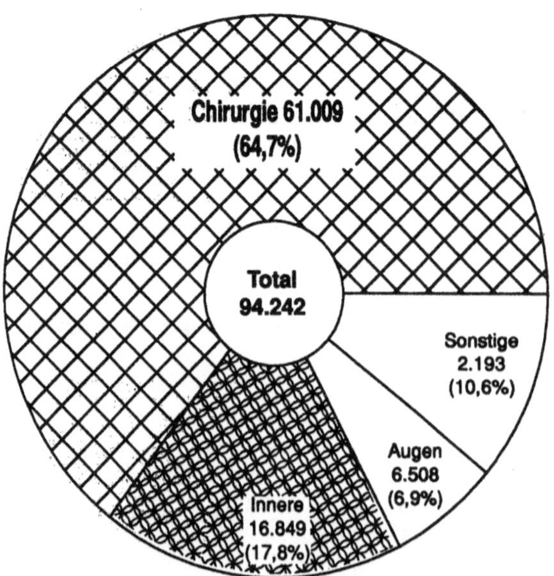

Abb. 2. Leistungszahlen in den Notfallambulanzen (1990); Krankenhaus-Institutsleistungen

Leistungserfassung (warum, durch wen und wie?)

Eine ordnungsgemäße und vollständige Leistungserfassung ist für medizinische Belange wie Dokumentation, Qualitätskontrolle und ähnliches notwendig. Darüber hinaus benötigt die Krankenhausverwaltung diese Erfassung für

- Budgetierung
- Kosten-/Leistungsrechnung
- Personalbedarfsberechnungen
- Abrechnung der Leistungen und nicht zuletzt für
- Wirtschaftlichkeitsprüfungen.

Das Krankenhausfinanzierungsgesetz und die Bundespflegesatzverordnung schreiben vor, daß die Ambulanzkosten bei der Pflegesatzberechnung nach der Vollkostenmethode auszugliedern sind (siehe auch Urteil des OVG Lüneburg vom 23.11.1984). Was bei den Budgetverhandlungen mit den Kostenträgern tatsächlich ausgegliedert wird, hängt wesentlich von einer exakten Erfassung der erbrachten Leistungen ab.

Der betriebsinternen Budgetierung der Ambulanzkosten/-Einnahmen kommt eine besondere Bedeutung im Hinblick auf die vom Gesetzgeber geforderte sparsame und wirtschaftliche Betriebsführung zu. Durch die im Rahmen der Kosten-/Leistungsrechnung durchzuführenden ständigen Soll-/Ist-Vergleiche werden dem Arzt durch die Verwaltung diejenigen Zahlen an die Hand gegeben, die ihm die notwendigen Informationen bieten, um kontrollierend und betriebssteuernd in das Ablaufgeschehen eingreifen zu können. Eine sparsame und wirtschaftliche Betriebsführung ist nur dann möglich, wenn Arzt und Krankenhausverwaltung eine laufende Überwachung und Kontrolle vornehmen.

Die notwendige Personalkapazität läßt sich zwar durch vorgegebene Anhaltszahlen der Deutschen Krankenhausgesellschaft und individuell ermittelte Schlüsselzahlen von Wirtschaftsprüfungsgesellschaften zunächst theoretisch errechnen. Betriebsspezifische Zu- oder Abschläge sind jedoch nur bei zuverlässiger Leistungserfassung nachzuweisen. Dies ist um so schwieriger, da das eingesetzte Personal oftmals in der stationären und ambulanten Patientenversorgung tätig wird und wirklichkeitsnahe Schätzungen insoweit nur durch zuverlässige Leistungsaufzeichnungen möglich sind.

Die Abrechnung der erbrachten Notfalleistungen erfolgt im Nachhinein durch die Verwaltung. Da ein nachträglicher Patientenkontakt mit erheblichem Aufwand verbunden und wirtschaftlich nicht vertretbar ist, wird damit klar, daß neben medizinisch relevanten Daten auch die für die Abrechnung notwendigen Angaben unverzichtbar erfaßt werden müssen.

In gewissen Zeitabständen werden die Krankenhäuser mit den von den Krankenkassen veranlaßten Wirtschaftlichkeitsprüfungen konfrontiert. Hier ist es besonders wichtig, bereits im Vorfeld der Prüfungen durch konkrete Angaben über den Leistungsumfang die Weichen für das Prüfungsergebnis zu stellen.

Nachdem mit den seitherigen Ausführungen das „Warum" der Leistungserfassung erklärt wurde, bleibt noch „durch wen" und „wie".

Patientendaten- und Leistungserfassung bilden die Grundlage der späteren Abrechnung, und die daraus zu erzielende Vergütung ist Basis zur Finanzierung der entsprechenden Personal- und Sachkosten. In der Praxis stellt sich die Frage

Leistungserfassung – durch wen?

Eine logische Antwort hierauf ist: Durch den jeweiligen Leistungserbringer. Da es sich um ärztliche Leistungen handelt, ist die Forderung hinsichtlich der Dokumentation und damit auch Erfassung an die ärztlichen Mitarbeiter zu richten. Selbstverständlich muß diesen zugestanden werden, diese Aufgaben auf andere Mitarbeiter zu delegieren.

Wichtig ist, alle Krankenhausmitarbeiter von der Notwendigkeit der Leistungserfassung zu überzeugen und sie entsprechend zu motivieren. Nur eine zeitnahe Erfassung der Leistungen vorort ist praktikabel.

Damit ergibt sich zwangsläufig die Notwendigkeit, die Leistungserfassung so zu gestalten, daß sie möglichst unkompliziert und ohne großen zeitlichen Aufwand vorgenommen werden kann.

Und damit ist ein weiterer Punkt, nämlich

Leistungserfassung – wie?

anzusprechen. Hier ist die Krankenhausverwaltung gefordert, arbeitsvereinfachende Vorgaben den Mitarbeitern in der Notfallambulanz an die Hand zu geben. Unter allen Umständen muß erreicht werden, zeitaufwendige, handschriftliche Aufzeichnungen zu vermeiden. Ausgangsforderung ist somit, mit der einmaligen Patientendaten- und Leistungserfassung, ärztliche Leistungen korrekt zu dokumentieren und für die Abrechnung brauchbar nachzuweisen.

Der in unserem Klinikum verwendete Durchschreibesatz erfüllt bei relativ geringem Zeitaufwand und einfachster verständlicher Gestaltung die ärztliche und verwaltungsseitige Ausgangsforderung, daß

1. die Patientendatenerfassung erleichtert wird,
2. die Abrechnung der Leistungen erfolgen kann,
3. die Mitgliedschaftsbestätigung durch die Krankenkasse vorgenommen werden kann,
4. die ärztliche Leistungsstelle über eine Dokumentation der erbrachten Leistungen verfügt,
5. der Hausarzt unverzüglich eine kurze Befunddokumentation und einen Behandlungsbericht erhält und
6. durch andere Leistungsstellen zu erbringende Zusatzleistungen ohne zusätzlichen Schreibaufwand angefordert werden können (Abb. 3).

Dieses Formular hat die uneingeschränkte Akzeptanz aller mit den Aufgaben der Notfallambulanz betrauten Krankenhausmitarbeiter gefunden.

STÄDTISCHE KLINIKEN
DARMSTADT
GRAFENSTR. 9 · 6100 DARMSTADT
TELEFON (0 61 51) 1 07-1

AMBULANTE ABRECHNUNG
1. Hilfe ______ Klinik

Rechnungs-Nr.

AOK | LKK | BKK | IKK | VdAK | Knappschaft | Sonstige

M | F | R | R-F
Versichertengruppe Kennzeichen

Lfd.-Nr.

Ambulanzabrechnung

Name des Versicherten — Vorname — geb. am
Ehegatte/Kind/Sonst. Angeh. — Vor[illegible] — geb. am
Arbeitgeber (Dienststelle) — Beruf
Wohnung des [illegible]
Bei Besuch [illegible] Gastadresse
Hausarzt/Ort
Tag — Uhrzeit — Unfall — Behandl.

PATIENTEN-DATEN

Geschlecht: M W / M W

☐ Verkehrsunfall
☐ Wegeunfall
☐ Sportunfall
☐ Häusl. Unfall
☐ Spielunfall
☐ Unfallfolgeerscheinung
☐ allgem. Erkrankung

Leistungen nach Tarifziffer BMÄ/E-GO

1	2	3	4	5	6	60	61	74	75	116
118	167	200	202	203	205	206	210	[illegible]	[illegible]28	237
250	252	253	271	272	295	[illegible]	[illegible]	[illegible]	[illegible]	420
421	440	485	486	60[illegible]	[illegible]	[illegible]	[illegible]	[illegible]826	1002	
1070	1075	120[illegible]	[illegible]	[illegible]	[illegible]	[illegible]277	1700	1725	1726	1727
1795	[illegible]	[illegible]	[illegible]	[illegible]02	2003	2004	2005	2006	2010	2206
2213	224[illegible]	[illegible]	2341	2400	2401	2402	2403	2405	3500	3600
3854	3885	4851	5160	7120						

LEISTUNGS-ZIFFERN BMÄ

(Verdachts-) Diagnose:

Untersuchungen: Röntgen ○ / Labor ○ / EKG (bei Mehrfach-EKG Uhrzeit) ○ / Sonst. ○
Leistungsziffer BMÄ/E-GO

Verordnungen: Tetanol ○ / Tetagam ○

Medikamente:
Blutentnahme:
Sonstiges:

Unterschrift des Arztes

Form. AMB 13 / 730 700/A

Abb. 3. Ambulante Abrechnung

Nach Einführung eines EDV-Verfahrens im Jahre 1989 werden die Patientendaten über Bildschirm durch die Leistungsstelle erfaßt und nach dem sofortigen Ausdruck entsprechender Etiketten die Formulare mit diesen versehen.

Zum Schluß möchte ich noch ein paar Anmerkungen zur

Leistungsvergütung in der (Chirurgischen) Notfallambulanz

machen. Das Krankenhaus erbringt ambulante Notfallbehandlungen außerhalb jeglicher vertraglicher Beziehungen im Gegensatz zu einer durch die KV ausgesprochenen Ermächtigung. Insoweit entsteht im Rahmen eines allgemeinen öffentlich-rechtlichen Verhältnisses für das Krankenhaus ein Kostenerstattungsanspruch an die Kassenärztliche Vereinigung in Höhe der Mindestsätze der amtlichen Gebührenordnungen. Eine Kürzung der Notfalleistungsvergütung für Ersatzkassenversicherte nach dem Arztersatzkassenvertrag auf 90% der für Vertragsärzte maßgeblichen Gebührensätze ist im Hinblick auf die dem Krankenhaus entstehenden Vorhaltekosten nicht hinzunehmen.

Das Gebot der sparsamen und wirtschaftlichen Betriebsführung verlangt vom Krankenhaus, kostendeckende Entgelte zu fordern. In Krankenhäusern entstehen grundsätzlich gleichartige Kosten wie in einer Kassenarztpraxis, weil der erforderliche Aufwand derselbe, ja eher noch höher ist (siehe Urteil OLG Frankfurt vom 25.09.1980). Der Zwang zur ständigen Betriebsbereitschaft liegt beim niedergelassenen Arzt nicht in gleicher Weise vor.

Auch im ambulanten Selbstzahlerbereich sind entsprechend dem Krankenhausfinanzierungsgesetz und der Bundespflegesatzverordnung kostendeckende Entgelte zu fordern. Fallbezogene Begleitstudien über den personellen Zeitaufwand und wirklichkeitsnahe Schätzungen hinsichtlich des Gesamtkostenaufwandes haben ergeben, daß die Berechnung ambulanter Notfalleistungen nach dem für Krankenhäuser empfohlenen DKG-NT nach Vollkosten mit Faktor 1,5 gerechtfertigt ist.

Insgesamt bleibt zur Problematik der Leistungserfassung und Vergütung der „Chirurgischen Notfallambulanz" aus der Sicht der Krankenhausverwaltung festzustellen, daß nur in Zusammenarbeit aller an der Leistungserbringung und Abrechnung Beteiligten erreicht werden kann, daß das Krankenhaus im Sinne einer sparsamen und wirtschaftlichen Betriebsführung tätig wird und daß die Kosten der Notfallambulanzen, die ohnehin eine Quelle ständiger Verluste sind, mindestens durch vollständige Erfassung und Abrechnung dieser Leistungen zum größten Teil gedeckt werden können.

232. Probleme der Leistungserfassung in den neuen Bundesländern

J. Horntrich

Carl-Thiem-Klinikum Cottbus, Chirurgische Klinik, Thiemstraße 111, O-7500 Cottbus

Problems of Output Registration in Eastern Germany

Summary. With the disbandment of the G.D.R., the following also ended:
a) the central registration of all inpatients, which allowed statements to be made about hospital morbidity;
b) the central tumor documentation, in which all tumor patients were registered up to 5 years after first treatment.
Data relating to the clinic are being set up. We present a proven program of operating statistics set up by the working group for quality assurance.

Key words: Documentation – Operation statistics

Zusammenfassung. Mit der Auflösung der DDR endete auch
a) die zentrale Erfassung aller stationär Behandelter nach dem dokumentationsgerechten Krankenblatt, die fundierte Aussagen über die stationäre Morbidität ermöglichte
b) die zentrale Tumordokumentation, in der alle Geschwulstpatienten bis 5 Jahre nach der Erstbehandlung erfaßt waren.
Kliniksbezogene Dateien befinden sich im Aufbau. Als inzwischen bewährtes Programm wird das einer Operationsstatistik der Arbeitsgruppe Qualitätssicherung dargestellt.

Schlüsselwörter: Dokumentation – Operationsstatistik

Mit den neuen Bundesländern assoziiert der Begriff Probleme und in der Tat gibt es davon genug. Auf zwei, die sich auf die Leistungserfassung beziehen, will ich kurz eingehen.
a) Mit der Auflösung der DDR endete auch die zentrale Erfassung aller stationär Behandelten nach dem dokumentationsgerechten Krankenblatt. Es enthielt Angaben zur Person, Diagnose, Operation, Verweildauer und Art der Entlassung. Die daraus ableitbaren Aussagen zur stationären Morbidität waren informativ und epidemiologisch interessant.
b) Beendet wurde auch die zentrale Tumordokumentation, in der alle Geschwulstpatienten der ehemaligen DDR bis 5 Jahre nach der Erstbehandlung erfaßt wurden. Diese Dokumentation bot solide Aussagen zur Prognose und zum Stand der Behandlung der einzelnen Geschwulstarten in der breiten Praxis und nicht nur der von Zentren.
Diese wichtigen Dokumentationen sind neu zu organisieren. Für die Geschwulsterfassung sind die Dateien der entstehenden Tumorzentren im Aufbau. Für die stationäre Morbidität gibt es bisher keine landeseigene Dokumentation. An ihre Stelle treten einrichtungsbezogene Dateien. Diese sind stark vom jeweiligen Stand der Datenverarbeitungstechnik abhängig, der überwiegend Nachholbedarf aufweist.

Mein weiterer Vortrag soll kein Lamento über die Situation in den neuen Bundesländern sein, denn in der Frage der Leistungserfassung bestehen im Osten im Grundsatz die gleichen Probleme wie im Westen. Sie liegen im Willen und in der Bereitschaft, die wesentlichen Akte der chirurgischen Tätigkeit zu dokumentieren, die Ergebnisse auszuwerten und sich dem Vergleich mit anderen Abteilungen zu stellen.

Initiativen zur Leistungserfassung und Qualitätssicherung gab es auch unter den Chirurgen der ehemaligen DDR. Im Rahmen der Arbeitsgemeinschaft Qualitätssicherung haben wir seit 1987 ein im Klinikum Suhl entwickeltes Operationsstatistikprogramm in Gebrauch, dessen Aussagemöglichkeiten ich Ihnen kurz darstellen möchte.

Aufgenommen werden folgende Daten:

- Personalien
- Dringlichkeitsstufe der Operation – akut, dringlich, planmäßig –
- Operationsbeginn und -ende
- Operateur und Assistenten
- Operationsdiagnose – IKK-Schlüssel –
- Operativer Eingriff – IKO-Schlüssel –
- Intraoperative Komplikationen.

Diese Daten werden täglich in den Computer übernommen, dessen Programm unser Operationsjournal darstellt.

Ausgewertet werden:

- Zahl und Art der Eingriffe
- Operationsdauer typischer Eingriffe
- jährlicher Operationskatalog für die Operateure
- Zeitdauer der Operation als Operateur und Assistent
- Anteile Akutchirurgie mit Zeitzuordnung.

Für einige typische Eingriffe des Jahres 1991 haben wir die Operationsdauern berechnet.

Operationsdauer – Analyse 1991

Eingriff	Zeit (min.)				Relation min./max.
	Anzahl	min.	max.	Mittel	
Struma, einseitig	113	27	129	54	1: 5
Struma, beidseitig	122	25	131	74	1: 5
Billroth I	7	43	89	70	1: 2
Billroth II	57	50	181	99	1: 3
Gastrektomie	19	81	156	116	1: 2
Appendektomie	303	9	99	31	1:10
Cholezystektomie (ohne Revision)	412	12	133	39	1:10
Mammaradikaloperation	58	20	67	40	1: 3
Anteriore Rekt.-Resektion	22	57	120	81	1: 2
Abdomino-sakrale Rektumamputation	27	64	128	90	1: 2

Bei großen Eingriffen steht der minimale zum maximalen Zeitaufwand im Verhältnis von 1:2 bis 1:3. Bei der Cholezystektomie und Appendektomie erstreckt sich die Spanne bis zum Zehnfachen.

Mehr der Effizienz und nicht so sehr der Leistung im strengen Sinne der Definition zuzuordnen sind die *operativen Anteile* der chirurgischen Abteilungen. In einer Zeitreihe von 13 chirurgischen Abteilungen des ehemaligen Bezirkes Cottbus, erkennt man einen geringen Anstieg der operativen Anteile, d.h. Operierte von stationär Behandelten seit Anfang der 80er Jahre. Dieser Wert ist seitdem mit 62 bis 64 % nahezu konstant. In der Unfallchirurgie ist der Anstieg von etwa 40 auf 47 % auf die zunehmende Verbreitung der Osteosyntheseverfahren zurückzuführen. In der Allgemeinchirurgie ist der operative Anteil wesentlich von der Verzahnung stationär-ambulanter Betreuung und von der Kliniksorganisation abhängig. Der Konstanz des Gesamttrends stehen erhebliche Schwankungsbreiten zwischen den Abteilungen gegenüber, wie die dargestellten Zahlen aus dem Jahre 1991 zeigen. Sie reichen in der Allgemeinchirurgie von 49 bis 93 %, Durchschnitt 73 %. In der Traumatologie von 18 bis 63 %, Durchschnitt 47 %. Für die gesamte Chirurgie 38 bis 82 %, Durchschnitt 63 %.

Bis zum Wirksamwerden der Kassenärztlichen Vereinigung haben erfahrene, stationäre Chirurgen Spezial- und Vorbereitungssprechstunden durchgeführt und Patienten erst nach Abklärung der Operationsindikation stationär eingewiesen. Wo dies geschah, es geschah nicht überall – konnten hohe Anteile von Operierten zu Behandelten erreicht werden. Da nun die stationär ambulante Verzahnung auf Druck der KV im Interesse der niedergelassenen Ärzte weit zurückgefahren werden mußte, ist mit einem Rückgang der operativen Anteile in den gut organisierten Abteilungen zu rechnen.

Meine Damen und Herren!

Ziel unserer Erhebungen war nicht die Kontrolle, sondern die Weckung des Problembewußtseins.

Kinderchirurgie

Fortschritte der Kinderchirurgie im letzten Jahrzehnt – neue Untersuchungsmethoden (3D-CT, endorectale Sonographie, Elektromanometrie u. a.)

233. Laparoskopische Diagnostik und Therapie im Kindesalter

J. Waldschmidt, Berlin

(Manuskript bis Redaktionsschluß nicht eingegangen)

234. Welchen Stellenwert besitzt heute die anorektale Manometrie?

A.M. Holschneider und W. Pfrommer

Kinderchirurgische Klinik des Städtischen Klinikums Köln, Amsterdamer Straße 59, W-5000 Köln 60

The Value of Anorectal Manometry Studies Today

Summary. Since it was first introduced into clinical investigations in 1960 by M. Schuster, anorectal electromanometry has become one of the most-important methods to evaluate anorectal continence. Electromanometry now is a wide-spread, safe and simple screening method to analyze chronic constipation and to control the results of proctologic surgery. Its most important parameters are the anorectal pressure profile, the squeezing pressure profile, the adaptation reaction, the internal sphincter relaxation, and the rectal sphincteric reflex to the external anal sphincter. Wherever proctology is performed, electromanometry and electromyography of the external sphincter muscle should be done.
Key words: Electromanometry – Constipation – Incontinence – Proctology

Zusammenfassung. Seit ihrer ersten Anwendung in der Klinik zu Beginn der 60er Jahre ist die Bedeutung der anorektalen Manometrie heute nach wie vor unverändert. Mit einer Treffsicherheit von 80–90 % gilt sie als ein einfaches, billiges und hoch effektives Screeningverfahren der chronischen Obstipation insbesondere zum Ausschluß eines Megacolon congenitum Hirschsprung oder zum Nachweis einer neurovegetativ psychogenen bzw. organischen Analsphinkterachalasie. Darüber hinaus können proktologische Eingriffe nur mit der Elektromanometrie objektiv bewertet werden.
Schlüsselwörter: Elektromanometrie – Anorektum – Kontinenz – Inkontinenz

Die Elektromanometrie des Enddarmes besitzt heute nach über 30 Jahren ihrer Einführung in die Klinik eine unverändert große Bedeutung in der Differentialdiagnose der chronischen Obstipation sowie der Analyse der einzelnen Kontinenzfaktoren. Sie ist in gleicher Weise wie urodynamische und uroflowmetrische Untersuchungen der Blase und Harnröhre ein nicht mehr wegzudenkendes Verfahren zur Überprüfung der Funktion des anorektalen Kontinenzorganes.

Methodik

Die Ursprünge der Manometrie gehen auf den amerikanischen Internisten und Physiologen Schuster zurück, der zu Beginn der 60iger Jahre Studien über die Funktion des inneren und äußeren analen Schließmuskels publizierte und 1968 im Handbuch für Physiologie der Amerikanischen Gesellschaft für Physiologie seine gesammelten Ergebnisse zusammenstellte (Schuster 1968). Einige Jahre später wurden diese Untersuchungen von Schärli und Kiesewetter übernommen (1969, 1970) und von Schärli speziell zur Untersuchung der anorektalen Kontinenz bei Patienten mit Analatresie eingesetzt (Schärli 1971). Holschneider erarbeitete die wesentlichen elektrophysiologischen Grundlagen der abgeleiteten mechanischen Phänomene und setzte die Elektromanometrie in größerem Umfang sowohl zur Differentialdiagnose der chronischen Obstipation und Stuhlinkontinenz im Kindesalter wie zu einer differenzierten objektiven Analyse des Kontinenzorganes nach proktologischen Eingriffen ein (Holschneider 1982, 1983). Die Bedeutung der Elektromanometrie für die Proktologie ist seitdem unverändert geblieben.

Die Elektromanometrie des Anorektums basiert auf den rhythmischen Schwankungen der elektrischen Aktivität (BER = basal electrical rhythm), die durch Interferenz einzelner spontan polarisierender Schrittmachereinheiten zustandekommt. Elektromechanisch entsprechen diesem elektrischen Phänomen die anorektalen Fluktuationen. Durch Desynchronisation bei größeren Spontandepolarisationen im Rahmen einer rektalen Distension kommt es zum rektosphinktären Reflex. Dieser besteht zum einen in einer Relaxation des Musculus sphincter ani internus (Desynchronisation der elektrischen Potentiale der glatten Muskulatur) und zum anderen in einer simultanen Kontraktion des Musculus sphincter ani externus (Aktivitätszunahme in der quergestreiften Muskulatur). Beide Komponenten bewirken zum einen, daß Stuhlpartikel in den oberen Analkanal gelangen können, der dicht mit chemo-, osmo- und taktilen Rezeptoren besetzt ist und so eine Unterscheidung zwischen gasförmigem, flüssigem und soliden Stuhl erlaubt. Gleichzeitig wird der äußere Sphinkter reflektorisch unbewußt kontrahiert unter Zuhilfenahme einer zusätzlichen Tamponadewirkung des Plexus hämorrhoidalis und des Musculus corrugator ani (Stelzner 1981). Die reflektorische Kontraktion des Musculus sphincter ani externus kann willkürlich erheblich verstärkt werden. Dabei wirken der Musculus sphincter ani externus und der Musculus puborectalis bzw. Levator ani simultan und analog.

Segmentale und propulsive Kontraktionen im kolorektalen Bereich beruhen auf zusätzlichen Spikepotentialen, die vorwiegend auf dem Plateau der langsamen elektrischen Wellen (BER) als Summationsentladungen sichtbar werden.

Für die Funktion des Rektums ist die plastische Elastizität der Rektumwand von Bedeutung, die ähnlich wie bei der Lunge in Form einer Compliance gemessen werden kann und ihren morphologischen Ausdruck in der Adaptationsreaktion beim steilen Druckanstieg mit langsamem Abfall auf Ruhedruckverhältnisse findet.

Für die Aussage der Elektromanometrie haben sich somit in den vergangenen 30 Jahren folgende Parameter als bedeutsam herausgestellt (Abb. 1).

Die Internusrelaxation als Nachweis des Vorhandenseins eines peristaltischen Relaxationsreflexes und damit von normal funktionierenden Ganglienzellen, wobei die Relaxationsamplitude und -dauer dem distentierenden Volumen direkt proportional sein muß (Abb. 2).

Der rektosphinktäre Kontraktionsreflex, nachweisbar durch die simultane Ableitung eines EMG's zur Funktionsanalyse der quergestreiften Sphinktermuskulatur. Das anorektale Ruhedruckprofil, an dessen Komponente der Musculus sphincter ani internus von ca. 80 % beteiligt ist.

Das Willkürkontraktionsprofil als weiterer Test für die quergestreifte Sphinktermuskulatur und deren bewußte Beeinflußbarkeit.

Die Adaptationsreaktion des Anorektums und deren Compliance.

Pathologische Kriterien

Im wesentlichen wird die anorektale Manometrie heute zur Differentialdiagnose der chronischen Obstipation und Analyse der Inkontinenz eingesetzt.

Chronische Obstipation

Bei der chronischen Obstipation kann mit Hilfe elektromanometrischer Ableitungen in 80–90 % eine sichere Differentialdiagnose zwischen einer einfachen chronischen Obstipa-

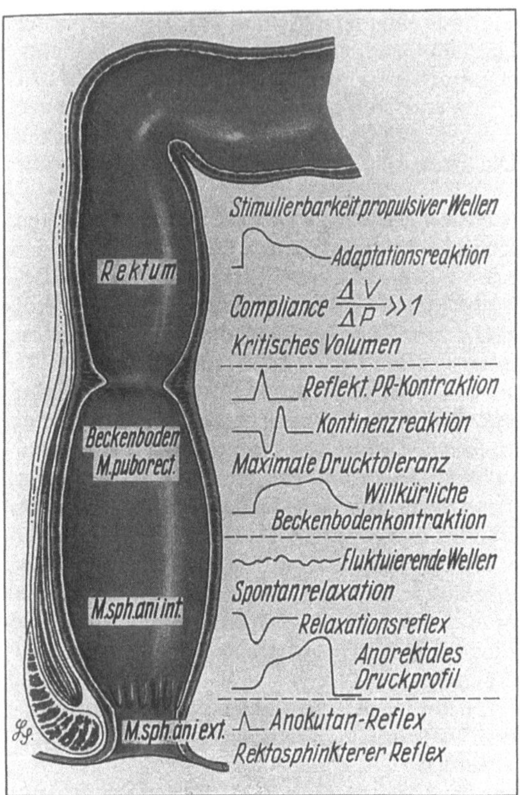

Abb. 1. Schematische Darstellung der anorektalen Parameter. Von besonderer Wichtigkeit sind heute die Adaptationsreaktion und die Compliance für das Rektum, die Internusrelaxation für den Musculus sphincter ani internus sowie der rektosphinktere Kontraktionsreflex aus M. sphincter ani externus. Darüberhinaus werden insbesondere bei Inkontinenzerscheinungen das anorektale Ruhedruckprofil sowie das maximale Willkürkontraktionsprofil gemessen.

tion, einer neurovegetativ psychogenen Analsphinkterachalasie und einer organischen Analsphinkterachalasie sowie dem Megacolon congenitum Hirschsprung getroffen werden.

Bei der chronischen Obstipation finden sich bereits bei der Ruheableitung spontane, der Amplitude der segmentalen Kontraktionen proportionale, Relaxationen im Anorektum. Bei der neurovegetativ psychogenen Analsphinkterachalasie, die oft mit einer Überlaufinkontinenz kombiniert ist, lassen sich ebenfalls Internusrelaxationen nachweisen, die jedoch zum Teil durch unkoordinierte Kontraktionen der quergestreiften Beckenbodenmuskulatur vom Patienten willkürlich verhindert werden. Der Patient erlaubt die Defäkation bewußt oder unbewußt nicht, es kommt zur Überlaufinkontinenz. Neben normalen Relaxationen lassen sich daher bei dieser Erkrankung auch pathologische Relaxationsmuster nachweisen (Abb. 3).

Bei der organischen Sphinkterachalasie ist entweder aufgrund myogener Veränderungen eine Internusrelaxation nicht mehr möglich und nur konstant rudimentär nachweisbar oder sie fehlt völlig, wenn es sich um neurogene Achalasieformen im Rahmen des Formenkreises des Megacolon handelt (Abb. 4).

Beim klassischen Megacolon congenitum Hirschsprung fehlen die Ganglienzellen im Bereiche des Anorektums in einem unterschiedlichem Ausmaß. Die Relaxationskomponente des peristaltischen Reflexes ist daher nicht auslösbar, Stuhl kann nicht transportiert werden. Das bedeutet, daß auch die Relaxation im glattmuskulären Sphinkter ani internus

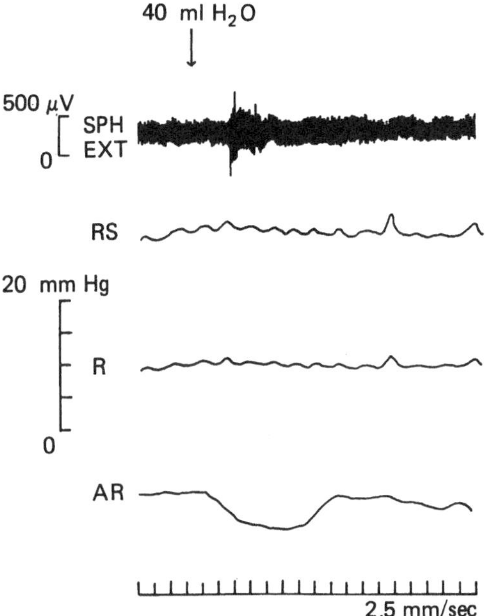

Abb. 2. Interusrelaxation und reflektorische Kontraktion des M. sphincter ani externus nach Injektion von 40 ml physiologischer Kochsalzlösung in das Rektosigmoid

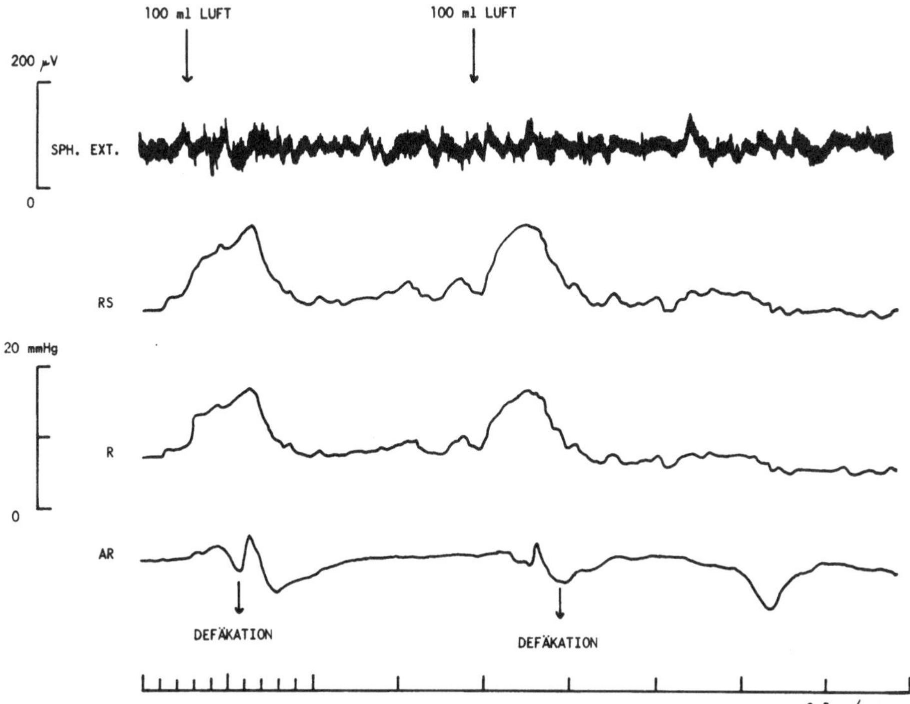

Abb. 3. Neurovegetativ psychogene Analspinkterachalasie. Beachte die rudimentären Internusrelaxationen nach Injektion von 100 ml Luft in das Rektosigmoid mit übersteigerter Kontinenzreaktion. Das Kind unterbricht willkürlich die Relaxation. Daneben kann jedoch eine tiefe, normale Spontanrelaxation beobachtet werden als Hinweis, daß kein pathologisches Geschehen am Sphinkter internus vorliegt

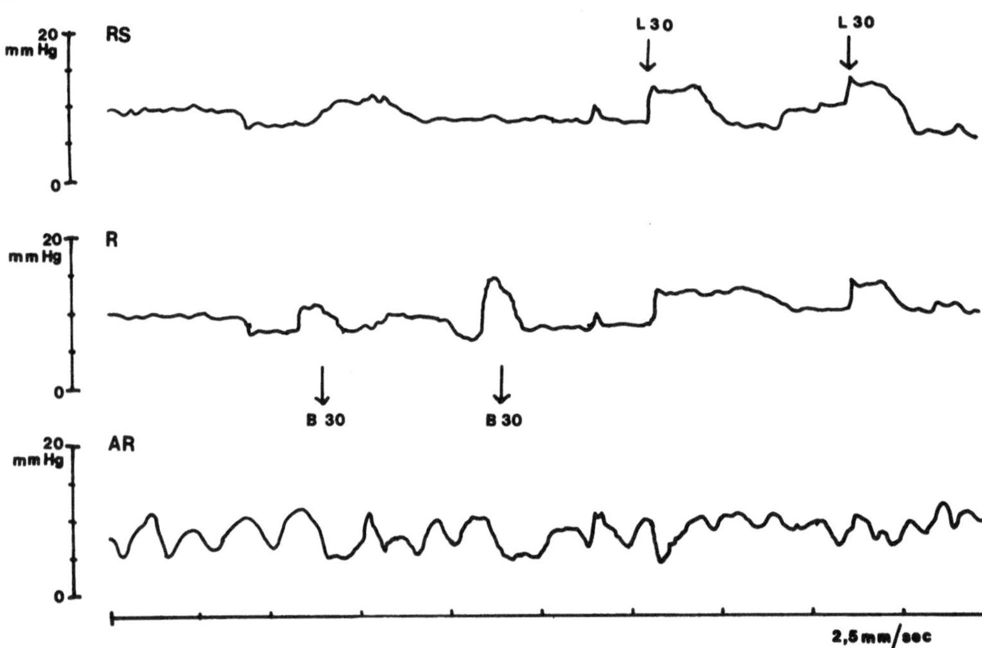

Abb. 4. Organische Analsphinkterachalasie mit rudimentären Internusrelaxationen sowohl nach Distension des Rektums mit 30 ml Luft wie nach Injektion von 30 ml Luft in das Rektosigmoid

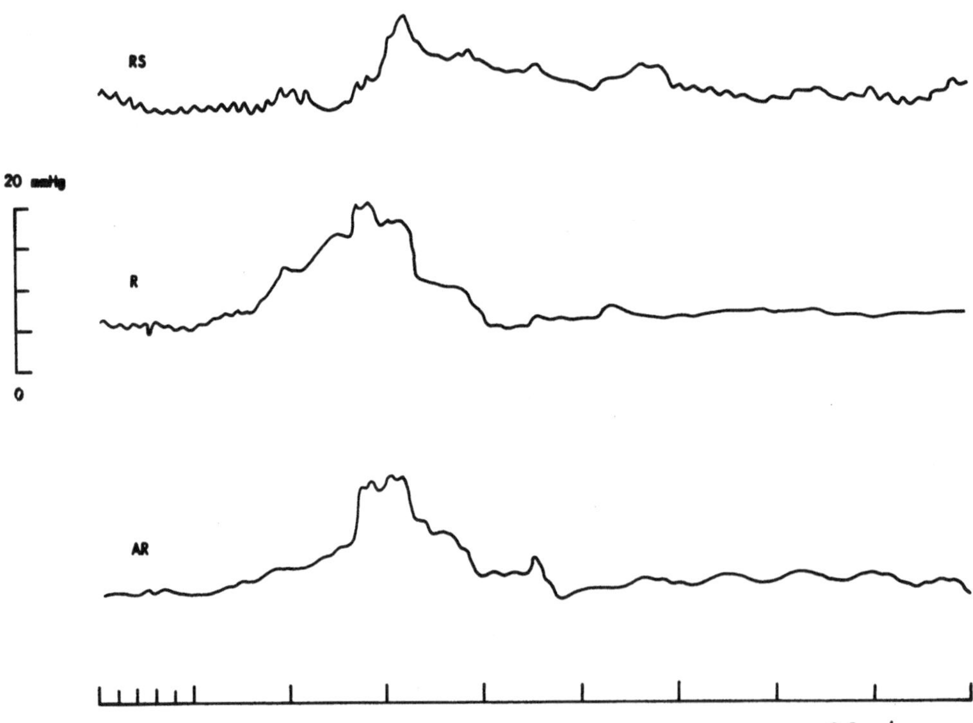

Abb. 5. Megacolon congenitum Hirschsprung mit multisegmentalen Massenkontraktionen, keine Internusrelaxation

fehlt. Bei der neuronalen intestinalen Dysplasie hingegen sind Ganglienzellen nachweisbar, deren Funktion jedoch in unterschiedlichem Ausmaße gestört, so daß hier sehr unterschiedliche pathologische Relaxationsmuster nachgewiesen werden können. Typische elektromanometrische Veränderungen finden sich bei diesem Krankheitsbild nicht. Auch bei anderen anorektalen Erkrankungen, wie der Colitis ulcerosa, dem Morbus Crohn, dem irritablen Kolonsyndrom, lassen sich keine typischen manometrischen Veränderungen nachweisen (Abb. 5).

Stuhlinkontinenz

Die Stuhlinkontinenz zeigt, falls es sich um eine Überlaufinkontinenz handelt, ein weitgehend normales, psychisch jedoch überlagertes Reflex- und Kontinenzverhalten. Bei der echten Inkontinenz hingegen, die auf teilweiser oder vollständiger, anlagebedingt, traumatischer oder degenerativer Beeinträchtigung des Kontinenzorganes beruht, sind insbesondere die Parameter anorektales Ruhedruckprofil, Willkürkontraktionsprofil, Adaptationsreaktion und Compliance beeinträchtigt. Es empfiehlt sich sowohl das anorektale Ruhedruckprofil wie das Willkürkontraktionsprofil mehrfach zu Beginn wie zum Abschluß der Untersuchung durchzuführen und einen Mittelwert aller abgeleiteten Drücke zu ermitteln, nachdem zuvor Artefakte ausgeschlossen wurden. Die Adaptationsreaktion und Compliance sind ein indirekter Ausdruck für die Höhe der Druckprofile, da sich eine plastische Elastizität der Rektumwand nur entwickeln kann, wenn am Ende des Darmrohres ein suffizienter Verschluß zur Verfügung steht, der die Entwicklung einer Rektumampulle ermöglicht. Alle weiteren, publizierten elektromanometrischen Parameter wie Defäkationsreflex, reflektorische Puborektaliskontraktion, ausgelöst durch einen im Rektum aufgeblasenen und gegen die Puborektalisschlinge gezogenen Ballon oder Injektion von 0,1 ml physiologischer Kochsalzlösung an die Puborektalisschlinge, die anorektale Resistenz gegen propulsive Wellen, das kritische Volumen der Rektumampulle, die Kontinenzreaktion und andere sind von geringerer Bedeutung.

Bewertung

Die anorektale Kontinenz kann selbstverständlich auch durch die Anwendung klinischer Scores beurteilt werden (Holschneider 1977), bei denen rein klinische Parameter wie Stuhlhäufigkeit, Stuhlkonsistenz, Stuhlschmieren, Stuhldrang/Völlegefühl, Warnungsperiode, Diskriminationsvermögen und Pflegebedarf beurteilt werden. Bei anderen Schemata finden zusätzlich der soziale Pflegebedarf, die familiären Verhältnisse, die notwendige therapeutische Beeinflußbarkeit durch Laxantien oder obstipierende Maßnahmen eine Rolle.

Wieder andere Scores wie die Beurteilung nach Kontinenz nach Scott (1960), Kelly (1970), Schärli (1971) reduzieren die klinische Beurteilung auf Stuhlzeichnen (accidents), Stuhlschmieren und die Kontraktionsfähigkeit des Sphinkters und beurteilen diese als fehlend, schwach und kräftig vorhanden.

Darüber hinaus gibt es Scores, die neben klinisch anamnestischen Parametern auch Untersuchungsbefunde wie Sphinktertonus, Kontrahierbarkeit der anorektalen Sphinkteren und Qualität des Proktoderms in die Kontinenzanalyse mit einbeziehen und quantifiziert haben.

Legt man jedoch rein klinische Parameter, wie sie beispielsweise Pena zur Beurteilung der Operationsergebnisse seines sagittalen-, posterioren-, anorektalen Operationsverfahrens verwandt hat, der Analyse des Kontinenzorganes zugrunde, so kann man auf diese Weise nur die anorektale Kontinenz als Summationseffekt zahlreicher Einzelfaktoren überprüfen. In einen solchen Score oder in eine solche rein klinische Überprüfung gehen auch Faktoren wie die Kontraktionskraft der Glutaei maximi, der Adduktoren oder Stenoseeffekte mit ein. Jeder Operateur, der jedoch kritisch prüfen will, ob die von ihm durchgeführte Rekonstruktion der anorektalen Muskulatur oder die von ihm vorgenommene Sphinkterersatzplastik zur Verbesserung der Kontinenz beigetragen hat, muß bei seinem Patienten prä- und post-

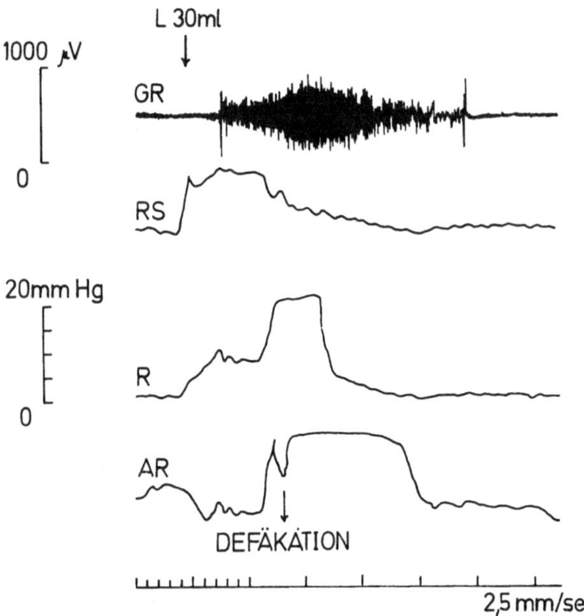

Abb. 6. Beispiel für die Notwendigkeit elektromanometrischer Untersuchungen bei Stuhlinkontinenz und kontinenzverbessernden Operationen: Zustand nach Grazilistransposition. Deutliche Aktivitätszunahme im EMG des M. gracilis bei Auslösen einer propulsiven Welle durch Injektion von 30 ml Luft in das Rektosigmoid. Die Defäkation kann durch die Kontraktion des M. gracilis unterbrochen werden. Das Kind ist kontinent

operativ eine elektromanometrische Untersuchung durchführen, die ihm dann gezielt Aufschluß geben kann, ob sich durch sein Verfahren das anorektale Ruhedruckprofil, die Willkürkontraktionsfähigkeit der quergestreiften Sphinktermuskulatur oder die Elastizität der Rektumwand auch tatsächlich erhöht haben (Abb. 6). Wie sonst will man nachweisen, ob es tatsächlich gelungen ist, den Rektumblindsack bei Analatresien in dem aufgrund eigener Untersuchungen und Studien von Lambrecht (1989), Elemente des Musculus sphincter ani internus nachweisbar sind, ob es im Rahmen also von Durchzugsverfahren gelungen ist, diese Elemente als glattmuskulären Sphinkterersatz zu verwenden. Ohne den postoperativen Nachweis einer Internusrelaxation dürfte das kaum möglich sein. Zudem besitzt die Elektromanometrie eine erhebliche Bedeutung in Begutachtungsfragen.

Schlußfolgerung

Die Elektromanometrie hat in den über 30 Jahren ihres Bestehens nicht an Bedeutung verloren. Sie ist ein wichtiges, billiges und schnell durchzuführendes Screeningverfahren bei der chronischen Obstipation insbesondere im Kindesalter und vermag in über 80–90% ein Megacolon congenitum Hirschsprung sicher von rein neurovegetativ psychogenen Analsphinkterachalasien und Überlaufinkontinenzerscheinungen abzugrenzen.

Bei der Analyse der echten Stuhlinkontinenz schafft sie objektive Parameter, die insbesondere auf dem anorektalen Ruhedruckprofil und Willkürkontraktionsprofil beruhen. Eine genaue Analyse sollte jedoch sowohl auf klinischen Parametern wie auf elektromanometrischen Ableitungen beruhen, weshalb mehrere teils rein klinische, teils gemischt klinisch-elektromanometrische, teils auch klinische Untersuchungsergebnisse miteinbeziehende Kontinenzscores zur Anwendung kommen sollten.

Einschränkend muß allerdings darauf hingewiesen werden, daß auch bei der Elektromanometrie in ca. 10–15% falsch positive und falsch negative Ergebnisse insbesondere bei der neuronalen intestinalen Dysplasie aber auch bei der organischen Analsphinkterachalasie vorkommen, weshalb bei fraglichen Befunden zusätzlich immer eine histologische und histochemische Untersuchung von Saugbiopsien des Anorektum sowie eine röntgenologische Kontrolle einschließlich eines Defäkogrammes zu fordern sind. Die Elektromanometrie sollte wenn möglich immer mit einer Elektromyografie der quergestreiften Sphinktermuskulatur kombiniert werden. Der sicherlich nicht immer sehr kleine Zeitaufwand und die bedauerlicherweise bis heute fehlende Abrechnungsmöglichkeit im kassenärztlichen Verfahren sollten kein Grund sein, von einer objektiven Analyse der eigenen Operationsergebnisse Abstand zu nehmen.

Es bleibt allerdings unverständlich, warum die Berufsverbände bisher nicht in der Lage waren, die entsprechenden Gebührenziffern für die Elektromanometrie des Anorektums analog zu den längst anerkannten Gebührenziffern urodynamischer und uroflowmetrischer Untersuchungen in die GOÄ und BMÄ bzw. E-GO einzubringen.

Literatur

Holschneider AM (1983) Elektromanometrie des Enddarmes. Diagnostik und Therapie der Inkontinenz unter chronischen Obstipationen. 2. Auflage, Urban & Schwarzenberg, München Wien Baltimore

Holschneider AM (1982) Hirschsprung's disease. Hippokrates Thieme Stratton, Stuttgart New York

Killy JH (1969) Cineradiography in anorectal malformations. J Ped Surg 4

Lambrecht W, Lierse W (1987) The internal sphincter in anorectal malformations: morphologic investigations in neonatal pigs. J Pediatr Surg (US) 22:1160–1168

Schärli AF, Kiesewetter WB (1969) Ano-recto-sigmoid-pressure-Studies as a quantitative evaluation of postoperative continence. J Pediatr Surg 5:694

Schärli AF, Kiesewetter WB (1970) Defecation and continence: Some new concepts. Dis Colon rect 13:81

Schärli AF (1971) Angeborene Mißbildungen des Rektums und Anus – Diagnose, Physiologie und Therapie. Hans Huber, Bern Stuttgart Wien

Schuster MM (1968) Motor action of rectum and anal sphincters in continence and defecation. Handbook of Physiology. Sect 6, Alimentary canal IV, Amer Phys Soc Washington DC

Scott JES, Swenson O, Fisher JH (1960) Some comments on the surgical treatment of imperforate anus. Amer J Surg 99:137

Stelzner F (1981) Die anorektalen Fisteln. 3. Auflage. Springer, Berlin Heidelberg New York

235. Kontinenzverhalten nach dem Colondurchzugsverfahren Romoualdi/Rehbein und der posterioren sagittalen Anorektoplastik Pena/De Vries

P. Schweizer, A.M. Hohlschneider, C. Leriche, Tübingen

(Manuskript bis Redaktionsschluß nicht eingegangen)

236. Dreidimensionale Auswertung von Computertomogrammen kindlicher Frakturen

K. J. Borgis und H. Halsband

Medizinische Universität Lübeck, Ratzeburger Allee 160, W-2400 Lübeck

Three-Dimensional CT Imaging in Pediatric Trauma

Summary. Three-dimensional reconstruction from CT was performed in pediatric patients after joint, facial, or spinal injury. Three-dimensional reconstruction proved particularly helpful in children with reduced post-trauma joint mobility. Free fragments, joint dislocations, and articulate surface defects were demonstrated. Here, as well as in facial and spinal injury, three-dimensional CT may facilitate and augment the understanding of two-dimensional displays.

Key words: Three-dimensional reconstruction – Computed tomography – Pediatric trauma

Zusammenfassung. Bei Kindern und Jugendlichen mit Verletzungen im Gelenk-, Gesichts- und Wirbelbereich wurden 3D-Rekonstruktionen aus Computertomogrammen durchgeführt. Insbesondere bei Kindern mit posttraumatisch eingeschränkter Gelenkbeweglichkeit erwies sich die 3D-CT hilfreich. Freie Gelenkkörper, Dislokationen und Gelenkflächendefekte wurden dargestellt. Bei Gelenktraumen ebenso wie bei Verletzungen von Gesicht und Achsenskelett kann die 3D-CT zum Verständnis der 2D-Schichten beitragen.

Schlüsselwörter: Dreidimensionale Rekonstruktion – Computertomographie – Kindliche Frakturen

Bei der 3D-Rekonstruktion handelt es sich um ein indirektes Bildgebungsverfahren, mit dem aus computertomographischen Schichten dreidimensionale Abbildungen erzeugt werden. Es wurde bislang vorwiegend in der Otorhinologie und Orthopädie eingesetzt [1–3, 5–7].

Zur Vorbereitung korrektiver Eingriffe in der Kieferchirurgie erstellen wir dreidimensionale Rekonstruktionen. So konnten bei einem rumänischen Jungen mit einer hemifacialen Mikrosomie in Bildaufbauten mit Knochen- und Hautdarstellung eine Hypoplasie und Fehlbildung der Mandibula auf der linken Seite mit Überbiß demonstriert werden sowie eine knöcherne Atresie des äußeren Gehörganges. Im Weichteilbild fand sich eine leicht dysmorphe Ohrmuschel.

Dreidimensionale Rekonstruktionen entstehen als Dichtewertextraktion eines eingangs hergestellten CT-Datensatzes. Besonders vorteilhaft sind CT-Geräte neuerer Bauart, die im Spiralmodus eine schnelle Bildfolge zulassen, was unerwünschte Patientenbewegungen reduziert. Die Dicke der Einzelschichten für eine 3D-Rekonstruktion entspricht derjenigen für ein diagnostisches CT, in der Regel zwei oder vier Millimeter. Für eine reine 3D-Rekonstruktion genügen reduzierte Aufnahmeparameter mit sehr niedriger Strahlendosis.

Das 3D-Programm sucht in den Primärschichten nach Strukturen, die eine vom Anwender definierte Dichte besitzen. Dies führt entweder zu einer Darstellung der Hautoberfläche oder von Knochen. Strukturen mit einem geringeren Dichtewert werden gelöscht. Diese Reduktion der in den Primärschnitten enthaltenen Datenmenge bedingt zunächst einen erheblichen Informationsverlust auf Bruchteile der im Patienten vermuteten hundertprozentigen Information [4].

Die Datenextraktion ist überdies mitunter nicht fehlerfrei. Aufgrund von Teilvolumeneffekten vermag der Rechner dünne Knochenstrukturen nicht immer präzise zu extrahieren. Die entstehenden vorgetäuschten Defekte werden Pseudoforamina genannt. Sie nehmen zu, je höher der Dichteschwellwert gesetzt wird. So kann bei einem kindlichen Schädel ein zu hoch gesetzter Schwellwert einen verzögerten Nahtschluß und Schädellücken simulieren.

Als weiteren Schritt führt das Programm eine gleichmäßige räumliche Integration durch, in der Stufen oder Abstände zwischen den Schichten geglättet werden. Dies kann eine Verschmelzung von benachbarten, aber in der Realität getrennten Bildstrukturen herbeiführen. Solche Artefakte werden als Pseudofusionen bezeichnet.

Das fertig errechnete Objekt erscheint durch eine virtuelle Lichtquelle ausgeleuchtet. Der Leuchtwinkel kann variiert und das Objekt bei genügend hoher Rechnerleistung verzögerungsfrei gedreht und aus beliebiger Perspektive beurteilt werden.

Wir haben in den letzten Jahren die 3D-Rekonstruktion als Ergänzung konventioneller und computertomographischer Untersuchungen bei traumatologischen Fragestellungen eingesetzt, zunächst bei posttraumatischen Veränderungen des Ellenbogengelenks.

Fallbeschreibungen

Fall 1:

Bei einem 13jährigen Mädchen lag eine supracondyläre Y-Fraktur mit Abriß des Condylus medialis und lateralis vor. Diese wurde zunächst operativ versorgt. 10 Monate nach dem Unfall wirkten Übersichtsaufnahmen unauffällig. Es bestand jedoch bei normaler Pronation und Supination eine erhebliche Streckhemmung. Axiale CT-Schichten ließen eine Veränderung in der Fossa olecrani erkennen. Die aus diesen Schnitten angefertigte 3D-Rekonstruktion zeigt in Ansichten von dorsal und proximal einen wulstartigen apophytären Knochenanbau. Dieser bewirkte die Streckhemmung.

Die Gelenkflächen standen ansonsten kongruent zueinander, ohne Stufenbildungen oder Aussprengungen. Eine Operation wurde abgelehnt, durch Krankengymnastik konnte eine leichte Besserung der Streckhemmung erzielt werden.

Fall 2:

Ein 10jähriges Mädchen erlitt eine Judet-III-Fraktur des Radiusköpfchens. 3 Jahre später bestand eine fast aufgehobene Rotation und leichte Streckhemmung. Die 3D-Rekonstruktion aus den zunächst unübersichtlich scheinenden CT-Schnitten läßt in der Ansicht von palmar eine längliche Knochenspange am Processus coronoideus und eine Restdeformierung des Radiusköpfchens erkennen (Abb. 1). Es ist leicht subluxiert mit Inkongruenz des Radioulnargelenks. Ferner besteht eine Bandverknöcherung am Condylus ulnaris. Im sog. cut-mode von palmar aufgeschnitten, zeigt sich eine weitere Knochenfigur, die zwischen Ulna und Radius interponiert ist (Abb. 2). Die operative Gelenkrevision einschließlich Abtragung der Osteophyten an Radius und Ulna erbrachte eine Wiederherstellung der Supination und 40° Pronation.

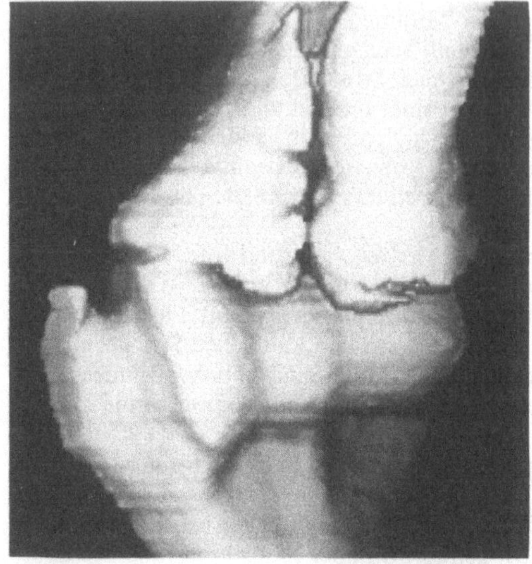

Abb. 1

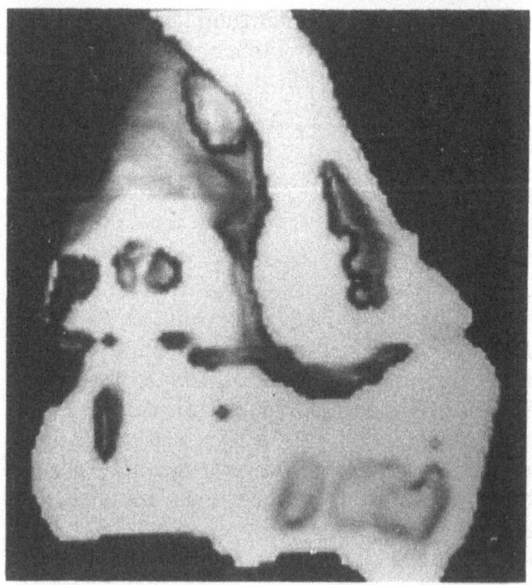

Abb. 2

Fall 3:

11jähriger Junge mit komplexer Luxationsfraktur des linken Ellenbogengelenkes, Radiushalsfraktur und Kapselzerreißung. Posttraumatisch verblieb eine Fehlstellung des Radiusköpfchens mit Beuge- und Streckdefizit und fast aufgehobener Pro- und Supination. Das 3D-CT zeigte die Deformität des in Fehlstellung verheilten Radiusköpfchens und an der Radiuszirkumferenz isolierte Fragmente. An der Ulna waren zwei knöcherne Spangen ausgebildet, neben weiteren kleinen Knochenaussprengungen. Operativ wurden daraufhin diese Kallusspangen reseziert unter Mitnahme des ulnaren Anteils des Radiusköpfchens. Es resultierte eine nahezu regelrechte Beugung und Streckung bei eingeschränkt wiederhergestellter Pro- und Supination.

Neben dem Ellenbogengelenk eignen sich weitere Extremitätengelenke für eine 3D-Rekonstruktion, so z. B. das Schulter-, Hüft- und obere Sprunggelenk.

Ein 15jähriger Junge hatte eine distale Tibiastückfraktur mit Pilonfraktur des Innenknöchels erlitten. Wir erstellten eine 3D-Rekonstruktion der Tibiagelenkfläche im oberen Sprunggelenk in der Ansicht von caudal. Hierzu mußte rechnerisch das Gelenk durch Löschen des Talus eröffnet werden. Die Pilonfraktur und ein Klaffen der querverlaufenden Stückfraktur mit Interposition kleinerer Fragmente konnten so dargestellt werden.

Rekonstruktionen des Schultergelenks bei einem professionellen Klarinettenspieler wurden gleichfalls rechnerisch aufbereitet. Der die Skapula verdeckende Rippenkäfig wurde gelöscht. Bei diesem Patienten war nach einer Skapulatrümmerfraktur eine möglichst exakte Wiederanpassung der Fragmente geplant. Die Ansichten zeigten die Dislokation der Skapulakante mit Fragmentaussprengung und die Fraktur der Fossa infraspinata (Abb. 3, 4).

Auch bei Wirbelsäulenverletzungen kann eine 3D-Rekonstruktion hilfreich sein. Ein 17jähriges Mädchen erlitt bei einem Badeunfall eine Inklinationsverletzung der Halswirbelsäule. Die Übersichtsaufnahmen zeigten eine Ventralverschiebung von C_4 gegenüber C_5. In den CT-Axialschichten fand sich eine Rotation und Gefügestörung im Intervertebralbereich. 3D-Ansichten wiesen eine Blockierung der Gelenkfacetten der Zwischenwirbelgelenke des vierten und fünften Halswirbels im Sinne sog. locked facets auf der rechten Seite nach. Ferner lag eine Fraktur des Wirbelbogens C_4 auf der rechten Seite vor, die auf den Übersichten nicht erkannt wurde.

Nach Gesichtstraumata ist unter kosmetischen ebenso wie unter funktionellen Aspekten eine exakte Fragmentadaptation wichtig. Hierbei ist der Beitrag der 3D-Rekonstruktion etabliert.

Ein 14jähriger Junge zeigte nach einem Überrolltrauma in der Übersichtsaufnahme ausgedehnte Verschattungen des Mittelgesichts, die jedoch eingeschränkt weiter differenzierbar sind (Abb. 5). Die präoperativ angefertigte 3D-Rekonstruktion demonstrierte dislozierte Frakturen der Frontalschuppe, von Jochbein und Jochbogen, ferner des Nasomaxillarskeletts (Abb. 6). Die Distraktion des Mittelgesichts und der Frontobasis war ebenso als Innenansicht darstellbar.

Ein Verkehrsunfall bei einem 13jährigen Mädchen führte zu einer nasomaxillären Mittelgesichtsfraktur mit Beteiligung des Orbitabodens. Hier zeigten 3D-Aufnahmen, daß die Maxilla komplett ausgebrochen und nach rechts verkippt war, bei eingedrücktem Nasoethmoidalkomplex.

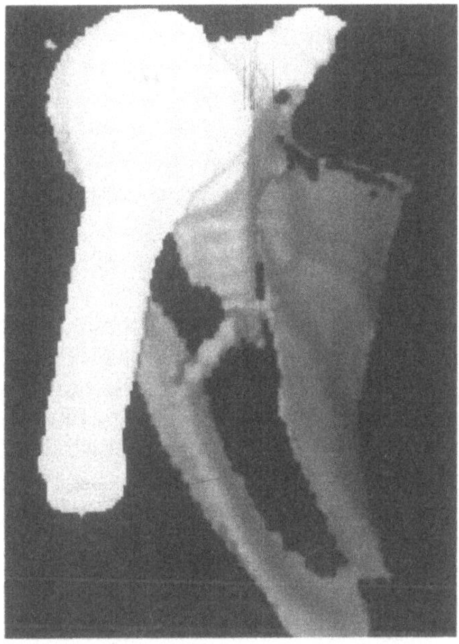

Abb. 3

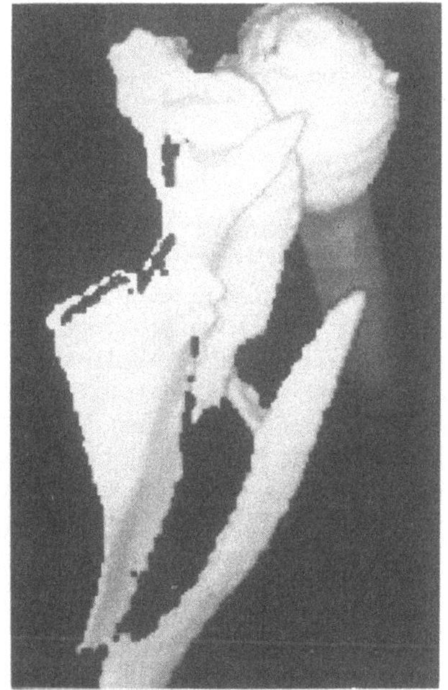

Abb. 4

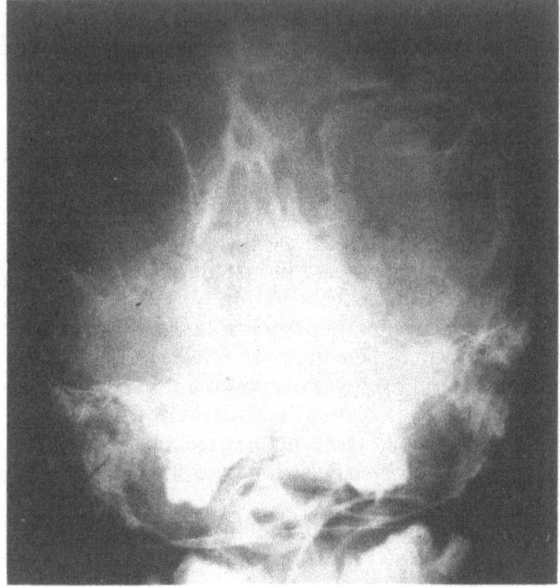

Abb. 5

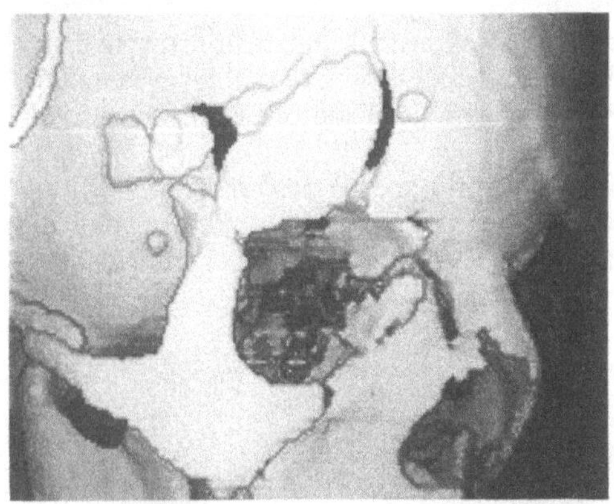

Abb. 6

Die Bearbeitungszeiten der 3D werden sehr deutlich verkürzt durch fortentwickelte Programme bei erhöhter Rechnerleistung, wie sie an aktuellen Computertomographen angeboten werden. Solche Aufnahmen zeigen überdies eine weitere Steigerung des Auflösungsvermögens und der vermittelten virtuellen Realität.

Zusammenfassend sind als Vorteile der 3D-Rekonstruktion aus Computertomogrammen die exakte räumliche Lokalisation von Frakturen, Luxationen, freien Gelenkkörpern und Gelenkflächendefekten zu nennen. Der Betrachtungswinkel ist frei variabel, bei modernen Programmen ist die Betrachtung nahezu verzögerungsfrei. Ebenso können in Zukunft Eingriffe mit Hilfe eines sog. data-glove im simulierten kybernetischen Raum geübt werden. Der Anwendungsbereich hierfür bleibt genauer zu definieren.

Als Nachteil steht dem ein – mittlerweile sehr geringer – Zeitaufwand für die Erstellung der Rekonstruktionen gegenüber. Pseudoforamina und Pseudofusionen können als Artefakte den Bildeindruck stören, indem sie eine Information vortäuschen, die real nicht existiert. Letztlich ist die räumliche Information in den Primärschnitten bereits enthalten, ein Informationsgewinn durch die 3D ergibt sich vorwiegend bei komplexen Fehlstellungen und Corpora libera im gelenknahen Bereich.

In Zukunft ist mit einem vermehrten Einsatz kernspintomographischer Daten zu rechnen, mit der Möglichkeit einer Differenzierung von Organ- und Weichteiloberflächen, die der Computertomographie nur im beschränkten Umfang zugänglich sind.

In der Traumatologie können jedoch bereits zum jetzigen Zeitpunkt durch die 3D-Rekonstruktionen aus Computertomogrammen Ausdehnung und Dislokation von komplexen kindlichen Frakturen verdeutlicht werden.

Literatur

1. Ernsting M, Zeitler E, Theissing J, Imhof K (1987) Technik und Ergebnis der Computertomographie der Rhinobasis und der Orbita mit multiplanaren Rekonstruktionen. Fortschr Röntgenstr 146,4:376–380
2. Hirschfelder H, Hirschfelder U, Beyer WF (1989) Three-dimensional CT surface reconstruction of bone structures difficult to access by roentgenological techniques. Electromedica 57,4:148–153
3. Imhof K (1989) The three-dimensional display of CT images: methods and capabilities. Electromedica 57,4:154–159
4. Vannier M (1990) Sequential map of information loss. In: David DJ, Hemmy DC, Cooter RD (Eds) Craniofacial deformities-atlas of three-dimensional reconstruction from computed tomography. Springer, New York, 11
5. Witte G, Höltje W, Tiede U, Riemer M (1986) Die dreidimensionale Darstellung comptuertomographischer Untersuchungen kraniofacialer Anomalien. Fortschr Röntgenstr 144,4:400–405
6. Zinreich SJ, Wang H, Abdo F, Bryan RN (1990) 3D-CT improves accuracy of spinal trauma studies. Diag Imag Int 7/8:24–29
7. Zinreich SJ, Long DR, Davis R, Quinn CB, McAfee PC, Wang H (1990) Three-dimensional CT imaging in postsurgical "failed back" syndrome. J Comp Ass Tomogr 14(4):574–580

237. Kinderchirurgisch-relevante Sonographie

G. Pistor, Ch. Deindl, H.-J. Beyer, S. David, Berlin

(Manuskript bis Redaktionsschluß nicht eingegangen)

238. Endorektale Sonographie im Kindesalter

P. Dohrmann, M. Löhnert und W. Mengel

Klinik für Allgemeine Chirurgie und Thoraxchirurgie, Arnold-Heller-Straße 7, W-2300 Kiel 1

Endorectal Sonography in Infancy

Summary. Endorectal sonography is becoming increasingly important in the examination of children. This method can describe the layers of the rectal wall, the pararectal area, and the organs of the small pelvis. Endorectal sonography (EUS) permits further information to be gathered in the following cases: Depth of infiltration of rectal polypoid tumors, ascites, abscesses, and identification of sphincter and pelvic floor muscles in follow-up after operative treatment of anal atresia. It is also possible to perform EUS-guided puncture of pararectal abscesses or tumors for diagnosis or drainage.

Key words: Endorectal sonography

Zusammenfassung. Die endoluminale Sonographie des Enddarmes gewinnt bei der Untersuchung im Kindesalter zunehmend an Bedeutung. Die Methode ermöglicht, die Darmwand in all ihren Schichten, den Pararektalraum und die Organe des kleinen Beckens darzustellen. Zur Diagnose folgender Erkrankungen ist die Endosonographie besonders hilfreich: Tiefenausdehnung bei Polypen, freie Flüssigkeit im Douglas, Douglasabszeß, pararektaler Abszeß, supralevatorischer Abszeß und Punktion, endosonographisch gesteuerte Tumorpunktion, Darstellung der Kontinenzmuskulatur nach Analatresiekorrektur.

Schlüsselwörter: Endorektale Sonographie

Brustwandanomalien und -erkrankungen im Kindesalter (Trichter- und Kielbrust/Indikation und Operationstechniken/Ergebnisse, Rippenfehlbildungen, Rippentumoren u.a.)

239. Übersicht der kongenitalen Brustwandanomalien

J. Engert, Herne

(Manuskript bis Redaktionsschluß nicht eingegangen)

240. Zur Operationsindikation der Trichterbrust

S. Hofmann v. Kap-herr, A. Clausner und A. Würfel

Kinderchirurgische Universitätsklinik, Langenbeckstraße 1, W-6500 Mainz

Indication for Operation of Funnel Chest

Summary. Pathological findings in ECG represent indications for operation only if they are accompanied by subjective complaints and psychogenic problems. The extent of the abnormality usually does not correlate with the patient's complaints. Disappearance of such complaints after surgery does not be considered as a sign of successful surgery. Even a deep funnel chest is not necessarily an indication for operation if the patient has no complaints and can manage the situation. A flat funnel chest should not be operated on. The operation can be performed in patients between 4 and 24 years of age. If severe associated anomalies require operation as well, the choice is not for correction of the funnel chest first.

Key words: Indication of operation – Funnel chest – Pextus ex cavatum

Zusammenfassung. Apparativ nachgewiesene cardiopulmonale Störungen können Normvarianten sein, und nur im Zusammenhang mit subjektiven Beschwerden und psychischen Problemen mögen sie eine Operationsindikation darstellen. Ausmaß der Fehlbildung und Beschwerdebild korrelieren in der Regel nicht. Das postoperative Verschwinden subjektiver Beschwerden kann nicht als Operationserfolg wegen funktioneller Störungen betrachtet werden. Selbst die ausgeprägte Trichterbrust ist bei Beschwerdefreiheit und Zufriedenheit mit der Situation keine unbedingte Operationsindikation. Die flache Trichterbrust sollte nicht operiert werden (Ausnahme ist eine streng psychiatrisch-psychologische Indikation). Die Altersgrenzen sollten beachtet werden (zwischen dem 4. und 24. Lebensjahr). Zusätzliche Fehlbildungen mit Krankheitswert haben Vorrang.

Schlüsselwörter: Operationsindikation – Trichterbrust

Für die Operationsindikation der Trichterbrust müssen folgende Gesichtspunkte berücksichtigt werden:

1. Kombination mit weiteren Fehlbildungen

In Kombination mit der Trichterbrust sind zahlreiche weitere Fehlbildungen bekannt. Lebensbedrohliche Begleitfehlbildungen haben absolute Behandlungspriorität, während andere Anomalien die Überlegungen zur Indikation nicht beeinflussen. Die Erfolgsaussichten einer Operation sind beim Vorliegen von systemischen Bindegewebserkrankungen ungünstiger.

2. Operationsindikation

Hecker, Haller und Willital empfehlen ab dem 4. Lebensjahr oder gar früher zu operieren. Das vierte bis sechste Lebensjahr sei die günstigste Operationszeit. Morger meidet den zweiten Wachstumsschub zwischen dem 9. und 12. Lebensjahr bei Mädchen, zwischen dem 11. und 14. Lebensjahr bei Knaben. Von der Oelsnitz hält die Zeit nach dem zweiten Wuchsschub für die beste. Nachuntersuchungsergebnisse von Haller lassen aber solche Schlüsse nicht zu, da unabhängig von Alter und Operationszeitpunkt von ihm hervorragende Ergebnisse erzielt wurden. Hiernach scheinen Rezidive weniger altersabhängig als operationstechnisch bedingt zu sein.

3. Form der Trichterbrust

Flache Trichterbrüste sollten nicht operiert werden. Die Einteilung der Trichterbrustformen von Fritz Rehbein ist weiterhin entscheidend. Zahlreiche bekannt gewordene Meßmethoden (Röntgenbild, Computertomogramm, NMR, Punktsysteme, Indices) sind für die Operationsindikation irrelevant, wohl aber wichtig für die Nachkontrolle des Operationsergebnisses.

4. Nachweisbare oder zu erwartende funktionelle Störungen

Bei dem subjektiven Beschwerdekomplex ist nicht nachweisbar, ob er spezifisch trichterbrustbedingt oder alters- und kontitutionsabhängig ist.

Alle bisherigen Untersuchungen konnten nicht beweisen, wie schwer die Fehlbildung für eine kardiopulmonale Dysfunktion sein muß, da keine ausreichende Patientenzahl bisher zur Verfügung stand, die den Zusammenhang zwischen subjektiven Beschwerden, kardiopulmonalem Defizit und Schwere der Deformität nachweisen konnte. Somit ist bisher eine statistisch objektiv wissenschaftliche Auswertung im Vergleich der Untersuchungsergebnisse nach Trichterbrustoperation nicht möglich.

5. Schönheit und Psyche

Patient oder/und seine Eltern sehen in der Regel einen Zusammenhang zwischen subjektivem Empfinden und örtlicher Situation. Beschwerden und Deformierung werden automatisch in Zusammenhang gebracht. Der Makel ist erst für die Eltern, dann für das Kind schwerwiegend, denn mit steigendem Alter nimmt die Eigenbeobachtung zu. Die pubertäre Altersgruppe verlangt deshalb am häufigsten die Korrektur. Gelegentlich wird eine operative Korrektur der Trichterbrust wesentliches Merkmal konkreter Lebenshilfe sein. In der Regel bringt aber nur ein gutes Operationsergebnis gute Aussichten für die Besserung der psychischen Situation.

6. Prognose

Die Operationsergebnisse sind besser als allgemein vermutet. Angaben über Rezidive und unbefriedigende kosmetische Ergebnisse schwanken zwischen 5 und 15 Prozent. Alle Untersuchungen kranken aber an unterschiedlichen Untersuchungsmethoden, Bewertungsmustern, Zeitraum der Kontrolluntersuchungen, Operationsmethoden und Operationsalter.

Schlußfolgerungen

1. Apparativ nachgewiesene kardiopulmonale Störungen können im Zusammenhang mit subjektiven Beschwerden und psychischen Problemen eine Operationsindikation darstellen.

2. Beschwerdebild und Ausmaß der Fehlbildungen korrelieren in der Regel nicht.
3. Selbst die ausgeprägte Trichterbrust ist bei Beschwerdefreiheit und Zufriedenheit keine unbedingte Operationsindikation.
4. Die flache Trichterbrust sollte nicht operiert werden.
5. Die Altersgrenzen sollten beachtet werden.
6. Zusätzliche Fehlbildungen mit Krankheitswert haben Vorrang.

Die Operationsindikation hängt vom Einzelfall ab, eine rein kosmetische oder rein medizinische Indikation gibt es nicht. Apodiktische Forderungen zur operativen Karenz oder zur operativen Großzügigkeit entbehren bisher jeder wissenschaftlichen Grundlage.

241. Techniken und Erfahrungen mit Trichterbrustoperationen

H. P. Hümmer, P. Klein und S. Simon

Kinderchirurgische Abteilung, Chirurgische Universitätsklinik, Maximiliansplatz, W-8520 Erlangen

Operative Techniques and Results of Funnel Chest Correction

Summary. Hegemann's technique of funnel chest correction using transsternal metal bar stabilization was adapted from the method published by Sulamaa and coworkers in 1958. Until the end of 1991, about 2400 chest wall corrections were performed in our department, more than 2000 of them using modifications of the original method. The principles of external chest wall measurement, our classification method, and the current operative modifications are described. In long-term follow-up examinations less than 3% recurrences should be possible.

Key words: Chest wall correction – Method and results

Zusammenfassung. Hegemanns Korrekturmethode der Trichterbrust wurde aus dem von Sulamaa und Mitarbeitern publizierten Verfahren mit interner Metallbügelstabilisierung entwickelt. Mehr als 2000 der in Erlangen bisher durchgeführten Operationen beruhen – mit Modifikationen – auf diesem Verfahren. Die Prinzipien der Brustwandvermessung (Beckenzirkel, flexibles Zeichenlineal, Profilzeichnung und Auswertung) und aktuelle Operationsmethode werden kurz beschrieben. Rezidivraten unter 3% sollten auch bei Langzeitbeobachtung möglich sein.

Schlüsselwörter: Brustwandkorrektur – Erlanger Methode – Ergebnisse

Einleitung

In unserer Klinik wurden seit 1956 über 2400 Brustwandkorrekturen vorgenommen. Mein Lehrer Hegemann berichtete erstmals 1956, dann auf dem Deutschen Chirurgenkongreß 1966 [4, 5] über Entwicklung und Ergebnisse des „Erlanger" Korrekturverfahrens. – Diese zusammenfassende Darstellung beruht auf den wichtigsten Erlanger Publikationen zum Thema [1, 4–11, 13, 15, 18, 19 u.v.a.], die ausführlicher in einer Dissertation beschrieben werden [14].

Im gesamten Krankengut lag die postoperative Letalität bei 0,08%. In den letzten 20 Jahren starb kein Patient im Zusammenhang mit dem Eingriff. Wundheilungsstörungen sind heute bei weniger als 5%, korrekturbedürftige Rezidive bei weniger als 3% der operierten Kinder und Jugendlichen zu erwarten. Unter diesem Aspekt plädieren wir bei ausgeprägten Deformierungen und subjektivem Leidensdruck für großzügige Stellung der Operationsindikation. Strenge morphologische Kriterien, gewissenhafte Aufklärung der Eltern und/oder Patienten über Vor- und Nachteile des Eingriffes und möglichst Mitentscheidung der Jugendlichen sind zu fordern. Jede Überredung zum Eingriff ist abzulehnen.

Disposition, Pathogenese

Familiäre Disposition dürfte – unter Berücksichtigung einer Dunkelziffer – bei mehr als der Hälfte der Trichterbrustpatienten bestehen; in unseren Kollektiven wurde Belastung in 33–48% angegeben (Fremdliteratur 1959–1985: 8,5–40%) [14]. Das Überwiegen des männlichen Geschlechts (z. B. Erlangen 1981–1985: 75% bei $n = 471$; [15]) entspricht nicht den tatsächlichen Relationen; die Selektion ergibt sich z. T. aus den physiologischen Unterschieden der Weichteildeckung. – Bekannt ist die Häufung von Thoraxdeformierungen innerhalb einiger Syndrome, die aber für den Regelfall der Trichterbrust keine Rolle spielen (z. B. Marfan, Pierre-Robin, Klippel-Feil, prune belly, Poland, Currarino-Silverman, Cantrells Pentalogie).

Der deformierte, klinisch zu weiche Rippenknorpel weist bei Trichter- und Kielbrust in allen Altersgruppen ähnliche Veränderungen auf, die wir daher für den Ausdruck einer primären Störung halten, nicht für sekundär-degenerative Schäden. Gleichzeitig finden wir signifikante Unterschiede in den Konzentrationen einiger Spurenelemente (Zink, Calcium, Magnesium), sie dürften mit Störungen im Enzymstoffwechsel (Chondrogenese) zusammenhängen [10, 13].

Morphologische Klassifizierung

Bekanntlich gab es viele Versuche, die Formveränderungen der Brustwand zu klassifizieren. Das Fehlen einheitlicher Parameter und Methoden erschwert den Vergleich der Indikationsstellung und Korrekturergebnisse außerordentlich. Unser eigenes Vorgehen soll unten kurz geschildert werden. Der „klinische Blick" erlaubt nur eine grobe Beurteilung der Grundform, der Kiel- und Trichterbrust und deutlicher Symmetrieabweichungen. Eine genauere Klassifizierung sollte sich daher auf spezielle leicht reproduzierbare Messungen stützen.

Ein bewährtes Meßinstrument ist der *Beckenzirkel*. Er wurde für die Trichterbrust schon 1882 von W. Ebstein vorgeschlagen. Vergleich der Thoraxdurchmesser mit Perzentilenkurven (Stucki 1972) und Normalwertetabellen (Willital 1972ff.) stellten weitere Schritte dar. Wie diese externen Meßwerte ist auch der radiologisch ermittelte sternovertebrale Abstand ein ungenaues Maß der „Normalität", die sich nur an Durchschnittswerten orientiert.

Wir verwenden den Beckenzirkel statt dessen, um durch Vergleich zweier Meßpunkte die Sternumposition relativ zur Wirbelsäule zu definieren: Das Sternum läßt sich ja als Hebel betrachten, der wegen seiner engen Lagebeziehung zum Herzen die Position der Mediastinalorgane verändern kann. Der *Trichterbrustindex*, den wir als Quotienten zweier sagittaler Thoraxdurchmesser ermitteln (Abb. 1), korreliert daher als individueller Wert mit der – radiologisch nachweisbaren – sagittalen Verdrängung und Raumforderung der Trichterbrust [7, 9].

Zusätzlich läßt sich durch *Profilzeichnungen* ein genaues Abbild der Brustwand herstellen, die Operation planen und ihr Erfolg dokumentieren. Einfacher und zuverlässiger als die in der Literatur beschriebenen Verfahren (z. B. Moiré-Topographie, Abtaster nach Haller 1978, Beckenzirkelprofile nach Dietz und Hecker 1981) ist nach unserer Erfahrung die Messung mit flexiblen Zeichenlinealen, die wir seit 1979 routinemäßig anwenden. Wir orientieren uns dabei an definierten Meßpunkten (Abb. 2). Trichterform, Tiefe und Atemabhängigkeit der einzelnen Profile lassen sich einfach und schnell auf Papier übertragen und graphisch durch Winkelkonstruktion auswerten. Die Methode wurde bereits ausführlich beschrieben [9].

Die Profilzeichnungen sind auch wichtigste Grundlage der morphologischen *Klassifizierung*. Das jeweils am stärksten deformierte Profil ergibt das Punctum maximum der Impression (Trichterbrust) oder Protrusion (Kielbrust), das den Symmetrieebenen und topographischen Regionen der Brustwand zugeordnet werden kann. Ferner lassen sich Wölbungs- und Öffnungswinkel konstruieren. Ort und Schweregrad der Deformierung werden so in Zahlen ausgedrückt und objektiv vergleichbar. Vergleich dieser objektivierbaren morphologischen Befunde mit der subjektiv-kosmetischen Wertung durch Arzt, Eltern und/oder Patienten

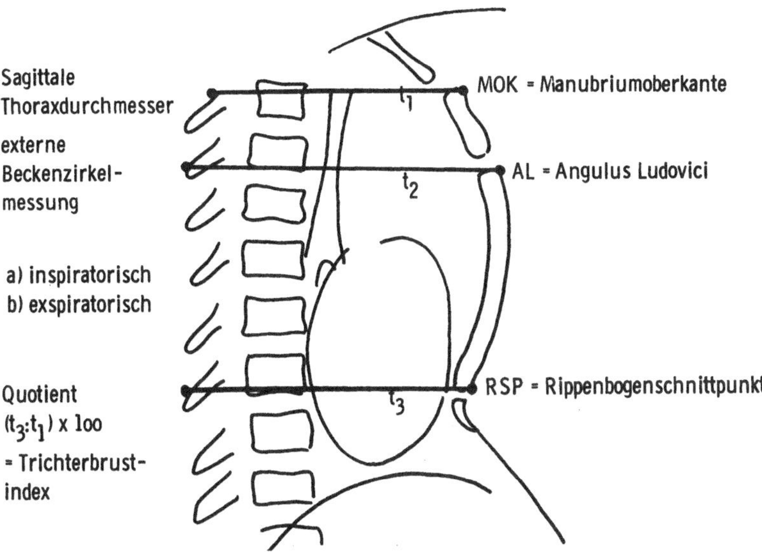

Abb. 1. Trichterbrustindex (T. I.), Ermittlung als Quotient zweier sagittaler Thoraxdurchmesser (t3, t1), am aufrecht stehenden Patienten. Der T. I. gibt die Position des Sternums relativ zur Wirbelsäule an, korreliert mit der sagittalen Herzverdrängung. Der in Exspirationsstellung gemessene Wert kommt der Ruhestellung am nächsten und ist daher aussagefähiger als der inspiratorische Wert

zeigt erhebliche Abweichungen. Das ist nicht verwunderlich, hängt doch z. B. die subjektive Beeinträchtigung durch den Faktor „Aussehen" u. a. vom Lebensalter und Geschlecht des Patienten ab. Bei unseren Befragungen fühlten sich Mädchen mit Trichterbrust vom 11., Knaben vom 13. Lebensjahr an durch den kosmetischen Defekt beeinträchtigt. 90% der Eltern empfanden die Deformität – unabhängig von Alter und Geschlecht der Kinder – als störend.

Funktionsuntersuchungen

Bereits früher konnten wir zeigen, daß die Morphologie der Brustwand mit Vorhandensein und Schweregrad kardiopulmonaler Funktionsstörungen nicht vergleichbar ist [9]. Das entspricht auch der allgemeinen klinischen Erfahrung. Dennoch ist in Patientenkollektiven mit ausgeprägter Trichterbrust eine Häufung z. B. extremer Lagetypen im EKG, restriktiver Ventilationsstörungen und ergometrisch meßbarer Veränderungen (Arbeitskapazität, Pulsfrequenz positionsabhängig) zu finden. Das von Leutschaft (1968) beschriebene „Trichterbrust-EKG" (Steil- oder Rechtstyp, P dextrocardiale, T-Negativierung, Rechtsverspätung und Rhythmusstörungen) ist nicht spezifisch und wird durch andere Faktoren – z. B. das Lebensalter – beeinflußt. In Erlanger Dissertationen der Jahre 1964–1980 wurde die Häufigkeit „pathologischer" EKG-Befunde nach Leutschaft mit 18% (148 von 830 Trichterbrustpatienten) ermittelt. Im gleichen Krankengut fanden sich bei 625 Lungenfunktionsprüfungen in 47% restriktive Ventilationsstörungen, in nur 9% (n = 59) Einschränkungen der Vitalkapazität über 15%. Eine Korrelation der Lungenfunktionsstörungen zur Sternumposition konnten wir nicht nachweisen. Bei ergometrischen Untersuchungen (34 Trichterbrustträger, 31 normale Kontrollpersonen) fanden wir im Vergleich zu Normalpersonen einen steilen, frühzeitigen Frequenzanstieg, aber keine signifikanten Unterschiede der Arbeitskapazität. Im Belastungs-EKG könnte eine Verminderung der relativen QT-Dauer auf verminderte Herzminutenvolumina bzw. einen impressionsbedingt verminderten venösen Rückstrom hinweisen.

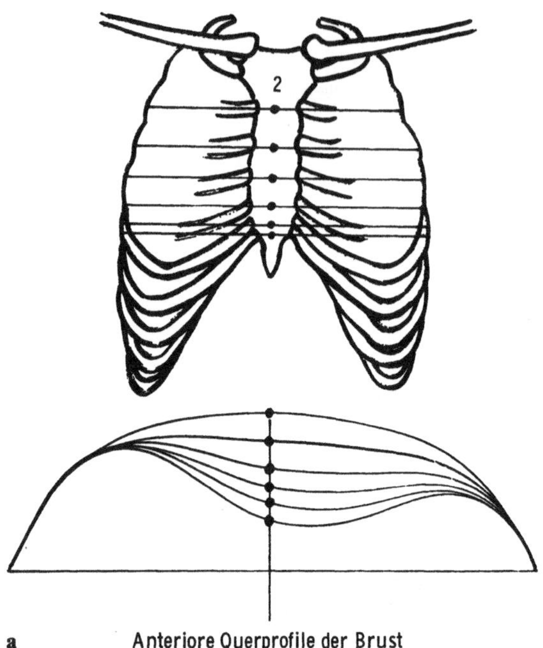

a Anteriore Querprofile der Brust

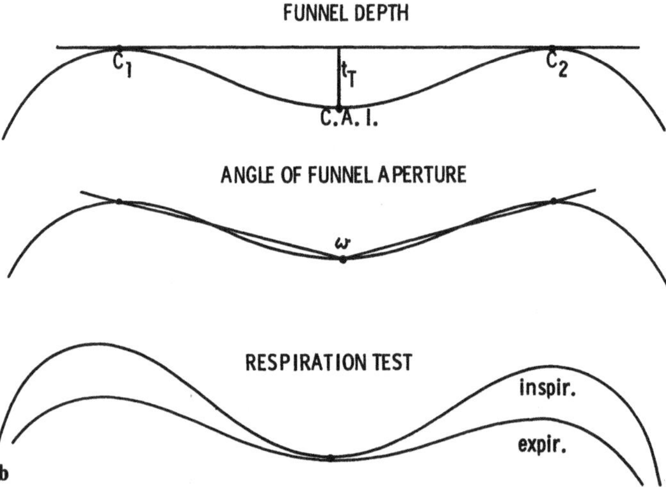

b

Abb. 2a, b. Anteriore Querprofile der Brust. **a** Bestimmung in Höhe der sternalen Rippenansätze 2–7 mit flexiblem Zeichenlineal, in- und exspiratorisch. **b** Konstruktion der Trichtertiefe und des Trichteröffnungswinkels aus anterioren Querprofilen. Der Respirationstest gibt Aufschluß über die Atembeweglichkeit der Brustwand, postoperativ über Wackelbeweglichkeit und Pseudarthrosenbildung

Pathologische Befunde bei diesen Untersuchungen können – nach Ausschluß anderer Ursachen – die Operationsindikation unterstreichen. Sie sind für uns aber keineswegs notwendige Voraussetzung. Wichtiger ist der morphologische Befund, der im Interesse der Vergleichbarkeit, Dokumentation und Verlaufskontrolle gemessen werden sollte, und die darauf beruhende psychisch-kosmetische Beeinträchtigung. Letztere sollte nicht bagatellisiert werden, da sie zu Verhaltensstörungen führen und durchaus Krankheitswert erlangen kann.

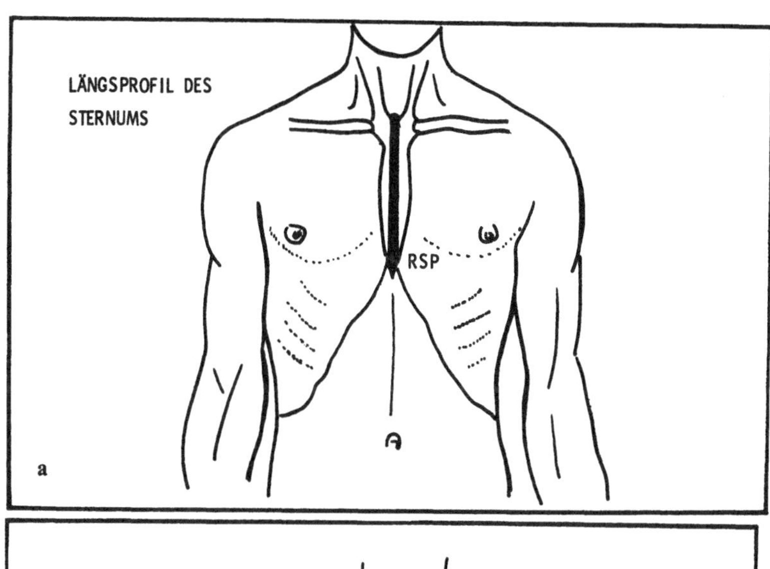

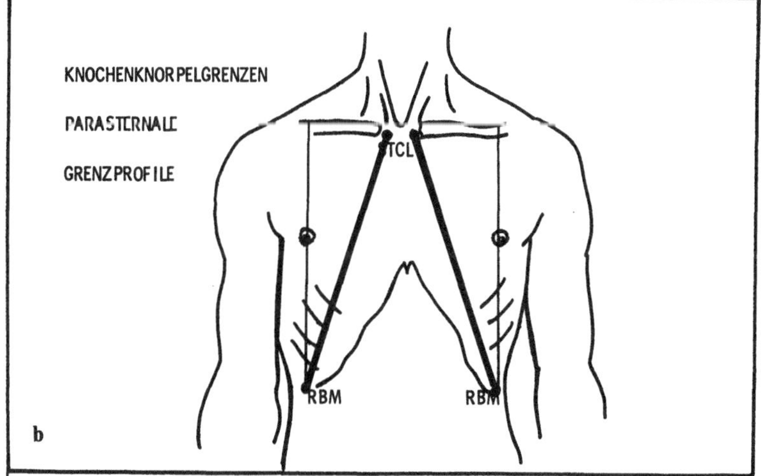

Abb. 3 a, b. Vertikale Profilzeichnungen mit flexiblem Zeichenlineal. **a** Sternumlängsprofil von Manubriumoberkante bis Rippenbogenschnitt (RSP) unter Vernachlässigung des Xiphoids. **b** Parasternale Grenzprofile geben die Form der Brustwand in Höhe der Knochen-Knorpel-Grenzen an. STCL = Sternoclaviculargelenk; RBM = Schnittpunkt Rippenbogen/Medioclavicularlinie

Erlanger Korrekturverfahren

Auf die Vielzahl der beschriebenen Korrekturverfahren kann ich nicht eingehen. Hegemann operierte die ersten Patienten in Erlangen nach der Extensionsmethode (1956–1961; $n = 97$), die dann durch die Knorpelschnitzelmethode (1962–1963; $n = 34$) modifiziert wurde. Beide bewährten sich nicht. Das Prinzip der Metallbügelstabilisierung wurde 1963 von der Arbeitsgruppe um Wallgren, Paltia und Sulamaa/Helsinki übernommen, seither vielfach modifiziert und verbessert. Besonders Willital [17–20] propagierte die Methode. Die seit 1984 in unserer Klinik ausschließlich angewandte Modifikation nach Hümmer unterscheidet sich von den älteren Verfahren.

1) in der Schnittführung (Schablone) [8],
2) in der Mobilisierung (Weichteile, Rippenknorpel),
3) in der Stabilisierung (Antieversionsplastik, parasternale Zuggurtung).

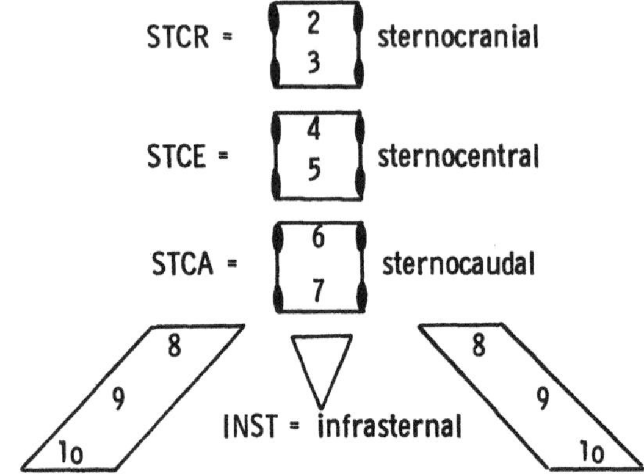

CRANIOCAUDAL CLASSIFICATION OF THE PUNCTA MAXIMA

Abb. 4. Kraniokaudale Klassifizierung der puncta maxima. Die aus den anterioren Querprofilen ermittelten puncta maxima der Deformierung werden den Rippenansätzen 2/3 (sternokranial), 4/5 (sternozentral) oder 6/7 (sternokaudal) zugeordnet. Symmetrieabweichungen zum rechten oder linken Sternalrand werden als marginal rechts (MR) bzw. links (ML) klassifiziert. Am häufigsten sind sternokaudale, marginal rechts betonte Impressionen

Ein stabilisierender Metallbügel ist bei einfachen Deformierungen nicht erforderlich, gibt aber zusätzliche Sicherheit [9].

Bei Mädchen kann das Ergebnis des Submammärschnittes durch Verwendung einer individuell hergestellten Schablone verbessert werden [8]. Bei der Weichteilmobilisierung wird darauf geachtet, die Kontinuität der Muskel-Faszien-Schichten zu bewahren. Knorpelexzisionen werden sparsamer als früher, Osteotomien gezielt – entsprechend den präoperativ ermittelten Profilen – durchgeführt. Die Knochenknorpelgrenzen (ventralen Wachstumszonen) der Rippen bleiben intakt. Die Rippenbogenstabilisierung erfolgt vorwiegend durch Hochnähen der Muskelfaszien. Alle chondrotomierten und resynthetisierten Rippensegmente werden zusätzlich durch eine resorbierbare Kordel aufgefädelt. Der meist noch verwendete Metallbügel wird nach einem Jahr von einer Stichinzision aus extrahiert. Durch korrekte Anwendung dieser Maßnahmen wird die Rezidivwahrscheinlichkeit auf ein Minimum reduziert.

Tabelle 1. Komplikationen nach operativer Brustwandkorrektur ($n = 471$; Erlangen 1981–1985)

Frühkomplikationen	*n*	(%)
Pneumothorax	30	(6)
Hämatothorax	6	(1)
Pleuraerguß, serös	18	(4)
Hämatom, steril	13	(3)
Wundinfektion	25	(5)
Spätkomplikationen	*n*	(%)
Narbenstörungen	70	(15)
Stufen sternokostal	9	(2)
Bügelausbruch aus Sternum	1	(0,2)

Tabelle 2. Narbenstörungen nach Brustwandkorrektur (nachuntersucht $n=471$ Patienten, operiert 1981–1985)

Häufigkeit:	15%	($n=70$)
Nach Wundinfektion:	36%	
Nach Hämatom, Serom:	40%	
Geschlechtsabhängigkeit:	nein	
Deformitätsabhängigkeit:	nein	

Tabelle 3. Subjektive Beeinträchtigung der Patienten (retrospektive Analyse, befragt $n=471$ Patienten 1–5 Jahr nach Trichterbrustkorrektur)

Beeinträchtigt fühlen sich	Präop. durch Deformität/	Postop. durch Narbe
Mäßig oder leicht	17%	55%
Stark	42%	8%
Sehr stark	30%	3%
Nicht beeinträchtigt	11%	34%

Lokale Komplikationen

Die Rate lokaler Komplikationen (Tabelle 1) hat sich in den letzten Jahren nur geringfügig geändert. Unter perioperativer Antibiotikaprophylaxe waren die klinisch diagnostizierten „Wundinfektionen" (5%) bakteriologisch meist steril, abgesehen von saprophytären Keimen. Blutersatz ist noch in 1% der Fälle (vgl. vor 1984: 10%) erforderlich. Bei der präoperativen Aufklärung muß auf die Möglichkeit der Eigenblutspende hingewiesen werden [15].

Die Entwicklung störender Narben wird durch inadäquate Schnittführung, lokale Spannung, Wundinfektion, Dehiszenzen und Hämatome begünstigt (Tabelle 2); 11% der 1–5 Jahre postoperativ befragten Patienten fühlten sich durch ihre Narbe „stark" oder „sehr stark" beeinträchtigt. Auch dieser Faktor ist – bei der unbestreitbaren kosmetisch-psychischen Relevanz der Trichterbrustkorrektur – für die Aufklärung von Bedeutung (Tabelle 3).

Verlaufskontrolle und Ergebnisse

Das Korrekturergebnis wird von den meisten Autoren nur grobklinisch nach dem Gesamteindruck des Arztes und/oder Patienten mit Noten (z.B. als „sehr gut" bis „ungenügend") bewertet. Zum Vergleich und zur Verlaufskontrolle suchten wir objektivere Parameter. Wir stützen uns auf die gleichen Meßmethoden und Kriterien wie präoperativ, also Beckenzirkel (Trichterbrustindex) und Profilmessung (Trichteröffnungswinkel, Sternumwölbung, Rippenbogeneversion etc. in Winkelgraden) [7, 9].

Dagegen zeigt sich die Unsicherheit des „klinischen Blicks" in der Schwankungsbreite bei Bewertung des gleichen Krankengutes durch verschiedene Untersucher. So schwankt bei Erlanger Nachuntersuchungen und Dissertationen der Jahre 1968–1985 (1–10 Jahre postoperativ) die Beurteilung als gut bis sehr gut zwischen 40 und 93%, als anatomisch und kosmetisch schlecht zwischen 1,6 und 19%. Noch unsicherer ist der Vergleich mit Fremdliteratur, weil fast jeder Autor seine eigenen Kriterien anwendet. Eine Einigung der wenigen Zentren, die Trichterbrustkorrekturen in größerer Zahl und mit der notwendigen Routine vornehmen, wäre wünschenswert.

Eine Möglichkeit zur Verlaufskontrolle ist die Ermittlung der Sternumposition in beschriebener Weise (Trichterbrustindex). Geht man davon aus, daß präoperativ ein Trichterbrustindex unter 110 mit einer radiologisch nachweisbaren Herzverlagerung verbunden ist, so läßt sich dieser Grenzwert für die Operationsindikation wie für die Diagnose eines „Rezidivs" anwenden. Damit will ich natürlich nicht behaupten, daß die anatomische Position des Herzens mit hämodynamischen und anderen Funktionsstörungen gleichzusetzen ist. Die Trichterbrust kann nur einen Teilfaktor darstellen, es wäre aber falsch, ihr generell Krankheitswert abzusprechen. Es gibt immerhin Extreme, die diesen Krankheitswert kasuistisch beweisen. Bei herkömmlicher transsternaler Metallbügelstabilisierung (Operationsjahre 1980–1983) konnten wir mit dem Parameter Trichterbrustindex im weiteren Verlauf eine Rate von 3% korrekturbedürftiger Rezidive feststellen. Bei einer Gruppe von Patienten ohne transsternalen Metallbügel ergaben sich dagegen 17% Rezidive, ein Argument für uns, an der bewährten Grundmethode festzuhalten [9].

Für das optische Ergebnis ist nicht nur die Sternumposition von Bedeutung. Die Profilmessung zeigt z. B. die zusätzliche Bedeutung der Rippenbogenstabilisierung, wozu Metall nicht erforderlich ist. Der wesentliche Fortschritt, der hier durch unsere Modifikation erzielt wurde, ist Gegenstand einer noch laufenden Untersuchung.

Für die Operationsjahre 1984–1989 liegt die Rezidivrate bisher (IV/1992) um 2%, wobei alle operierten Patienten 1–5 Jahre postoperativ erfaßt wurden.

Die Nachuntersuchung von 55 korrekturbedürftigen Trichterbrustrezidiven, in 11 verschiedenen Kliniken voroperiert, ergab eine Latenzzeit bis zur Diagnose von 3 Monaten bis zu 13 Jahren (∅ 4,1 Jahre); 44% aller Rezidive wurden binnen 2 Jahren postoperativ festgestellt. 69% der Rezidivpatienten waren männlich, annähernd der Geschlechtsverteilung bei Erstoperation in unserem Patientengut entsprechend. Bei der Primäroperation waren die Patienten 2–35 (∅ 12,4), bei Rezidivkorrektur 6–37 (∅ 16,5) Jahre alt.

Die Frage des günstigsten Operationsalters wird in der Literatur unterschiedlich beantwortet. Die meisten Autoren, die bestimmte Altersgruppen für rezidivgefährdet halten, gehen von zu kleinen Patientenkollektiven aus. Unsere Klinik verfügt, wie einleitend erwähnt, über Erfahrung bei mehr als 2400 Brustwandkorrekturen. Über 2000 Patienten wurden nach einheitlichem Grundprinzip (interne Metallbügelstabilisierung) operiert. Alle Patienten werden routinemäßig 1 Jahr postoperativ (Zeitpunkt der Metallbügelentfernung) und im weiteren Verlauf nachuntersucht. Bei Patienten, denen eine Rezidivkorrektur empfohlen werten mußte, ergaben sich keine signifikanten Unterschiede bezüglich des Alters bei Erstoperation. Kein Kind war vor Ende des 2. Lebensjahres operiert worden. In unserem Patientengut konnten wir somit keine besonders rezidivgefährdete Altersgruppe ermitteln. Einschränkend ist aus unserer Erfahrung mit Fremdrezidiven zu sagen, daß sich bestimmte Operationsmethoden (z. B. Originalmethode nach Brunner) nicht für das frühe Kindesalter eignen.

Die Patienten sollten zum Zeitpunkt der Operation alt genug sein, die erforderliche prä- und postoperative Gymnastik selbständig und motiviert durchzuführen. So gut wie nie ist der Korrektureingriff dringlich indiziert. Andererseits bin ich der Meinung, daß der Patient alt genug sein sollte, die Entscheidung zur Operation mitzutragen. Daher operieren wir heute bevorzugt Jugendliche jenseits des 14. Lebensjahres. Dabei stützen wir die Indikation nicht auf Funktionsstörungen, die im Kindesalter nur ausnahmsweise zu erwarten sind, sondern – unabhängig vom Lebensalter – auf den morphologischen Befund, der nach unserem Verfahren leicht und objektiv zu definieren ist.

Literatur

1. Gall FP, Hegemann G, Köllermann MW, Leutschaft R (1967) Surgical treatment of funnel chest. Dis Chest 52:10–14
2. Haller JA, Shermeta DW, Tepas JJ, Bittner HR, Golladay ES (1978) Correction of pectus excavatum without protheses or splints: objective measurement of severity and management of asymmetrical deformities. Ann Thor Surg 26:73–79
3. Hecker WCh, Procher G, Dietz HG (1981) Ergebnisse operativer Korrektur von Kiel- und Trichterbrust nach einer modifizierten Operationstechnik von Ravitch und Haller. Z Kinderchir 34:220–227
4. Hegemann G (1957) Zur Behandlung der Trichterbrust. Verh Deutsche Orthop Ges 1956. Z Orthop 88:142
5. Hegemann G (1957) Kosmetische und funktionelle Ergebnisse operativer Maßnahmen bei Trichterbrust. Langenbecks Arch Klin Chir 319:526–536
6. Hegemann G, Morschewsky V, Kemmerer G, Köllermann MW, Leutschaft R, Spieß B (1968) Trichterbrustoperation. Ergebnisse dreier verschiedener Techniken. Med Klin 63:298–302
7. Hümmer HP (1981) Der Trichterbrustindex. Chir Prax 28:533–540
8. Hümmer HP, König R (1981) Ein neues Verfahren zur Standardisierung des Submammärschnittes bei der Trichterbrustkorrektur. Chirurg 52:104–107

9. Hümmer HP (1985) Die Trichterbrust. Stadien- und formgerechte Korrektur. Zuckschwerdt, München Bern Wien
10. Hümmer HP, Rupprecht H, Freiberger N, Stöß H, Waldherr T (1987) Concentrations of trace elements and electron microscopical studies in the rib cartilage of chest deformities. Vortrag, First International Symposium on Chest deformities, Tokyo, Kongreßband Tokyo 1990
11. Leutschaft R, Geyer E (1968) Das präoperative Trichterbrust-EKG und seine postoperative Veränderung bei Langzeitbeobachtung. Arch Kreislaufforschung 57:257–272
12. Paltia V, Parkkulainen KY, Sulamaa M, Wallgren GR (1958) Operative technique in funnel chest. Acta Chir Scand 116:90–98
13. Rupprecht H, Hümmer HP, Stöß H, Waldherr T (1987) Zur Pathogenese der Thoraxwandfehlbildungen – elektronenmikroskopische Untersuchung und Spurenelementanalyse im Rippenknorpel. Z Kinderchir 42:228–229
14. Scherer M (1992) 30 Jahre operative Korrektur der Thoraxdeformitäten an der Chirurgischen Universitätsklinik Erlangen. Diss Med Fak Erlangen
15. Sieghardt H (1989) Analyse postoperativer Komplikationen bei Trichter- und Kielbrustoperationen. Diss Med Fak Erlangen
16. Stucki HR (1972) Bestimmung des sagittalen Thoraxdurchmessers bei Kindern. Z Kinderchir 11:21–31
17. Willital GH (1970) Operative Korrektur der Trichterbrust und ihre Spätergebnisse. Mschr Kinderheilk 118:633–639
18. Willital GH, Schwemmle K (1974) Trichterbrust. In: Heberer G, Hegemann G (Hrsg) Indikation zur Operation. Springer, Berlin
19. Willital GH (1981) Atlas der Kinderchirurgie. Schattauer, Stuttgart
20. Willital GH, Hümmer HP (1982) Thoraxdeformitäten. Diagnostik und Indikation zur operativen Korrektur. Z Allgem Med 58:193–200

242. Erfahrungen mit Trichter- und Kielbrustkorrekturen nach der modifizierten Methode nach Ravitch

H. G. Dietz, I. Joppich, R. Greber und H. Till

Kinderchirurgische Klinik, Dr. von Haunersches Kinderspital, Universität München, Lindwurmstraße 4, W-8000 München 2

Experience in Operative Correction of Chest Wall Deformities

Summary. We present 843 operations of chest wall deformities performed from 1971 to 1991 using the modified technique of Ravitch. We discuss the indication for operation, the perioperative management, and the early and late complications. In 54 % we found a good result, and in up to 91 % an acceptable one. In 9 %, the result was poor. Furthermore we report our interview of 184 patients about their opinion on the perioperative situation and the result.

Key words: Funnel chest – Pigeon chest – Result

Zusammenfassung. Wir berichten über 843 Trichter- und Kielbrustkorrekturen von 1971–1991, operiert in der modifizierten Technik von Ravitch. Wir diskutieren die Indikationsstellung zur Operation, den perioperativen Verlauf und die postoperativen Komplikationen. Bei den nachuntersuchten Patienten konnte in 54 % ein sehr gutes Ergebnis erreicht werden, und bis 91 % ein noch befriedigendes. Ein schlechtes Resultat lag in 9 % vor. Wir berichten weiterhin über die persönlichen Erfahrungen von 184 Patienten über die Einschätzung und die Akzeptanz des Operationsergebnisses.

Schlüsselwörter: Trichterbrust – Kielbrust – Operationsergebnisse

Die Problematik von Brustwanddeformitäten hat bereits mehrere kinderchirurgische Ordinarien in München stimuliert, so haben sich die ehemaligen Chefs der Kinderchirurgischen Klinik im Dr. von Haunerschen Kinderspital, Professor Anton Oberniedermayr und vor allem auch Professor Hecker intensiv mit dieser Pathologie auseinandergesetzt.

Neben Korrekturmöglichkeiten mit Implantaten hat sich vor allem Mark Ravitch [6] intensiv mit der implantatfreien Korrektur von Brustwanddeformitäten befaßt.

Technik

Die Technik der Korrektur von Brustwanddeformitäten nach Ravitch geht auf die von Brown 1939 [1] publizierte Technik zurück.

Nach querer submammärer Hautinzision bei Mädchen und bei Knaben nach Längsinzision folgt die Freilegung des knöchernen Thorax. Entscheidend in der Technik ist dann die subperichondrale Resektion der die Deformität bildenden Rippenknorpel. In der Regel ist die Resektion bis zur 3. oder 2. Rippe nötig. Es folgt nun die Lösung des Sternums aus dem vorderen Mediastinum und eine quere Inzision im Bereich der dorsalen Kortikalis des Sternums. Hier kann dann ggf. ein Knorpelchip zur Stabilisierung eingeführt werden und eine Fixation erfolgt mit Seitennähten. Das am weitesten kranial durchtrennte Rippenpaar (in der Regel 2. oder 3. Rippe) wird derart refixiert, daß der sternale Rippenknorpelabschnitt auf dem lateralen zu liegen kommt. Es folgt der entsprechende Wundverschluß.

In der Modifikation von Hecker [5] ist vornehmlich die ventrale Einkerbung des Sternums different zur Originalmethode, wie auch die Refixation der kaudalen Rippen derart, daß das Brustbein auf diesen nach Resektion der deformierten sternalen Knorpelabschnitte zu liegen kommt.

Indikation

Die Indikation zur Operation der Trichterbrust resultiert vornehmlich aus ästhetischen und psychologischen Erwägungen, nur in Ausnahmefällen stehen kardiopulmonale Probleme im Vordergrund. Aus diesen Gründen scheinen heute nach unserer Ansicht Standardisierungen und Klassifikationen der Thoraxwanddeformitäten zweitrangig, obwohl wir selbst 1981 [2] dazu einen Beitrag geleistet haben.

Entscheidend ist die gründliche körperliche Untersuchung des Patienten, die Inspektion im Stehen, Sitzen und Liegen, sowie die Beurteilung der Haltung, dies um so mehr, da 16 % der Patienten der eigenen Serie eine behandlungsbedürftige Skoliose aufweisen [5]. Der dringende Behandlungswunsch der Patienten, so möglich, und das soziale Umfeld, somit die Eltern, sind in die Indikationsstellung mit einzubeziehen.

Ergebnisse

Von 1971 bis 1991 wurden insgesamt 843 Trichter- und Kielbrustkorrekturen in unserem Hause durchgeführt, wobei in 54 % der Fälle sehr gute Ergebnisse erzielt werden konnten, in 32 % gute Ergebnisse und noch befriedigende Ergebnisse in 91 %. Schlechte Ergebnisse wurden in 9 % der Fälle erzielt, wobei es hier zu einem Rezidiv wie auch zur häßlichen Narbenbildung mit partiellem Zurücksinken des Sternums gekommen sein kann (Tabelle 1). An perioperativen Komplikationen lag eine Wundheilungsstörung in 7,9 % der Fälle vor, ein Pneumothorax in 4,7 % der Fälle, wenn auch hier nur ⅓ davon punktions- bzw. drainagebedürftig wurde, eine Pneumonie trat in 0,3 % der Fälle auf und die Letalität lag bei 0 % (Tabelle 2).

Die Antibiotikaprophylaxe konnte, wie bereits früher gezeigt, die Wundinfektrate signifikant senken [3].

Ergebnisse des Patienteninterviews

Da das Resultat nach Korrektur der Trichterbrust und Kielbrust nicht in jedem Falle objektivierbar ist und sein kann, sollten die Patienten mit einer Fragebogenaktion ihr

Tabelle 1. Ergebnisse nach Brustwandkorrektur

Trichter- und Kielbrust Korrektur, 1971–1991 (*n* = 843)		
Ergebnisse:	sehr gut	54 %
	gut	32 %
	befriedigend	5 %
	schlecht	9 %

Tabelle 2. Komplikationen nach Brustwandkorrektur

Trichter- und Kielbrust Korrektur 1971–1991 (*n* = 843)		
Komplikationen	Wundheilungsstörung	7,9 %
	Pneumothorax	4,7 %
	Pneumonie	0,3 %
	Letalität	0 %

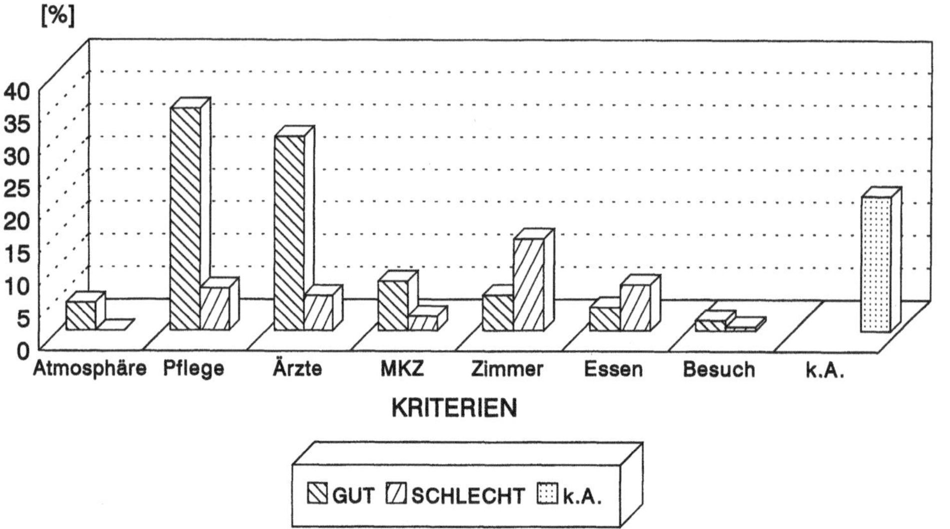

Abb. 1. Patienteninterview: Beurteilung des stationären Aufenthaltes; Zeitraum 1977–1991 ($n = 184$)

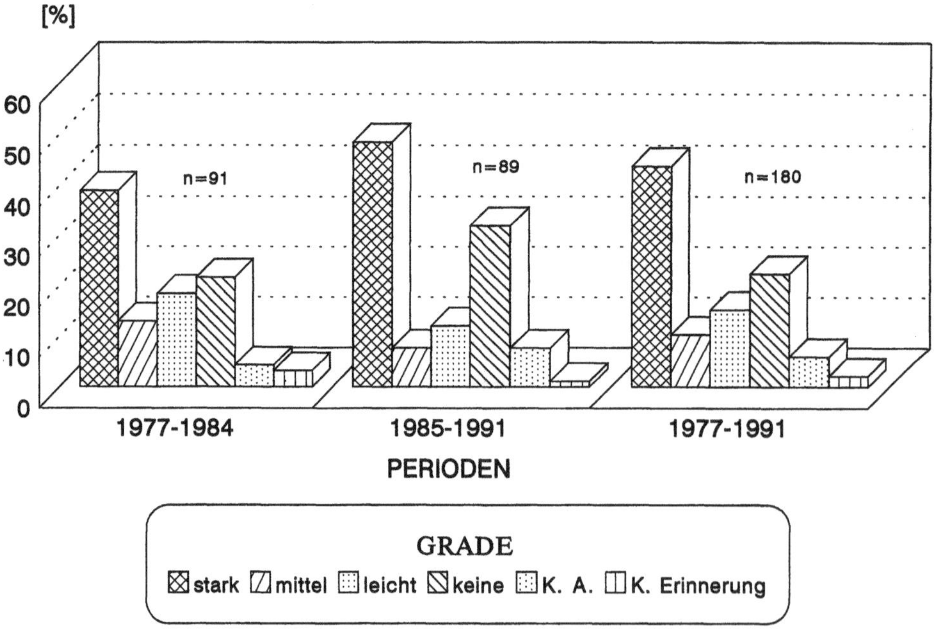

Abb. 2. Patienteninterview: Beurteilung der postoperativen Schmerzen

eigenes Urteil zu dem Eingriff abgeben und zusätzlich eine Fotodokumentation durchführen. Von 580 ausgesandten Fragebögen konnte bis zur Drucklegung des Manuskriptes ein Rücklauf von 184 Fragebögen erreicht werden. Es handelt sich um 128 männliche und 56 weibliche Patienten, die in einem Intervall von 5 bis 15 Jahren nach der Operation im Alter von 4–17 Jahren durchgeführt, zu den damaligen Beschwerden, dem beratenden Arzt, zum stationären Aufenthalt, zum Ergebnis, zur derzeitigen sportlichen Tätigkeit und zur Wieder-

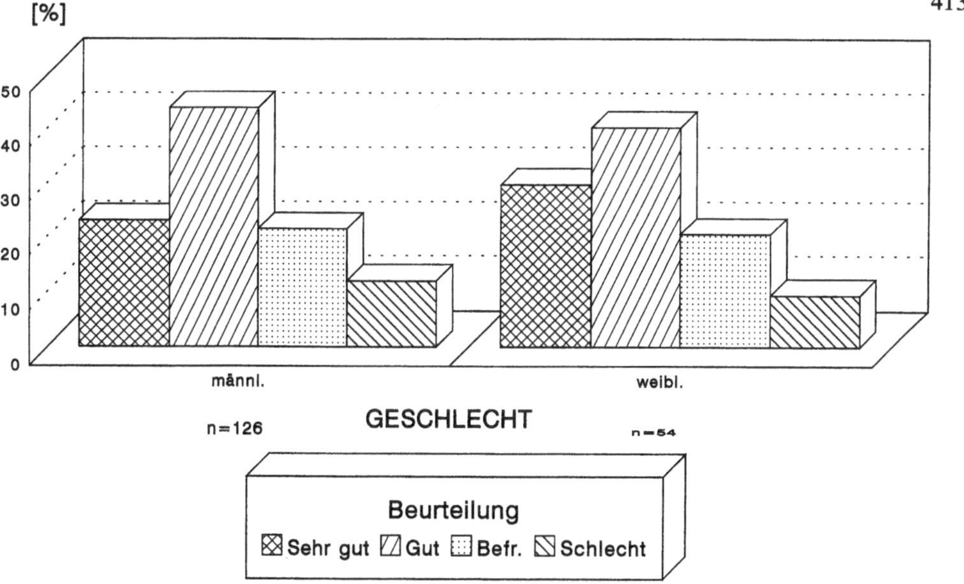

Abb. 3. Patienteninterview: Beurteilung des Ergebnisses; Verteilung nach Geschlecht

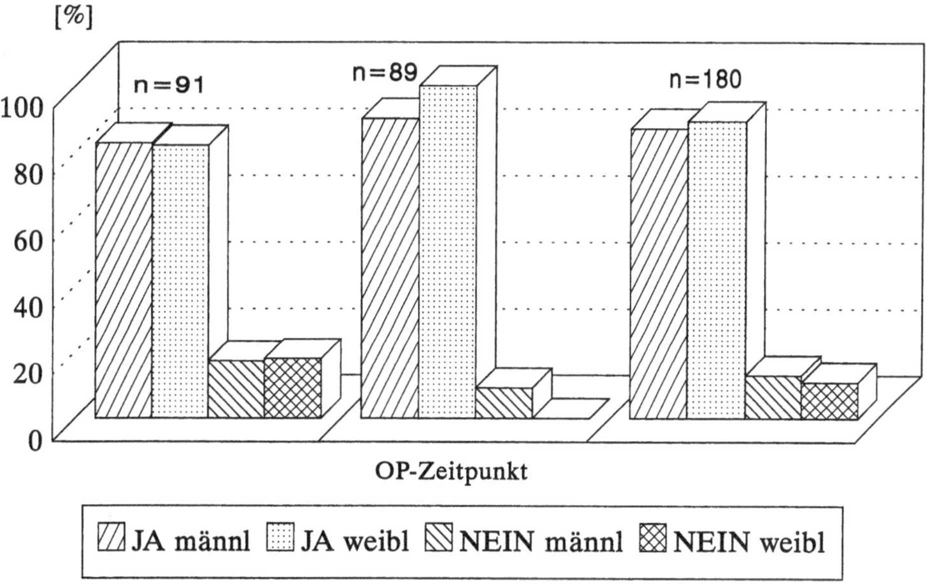

Abb. 4. Patienteninterview: Stellungnahme zur Wiederholung der Operation; nach OP-Zeitpunkt und Geschlecht

holung der Korrektur Stellung nehmen sollten. Wie Abb. 1 zeigt, haben sowohl die ärztliche Betreuung wie auch die Pflege ein hohes Maß an Akzeptanz bei den Patienten erreicht. Beeindruckend und auch stimulierend für ein neues Regime war die Angabe, daß 43,7 % der Patienten innerhalb der ersten 24 Stunden sich an starke Schmerzen erinnerten (Abb. 2).

Erfreulich zeigte sich die Beurteilung des Ergebnisses durch die Patienten und die weitgehende Übereinstimmung mit der ärztlichen Beurteilung. Wie die Abb. 3 zeigt, waren lediglich bei dem männlichen Geschlecht 11,9 % und bei dem weiblichen Geschlecht 9,3 % der Befragten mit dem Ergebnis nicht einverstanden, wohingegen sehr gute, gute und noch befriedigende Ergebnisse in 88,1 % bzw. 90,7 % erzielt werden konnten.

Die Frage nach Wiederholung der Operation zum jetzigen Zeitpunkt wurde von 88,2 % der Befragten mit Ja beantwortet (Abb. 4).

Die guten eigenen Ergebnisse und die großen Erfolgsstatistiken in der Literatur mit guten und sehr guten Ergebnissen von 94 % bei Hecker (1988) [5], 97 % bei Shamberger (1988) [7], 94 % bei Haller (1988) [4] ermutigen uns, den Eingriff allein auch aus ästhetischen und psychologischen Gründen durchzuführen.

Problematisch und stimulierend für die Forschung in Zukunft bleiben die 9 % schlechten Resultate, die Rezidive sowie die bis 11,9 % unzufriedenen Patienten.

Literatur

1. Brown AL (1939) Pectus excavatum. J Thoracic Surg 9:164
2. Dietz HG, Hecker WCH (1981) Beitrag zur Vermessung von Thoraxwanddeformitäten. Chirurg 52:108
3. Dietz HG, Adam D, Mrozik E (1984) Erfahrungen mit perioperativer Kurzzeitprophylaxe bei Thoraxwandplastiken und kolorektalen Eingriffen in der Kinderchirurgie. Z Kinderchir 39:3
4. Haller AJ, Scherer LR, Turner CS, Colombani PM (1988) Evolving management of pectus excavatum based on a single, institutional experience of 664 patients. Am Surg 209:5–578
5. Hecker WCH, Happ M, Soder C, Remberger K, Nehrlich A (1988) Klinik und Problematik der Kiel- und Trichterbrust. Z Kinderchir 43:15
6. Ravitch MM (1949) The operative treatment of pectus excavatum. Am Surg 129:429
7. Shamberger RC, Welch KJ (1988) Surgical repair of pectus excavatum. J Pediatr Surg 23:7–615

243. Verschluß großflächiger Thoraxwanddefekte nach Tumorresektionen beim Kind

D. Bürger und H. Mildenberger

Kinderchirurgie, Medizinische Hochschule Hannover, Konstanty-Gutschow-Straße 8, W-3000 Hannover 61

Closure of Large Thoracic Wall Defects After Tumor Resections in Children

Summary. This report deals with extended resections of tumors of the thoracic wall in ten children. In one newborn baby, a hamartoma of several ribs was removed and the resulting defect was covered with a Dura patch. In eight children with different malignomas of the thoracic wall (two MPNET, two rhabdomyosarcomas, one small-cell osteosarcoma, one synovial sarcoma, one chondrosarcoma, and one neurofibrosarcoma) and, additionally, in one girl with metastatic osteosarcoma located in the pleurocostal area, resections of two to four ribs were performed. The resulting defects were covered by local musculature. We feel that this method, which preserves a good blood supply, is superior to the use of any prosthetic material to close these defects, particularly in respect of the need for postoperative radiation and chemotherapy in these patients. In five long-term survivors, some asymmetry of the thoracic configuration was observed, probably due at least in part to postoperative radiation therapy.

Key words: Thoracic wall – Sarcoma – Closure of defect

Zusammenfassung. Es wird über ausgedehnte Resektionen von Tumoren der Thoraxwand bei 10 Kindern berichtet. Bei einem Neugeborenen wurde ein großes Hamartom der Rippe reseziert und der Defekt mit Dura gedeckt. Bei den 8 Kindern mit Malignomen der Thoraxwand (2 MPNET, 2 Rhabdomyosarkome, je 1 kleinzelliges Osteosarkom, Synovialsarkom, Chondrosarkom und Neurofibrosarkom) und einem Mädchen mit pleuro-kostaler Metastase eines Extremitäten-Osteosarkoms wurde der durch die Resektion entstandene Defekt von 2 bis 4 Rippen durch ortsständige Muskulatur gedeckt. Diesem Vorgehen wird wegen der notwendigen Nachbehandlung mit Chemo- und/oder Strahlentherapie und der dafür notwendigen guten Durchblutung der Vorzug vor der Verwendung von Fremdmaterial gegeben. Bei den 5 Langzeit-Überlebenden mit einem Malignom besteht eine deutliche Thoraxasymmetrie, die als Folge der durchgeführten Radiotherapie angesehen wird.

Schlüsselwörter: Thoraxwand – Tumor – Sarkom – Defektdeckung

Plastische Chirurgie

Defekte der Körperoberfläche und ihre Wiederherstellung

244. Hautzüchtung – Keratinozyten

G. Henckel von Donnersmarck, A. Konstantinow, W. Mühlbauer und A. Hartinger

Klinikum München-Bogenhausen KMB, Abteilung für Plastische, Wiederherstellende- und Hand-Chirurgie/Zentrum für Schwerbrandverletzte, Englschalkinger Straße 77, W-8000 München 81

Skin cultivation: Keratinocytes

Summary. Our efforts to cultivate keratinocytes and to use cultivated epidermal grafts which are then transplanted onto deep second- and third-degree burns and donor sites date back in 1987. Our laboratory is now able to provide our intensive care unit with cultured epidermografts as a routine procedure. Furthermore, we have developed a simple method for cryopreservation of cultured human epidermal keratinocytes. So in 1980, a skin bank was set up which provides us with cryopreserved allogenic cultured epidermis. Indications, operative management, and results are presented and accompanied by typical clinical cases.

Key words: Keratinocytes – Skin banking – Allograft – Autograft

Zusammenfassung. 1987 begannen wir zunächst sporadisch, mittlerweile routinemäßig, Keratinozytenkulturen bei Patienten mit einer Verbrennungsfläche von über 30 % der Körperoberfläche anzulegen. Die Indikation zur Transplantation sehen wir bei Verbrennungen Grad IIb bis III sowie an Spalthautentnahmestellen. Wir entwickelten eine Methode zur Kryokonservierung kultivierter epithelialer Transplantate, was 1990 zum Aufbau einer Hautbank führte. Indikationen, das operative Management und die bisherigen Ergebnisse werden vorgestellt und einige typische klinische Fälle demonstriert.

Schlüsselwörter: Hautzüchtung – Keratinozyten – Eigentransplantat – Fremdtransplantat

1975 publizierten Reinwald und Green eine Methode zur Serienkultivierung humaner Keratinozyten, die es erstmals gestattete, aus einem kleinen Epidermisstück große Flächen transplantatfähiger Epidermiszellkulturen herzustellen. Bildlich gesprochen – und unter günstigen Voraussetzungen – von Briefmarkengröße bis zu etwa 1 qm.

In vitro wachsen Keratinozyten auf einer Lage von Fibroblasten deutlich schneller als in Reinkultur. In der Tat scheint es so, daß Fibroblasten wachstumsfördernde Stoffe produzieren, deren Beschaffenheit jedoch noch nicht aufgeklärt ist. Im geeigneten Nährmedium vergehen ca. 7 Tage, bis sich ein einschichtiger Zellverband gebildet hat, welcher subkultiviert werden kann.

Die gereiften, subkultivierten, bis zu 6 Zell-Lagen dicken Keratinozytentransplantate werden nach etwa 2 Wochen aus dem Kulturgefäß abgelöst und auf eine Trägergaze fixiert.

Bei der autologen (oder autogenen) Transplantation erhält der Patient Transplantate, welche aus seinen eigenen Keratinozyten kultiviert wurden. Bei der allogenen Transplantation bekommt der Patient Transplantate, welche aus frisch kultivierten Spenderkeratinozyten gewonnen wurden oder kryokonservierte Spenderkeratinozytentransplantate aus der sog. „Hautbank".

Die Indikation zur Kultivierung autologer Keratinozyten stellt sich für uns bei Patienten unter 65 Jahren mit einer durchschnittlich verbrannten Körperoberfläche über 30% und einem Verbrennungsgrad von II b bis III oder tiefer. Die Indikationsstellung sollte möglichst früh erfolgen, die Hautentnahme möglichst am ersten, spätestens am fünften Tage nach dem Trauma erfolgen. Aufgrund der unvermeidlichen Keimbesiedelung der Brandwunden ist bei einer späteren Entnahme mit deutlich schlechteren Kulturergebnissen zu rechnen. Entnommen werden ca. 20 bis 25 qcm Spalthaut, als Spenderstellen dienen z. B. Kopfhaut oder andere unverletzte Hautareale.

Werden kultivierte Epithelzelltransplantate nicht mehr für denselben Patienten benötigt, können diese nach einem speziellen Kryokonservierungsverfahren in der sog. Hautbank zwischengelagert werden.

Nicht nur von Brandverletzten, sondern auch von Spendern werden Keratinozyten kultiviert, um den Bestand der Hautbank aufzufüllen. Voraussetzungen hierzu sind Spender unter 50 Jahren, das Einverständnis des Spenders und eine negative HIV- und Hepatitis-Serologie, welche nach 3 Monaten bei dem Spender erneut abgenommen und getestet wird.

Die Indikation zur Transplantation autologer Keratinozyten sehen wir in der Primärversorgung von Verbrennungen Grad II b bis III und tiefer, in der Deckung von Restdefekten nach Spalthautdeckung, von Spalthautentnahmestellen sowie allgemein in der Behandlung chronischer Ulcera oder sonstiger großer Hautdefekte.

Die Indikation zur Transplantation allogener Keratinozyten besteht in der Primärversorgung von Verbrennungen Grad II b, von Spalthautentnahmestellen sowie der Deckung von Restdefekten nach Spalthauttransplantation oder auch zur Behandlung chronischer Ulcera und sonstiger großer Hautdefekte.

Der Epithelisierungsanreiz durch allogene Keratinozytentransplantate – gewissermaßen als biologischer Verband – wird anhand eines Wunddefektes bei Z. n. Verbrennung an der Hand demonstriert. 7 Tage nach der Transplantation zeigt sich eine geschlossene Epithelisierung des Wundareals.

Auf Spalthautentnahmestellen werden bei uns sowohl autologe als auch allogene Keratinozytentransplantate appliziert. Sowohl nach Transplantation von autologem als auch von allogenem Material wird nach ca. 8 Tagen eine Epithelisierung von über 90% der Entnahmestelle erreicht. Dies bedeutet eine Beschleunigung der Epithelisierung gegenüber konventionellen Verbänden. Beispielhaft wird ein Spalthautentnahmedefekt demonstriert, welcher teils mit autologen Keratinozytentransplantaten, zum anderen Teil mit Fettgaze behandelt wurde. 7 Tage nach der Transplantation zeigt sich im Transplantatbereich eine komplette Epithelisierung, währenddessen im konventionell behandelten Anteil des Spalthautentnahmedefektes das Epithel noch fehlt.

Insgesamt wurden die Spalthautentnahmestellen von 13 Patienten mit allogenen Keratinozytentransplantaten bedeckt, mit autologen Keratinozytentransplantaten wurden 5 Patienten behandelt.

Es zeigt sich bei der erstgenannten Gruppe nach einem druchschnittlichen Beurteilungszeitraum von 8,3 Tagen eine durchschnittliche Epithelisierungsrate von 92%. Bei der zweiten Gruppe zeigte sich nach 9,2 Tagen eine durchschnittliche Epithelisierungsrate von 90%. Zumindest nach unseren bisherigen Beobachtungen ist somit der Epithelisierungsanreiz ausgehend von der Transplantation der allogenen Keratinozyten gleichzusetzen mit dem Effekt der Transplantation autologer Keratinozyten, sofern sie auf Spalthautentnahmestellen (Entnahmedicke ca. 0,2 mm) transplantiert werden.

Bei 24 bisher auswertbaren Patienten wurden tief zweit- und drittgradige Verbrennungen nach tangentialer Abtragung der Wunde mit autologen Keratinozyten transplantiert. Das durchschnittliche Alter betrug 29,5 Jahre, die durchschnittlich verbrannte Körperoberfläche

45,5% und die transplantierte Fläche gesamt 7420 qcm. Nach einem durchschnittlichen Beurteilungszeitraum von 9,6 Tagen betrug die Epithelisierungsrate (take-rate) 30%.

Das klinische Beispiel zeigt die erfolgreiche Transplantation von autologen Keratinozyten nach tangential abgetragenen Verbrennungen Grad II b bis III am linken Unterschenkel.

20 Patienten mit tief dermalen Verbrennungen (Grad II b) wurden von uns nach tangentialer Nekrektomie bzw. Abrasion der nekrotischen Hautbestandteile mit kryokonservierten allogenen Keratinozytentransplantaten behandelt. Das durchschnittliche Alter betrug 37,9 Jahre, die durchschnittlich verbrannte Körperoberfläche 25,5% und das Gesamtmaß der transplantierten Fläche betrug 3300 qcm. Nach einem durchschnittlichen Beurteilungszeitraum von 7,65 Tagen betrug die durchschnittliche Epithelisierungsrate 50%.

Als klinisches Beispiel wird eine tief dermale Gesichtsverbrennung demonstriert, welche nach Abrasion des nekrotischen Materials mit kryokonservierten allogenen Keratinozytentransplantaten bedeckt wurde. Bereits nach 8 Tagen zeigt sich eine ca. 80%ige Epithelisierung der Verbrennungsareale, am 28. Tag nach der Transplantation sind die Wunden weitestgehend abgeheilt, ohne wesentliche Narbenbildung oder Texturveränderungen.

Zusammenfassend ist zu sagen, autologe wie allogene Keratinozytentransplantate haben an unserer Abteilung – speziell in der Verbrennungschirurgie – ihren Platz in der Routineversorgung. Oberarzt Anton Hartinger und Mitarbeiter aus dem Institut für Mikrobiologie, Immunologie und Krankenhaushygiene unseres Hauses haben in den vergangenen Jahren ein leistungsfähiges Zell-Labor errichten können, welches uns mit einer jährlich steigenden Menge an autologen und allogenen kultivierten Epithelzelltransplantaten versorgen kann.

Literatur

1. Rheinwald JG, Green H (1975) Serial cultivation of strains of human epidermal keratinocytes: the formation of colonies of single cells. Cells 6:331–344
2. Gallico GG et al. (1984) Permanent coverage of large burn wounds with autologuous cultured human epithelium. N Engl J of Med 311:448–451
3. Langdon RC et al. (1988) Reconstruction of structure and cell function in human skin grafts derived from cryopreserved cultured keratinocytes. Invest Dermatol 91 (5):478–485
4. Compton CC et al. (1989) Skin regenerated from cultured epithelial autografts on full thickness burn wounds from six days to five years after grafting: a light, electron microscopic and immunohistochemical study. Lab Invest 60 (5):600–612
5. Konstantinov et al. (1991) Skin banking: a simple method for cryopreservation of split-thickness skin and cultured human epidermal keratinocytes. Ann of Plast Surg 26 (1):89–97

245. Myocutane Lappen für Rekonstruktionen von großen Gewebsdefekten am Rumpf

G. Ingianni

Klinik für Plastische und Handchirurgie, Ferdinand-Sauerbruch-Klinikum, Arrenberger Straße 20, W-5600 Wuppertal 1

Myocutaneous Flaps for Reconstruction of Large Defects of Thorax and Abdomen

Summary. Large defects in the thorax and abdominal wall require a stable reconstruction. The use of muscle flaps offers many advantages:
1. Anatomically constant vascular patterns with a good blood circulation of the overlying fascia and skin.
2. Stable reconstruction of the whole wall as well as effective substitution of infected or irradiated tissue.

Clinical cases and technical details are presented.

Key words: Abdominal reconstruction – Myocutaneous flaps

Zusammenfassung. Bei Bauchwand- bzw. Thoraxdefekten läßt sich eine Rekonstruktion der Begrenzung der Körperhöhle nicht zuverlässig ohne die Verwendung von Muskellappen durchführen. Diese Form von plastischen Rekonstruktionen beinhaltet zwei entscheidende Vorteile:
1. Die absolut zuverlässige Durchblutung der Lappen durch die anatomische konstante axial gerichtete Gefäßversorgung.
2. Die stabilisierende Wirkung des Muskels, bzw. der Fascie.

Die hohe Durchblutungsqualität des Muskels ermöglicht darüber hinaus, daß unabhängig von den pathologischen Grundlagen des Defektes auch schlecht durchblutete Regionen mit saniert werden.

Die verschiedenen Techniken der Lappenhebung, darunter die mehrfachen fächerförmigen Lappen, werden im Rahmen einer kleinen Kasuistik besprochen.

Schlüsselwörter: Rekonstruktionen am Rumpf – Myokutane Lappen

Größere Defekte der Körperoberfläche, besonders beim allschichtigen Verlust der Thorax- und Abdominalwand, erfordern eine sichere und stabile Versorgung.

Sehr geeignet hierfür sind Muskellappen, sog. myo-faszio-kutane Lappen mit einer axialen Gefäßversorgung über einen dominierenden Stiel. Gelegentlich kann auch ein reiner faszio-kutaner Lappen mit ähnlichen Gefäßcharakteristiken zur Anwendung kommen.

Die Haut über diesem Lappen wird durch perforierende Gefäße zuverlässig versorgt.

Solche Muskellappen sind aber nicht nur wegen ihrer Zuverlässigkeit hinsichtlich der Blutversorgung besonders geeignet, die Wand der Körperhöhlen zu begrenzen, sondern auch wegen ihrer stabilen Beschaffenheit durch Muskel-Faszie-Subkutis und Haut.

Die hervorragende Durchblutung der Muskel bietet weitere Vorteile:

- chronische und subakute Infekte von Knochen und Weichteilen können effektiv und definitiv bekämpft werden.
- instabile, schlecht durchblutete, bestrahlte Gewebeanteile werden durch solche Muskellappen ersetzt und erzielen somit eine funktionelle und aesthetische Verbesserung. Die Gefahr der malignen Entartung wird zugleich behoben.

Die Entwicklung solcher Lappen hatte bereits im 18. Jahrhundert begonnen. In den letzten Jahren wurden durch akkurate anatomische Studien und klinische Erfahrungen wesentliche Fortschritte erzielt.

Im Bereich des Thorax werden die meisten Muskellappen für eine zuverlässige Rekonstruktion der Höhlenwand an den Gefäßen vom System der Arteria subclavia und axillaris versorgt. Ohne Anspruch auf Vollständigkeit seien hier einige wertvolle Muskellappen genannt:

- Musculus pectoralis major-lappen (dominanter Gefäßstil aus der Arteria thoraco-acromialis).
- Latissimus dorsi (Arteria thoraco-dorsalis, aus der Arteria circumflexa scapulae)
- Serratuslappen (Arteria thoraco-lateralis).

Unabhängig von dem System aus der Arteria subclavia-axillaris sei der Rectus abdominis Muskellappen in zwei verschiedenen Ausführungen erwähnt:

- Vertikaler Rectus abdominis myo-kutaner Lappen (VRAM) mit einer vertikalen Hautinsel und ein
- transversaler Rectus abdominis myo-kutaner Lappen (TRAM) mit einer horizontalen Hautinsel

Da über die Rekonstruktionen der Thoraxwand bereits woanders ausführlich berichtet wurde, werden hier nur einige Beispiele aufgeführt:

- Es handelt sich hier um eine 65jährige Patientin, die vor 15 Jahren eine Mastektomie mit Nachbestrahlung eines Mammakarzinoms bekommen hatte. Bei ihr wurde eine links-parasternale allschichtige Thoraxwandresektion bei einem lokalregionalen Mammakarzinom-Rezidiv durchgeführt (Abb. 1).
- Der entstandene Defekt von 15 × 15 cm mit freiliegender Lunge, Mediastinum, wurde mit einem gestielten myo-kutanen-latissimus-Insellappen gedeckt. Hierdurch wurde eine Tumorsanierung und eine funktionell stabile Begrenzung des Thorax erreicht (Abb. 2)

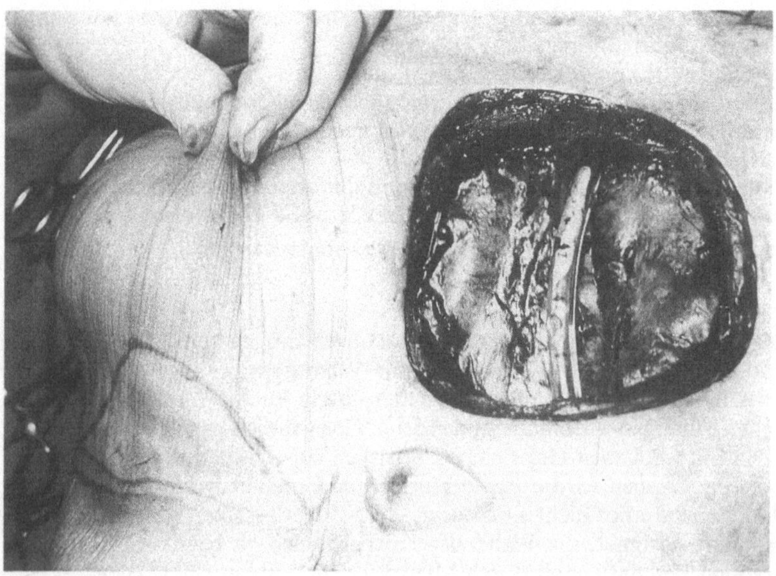

Abb. 1

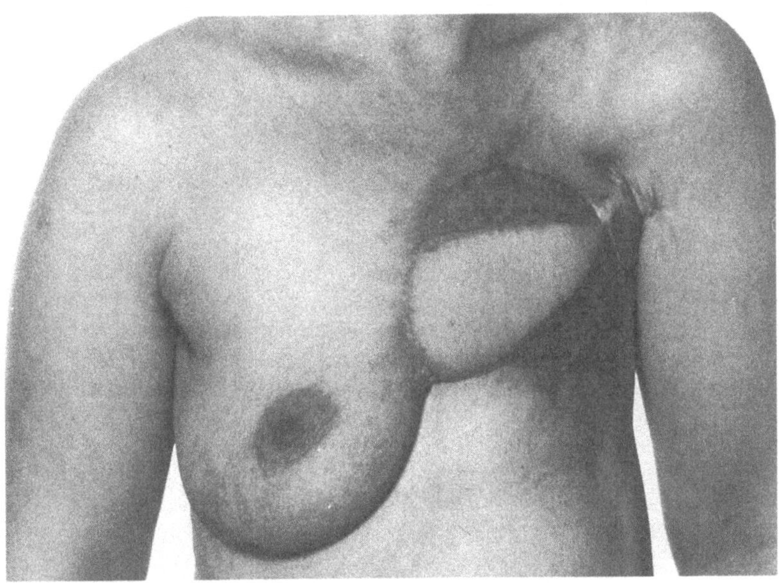

Abb. 2

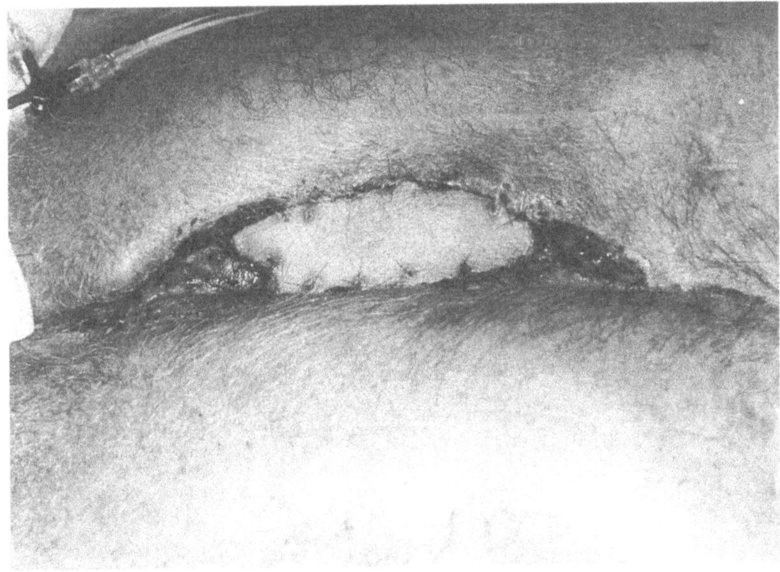

Abb. 3

Wie bereits oben erwähnt, sind die Muskellappen aufgrund ihrer hervorragenden Durchblutungsqualität besonders in der Bekämpfung von chronischen, bzw. subakuten Infekten der Knochen, Knorpel und Weichteile geeignet.

Eine infizierte Sternotomie nach einem coronaren Bypass hatte zur Folge, daß das gesamte Corpus sterni durch die Osteitis sequestrierte und das Herz mit dem Bypass ungeschützt in der Tiefe des Eitersee's pulsierte. Die bereits durchgeführte gestielte Omentum-Transplantation führte nicht zu dem gewünschten Erfolg.

- Nach einem radikalen Debridement mit Entfernung des Corpus sterni und der Knorpelübergänge wurde ein subcutan tunnellierter Zugang für einen latissimus dorsi myo-kutanen-Insellappen geschaffen. Der Lappen heilte primär mit einer endgültigen Sanierung des Infektes (Abb. 3).

Im Bereich des Abdomens lassen sich allschichtige größere Defekte durch mehrere myo- bzw. faszio-kutane Lappen verschließen. Sehr wertvoll ist die Kombination einer oder mehrerer solcher Lappen vom Oberschenkel. Der Gefäßstiel dieser Lappen entsteht vom System der Arteria femoralis profunda. Ohne eine vollständige Aufstellung aller möglichen Lappen sind hier einige davon aufgeführt:

1. Musculus tensor fasciae latae-Lappen (TFL)
2. Musculus vastus lateralis-Lappen.
3. Musculus rectus femoris-Lappen.

Diese drei Lappen werden von der A. circumflexa femoris (aus der A. femoralis profunda) versorgt und können zugleich wie ein Kleeblatt verwendet werden.

Dadurch kann ein Verschluß von etwa der Hälfte des Abdomens erzielt werden. Ebenfalls aus der Arteria femoralis profunda versorgt wird der dominante Stiel des

4. Musculus gracilis-Lappen, besonders geeignet für die Versorgung von perinealen Defekten.
5. Kaudal gestielter Latissimus dorsi-Lappen (Interkostalgefäße)
6. Glutaeus maximus (A. glutaea superior)

Während die für Defekte des Thorax verwendeten VRAM und TRAM-Lappen auf der kranialen Gefäßversorgung des Musculus rectus abdominis basieren, wird für die Rekonstruktion des Abdomens oft die kaudale Gefäßversorgung über die Arteria epigastrica inferior verwendet.

Hier einige Beispiele:

- Ein 45jähriger Patient mit Peniskarzinom. Nach einer Penisamputation und nachfolgender Bestrahlung der linksseitigen Leisten-Lymphknoten bildeten sich ausgedehnte Nekrosen der Weichteile und der Bauchwand.

  In einer Sitzung ausgedehntes Debridement der bestrahlten und nekrotisierenden Gebiete mitsamt der Bauchwand und sichere Deckung des Defektes mit einem contralateralen, kaudal-gestielten VRAM (Abb. 4).

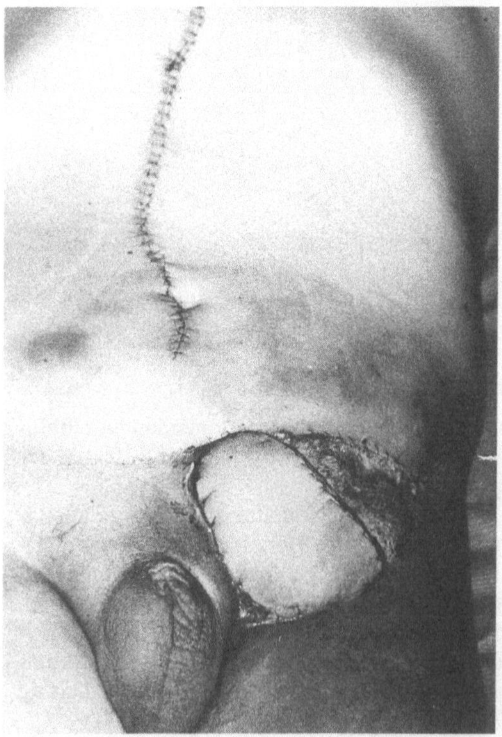

Abb. 4

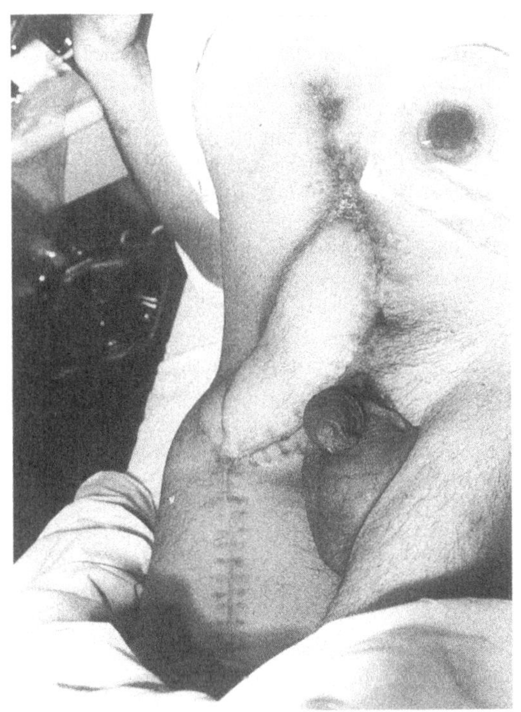

Abb. 5

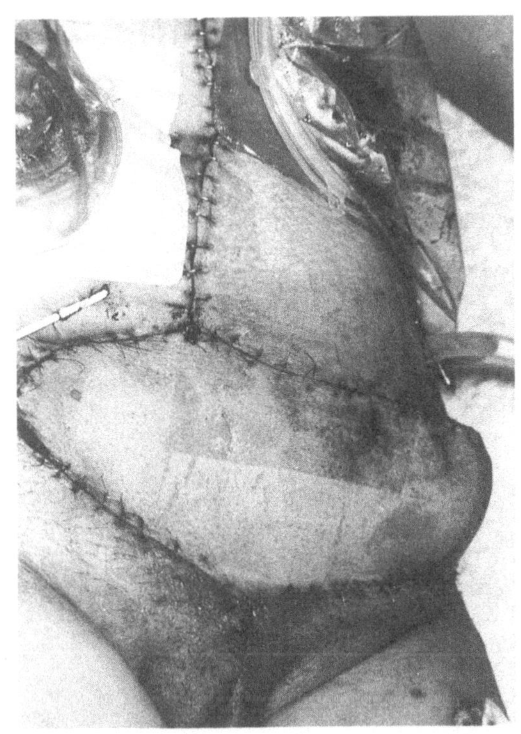

Abb. 6

- Bei einem 50jährigen Bauer wurde vor 10 Jahren eine Teilzystektomie und Bestrahlung wegen Blasenkarzinom durchgeführt. Es kam zur Bildung einer zystokutanen Fistel bei Rezidivfreiheit.
  Zur Beseitigung einer strahlenbedingten zystokutanen Fistel mit chronischer Exulceration der Bauchwand konnte nach Zystektomie und Unterbauchwandresektion ein sicherer und stabiler Verschluß mit dem Rektus femoris-myocutanen-Lappen erzielt werden (Abb. 5).
- Ein durch die Bauchwand exophytisch durchwachsendes Blasenkarzinom konnte noch reseziert werden und erforderte eine sichere Bauchwandrekonstruktion. Hierfür wurde der Tensor-fasciae-latae-myocutane-Lappen verwendet (Abb. 6)

Genauere anatomische Studien solcher autonomer Gebiete mit einem definierten Gefäßstiel haben einen deutlichen Fortschritt in der sicheren Versorgung von ausgedehnten Defekten, besonders im Bereich des Rumpfes erzielt.

Den gestielten Lappen sind jedoch verständlicherweise Grenzen durch den eingeschränkten Rotationsradius des Stieles gesetzt. Durch die Verwendung von freien mikrovaskulären Lappen (ebenfalls eine Entwicklung der letzten 15 Jahre) sind diese Grenzen jedoch überschritten worden, so daß man heute nahezu jeden Defekt zuverlässig verschließen kann. Dieses Thema wird Gegenstand eines weiteren Referates sein.

Literatur beim Verfasser

246. Kombinierte mikrovaskuläre Gewebetransplantation

E. Biemer

Abteilung für Plastische Chirurgie, Chirurgische Klinik rechts der Isar, Technische Universität München, Ismaninger Straße 22, W-8000 München 80

Composite Free Tissue Transfer

Summary. Generally a composite transplant means a combination of two or more different tissues nourished by one common vascular system. Mostly, so-called myocutaneous transplants are used, other methods include osteocutaneous, tendocutaneous, or fasciocutaneous transplants. We also have the possibility of transplantating very complex systems, like a toe or even two toes en bloc. The possibilities and indications are demonstrated.

Key words: Composite tissue transfer – Indications – Variations

Zusammenfassung. Im allgemeinen versteht man unter einem kombinierten Gewebetransplantat die Verbindung von zwei oder mehreren unterschiedlichen Geweben, ernährt durch einen gemeinsamen Gefäßstiel. Das am meisten benutzte kombinierte Transplantat ist der sog. „myocutane Lappen", andere sind „osteocutane, tendocutane oder fasziocutane Transplantate". Ferner sind wir auch in der Lage, mit mikrovaskulären Anastomosen sehr komplexe Gewebeverbindungen zu verpflanzen, wie eine Zehe oder „zwei Zehen en bloc. Die Möglichkeiten und Indikationen dieser Verfahren werden dargestellt.

Schlüsselwörter: Kombinierte Gewebetransplantation – Variationen – Indikationen

247. „Vorgefertigte mikrochirurgische Gewebe" (ein Fortschritt in den letzten 8 Jahren)

A. Berger und W. Schneider

Klinik für Plastische, Hand- und Wiederherstellungschirurgie, Medizinische Hochschule Hannover, Podbielskistraße 380, W-3000 Hannover 51

Microvascular Prefabricated Tissues (Progress During the Last 8 Years)

Summary. Prefabricated tissues for microvascular transpositions represent real progress. With this method, it is possible to create "customer-made" composite grafts pedicled on an artery and vein to reconstruct defects in a functionally and aesthetically superb manner. For instance, a complete nose or a complete finger tip can be reconstructed by this method. With our 8 years of experience, this concept of application will have increasing value for the future in plastic and reconstructive surgery.

Key words: Prefabricated flaps – Transplantation – Microsurgery

Zusammenfassung. Vor 8 Jahren haben wir begonnen, unterschiedliche Gewebestrukturen so miteinander zu komponieren, daß sie letztendlich zu einem mikrovaskulär transplantierbarem Körperteilersatz geeignet sind. Durch die Transplantation vorgeformter Knochen- oder Knorpelanteile in die Radialisfaszie z. B., kann eine Revascularisierung dieser erzielt werden. Die Stielung dieses vorgeformten „Composite-Grafts" an Gefäßen und die Deckung mit einem freien Hauttransplantat oder einem weiteren freien Gewebetransfer lassen auf diese Weise ortsfremd den nachzubildenden Körperteil entstehen.

Schlüsselwörter: Vorgefertigte Körperteile – Transplantation – Mikrochirurgie

248. Fortschritte in der Verwendung von Expandern zum Defektverschluß der Körperoberfläche – experimentelle Grundlagen

K. Exner, O. Rennekampf, F. Muggenthaler, U. Gerhardt und G. Lemperle

Klinik für Plastische- und Wiederherstellungschirurgie am St. Markus-Krankenhaus, W. Epstein-Straße 2, W-6000 Frankfurt a. M. 50

Development in Tissue Expansion for Soft Tissue Defects: Experimental Research

Summary. The principle of soft tissue expansion has been applied in widespread techniques in the field of plastic and reconstructive surgery since Radovan (1976) presented a method in which silicone expanders were subcutaneously implanted. Many experimental and clinical reports have been published since then, dealing particularly with the histomorphology, vascularization, and pathophysiology of expanded skin as well as with surgical techniques. Our own study intends to identify the effects of tissue expanders on the biomechanical, biochemical, and morphological qualities of expanded skin, and to determine the influence of pharmacological therapy during expansion.

Key words: Skin expansion – Biomechanics – Tissue expansion

Zusammenfassung. Seit der ersten klinischen Anwendung der Gewebedehnung durch Neumann (1956) und die technische Perfektion der Hautexpander aus Silikon durch Radovan (1976) hat die Verwendung von Gewebeexpandern einen festen Platz in der Plastischen Chirurgie gewonnen. Die Indikationen und die chirurgische Technik basieren auf der klinischen Erfahrung, die zu einer erheblichen Senkung der Komplikationsrate von 20 % auf 4–6 % geführt hat. In experimentellen Studien haben wir die Einflüsse der Gewebeexpansion auf die Histomorphologie, Biochemie und Biomechanik der Haut untersucht. Die Präformation kombinierter Lappenplastiken ist durch die Induktion einer Gefäßneubildung in expandiertem Gewebe möglich geworden.

Schlüsselwörter: Defektdeckung – Gewebeexpansion – Hautdehnung – Biomechanik

Einleitung

Die Dehnung der Haut ist ein physiologischer Vorgang, der bei der Schwangerschaft, der Ausbildung eines Hämatoms, der Größenzunahme eines subcutanen Tumors, bei Adipositas oder beim Wachstum beobachtet wird. Die erste klinische Anwendung der Hautdehnung wurde 1956 von Neumann beschrieben, der die retroaurikuläre Haut durch Implantation eines Gummiballons dehnte, um eine Ohrrekonstruktion vorzunehmen. Die technischen Voraussetzungen für die Hautexpansion schuf Radovan 1976. Gemeinsam mit dem Implantathersteller Heyer-Schulte entwickelte er einen auffüllbaren Silikonballon, der zunächst vorwiegend zur Dehnung der Brusthaut in der rekonstruktiven Chirurgie nach Brustamputation eingesetzt wurde. Seit 1980 fand das Prinzip der Hautdehnung mit dem Radovanexpander seinen Einzug in ein breites Indikationsfeld der Plastischen Chirurgie. Die restitutio ad integrum von Defekten der Körperoberfläche ist abhängig von den Qualitäten des Ersatzgewebes. Konventionelle Lappenplastiken, die dem Defekt in Textur, Kolorit, Behaarung und biomechanischen Eigenschaften vollständig gleichen, sind von der Größe her limitiert. Durch Gewebedehnung können lokale Lappenplastiken mit den erforderlichen Hautqualitäten flächenmäßig vergrößert werden, dies betrifft ebenso die behaarte Kopfhaut wie die für den ästhetischen Gewebeersatz im Gesicht bekannten Hautlappen der Stirn, des Halses, der Wangen und der retroaurikulären Region.

Durch die Implantation eines Silikonballons und seine kontinuierliche Dehnung können zudem die biochemischen und biomechanischen Eigenschaften der Haut gezielt verändert werden. Die Gefäßarchitektur wird bei der Implantation und der Lappenpräparation verändert. Die Neuformation einer bindegewebigen Kapsel mit eigener Vaskularisation um das Implantat eröffnet individuelle Möglichkeiten, die Lappendurchblutung zu verbessern oder sogar durch Einbeziehung von autologen Transplantaten komplexe Gewebestrukturen zu präformieren. Zunehmende klinische Erfahrung, experimentelle Untersuchungen und die technische Verbesserung von Implantaten und Auffüllventilen waren die Basis für eine Systematisierung der Indikationen, eine Präzisierung der Operationstechniken und damit eine Optimierung der Gesamtresultate.

Experimentelle Untersuchungen

Die ersten experimentellen Untersuchungen beschäftigten sich mit der Frage, ob durch die Implantation von Expandern eine Neuformation von Gewebe erzeugt oder lediglich vorhandene Strukturen dilatiert werden. Austad et al. (1982, 1986) konnten an histologischen Studien lediglich eine Vermehrung der Epidermis feststellen, wie sie auch von anderen mechanischen Reizen bekannt ist. Die Neuformation von Gewebestrukturen läßt sich jedoch in der bindegewebigen Kapsel sehen, die sich um jedes Silikonimplantat bildet. Die Vaskularisation dieser Kapsel wurde von vielen Autoren beschrieben und von Homma experimentell genutzt, um eine definierte axiale Gefäßversorgung von Hautlappen oder Hautfaszienlappen zu induzieren. Die Implantation eines Expanders hat für die Gefäßstruktur zunächst die gleiche Bedeutung wie ein Lappendelay, indem bei der Präparation des Implantatlagers die perforierenden subkutanen Gefäße durchtrennt werden. Je nach Hautinzision erfolgt auch eine Unterbrechung der horizontalen Gefäßsysteme des subdermalen oder epifaszialen Plexus. In experimentellen Studien an der Schweinehaut wurde die Bedeutung der Expanderimplantation für random-pattern-flaps (Lappen mit Durchblutung auf dem subdermalen Plexus) von Sasaki (1984) getestet (Abb. 1). Von 4 cm breiten und 14 cm langen Hautlappen blieben bei direkter Lappenhebung 6 cm (A), nach einwöchigem Delay in der Technik eines Brückenlappens 9 cm (B), nach Implantation eines Expanders ohne Aufdehnung 11 cm (C) und nach Expansion 12 cm (D) vital.

Die Messung des Blutflusses mit radioaktiven Microsphären ergab für die expandierten ebenso wie die durch Delay trainierten Lappen eine 2,5fache Verbesserung des kapillären Durchflusses. Mc. Cann (1988) führte für axial pattern flaps mit definiertem zentralen Gefäßstiel die gleichen Untersuchungen durch. Er konnte hier eine statistisch signifikante Verbesserung der Hautvitalität nach Expansion um 8,5 % erreichen. Ähnliche Untersuchungen gibt es auch für Insellappen mit definierter Gefäßversorgung bei Saxby (1988), der auch bei diesem Lappentyp eine Vergrößerung der vitalen Hautfläche und eine Erweiterung der Gefäßkaliber durch Expansion nachgewiesen hat. Diese Ergebnisse lassen sich sinngemäß vom Insellappen auch auf den freien mikrochirurgischen Gewebetransfer übertragen.

Experimentelle Untersuchungen zur Größen- und Formbestimmung der Gewebeexpander gehen auf Brobmann (1985), Shively (1986) und van Rappard (1988) zurück. Eine mathematische Berechnung des erforderlichen Volumens oder der Expandergröße hat sich jedoch nicht bewährt. Entscheidend für den Hautgewinn ist die Höhe des expandierten Hautareals und die Basisfläche des Expanders. Der Hautgewinn läßt sich aus der Zirkumferenz der expandierten Haut abzüglich der Basisbreite des Expanders bestimmen. Die Länge des expandierten Areales muß größer als der zu deckende Defekt sein.

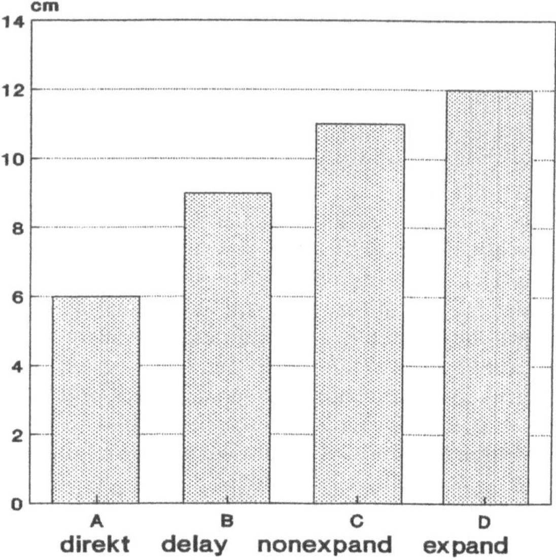

Abb. 1. Random pattern flaps, flap viability

Biomechanik

Ein wesentliches Prinzip der Gewebedehnung ist die biomechanische Beeinflussung. In eigenen tierexperimentellen Studien wurde an der Kopfhaut der Ratte der Einfluß von schneller und langsamer Auffüllung der Expander verglichen. Das von uns entwickelte Modell ermöglicht die streng auf die Kopfhaut begrenzte Expansion ohne eine Dehnung der umliegenden Partien (Abb. 2). Die dilatierte Kopfhaut wurde in einem Instrongerät mit definierter Abzugsgeschwindigkeit bis zum Abriß gedehnt. In einem Kraftdehnungsdiagramm wurden Reißkraft, Reißdehnung und Elastizitätsmodul bestimmt. Aus der Reißkraft und dem Querschnitt der Hautprobe läßt sich die Reißfestigkeit in Newton/Quadratmillimeter berechnen. Aus dem Balkendiagramm (Abb. 3) ist ersichtlich, daß die Reißkraft gegenüber der Kontrollgruppe bei schneller Dehnung um 60 % und bei langsamer Dehnung um 80 % erniedrigt ist.

In einer weiteren Studie wurde der Einfluß der Langzeitdilatation getestet, indem der vollständig aufgefüllte Expander sofort entfernt bzw. drei und fünf Monate in situ belassen wurde. Auch hier findet sich wieder eine deutliche Verminderung der Reißfestigkeit und des Elastizitätsmoduls bei längerer Liegedauer (Abb. 4). Die Minderung der Reißfestigkeit und

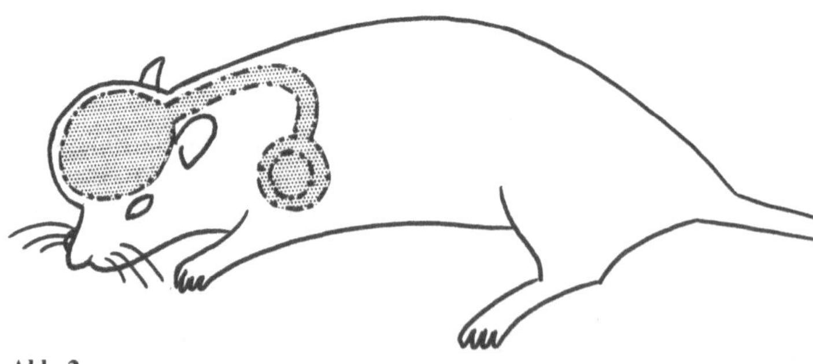

Abb. 2

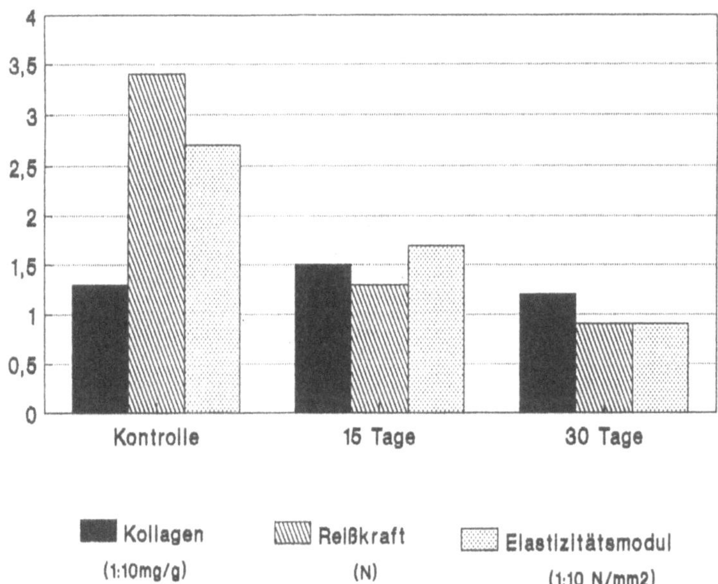

Abb. 3. Auffüllgeschwindigkeit

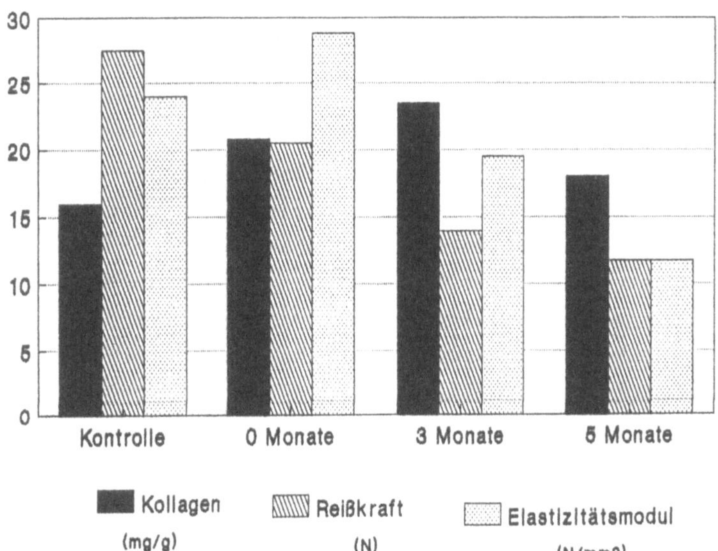

Abb. 4. Langzeitdehnung

des Elastizitätsmoduls bei gleichzeitiger Zunahme der Reißdehnung bestätigt die klinische Beobachtung, daß die Langzeitüberdehnung der Haut zu einer Verminderung der elastischen Qualitäten und einer besseren plastischen Verformbarkeit des Gewebes führt. Ist eine bleibende Gewebedilatation wie beim Brustwiederaufbau das Ziel der Expansion, sollte eine langsame Auffüllung des Expanders und eine lange Liegedauer im überdehnten Zustand geplant werden. Sollen dagegen die elastischen Qualitäten und physiologischen Rückstellkräfte der Haut erhalten bleiben, ist eine schnelle Auffüllung und kurze Verweildauer des Implantates anzustreben.

Pharmakologische Beeinflussung der Gewebeexpansion

Die biomechanischen Eigenschaften der Haut lassen sich pharmakologisch beeinflussen. An der Rattenhaut ist dies besonders für D-Penicillamin und Prednisolon umfangreich untersucht worden. In einem eigenen Experiment wurden die Auswirkungen einer systemischen Therapie mit diesen Substanzen während der Hautexpansion auf biomechanische und biochemische Qualitäten der Haut bestimmt. In Hautreißversuchen wurde ein Kraftdehnungsdiagramm (s. o.) erstellt. Biochemische Veränderungen wurden in einer fraktionierten Kollagenbestimmung festgehalten. Prednisolon brachte eine signifikante Erhöhung des unlöslichen Kollagens und damit auch des Gesamtkollagengehaltes im Vergleich zu der nicht behandelten Gruppe. Gleichzeitig ließ sich trotz verringerter Hautdicke eine deutliche Erhöhung von Reißfestigkeit und Elastizitätsmodul feststellen.

D-Penicillamin führte dagegen zu einer signifikanten Erhöhung der löslichen Kollagenfraktionen bei annähernd unverändertem unlöslichem Kollagen. Biomechanisch zeigte sich dementsprechend eine erhebliche Verringerung von Reißkraft, Reißfestigkeit und Elastizitätsmodul bei gleichzeitig erhöhter Reißdehnung. Die Auswirkungen der pharmakologischen Behandlung sind im Kraft-Dehnungsdiagramm (Abb. 5) veranschaulicht. Unter der Behandlung mit Glucokortikoiden sind die elastischen Eigenschaften der Haut trotz weiterer Ausdünnung der gedehnten Haut erhalten geblieben.

Die Versuche bestätigen die Annahme, daß Glucokortikoide den Vernetzungsgrad des Kollagens erhöhen. Dagegen verringert die Gabe von D-Penicillamin während der Dehnung die elastischen Eigenschaften zugunsten einer stärkeren plastischen Verformbarkeit. Es resultiert eine bleibende Dilatation der gedehnten Haut.

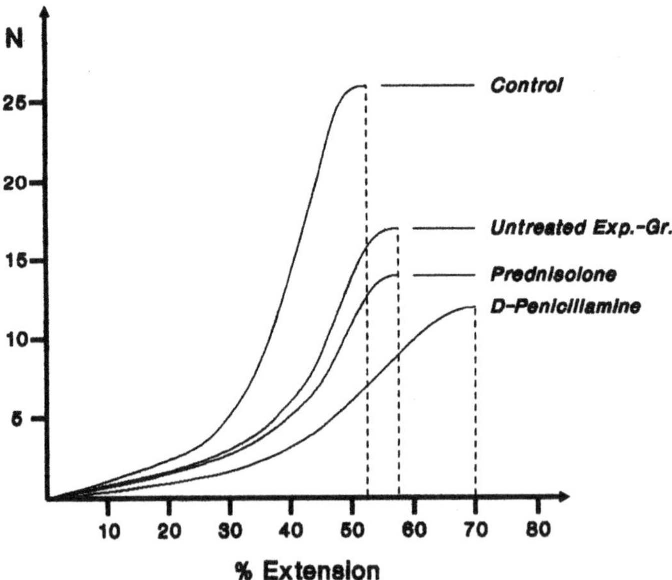

Abb. 5. Influence of D-Penicillamine and Prednisolone

Zusammenfassung

Die Gewebedehnung durch implantierbare Silikonexpander kann die Sicherheit und Präzision des Gewebetransfers bei plastischen und rekonstruktiven Operationen erheblich verbessern. Die Expandertechnik ermöglicht die Neuformation durchbluteter Gewebe und die schonende Dehnung lokaler Lappenplastiken mit günstigen funktionellen und ästhetischen Qualitäten und unauffälliger Narbenbildung. Voraussetzung dafür sind:

- Strenge Indikation und sorgfältige präoperative Planung.
- Schonende intraoperative Präparation
- Sterilität und Kontinuität während der Auffüllphase
- Berücksichtigung der biomechanischen und pathohistologischen Veränderungen während der Gewebedehnung.

Die technische Entwicklung der Gewebeexpansion läßt eine exakte Kalkulation der plastischen Defektdeckung sowie gezielte Beeinflussung der Lappendurchblutung und der biomechanischen Hauteigenschaften zu. Der Erfolg bleibt jedoch von der praktischen Erfahrung des Operateurs und der sorgfältigen persönlichen Überwachung während der langfristigen Behandlungsdauer abhängig.

Literatur

Argenta LC, Watanabe MJ, Grabb WC et al. (1981) Soft tissue expanders in head and neck surgery: a new method of reconstruction. Plast Surg Forum 4:55

Austad ED, Pasyk KA, Mac Latchey KD, Cherry GW (1982) Histomorphologic evaluation of guinea pig skin and soft tissue after controlled tissue expansion. Plast Reconstr Surg 80:804

Austad ED, Thomas SB, Pasyk KA (1986) Tissue expansion: "dividend or loan?" Plast Reconstr Surg 78:63

Brobmann GF, Hubert J (1985) Effects of different shaped tissue expanders on transluminal pressure, oxygene tension, histopathologic changes and skin expansion in pigs. Plast Reconstr Surg 76:731

Cherry GW, Austad ED, Pasyk KA (1983) Increased survival and vascularity of random skin flaps elevated in controlled expansed skin. Plast Reconstr Surg 72:680

Hilligot P (1991) Creation of a neoflap by tissue expansion – the capsular neoflap. Tissue Exp Symp, Sapporo, Sando Inc 20

Homma K, Ohura T, Sugihara T, Yoshida T, Hasegawa T (1991) Prefabricated flaps using tissue expanders. Tissue Expansion Symposium, Sapporo, Sando Inc. 14

Lampe HJ, Lemperle G, Exner K (1985) Der Hautexpander: Technik und Klinik. Chirurg 56:773

Mc Cann JJ, Mitchell GM, O Brien B, Vanderkolk CA (1988) Comparative viability of expanded and unexpanded axial pattern skin flaps in pigs. Br J Plast Surg 41:294–297

Neumann CG (1957) The expansion of an area of skin by progressive distension of a subcutaneous balloon. Plast Reconstr Surg 19:121

Radovan C (1978) Reconstruction of the breast after radical mastectomy using temporary expander. Plast Surg Forum 1

Sasaki GH, Pang Y (1984) Pathophysiology of skin flaps raised on expanded pig skin. Plast Reconstr Surg 74:59

Saxby PJ (1988) Survival of island flaps after tissue expansion: a pig model. Plast Reconstr Surg 81:26

Shively RE (1986) Skin expander volume estimator. Plast Reconstr Surg 77:482

Van Rappard JHA (1988) Controlled tissue expansion in reconstructive surgery. Thesis, Groningen

249. Fortschritte in der Verwendung von Expandern zum Defektverschluß der Körperoberfläche – klinisch

R. R. Olbrisch

Klinik für Plastische Chirurgie, Diakoniekrankenhaus-Kaiserswerth, Kreuzbergstraße 79, W-4000 Düsseldorf 31

Progress in the Use of Tissue Expanders in the Treatment of Defects: Clinical Aspects

Summary. The time-honored principle of tissue expansion has only gained clinical relevance in the past 10 years. Its advantages are that sound tissue of equal texture, color, and quality adjacent to a defect or scarred area can be transposed to treat defects without producing further scars. Especially in the haircovered part of the head, but also in reconstruction of the female breast after mastectomy, in large scars from burns, or in large pigmented nevi, tissue expansion has to be reliable. Only when used in extremities does a higher rate of complication demand a certain restriction.

Key words: Tissue expansion – Correction of scars – Closure of defects

Zusammenfassung. Das uralte Prinzip der Gewebeexpansion hat klinische Bedeutung erst seit 10 Jahren. Seine Vorteile liegen darin, daß gesundes Gewebe mit der gleichen Textur, Farbe und Qualität aus der Nachbarschaft eines Defektes bzw. eines Narbenareals zur Versorgung dieses Defektes transponiert werden kann, ohne weitere Narben zu hinterlassen. Insbesondere im haartragenden Bereich des Kopfes, aber auch bei der Rekonstruktion der weiblichen Brust nach deren Amputation oder aber bei ausgedehnten Verbrennungsnarben oder größeren Pigmentnaevi hat sich die Gewebeexpansion bewährt. Lediglich im Bereich der Extremitäten zwingt eine höhere Komplikationsrate zur Zurückhaltung.

Schlüsselwörter: Gewebeexpansion – Narbenkorrektur – Defektverschluß

Einleitung

Eine der wichtigsten Erfindungen der letzten Jahre auf dem Gebiet der plastischen Chirurgie stellt die Idee der klinischen Anwendung des aus der Natur bekannten, aber lange Zeit nicht als nachahmbar erkannten Prinzips der Gewebedehnung dar: Haut und subcutanes Gewebe wachsen über dem Schwangerschaftsbauch oder über gutartigen großen Tumoren wie z. B. Lipomen, ohne Schaden zu nehmen. Das in gleicher Weise, aber mechanisch mit Hilfe von sog. Gewebeexpandern gedehnte Gewebe bewahrt seine Innervation, Gefäßversorgung, Farbe und Textur und bietet damit dem rekonstruktiv tätigen Chirurgen völlig neue Möglichkeiten.

15 Jahre der klinischen Anwendung sind inzwischen vergangen [9]. Die in dieser Zeit gewonnenen Erfahrungen haben das Verfahren zu einem sicheren, mit ständig sinkender Komplikationsrate, werden lassen [1].

Gewebeexpandertypen

Anfängliche Materialfehler und Fehler in der Formgebung und Ausstattung der Expander sind überwunden. Harte Schweißkanten, derbe Auflageplatten, zu große Ventile sind ausgemerzt. Die Größe der gewonnenen transponiblen Gewebemenge ist abhängig von der erreichten Höhe des aufgefüllten Expanders auch bei schmaler Basis. Eine breite Expanderbasis wird nur dann benötigt, wenn Haut an Ort und Stelle ohne Verschiebung, wie bei der Rekonstruktion eines Brusthügels, benötigt wird. Die Dehnung erfolgt immer gleichmäßig zentrifugal. Harte Auflageplatten erhöhen den lokalen Druck auf darunterliegendes Gewebe unnötig und mit schädigenden Folgen und wurden deswegen aufgegeben. Heute bestehen die Expander aus einer gleichmäßig starken, sich gleichmäßig dehnenden relativ dünnen, aber extrem dehnungstabilen Silikonhülle der verschiedensten bedarfsgerechten Formen von der Kugel über den Würfel bis zur Hörnchenform.

Dehnungsverlauf

Eine Expanderfüllung über 2–3 Monate bewahrt dem gedehnten Gewebe die Elastizität. Sie darf deswegen nur angewendet werden, wenn Defekte in der Nachbarschaft gedeckt werden sollen wie bei Narbenkorrekturen oder Exzisionen großer Naevi, weil der durch rasche Dehnung gewonnene Hautüberschuß nur kurzfristig intraoperativ zur Verfügung steht, um dann, durch Wundverschluß ausgebreitet, mit einer gewissen Spannung gehalten werden zu können. Anders verhält sich über 3 Monate allmählich gedehntes und dann über 4–6 Monate über dem belassenen Expander gedehnt gehaltenes Gewebe. Es hat seine Elastizität verloren und steht mit seinem Flächenüberschuß ohne Schrumpfungstendenz z. B. zum Aufbau eines Brusthügels zur Verfügung, der nach Austausch des Expanders gegen eine beliebige Silikonprothese geringerer Größe locker und weich ohne Kontraktionstendenz erhalten bleibt.

Unter der Dehnungsphase atrophieren belastete Muskeln, ohne ihre Funktion zu verlieren. Das Fettgewebe wird ausgedünnt, was bei Volumenrekonstruktionen berücksichtigt werden muß. Das Gefäßsystem bleibt nicht nur funktionstüchtig, sondern eröffnet und erweitert Kapillaren, so daß die Durchblutung eher verbessert wird. Die Folge ist beispielsweise ein verstärkter Haarwuchs am gedehnten Skalp.

Klinische Anwendung

Anfänglicher Enthusiasmus ermutigte zur Gewebeexpansion an sämtlichen Stellen der Körperoberfläche. Eine höhere Komplikationsrate im Bereich der Extremitäten hat zum Rückzug auf den Körperstamm und die Kopf-Halsregion, allenfalls noch den Oberarm-Schulterbereich und die Oberschenkel bis zum Knie geführt. Indikationen bleiben die Verkleinerung von Narbenflächen, die Beseitigung von ausgedehnten Naevi oder Hauttumoren vor allem im Bereich des Kopfes, die Vorbereitung und Vergrößerung von Lappentransponaten und der Aufbau eines Brusthügels.

Patientenauswahl

Gesundes Gewebe und Narbengewebe kann gleichermaßen gedehnt werden. Bestrahltes und damit fibrotisch verändertes Gewebe aber gibt auch unter Schmerzen kaum nach und entzieht sich der Dehnbarkeit. Die Auffüllungsphase zieht sich, wenn auch ambulant durchgeführt, über Wochen und Monate hin und verlangt deswegen einen gewissen Zeitaufwand. Gleichzeitig werden erkennbare Deformierungen verursacht, die u. U. den Bewegungsspielraum des Betroffenen einengen. Die Dehnungsphase kann 3, aber auch 9 Monate dauern, was Geduld von seiten des Patienten verlangt. Im vorbereitenden Patienten- und Aufklärungsgespräch werden die Beeinträchtigungen insbesondere durch die langzeitige Behandlungsphase und die Kooperationsbereitschaft des Patienten gegeneinander abgewogen.

Klinische Beispiele, Brustrekonstruktion

Vorbedingungen für den Wiederaufbau des amputierten Brusthügels über Gewebeexpansion sind eine erhaltene Brustwandmuskulatur, eine intakte, d.h. nicht zu bestrahlende und spannungsfrei adaptierbare Haut bei einer relativ großen gesunden Brust der Gegenseite und die Bereitschaft der Patientin, Silikonfremdkörper zu akzeptieren [7]. Entweder nach Abschluß der Nachbehandlungsphase oder unmittelbar im Anschluß an die modifiziert radikale Mastektomie wird der Expander unter den von der Brustwand gelösten M. pectoralis major implantiert, mit seinem Unterrand an die Inframammarlinie grenzend oder diese um ca. 2 cm überschreitend, abhängig vom Expandertyp oval oder rund. Das Auffüllen beginnt jeweils nach Abschluß der Wundheilung, somit nach spätestens 14 Tagen, meist im wöchentlichen Rhythmus mit Füllmengen um 50 ml. Nach der letzten Injektion bleibt der Expander unberührt, bis er nach weiteren 6 Monaten über die alte Amputationsnarbe ausgetauscht wird gegen eine wasser- oder gelgefüllte Silikonprothese.

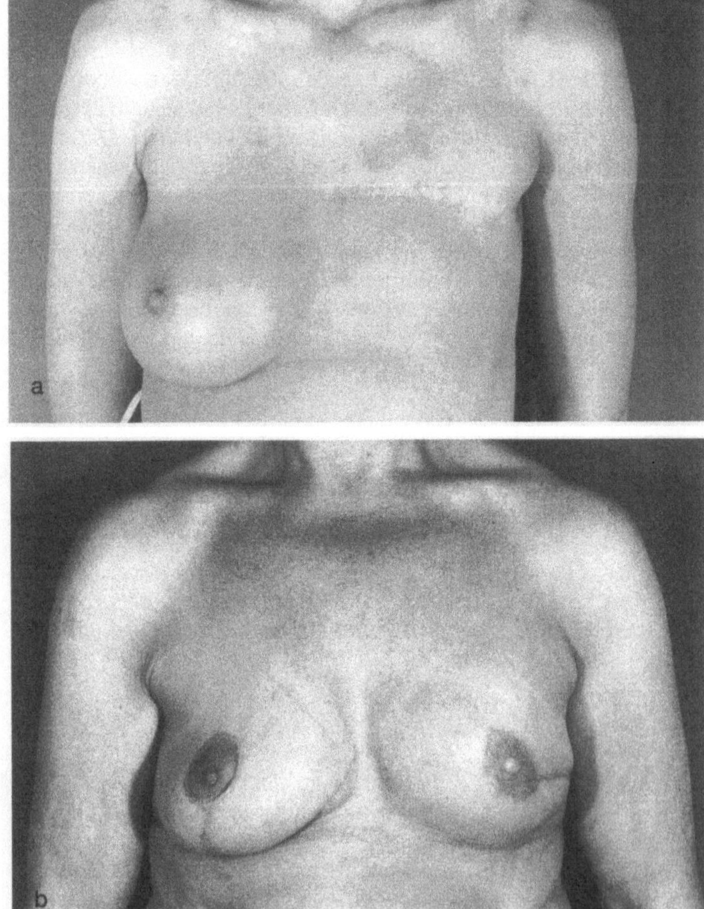

Abb. 1. a 50jährige Patientin, Z.n. Mammaamputation mit erhaltener Brustwandmuskulatur, aber straffer Hautnarbe. **b** 8 Monate nach Gewebeexpansion links, Expanderaustausch gegen Siliconprothese, Brustwarzenkomplexrekonstruktion und angleichender Mammareduktion rechts

Dabei erfordert die Formung des gewonnenen Hautmuskelsackes zu einer Brust Erfahrung und Geschick. Die Rekonstruktion des Brustwarzenkomplexes erfolgt nach weiteren 3 Monaten, in der Hälfte der Fälle unter gleichzeitiger Neuformung (Reduktion oder Pexie) der gesunden Brust (Abb. 1a + b). Der Nachteil dieses Brustrekonstruktionsverfahrens liegt darin, daß wenigstens 2 Operationen notwendig sind, verbunden durch eine lange Auffüll- bzw. Dehnungsphase mit vielen Arztbesuchen. Der Vorteil liegt darin, daß es bei einer einzigen, nämlich der ursprünglichen Amputationsnarbe bleibt. Auch die permanenten sog. Becker-Expanderprothesen erfordern häufig eine Formkorrektur und haben sich eher bewährt bei der doppelseitigen Rekonstruktion nach einer subcutanen Mastektomie [3]. Angeborene Mammasymmetrien wie die tuberöse Brust oder das Amazonen- und Polandsyndrom können auf die gleiche Weise korrigiert werden.

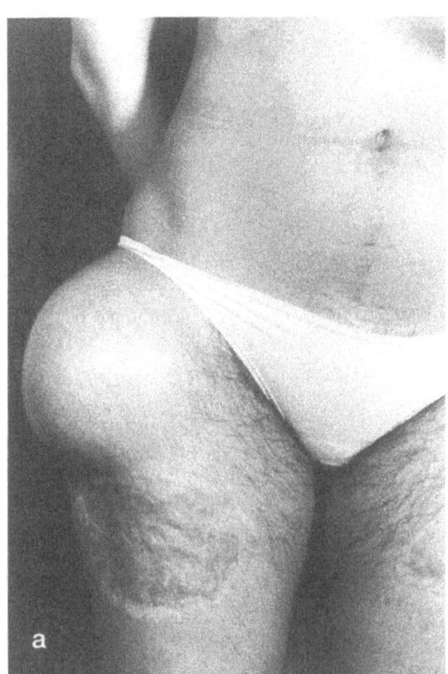

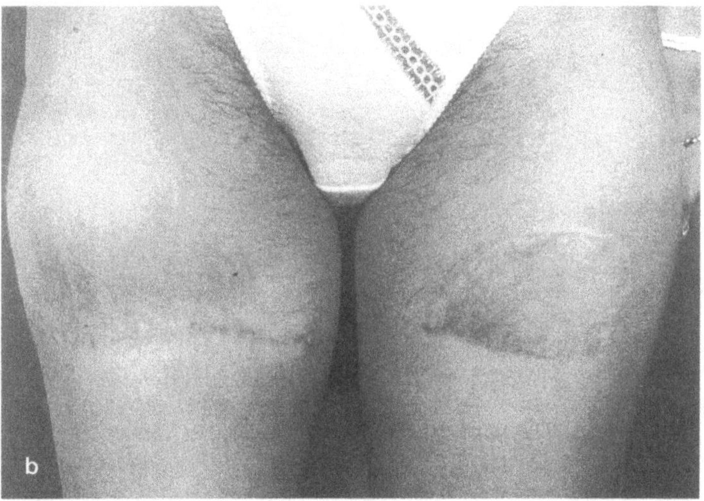

Abb. 2. a 20jährige Patientin, Narbe nach Spalthauttransplantation re. Oberschenkel, Expansion gesunder Haut oberhalb des Defektes. **b** Z. n. Exzision der gesamten Hautfläche: Aus der über handgroßen Narbenfläche wurde eine strichförmige Narbe

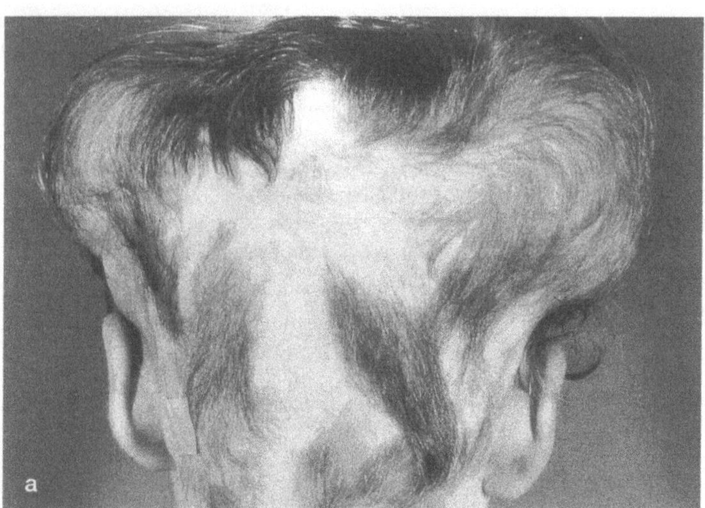

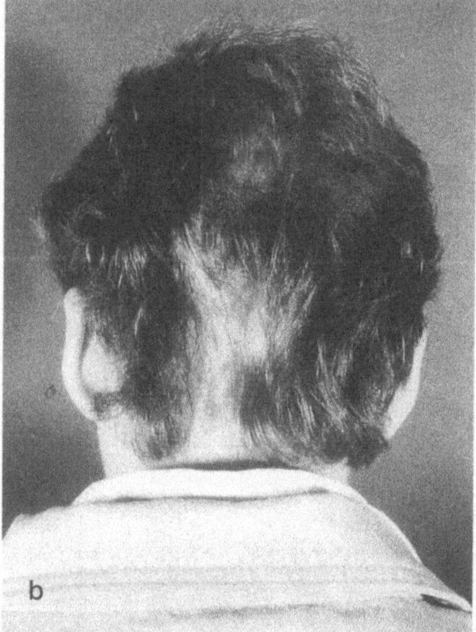

Abb. 3. a 15jähriger mit Verbrennungsnarbenflächen am Hinterkopf, Gewebeexpansion mittels zweier occipital plazierter Expander. **b** Z. n. kompletter Narbenexzision und Defektdeckung mit haartragender expandierter Kopfhaut

Narben- und Skalpkorrekturen

Große Narbenflächen, wie sie sich nach Verbrennungen finden [6], ausgedehnte Hautveränderungen wie z. B. sog. Tierfellnaevi oder traumatische Alopecien im Skalp [4] lassen sich mit Hilfe der Gewebeexpansion in idealer Weise nicht nur verkleinern, sondern sogar beseitigen, ohne daß neue Narben hinterlassen werden müssen wie bei jeder Lappentransposition oder Hauttransplantation. Dazu werden ein oder mehrere entsprechend geformte Expander über einen Schnitt im Tumor oder Narbenfeld unter das benachbarte gesunde Hautareal placiert und in 2–3 Monaten aufgefüllt, um den gewonnenen sensiblen, in Qualität, Farbe und Textur gleichen, evtl. sogar haartragenden Hautüberschuß ausbreiten und ein entsprechend großes Narbenareal exzidieren zu können.

Im Gegensatz zur Technik der Brustrekonstruktion fällt hierbei nach der Auffüllphase die der Dehnung weg, so daß in jeweils zweimonatigen Abständen Narben verkleinert operiert werden können (Abb. 2a+b, 3a+b). Zu kleine, als Transponat geplante Hautareale können ebenfalls zunächst durch Expansion vergrößert werden, um zum einen einen größeren Defekt, zum anderen aber auch den Entnahmedefekt sicherer und spannungsfrei verschließen zu können. Insbesondere beim Stirnlappen zur Nasenrekonstruktion hat sich diese Art der chirurgischen Vorbehandlung bewährt.

Komplikationen

Vor allem die ersten Expanderbehandlungsversuche sind mit einer höheren Komplikationsrate behaftet, wenn der regelrechte Umgang mit dem Gewebeexpander nicht geläufig ist. Mit der Erfahrung sinkt diese Rate schnell und es bleiben neben den üblichen Komplikationen wie Hämatom oder Serom diejenigen durch Expanderdefekt, Infektion oder Implantatextrusion [2, 5]. Expanderdefekte sind nach mancherlei früheren technischen Fehlern sehr selten geworden. Allerdings werden immer wieder die Ventile falsch oder mit zu großen Nadeln angestochen und zerstört. Infektionen sind meist iatrogener Ursache und können auch heute noch in ca. 3 % der Fälle nicht verhindert werden. Spül-Saugdrainagen können helfen [8], meist aber sind die Expanderentfernung und ein erneuter Expansionsversuch 3 Monate später nicht zu umgehen. Implantatextrusionen werden vor allem durch Falten im Expander und falsche Positionierung in schlecht durchbluteten Arealen, wie z.B. an der Streckseite des Unterschenkels, verursacht, zwingen aber keineswegs immer zum Abbruch des Verfahrens [10], insbesondere dann nicht, wenn der Extrusionsdefekt durch großzügigen Gewebegewinn ausreichend gedeckt werden kann. Alle Komplikationen sind beherrschbar und haben lediglich die zeitliche Unterbrechung, keineswegs aber den Abbruch des Verfahrens zur Folge [1].

Literatur

1. Argenta LC, Austad ED (1990) Principles and techniques of tissue expansion. In: McCarthy JG (Hrsg) Plastic surgery. Saunders, Philadelphia, S 475–507
2. Austad ED (1987) Complications in tissue expansion. Clin Plast Surg 14:519–524
3. Becker H (1984) Breast reconstruction using an inflatible breast implant with detachable reservoir. Plast Reconstr Surg 73:678–683
4. Leonard AG, Small JO (1986) Tissue expansion in the treatment of alopecia. Br J Plast Surg 39:42–56
5. Manders EK, Schenden MJ, Furrey JA, Hetzler PT, Davis TS, Graham WP (1984) Soft tissue-expansion: Concepts and complications. Plast Reconstr Surg 74:493–507
6. Marks MW, Argenta LC, Thornton J (1987) Burn management: the role of tissue expansion. Clin Plast Surg 14:543–552
7. Olbrisch RR, Mièricke B (1987) Der Gewebe-Expander zum Brustwiederaufbau – Erfahrungen und Ergebnisse mit mehr als 300 Expandern. Chirurg 58:553–558
8. Onishi K, Nakajima T, Nakanishi Y (1990) Infection and exposure in scalp expansion: a successful outcome. Eur J Plast Surg 13:89–92
9. Radovan C (1982) Breast reconstruction after mastectomy using the temporary expander. Plast Reconstr Surg 69:195–204
10. Serra JM, Mesa F, Paloma V, Ballesteros A (1992) Use of a calf prosthesis and tissue expansion in aesthetic reconstruction of the leg. Plast Reconstr Surg 89:684–688

Sehnenverletzungen im Bereich der Hand – Fortschritte, Ergebnisse

250. Anatomie der Beuge- und Strecksehnen

A. Wilhelm

Chirurgische Klinik, Klinikum Aschaffenburg, Am Hasenkopf 1, W-8750 Aschaffenburg

Anatomy of the Flexor and Extensor Tendons

Summary. The flexor and extensor tendons of the hand are equipped with special gliding mechanisms. Blood supply is provided via paratenon and in the fibro-osseous tunnel via mesotenon. The tendons show different amplitudes of active excursion which decrease distally. The function of flexors and extensors is coordinated and supplemented by reflexes and by the correlating relay system of lumbricals. Activation of extensor aponeurosis results via the so-called extrinsic and intrinsic sytem, where the IP joints are additionally linked functionally by the oblique retinacular ligaments of Landsmeer. At the level of the MP joint, the dorsal aponeuroses are furthermore linked by oblique fibrous structures, which lead to functional impairment of the neighboring MP joints in maximal flexion and extension of a finger due to an effect of tenodesis (so-called quadriga phenomenon).
Key words: Flexor and extensor tendons – Anatomy – Quadriga phenomenon of extensor tendons

Zusammenfassung. Die Beuge- und Strecksehnen der Hand verfügen über besondere Gleitmechanismen und werden über das Paratenon und in den osteofibrösen Kanälen über das Mesotenon ernährt. Die verschiedenen Sehnen besitzen unterschiedliche Gleitamplituden, die in distaler Richtung abnehmen. Die Funktion der Bewegungssysteme wird durch Eigenreflexe und das korrelierende Relais-System der Mm. lumbricales aufeinander abgestimmt und ergänzt. – Die Aktivierung der Streckaponeurosen erfolgt durch das sog. Extrinsic- und Intrinsicsystem, wobei die IP-Gelenke funktionell noch zusätzlich durch die Landsmeer'schen Ligamente aneinander gekoppelt sind. In Höhe der MP-Gelenke sind die Dorsalaponeurosen ferner durch schräge Faserzüge verbunden, die bei maximaler Beugung und Streckung eines Fingers infolge eines Tenodeseneffekts zur funktionellen Behinderung der benachbarten Grundgelenke führen (sog. Quadriga-Phänomen).
Schlüsselwörter: Beuge- und Strecksehnen – Anatomie – Quadriga-Phänomen des Strecksehnenapparates

Für die vielfältigen Funktionen der Hand stehen Pro- und Supinatoren, sog. Handstellmuskeln und die in der Ellenbogen- und Unterarmregion entspringenden Beuger und Strecker zur Verfügung. Im Bereich der Hand wird das Bewegungssystem durch die Handbinnenmuskeln ergänzt und unterstützt. Die Funktion der Agonisten und Antagonisten wird dabei durch Eigenreflexe und durch das korrelierende System der Mm. lumbricales aufeinander abgestimmt und begünstigt.

Die langen Beuge- und Strecksehnen werden überall da, wo sie ihren zunächst geradlinigen Verlauf ändern oder zur Entfaltung ihrer Funktion in situ gehalten werden müssen, durch sog. osteofibröse Kanäle geleitet, in denen Vaginae synoviales für ein reibungsloses Gleiten der Sehnen sorgen und die bei bestimmten Bewegungen auftretenden Druck- und Abscherkräfte reduzieren. Derartige Kanäle finden sich unter dem Retinaculum extensorum und flexorum sowie an der Beugeseite der Langfinger und des Daumens. Im Bereich der Unterarmlogen und des dorsalen bzw. palmaren Mittelhandabschnittes verfügen die langen Sehnen dagegen nur über eine gefäß- und an elastischen Fasern reiche Gleitschicht, das sog. Paratendineum.

Die Streckaponeurosen, die im wesentlichen dorsal der Fingergelenksachsen verlaufen, sind dagegen durch vertikal, schräg und horizontal verlaufende Bandstrukturen sowie durch ihren Ansatz an den Phalanxbasen abgesichert.

Besonderes Interesse beanspruchen seit eh und je die anatomischen Verhältnisse der Langfinger- und Daumenbeugesehnenscheiden [2, 4, 7, 12–14, 15]. Sie bestehen aus der Vagina fibrosa, deren kunstvoller Aufbau nach Art eines Scherengitters eine ungestörte Beugung und Streckung erlaubt, und aus der Vagina synovialis, die auch die Beugesehnen umhüllt. Äußeres und inneres Blatt der Synovialis sind u. a. durch gefäßführende Vincula tendinea miteinander verbunden. Im Bereich der sehr variablen fibrösen Scheiden der Langfinger können vier bis sechs Ringbänder und drei sog. Ligg. cruciata gefunden werden [4, 6, 7, 14]. Von größter funktioneller Bedeutung sind dabei die Annular-Ligg. A2 und A4 in Höhe der Grund- und Mittelphalanx. Die Beugesehnenscheide des Daumens besitzt dagegen neben dem Lig. obliquum pollicis nur zwei Ringbänder, von denen das distale unbedingt geschont bzw. wiederhergestellt werden muß.

Die Gefäßversorgung der langen Beuge- und Strecksehnen erfolgt proximal durch Gefäße des muskulo-tendinösen Übergangs, durch die Gefäßnetze des Paratendineums und in den osteofibrösen Kanälen der Handwurzel über das Mesotendineum der Sehnenscheiden. Im Bereich der Langfingerbeugesehnenscheiden unterscheidet man ein proximales von einem distalen Versorgungssystem. Ersteres entspringt aus dem paratendinösen Gefäßgeflecht der Hohlhand, den Mm. lumbricales und der proximalen Umschlagfalte der Sehnenscheide und reicht bis in Höhe der proximalen Phalanx. Die distale Gefäßversorgung erfolgt dagegen über die mitunter sehr variabel ausgestalteten Vincula longa et brevia [1], die vom Boden des Sehnenscheidenkanals von dorsal her die druckabgewandten Seiten der Beugesehnen erreichen. Die oberflächlichen palmaren Sehnenabschnitte verbleiben dabei avaskulär und werden vorwiegend durch die Synovia ernährt [4, 6, 14]. Die Gefäßversorgung der FPL-Sehne erfolgt über karpale Vincula, die über die A. mediana des N. medianus gespeist werden, und über je ein metacarpales und phalangeales Vinculum [4, 14].

An dieser Stelle sei auch auf histologische Untersuchungen über die Gefäßversorgung der Sehnenscheiden hingewiesen. So konnten von Lang [9] auch im Bereich der Vincula stark vaskularisierte Synovialzotten nachgewiesen werden, die ebenfalls der Produktion von Synovia und der Resorption dienen.

Auf die Folgen der Verletzungen des Mesotendineums und der Vincula für die Ernährung der Sehnen hat 1959 vor allem Peacock [11] hingewiesen. Auch Injektionsversuche von Hunter [6] und von Matsui et al. [10] belegen eindeutig, daß Unterbrechungen der Vincula-Gefäße zu ischämischen Bezirken führen, während palmarseitig gesetzte Nähte die dorsale längsverlaufende Strombahn weitgehend intakt lassen.

Für die nervöse Versorgung stehen im Sehnenursprungs- und -ansatzbereich sog. Dehnungsrezeptoren zur Verfügung. Sensible Fasern erreichen die Sehnen über das Para- und Mesotenon. Im Fingerbereich leiten sich diese Bezüge vor allem von den vor- und rückläufigen Nerven im Gelenkbereich ab, wie sie 1958 beschrieben werden konnten [18].

Von großer praktischer Bedeutung ist schließlich auch die genaue Kenntnis der Gleitamplituden [4, 14, 16] der verschiedenen Beuge- und Strecksehnen, da im Falle einer Ersatzplastik ein gutes funktionelles Resultat nur durch die Verwendung eines Motors mit annähernd gleicher Amplitude erreicht werden kann. Da die Gleitamplituden nach distal, insbesondere im Bereich der Fingergelenke, erheblich abnehmen, sollten in dieser Region Resektionen zur Stumpfanfrischung auf ein Mindestmaß beschränkt und auch Überdehnungen des Sehnenkallus, vor allem nach Verletzungen der Streckaponeurosen, vermieden werden.

Der Strecksehnenapparat der Langfinger und des Daumens ist wesentlich komplizierter aufgebaut als das Beugesystem. Es besteht aus den langen Streckern, dem sog. Extrinsic-System, den Handbinnenmuskeln, dem sog. Intrinsic-System, und dem Tenodesenmechanismus der Landsmeer'schen Ligamente.

Bei der Versorgung von Strecksehnenverletzungen und auch bei der Planung von Ersatzplastiken sollten die im Handrückenbereich häufig vorkommenden Varietäten [20] besonders beachtet werden. Neben fehlender Anlage der Klein- und Zeigefingerstrecksehnen sind vor allem Verdoppelungen im Bereich der EDC-Sehnen und deren mehr oder minder plattenförmige Ausgestaltungen zu nennen. Nicht selten finden sich auch erhebliche Kaliberschwankungen, um nur einige Beispiele zu nennen.

Auch die Streckaponeurosen weisen nicht selten Varietäten auf. So kann z. B. die Pars centralis mitunter übermächtig ausgeprägt und sogar zweigeteilt sein, während die Expansion der Mm. interossei in diesen Fällen eher hypoplastisch ausgebildet ist. Mangelhafte Stabilisierung des Strecksehnenhäubchens im Bereich der MP-Gelenkes und eine funktionsstörende Überstreckung im IP-Gelenk mit nachfolgender Schwanenhalsdeformität können die Folge sein.

Die Langfingerstreckaponeurosen werden durch zwei Kraftsysteme aktiviert und weisen faseranalytisch einen sehr komplizierten Aufbau auf [2, 4, 8, 14–16, 20]. Daraus geht hervor, daß das Extrinsic-System in Höhe des MP-Gelenkes zunächst durch Laminae sagittales mit dem Lig. metacarpeum transversum profundum und dorsal neben den proximalen, steil aufsteigenden Fasern der Lamina intertendinea in Höhe der Grundphalanxbasis einen weiteren stabilisierenden Ansatz besitzt. Anteile der Pars centralis des proximalen Streckaponeurosenabschnittes erreichen dann über den Tractus intermedius dorsomedian die Basis der Mittelphalanx und über die Tractus laterales diejenige der Endphalanx.

Das aus den Mm. interossei bestehende Intrinsic-System wird auf der Radialseite durch die Sehne des M. lumbricalis verstärkt und begrenzt in Höhe des Grundgliedes randständig zunächst die sog. Lamina intertendinea; danach beteiligten sich die randständigen Sehnenzügel mit je einer Pars medialis am Tractus intermedius, während die weitaus kräftigere Pars lateralis mit dem entsprechenden Zügel der Pars centralis extensoris communis als Tractus lateralis zum Endgelenk verläuft. Ein zu starkes Abgleiten der Seitenzügel nach lateropalmar bei Flexion des PIP-Gelenkes wird dabei durch sog. Spiralfasern [5, 3] verhindert. Die bei der Extension mögliche extreme Verlagerung des Tractus lateralis zur Streckseite wird dagegen durch die Pars transversa des ursprünglich von Weitbrecht [17] entdeckten und später dann von Landsmeer genauer beschriebenen retinaculären Bandes blockiert [8]. Die Pars obliqua des Landsmeer'schen Ligamentes, die palmar der Mittelgelenksachse verläuft, verbindet hingegen die beiden IP-Gelenke im Sinne einer funktionellen Tenodese. Distal des PIP-Gelenkes sind die Tractus laterales noch zusätzlich durch das Lig. triangulare miteinander verbunden.

Für die Extension des MP-Gelenkes ist allein das Extrinsic-System verantwortlich. Das proximale PIP-Gelenk wird dagegen von Anteilen beider Systeme gestreckt, ebenso das DIP-Gelenk, und zwar verstärkt durch den Tenodeseneffekt der Landsmeer'schen Ligamente; dabei kommt es mit zunehmender Fingestreckung zu einer Proximalverlagerung der Dorsalaponeurose, während diese bei der durch die Funktion des Flexor profundus eingeleiteten Beugung nach distal gleitet.

Der Faserverlauf der Aponeurose macht ferner deutlich, daß für eine ausreichende Streckung der IP-Gelenke die Intaktheit eines der beiden Bewegungssysteme vollauf genügt. Für die Endgelenksstreckung ist sogar das Vorhandensein eines Tractus lateralis, ja sogar die alleinige Funktion der Retinaculum-Ligamente ausreichend.

Daraus ergeben sich wichtige Konsequenzen für die Therapie, sei es von bestimmten posttraumatischen Funktionsstörungen oder aber angeborenen Deformitäten, wie z. B. der Schwanenhalsdeformität.

Die Streckaponeurose des Daumens wird extrinsisch durch die Sehnen des langen und kurzen Streckers und intrinsisch durch die sehnige Expansion des Adductor pollicis auf der Ulnarseite und des Abductor pollicis brevis sowie des oberflächlichen Kopfes des Flexor pollicis brevis auf der Radialseite des MP-Gelenkes aktiviert.

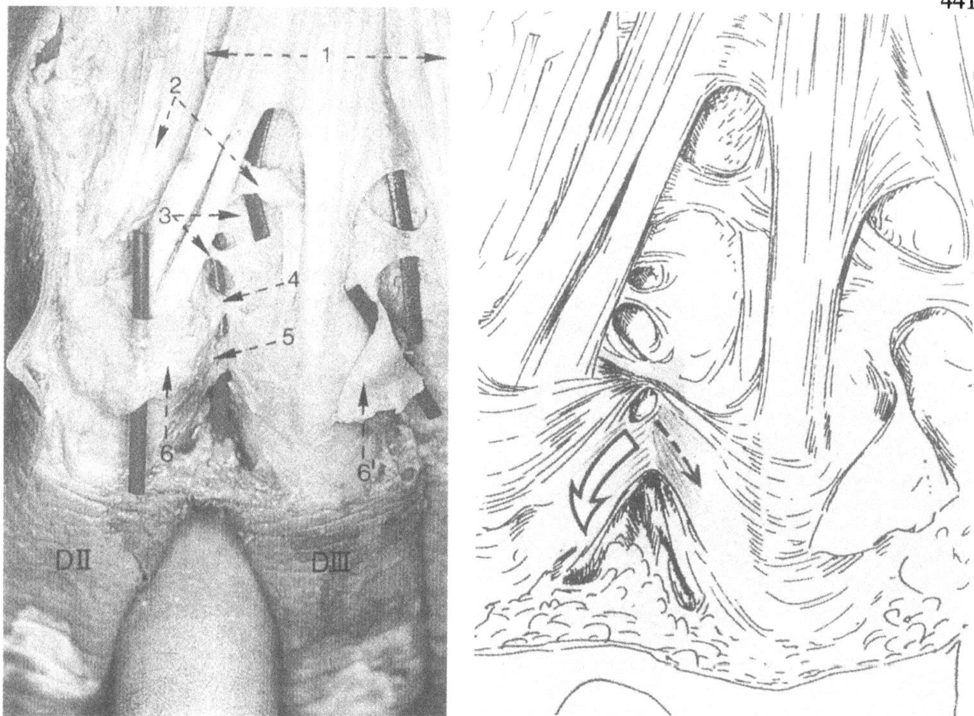

Abb. 1. (*Links*) Zweiter Intermetakarpalraum: *1* Plattenförmig ausgestalteter EDC; *2* Extensor digitorum profundus (Varietät!); *3* tiefe Handrückenfaszie; *4* Lig. metacarpeum transversum superficiale, von sich kreuzenden Fasern der Strecksehnenhäubchen überlagert; *5* Verbindung der Dorsalaponeurosen in Höhe der Metacarpaleköpfchen; *6* Fibrae transversales der oberflächlichen Faszie

Abb. 2. (*Rechts*) Halbschematische Darstellung von Abb. 1. *Dicker Pfeil:* Verlagerung der Streckaponeurose nach distal bei zunehmender Beugung im MP-Gelenk. *Dünner Pfeil:* Durch Vermittlung der schräg angeordneten intermetakapitulären Faserzüge wird auch das Strecksehnenhäubchen des benachbarten Fingers mit nach distal gezogen und hinsichtlich der Streckung partiell blockiert

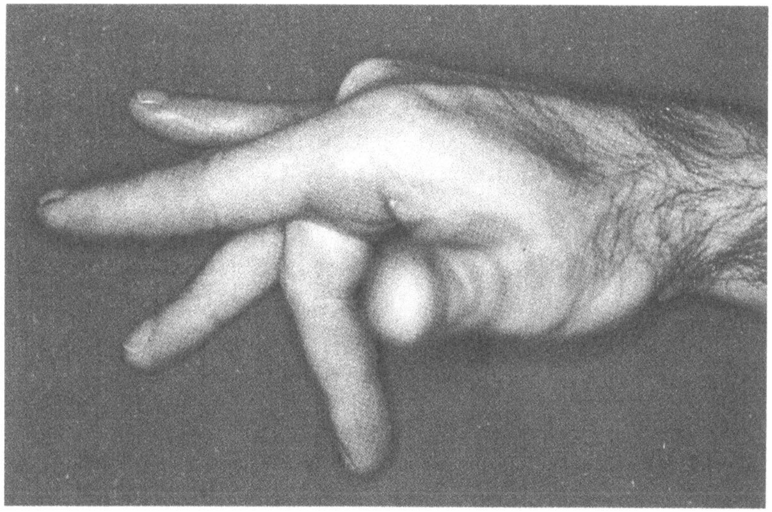

Abb. 3. Funktionelle Streckbehinderung bei Beugung von D 3

Die Funktion der Streckaponeurosen ist darüber hinaus aber auch noch abhängig von dem Eigenreflexgeschehen im Bereich der Antagonisten und an den Langfingern von der korrelierenden Wirkung der Mm. lumbricales, welche Beuge- und Strecksehnen nach Art eines Relais verbinden und hierfür mit der umfangreichsten propriozeptiven Innervation aller Muskeln ausgestattet sind [13]. Bei Fehlinsertion der Mm. lumbricales, wie z. B. bei der Kamptodaktylie [19], fällt diese Relaisfunktion aus.

Nach neuesten anatomischen und intraoperativen Untersuchungen sind die Langfingerstreckaponeurosen aber auch noch untereinander funktionell gekoppelt [21], und zwar durch schräg angeordnete Faserstrukturen, welche die Strecksehnenhäubchen im intermetakapitulären Raum miteinander verbinden (Abb. 1). Dadurch kommt es bei maximaler Beugung bzw. Streckung eines Fingers auch zu entsprechenden Verlagerungen der benachbarten Aponeurosen (Abb. 2), woraus letztlich eine mehr oder minder starke Behinderung der Streckung bzw. Beugung der übrigen Fingerstrahlen resultiert. Abbildung 3 zeigt als Beispiel hierzu die Beeinträchtigung der Fingerstreckung bei maximaler Beugung von D 3;

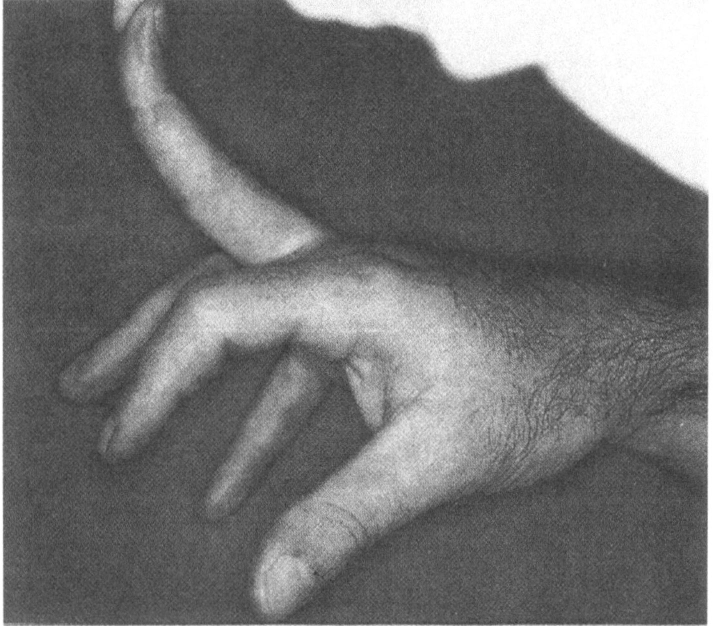

Abb. 4. Funktionelle Beugebehinderung bei Streckung von D 3

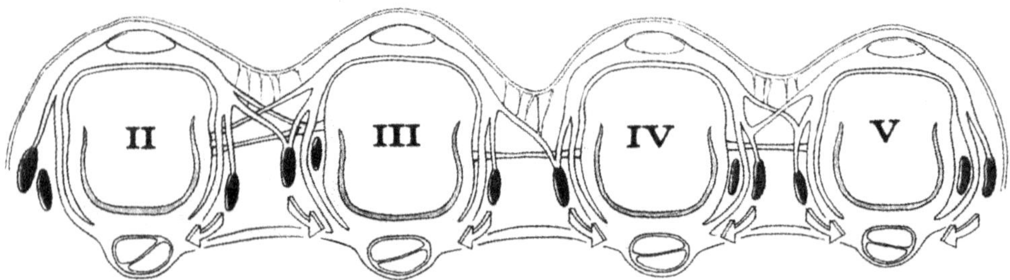

Abb. 5. Halbschematische Darstellung der oberflächlichen Handrückenfaszie, der Langfingerstreckaponeurosen und ihrer schrägen Verbindungen im intermetakapitulären Raum (vgl. Abb. 1 u. 2) sowie der Beziehungen der sagittalen Bänder zu den Ansatzportionen der Mm. interossei bzw. des M. abductor digiti minimi in der Ansicht von distal her. Ansätze am distalen Abschnitt der Fibrocartilago palmaris durch Pfeile markiert. Die Lage des Lig. metacarpeum transversum superficiale ist in der mittleren Etage des intermetakarpalen Raumes erkennbar

die entsprechende Beugehemmung bei maximaler Streckung des gleichen Fingerstrahles ist in Abb. 4 zu sehen. Dieser Tenodeseneffekt wurde von uns als Quadriga-Phänomen des Strecksehnenapparates bezeichnet. Gelegentlich dieser Untersuchungen konnte übrigens auch erstmals das Vorhandensein eines Lig. intermetacarpeum transversum superficiale nachgewiesen werden, welches zusammen mit den intermetakapitulären Verbindungen der Streckaponeurosen in wesentlichem Umfang auch zur Stabilität des queren Hohlhandbogens beitragen dürfte (Abb. 5).

Literatur

1. Armenta E, Lehrmann A (1980) The vincula to the flexor tendons of the hand. J Hand Surg 5:127–134
2. Buck-Gramcko D (1983) Funktionelle Anatomie. In: Nigst H, Buck-Gramcko D, Millesi H (Hrsg) Handchirurgie, Bd I. Thieme, Stuttgart New York
3. Gaul JSt (1971) The ratio of motion of the interphalangeal joints. Zit nach Tubiana R (1988) The Hand, Vol III, S 101. Saunders, Philadelphia London Toronto Montreal Sydney Tokio
4. Geldmacher J, Köckerling F (1991) Sehnenchirurgie. Urban u. Schwarzenberg, München Wien Baltimore
5. Hauck G (1923) Die Ruptur der Dorsalaponeurose am ersten Interphalangealgelenk; zugleich ein Beitrag zur Anatomie und Physiologie der Dorsalaponeurose. Arch klin Chir 123:197–232
6. Hunter JM (1987) The vincular system and its variations. In: Hunter JM, Schneider LH, Mackin EJ (Hrsg) Tendon surgery in the hand. Mosby, St Louis Washington Toronto
7. Kleinert HE, Cash STL (1987) Current guidelines for flexor tendon repair within the fibro-osseus-tunnel: indications, timing, and techniques. In: Hunter JM, Schneider LH, Mackin RJ (Hrsg) Tendon surgery in the hand. Mosby, St Louis Washington Toronto
8. Landsmeer JMF (1949) The anatomy of the dorsal aponeurosis of the human finger and its functional significance. Anat Rec 104:31–44
9. Lang J (1963) Über die Blutgefäße der Sehnenscheiden. Acta anat 54:273–309
10. Matsui T et al. (1987) Effects of injury to tendons and vincula on the vascular system of flexor tendons. In: Hunter JM, Schneider LH, Mackin EJ (Hrsg) Tendon surgery in the hand. Mosby, St Louis Washington Toronto
11. Peacock EE (1959) A study of the circulation in normal tendons and healing grafts. Ann Surg 149:415
12. Poisl S (1983) Descriptive Anatomie. In: Nigst H, Buck-Gramcko D, Millesi H (Hrsg) Handchirurgie, Bd I. Thieme, Stuttgart New York
13. Rabischong P (1962) L'inervation proprioceptive des muscles lombricaux de la main chez l'homme. Rev Chir orthop 48:234–245
14. Schmidt HM, Lanz U (1992) Chirurgische Anatomie der Hand. Hippokrates, Stuttgart
15. Tubiana R (1988) The hand, Vol III, S 83 u. 101–105. Saunders, Philadelphia London Toronto Montreal Sydney Tokio
16. Verdan CE (1972) Die Eingriffe an Muskeln, Sehnen und Sehnenscheiden. In: Wachsmuth W, Wilhelm A (Hrsg) Die Operationen an der Hand. Bd X, Teil III, Allg u Spez Chir Operationslehre. Springer, Berlin Heidelberg New York
17. Weitbrecht J (1742) Syndesmologia sive historia ligamentorum corporis humani quam secundum observationes anatomicas concinnavit et figuris ad objecta recentia adumbratis illustravit. Typographia academiae scientiarum. Petersburg
18. Wilhelm A (1958) Zur Innervation der Gelenke der oberen Extremität. Z Anat 120:331–371
19. Wilhelm A, Kleinschmidt W (1968) Neue ätiologische und therapeutische Gesichtspunkte bei der Kamptodaktylie und Tendovaginitis stenosans. Chir plast reconstr 5:62–67
20. Wilhelm A (1983) Verletzungen der Strecksehnen. In: Nigst H, Buck-Gramcko D, Millesi H (Hrsg) Handchirurgie, Bd II. Thieme, Stuttgart New York
21. Wilhelm A (1988) Das Quadrigaphänomen des Strecksehnenapparates und das Lig. metacarpeum transversum superficiale. Handchir mikrochir Plast Chir 20:173–179

251. Fortschritte in der primären Beugesehnenversorgung

P. Reill, Tübingen

(Manuskript bis Redaktionsschluß nicht eingegangen)

252. Fortschritte in der primären Versorgung der Strecksehne

P. Brüser

Abteilung für Hand-, Plastische und Wiederherstellungschirurgie, Malteser Krankenhaus, von-Hompesch-Straße 1, W-5300 Bonn 1

Progress in Primary Care of Extensor Tendon Injuries

Summary. Extensor tendon injuries are conventionally treated by immobilizing the involved digit in an extended position for 4–6 weeks, followed by active mobilization. This regimen is compared with early controlled active mobilization with dynamic splintage. The improved results are demonstrated.

Key words: Early controlled active mobilization after extensor tendon repair

Zusammenfassung. Strecksehnennähte werden konventionell mit Immobilisation der entsprechenden Finger in einer Streckposition 4–6 Wochen ruhiggestellt. Danach wird mit aktiven Übungen begonnen. Dieses Behandlungsprinzip wird mit der dynamischen Nachbehandlung verglichen und die besseren Ergebnisse dargestellt.

Schlüsselwörter: Dynamische Strecksehnenbehandlung

Ziel der Sehnenchirurgie ist eine primäre, von Tenozyten ausgehende und damit verwachsungsfreie Sehnenheilung. Sie ist zwar experimentell möglich, bleibt jedoch in der Regel theoretisch, da das Trauma Verwachsungen zwischen Sehnen und umgebenden Weichteilen induziert. Dies bedeutet, daß auch bei optimaler Technik peritendinöse Verwachsungen im Sinne einer sekundären Sehnenheilung auftreten können und die Gleitamplitude einer Sehne verringert wird.

Neben diesem allgemeinen Problem der Sehnenchirurgie werden die speziellen Probleme der Strecksehnenchirurgie durch unterschiedliche topographische Lagen hervorgerufen, wobei der Finger die größte Problemzone darstellt (Tabelle 1).

Tabelle 1. Probleme der Strecksehnenchirurgie

Finger	(Zone I–IV)	– Sehnenkomplex (extrinsisch, intrinsisch) – geringe Amplitude (0, 3, 16 mm) – Sehnenform
MP Gelenk	(Zone V)	– Stabilisierung – Gelenkkapsel
Handrücken	(Zone VI)	– Komplexer Verletzungsmechanismus
Handgelenk	(Zone VII)	– Sehnenscheiden

Dies bedeutet, daß bereits eine Blockierung einer Sehnennaht von wenigen Millimetern bei einer Gleitamplitude von etwa 3 bis 5 mm im Mittelgelenk zu erheblichen Streckhemmungen führen kann. Aus diesen Gründen wird eine Sehnennaht in dieser Höhe in der herkömmlichen Behandlungsweise etwa 6 Wochen in Streckstellung ruhiggestellt, da eine frühzeitige Belastung zu einer Aufdehnung der Sehnennarbe mit relativer Verlängerung und entsprechender Streckinsuffizienz führen kann.

Da wir heute bestrebt sind, eine Sehnennaht mit möglichst zartem Material vorzunehmen, um Irritationen des umgebenden Gewebes zu vermeiden, ist in der Regel eine stabile Kernnaht notwendig.

Hierzu kann eine Lengemann-Naht benutzt werden, die jedoch über Hautniveau ausgeleitet werden muß und bei frühzeitigen Bewegungen Irritationen hervorrufen kann. Sie paßt deshalb nicht in das Konzept der dynamischen Nachbehandlung. Aus diesem Grunde wird heute von uns die Kernnaht mit Hilfe eines nicht resorbierbaren monophilen Fadens der Stärke 3/0–4/0 im Sinne einer Tsugen-Naht durchgeführt. Die adaptierende Feineinstellung erfolgt entweder fortlaufend oder mit invertierenden Einzelknopfnähten der Stärke 4/0–5/0.

Alle operationstechnischen Details vermögen jedoch nicht die Adhäsionen im Bereich der Sehnennaht vollständig zu verhüten, da insbesondere im Fingerbereich die Sehne einer breiten Platte entspricht, die dem Knochen direkt aufliegt. Das Problem der Adhäsionen läßt sich aus heutiger Sicht nur mit einer geänderten Nachbehandlungsstrategie beeinflussen, welche die herkömmliche Immobilisation der Strecksehnennaht ablösen soll.

Die vergleichende tabellarische Übersicht der Ergebnisse nach Immobilisation und dynamischer Nachbehandlung (Tabelle 2, 3) zeigt, daß die Behandlungsergebnisse in der zweiten Gruppe verbessert werden konnten, auch wenn die prognostischen Faktoren nicht gleichmäßig verteilt sind.

Grundlage des Prinzipes der dynamischen Behandlung sind biomechanische Kenntnisse, die Strickland 1989 folgendermaßen zusammenfaßte: Das Gleitvermögen einer genähten Sehne wird wiederhergestellt durch maximale funktionelle Belastung des noch reifenden peritendinösen Narbengewebes während der fibroblastischen und Umbauphase. Die Einwirkung von Druck und Zug bewirkt eine Ausrichtung der Kollagen-Fasern, welche die peritendinösen Verwachsungen elongieren, ohne die Sehnennaht zu belasten.

Tabelle 2. Strecksehnennähte: Immobilisation

Autor (Jahr)	Pat.-Gut	Zone	N	Isoliert	Foll. up (%)	Sehr gut (%)	Gut (%)	Ges. (%)
Geldmacher (1992)	1977–1984	3	101	–	?	20	32	52
Newport et al. (1990)	1968–1988	3	14	–	?			28
Geldmacher (1992)	1977–1984	2–8	324	–	?	35	31	66
Chow et al. (1989)		4–7	35	+	100	40	31	71
Newport et al. (1990)	1968–1988	4–7	51	–	?			64
Weeks, Wray (1978)	Sammelstatistik alle Stadien			–	?			66

Tabelle 3. Strecksehnennähte: Dynamische Behandlung

Autor (Jahr)	Zone	N	Isoliert	Foll. up (%)	Sehr gut (%)	Gut (%)	Ges. (%)
Saldana et al. (1991)	3	22	+	92	64	27	91
Lemke et al. (1984)	2–8	71	–	97	70	24	94
Chow et al. (1989)	4–7	62	+	100	100		100
Browne, Ribik (1989)	4–7	82	+	100	94		94
Kerr, Burczak (1989)	6–8	26	+	56			100

Die Nachbehandlung beginnt innerhalb der ersten postoperativen Woche und differiert je nach Verletzungshöhe, wobei die Zonen 3 und 4 der Langfinger sowie 5–8 der Hand zusammengefaßt werden können.

Zur sicheren Entlastung der Sehnennaht wird das Handgelenk in einer Streckstellung von ca. 30–40° fixiert und den Langfingergrundgelenken eine aktive Beugung mit passivem Streckrückholmechanismus bis zur vollen Streckung der Mittel- und Endgelenke erlaubt.

Da eine Gleitamplitude von etwa 5 mm ausreicht, um eine Ausrichtung mit gleichzeitiger Dehnung der peritendinösen Verklebungen zu erreichen, wird die aktive Beugung der MP-Gelenke bei etwa 40° geblockt. Die aktiven Beugebewegungen gegen den Gummizügel werden stündlich etwa 10 × vorgenommen. Nach 4 Wochen kann die dynamische Vorrichtung entfernt und mit aktiven Bewegungsübungen der Langfinger bei noch fixiertem Handgelenk begonnen werden. Nach 5 Wochen wird auch die Gipsschiene entfernt.

Sehnenverletzungen in Zone 3 und 4 verlangen eine abgeänderte Anordnung. Um das intrinsische Strecksystem zu entspannen, wird entweder das Mittelgelenk in voller Streckstellung fixiert oder aber das Grundgelenk in mittlerer Beugestellung blockiert, damit keine vollständige Streckung möglich ist. In beiden Fällen wird eine Entlastung des intrinsischen Systemes erreicht, das die Grundgelenke beugt und die Mittelgelenke streckt. Das extrinsische System, also der Tractus intermedius, wird durch die Streckstellung des Handgelenkes entlastet.

Bei allen dynamischen Behandlungsprinzipien müssen die Endgelenke täglich aktiv durchbewegt werden. Nach 4 Wochen kann die Fixierung des Mittelgelenkes aufgehoben werden, nach 6 Wochen wird die gesamte Vorrichtung entfernt.

Zusammenfassend kann gesagt werden, daß nach heutigem Wissensstand die kontrollierte dynamische Nachbehandlung bei Patienten mit entsprechender Einsicht und Kooperation die funktionellen Ergebnisse in der Strecksehnenchirurgie verbessert werden können.

253. Fortschritte in der sekundären Versorgung von Beugesehnenverletzungen

J. Geldmacher, Erlangen

(Manuskript bis Redaktionsschluß nicht eingegangen)

254. Mikrochirurgische Sehnentransplantation

U. Lanz

Klinik für Handchirurgie, Salzburger Leite 1, W-8740 Bad Neustadt/Saale

Tendon Transplantation by Microsurgical Techniques

Summary. Tendon transplantation into a scarred, poorly vascularized recipient bed will create problems. Transplantation of a composite tendon graft surrounded by gliding tissue with microvascular supply is an elegant solution. Commonly the free dorsalis pedis flap including the long toe extensor tendons is used. Severely scarred tendon can be restored to function by free vascularized transplantation of gliding tissue according to Wintsch.

Key words: Tendon defects – Composite tendon skin microvascular free flaps

Zusammenfassung. In einem schlecht vaskularisierten oder vernarbten Empfängerlager wird die Sehnentransplantation zu einem Problem. Die freie Verpflanzung eines kombinierten Sehnen-Gleitgewebe-Transplantates mit mikrovaskulärem Anschluß z.B. der Dorsalis-pedis Lappen mit Einschluß der langen Zehenextensorensehnen, angeschlossen an die Vasa dorsalia pedis, kann als tendo-faszio-kutaner Lappen komplexe Weichteildefekte in eleganter Weise decken. In stark varnarbtem Gewebe verwachsene Sehnen können durch die freie Verpflanzung eines Gleitlappens nach Wintsch wieder zum Gleiten gebracht werden.

Schlüsselwörter: Sehnendefekte – Sehnentransplantation – Zusammengesetzte Sehnen – Gleitgewebe-Lappen mit mikrovaskulärem Anschluß

255. Neue Wege in der Behandlung von Kombinationsverletzungen

E. Schaller, P. Mailänder, M. Becker, Hannover

(Manuskript bis Redaktionsschluß nicht eingegangen)

256. Neue Wege in der postoperativen Behandlung von Sehnenverletzungen

M. Greulich, Stuttgart

(Manuskript bis Redaktionsschluß nicht eingegangen)

Gefäßchirurgie

Fortschritte arterieller Rekonstruktionen an Ober- und Unterschenkel

257. Operationsindikation – wer bestimmt die Grenzen?

H. Schweiger

Gefäßchirurgische Abteilung, Chirurgische Universitätsklinik, Maximiliansplatz, W-8520 Erlangen

Who Determines the Limits of Peripheral Vascular Reconstruction?

Summary. The indication for revascularization in claudicants is determined by the complaints of the patients and the risk of the procedure. Instead of good long-term results, a possible more rapid progression of arteriosclerosis should be considered after a vascular procedure. In limb-threatening ischemia, a vascular intervention is possible in up to 95% of cases. In the case of poor prognosis, the patient himself decides whether or not amputation is the primary treatment. The consent of the patient is valid only when there is no possibility of revascularization as determined by objective criteria, or when the patient chooses amputation primarily. Therefore, the indication for amputation is not limited by the competence of a single surgeon.

Key words: Ischemic vascular disease – Indication for revascularization

Zusammenfassung. Die Operationsindikation bei Claudicatio intermittens wird bestimmt von der subjektiven Behinderung des Patienten und dem kurz- und langfristigen Risiko des Eingriffs. Trotz günstiger Ergebnisse einer Rekonstruktion in diesem Stadium darf nicht übersehen werden, daß es in einem Teil der Fälle nach mehreren Jahren zu einer beschleunigten Progredienz der Arteriosklerose kommen kann. Bei amputationsbedrohter Extremität sind bis zu 95% der Patienten rekonstruierbar. Bei ungünstigen Voraussetzungen zur Rekonstruktion steht dem Patienten die Entscheidung zu Rekonstruktion oder Amputation zu. Eine juristisch gültige Einverständniserklärung des Patienten zur Amputation besteht nur, wenn eine Inoperabilität nach objektiven Kriterien vorliegt oder der Patient primär die Amputation wählt. Die Indikation zur Amputation richtet sich dagegen nicht nach den technischen Möglichkeiten des jeweiligen Chirurgen.

Schlüsselwörter: Arterielle Verschlußkrankheit – Indikation zur Operation

Zwei Grenzbereiche der Indikationsstellung zur peripheren arteriellen Gefäßrekonstruktion können definiert werden: Einmal die Indikation bei Claudicatio intermittens, zum anderen die Indikation bei drohendem Extremitätenverlust.

Relative Indikation bei Claudicatio intermittens

Eine Gefäßrekonstruktion bei Claudicato intermittens dient der Verbesserung der Lebensqualität. Im Vordergrund steht die Behinderung des Patienten, wie er sie subjektiv empfindet. Die Indikationsstellung ist unabhängig vom Ausmaß des Verschlußprozesses oder dem

Ergebnis nichtinvasiver Untersuchungsmethoden wie die peripheren arteriellen Dopplerdrücke. Keinesfalls dient sie der Prophylaxe.

Die subjektive Behinderung des Patienten ist abzuwägen gegen das aktuelle Risiko des Eingriffs, die Prognose oder Erfolgsrate der Gefäßrekonstruktion und dem potentiell zu erwartenden Schaden für das Gefäßsystem durch die Revaskularisation.

Das aktuelle Risiko des Eingriffs selbst ist gut definiert. Unter Ausschluß von ausgesprochenen Risikopatienten sind Komplikationen selten, die Letalität in der Größenordnung von 1% oder weniger. Vorrangig für die Entscheidung zur Operation ist die langfristige Prognose der Rekonstruktion und eine mögliche spätere Verschlechterung der Durchblutungsverhältnisse. Je nach verwendetem Material wird im femoro-poplitealen Bereich eine 5-Jahres-Funktionsrate von 60–80% erzielt. Im Einzelfall kann jedoch der Verlauf nicht vorhergesagt werden. In – wenn auch sehr seltenen Fällen – kann ein Sofortverschluß der Rekonstruktion zu einer extremitätenbedrohenden Ischämie und unter Umständen zum Verlust des Beines führen. Nicht ausreichend geklärt ist der Einfluß eines lange Zeit funktionierenden Transplantats auf die Progression der Arteriosklerose im peripheren Bereich. Berichte in der Literatur über eine deutliche Beschleunigung des degenerativen Gefäßprozesses können nicht verallgemeinert werden, im Einzelfall sind sie bei der Therapieentscheidung mit ins Kalkül zu ziehen. Die Akzeptanz des Patienten zu einem operativen Eingriff setzt die Kenntnis der direkten und indirekten Risiken und der Möglichkeiten alternativer Therapieverfahren voraus.

Absolute Indikation bei bedrohter Extremität

Bestehen nach Ausschöpfung konservativer Therapieformen gravierende Ruheschmerzen oder periphere Gewebsdefekte, muß von einer vitalen Gefährdung der Extremität ausgegangen werden. In der Regel erwartet der Patient, daß alle Anstrengungen unternommen werden, die Extremität zu erhalten, wobei nicht nur funktionelle sondern auch psychologische und gesellschaftliche Überlegungen eine Rolle spielen.

Oft bestehen in diesem Beschwerdestadium keine idealen Voraussetzungen zur peripheren Gefäßrekonstruktion. In vielen Fällen muß ein Bypass dann mit einer kleinkalibrigen Unterschenkelarterie oder gar der Fußarkade anastomosiert werden. Die langfristigen Ergebnisse derartiger Rekonstruktionen sind von der „Selektionierung“ des Patientengutes und der Qualität des Bypassmaterials maßgeblich abhängig. Bei Verwendung der V. saphena magna läßt sich die Extremität in mindestens zwei Drittel der Fälle langfristig erhalten. Selbst bei Verwendung von Kunststofftransplantaten beträgt die langfristige Amputationsrate nur wenig mehr als 50%. Die technische Operabilität weit fortgeschrittener Verschlußprozesse in diesem Stadium wird in der Literatur mit 95% angegeben. Bei der Überlegung, ob im Einzelfall eine Gefäßrekonstruktion versucht oder primär eine Amputation durchgeführt werden soll, spielt das unmittelbare Risiko des Gefäßeingriffs eine untergeordnete Rolle, da es meist niedriger ist als das Risiko einer Gliedmaßenamputation. Bedeutsam ist die Abschätzung der kurz- und mittelfristigen Funktionsraten, weniger der Langzeitergebnisse. Ein Verschluß der Gefäßrekonstruktion nach mehr als ein bis zwei Jahren führt nicht zwangsläufig zur Amputation: In vielen Fällen bleibt der Verschluß des Tranpslantats nach Abheilung der peripheren Gewebsläsionen für den Erhalt der Extremität folgenlos, zum anderen ist bei der deutlich reduzierten Lebenserwartung dieses Patientenkollektivs davon auszugehen, daß ein Großteil der Patienten weder den Verschluß des Transplantats noch eine dann unter Umständen notwendig werdende Amputation erlebt.

Bei einem Versagen der Gefäßrekonstruktion sofort nach dem Eingriff oder innerhalb weniger Wochen besteht jedoch die Gefahr, daß dann ein höheres Amputationsniveau gewählt werden muß als bei einer primären Amputation, wenn dies auch in der Literatur kontrovers diskutiert wird.

Bestehen daher denkbar ungünstige Voraussetzungen für eine Revaskularisation, kommt dem Patienten nach rückhaltloser Aufklärung eine entscheidende Rolle bei der Wahl des Behandlungsverfahrens zu. Der Wert einer unteren Gliedmaße wird in unserer Gesellschaft jedoch so hoch eingeschätzt, daß die meisten Patienten auch dann die Möglichkeit zum Extremitätenerhalt genutzt sehen wollen, wenn sie minimal ist. Im Gespräch mit dem Patienten müssen diese Probleme eingehend erörtert werden. Auch wenn aus ärztlicher Sicht die Chancen für einen Gliedmaßenerhalt sehr gering sind und die primäre Amputation das sinnvollere Verfahren zu sein scheint, muß bei der Entscheidungsfindung die Konsequenz einer Amputation für den einzelnen Patienten mit eingehen. Während ein jüngerer Patient nach Amputation fast immer mit einer Prothese mobilisiert werden kann, trifft diese für alte Patienten nur selten zu. Besteht als Alternative zu einer Gefäßrekonstruktion die völlige Immobilisierung und Desozialisierung, werden beide – Arzt und Patient – auch geringe Chancen für einen Extremitätenerhalt nutzen.

Während vom ärztlichen Standpunkt aus im Stadium der Claudicatio intermittens aufgrund allgemein akzeptierter Regeln dem Patienten eine Gefäßrekonstruktion verweigert werden kann, ist dies bei amputationsbedrohter Extremität nur in seltenen und aussichtslosen Fällen gerechtfertigt. Keinesfalls kann sich die Indikation zu einer Revaskularisation nach den technischen Möglichkeiten des einzelnen Chirurgen oder einer einzelnen Klinik richten. Das Statement „inoperabel" sollte nur mit größter Zurückhaltung, im Zweifelsfall nach Einholen einer zweiten Meinung verwendet werden. Nur wenn der Begriff der generellen technischen Inoperabilität auf allgemein gültigen Kriterien beruht und nachprüfbar ist, kann der Patient rechtswirksam sein Einverständnis zur primären Amputation erklären. Bestehen dagegen noch – wenn auch geringe – Möglichkeiten zum Erhalt der Extremität, muß dem Patienten nach voller Aufklärung über Vor- und Nachteile die Entscheidung überlassen werden. Geschieht dies nicht und wird statt dessen die Amputation als alleinige und ausschließliche Behandlungsmöglichkeit dargestellt, stellt dies einen klaren Behandlungsfehler dar (Weißauer).

Es bleibt zu hoffen, daß die Grenzen in der Indikationsstellung zur peripheren Gefäßrekonstruktion auch zukünftig zwischen Arzt und Patient diskutiert werden, und nicht die Juristen diese Grenzen bestimmen.

Literatur

Tyrell MR et al. (1989) Eur J Vasc Surg 3:429
Mannick JA et al. (1992) Surgery 111:361
Stirnemann P et al. (1992) Surgery 111:363
Schweiger H et al. (1987) Thorac cardiovasc Surgeon 35:148
Weißauer W (1992) Persönliche Mitteilung

258. Fortschritte arterieller Rekonstruktion an Ober- und Unterschenkel – Perkutane transluminale Verfahren

F.-J. Roth, C. Behrmann, B. Grün, R. Rieser, S. Ph. Roth und A. Scheffler

Radiologische Abteilung, Aggertalklinik, W-5250 Engelskirchen

What is New in Catheter Treatments of the Leg Arteries?

Summary. Conventional PTA represents the state of the art method for treating arterial occlusive disease of the leg arteries. Rotational angioplasty is an improvement over conventional PTA in treating long proximal occlusions of the SFA. It can also be used as a second treatment in cases that were primarily unsuccessful with PTA, with an initial success of 59%. Stent implantation is mainly indicated in limb-threating ischemia. It also permits successful management of an aneurysm as a late and rare complication correlated to PTA. Atherectomy produces better initial success in eccentric stenotic lesions than PTA. It also permits the successful management of obstructive intimal flaps after angioplasty. The new techniques only improve on PTA, if they are used in the differential therapeutic strategy mentioned above.

Key words: New techniques in PTA

Zusammenfassung. Die konventionelle Angioplastie ist der Standard der Katheterbehandlung der unteren Extremität. Die Rotationsangioplastie ist der konventionellen Angioplastie bei der Behandlung des langen prox. Femoralis-Verschlusses überlegen. Die Stent-Implantation der A. femoropoplitea sollte überwiegend im klin. Stadium III/IV vorgenommen werden. Sie erlaubt die Korrektur des Aneurysmas, einer seltenen Spätkomplikation der Angioplastie. Die Atherektomie zeigt bei den exzentrischen Stenosen bessere morphologische Ergebnisse als die Angioplastie. Sie läßt eine primär wegen Intimasegel gescheiterte Angioplastie noch erfolgreich abschließen. Die neuen Techniken bedeuten nur bei differenziertem Einsatz einen Fortschritt der Katheterbehandlung.

Schlüsselwörter: Neue PTA-Techniken

1. Einleitung

Der Stellenwert neuer angioplastischer Techniken ist am besten aufzuzeigen im Vergleich mit der derzeitigen allgemein anerkannten und durchgeführten konventionellen Angioplastie. Neue, sich in Bearbeitung befindliche Verfahren messen sich an den Primärergebnissen mit den derzeit angewandten Katheterverfahren. In der vorliegenden Arbeit wird vor allem auf die mögliche Verbesserung der Primärergebnisse der konventionellen Angioplastie der Beinarterien durch die neuen Verfahren eingegangen.

2. Die konventionelle Angioplastie

In der Literatur schwanken die Primärergebnisse der konventionellen Angioplastie zwischen 92 und 50% im femoropoplitealen Abschnitt [2, 7]. Die zu beklagenden, konservativ beherrschbaren Komplikationen werden mit 2 bis 8%, die zur Operation führenden durchschnittlich mit 1 bis 2% angegeben [2, 7, 12].

In der eigenen Erfahrung nehmen die primären Erfolgsquoten bei älteren Patienten um 3% – von 74 auf 71% – ab, die konservativ beherrschbaren Komplikationen im Becken/Beinbereich von 1,85 auf 8% und die zur Operation führenden sowie die Letalität von 0,1 auf 1% zu [11].

Die Primär- und Langzeitergebnisse der konventionellen Angioplastie werden mit zunehmender Verschlußlänge schlechter. Sie sind im Stadium II besser als im Stadium III/IV [2, 6, 16]. Dies bedeutet, die Früh- und Spätergebnisse der Katheterbehandlung sind um so besser, je kürzer das zu behandelnde Strombahnhindernis und um so schlechter, je weiter fortgeschritten die arteriosklerotischen Gefäßläsionen sind.

2.1 Neue Trends der konventionellen Angioplastie

Die Auswertung von 408 Angioplastien [15] im femoropoplitealen Abschnitt des eigenen Krankengutes zeigt 1. – wie allgemein bekannt – daß die Primärerfolge mit der Verschlußlänge abnehmen. 2. – bei Berücksichtigung der Verschlußlokalisation unter Einteilung der A. femoropoplitea in drei Abschnitte wird deutlich, daß die Primärerfolge der konventionellen Angioplastie im mittleren Segment, d. h. im Bereich des Adduktorenkanals, am besten sind. Die schlechtesten Resultate sind beim proximalen langen Superficialis- und langen Popliteal-Verschluß zu beobachten (Tabelle 1).

Die A. profunda femoris – bisher selten mit dem Katheter behandelt – eignet sich zur Durchführung der Angioplastie. In der eigenen Erfahrung lag der Primärerfolg bei 196 Behandlungen der A. profunda femoris bei 77%. Im Stadium II waren die Ergebnisse mit 83% besser als im Stadium IV mit 75% (Tabelle 2).

Durch Weiterentwicklung – das heißt kleinere Angioplastiekatheter – können auch die Unterschenkelarterien angioplastisch behandelt werden. In der eigenen Erfahrung genügt es im Stadium III/IV häufig, bei Verschluß aller drei Unterschenkelarterien, eine der drei Unterschenkelarterien zu rekanalisieren, um das Bein aus der kritischen Ischämie herauszuführen. Die Angioplastie der Unterschenkelarterien sollte überwiegend dem Stadium III/IV vorbehalten bleiben, da bei katheterbedingter Durchblutungsverschlechterung die Extremität vom Stadium II in die kritische Ischämie gebracht werden und diese Komplikation schwerlich korrigierbar sein kann.

Tabelle 1. (15) Korrelation der Primärergebnisse von 408 Angioplastien im femoropoplitealen Abschnitt zwischen Verschlußlokalisation und -länge

Lokalisation	*n* 1–4 cm	+ (%)	*n* 5–8 cm	+ (%)	*n* 9–12 cm	+ (%)	*n* 13–16 cm	+ (%)	*n* >16 cm	+ (%)	*n*	+ (%)
A. femoralis superf.	11	90,9	28	64,3	24	50	11	45,5	4	50	78	60,3
A. femoropoplitea	83	86,7	79	81	45	80	19	63	36	52,8	262	77,5
A. poplitea	27	77,8	25	56	10	40	3	33	3	0	68	58,8
Total	121	85,1	132	72,7	79	65,8	33	54,5	43	48,8	408	71,1

n = Anzahl der Behandlungen und Verschlußlänge in cm; + = erfolgreich in %

Tabelle 2. Primärergebnisse von 196 Angioplastien der A. profunda femoris

Lokalisation	*n*	+	−
Abgangsstenosen	86	68 (79%)	18 (21%)
Einzelstenosen	64	50 (78%)	14 (22%)
Multiple Stenosen	28	21 (75%)	7 (25%)
Verschlüsse	18	12 (67%)	6 (33%)
Total	196	151 (77%)	45 (23%)

n = Anzahl der Behandlungen; + = erfolgreich; − = erfolglos

Tabelle 3. Korrelation des technischen Erfolges von 65 Angioplastien der Unterschenkelarterien mit dem klinischen Anfangserfolg

		n	+	
A	Technisch	25	19	(76%)
	Klinisch	25	12	(46%)
B	Technisch	40	32	(80%)
	Klinisch	40	33	(83%)

A = PTA ausschließlich der Unterschenkelarterien; B = PTA A. femoropoplitea und der Unterschenkelarterien; *n* = Anzahl der Behandlungen; + = erfolgreich

Wir haben unsere 65 an Obliteration der Unterschenkel leidenden Patienten in zwei Gruppen (A + B) eingeteilt (Tabelle 3):

1. Patienten (A), bei denen ausschließlich die Unterschenkelarterien eröffnet wurden und
2. Patienten (B), bei denen zunächst ein vorgeschaltetes Strombahnhindernis in der A. femoropoplitea beseitigt und in gleicher Sitzung die Unterschenkelarterien eröffnet wurden. 41 % litten an Diabetes mellitus.

Werden ausschließlich die Unterschenkelarterien behandelt, liegt der technische Erfolg der Angioplastie bei 76%. Klinisch war jedoch nur in 46% eine rasche, sichtbare Verbesserung erzielt worden. 89% dieser Patienten waren Diabetiker.

Hingegen war bei Patienten, bei denen zunächst die A. femoropoplitea erfolgreich eröffnet und anschließend die Unterschenkelarterien in der gleichen Sitzung behandelt wurden, der klinische Erfolg gleich dem technischen (Tabelle 3). Dies bedeutet, es kann genügen, die A. femoropoplitea unter Belassung der Unterschenkelarterienverschlüsse zu eröffnen, um eine klinische Besserung zu erreichen (Tabelle 3). Andererseits wird die Langzeitprognose der Angioplastie durch Verbesserung der Ausstrombahn günstig beeinflußt.

3. Rotationsangioplastie

Das von Vallbracht und Kaltenbach [23, 24] entwickelte Rotacs-System (Rotationsangioplastie) ersetzt den bei der konventionellen Angioplastie notwendigen Führungsdraht durch eine maschinell betriebene, maximal 300 Umdrehungen/Minute vornehmende Welle mit kleiner Olive an der sehr flexiblen Spitze. Die Welle hat die Tendenz, sich im Gefäß selbst den Weg des geringsten Widerstandes zu suchen. Theoretisch bewegt sich die Welle im etwas weicheren Verschlußmaterial und dringt deswegen nicht in die gering härtere Gefäßwand ein; das heißt, die Welle passiert das verschlossene Arteriensegment intravasal [23].

Harte, meist verkalkte Verschlüsse eignen sich nicht für dieses Verfahren. Verschlüsse mit am Verschlußanfang stark entwickelten, direkten Kollateralgefäßen sind ebenfalls ungeeignet. Die Primärerfolge bei der Behandlung des femoropoplitealen Verschlusses sind mit denen der konventionellen Angioplastie vergleichbar ([11, 24] und Multicenter-Studie an etwa 1000 Patienten, Vallbracht, persönliche Mitteilung).

Um eine Aussage treffen zu können, inwieweit die Rotationsangioplastie einen Fortschritt gegenüber der konventionellen Angioplastie bedeutet, haben wir zwei Patientengruppen behandelt: 1. Patienten mit meist über 10 cm langen Verschlüssen und eine zweite Gruppe, bei der nach erfolgloser konventioneller Angioplastie in einem Zweiteingriff eine Rotationsangioplastie, durchschnittlich acht Wochen später, angeschlossen wurde. Bei diesen 20 Patienten konnte noch ein Primärerfolg von 59% erzielt werden.

Wird bei 135 Rotationsangioplastien der A. femoropoplitea die Verschlußlokalisation nach der bereits genannten „Dreiereinteilung" berücksichtigt, zeigt sich, daß die Primärer-

Tabelle 4. Korrelation der Primärergebnisse von 135 Rotationsangioplastien zwischen Verschlußlänge und -lokalisation

Lokalisation	Verschlußlänge	*n*		+		−
A. femoralis superf.	≤10 cm	28	80	18	53 (66%)	10
	>10 cm	52		35		17
A. femoropoplitea	≤10 cm	7	44	3	21 (48%)	4
	>10 cm	37		18		19
A. poplitea	≤10 cm	7	11	4	7 (64%)	3
	>10 cm	4		3		1
Total		135		81 (60%)		

n = Anzahl der Behandlungen; + = erfolgreich; − = erfolglos

gebnisse im Bereich des Adduktorenkanals am schlechtesten sind (Tabelle 4). Dies erklärt sich 1. durch den gebogenen Gefäßverlauf im Adduktorenkanal und 2. durch das harte, teilweise verkalkte Verschlußmaterial.

Die besten Primärergebnisse der Rotationsangioplastie bei langen Verschlüssen waren im proximalen Superficialis-Abschnitt zu beobachten (Tabelle 4).

4. Stent

Die intraluminalen vaskulären Endoprothesen zeigen im iliacalen Bereich [10, 18, 19] gute Früh- und Langzeitergebnisse, während sie im femoropoplitealen Abschnitt eine relativ hohe Rezidivquote von 30 bis 39% nach einem Jahr aufweisen [4, 18–21, 27].

Aus diesem Grund ist die Stent-Implantation im femoropoplitealen Abschnitt nur dann indiziert, wenn durch sie im Stadium III/IV eine primär gescheiterte konventionelle Angioplastie zu einem erfolgreichen Abschluß gebracht werden kann. Aus der Bypass-Chirurgie ist bekannt, daß es häufig genügt, die Durchblutung eines amputationsgefährdeten Beines vorübergehend zu verbessern, um so die Extremität aus der kritischen Ischämie herauszunehmen. Bei Verschluß des Bypasses bzw. des Stents bleibt das erreichte Stadium II oft stabil.

Eine weitere Indikation der Stentimplantation im femoropoplitealen Abschnitt ist die Sanierung der seltenen Spätkomplikation eines Aneurysmas im ehemaligen Verschlußsegment (Abb. 1).

5. Atherektomie

Bei der Atherektomie wird mit einem von Simpson angegebenen Katheter [14] das die Stenose oder den Verschluß verursachende Material entfernt. Der Katheter besitzt an seiner Spitze einen Metallzylinder, der ein Messer enthält und gleichzeitig als Fangkorb für das entfernte Material dient. Das Messer wird maschinell bewegt und mit einem Ballon gegen das Strombahnhindernis gepreßt, um so optimal schneiden zu können. Diese Technik entspricht – wenn auch sehr punktuell – der Thrombendarteriektomie. Vom theoretischen Ansatz her darf davon ausgegangen werden, daß die Langzeitergebnisse der Atherektomie denen der Thrombendarteriektomie entsprechen werden. die 1-Jahr-Rezidivquote dieses Verfahrens liegt zwischen 16 und 46% [5, 9]. Die Atherektomie hat sich bei der exzentrischen, harten Stenose oder bei einem kurzen Verschluß bewährt [5, 6, 9, 25]. Eine weitere Indikation ist die Verbesserung der Primärergebnisse der konventionellen Angioplastie [6, 8, 13]. Ist ein akuter Reverschluß nach Angioplastie durch ein Intimasegel verursacht, läßt sich dieses durch Atherektomie entfernen und so die Angioplastie erfolgreich abschließen (Abb. 2).

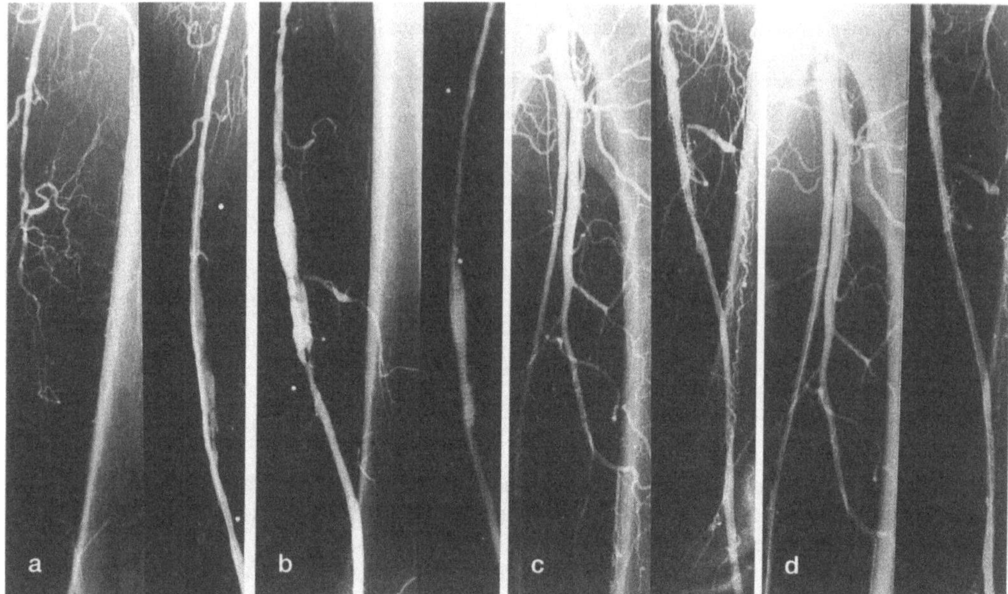

Abb. 1 a–d. Femoralarteriographie. **a** Femoralis superficialis-Verschluß vor und nach Angioplastie. **b** Vor und nach Stent-Implantation wegen Aneurysma im ehemaligen Verschlußsegment. **c** Nach 6 Monaten Stenosen oberhalb, im und unterhalb des Stents. **d** Nach Angioplastie der Stenosen

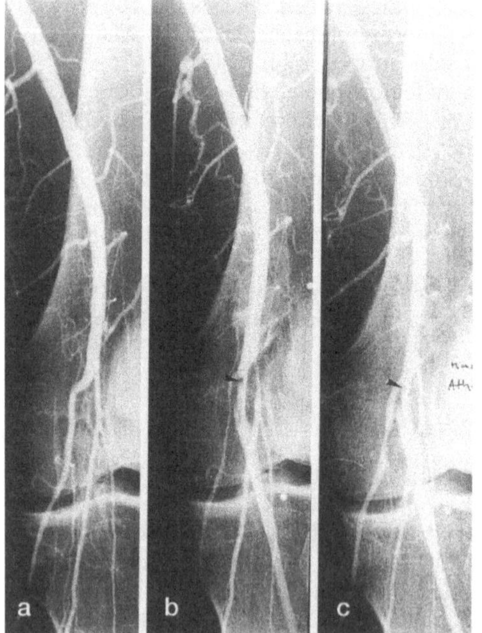

Abb. 2. **a** Verschluß A. poplitea. **b** nach konventioneller Angioplastie signifikante Reststenose wegen Intimasegel (→). **c** Nach Atherektomie frei durchgängige Poplitea-Strombahn

6. Strategieänderung der konventionellen Angioplastie durch die neuen Techniken

Der Einsatz der weiterentwickelten Führungsdrähte (z. B. Steerable-Guide, Terumo-Draht) und die deutlich kleineren Angioplastie-Katheter sowie die neuen angioplastischen Techniken führen zu einer differenzierten Strategie der Katheterbehandlung der arteriellen Verschlußkrankheit der unteren Extremität. Eine optimale Katheterbehandlung ist nur möglich, wenn die unterschiedlichen Techniken entsprechend eingesetzt werden. Als detailliertes Behandlungsschema bietet sich an:

1. Die konventionelle Angioplastie ist derzeit der Standard der Katheterbehandlung der Beinarterien. Die A. profunda femoris und die Unterschenkelarterien können – unter Beachtung der Indikationen – mit guten Erfolgschancen der Katheterbehandlung zugeführt werden.
2. Die Rotationsangioplastie verbessert den Primärerfolg der konventionellen Angioplastie
   a) beim langen proximalen Verschluß der A. femoralis superf.
   b) im Zweiteingriff, 8–12 Wochen nach vorangegangener, primär gescheiterter konventioneller Angioplastie. In der eigenen Erfahrung war in 59 % durch die Rotationsangioplastie eine Eröffnung des femoropoplitealen Verschlusses möglich.
3. Die Stent-Implantation im Bereich der Beinarterien ist streng zu indizieren, da in diesem Arterienabschnitt eine relativ hohe Rezidivquote im Vergleich zur Beckenstrombahn zu beobachten ist.
   Sie ist im Stadium III/IV zum Beinerhalt gerechtfertigt, zumal eigene, wie auch Beobachtungen anderer Autoren zeigen, daß es häufig genügt, die Durchblutung der amputationsgefährdeten Extremität vorübergehend zu verbessern, damit die Läsion abheilt. Häufig bleibt das erreichte Stadium II auch im Falle eines Rezidivverschlusses stabil.
4. Die Atherektomie erlaubt die Beseitigung der exzentrischen harten Stenose besser als die konventionelle Angioplastie. Sie ermöglicht eine durch Intimasegel bedingte, erfolglose konventionelle Angioplastie noch erfolgreich abzuschließen. Zusätzlich gestattet das gewonnene Verschlußmaterial eine wissenschaftliche Aufarbeitung, die weiteren Einblick in den Mechanismus der Arteriosklerose und der Rezidivursache nach Angioplastie bieten kann.

Literatur

1. Brown KT, Schoenberg NY, Moore ED, Saddekni S (1988) Percutaneous transluminal angioplasty of infrapopliteal vessels: Preliminary results and technical considerations. Radiology 169:75–78
2. Dotter CT, Grüntzig AR, Schoop W, Zeitler E (1983) Percutaneous transluminal angioplasty. Technique, early and late results. Springer, Berlin Heidelberg New York Tokyo
3. Graor RA, Whitlow PL (1990) Transluminal atherectomy for occlusive peripheral vascular disease. JACC Vol 15, 7:1551–1558
4. Hagen B (1992) Technique and results of tantalum stent application in iliac and femoro-popliteal occlusive disease. Fourth annual international symposium on vascular diagnosis and intervention. February 3–6
5. Küffer G (1990) Periphere Simpson-Atherektomie. Indikation und Ergebnisse eines neuen transluminalen Verfahrens zur Gefäßrekanalisation. Radiologie 30:60–65
6. Küffer G (1991) Perkutane direktionale Atherektomie der Becken- und Beinarterien. Jahrbuch der Radiologie
7. Mahler F (1990) Katheterinterventionen in der Angiologie. Periphere Arterien, Nierenarterien, PTA und Thrombolyse. Thieme, Stuttgart New York
8. Maynar M, Reyes R, Cabrera V, Roman M, Pulido JM, Castaneda F, Letourneau JG, Castaneda-Zuniga WR (1989) Percutaneous atherectomy as an alternative treatment for postangioplasty obstructive intimal flaps. Radiology 170:1029–1031
9. Pölnitz A, Nerlich A, Berger H, Höfling B (1990) Percutaneous peripheral atherectomy: angiographic and clinical follow-up of 60 patients. J Am Coll Cardiol 15, 3:682–688
10. Richter GM, Nöldge G, Roeren Th, Kauffmann GW (1991) Intraluminale vaskuläre Endoprothesen. In: Maurer PC, Dörler J, v. Sommoggy S (Hrsg) Gefäßchirurgie im Fortschritt. Neuentwicklungen, Kontroversen, Grenzen, Perspektiven. Thieme, Stuttgart New York

11. Rieser R, Vallbracht C, Roth F-J (1991) Indikationen zur Rotationsangioplastie der A. femoralis superficialis und der A. poplitea. Behandlungsergebnisse bei 75 komplizierten chronisch-arteriellen Gefäßverschlüssen. Fortschr Röntgenstr 155, 6:545–549
12. Roth F-J, Heimig Th, Berliner P, Grün B, Koppers B, Krings W (1988) Perkutane Rekanalisation peripherer Gefäße. In: Günther RW, Thelen M (Hrsg) Interventionelle Radiologe. Thieme, Stuttgart
13. Sigwart U, Puel J, Mirkovitch V, Joffre F, Kappenberger L (1987) Intravascular stents to prevent occlusion and restenosis after transluminal angioplasty. New England Journal of Medicine 316:701–706
14. Simpson JB, Zimmermann JJ, Selmon MR et al. (1986) Transluminal atherectomy: a new approach to the treatment of atherosclerotic vascular disease. Angiology 37:409–410
15. Scheffler A, Stickelmann G, Roth F-J (1991) Einfluß von Lokalisation und Länge chronischer Arterienverschlüsse auf den Primärerfolg der konventionellen Angioplastie (PTA) im femoropoplitealen Gefäßabschnitt. VASA 33:190–191
16. Schneider E, Grüntzig AR, Bollinger A (1982) Langzeitergebnisse nach perkutaner transluminaler Angioplastie (PTA) bei 882 konsekutiven Patienten mit iliacalen und femoropopl. Obstruktionen. VASA 11:322–326
17. Schwarten DE, Cutcliff WB (1988) Arterial occlusive disease below the knee: treatment with percutaneous transluminal angioplasty performed with low-profile catheters and steerable guide wires. Radiology 169:71–74
18. Strecker EP, Hagen B, Liermann D, Schneider B, Wambsganss J. Long-term follow-up of patients with iliac and femoropopliteal vascular occlusive disease treated with flexible tantalum stents. Im Druck
19. Strecker EP, Romaniuk P, Schneider B et al. (1988) Perkutan implantierbare, durch Ballon aufdehnbare Gefäßprothese: Erste klinische Ergebnisse. Dtsch Med Wschr 113:538–542
20. Triller J, Mahler F, Do D, Thalmann R (1989) Die vaskuläre Endoprothese bei femoro-popliteale Verschlußkrankheit. Fortschr Röntgenstr 150:328–334
21. Triller J, Mahler F, Do D, Thalmann R (1990) Behandlung der femoro-poplitealen Verschlußkrankheit mit vaskulärer Endoprothese oder alleiniger PTA: Ergebnisse einer prospektiven Langzeitstudie. In: Kollath J, Liermann D (Hrsg) Stents – ein aktueller Hinblick. Schnetztor GmbH, Konstanz, Byk Gulden Pharmazeutika, Konstanz
22. Tunis SR, Bass EB, Steinberg EP (1991) The use of angioplasty, bypass surgery and amputation in the management of peripheral vascular disease. New England Journal of Medicine, 556–562
23. Vallbracht C, Kress I, Schweitzer M, Schneider M, Wendt Th, Ziemen M, Kollath J, Bamberg W, Kaltenbach M (1987) Rotationsangioplastik – ein neues Verfahren zur Gefäßwidereröffnung und -erweiterung. Experimentelle Befunde. Kardiologie 76:608–611
24. Vallbracht C, Liermann D, Prignitz I, Beinborn W, Roth F-J, Kollath J, Landgraf H, Kaltenbach M (1989) Low-speed rotational angioplasty in chronic peripheral artery occlusions: experience in 83 patients. Radiology 172:327–330
25. Zacca NM, Raizner AE, Noon GP, Short D, Weilbaecher D, Gotto A, Roberts R (1989) Treatment of symptomatic peripheral atherosclerotic disease with a rotational atherectomy device. The American Journal of Cardiology 1:77–80
26. Zeitler E (1986) Percutaneous transluminal angioplasty of iliac and femoropopliteal arteries. In: What is new in angiology? Proceedings 14th world congress international union of angiology. Zuckschwerdt, 188–189
27. Zollikofer CL, Antonucci F, Pfyffer M, Redha F, Salomonowitz E, Stuckmann G, Largiader J, Marty A (1991) Arterial stent placement with use of the wallstent: Midterm results of clinical experience. Radiology 179:449–456

259. Profundaplastik

K. Bürger, H. Scholz, Berlin

(Manuskript bis Redaktionsschluß nicht eingegangen)

260. Rekonstruktionsverfahren an Arteria femoralis und Arteria poplitea

J.-R. Allenberg, N. Maeder, P. Hohenberger, Heidelberg

(Manuskript bis Redaktionsschluß nicht eingegangen)

261. Rekonstruktionsverfahren an den Unterschenkelarterien

J. Largiader, Frauenfeld

(Manuskript bis Redaktionsschluß nicht eingegangen)

262. 17 Jahre Erfahrungen mit dem Vena saphena magna in situ Bypass

J.D. Gruß und W. Hiemer

Abteilung für Gefäßchirurgie, Kurhess. Diakonissenhaus, Goethestraße 85, W-3500 Kassel

17 Years' Experience with the In Situ Vein Bypass

Summary. Long-term results of femorodistal in situ vein bypasses depend on the quality of the outflow tract. The cumulative patency of in situ bypasses to the third popliteal segment with a three-vessel runoff is 82.2% at 5 years, compared to 56% for bypasses to a single tibial artery. Immediate occlusions during the first 3 postoperative days are fatal for long-term permeability. After successful revision, the cumulative patency is only 39.5% at 5 years, compared to 64.9% for the whole group. A prospective randomized trial could show that an adjunct intra-arterial treatment with PGE 1 over 10 days can statistically significantly reduce the rate of fatal immediate occlusions.

Key words: Long-term patency – Outflow tract – Immediate occlusions – PGE 1

Zusammenfassung. Die Langzeitergebnisse des in situ Bypass sind abhängig von der Qualität der Ausstrombahn. Die Fünfjahrespermeabilität bei Anschluß auf die infragenuale Poplitea mit drei offenen Unterschenkelarterien beträgt 82,2%, beim Anschluß auf eine letzte offene Unterschenkelarterie nur 56%. Als deletär erwies sich der Sofortverschluß innerhalb der ersten 3 postoperativen Tage. Nach erfolgreicher Revision beträgt die Fünfjahrespermeabilität nur 39,5%, verglichen mit 64,9% des Gesamtkollektivs. In einer prospektiven randomisierten Studie konnte gezeigt werden, daß die Rate postoperativer Sofortverschlüsse durch eine adjuvante intraarterielle Prostaglandin E1 Therapie statistisch signifikant reduziert werden kann.

Schlüsselwörter: Langzeitpermeabilität – Ausstrombahn – Sofortverschlüsse – Prostaglandin E1

Die steigende Lebenserwartung unserer Pat. wird bei weitem übertroffen durch ihre Erwartungshaltung und ihr Anspruchsdenken. Immer mehr hochbetagte Patienten mit einer Vielzahl von Risikofaktoren kommen heute im Stadium III oder IV bei fehlender oder grenzwertiger Ausstrombahn mit der selbstverständlichen Forderung der Gliedmaßenerhaltung in unsere gefäßchirurgischen Zentren. Auf diesem Hintergrund erklärt sich die Tatsache, daß sich trotz aller Fortschritte auf den Gebieten der Operationstechnik, des Instrumentariums, des Gefäßersatzmaterials und der routinemäßig durchgeführten intra- und postoperativen Qualitätskontrollen an der Zahl von 25000 großen Gliedmaßenamputationen pro anno in den alten Bundesländern während der letzten 25 Jahre nichts geändert hat.

Seit 1974 rekonstruieren wir Femoralisverschlüsse mit eingeschränkter Ausstrombahn und femoro-crurale Verschlüsse mit der Vena saphena magna in situ Technik. Diese eignet sich in besonderem Maße für periphere, crurale oder pedale Anschlüsse. Längst vorbei sind die Zeiten, wo wir eine durchgehende Unterschenkelarterie oder einen intakten Arcus plantaris als Voraussetzung für eine periphere Wiederherstellungsoperation angesehen haben. Wir schließen heute in situ Bypasses auf Unterschenkelarteriensegmente und Pedalarterien an. Während der ersten Jahre haben wir die Venenklappen mit dem Hall'schen Stripper ausgeschaltet. Seit 1981 verwenden wir hierzu ein von uns modifiziertes Instrument, den Insitucut, der es erlaubt, die Venenklappen weitgehend atraumatisch einzuschneiden. Die proximale Anastomose soll nach Möglichkeit an die A. femoralis communis angelegt werden, um Stenosen im Bereich der Anfangsstrecke der A. femoralis superf. vorzubeugen. Der distale Anschluß erfolgt immer infragenual, wahlweise End-zu-End oder End-zu-Seit an die A. poplitea oder eine Unterschenkelarterie. Nach Abschluß beider Anastomosen ist bei uns die intraoperative Angiographie zur Darstellung des Transplantates der distalen Anastomose, der Ausstrombahn sowie der efferenten Venenäste obligat. Alle größeren efferenten und afferenten Äste werden geclippt.

Das Schicksal von 814 succesive von 1974 bis 1990 angelegten in situ Bypasses wurde von meinem Mitarbeiter Wolfgang Hiemer retrospektiv analysiert und nach der Life table Methode dargestellt. Es zeigte sich dabei, daß die Qualität der Ausstrombahn für die Langzeitergebnisse von ausschlaggebender Bedeutung ist. Pauschal betrachtet sind von allen infragenualen Vena saphena magna in situ Bypasses nach 5 Jahren noch rund 65 % und nach 7 Jahren noch rund 60 % permeabel (Standardabweichung unter 5 %). Diese Zahlen beinhalten auch die erfolgreich revidierten Sofortverschlüsse.

Die kumulative Offenrate von Bypasses auf Pop III mit drei offenen Unterschenkelarterien ist nach 5 Jahren noch 82,2 %. Ist nur eine Unterschenkelarterie verschlossen, dann reduziert sich die kumulative Offenrate nach 5 Jahren bereits auf 62,1 %, bei zwei verschlossenen Unterschenkelarterien kommt es zu einer weiteren Verschlechterung der Fünfjahresergebnisse auf 56 %. Dies entspricht den Ergebnissen bei Anschluß auf einzelne Unterschenkelarterien, wobei sich die Offenraten nach 5 Jahren zwischen 50 und 60 % bewegen, ohne daß signifikante Unterschiede zwischen Arteria tibialis anterior, posterior und fibularis zu erkennen sind.

Am schlechtesten sind die Ergebnisse nach einem Sofortverschluß während der ersten drei postoperativen Tage und dessen erfolgreicher chirurgischer Korrektur. Sofortverschlüsse treten um so häufiger auf, je eingeschränkter die periphere Ausstrombahn ist. Von 130 Sofortverschlüssen konnten nur 88 gefäßchirurgisch erfolgreich revidiert werden. 42 blieben definitiv verschlossen. Bei den erfolgreich revidierten beträgt die kumulative Offenrate nach 5 Jahren 39,5 %, verglichen mit 64,9 % des Gesamtkollektivs und nach 6 Jahren 33,1 %, verglichen mit 62,3 %. Die Differenz ist statistisch hochsignifikant.

Unter der Fragestellung, ob eine adjuvante Prostaglandin E1 Therapie die Zahl der deletären Sofortverschlüsse reduzieren kann, wurde eine prospektive randomisierte Studie an 100 femorocruralen in situ Bypasses durchgeführt. Die 50 Patienten der PGE1 Gruppe erhielten 0,2 ng PGE1/kg Körpergewicht/Minute kontinuierlich über einen feinen Kunststoffkatheter, der in einen hohen Seitenast des in situ Bypass eingebracht wurde, zusammen mit 15000 E Heparin. Die Kontrollgruppe erhielt lediglich 15000 E Heparin und daneben 3 × 0,5 g ASS. Die adjuvante Therapie wurde insgesamt über 10 Tage durchgeführt. Wir beobachteten zwei Sofortverschlüsse in der Prostaglandin-Gruppe (4 %) gegenüber 7 Sofortverschlüssen in der Kontrollgruppe (14 %). Der Unterschied erwies sich als statistisch signifikant. Sämtliche Sofortverschlüsse wurden revidiert. Danach kam es in der Prostaglandin-Gruppe einmal, in der Kontrollgruppe dreimal zu Rezidivsofortverschlüssen. Als Frühverschlüsse haben wir Verschlüsse zwischen dem dritten postoperativen Tag und dem Tag der Klinikentlassung bezeichnet. In beiden Gruppen traten jeweils 3 Frühverschlüsse auf. Nach chirurgischer Revision kam es nur zu einem Rezidivfrühverschluß in der Prostaglandin-Gruppe, während in der Kontrollgruppe alle drei Frühverschlüsse rezidivierten. Dieser Unterschied ist nicht signifikant, läßt aber immerhin eine Tendenz zugunsten der adjuvanten PGE1 Therapie erkennen.

Inzwischen ist die adjuvante intraarterielle PGE1 Therapie bei grenzwertiger Ausstrombahn und allen Rezidiveingriffen Routine geworden.

263. Begleitende medikamentöse Maßnahmen

H. K. Breddin, Frankfurt

(Manuskript bis Redaktionsschluß nicht eingegangen)

Operative Therapie der primären Varikose

264. Die Rezikurlationskreise der primären Stammvarikose

W. Hach, Bad Nauheim

(Manuskript bis Redaktionsschluß nicht eingegangen)

265. Operationstechniken der Stammvarikose

H. Locprecht, Augsburg

(Manuskript bis Redaktionsschluß nicht eingegangen)

266. Chirurgie der Perforansvenen

G. Hauer

Krankenhaus Weilheim, Röntgenstraße 2, W-8120 Weilheim

Surgery of Perforating Veins

Summary. The eradication of incompetent perforating veins combined with fasciotomy is a successful concept in the therapy of leg ulcers. Both can be achieved by endoscopy. Under endoscopic control, the medial, anterior, and posterior groups of perforating veins can be prepared at different levels and dissected after bipolar coagulation. Under endoscopic control the superficial fasciae of the leg are split.

Key words: Incompetence of perforating veins – Ulcus cruris – ESDP

Zusammenfassung. Die Ausschaltung insuffizienter Perforansvenen in Kombination mit der Spaltung der Unterschenkelfaszie gelten als erfolgreiches Therapiekonzept bei der Behandlung des Ulcus cruris venosum. Beide Ziele lassen sich mit einer endoskopischen Operationsmethode erreichen. Unter endoskopischer Sicht werden die Perforansvenen der medialen, anterioren und posterioren Gruppen etagenweise aufgesucht und nach bipolarer Koagulation durchtrennt. Gleichzeitig kann unter Sicht die Unterschenkelfaszie gespalten werden.

Schlüsselwörter: Perforansinsuffizienz – Ulcus cruris – ESDP

Die Insuffizienz der Perforansvenen ist kein einheitliches Krankheitsbild. Nur für die Perforansvenen des Unterschenkels besteht eine pathogenetische Beziehung zum Ulcus cruris. Von großer Bedeutung sind hier die anterioren und medialen Gruppen der Unterschenkelperforantes. Die Klappeninsuffizienz führt zu einer hämodynamischen Störung mit einem nach außen gerichteten Blutstrom. Dieser Blow out als Ausdruck der bestehenden Makrozirkulationsstörung verstärkt stetig die venöse Mikroangiopathie des chronisch-venösen Stauungssyndromes. Haut, Subkutangewebe und Faszie werden zu einer festen Narbenplatte. Im Zentrum entstehen durch schwere Beeinträchtigung der zirkulatorischen Bedingungen schließlich Gewebsnekrosen, Narben, Verkalkungen als Ausgangsort für chronisch-rezidivierende, schließlich persistierende Ulzera.

Für diese schwersten Formen der chronisch-venösen Insuffizienz besteht der Therapieansatz in der Perforansdissektion und der Spaltung der Unterschenkelfaszie. Die Erarbeitung dieses neuen Therapiekonzeptes ist vorwiegend das Verdienst von Hach und Mitarbeitern.

Lange Zeit stand die alleinige Ausschaltung der Perforansvenen im Vordergrund des klinisch-wissenschaftlichen Interesses. In der Literatur finden sich zahlreiche selektive und nicht selektive Operationsmethoden. Ihre Effektivität wird beeinträchtigt durch die Unmöglichkeit, die Perforansvenen punktgenau zu lokalisieren, oder durch erhebliche Wundheilungsprobleme bei großzügiger Exploration. Der vielfach geäußerten Vorstellung, erst die Ulzera mit konservativen Mitteln zur Abheilung zu bringen und dann zur Rezidivprophylaxe die Perforansdissektion vorzunehmen, widerspricht schon ganz eindeutig die oft jahrzehntelange Anamnese dieser leidgeprüften Patienten. Die Patienten kommen ja gerade wegen der quälenden, therapieresistenten Ulzera zur Operation.

Unser Konzept besteht in einer kurzen Vorbehandlung, in der endoskopischen Perforansdissektion, wenn nötig kombiniert mit Spaltung der Unterschenkelfaszie und einer konsequenten Nachbehandlung.

Die Vorbehandlung hat die Konditionisierung des Geschwürs und die Disziplinierung des Patienten zum Ziele. Die konsequente lokale Behandlung besteht in der Säuberung des Ulkusgrundes und der Anregung der Granulation, der Beseitigung der Superinfektion und der Stabilisierung der Ulkusumgebung durch Bäder, Antibiotikagabe, Epigardauflagen und Wickelung der Beine mit in Rivanol getränkten Polyurethanbinden.

Nach etwa einer Woche kann die Operation durchgeführt werden. Sie erfolgt in Intubationsnarkose oder Regionalanästhesie. Von besonderer Bedeutung für ein atraumatisches Operieren unter optimaler Sicht ist die Verwendung der Rollmanschette nach Löfqvist zur Erzeugung einer Blutsperre.

Von einem etwa 2 bis 3 cm großen Längsschnitt dorsal der Lintonschen Linie, genügend weit entfernt vom trophisch gestörten Bezirk werden Haut, Subkutis und Faszie glatt durchtrennt. Der subfasziale Spalt wird digital bougiert. Im Wundbereich liegende Perforansvenen werden getastet und man erhält einen Eindruck über den Zustand der Faszie. Bei Faszienverdickung und Einengung des subfaszialen Raumes wird die Unterschenkelfaszie gespalten, u.z. in der Verlängerung des schon ausgeführten Schnittes. Nach Einführen des Endoskopes ist eine optimale Orientierung möglich. Die quer verlaufenden Perforansvenen können identifiziert werden. Sie werden etagenweise mit der bipolaren Koagulationszange okkludiert und schließlich unter Blutungskontrolle durchtrennt. Reicht die Fasziotomie zur vollständigen Perforansdissektion nicht aus, wird auch noch paratibial eine 2. Inzision ausgeführt unter endoskopischer Sicht und mit schrittweiser Perforanskoagulation und -durchtrennung. Es wird keine Drainage eingelegt. Die Faszie wird auch im Wundbereich nicht verschlossen. Die Haut wird mit einer fortlaufenden resorbierbaren Naht atraumatisch adaptiert. Der Verband besteht in der Wundabdeckung mittels Papierpflaster (bis zur vollständigen Wundheilung), Abdeckung des Ulkus mit Epigard (wird 1- bis 2tägig gewechselt) und in der Wickelung der Beine mit Rivanol-getränkten Polyurethanbinden (für 1 bis 2 Wochen). Danach müssen Kompressionskniestrümpfe Klasse II getragen werden. Je nach Schwere der zugrunde liegenden makro- und mikrozirkulatorischen Störung muß eine konsequente Überwachung der Patienten mit Überprüfung allgemeiner und medikamentöser Maßnahmen erfolgen.

Perforansdissektion und Fasziotomie schaffen grundsätzlich nur die Voraussetzung für die endgültige Heilung, die nach erfolgter Operation je nach Ausgangslage unterschiedlich rasch verläuft. Zwei Gruppen von Patienten muß eine besondere Beachtung geschenkt werden: einmal Patienten, die gleichzeitig eine arterielle Verschlußkrankheit aufweisen und Patienten mit weit fortgeschrittener Ankylose des Sprunggelenkes und praktisch aufgehobener Sprunggelenkbeweglichkeit.

Für die Durchführung der Operation unter endoskopischer Kontrolle spricht:

1. Vermeidung von Wundheilungsstörungen infolge eines kleinen, auch kosmetisch günstigen Zuganges fernab trophischer Störungen
2. Sichere Auffindung der anterioren, medialen und posterioren Unterschenkelperforantes
3. zuverlässige Okklusion und selektive Durchtrennung der insuffizienten Perforansvenen ohne Nachblutung
4. Möglichkeit zur gleichzeitigen Faszienspaltung unter endoskopischer Sicht
5. sofortige Mobilisation der Patienten.

267. Die paratibiale Fasziotomie

H. Hamann und S. Cyba-Altunbay

Kreiskrankenhaus, Gefäßchirurgische Klinik, Rutesheimer Straße 50, W-7250 Leonberg 1

Paratibial Fasciotomy

Summary. Fifty patients with large venous ulcers have been surgically treated by paratibial fasciotomy plus dissection of incompetent perforating veins since January 1990. The operative mortality rate was 0.0%. A single significant complication (hematoma) required a secondary operation. Forty-eight ulcers healed within 8 weeks completely. In two cases, the venous ulcers recurred. Healing could be obtainend under conservative treatment. Our results suggest that paratibial fasciotomy is the method of choice for the treatment of chronic deep venous insufficiency stage III after unsuccessful conservative treatment.

Key words: Venous ulcer – Paratibial fasciotomy

Zusammenfassung. Seit Januar 1990 wurden 50 Patienten mit ausgedehnten venösen Ulcera cruris paratibial fasziotomiert. Die Operationsletalität betrug 0%. Als perioperative Komplikation trat einmal ein revisionspflichtiges subfasziales Haematom auf. 48 Ulcera heilten innerhalb von 8 Wochen vollständig ab. 2 Patienten entwickelten 8 bzw. 14 Monate postoperativ Rezidivulcera, die mit Erfolg konservativ behandelt werden konnten. U.E. ist die paratibiale Fasziotomie das Therapieverfahren der Wahl bei venösen Unterschenkelgeschwüren, die sich gegenüber konsequenten konservativen Behandlungsmethoden als therapieresistent erweisen.

Schlüsselwörter: Ulcus cruris venosum – Paratibiale Fasziotomie

„Unter der Biegung der Knie wucherten dicke Krampfadern ... An den Knöcheln hatte sie schrecklich aussehende, fransige, unregelmäßige Löcher, die das pure feuchte Fleisch bloß legten. – Lang lebten solche Kindsbettfüßlerinnen oft, und nie klagten sie über ihr Leiden ...

Sie mißtrauten den Ärzten und achteten geradezu ängstlich darauf, daß die Wundlöcher nicht verheilten, nicht zuwuchsen, denn, so hieß es, da kann der schlechte Saft aus dem Leib, und wenn er keinen Auslauf mehr hat, dann stirbt man."

Die Beobachtung stammt aus dem von dem Bayerischen Schriftsteller Oskar Maria Graf 1940 verfaßten Roman „Das Leben meiner Mutter".

Tief verwurzelter *Aberglaube* und schicksalhafte Ergebenheit oder *medizinische Bankrotterklärung*, das ist die Frage angesichts der mehr als 1 Million Menschen, die heute in Deutschland an einem *Ulcus cruris venosum* leiden und die der Gesamtwirtschaft Jahr für Jahr Kosten in Milliardenhöhe verursachen [11].

Trotz neuer Erkenntnisse über die Pathophysiologie von Venenleiden und einer Verbesserung der physikalischen, medikamentösen und operativen Therapieformen [1–5, 8, 10–15] stellt das *Stadium III* der *chronisch-venösen Insuffizienz* (Tabelle 1) nachwievor eine crux medicorum dar.

Unter den in Tabelle 2 aufgeführten *Operationsmethoden* [3–7, 9] kommt der von Hach inaugurierten *paratibialen Fasziotomie* die größte praktische Bedeutung zu. Sie stellt ein technisch einfaches, den Patienten wenig belastendes und sicheres operatives Verfahren mit einer hohen Erfolgsquote bezüglich der Abheilung venöser Unterschenkelgeschwüre dar.

Neben der *Verbesserung* der *Haemodynamik* durch Ausschaltung der *insuffizienten Venae perforantes* ist das Operationsziel der paratibialen Fasziotomie darauf ausgerichtet, die durch die Entwicklung einer *Dermatoliposklerose* gestörte Kommunikation zwischen Sub- und Suprafaszialraum zu korrigieren: die Schaffung eines breiten Faszienspalts ermöglicht ein *Neueinsprossen von Kapillaren* aus dem Subfaszialraum.

Der *Hautschnitt* erfolgt weitab der dermatoliposklerotisch veränderten Zone einen Querfinger medial der Schienbeinkante (Abb. 1 + 2). Die *Faszienspaltung* wird zur Vermeidung von Begleitverletzungen (A. tib. post.) streng paratibial bis zum Condylus medialis durchgeführt.

Bei Durchtrennung der Perforansvenen kann es zu einer schwallartigen *Blutung* kommen, die durch Hochlagern des Beins und Anlage eines Kompressionsverbands immer beherrschbar ist.

Wie sieht es nun mit den *Operationsergebnissen* aus?

In der Gefäßchirurgischen Klinik am Kreiskrankenhaus Leonberg wurden seit dem 1.1.1990 50 Patienten im Stadium III der chronisch venösen Insuffizienz nach der genannten Methode behandelt.

Der *stationäre Aufenthalt* betrug 8–29 Tage (durchschnittlich 17 Tage). Innerhalb von 8 Wochen waren 48 Ulcera, das sind 96 %, abgeheilt (Tabelle 2). Bei einer Patientin kam es erst 3 Monate postoperativ zur Abheilung und bei einem weiteren Patienten verblieb ein kleines Restulcus.

2 Patienten entwickelten *Rezidivulcera* 8 und 14 Monate postoperativ, die unter konservativer Behandlung wieder abheilten. Die *Operationsletalität* betrug 0 %. Als perioperative *Komplikation* trat einmal ein revisionspflichtiges subfasziales Haematom auf.

Trotz der guten Operationsergebnisse ist vor einem unkritischen Einsatz der paratibialen Fasziotomie zu warnen. Ihre Indikation beschränkt sich auf das venöse Unterschenkelgeschwür und die schmerzhafte Atrophie blanche, wenn diese sich gegenüber konsequenten konservativen Behandlungsmethoden als therapieresistent erweisen.

Tabelle 1. Chronische Veneninsuffizienz

Stadium I:	Corona phlebectatica paraplantaris ± Stauungsflecke
Stadium II:	+ Hyperpigmentation + atrophie blanche
Stadium III:	Florides oder geheiltes Ulcus cruris

Tabelle 2. Chronische Veneninsuffizienz Grad III, operative Behandlung

Nussbaum'sche Operation (1856) (Ulcus – Zirkumzision)
Homans'sche Operation (1928) (Enbloc Resektion von Ulcus und Faszie, sekundäre plastische Deckung)
OP nach Linton und Hardy (1948) (subfasziale Ligatur der Vv. perforantes)
OP nach Cockett (supra- oder extrafasziale Ligatur der Vv. perforantes)
Paratibiale Fasziotomie (Hach)
Endoskopische subfasziale Perforansdissektion (Hauer)

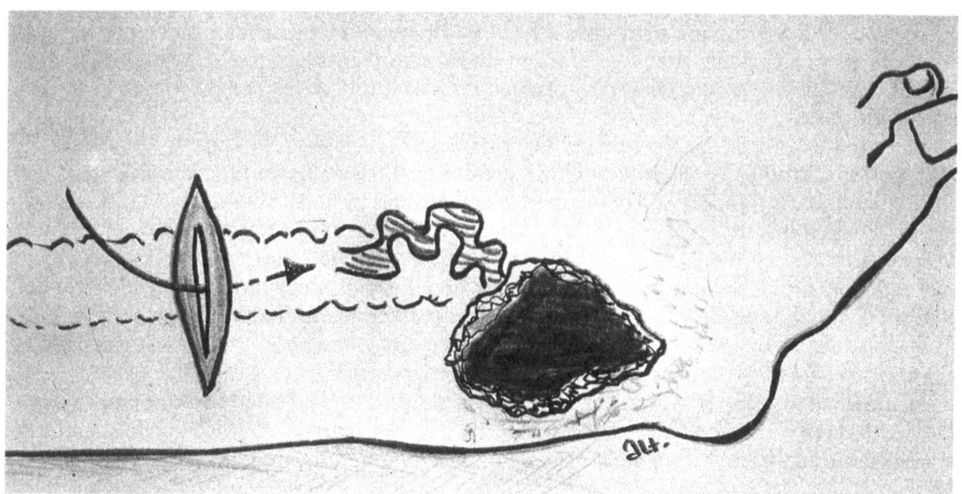

Abb. 1. Hautincision streng außerhalb der pathologischen Hautveränderungen

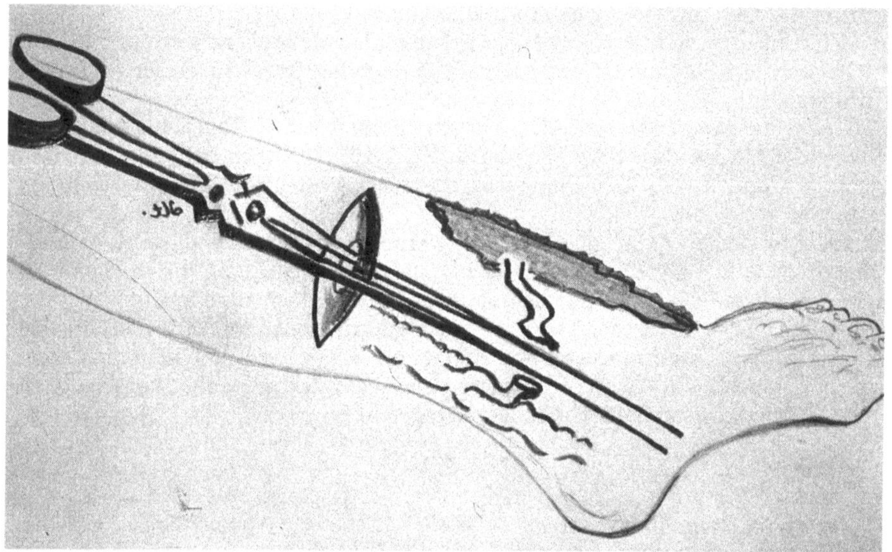

Abb. 2. Spaltung der Faszie an ihrem tibialen Ansatz mit Metzenbaum-Schere, Dissektion der Venae perforantes

Tabelle 3. Paratibiale Fasziotomie, Operationsergebnisse

Gefäßchirurgische Klinik Kreiskrankenhaus 7250 Leonberg		
01. 01. 1990–31. 12. 1991		
$n = 50$		
Ulcus abgeheilt	$n = 48$	(8 Wochen)
	$n = 1$	(12 Wochen)
Rezidivulcus	$n = 2$	

Als technisch einfaches operatives Verfahren hat die paratibiale Fasziotomie ultraradikale Operationsmethoden, bei denen Wundheilungsstörungen und unbefriedigende kosmetische Ergebnisse die Regel waren, wie die en bloc-Excision von Ulcus und Faszie, aber auch die Cockett'sche Operation, abgelöst.

Literatur

1. Achroyd JS, Browse NL (1986) The investigation and surgery of the postthrombotic syndrome. J Cardiovasc Surg 27:5
2. Burnand KG, Whimster I, Naidoo A, Browse NL (1982) Pericapillary fibrin in the ulcer-bearing skin of the leg: the cause of lipodermatosclerosis and venous ulceration. Br Med J 285:1071
3. Cockett FB (1987) Operative Therapie der Venae perforantes. In: Cockett F, Klüken N (Hrsg) Die klinische Bedeutung der Venae perforantes. Ergebnisse der Angiologie, Band 34. Schattauer, Stuttgart New York
4. Hach W, Vanderpuye R (1985) Operationstechnik der paratibialen Fasziotomie. Med Welt 36:1616
5. Hauer G (1987) Operationstechnik der endoskopischen subfaszialen Dissektion der Perforansvenen. Chirurg 58:172
6. Homans J (1928) Das postthrombotische Syndrom. Zit n Halse T (Hrsg). Ann Surg 87:641. Steinkopff, Darmstadt
7. Linton RR, Hardy JB (1948) Postthrombotic syndrome of the lower extremity. Surgery 24:452
8. Marshall M (1991) Medikamentöse Therapie bei Venenerkrankungen? Perfusion 142:20
9. Nussbaum JN, Ritter v (1856) Das postthrombotische Syndrom. Ärztl Intell Bl. Zit n Halse T (Hrsg). Steinkopff, Darmstadt
10. Partsch H (1985) Zur Pathogenese des venösen Ulcus cruris. Hautarzt 36:196
11. Rudofsky G (1988) Epidemiologie und Pathophysiologie der primären Varicosis. Langenbecks Arch Chir Suppl II:139
12. Ryan TJ (1985) Current management of leg ulcers. Drugs 30:407
13. Schneider W, Walker J (1988) Kompendium der Phlebologie. Die chronische Venen-Insuffizienz in Therapie und Praxis. Universitäts-Druckerei und Verlag Dr. C. Wolf, München
14. Weidinger P, Bachl N (1987) Therapie der Venopathien durch Gefäßtraining. Dtsch Ztschr f Sportmed 38:60
15. Wuppermann T (1986) Varizen, Ulcus cruris und Thrombose. 5. Auflage, Springer, Berlin Heidelberg New York Tokio

268. Komplikationen bei der Chirurgie der Varikose

G. W. Hagmüller

1. Chir. Wilhelminenspital-Wien, Montleartstraße 37, A-1160 Wien, Österreich

Complications After Varicose Vein Operations

Summary. Complications after varicose vein operations are rare. Minor complications such as lesions of cutaneous nerves, e.g. saphenus or sural nerve, hematomas, lymphogenic fistulas or postoperative edemas are reported and can be treated conservatively. Major complications like injuries to the femoral vein must be considered in about 1 % and injuries to the femoral arteries in 0.02 %. This means, for example, for the FRG 50 serious venous and 10 serious arterial injuries with the possibility of limb loss/year. Deep vein thrombosis and pulmonal infarction occurred in 3300 of our varicose vein operations, in 0.15 % and 0.06 % respectively. Knowledge of vascular surgery and anatomy with all variations of the venous systems are mandatory for varicose vein surgery.

Key words: Varicose vein operations – Minor complications – Marjor complications

Zusammenfassung. Komplikationen im Rahmen von Varizenoperationen sind selten. Minorkomplikationen wie Laesionen von Hautnerven (N. saphenus, N. suralis), Haematome, Lymphfisteln und -ödeme und Wundinfekte bewegen sich im Bereich der Norm chirurgischen Handelns. Mit Majorkomplikationen, wie schwere Verletzungen der Vena femoralis ist jedoch in ca. 1 % zu rechnen. Verletzungen der Art. femoralis werden in 0,02 % beschrieben. Dies sind für die BRD hochgerechnet/Jahr 50 schwere Venen- und 10 schwere Arterienverletzungen mit drohendem Beinverlust. Postoperative Phlebothrombosen und Pulmonalinfarkte sind im eigenen Krankengut von 3300 Varizenoperationen in 0,15 respektive 0,06 % aufgetreten. Gefäßchirurgische Techniken und grundlegende anatomische Kenntnisse sind Voraussetzungen für eine suffiziente Varizenchirurgie.

Schlüsselwörter: Varizenchirurgie – Minorkomplikationen – Majorkomplikationen

Nach einer Umfrage von H. M. Becker wurden 1989 in der BRD hochgerechnet 151 600 gefäßchirurgische Eingriffe durchgeführt [2]. Mit 31 % davon (46 595 Operationen) ist die Varizenoperation dabei die häufigste spezifische chirurgische Operation am Gefäßsystem. Ähnlich dürften die Zahlen in anderen industrialisierten Staaten des Westens liegen.

Die klinische Indikation zur Varizenoperation ergibt sich zu 35 % aus kosmetischen Gründen, zu 55 % aus den typischen Beschwerden des varikösen Beines mit Schwellungsneigung, statischen Beinbeschwerden und rezidivierenden Phlebitiden. In 8 % liegt ein ausgeprägter variköser Symptomenkomplex mit Hyperpigmentation, typischen Hautveränderungen, Ulcus cruris oder wiederholter Varixknotenblutung zugrunde. Auch die akute Thrombophlebitis wird in bis zu 2 % als Indikation zur Varizenoperation angegeben.

Zahlen über Komplikationen nach Varizenoperationen sind in der Literatur nur vereinzelt zu finden. Am häufigsten werden Laesionen im Bereiche des Nervus saphenus und des Nervus suralis angegeben, dann sind es Lymphfisteln besonders im Bereiche der Leisteninzision, subcutane Serome entlang der Strippingloge der Vena saphena, incisionsbedürftige postoperative Hämatome sowie lokale Wundinfekte. Oft recht unangenehme und über längere Zeit anhaltende Lymphödeme, besonders im Fuß- und Knöchelbereich werden ebenfalls als Minorkomplikationen bewertet [1, 3, 4, 8, 9].

Die Zahlen über Majorkomplikationen, wie Verletzungen des tiefen Venensystems und der Beinarterien werden äußerst selten publiziert und sind in der Literatur nur spärlich zu finden [1, 3, 5, 7].

Die Crossektomie der Vena saphena magna, d.h. ihre zentrale Ligatur am Einmündungstrichter in die Vena femoralis mit sorgfältiger Ligatur sämtlicher hier einmündenden Seitenäste, sowie bei Parvavarikose, die zentrale Parvaligatur in der Fossa poplitea sind anspruchsvolle gefäßchirurgische Eingriffe. Sie setzen anatomische Kenntnisse, Präparations- und Operationstechniken der Gefäßchirurgie voraus. Gerade an den zentralen Operationsstellen treten die ernsthaften Komplikationen auf. Im Bereiche der Leiste sind es Ein- und Abrisse im Bereiche der Vena femoralis bei der Präparation der Crosse, Ligaturen der Vena femoralis durch fehlende anatomische Kenntnisse, bedrohliche venöse Nachblutungen durch unsachgemäße Stumpfligaturen der Vena saphena magna. Bei Fehlidentifizierung der Vena saphena magna kann es zum Einführen der Babcocksonde in die Vena femoralis und damit zu einem Teilstripping der Vena femoralis kommen. Eben solches tritt auch bei Parvastripping im Bereiche der Vena poplitea auf.

Auch die Arteria femoralis kann bei unsachgemäßem Eingriff in der Leiste im Rahmen der Crossektomie schwerst gefährdet sein. Von Ligaturen bis zu Durchtrennungen der Arteria femoralis ist mehrfach berichtet worden.

Weitere Majorkomplikationen sind aus der Tabelle 1 ersichtlich.

Eigenes Krankengut

In den Jahren 1981 bis 1991 wurden an der eigenen Abteilung 3300 Beine (330/Jahr) wegen varikösem Symptomenkomplex operiert. Wir führen die Operation als ambulanten Eingriff in Allgemeinnarkose durch. Der Patient wird in den meisten Fällen am Abend des Operationstages voll mobilisiert und mit bandagiertem oder bestrumpftem Bein, nach Hause entlassen. Gelegentlich bleibt er über Nacht im Krankenhaus. Die Magnacrosse wird von einem suprainguinalem Zugang nach U. Brunner [3] freigelegt, die anatomischen Strukturen werden exakt definiert, sämtliche Seitenäste im Bereiche der Crosse werden zwischen Unter-

Tabelle 1. Majorkomplikationen

Ein-, Abriß, Ligatur, Blutung
Teilstripping der – Vena femoralis (Leiste) – Vena poplitea
Durchtrennung, Ligatur, Blutung – Arteria femoralis
Bedrohliche Nachblutung
Tiefer Wundinfekt
Postop. Venenthrombose
Hautnekrosen bei Ulzera
Lungenembolien (langer Saphenastumpf)
Läsionen N. femoralis
Läsionen N. peroneus

bindungsligaturen durchtrennt. Die zentrale Saphenaligatur wird 5–7 mm vor dem Mündungstrichter in die Vena femoralis angelegt. Der Venenstripper wird sodann von der praemalleolär mittels Längsschnitt freigelegten Vena saphena magna von distal nach proximal vorgeschoben. Der Sondenkopf wird digital identifiziert und erst wenn er sicher in der Saphenamündung in der Leiste zu tasten ist, erfolgt die stufenweise Extraktion von distal nach proximal. Große Varixkonvolute werden nach subcutaner Mobilisierung mit dem Klappmesser über kleinste Hautincisionen mit Klemmen extrahiert, kleine Varixkonvolute werden lediglich mit dem Klappmesser discidiert. Die angezeichneten insuffizienten Perforanspunkte, die sich in über 70 % in Höhe der Gruppe Cockett II befinden, werden praeoperativ mittels Doppler-Ultraschall identifiziert und mit der stets obligaten ascendierenden Preßphlebographie bestätigt. Die Ausschaltung der Perforansvenen erfolgt ebenfalls mit perkutaner Discision, bei großen Fascienlücken durch direktes Aufsuchen und subfascialer Ligatur. In den meisten Fällen wird auf einen Verschluß der Fascienlücke verzichtet. Um höhergradige Blutverluste zu vermeiden, wird die gesamte Operation in leichter Beinhochlage durchgeführt. Während des schrittweisen Vorgehens vom Knöchel zur Leiste wird stufenweise ein steriler zweizugelastischer Kompressionsverband angelegt.

Nach Erwachen aus der Narkose wird der Verband erneuert oder ein Kompressionsschenkelstrumpf der Kompressionsklasse II, angelegt. Der Patient wird sodann mobilisiert und zwischen 6 und 8 Stunden nach der Operation nach Hause entlassen.

Knapp 60 % sämtlicher Operationen werden von Ausbildungsassistenten zum Fach Chirurgie unter fachärztlicher Aufsicht durchgeführt, die übrigen 40 % von Fachärzten für Chirurgie oder Additivfachärzte für Gefäßchirurgie. Die ambulante Nahtentfernung mit erster Kontrolle der Patienten erfolgt 11 Tage postoperativ, die Patienten werden zweimalig, nach jeweils 3 Monaten und dann nach 1 Jahr kontrolliert.

Folgende Komplikationen im eigenen Krankengut der Jahre 1981 bis 1991 wurden festgestellt (Tabelle 2).

Insgesamt traten 21 Komplikationen (0,63 %) auf, wobei die größte Komplikationsrate größere Hämatome in 10 Fällen waren, die 5 × chirurgisch saniert werden mußten. An ernsthaften Komplikationen wurde einmal eine Vena femoralis ligiert, der Fehler wurde intraoperativ erkannt und konnte mit gefäßchirurgischen Techniken repariert werden. Tiefe Venenthrombosen traten insgesamt 8 × auf, 5 × im früh-postoperativen Abschnitt, 3 × im Zeitraum 3–6 Monate postoperativ. Bei 2 Patienten trat innerhalb der ersten 14 postoperativen Tage ein Pulmonalinfarkt auf, der jedoch auf jeweils konservative Therapie ad integrum abheilte. Bleibende Invalidität oder ein Todesfall traten nicht auf.

Unsere Minorkomplikationsrate wie Laesionen des Nervus saphenus oder des Nervus suralis sowie kleinere Wundinfekte, Lymphfisteln oder Serome bewegen sich im Rahmen der publizierten Komplikationsraten [4, 8, 9].

Größeres Interesse muß den zutransferierten Komplikationen nach Varizenoperationen zugewendet werden (Tabelle 3). Diese zutransferierten Komplikationen machen 12,5 % der

Tabelle 2. Eigenes KG 1981–1991. 3300 Beine – 330/Jahr

Komplikation	Anzahl	%
Ligatur V. femoralis	1	0,03
p. Op. Thrombose		
– früh	5	0,15
– spät	3	0,09
Pulmonalinfarkt	2	0,06
Gröbere Hämatome	10	0,3
Gesamt	21	0,63
Invalidität: 0	Letalität: 0	

Tabelle 3. Zutransferierte Komplikationen (iatrogene Gefäßläsionen) 1981–1991

Art	Anzahl
Totalstripping A. femoralis – A. tib. post	1
Teilstripping A. femoralis	1
Ligatur A. femoralis	1
Teilstripping Vena femoralis	1
Abriß V. femoralis	2
Ausriß V. seph. magna (Krosse)	2
Iatrogene Gefäßläsionen: 64	8–12,5 %

im eigenen Krankengut behandelten iatrogenen Gefäßläsionen aus, ein erheblicher Anteil, der in den meisten Fällen durch Kenntnisse der Anatomie und der exakten Operationstechnik vermieden hätte werden können. Das herausragendste Beispiel einer solch zutransferierten Komplikation war ein Totalstripping der Arteria femoralis von der Arteria tibialis posterior bis zur Leiste. Die Extremität konnte durch femoropedalen Venenbypass mit der in diesem Fall nur mäßig varikös veränderten Vena saphena magna des gleichen Beines behoben werden. Als Dauerschaden bei dieser Patientin war eine Peroneuslaesion als Folge des aufgetretenen Compartmentsyndroms zurückgeblieben. Die übrigen tabellarisch aufgelisteten Komplikationen konnten mittels gefäßchirurgischen Techniken korrigiert werden, Invalidität oder postthrombotische Zustände waren bei diesen primär geschädigten Patienten zu einem späteren Zeitpunkt nicht aufgetreten.

Diskussion

Die Operation des varikösen Symptomenkomplexes ist eine der häufigsten Eingriffe am Gefäßsystem schlechthin. Die allgemeine Ansicht, daß es sich hier um eine harmlose, einfache und äußerst kompliktionsarme Operation handelt, kann nach Durchsicht der Literatur und auch der eigenen Erfahrung nicht geteilt werden. Nach U. Brunner und L. Helmig [3, 7] treten schwere chirurgische Komplikationen durch Verletzungen der Vena femoralis im Rahmen der Varizenoperation in knapp 1 % auf. Legt man dies auf die Zahlen von H. M. Becker 1989 für die Bundesrepublik um, so bedeutet dies, daß knapp 50 × eine schwere venös-chirurgische Komplikation nach Varizenoperation pro Jahr auftritt. Diese Komplikation kann mit schwersten Blutungen, Teilinvalidität sowie postthrombotischen Syndrom einen Dauerschaden für den Patienten herbeiführen. Arterielle Komplikationen, besonders von Seiten der Arteria femoralis in der Leiste treten nach H. Denck und K. Balzer [1, 5] in 0,02 % auf. Dies bedeutet das in der Bundesrepublik im Jahr 10 Beine durch Varizenoperationen gefährdet sind. Über große Gliedmaßenamputationen als Folge fehlerhafter Operationstechnik bei Varizenoperationen mit Arterienverletzungen wird in der Literatur berichtet [1, 3, 5, 6].

Schwerwiegende Folgen nach Varizenoperationen (Tabelle 4) entstehen in erster Linie durch Unkenntnis der Anatomie, durch fehlende Identifikationen des subcutanen varikösen Venensystems durch eine suffiziente praeoperative Phlebographie sowie durch ungenügende Kenntnis möglicher Varietäten des Verlaufes der Vena saphena magna oder parva. Eine nicht standardisierte, fehlerhafte Operationstechnik sowie direkte operationstechnische Fehler, wie mangelndes atraumatisches Operieren oder falsches Instrumentarium sind ebenfalls die Ursache von schweren operativen Komplikationen.

Tabelle 4. Schwerwiegende Folgen nach Varizenoperationen entstehen:

1. Unkenntnis der Anatomie
2. Ungenügende Kenntnis möglicher Varietäten
3. Fehlerhafte Op.technik
4. Op.technische Fehler
5. Indikatorische Fehler (Sekundärvarizen, Astvarikose, Parvavarizen)
6. 1.–5.
7. Mangelnde Kenntnis der Folgen

Tabelle 5. Vermeidung schwerwiegender Folgen nach Varizenoperation

1. Indikationsstellung (Sek. Varizen)
2. Kenntnis der Anatomie und Varietäten (Analyse des präop. Phlebogramm!)
3. Operationstechnik
   a) Anatomische Freilegung proximal (Krossektomie) und distal
   b) Sondenvorschub nach anatomischer Überprüfung
   c) Prüfung der Ligaturen
4. Kenntnis möglicher Komplikationen
5. Postop. Gefäßstatus (Pulsanalyse) bei adäquaten postop. Beschwerden
7. Kenntnis der Bandagierungstechnik
8. Grundkenntnisse gefäßchir. Techniken

Wie man Komplikationen nach Varizenoperationen vermeidet, ist zusammenfassend in Tabelle 5 aufgelistet. Herausgenommen sind hier einmal die genaue Indikationsstellung zur Varizenoperation, wobei man besonders auf die Sekundärvarikose bei bestehendem postthrombotischen Syndrom hinweisen muß, sowie eine genaue Kenntnis der Anatomie und sämtlicher anatomischen Varietäten. Die Operationstechnik sollte einheitlich sein und besonderes Augenmerk auf die vulnerabelsten Stellen der Operation, nämlich die Crossektomie in der Leiste und in der Fossa poplitea legen.

Mit R. Fischer [6] sind wir der Meinung, daß die technische Voraussetzung zur Varizenoperation eine Ausbildung in Gefäßchirurgie oder allgemeiner Chirurgie darstellt.

Literatur

1. Balzer K (1991) Die Tageschirurgie in der Venenchirurgie. Chirurg 62:598
2. Becker HM (1991) Eröffnungsvortrag 7. Jhrstg DGG. In: Mitteilungen der DGG 5/1991
3. Brunner U (1979) Suprainguinaler Zugang zur Krossektomie. In: „Die Leiste". Brunner U (Hrsg) Aktuelle Probleme in der Angiologie, Bd 38. Huber, Bern Stuttgart Wien
4. Creton D (1991) Resultat des stripping saphene interne sous anaesthesie locale en ambulatoire (700 cas). Phlebologie 44:303
5. Denck H, Hugeneck J, Garaguly G (1979) Folgenschwere Fehler bei Varizenoperationen speziell in der Leiste. In: „Die Leiste". Brunner U (Hrsg) Aktuelle Probleme in der Angiologie, Bd 38. Huber, Bern Stuttgart Wien
6. Fischer R (1992) Die „neue" Varizenchirurgie. VASA 21:94
7. Helmig L, Stelzer G, Ehresmann U, Salzmann P (1983) Verletzungen der tiefen Venen bei Krampfaderoperationen. Chirurg 54:118
8. Koyano K, Sagaguchi S (1988) Selective stripping operation based on Doppler ultrasonic findings for primary varicous veins of the lower extremities. Surgery 103:615
9. Ludin A, Ammann J (1991) Le traitement chirurgical des varices au stade des troubles trophiques d'insuffisance veineuse chronique. J Mal Vasc 16:142

269. Ästhetische Gesichtspunkte der Varizenchirurgie

U. Brunner

Departement Chirurgie, Universitätsspital, Sonneggstraße 6, CH-8091 Zürich, Schweiz

Esthetic Aspects of Variceal Surgery

Summary. In addition to relieving variceal pain and preventing potential ulcer formation, the goal of variceal surgery is also a cosmetic one. The problems faced at surgery include scars, hematomas, and residual and recurrent varicose veins. Intraoperative interventions and surgical techniques to prevent these are presented here.

Key words: Scars – Hematoma – Recurrent varicose veins

Zusammenfassung. Neben der Ausschaltung typischer Varizenbeschwerden und pathologischer Füllungsquellen bedrohter Hautpartien verfolgt die Varizenoperation auch ausgesprochen ästhetische Ziele. Eine Erhebung bei 100 Patienten jenseits des 60. Lebensjahres ergab in 55% ästhetische Motivationen zur Operation [1]. Die Probleme dieser Indikation liegen in Narben, Hämatomen, varikösen Rückständen und Neubildungen. Intraoperative Maßnahmen werden aufgelistet.

Schlüsselwörter: Narben – Hämatome – Neubildungen

Die ästhetischen Anliegen der Varizenoperation erstrecken sich u. a. auf:

- Beseitigung augenfälliger Varizen jeglichen Kalibers.
- Günstige Beeinflussung schon etablierter Sekundärfolgen von Varikose und chronischer venöser Insuffizienz.
- Vermeidung unerwünscht bloßstellender Operationsfolgen.

Die obigen Anforderungen sind mit der Berücksichtigung einiger technischer Gesichtspunkte leichter zu erfüllen. Diese umfassen u. a.:

- *Zugang zur „Hohen Saphenaligatur"*
  In der Hand des Autors bewährte sich der suprainguinale Zugang besonders in ästhetischer Sicht, weil die Operationsnarbe analog zur Schnittführung nach Pfannenstiel in den behaarten Bereich zu liegen kommt [3].
  Andere Vorteile dieses Vorgehens fallen in den Bereich der *Zugangslymphologie* [4].
- *Vermeidung von Kanalhämatomen nach Stripping der V. saphena magna oder parva*
  Diese können über dem ganzen Stammverlauf ockerfarbene Pigmentationen und sogar bindegewebige Schrumpfungserscheinungen induzieren.
  Operativ wird mit der Invaginationsmethode nach van der Stricht [6] ein minimaler Gewebskanal hinterlassen, der sich entsprechend auch weniger leicht mit nachsickerndem Hämatom auffüllt. Diese Methode ist aber hinsichtlich Vollständigkeit der Förderung nicht so sicher, wie die konventionelle, während welcher Kanalhämatome intraoperativ noch leicht ausgespült werden können. Ein gezielter Kompressionsverband tritt Nachblutungen entgegen.

- *Vermeidung von flächenhaften Hämatomen und Suffusionen*
  Diese treten mit oder ohne stattgehabte Blutleere auf. Sie können auch trotz atraumatischer Operationstechnik und gezielten Kompressionsverbänden nicht gänzlich vermieden werden. Auch sie hinterlassen mitunter häßliche ockerfarbene Pigmentationsfelder. Entscheidend ist deshalb die frühzeitige postoperative lokale Anwendung resorptiver physikalischer Maßnahmen.
- *Vermeidung pathologischer Narben (Dyschromie, Hypertrophie)*
  Abgesehen von Befolgung der Langer'schen Spaltlinien und atraumatischer Nahttechnik ergab eine Analyse von 1526 Narben an 146 Patienten je 2 Jahre nach Varizenoperation ausgesprochen für pathologische Narben disponierte Hautbezirke [2].
  Diese liegen in den Bereichen der Knöchel, der medialen Wadenseite, des Oberschenkels medial und lateral (akzessorische Magnastämme), sowie rund um das Knie.
  Für die Entfernung von Seitenzweigen innerhalb dieser Gefahrenzone erlaubt die Häkelmethode nach Robert Muller (Lit. bei [4]) kleinste Inzisionen zu legen und damit drohende pathologische Narbenprozesse kurz zu halten. Weitere Profitzonen für die Häkelmethode sind Fußrücken und prätibialer Unterschenkel, sowie Rückstände nach Varizenoperation. Sie gehört in ihrer technischen Ausführung auch in den Bereich der so zu nennenden „sanften Varizenchirurgie" [5].
- *Vermeidung von sekundären Besenreisern*
  Diese schon früh postoperativ aufschießenden kleinstkalibrigen Ersatzvenen können bis heute weder durch intra-, noch durch postoperative Maßnahmen vermieden werden.

In forensischer Sicht unterliegen die aufgeführten ästhetischen Gesichtspunkte der Aufklärungspflicht vor einer Varizenoperation.

Literatur

1. Barco R (1980) Varizenoperation ab dem 60. Lebensjahr. Diss., Zürich
2. Bauer EPh (1980) Narbenprobleme nach Varizenoperation. Diss., Zürich
3. Brunner U (1979) Suprainguinaler Zugang zur Krossektomie. In: Brunner U (Hrsg) Die Leiste. Hans Huber, Bern Stuttgart Wien, S 142–147
4. Brunner U, Geroulanos S, Leu HJ (1988) Infektlymphologie und Zugangslymphologie: Zwei neue Begriffe in der peripheren Gefäßchirurgie. VASA 17:275–282
5. Brunner U (im Druck) Was ist „sanfte Varizenchirurgie"? Angio Archiv 1992
6. van der Stricht J (1965) Chirurgie des varices, techniques, indications et association du traitement sclerosant. Phlebologie 18:335

270. Begleitende Maßnahmen der Venenchirurgie

W. Lechner, Norderney

(Manuskript bis Redaktionsschluß nicht eingegangen)

Thorax- und cardiovasculäre Chirurgie

Gemeinsame Aufgaben der Herz- und Allgemeinchirurgen

271. Thoraxverletzungen – Wann ist der Einsatz der Herz-Lungen-Maschine notwendig?

H. Dalichau

Klinik und Poliklinik für Thorax-, Herz- und Gefäßchirurgie, Georg-August-Universität Göttingen, Robert-Koch-Straße 40, W-3400 Göttingen

Thoracic Injuries: When Should Extracorporeal Circulation Be Available?

Summary. Most patients with severe blunt or penetrating thoracic injuries die early after the accident (approximately 50%). The majority of those who reach an emergency department (approximately 80–85%) can therefore be treated initially with intensive observation (following drainage and/or intubation). If clinical deterioration due to continuous bleeding or progressive hemodynamic and respiratory problems occurs, however, urgent surgical intervention is indicated. Transfer of those critical patients to specialized hospitals often becomes dangerous because of time loss, and it is unnecessary as major equipment (e.g., extracorporeal circulation) is demanded only in the minority of operations.

Key words: Thoracic injuries – Blunt and penetrating thoracic trauma – Emergency operative treatment – Extracorporeal circulation

Zusammenfassung. Die meisten Patienten mit schwerem stumpfem oder penetrierendem Thoraxtrauma, die eine Notfallklinik erreichen, müssen nicht primär operiert werden, sondern bedürfen nach Erstbehandlung (Drainage, Intubation) und Minimaldiagnostik zunächst nur intensiver Überwachung (ca. 80–85%). Sofern anhaltender Blutverlust bzw. hämodynamische oder respiratorische Verschlechterung aber die Thorakotomie indizieren, ist rasches Handeln zwingend. Das schließt meist auch eine Weiterverlegung aus. Die Versorgung sollte vor Ort erfolgen, zumal spezielle apparative Hilfsmittel wie eine Herz-Lungen-Maschine nur selten erforderlich sind.

Schlüsselwörter: Thoraxverletzungen – Stumpfes und penetrierendes Thoraxtrauma – Notfalloperation – Herz-Lungen-Maschine

Ein hoher Prozentsatz der Verletzten mit einer schwerwiegenden thorakalen Organläsion verstirbt infolge massiver Blutverluste oder progredienter hämodynamischer und respiratorischer Funktionsstörungen [9, 27]. Zeitverluste bei ihrer Versorgung können deshalb delitäre Folgen haben. Aus diesem Grunde ist auch die Verlegung eines Schwerverletzten in eine besser ausgerüstete Klinik oft nicht vertretbar [6, 25]. Sie wird in aller Regel auch nur dann in Erwägung gezogen oder durchgeführt, wenn sich ein erstbehandelnder Chirurg für überfordert hält oder unterstellt, daß eine sachgerechte Versorgung eines Thoraxverletzten eine spezielle apparative Ausstattung voraussetzt und beim Vorliegen von Verletzungen des

Herzens oder der herznahen Gefäße eine Herz-Lungen-Maschine unbedingt verfügbar sein müsse.

Inwieweit eine solche Annahme wirklich begründet ist, soll anhand der folgenden Überlegungen untersucht werden.

1. Wie häufig ergibt sich bei den mit einer Läsion von Thoraxorganen aufgenommenen Patienten die Notwendigkeit für operative Maßnahmen überhaupt?
2. Durch welche klinischen Befunde werden thoraxchirurgische Eingriffe dann indiziert?
3. Welche operativ technischen Voraussetzungen müssen dafür erfüllt sein?

Art, Schwere und Häufigkeit von Thoraxorganverletzungen

Während penetrierende Verletzungen des Brustkorbs in Deutschland eher seltener beobachtet werden [25, 28], ist die Zahl stumpfer Thoraxtraumen infolge der Zunahme schwerer Verkehrs- und Arbeitsunfälle immer noch im Steigen begriffen. Der Literatur zufolge weisen mindestens 35–50% der sogenannten Polytraumatisierten eine Beteiligung des Brustkorbs auf [4, 9, 10, 16, 26]. Da sie in einem hohem Prozentsatz in einer schwerwiegenden Verletzung lebenswichtiger Thoraxorgane (Herz, Aorta, Lungen, zentrales Tracheobronchialsystem etc.) besteht, wird sie für wenigsten 10–25% der Todesfälle [8, 9, 16, 18, 20, 23] am Unfallort verantwortlich. Die Mehrzahl der Primärtodesfälle wird durch Verblutung infolge einer Verletzung großer Gefäße (Aortenruptur, Abriß von Aortenbogengefäßen, Einriß an Hohlvenen oder Pulmonalarterien) oder durch eine Pericardtamponade im Gefolge der Ruptur der Herzwand oder intrapericardialer Gefäße verursacht.

Allein von den Unfallopfern mit einer Aortenruptur erreichen nur 10–20% ein Krankenhaus [14, 23, 24], und nur 20% der Verletzten des Herzens überleben die erste Stunde nach Eintritt der Verletzung [28].

Von den Polytraumatisierten mit einer bedeutsamen Beteiligung der Thoraxorgane gelangen daher in der Regel nur etwa 50% zur notfallmäßigen Aufnahme (Abb. 1). Bei diesen überwiegen erwartungsgemäß solche Läsionen, die seltener zu einer primären Lebensbedrohung des Verletzten führen und nach chirurgischen Erstmaßnahmen (wie durch Drainagebehandlung von Pleurahöhlen oder Herzbeutel) und Durchführung der erforderlichen Minimaldiagnostik eine Beobachtung auf Intensivstation erlauben: Also insbesondere solche des knöchernen Brustkorbs und der Lungen [7, 11]. Der prozentuale Anteil dieser Läsionen ist bei Verletzungen mit stumpfem und penetrierendem Thoraxtrauma im übrigen annähernd gleich groß, wie Statistiken jüngeren Datums belegen können. Im Krankengut von Shorr und Mitarbeitern [20] wiesen 69 von 513 (13,4%) Patienten mit einem stumpfen Thoraxtrauma eine bedeutsame Verletzung von Herz, herznahen Gefäßen und Zwerchfell auf, unter 234 der von Hirshberg [11] berichteten penetrierenden Verletzungen waren diese Organe bei 32 (13,6%) betroffen, also in nahezu gleicher Relation. Die Notwendigkeit für eine frühzeitige Thorakotomie ergibt sich nach penetrierenden Verletzungen trotzdem häufiger als nach stumpfem Trauma: nämlich bei etwa 35% [1, 3, 5, 9, 11, 28] gegenüber 10–15% [4, 9, 10, 16, 18, 20, 23, 24]. Das gilt nach Schußeinwirkung wegen der meist größeren Organzerstörungen mehr als nach Stichverletzungen.

Ergibt sich aufgrund klinischer Hinweise (beispielsweise eine oftmals mit einer Aortenruptur assoziierte Fraktur von Brustwirbelkörpern) oder der im Rahmen der Minimaldiagnostik erhobenen Befunde (Vergrößerung des Herzschattens, Verbreiterung des oberen Mediastinums, Trachealverlagerung, Mediastinalemphysem oder Pneumopericard etc.) ein Anhalt für eine schwer zu versorgende Organläsion (intrapericardiale Verletzung, Tracheobronchialruptur) oder eine gedeckte Aortenruptur, ist der Zeitpunkt erreicht, an dem ggf. noch die Weiterverlegung eines Traumatisierten in eine besser ausgerüstete Klinik erfolgen sollte, da sich die klinische Situation des Patienten außerordentlich rasch dramatisch verändern kann.

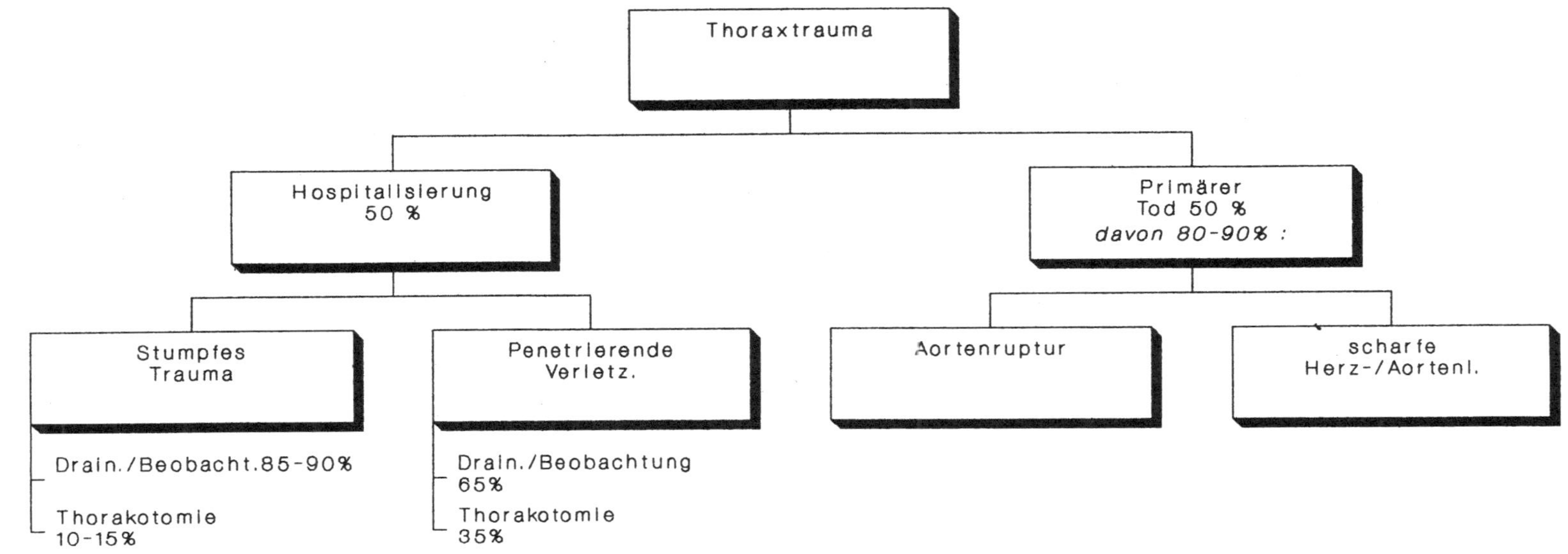

Abb. 1. Spontan-Risiko u. Behandlungsart bei stumpfem Thoraxtrauma (nach Parmley, L. F., 1958 [18], Cordice, J. W. V., 1965 [4], Sturm, J. T., 1975 [9], Mattox, K. L., 1984 [16], Shorr, R. M., 1987 [20], Sturm, J. T., 1988 [24], Hawkins, M. L., 1988 [9])

Anzeigestellung zur Operation (Tabelle 1)

Bei den Verletzten, die nicht unter Reanimationsbedingungen zur Aufnahme kommen oder nicht aus vitalen Gründen unmittelbar notfallmäßig operativ behandelt werden müssen, ergibt sich die Indikation zur Thorakotomie selten elektiv wegen einer im Rahmen der Primärdiagnostik festgestellten behandlungsbedürftigen Organläsion (gedeckte Aortenruptur, Zwerchfellruptur, Bronchuseinriß). Überwiegend wird der Eingriff wegen eines anhaltenden, kreislaufwirksamen Blutverlustes nach initialer elektiver Drainagebehandlung [9] erforderlich, der nicht zwingend durch eine Verletzung des Herzens oder der herznahen arteriellen Gefäße bedingt sein muß, sondern auch von einer Zerreißung der Lunge oder der Läsion brustwandnaher Gefäße herrühren kann. Wir haben beispielsweise eine notfallmäßige Thorakotomie wegen einer Massivblutung aus der abgerissenen Vena azygos vornehmen müssen (Tabelle 2).

Tabelle 1. Indikationen zur Thorakotomie nach traumatischer Thoraxverletzung

Anhaltende massive Blutung (n. Drainage)
Perikardtamponade
Pneumoperikard/-mediastinum
Massiver Luftverlust
Oesophagusruptur
Zwerchfellruptur

Tabelle 2. Art der operativ behandelten Thoraxverletzungen (eigenes Krankengut 01. 01. 1987–31. 03. 1992)

Stumpfes Trauma		Penetrierendes Trauma	
Lungenruptur	4	Lungenschuß	2
Intrapulm. Blutung	1	Lungenstich	4
Bronchusruptur	4	Herzstich	2
Aortenruptur	2		
V. azygos-Abriß	1		
Perikardläsion	2		
	14		8

Da ähnlich der kompletten Aortenruptur auch die traumatische Verletzung des Herzens und die Ruptur des Tracheobronchialsystems von einer hohen primären Letalität belastet sind [20], wird ein chirurgischer Eingriff durch Zeichen der Pericardtamponade oder massives Mediastinal- und/oder Pericardemphysem weitaus seltener indiziert als durch eine thorakale Blutung. Liegen solche Verletzungen jedoch vor, ist der Verlauf meist dramatisch und deshalb ein notfallmäßiger Eingriff notwendig. Im Vergleich dazu erlauben selbst ausgedehntere Lungenparenchymzerstörungen mit konsekutivem massivem Luftverlust über die Drainagen sowie Ösophagus- und Zwerchfellrupturen bei entsprechender Primärversorgung nicht selten eine Operation mit aufgeschobener Dringlichkeit [22].

Seit der Einführung der Anschnallpflicht für Autofahrer hat sich die Zahl typischer Aortenrupturen drastisch verringert. Darüber hinaus hat die Erfahrung gelehrt, daß bei den meisten Überlebenden mit einem gedeckten Aortenwandeinriß nur in wenigen Fällen eine zweizeitige Ruptur erfolgt. Aus diesem Grunde ist häufig ein Elektiveingriff mit erheblich reduziertem Operationsrisiko nach Erholung des Patienten von dem Unfallereignis und der chirurgischen Versorgung begleitender Läsionen möglich.

Chirurgische Primärmaßnahmen

Zeitverzögerungen bei der Durchführung der chirurgischen Erstversorgung können bei Verletzten mit stumpfem wie mit penetrierendem Thoraxorgantrauma rasch einen letalen Verlauf zur Folge haben. Aus diesem Grunde ist eine Weiterverlegung eines Traumatisierten in eine besser ausgerüstete Klinik in aller Regel auch nicht vertretbar [25]. Die erforderlichen Erstmaßnahmen am intubierten und beatmeten Patienten sollten jedem Chirurgen geläufig sein:

1. das Einlegen einer Drainage in die Pleurahöhle beim Pneumo- oder Hämotothorax mit dem primären Ziel, die Wiederausdehnung der Lunge und die Dekompresion von Thoraxorganen zu erreichen, was in vielen Fällen auch zu einem Rückgang der Blutung führt [7, 21, 22],
2. die Durchführung einer inferioren Pericardiotomie zur Dekompression des Herzens bei Pericardtamponade, und
3. die Vornahme einer kollaren Mediastinotomie beim Vorliegen eines Mediastinalemphysems.

Besteht danach wegen einer persistierenden Blutung, einer rezidivierenden Herztamponadesymptomatik oder aus Gründen einer Verschlechterung der hämodynamischen Situation generell die Notwendigkeit einer Thorakotomie, muß diese aus vitalen Gründen auch von einem in der speziellen Thoraxchirurgie ungeübten Chirurgen ausgeführt werden. Das ist aus folgenden Überlegungen zu vertreten:

1. Die Überlebenschancen des vital Gefährdeten verschlechtern sich mit dem Zeitintervall bis zur Operation, so daß sich ein weiterer Transport verbietet.
2. Die Mehrzahl der zur Thorakotomie veranlassenden Verletzungen sind ohne besondere technische Ausstattung operativ zu behandeln [5, 25].
   Penetrierende Läsionen an Herz und Gefäßen, die von einem Verletzten primär überlebt worden sind, haben oft keine ausgedehnte Organzerstörung hinterlassen und sind demgemäß in aller Regel wie bei stumpfen Herzwandverletzungen durch direkte Naht am komprimierten Organ (wie mit dem Sauerbruch'schen Handgriff durch Herzstiel- oder Wundabklemmung bzw. digitaler Kompression), nach umschriebener Ausklemmung (z. B. an der Aorta oder der unteren Hohlvenc) oder mit einfach handhabbaren Hilfsmitteln (wie dem von Levitzky für die Naht der verletzten Vena cava superior empfohlenen internen Shunt) zu versorgen [1, 12, 17].

Allenfalls bei 5 % der notfallmäßig wegen einer penetrierenden Herzverletzung Operierten besteht die Gefahr, eine von Lokalisation und Auswahl so ungünstige Verletzung anzutreffen, daß eine Herz-Lungen-Maschine benötigt wird (Tabelle 3). Dieses Risiko muß von dem behandelnden Chirurgen im Zweifelsfall in Kauf genommen werden.

Auch bei stumpfen Herzverletzungen liegen die Verhältnisse ähnlich oder eher günstiger.

Von den durch ein stumpfes Trauma verursachten thorakalen Gefäßverletzungen ist die Mehrzahl der Läsionen ebenfalls direkt (wie bei der Arteria thoracica interna) oder nach Ausklemmung durch Ligatur oder Naht zu versorgen [2, 13, 15]. Das gilt auch für die Mehrzahl thorakaler Aortenverletzungen (Tabelle 4), die bei Überlebenden zu 90–95 % am Ausgang des Aortenbogens, also im Isthmusbereich, lokalisiert sind [2]. Da eine Ausklemmung der descendierenden Aorta für die Dauer von 30 Minuten im allgemeinen ohne eine Gefahr der Rückenmarkschädigung toleriert wird, sind technische Hilfsmittel für die in ca.

Tabelle 3. Lokalisation, Risiko und Behandlung penetrierender Herzverletzung (nach Karrel, R. et al. 1982 [12], Moreno, C. et al. 1986 [17], Attar, S. et al. 1991 [1]

Lokalisation	Rechte Kammer	>40 %
	Linke Kammer	>30
	Rechter Vorhof	~15 %
	Linker Vorhof	~ 6%
Primärletalität	Schußverletzungen	~60 %
	Stichverletzungen	~20 %
Überlebenschance	Zerreißung (Blutung)	11 %
	Tamponade	73 %
Chirurgische Therapie	Direktversorgung	~95 %
	Herz-Lungen-Maschine	~ 5 %

Tabelle 4. Lokalisation, Ausmaß und Behandlung der Aortenruptur (nach der Literatur)

Lokalisation (klin. Diagnose)	Ao. ascendens	> 3 %
	Ao.-Bogen	> 2 %
	Ao. Isthmus	90–95 %
	Ao. descendens	> 2 %
Schweregrad	Komplett	14 %
	Partiell	56 %
Chirurgische Therapie	Direktnaht	~70 %
	Patch/Prothese	~30 %

70 % der Fälle mögliche Direktnaht entbehrlich [19]. Sofern wegen der Einnaht von Flicken oder der Interposition einer Prothese Abklemmzeiten über 30 Minuten erwartbar sind, kann man sich einer extravasalen Blutumleitung unter Verwendung eines heparinisierten Kunststoffshunts bedienen, der proximal und distal der Rupturstelle in die abgeklemmte Aorta eingeführt wird [2, 13, 19].

Bedarf einer Herz-Lungen-Maschine für die Versorgung von Thoraxverletzungen

Wer an den routinemäßigen Einsatz der Herz-Lungen-Maschine gewöhnt ist, wie das für jeden Herzchirurgen zutrifft, wird ggf. häufiger als unbedingt erforderlich auf dieses Armatarium zurückgreifen. Trotzdem ist die Furcht eines ansonsten erfahrenen Chirurgen, wegen des Fehlens einer Herz-Lungen-Maschine und der Erfahrung im Umgang damit für die Versorgung einer traumatischen Thoraxverletzung nicht ausreichend gerüstet zu sein, keineswegs begründet [6]. Rechnerisch werden vermutlich sogar mehr Thoraxverletzte an Kliniken definitiv versorgt, an denen keine Herz-Lungen-Maschine verfügbar ist.

Dafür spricht auch das Ergebnis einer Literaturrecherche für die vergangenen drei Jahre, bei der sich insgesamt 191 Veröffentlichungen über die Behandlung traumatischer Thoraxverletzungen fanden, von denen sich lediglich 9 auf den Einsatz einer Herz-Lungen-Maschine bezogen.

Zusammenfassung

Aufgrund des Gesagten läßt sich also bezüglich der Notwendigkeit eines Stand-by einer Herz-Lungen-Maschine für die chirurgische Versorgung von Thoraxverletzungen resümieren (Tabelle 5): Die Mehrzahl thorakaler Organläsionen (nämlich bei mehr als 90 % der 10–15 % Überlebenden eines Thoraxtraumas, bei denen sich die Indikation für eine operative Intervention ergibt) kann mittels herkömmlicher Operationstechniken definitiv versorgt werden. Das gilt auch für die meisten stumpfen und penetrierenden Herzwandläsionen, da sie aufgrund des Verletzungsmechanismus gewöhnlich ventral gelegen sind und daher ohne Luxation des Herzens über eine mediane Sternotomie oder ggf. eine linkslaterale Thorakotomie zugängig sind.

Die Versorgung von Verletzungen des Aortenbogens und der descendierenden thorakalen Aorta wird durch den Einsatz der extrakorporalen Zirkulation für den darin Geübten zweifellos erleichtert. Trotzdem kann die Mehrzahl konventionell oder mit Hilfe einer extravasalen Blutumleitung operativ behandelt werden.

Unerläßlich ist der Einsatz der Herz-Lungen-Maschine in den meisten Fällen jedoch beim Vorliegen von Verletzungen der herznahen Aorta und zentraler Abschnitte der Herzkranzarterien, da deren Versorgung durch die Möglichkeit einer Entlastung oder Ruhigstellung des Herzens maßgeblich erleichert wird. Sie werden bei den Überlebenden aber weniger häufig angetroffen. Die Behebung traumatischer Läsionen intrakardialer Läsionen – also von Herzscheidewand, Klappen und Papillarmuskeln – ist ohne extrakorporale Zirkulation nicht möglich und muß daher in geeigneten Spezialkliniken erfolgen. Solche Verletzungs-

Tabelle 5. Thorax-Trauma – Chirurgische Behandlung. Wann ist die Herz-Lungen-Maschine erforderlich?

Nicht	Lungen, Trachea, Oesophagus, Zwerchfell, Arterien, Lungengefäße, Hohlvenen, Herzbeutel, Herzwand
Teilweise	Aorta descendens, Aortenbogen, Trachea, Bifurkation
Meistens	Herznahe Aorta (Herzkranzarterien, intrakardiale Strukturen)

schäden können jedoch in aller Regel elektiv angegangen werden, da schwerwiegende intrakardiale Zerstörungen meist nicht überlebt werden.

Die Gefahr, eine thorakale Organverletzung wegen des Fehlens einer Herz-Lungen-Maschine nicht erfolgreich beheben zu können, ist aus diesem Grund ungleich geringer als die Wahrscheinlichkeit, den Patienten auf dem Transport in eine andere Klinik zu verlieren.

Literatur

1. Attar S, Suter ChM, Hankins JR, Sequeira A, McLaughlin JS (1991) Penetrating cardiac injuries. Ann thorac Surg 51:711–716
2. Atunes MJ (1987) Acute traumatic rupture of the aorta: repair by simple aortic cross-clamping. Ann thorac Surg 44:257–259
3. Baillot R, Dontigny L, Verdant A, Pagé P, Pagé A, Mercier C, Cossette R (1987) Penetrating chest trauma: A 20-year experience. J Trauma 27:994–997
4. Cordice JWV, Cabezon J (1965) Chest trauma with pneumothorax and hemothorax. J thorac cardiovasc Surg 50:316–338
5. Daughtry DC (1980) Thoracic trauma. Little, Brown and Company, Boston
6. Driesch vdP, Dauben H-P, Klein M (1992) Ventrikelruptur und Perikardtamponade nach stumpfem Thoraxtrauma. Notfallmed 18:60–67
7. Glinz W (1978) Thoraxverletzungen – Diagnose, Beurteilung und Behandlung. Springer, Berlin Heidelberg New York
8. Godwin JD, Tolentio CS (1987) Thoracic cardiovascular trauma. J thorac Imaging 2:32–44
9. Hawkins ML, Carraway RP, Ross StE, Johnson RC, Tyndal EC, Laws HL (1988) Pulmonary artery disruption from blunt thoracic trauma. Am Surg 54:148–152
10. Heberer G, Lauterjung KL (1983) Polytrauma. In: Schreiber HW, Carstensen G (Hrsg) „Chirurgie im Wandel der Zeit 1945–1983“. Springer, Berlin Heidelberg New York, 365–373
11. Hirshberg A, Thomson SR, Bade PG, Hiuzinga WKJ (1989) Pitfalls in the management of penetrating chest trauma. Am J Surg 157:372–375
12. Karrel R, Schaeffer MA, Franaszek JB (1982) Emergency diagnosis, resuscitation, and treatment of acute penetrating cardiac trauma. Ann Emerg Med 11:504–517
13. Kawadda T, Mieda T, Abe H, Kamata S, Hinata S, Ando N, Funaki S, Okada T, Hiekata T, Yamate N (1990) Surgical experience with traumatic rupture of the thoracic aorta. J cardiovasc Surg 31:359–363
14. Kram HB, Appel PL, Wohlmuth DA, Shoemaker WC (1989) Diagnosis of traumatic thoracic aortic rupture: A 10-year retrospective analysis. Ann thorac Surg 47:282–286
15. Mattox KL (1988) Thoracic great vessel injury. Surg Clin North Am 68:693–703
16. Mattox KL, Allen MC (1984) Emergency department treatment of chest injuries. Emerg Med Clin North Am 2:783–797
17. Moreno C, Moore EE, Majure JA (1986) Pericardial tamponade: a critical determinant for survival following penetrating cardiac wounds. J Trauma 26:821–825
18. Parmley LF (1958) Non-penetrating traumatic injury to the aorta. Circulation 17:1086–1101
19. Satter P (1981) Verletzungen des Herzens und der großen Gefäße In: Lawin P, Wendt M (Hrsg) „Das Thoraxtrauma“. Bibliomed, Melsungen, 63–80
20. Shorr RM, Crittenden M, Indeck M, Hartunian SL, Rodriguez A (1987) Blunt thoracic trauma – Analysis of 515 patients. Ann Surg 206:200–205
21. Simons B (1949) Die Behandlung der Brustwand- und Lungenschüsse. In: Simons B, Nöller F, Busse E (Hrsg) „Dringliche Operationen bei Schußverletzungen“. Piscator, Stuttgart, 196–234
22. Simons B (1949) Die Behandlung der Schußverletzungen des Herzens. In: Simons B, Möller F, Busse E (Hrsg) „Dringliche Operationen bei Schußverletzungen“. Piscator, Stuttgart, 239–249
23. Sturm JT, Hines JT, Perry JF jr (1990) Thoracic spinal fractures and aortic rupture: A significant and fatal association. Ann thorac Surg 50:931–933
24. Sturm JT, McGee MB, Luxenberg MG (1988) An analysis of risk factors for death at the scene following traumatic aortic rupture. J Trauma 28:1578–1580
25. Sunder-Plasmann L, Brandl R, Heberer G (1986) Penetrierendes und perforierendes Thoraxtrauma. Chirurg 57:668–673
26. Trunkey DD, Lewis FR (1984) Current therapy of trauma. CV Mosby, Saint Louis, 85–92
27. Van Way III ChW (1989) Advanced techniques in thoracic trauma. Surg Clin North Am 69:143–155
28. Winter J, Schulte HD, Irlich G, Preusse CJ (1986) Klinik und Therapie des stumpfen Herztraumas. Langenbecks Arch Chir (Kongreßbericht) 369:139–144

272. Operation infiltrierend wachsender Tumoren in Perikard und Myokard

L. Eckel, E. Remsey und P. Satter

THG-Chirurgie, Theodor-Stern-Kai 7, W-6000 Frankfurt/M 70

Operation of Tumors with Pericardial and Myocardial Invasion

Summary. Tumors arising from different organs may infiltrate the peri- and myocardium. Complete resections and defect repairs are possible using a variety of operating techniques. Although longterm survival rates of those patients with advanced tumor stages are unfavorable, individuals can be cured. Almost always, the patient's condition can symptomatically be improved by reduction of cardiac tamponade, venous congestion, and dyspnoe.
Key words: Tumours – Pericardium – Myocardium – Operations

Zusammenfassung. Tumoren verschiedenster Organe können infiltrierend in Herz und Perikard wachsen. Vielfältige Techniken ermöglichen ausgiebige Resektionen und Rekonstruktionen. Obwohl die Langzeitüberlebensrate dieser fortgeschrittenen Tumorstadien ungünstig ist, so kann doch in Einzelfällen eine Heilung erzielt werden. Eine symptomatische Verbesserung durch Beseitigung von Einflußstauung, Dyspnoe und Perikardtamponade ist meist zu erreichen.
Schlüsselwörter: Tumoren – Perikard – Myokard – Operationen

Einleitung

Tumoren verschiedenster Organe können durch infiltrierendes Wachstum das Herz erreichen. Primäre Herztumoren infiltrieren direkt. Tumoren anderer Organe erreichen das Herz durch direktes kontinuierliches Wachstum ausgehend von benachbarten Strukturen, durch hämatogene oder lymphogene Aussaat oder durch direktes Wachstum entlang der Venae cavae, den Pulmonalarterien oder Lungenvenen.

Eine curative operative Tumorentfernung ist nur mit erweiterter Resektion, der Mitnahme von Tumor befallenem Perikard, Herz- und Gefäßanteilen möglich. Es wird über Operationsindikation, Technik und Ergebnisse dieser Chirurgie berichtet.

Tumoren des Herzens und der großen Gefäße

Die Häufigkeit ist eher selten, wie Sammelstatistiken zeigen. Autoptisch werden in 0,01–0,28 % der Fälle Herztumoren gefunden [6]. Eine Studie aller großen französischen Zentren berichtet über 533 Operationen von Herztumoren in einem Zeitraum von 25 Jahren [1]. Unser eigenes Krankengut umfaßt 55 Patienten in einem Zeitraum von 17 Jahren.

10–20% aller Herztumoren sind maligne. Histologisch handelt es sich am häufigsten um Angio-, Myxo-, Rhabdomyo- und Fibrosarkome. Bei den benignen Tumoren überwiegt in 80% das Myxom [1].

Das Ziel der Operation ist neben der Gewinnung der Histologie die vollständige operative Tumorentfernung. Ist dieses nicht möglich, so kann durch Tumorreduktion eine Einflußstauung oder Herztamponade beseitigt und somit eine Besserung für den Patienten erzielt werden. Die Tumorverkleinerung bei lokaler Inoperabilität als bessere Voraussetzung für eine Strahlentherapie kann eine weitere Operationsindikation darstellen.

Operationstechniken

Unter Zuhilfenahme der extrakorporalen Zirkulation sind die verschiedensten Operationstechniken – je nach Tumorlage – anzuwenden. Sie umfassen die subendokardiale Abtragung, die en bloc Tumorresektion unter Mitnahme von Wand-, Septum und Klappenanteilen des Herzens sowie Teilen der großen Herzgefäße und ggf. die Pneumonektomie. In Einzelfällen wurde auch über die Tumorentfernung nach Explantation und anschließender Autotransplantation des Herzens berichtet. Zur Rekonstruktion nach ausgedehnter Resektion können dann zusätzliche Maßnahmen erforderlich werden, wie der Gefäßersatz durch PTFE- oder Dacronprothesen, der plastische Wandersatz durch PTFE-Membranen, eine koronare Bypassanlage oder der Klappenersatz. In ausgewählten Fällen ist auch die Herztransplantation in Erwägung zu ziehen.

Ergebnisse

Während die mittel- und langfristige Prognose postoperativ für das Überleben bei gutartigen Tumoren gut ist, beträgt die mittlere Überlebenszeit bei malignen Tumoren 1,5 Jahre [1].

Nierentumoren

Endovasale Tumorzapfen vom Hypernephrom können entlang der Vena cava über den rechten Vorhof bis zur Tricuspidalklappe vorwachsen.

Operationstechnik

Die Operation umfaßt die Nephrektomie, die Entfernung des Tumorzapfens aus dem rechten Vorhof und der Vena cava und evtl. die Cavateilresektion mit plastischem Ersatz durch PTFE-Prothese. In den meisten Fällen ist dies mit temporärer Occlusion der Vena cava inferior durch Anzügelung unterhalb der Einmündung in den rechten Vorhof möglich. Reicht der Tumorzapfen bis in den rechten Vorhof, so muß er unter extrakorporaler Zirkulation nach Eröffnung des Vorhofes offen ausgeschält werden.

Ergebnisse

Die Langzeitergebnisse sind ungünstig. 5/6 solcher in unserer Klinik operierter Patienten waren bereits nach einem Jahr verstorben.

Mediastinaltumoren

Am häufigsten sind maligne Lymphome sowie Thymome, die oft erst durch das infiltrative Wachstum pathologisch anatomisch als maligne zu erkennen sind. Seltener finden sich maligne Teratome, Carcinome entarteter Perikardzysten, Lipo- und Fibrosarkome und Mesotheliome.

Jeder Mediastinaltumor soll operativ entfernt werden. Wenn die lokale Exzision möglich ist, sollte sie auch bei Tumoren, die durch Chemotherapie oder Radiatio behandelt werden, erfolgen.

Operationstechnik

Einen guten operativen Zugang ergibt die mediane Sternotomie oder auch die anterolaterale Thorakotomie. Die früher übliche Teilsternotomie sollte wegen schlechterer Übersicht und mehr Komplikationen nicht mehr gewählt werden. Die Tumorinfiltration betrifft am häufigsten die Vena cava superior und die Vena brachiocephalica. Weiterhin kann auch der Aortenbogen und die supraortischen Arterien betroffen sein. Ziel der Operation ist die vollständige Tumorentfernung. Die infiltrierten großen Venen werden dabei mitreseziert. Dies ist meist ohne extrakorporale Zirkulation möglich, im Gegensatz zur Resektion infiltrierter Aortenabschnitte. Liegt kein ausreichender Kollateralkreislauf vor, so muß zur Vermeidung von Einflußstauung und Hirnödem die venöse Strombahn durch Interposition von PTFE-Prothesen wiederhergestellt werden. Resezierte Aortenabschnitte erfordern eine Rekonstruktion durch Dacronprothesen. Eine Tumorverkleinerung ist vor allem dann indiziert, wenn eine alternative Therapie (Bestrahlung oder Chemotherapie) bessere Ergebnisse erzielt wie zum Beispiel beim Morbus Hodgkin. Im Zweifelsfalle sollte die Entscheidung intraoperativ nach Vorliegen der histologischen Schnellschnittdiagnose in Rücksprache mit dem Onkologen gefällt werden.

Die Tumorreduktion zur Verbesserung der Kreislauf- oder Atemsituation ist in Einzelfällen auch angezeigt.

Ergebnisse

Die Spätergebnisse sind vor allem durch die Histologie des Tumors bestimmt. So werden in der Literatur für infiltrierende Thymome im Stadium III und IV nach Masaoka eine 5-Jahresüberlebensrate von 30 % angegeben [5]. Thymuscarcinoide haben mit 13 % 5 Jahresüberlebensrate ungünstigere Spätergebnisse [7]. Die mittlere Überlebenszeit von malignen Teratomen ist mit 10 Monaten am schlechtesten [2].

Bronchialcarcinom

Das zentrale Bronchialcarcinom infiltriert häufig cardiale Strukturen durch direkte Tumorinfiltration des Pericards, tumoröse Infiltration der Venenstämme sowie des Lungenarterienhauptstammes, Tumorzapfen der Lungenvenen, die bis ans Perikard heranreichen, oder Ummauerung des Lungenhilus durch Lymphknotenmetastasen. Die erweiterte Resektion unter Mitnahme von Perikard, Vorhofanteilen und ggf. der Vena cava superior ist aus Gründen der Radikalität, sowie in vielen Fällen auch aus technischen Gründen einer sicheren intraperikardialen Versorgung der Lungengefäße indiziert.

Operationstechnik

Die Tumorentfernung geschieht durch die Pneumonektomie und die en bloc Resektion von Perikard, Vorhof- und zentralen Lungengefäßanteilen. Unter Verwendung von Satinsky-Klemmen können Vorhofanteile reseziert werden ohne Einsatz der extrakorporalen Zirkulation. Der Perikarddefekt kann zur Verhütung einer Herzluxation mit einer PTFE-Membran verschlossen werden. Der prothetische Ersatz der resezierten Vena cava superior erfolgt ebenfalls durch eine PTFE-Prothese.

Ergebnisse

Die postoperativen Überlebensraten werden in der Literatur bei Tumoren mit indirekter Infiltration des Mediastinums (T3 N0) mit 12 % nach 5 Jahren angegeben [3]. Bei mediastinaler Lymphknoteninfiltration (N2) beträgt die postoperative 5 Jahresüberlebensrate 9–15 % [4]. In unserem eigenen Krankengut lag die Überlebensrate von T3 N1 M0 Patienten bei 21 % nach 2 Jahren, Patienten im Stadium T3 N2 M0 waren 2 Jahre nach Operation alle verstorben.

Literatur

1. Blondeau Ph (1990) Primary cardiac tumors – French Studies of 533 cases. Thorac cardiovasc Surgeon 38 (Special Issue): 192–195
2. Burt ME, Javadpour N (1981) Germ-cell tumours in patients with apparently normal testes. Cancer 7: 1911–1915
3. Burt ME, Pomerantz AH, Bains MS, McCormack PM, Kaiser LR, Hilaris BS, Martini N (1987) Results of surgical treatment of stage III lung cancer invading the mediastinum. Surg Clin North Am 67: 987–1000
4. Höpker W-W, Lüllig H (1987) Lungenkarzinom. Springer, Berlin Heidelberg New York Tokyo, p 102
5. Marchevsky AM, Kaneko M (1984) Surgical pathology of the mediastinum. Raven, New York
6. McAllister HA, Fenoglio JJ (1978) Tumours of the cardiovascular system. In: Atlas of tumour pathology. Washington, DC, Armed Forces Institute of Pathology, fasc. 15, 2nd series
7. Wick MR, Carney JA, Bernatz PE, Brown LR (1982) Primary mediastinal carcinoid tumours. Am J Surg Pathol 6: 195–205

273. Die Perikarditis konstriktiva – Operation mit oder ohne Herz-Lungen-Maschine?

F. W. Hehrlein, W. A. Stertmann und M. Roth

Klinik für Herz- und Gefäßchirurgie, Klinikstraße 29, W-6300 Gießen

Constrictive Pericarditis: Operation With or Without Extracorporeal Circulation?

Summary. In patients suffering from constrictive pericarditis, the best hemodynamic results can be achieved by total mobilization of the heart and complete resection of the pericardium. Among 72 patients operated upon from 1969 to 1991, the use of extracorporeal circulation became necessary only twice. Therefore, we suggest the use of heart lung machine only in patients with bad myocardial function or in patients who need correction of additional diseases. Routine use of extracorporeal circulation is not mandatory.

Key words: Constrictive pericarditis – Extracorporeal circulation – Pericardiectomy – Operative technique

Zusammenfassung. Bei der Perikarditis constrictiva ist nur durch eine vollständige Mobilisation des Herzens und eine weitgehende Resektion des Herzbeutels eine hämodynamische Besserung zu erreichen. Unter 72 operierten Fällen haben wir nur zweimal den Einsatz der Herz-Lungen-Maschine für notwendig erachtet. Wegen der notwendigen Heparinisierung und der damit verbundenen Nachteile lehnen wir den Routineeinsatz der extrakorporealen Zirkulation ab. Der Einsatz der HLM ist sinnvoll bei sehr schlechter Myokardfunktion und notwendig zur Korrektur begleitender Erkrankungen.

Schlüsselwörter: Perikarditis konstriktiva – Perikardektomie – Herz-Lungen-Maschine – Panzerherz – Operationstechnik

Einleitung

Die Erstbeschreibung der konstriktiven Perikarditis geht wahrscheinlich auf Galen zurück, der bereits 190 n. Christus eine Herzbeutelverdickung bei Tieren beobachtete und ähnliche Veränderungen beim Menschen für möglich hielt.

Von der Antike bis zum Mittelalter wurden Herzen mit chronischen oder entzündlichen Perikardveränderungen als „haarige Herzen“ bezeichnet und mit Männern besonderer kriegerischer Qualitäten in Zusammenhang gebracht. Hierzu trug wohl viel die Geschichte des Aristomenes bei, von dem Plinius erzählt, er haben 300 Lakedämonier im Kampfe getötet. Als er nach zweimaligem Entkommen aus der Gefangenschaft endgültig überwunden und getötet wurde, schnitt man ihm den Brustkorb auf und fand ein „haariges Herz“. Auch in der Renaissance hielt Antonio Benevieni zunächst noch an der Vorstellung fest, daß

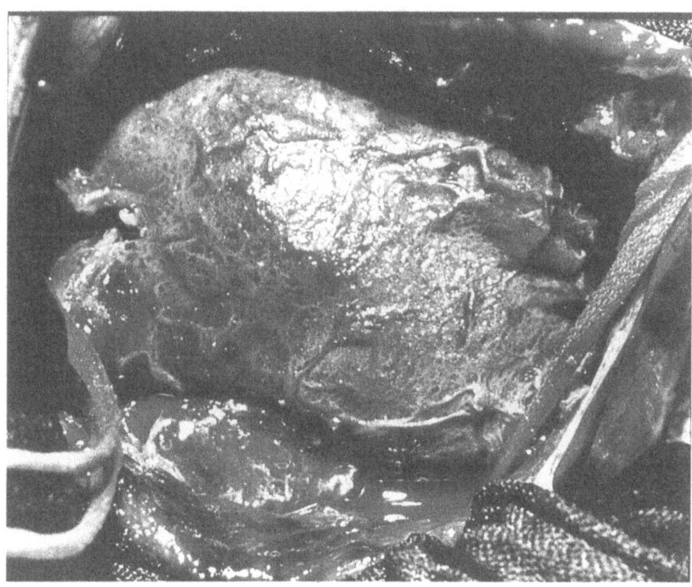

Abb. 1. OP-Photo einer fibrinösen Perikarditis, sogenanntes „haariges Herz"

ein „Cor hirsutum" oder „Cor villosum" ein Zeichen besonderer Tapferkeit und Stärke bedeuten müsse, bis er deutlichere pathologische Zusammenhänge erkannte und seine Interpretationen der Entstehung einer fibrinösen Perikarditis exakter und weniger romantisch wurden (Abb. 1).

Obwohl Napoleons Leibarzt Larrey und vor allem der Spanier Romero bereits zu Beginn des 19. Jahrhunderts über mehrere erfolgreiche Perikardiozentesten bzw. Perikardiotomien berichten konnten, vertrat noch 1892 Theodor Billroth die Meinung, dies seien Operationen, die eher an Frivolität heranreichen. Nach funktionell wenig wirksamen Kardiolyseversuchen durch L. Brauer und E. Delorme und der ersten Teilresektion des Perikards durch Hallopeau im Jahre 1910 wurde dann in den zwanziger und dreißiger Jahren die Perikardektomie durch Rehn, Schmieder und Sauerbruch in Deutschland und durch C.S. Beck und in den USA zur Routineoperation ausgebaut.

Ätiologie und Symptomatologie

Das **ätiologische Spektrum** der Perikarditis konstriktiva hat sich in den letzten Jahren deutlich verändert. Die Tuberkulose spielt heute bei weitem nicht mehr die Rolle, wie in den 50er Jahren. Wesentlich häufiger werden unspezifische Entzündungen angeschuldigt, hervorgerufen z. B. durch Coxsackie B-Viren, gefolgt den rheumatoiden oder urämischen Veränderungen und vor allem metastatische Erkrankungen oder Bestrahlungsfolgen. Erstaunlicherweise stellt das Operationstrauma im Vergleich zum Unfalltrauma nur einen unbedeutenden ätiologischen Faktor dar [3, 7].

Infolge der ausgeprägten **Symptomatologie**, gekennzeichnet durch Herzinsuffizienz, Einflußstauung, Aszites und die bei der verkalkenden Perikarditis charakteristischen Veränderungen im Röntgenbild, bereitet die Vorfelddiagnostik keinerlei Schwierigkeiten.

Die genaueste Information über den Schweregrad der **hämodynamischen Veränderungen** vermittelt heute die Echokardiographie sowie die Herzkatheteruntersuchung mit der Druckmessung in den vier Herzhöhlen, die vor allem das klassische Dip-Plateauphänomen des Druckes im rechten Ventrikel aufweist. Die Kardio-Angiographie gibt nicht nur Auskunft über die Einschränkung der Kammermotilität, sondern vor allem wichtige Hinweise zur Lagebeziehung der Herzkrankarterien zu den Verkalkungsherden (Abb. 2).

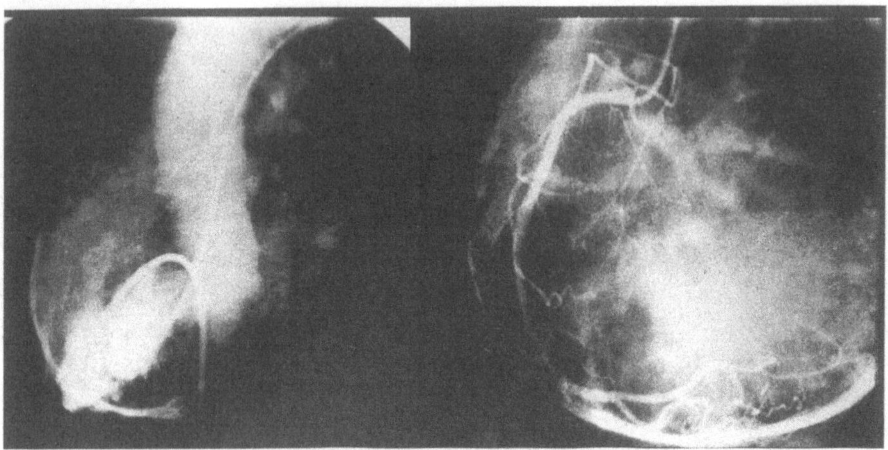

Abb. 2. Ventrikulographie und Koronarangiographie zur Darstellung der Lagebeziehung von Koronararterienverlauf und Perikarderhaltung

Indikation und operative Behandlung

Die Indikation zur operativen Behandlung von Perikarderkrankungen ist heute weitgehend standardisiert und umfaßt zwei Gruppen:

Rezidivierende, die Hämodynamik beeinflussende Ergüsse werden durch eine Perikardektomie oder Teilresektion sowohl diagnostisch als auch kurativ angegangen. Dies gilt auch für Tumoren und Mißbildungen. Eine Sonderstellung nimmt die konstriktive Perikarditis ein. Sie ist charakterisiert durch eine ausgedehnte starre Einschnürung der Vorhöfe und Ventrikel, zumeist mit Kalkeinlagerung. Nach Sommereville führen Patienten mit einem sogenannnten Panzerherz ohne Operation für 5–15 Jahre ein halbinvalides Leben, geplagt von Aszites, Oedemen und Pleuraergüssen, bis sie in der Regel ihrem Leid erliegen. Bei jüngeren Patienten verläuft die Erkrankung rascher und die medikemtöse Behandlung zeigt nur wenig Effektivität. Demgegenüber beseitigt die Perikardektomie in 60–85% der Fälle die Symptome und bringt rasch eine deutliche Besserung des Beschwerdebildes [9].

Als operativer Zugang gilt die linksseitige Thorakotomie heute als unzureichend und überholt. Die bilaterale Thorakotomie stellt eine unnötige und für den Patienten zu große Belastung dar. Dagegen wird die mediane Sternotomie von vielen Arbeitsgruppen und auch von uns als der ideale Zugang angesehen, der nicht nur schonend, sondern auch für alle erweiterte Maßnahmen ausreichend ist. Man sucht zunächst in der Mittellinie eine relativ weiche und unverkalkte Stelle auf und spaltet das Perikard schonungsvoll über dem sofort hervorquellenden Herzmuskel. Als erstes wird versucht, wenn möglich, den linken Ventrikel zu befreien, um möglichst rasch die Auswurfleistung des Herzens zu verbessern. Die Dekortikation der rechten Seite umfaßt nicht nur den gesamten Vorhof und die Hohlvenenmündungen, sondern erstreckt sich bis zur Pulmonalvenenmündung in der „intraarterial groove" [2, 3, 7].

Nach Mobilisierung der diaphragmalen Fläche resezieren wir die beiden Perikardflügel entlang der Phrenicusgrenze. Die Skelettierung der Phrenicusnerven und Entfernung der verkalkten Perikardareale der Hinterwand halten wir für eher risikoreich als notwendig. Allerdings muß die Herzspitze und gesamte Hinterwand *vollständig* isoliert und mobilisiert werden, um ein gutes hämodynamisches Ergebnis zu erreichen. Das Herz schlägt dann sichtlich befreit wie in einer Kalebasse (Abb. 3a).

Bei fingerdicken Kalkplatten mit Eindringen der Kalkspangen in das Myokard kann sich die präparatorische Arbeit sehr schwierig gestalten und es gelingt dann oft nur eine Abtragung in kleinen Stücken (Abb. 3b). Es erscheint naheliegend, die Blutungsgefahr und

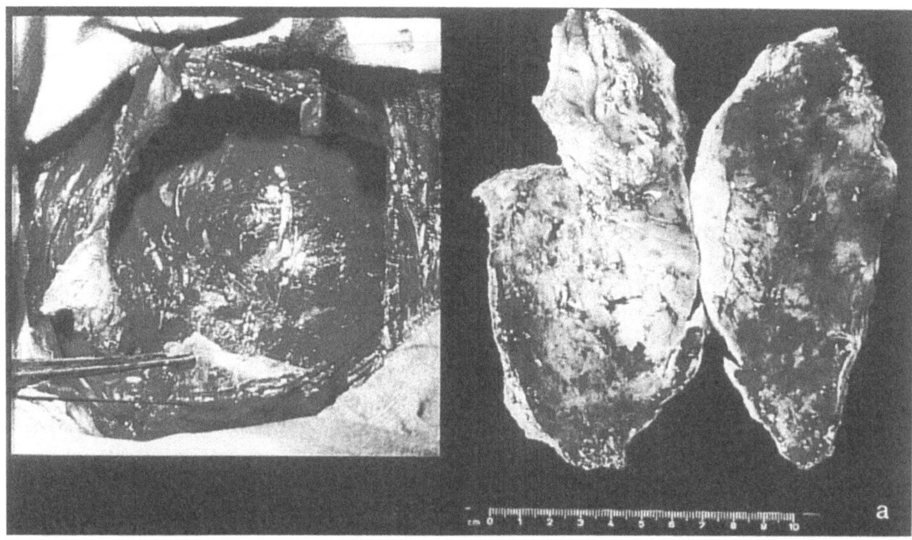

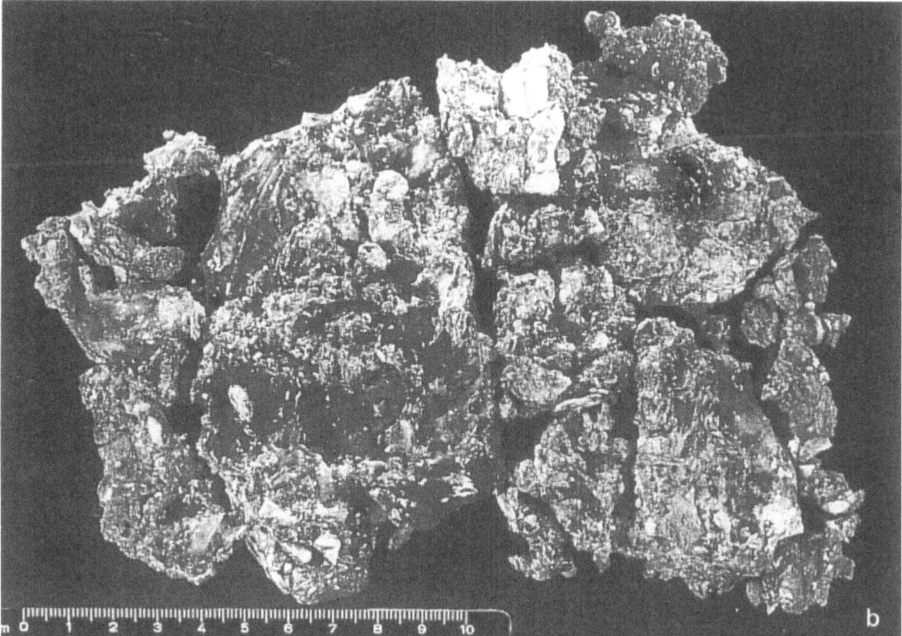

Abb. 3. a Türflügelartiges Resektat der Vorder- und Seitenflächen des Perikards bei schwieliger Perikarditis konstriktiva. **b** In Einzelstücken abgetragene Fragmente bei schwerer kalzifizierter Perikarditis konstriktiva

vor allem eine bedrohliche Beeinträchtigung der Auswurfleistung bei solchen langwierigen Manipulationen durch den **Einsatz der Herz-Lungen-Maschine** zu vermindern. Deshalb empfehlen Copeland und Mitarbeiter [1] routinemäßig den Einsatz der extrakorporalen Zirkulation und nehmen die Nachteile einer Heparinisierung in Kauf. Wir haben nur in zwei von 72 Fällen in jüngerer Zeit von dieser Möglichkeit Gebrauch gemacht, um ein schweres Low output-Syndrom erfolgreich zu durchbrechen.

Eigenes Krankengut und Ergebnisse

In einem Zeitraum von 22 Jahren wurden an der Gießener Klinik 212 Eingriffe wegen Perikarderkrankungen durchgeführt. Die Hospitalletalität im Gesamtkrankengut beträgt 4,7%. Von 6 wegen einer anderen Ursache als einem sogenannten Panzerherz operierten und verstorbenen Patienten litten 4 an einer primären oder metastatischen Tumorerkrankung, ein Patient an einer purulenten Perikarditis und ein weiterer an einem sog. Porzellanherzen.

Die Angaben über die Operationssterblichkeit bei Patienten mit chronischer konstriktiver Perikarditis schwanken in der Literatur zwischen 4% und 25% [2, 3, 6, 7, 9]. Wir haben von 72 Patienten mit klassicher Perikarditis 4 verloren. Die Todesursache war in drei Fällen ein nicht beherrschbares Myokardversagen, bei einem Patienten müssen Blutungskomplikationen für den letalen Ausgang angeschuldigt werden.

Eine erste Nachuntersuchung des Krankenguts hatte befriedigende Langzeitergebnisse erbracht [8], in einer weiteren, bereits begonnenen Studie über einen 20-Jahres-Überblick soll vor allem echokardiographisch das Verhalten dekortizierter Ventrikel im Spätverlauf untersucht werden.

Diskussion

Nach den hämodynamischen Studien von Sommerville und Kloster führt eine unvollständige Perikardresektion nur zu einer geringen Krankheitsbesserung und zum Fortbestehen der Symptome; deshalb sollte immer eine möglichst „totale" Entpanzerung angestrebt werden [5, 9]. Die Bezeichnungen „radikale, extensive, totale, komplette, partielle oder begrenzte" Perikardektomie sind sehr uneinheitlich definiert. Wir verstehen unter einer totalen Perikardektomie die Abtragung des veränderten Gewebes von der Vorder- und Seitenwand beider Ventrikel bis zur Phrenicusgrenze, mit Befreiung der Vorhöfe und Hohlvenenmündung und vor allem die vollständige Mobilisierung der Rückseite des Herzens von der in diesem Bereich belassenen Kalkschale. Der intraoperativ gemessene Vorhofdruck und enddiastolische Ventrikeldruck sind ein guter Gradmesser des Operationserfolges.

Die nach effektiver Perikardektomie oft rasch einsetzende Dilatation des Herzens kann auch unter hoch dosierter Digitalisierung bedrohliche Ausmaße annehmen und in kritischen Fällen zum Low output-Syndrom führen, sowie zum Einsatz einer maschinellen Kreislaufunterstützung durch intraaortale Ballonpulsation zwingen (Abb. 4).

Der von Copeland routinemäßig empfohlene Einsatz eines kardiopulmonalen Bypass muß nach unseren Erfahrungen mit Vorbehalt betrachtet werden. Zunächst macht das Krankheitsbild durch seine pathologisch-anatomischen Veränderungen einen standardisierten und raschen Anschluß der Herz-Lungen-Maschine unmöglich, da die Verwachsungen und Verkalkungsherde nicht nur über dem rechten Vorhof, sondern auch im Bereich der Aorta und Pulmonalarterie sehr ausgeprägt sein können. Die obligate Heparinisierung wirkt sich ferner nachteilig hinsichtlich der Blutungsgefahr der stets großen Wundflächen aus. Wir sehen in der Möglichkeit, an einem relativ leer schlagenden Herzen zu präparieren, nicht die Vorteile, wie sie die Stanford-Gruppe sieht und halten in diesem Falle eine Gefahr der Verletzung von Koronararterien unter Umständen für größer. Ohne Frage ist die Nutzung der extrakorporalen Zirkulation immer dann angezeigt, wenn zusätzliche Erkrankungen, vor allem Korrekturen am Klappenapparat oder Myokardrevaskularisationen wegen koronarer Herzerkrankung ergänzend durchgeführt werden müssen. Bei primär sehr schlechter Myokardfunktion oder akutem Myokardversagen im Verlauf des Eingriffs halten wir jedoch in Ausnahmefällen den Anschluß einer Herz-Lungen-Maschine für sinnvoll, wie es auch anhand von zwei Beobachtungen im eigenen Krankengut zu erfahren war. Damit gehört die operative Behandlung der Perikarditis konstriktiva in die Hände eines spezialisierten herzchirurgischen Teams, welches in der Lage ist, den Eingriff stets in einem „Stand-by"-Verfahren mit Hilfe der extrakorporalen Zirkulation durchzuführen.

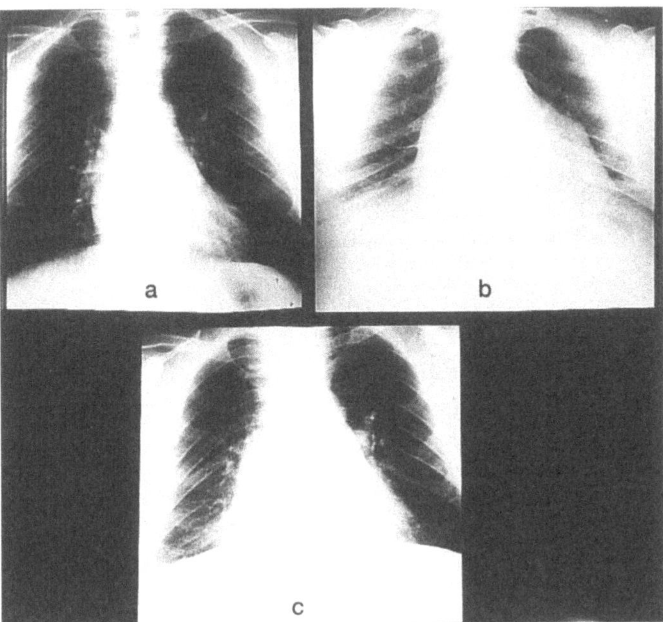

Abb. 4a–c. Geflügeldilatation des Herzens nach Perikardektomie. **a** präoperativ. **b** 1. Tag postoperativ. **c** Nach 14 Tagen konservativer Behandlung

Hinsichtlich der Langzeitergebnisse haben sich generell nach unseren Erfahrungen die Beobachtungen von Sommerville, McCaughan und DeValeria bestätigt, die besagen, daß bei einwandfreier Operationstechnik unbefriedigende unmittelbare und langfristige hämodynamische Ergebnisse in der Regel der Ausdruck einer fortgeschrittenen, bereits präoperativ bestehenden Myokardschädigung sind. Eine frühe Diagnostik und eine Operationsindikation vor Eintritt irreversibler Herzmuskelschädigungen sind der beste Ansatz, die Behandlungsergebnisse weiter zu verbessern.

Literatur

1. Copeland JG, Stinson EB, Griepp RB, Shumway NE (1975) Surgical treatment of chronic constrictive pericarditis using cardiopulmonary bypass. J Thorac Cardiovasc Surg 236–238
2. DeValeria A, Baumgartner WA, Casale AS, Greene PS, Cameron DE, Gardner TJ, Gott VL, Watkins L, Reitz BA (1991) Current indications, risks, and outcome after pericardiectomy. Ann Thorac Surg 52:219–224
3. Hehrlein FW, Moosdorf R, Pitton M, Dapper F (1991) The role of pericardiectomy in pericardial disorders. European Heart J 12 [Suppl D]:7–9
4. Hudson REB (1986) The pathology of pericardial disease. In: Kirklin JW, Barret-Boyes BG (Hrsg) Cardiac Surgery. John Wiley and Sons, New York, S 1636–1639
5. Kloster FE, Grislip RL, Bristow JD, Herr RH, Ritzmann LW, Griswold HE (1965) Hemodynamic studies following pericardiectomy for constrictive pericarditis. Circulation 415–424
6. McCaughan BC, Schaff HV, Piehler JM, Danielson GK, Orszulak TA, Puga FJ, Pluth JR, Conolly DC, McGoon DC (1985) Early and late results of pericardiectomy for constrictive pericarditis. J Thorac Cardiovasc Surg 89:340–350
7. Miller JI, Mansour KA, Hatcher CR (1982) Pericardiectomy: Current Indications, Concepts, and Results in a University Center. Ann Thorac Surg Vol 34, No 1, 40–45
8. Skibbe G, Hehrlein FW (1969) Pericarditis constrictiva. Ätiologie – Operationstechnik – Spätergebnisse. Münchener Med Wochenschr 49:2541–2546
9. Sommerville W (1968) Constrictive pericarditis. With special reference to the change in natural history brought about by surgical intervention. Circulation, Vol 37 u. 38, 102–111

274. Die regionale hypertherme Perfusion – Therapiekonzept und Langzeitergebnisse

J. Göhl und W. Hohenberger

Klinik und Poliklinik für Chirurgie, Universität Regensburg, Franz-Josef-Strauß-Allee, W-8400 Regensburg

Isolation Hyperthermic Perfusion: Principles and Results

Summary. Isolation perfusion was introduced in 1957 by Creech and Krementz for treatment of malignancies of the limbs. The isolation of the extremity from the body circulation allows a high concentration of cytostatics without systemic side effects. Regionally metastasizing malignant melanomas with satellites, intransit or lymph node metastases are generally accepted indications for isolation perfusion. There is still controversy about elective adjuvant perfusion in stage I melanoma. Prospective randomized studies must clarify this situation.
Krementz demonstrated long-term survival rates between 29 % and 52 %. Our group of patients with satellites and intransit metastases shows a 10-year survival rate of 48 %. Considering the historical data of our patients without perfusion and with a 10-year survival of 11%, there is a highly significant statistical difference. In conclusion, isolation perfusion is the therapy of choice in patients with locally metastasized malignant melanoma of the limbs.
Key words: Regional chemotherapy – Isolation perfusion – Malignant melanoma

Zusammenfassung. Die isolierte Perfusionsbehandlung zur Therapie maligner Tumoren der Extremitäten wurde 1957 von Creech und Krementz in die Klinik eingeführt. Der Vorteil dieses Therapiekonzeptes liegt darin, daß durch die Isolierung der betroffenen Extremität vom Körperkreislauf eine hohe Zytostatikumkonzentration in der befallenen Tumorregion erreicht werden kann, ohne toxische systemische Nebenwirkungen befürchten zu müssen. Lokoregionär metastasierte maligne Melanome, wie Satelliten-, Intransit- oder regionale Lymphknotenmetastasen, werden als gesicherte Indikation für die isolierte Perfusion angesehen.
Der Stellenwert der prophylaktischen Extremitätenperfusion wird heute kontrovers beurteilt. Nach Angaben von Krementz belaufen sich die Langzeitüberlebensraten nach therapeutischer Perfusion zwischen 29 und 52 %. Im eigenen Krankengut finden wir 10-Jahresraten von 48 %. Im historischen Vergleich läßt sich ein signifikanter Unterschied zur nicht perfundierten Gruppe feststellen. Wir sehen anhand unserer Ergebnisse die isolierte hypertherme Perfusion als Therapieverfahren der Wahl bei klinisch manifesten regionären Metastasen maligner Melanome.
Schlüsselwörter: Regionale Chemotherapie – Hypertherme Perfusion – Malignes Melanom

Einführung

Die isolierte Perfusionsbehandlung zur Therapie maligner Tumoren der Extremitäten wurde 1957 von der Arbeitsgruppe um Creech und Krementz am Department of Surgery, Tulane in die Klinik eingeführt (Creech et al. 1958). Cavaliere und Mitarbeiter benutzten dieses Perfusionsverfahren als erste im hyperthermen Bereich bei Temperaturen um 43 Grad C. (Cavaliere et al. 1967). Stehlin konnte bei der Zytostatikaperfusion im hyperthermen Bereich bessere Ergebnisse erzielen als unter normothermen Bedingungen (Stehlin et al. 1975).

Heutzutage kommt dieses Behandlungsverfahren an vielen Instituten weltweit zur Anwendung und wird, von einigen Variationen abgesehen, standardisiert durchgeführt. Der Vorteil dieses Therapiekonzeptes liegt darin, daß durch die Isolierung der betroffenen Extremität vom Körperkreislauf eine hohe Konzentration des Zytostatikums auf die tumorbefallene Region appliziert werden kann, ohne die toxischen, den Körperkreislauf belastenden Nebenwirkungen befürchten zu müssen; außerdem kann im extrakorporalen Kreislauf eine zusätzliche Erwärmung des Blutes bis zur entsprechenden gewünschten Gewebetemperatur erfolgen.

Methode und technische Durchführung

Die Technik der isolierten Extremitätenperfusion wurde inzwischen von verschiedenen Autoren detailliert dargestellt (Creech et al. 1958, Krementz et al. 1988, Kroon et al. 1988, Schraffordt-Koops et al. 1987, Stehlin et al. 1975, Cavaliere et al. 1967, Tonak et al. 1984).

Generell kann festgestellt werden, daß diese Behandlungsmethode in den Händen Erfahrener sich inzwischen zu einem sicheren, technisch gut durchführbaren und mit geringen Nebenwirkungen verbundenen Verfahren entwickelt hat.

Chirurgische Technik

Das operationstechnische Verfahren der hyperthermen Perfusion ist heute weitgehend standardisiert (Abb. 1). Nach Kanülierung der Gefäße erfolgt die Verbindung mit dem arteriellen und venösen Schenkel der Herz-Lungen-Maschine. Die so vom Körperkreislauf weitgehend isolierte Gliedmaße wird mit Hilfe der Herz-Lungen-Maschine durchspült, wobei über einen Wärmetauscher das Perfusat erwärmt wird. Ferner finden um die Extremität geschlungene Wärmematten zur zusätzlichen Wärmeapplikation Verwendung. Die Perfusionsdauer be-

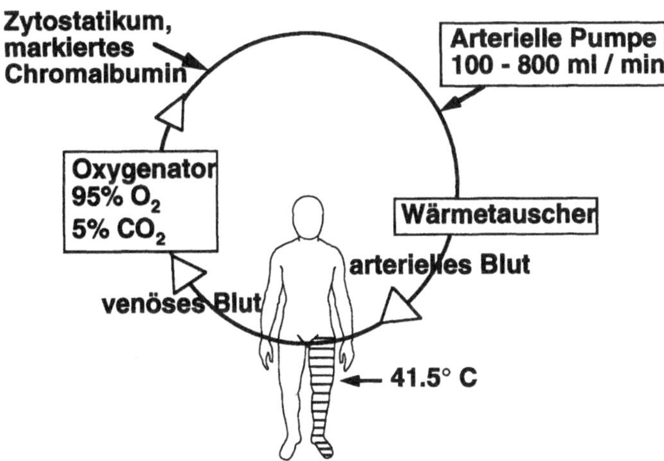

Abb. 1. Schaltschema einer Extremitätenperfusion

trägt nach Zugabe des entsprechenden Zytostatikums in der Regel eine Stunde, nach dieser Zeit erfolgt eine Spülung der Gliedmaße über die extrakorporale Zirkulation.

Trotz der weitgehenden Standardisierung dieses Behandlungsverfahrens in Methode und Technik sind bis heute noch viele ungelöste Fragen und Probleme offen, welche weiterer wissenschaftlicher und klinischer Untersuchungen bedürfen:

Zytostatikumauswahl – Mono- oder Kombinationstherapie

Melphalan ist bis heute das am weitesten verbreitete und am besten untersuchte Chemotherapeutikum und scheint allen anderen Medikamenten, die entweder als Mono- oder als Kombinationstherapie angewendet werden, auf längere Sicht gesehen gleichwertig, wenn nicht überlegen zu sein. Es wird als Zytostatikum der Wahl bei der regionalen hyperthermen Perfusion bei malignen Melanomen angesehen (Kroon 1988, Martijn 1982, Schraffordt-Koops 1987, Tonak 1984). Die möglichen Kombinationen von Melphalan mit anderen Chemotherapeutika sind vielfältig (Krementz 1988). Eine wesentliche Verbesserung von Kombinations- bzw. Sequentionstherapien gegenüber einer Monotherapie mit Melphalan konnte bisher nicht festgestellt werden. Die zwischenzeitlichen Berichte von Aigner (Aigner et al. 1983, 1984) über die sehr erfolgreiche Anwendung einer Zytostatikakombination von Cisplatin, Vincristin und Dacarbazin bei einigen Patienten mit metastasierenden Melanomen zeigten jedoch in der Langzeitbeobachtung keine entscheidenden Vorteile gegenüber der Monotherapie mit Melphalan.

Zytostatikumzugabe

Bis Ende der 70er Jahre wurde die Dosierung des Zytostatikums in Abhängigkeit vom Körpergewicht berechnet. Als exaktere Dosisbestimmungsmöglichkeit gab Wieberdink eine Berechnung bezüglich des perfundierten Gewebevolumens in Abhängigkeit von der beobachteten toxischen Gewebsreaktion an (Wieberdink 1982). Als Standarddosierung werden Melphalan-Mengen von 10 mg/Liter perfundiertes Gewebevolumen am Bein sowie 13 mg/Liter perfundiertes Gewebevolumen am Arm empfohlen (Tabelle 1).

Ebenfalls große Variationen finden sich in der Applikationsform des Zytostatikums in den extrakorporalen Kreislauf. Hierbei unterscheidet sich einmal die Bolus- von der fraktionierten Zugabeform, zum anderen bietet sich die Möglichkeit einer Zugabe direkt in die Arterie oder in das venöse Reservoir. Unterschiedliche Konzentrationsspiegel, entsprechend der jeweiligen Applikationsform, wurden von verschiedenen Autoren angegeben, exakte Konzentrationsbestimmungen im perfundierten Gewebe lassen zukünftig wohl Aussagen über die wirkungsvollste Art der Medikamentenzugabe erwarten (Benckhuijsen et al. 1986, Briele et al. 1985, Lejeune et al. 1987 und Loos et al. 1988).

Tabelle 1. Zytostatika zur Extremitätenperfusion beim malignen Melanom

	Arm		Bein
Melphalan	0,6–1 mg/kg KG bzw. 13 mg/l	Extremitätenvolumen	0,8–1,2 mg/kg KG 10 mg/l
Actinomycin D	0,006 mg/kg KG max. 0,5 mg		0,014 mg/kg KG max. 1 mg
Thiotepa	0,6–1 mg/kg KG		0,8–1,2 mg/kg KG
Cis-Platin			
DTIC			
BCNU			
Vindesin			
Adriamycin			

Flußraten

Obwohl sich nach physiologischen Berechnungen die Flußraten am Arm und Bein bestimmen lassen, zeigt sich bei Durchführung der extrakorporalen Zirkulation, auch den Ergebnissen im Tierexperiment entsprechend, keine physiologisch ausreichende Oxygenierung des Gliedmaßengewebes. Untersuchungen von Ghussen haben dies in der Klinik und am Tierexperiment eindeutig ergeben (Ghussen 1981). Exaktere Aussagen hinsichtlich des idealen Perfusionsflows werden von pharmakokinetischen Untersuchungen von Plasmaspiegel und Gewebespiegel erwartet.

Perfusatzusammensetzung

Die Mehrzahl der Zentren bevorzugt die Hämodilution im extrakorporalen Kreislauf bei einem Hämatokrit zwischen 20 und 25 % basierend auf den Erfahrungen der extrakorporalen Ganzkörperzirkulation. Bei kleinem Oxygenator- und Maschinenfüllvolumen kann dieser Wert durch normale Verdünnung mit der Primärfüllung des extrakorporalen Kreislaufs erreicht werden. Bei Armperfusionen mit geringem Blutvolumen in der zu behandelnden Gliedmaße kann die Zugabe von Erythrozytenkonzentrat bzw. Vollblut zum Perfusionskreislauf notwendig werden.

Zur Klärung vieler offener Fragen bei der Perfusionsbehandlung von Extremitätenmelanomen wurde von Nagel und Mitarbeitern ein Miniaturmodell für die Perfusion von Rattenextremitäten entwickelt (Nagel et al. 1987). Wir halten diese Versuchsanordnung mit verschiedenen Modifikationen für geeignet, in Verbindung mit entsprechenden Analysen von Plasma- und Gewebekonzentrationen und durch Variieren spezifischer Parameter weitere Erkenntnisse über optimale Perfusionsbedingungen zu erhalten.

Klinische Ergebnisse

Indikationen

Die Vorteile der isolierten hyperthermen Extremitätenperfusion liegen
- in der regionären Anwendung chemotherapeutischer Substanzen in hoher Konzentration ohne systemische Nebeneffekte,
- im Synergismus von Hyperthermie und Chemotherapie,
- in der Behandlung eines klinisch okkulten oder makroskopisch nachweisbaren lokalen Tumorbefalls der entsprechenden Gliedmaße.

Die Behandlung kann prophylaktisch bei Patienten mit high-risk-Tumoren zur Vermeidung lokoregionärer Metastasen oder therapeutisch bei Patienten mit bereits manifesten lokoregionären Rezidiven, wie Satelliten-, Intransit- oder regionären Lymphknotenmetastasen, durchgeführt werden (Tabelle 2).

Tabelle 2. Isolierte hypertherme Zytostatikaperfusion der Extremitäten

Indikationen

- therapeutisch
  bei Vorliegen von Lokalrezidiven und/oder Satelliten- und/oder Intransit- und/oder LK-Metastasen
- adjuvant
  nach Entfernung eines High-risk-Melanoms
  - Kontroverse Beurteilung
  - Untergruppen scheinen zu profitieren (W.H.O./E.O.R.T.C.-Studie)

Prophylaktische Extremitätenperfusion

Der Stellenwert der prophylaktischen Extremitätenperfusion hinsichtlich der Entstehung späterer lokoregionärer Rezidive wird heute kontrovers beurteilt. Retrospektive, teilweise im historischen Vergleich durchgeführte Studien zeigten vielfach einen signifikanten Unterschied der mit Perfusion behandelten Patienten im Vergleich zum nicht perfundierten Kollektiv (Schraffordt-Koops 1983, Tonak et al. 1983, 1984). Wie bei allen historischen Vergleichen können verschiedene Faktoren innerhalb der unterschiedlich betrachteten Zeiträume variieren und eine entsprechende Verzerrung verursachen. Exakte, definitive Schlußfolgerungen sind deshalb problematisch. Das gleiche trifft für multizentrische Studien zu, welche die regional getrennten Patientenkollektive mit und ohne Perfusionsbehandlung retrospektiv betrachteten (Martijn et al. 1986).

In Anbetracht dieser Umstände erscheinen prospektiv randomisierte Studien zur genauen Evaluierung des Stellenwertes der isolierten Extremitätenperfusion unumgänglich. Die einzige, bisher abgeschlossene prospektive Studie wurde von einem einzigen Zentrum, von Ghussen (Ghussen et al. 1984, 1986) vorgestellt. Das Ergebnis zeigte einen scheinbaren Vorteil der isolierten Extremitätenperfusion. Es bleibt jedoch anzumerken, daß in der Kontrollgruppe Lokalrezidive in 39 % der Patienten beobachtet wurden, eine ausnahmslos hohe Rate, die weltweit in der internationalen Literatur nicht beschrieben wird. Als Grund dafür mag wohl eine negative Selektion vorhanden sein, die sicherlich auch die Aussagekraft dieser Studie reduziert.

Um eine exakte Aussage hinsichtlich des Wertes der isolierten Perfusion in diesem multifaktoriellen Geschehen machen zu können, wurde eine von E.O.R.T.C. und W.H.O. gemeinsam geleitete prospektive randomisierte Studie 1984 begonnen. Bis Juni 1991 wurden etwa 600 Patienten eingebracht. Erste statistisch verwertbare Ergebnisse zeigten keine Unterschiede im Gesamtkollektiv zwischen perfundierter und nicht perfundierter Gruppe. Es konnten jedoch für Untergruppen mit Tumoren der unteren Extremitäten der Kategorie pT3a und b (UICC 1987) Vorteile in der postoperativen Erscheinungsfreiheit nach Perfusion nachgewiesen werden. Um hier weitere Aussagen über den Effekt dieser Behandlungsmethode treffen zu können, wurde von der W.H.O. eine neue prospektiv randomisierte Studie unter optimierten Bedingungen begonnen.

Therapeutische Extremitätenperfusion

Lokoregionäre Rezidive, wie Lokalrezidive, Intransitmetastasen oder regionäre Lymphknotenmetastasen, werden als gesicherte Indikation für die isolierte hypertherme Perfusion angesehen. Es handelt sich hierbei um ein sehr heterogenes Patientenkollektiv mit unterschiedlichsten Tumormanifestationen bzw. deren Kombinationen (Krementz et al. 1988). Es erscheint daher sinnvoll, dieses Kollektiv in 3 Gruppen zusammenzufassen: in isolierte Satelliten- und Intrasitmetastasen, isolierte Lymphknotenmetastasen und in die Patientengruppe mit weit fortgeschrittenem regionalen Befall, bei der sowohl regionäre als auch Lymphknotenmetastasen vorliegen. Nach Angaben vom Krementz (Tabelle 3) belaufen sich die 5-Jahres-Überlebensraten innerhalb der einzelnen Gruppen zwischen 29 und 68 % (Krementz 1988). Betrachten wir das Krankengut der Chirurgischen Universitätsklinik Erlangen, wo seit 1975 dieses Verfahren klinisch zur Anwendung kommt, so finden sich innerhalb dieser 3 Patientengruppen ähnliche Ergebnisse (Abb. 2). Die Ansprechraten werden zwischen 43 und 96 % beschrieben (Kroon et al. 1988) (Tabelle 4).

Im Erlanger Krankengut beläuft sich die komplette Remissionsrate auf 49 % mit einer Dauerremission im follow-up von 29 %.

Die alterskorrigierte 10-Jahres-Überlebensrate aller therapeutisch perfundierten Patienten betrug 48 %. Im historischen Vergleich läßt sich ein hoch signifikanter Unterschied zu der nicht perfundierten Patientengruppe mit einer 10-Jahres-Überlebensrate von 11 % feststellen (Göhl et al. 1989, Hohenberger et al. 1991) (Abb. 3). Wir sehen anhand dieser Ergebnisse die isolierte hypertherme Perfusion als Therapieverfahren der Wahl bei klinisch manifesten regionären Absiedelungen beim malignen Melanom.

Tabelle 3. Überlebensraten nach hyperthermer Extremitätenperfusion bei regional metastasierten malignen Melanomen

	Anzahl der Patienten	Jahre		
		5	10	15
Lokalrezidive oder Satellitenmetastasen	39	68%	59%	53%
Intransitmetastasen	70	29%	23%	19%
Lymphknotenmetastasen (insges.)	129	52%	51%	49%
Intransit- und Lymphknotenmetastasen	96	31%	28%	28%

E. T. Krementz, in: Cutaneous Melanoma (U. Veronesi et al.); Academic Press 1987: 589–602

Tabelle 4. Ansprechraten nach hyperthermer Extremitätenperfusion mit Melphalan bei Patienten mit malignen Melanomen

Autor		Anzahl der Patienten			Prozent	Gewebe-temperatur
		gesamt	CR	PR	CR + PR	
Hansson	(1977)	14	3	3	43	unbekannt
Bulman	(1980)	29	?	?	48	unbekannt
Couture	(1982)	13	?	?	46	unbekannt
Kroon	(1987)	18	7	8	83	37–38 °C
Rochlin	(1965)	17	?	?	65	37–39 °C
Jönsson	(1983)	15	1	10	73	> 38 °C
Rosin	(1980)	80	21	29	62	39–40 °C
Lejeune	(1983)	23	15	6	91	39–41 °C
Vaglini	(1985)	32	18	8	81	40–41 °C
Storm	(1985)	26	21	0	81	40,5–42 °C
Cavaliere	(1987)	72	26	43	96	41–42 °C

CR: Komplette Remission, PR: Partielle Remission; B.B.R. Kroon, Eur J Surg Onc 1988; 14: 101

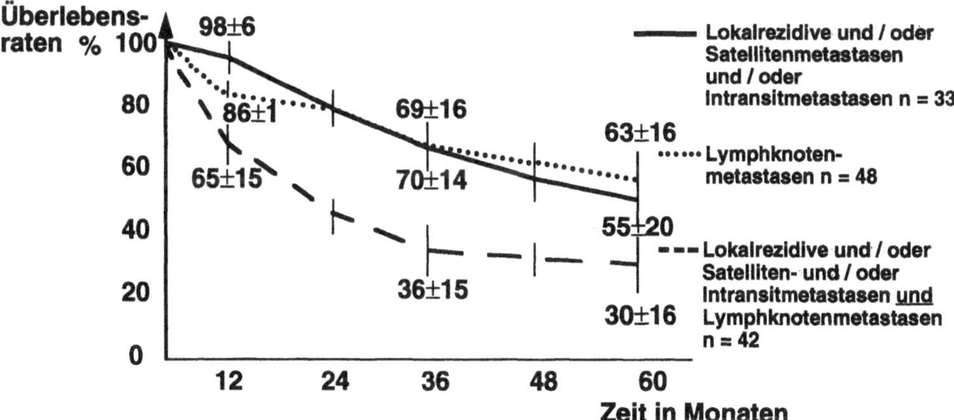

Abb. 2. Überlebensraten nach hyperthermer Extremitätenperfusion bei regional metastasierten malignen Melanomen. Erlangen 1975–1986; Alterskorrigiert, Actuarial method ±2 S.E. ($n = 123$)

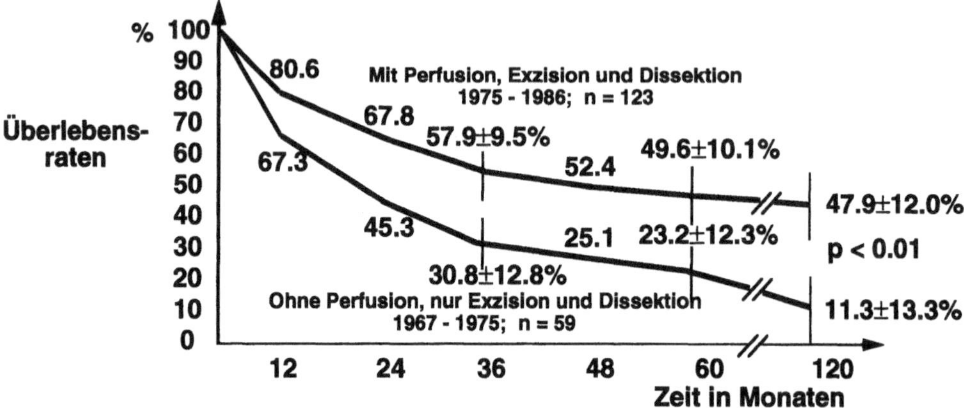

Abb. 3. Überlebensraten von Patienten mit regional metastasierten Melanomen der Extremitäten, Erlangen 1967–1986; Alterskorrigiert, Actuarial method ±2 S.E.

Perspektiven

Klinische Studien sind notwendig, um den Stellenwert der Perfusion bzw. die Effektivität dieser Therapie für spezielle Patientenkollektive zu eruieren.

Zur Optimierung des Therapieeffektes sollten sich jedoch die gegenwärtigen und zukünftigen Forschungen darauf konzentrieren, die Optimalbedingungen dieser Behandlung mit dem damit verbundenen Maximaleffekt unter Vermeidung systemischer Nebenwirkungen herauszufinden. Auf dem Boden tierexperimenteller und klinischer Untersuchungen konnten Erkenntnisse gewonnen werden, die inzwischen auch bei der Planung internationaler Studien Einfluß gefunden haben (Tabelle 5). Die Gewebetemperaturen sollten sich in einem Bereich zwischen 40,5 und 41,5 °C bewegen, die Perfusionsdauer in diesem Temperaturbereich sollte sich über 90 Minuten erstrecken, und die Applikation des Zytostatikums sollte kontinuierlich über 20 Minuten in den arteriellen Schenkel erfolgen. Zur Kontrolle und Überprüfung der Effektivität sind Konzentrationsbestimmungen im Gewebe bzw. histomorphologische Untersuchungen bei therapeutischen Perfusionen zu diskutieren.

Tabelle 5. Hypertherme Extremitätenperfusion, Empfehlungen, Perfusionstechnik

- Temperaturbereich: 40,5–41,5 °C
- Perfusionsdauer: 90 Minuten
- Zytostatikumapplikation: kontinuierlich über 20 Min. in die arterielle Linie
- Milieu: pH > 7,3, pO_2 > 300 mmHg
- Perfusionsdruck: 10 mmHg unter syst. Mitteldruck
- Perfusionsflow: Variabel nach Perfusionsdruck
- *wünschenswert: Kontrolle der Effektivität* durch
  - Konzentrationsbestimmung im Gewebe
  - Histomorphologische Untersuchungen

Literatur

Aigner K, Hild P, Henneking K, Paul E, Hundeiker M (1983) Regional perfusion with cis-platinum and dacarbazine. Recent Results Cancer Res 86:239–245

Aigner KR, Jungbluth A, Link KH, Walther H, Mueller H, Schwemmle K, Ringenberg T, Boerger G, Ruppel R, Illig L, et al (1984) Die isolierte hypertherme Extremitätenperfusion mit Vindesin, Dacarbazin und Cis-Platin bei der Behandlung maligner Melanome. Onkologie 7 (6):348–353

Benckhuijsen C, Varossieau FJ, Hart AA, Wieberdink J, Noordhoek J (1986) Pharmacokinetics of melphalan in isolated perfusion of the limbs. J Pharmacol Exp Ther 237 (2), 583–588

Briele HA, Djuric M, Jung DT, Mortell T, Patel MK, Das Gupta TK (1985) Pharmacokinetics of melphalan in clinical isolation perfusion of the extremities. Cancer Res 45(4), 1885–1889

Cavaliere R, Ciogatto E, Giovanella BC, Heidelberger C, Johnson B, Moricca G, Rossi-Fanelli A (1967) Selective heat sensitivity of cancer cells. Cancer 20:1351–1381

Creech OJ jr., Krementz ET, Ryan RF, Winblad JN (1958) Chemotherapy of cancer: Regional perfusion utilizing an extracorporal circuit. Ann Surg 148:616–632

Ghussen F (1981) Tierexperimentelle und klinische Untersuchungen zur regionalen hyperthermen Extremitätenperfusion bei der Behandlung des malignen Melanoms. Thesis, Cologne

Ghussen F, Nagel K, Groth W, Mueller JM, Stuutzer H (1984) A prospective randomized study of regional extremity perfusion in patients with malignant melanoma. Ann Surg 200 (6): 764–768

Ghussen F, Krueger I, Groth W, Stuetzer H (1986) Randomisierte Melanomstudie zur Extremitätenperfusion. Behandlungsergebnisse 2½ Jahre nach vorzeitigem Abbruch. Chirurg 57 (10): 619–623

Göhl J, Hohenberger W, Keßler C (1989) Die isolierte hypertherme Extremitätenperfusion bei regional metastasierten malignen Melanomen. Tag Int Coll of Surg Gießen 1./2.9.89

Hohenberger W, Göhl J, Keßler C (1991) Hypertherme Extremitätenperfusion beim Malignen Melanom. In Waclawiczek HW (Hrsg) Das Maligne Melanom: 178–185. Springer-Verlag, Berlin Heidelberg

Krementz ET, Ryan RF, Carter RD, Sutherland CM, Reed RJ (1988) Hypertherme regionäre Perfusion beim Melanom der Extremitäten. In: Balch CM, Milton GW, Shaw HM, Soong S (Hrsg) Hautmelanome. Springer, Verlag Berlin Heidelberg

Kroon BB (1988) Regional isolation perfusion in melanoma of the limbs; accomplishments, unsolved problems, future. Eur J Surg Oncol 14(2) 101–110

Lejeune FJ, Ghanem GE (1987) A simple and accurate new method for cytostatics dosimetry in isolation perfusion of the limbs based on exchangeable blood volume determination. Cancer Res 47(2) 639–643

Loos U, Musch E, Rauschecker H, Willenbreck C, Göhl J, Hohenberger W (1988) Melphalan kinetics in hyperthermic limb perfusion therapy of melanoma. Blut 57:175–284

Martijn H, Oldhoff J, Schraffordt Koops H (1982) Hyperthermic regional perfusion with melphalan and actinomycin D in the treatment of locally metastasized malignant melanomas of the extremities. J Surg Oncol 20:9–13

Martijn H, Schraffordt Koops H, Milton GW, Nap M, Oosterhuis JW, Shaw HM, Oldhoff J (1986) Comparison of two methods of treating primary malignant melanoms Clark IV and V, thickness 1,5 mm and greater, localized on the extremities. Wide surgical excision with and without adjuvant regional perfusion. Cancer 57 (10) 1023–1030

Nagel K, Ghussen F, Krüger J, Isselhard W (1987) Miniature equipment for the perfusion of rat limbs. Res Exp Med 187:1–8

Schraffordt Koops HS, Oldhoff J (1983) Hyperthermic regional perfusion in high-risk stage-I malignant melanomas of the extremities. Recent Results Cancer Res 86:223–228

Schraffordt Koops H, Oldhoff J, Oosterhuis JW, Beekhuis H (1987) Isolated regional perfusion in malignant melanoma of the extremities. World J Surg 11 (4):527–533

Stehlin JS jr., Giovanella BC, Ipolyi PD, Muena LR, Anderson RF (1975) Results of hyperthermic perfusion for melanoma of the extremities. Surg Gynecol Obstet 14:339–348

Tonak J, Hohenberger W, Weidner F, Göhl J (1983) Hyperthermic perfusion in malignant melanoma: 5-year-results. Recent Results Cancer Res 86:229–238

Tonak J, Hohenberger W, Göhl J (1984) Die isolierte hypertherme Extremitätenperfusion bei malignen Melanomen und Weichgewebssarkomen. Chirurg 55(8):499–504

Wieberdink J, Benckhuijsen C, Braat RP, Van Slooten EA, Olthuis GAA (1982) Dosimetry in isolation perfusion of the limbs by assessment of perfused tissue volume and grading of toxic reactions. Eur J Cancer Clin Oncol 18:905–910

275. Nicht kardiale Komplikationen nach Eingriffen am offenen Herzen

V. Schlosser und G. Fraedrich *

Abt. für Herz- u. Gefäßchirurgie, Chirurg. Univ.-Klinik Freiburg, Hugstetter Str. 55, D-7800 Freiburg/Br.

Noncardiac Complications After Open Heart Surgery

Summary. The most important complications after open heart surgery are neurological, gastrointestinal (GI), and renal complications. New neurological deficits may occur in 1%, and neuropsychiatric alterations may be observed in 40%. In 6% peripheral neurological damage occurs. Endoscopy in all patients whose clinical history suggests signs of gastric ulcer disease, and perioperativ H_2-blocking therapy are effective in reducing severe GI bleeding to 1%. Small-bowel ischemia is a rare but high risk complication. Hepatitis due to homologous blood transfusion is as low as 2%–3%. Postoperative renal insufficiency occurs in 1% needing hemodialysis. Good hemodynamic condition during and after surgery reduces the frequency of extracardiac complications as well as the reduction of use of homologous blood transfusions for open heart surgery.

Key words: Open heart surgery – Extracardial complications – Hemodynamic condition

Zusammenfassung. Neurolog. Störungen, gastrointestinale Komplikationen und die Beeinträchtigung der Nierenfunktion sind die wichtigsten extracardialen Komplikationen nach offenen Herzoperationen. Bei solchen Eingriffen ist in 1% mit neurolog. Komplikationen zu rechnen, in ca. 40% werden neuro-psychiatrische Veränderungen beobachtet, bei 6% der Pat. treten periphere Nervenschäden ein. Gastro-duodenale Blutungen lassen sich durch konsequente Voruntersuchungen mit Endoskopie und durch perioperative H_2-Blockade verringern. Postoperative Darmischämien sind mit 0,1% selten, aber mit höchstem Risiko behaftet. Die Transfusionshepatitis ist mit 2% selten geworden durch gutes Screening und Vermeidung von Fremdbluttransfusion. Eine postoperative Niereninsuffizienz mit Dialysepflicht ist mit 1% nicht häufig, die Prognose ist günstig. Störungen der Sexualfunktion sind wenig bekannt. Eine gute Hämodynamik und die Vermeidung von Fremdblut verringern viele extracardiale Komplikationen.

Schlüsselwörter: Nicht kardiale Komplikationen – Herzoperation – Hämodynamik – Extracorporale Zirkulation

Eingriffe am offenen Herzen sind durch Entwicklung und Einsatz der Herz-Lungen-Maschine, also der extracorporalen Blutumleitung mit extracorporalem Gaswechsel, möglich geworden. Eingriffe am offenen Herzen unter Einsatz der Herz-Lungen-Maschine sind mit

* Unter Mitarbeit von J. Dentz, J. Ilger und L. D. Nguyen

extracardialen Organschäden behaftet, wobei eine vorbestehende Grunderkrankung, die kardiale Therapie und der Einsatz der extracorporalen Zirkulation mit den pathophysiologischen Besonderheiten Ursache für solche extracardialen Organschäden sein können (Abb. 1).

Während Organstörungen und extrakardiale Komplikationen durch die zu korrigierende Herzerkrankung selbst und ihre operative Korrektur durchaus geläufig sind – dabei sei nur an die Stauungslunge, die Zirrhose cardiac oder das prärenale Nierenversagen erinnert – treten perioperative extrakardiale Funktionsstörungen durch die extracorporale Zirkulation neu hinzu (Tabelle 1). Solche Funktionsstörungen können alle Organsysteme des menschlichen Organismus betreffen. Aus der Vielzahl extracardialer Organschäden bei oder nach offenen Herzoperationen seien der Bedeutung wegen besonders die neurologischen, die gastrointestinalen und die urogenitalen herausgehoben.

Seit Beginn des Einsatzes der extracorporalen Zirkulation fanden *neurologische und psychiatrische Komplikationen* besondere Beachtung, da sie zu ganz erheblichen vorübergehenden oder gar bleibenden Schäden führen können.

Heute ist bei großer Erfahrung mit extracorporaler Zirkulation bei einem vergleichbaren Krankengut, wie es die Myocardrevascularisation darstellt (Tabelle 2) in 1 % aller operierten

Tabelle 1. Extrakardiale Organschäden durch Erkrankung und Perfusion

Perfusion	Herzerkrankung
Beeinträchtigung der cerebralen Durchblutung	Stauungsleber
Leberperfusion	Nierenfunktionsstörung
Fremdblutschäden (Hepatitis)	Chron. Lungenstauung
Pankreasperfusionsschaden	Lungenemphysem
Magen/Duodenum (Stress-Ulcus)	Chron. Lungeninfekt
	Intestinaldurchblutung

Tabelle 2. Neurologisch-psychiatrische Störungen nach Herzoperationen

Frisches cerebrales neurologisches Defizit	1%
Psychische Störungen (*symptomatisch*)	15%
Latente psychische Störung	30–40%
Periphere Nervenschäden	6%

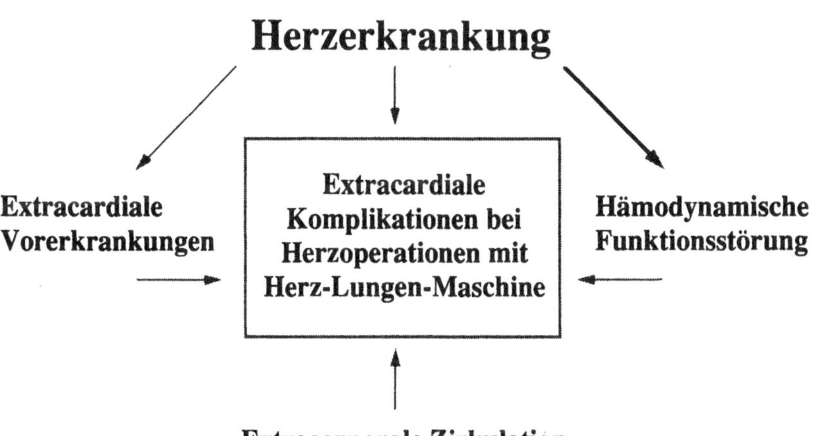

Abb. 1. Ursachen extrakardialer Komplikationen nach Operationen mit Herz-Lungen-Maschine

Fälle mit einem perioperativen neuen neurologischen Defizit zu rechnen, wie auch aus dem eigenen Krankengut ersichtlich.

Der Anteil der perioperativen Gerinnselverschleppung ist dabei bisher nicht sicher von einer regionalen cerebralen Perfusionsstörung, basierend auf vorbestehenden lokalen Gefäßveränderungen differenziert.

Zahlreiche perioperative Untersuchungen mittels transkranieller Dopplertechnik oder der Fluoreszenzmikroskopie des Augenhintergrundes weisen Mikroembolien in gewisser Häufigkeit nach.

Neben solch schwerwiegenden neurologischen Komplikationen ist in etwa 35 bis 50% aller prä- und postoperativ sorgsam untersuchten Patienten mit vorübergehenden, seltener auch bleibenden neuro-psychiatrischen Veränderungen zu rechnen. Es ist das große Verdienst von Georg Rodewald, auf die Bedeutung dieser Behandlungsfolgen und die Notwendigkeit, intensiver interdisziplinärer Betreuung dieser Patienten aufmerksam gemacht zu haben.

Ein rasch vorübergehender postoperativer Verwirrungszustand – Postperfusionssyndrom oder Durchgangssyndrom – beobachten wir bei 5% aller Patienten über 60 Jahren nach offener Herzoperation.

Unter den peripheren neurologischen Komplikationen steht die distale Armplexusschädigung an erster Stelle. Ursächlich werden verschiedene Mechanismen angeschuldigt. Im eigenen Krankengut bei Verwendung des Bugge-Spreizers zur Mobilisation der Arteria mammaria ließ sich eine vermutete Häufung perioperativer Plexusläsionen bei Verwendung der Arteria mammaria nicht bestätigen.

Die periphere Ulnaris- Fibularisschädigung ist in den allermeisten Fällen ein Lagerungsschaden und muß durch sorgsames Abpolstern der Auflageflächen vermieden werden.

Unter den *gastrointestinalen Komplikationen* bei Eingriffen am offenen Herzen ist besonders (Tabelle 3) das Streßulcus im Magen und Zwölffingerdarm mit profuser Blutung, die postoperativ entstandene Leberfunktionsstörung und die hämodynamisch hervorgerufene Schädigung der Pankreaszellen zu erwähnen.

Im Gastrointestinaltrakt sind streßbedingte Oberflächengeschwüre mit hoher Blutungstendenz bekannt. In der frühen Phase der offenen Herzchirurgie wurden Streßulcusblutungen in über 5% der operierten Fälle beobachtet. Die konsequente präoperative Abklärung und die ebenso konsequente perioperative H_2-Blockade hat die Frequenz der Streßulcusblutungen radikal vermindert. Im eigenen Krankengut fanden wir in den letzten 20 Jahren unter 7356 Operationen am offenen Herzen nur 5 lebensbedrohliche gastrointestinale Blutungen, die zweimal durch proximal selektive Vagotomie und dreimal durch konservative Maßnahmen behandelt werden konnten. Bei drei Patienten traten leichtere obere Gastrointestinalblutungen während der kardiologischen Nachsorge 14 Tage bis 3 Wochen postoperativ auf und ließen sich konservativ beheben.

Als weiterer Faktor für die Reduktion perioperativer Streßulcusblutungen muß die konsequent durchgeführte präoperative Diagnostik betont werden.

Bei jeglichem anamnestischem Hinweis auf eine Vorerkrankung des Magen-Darm-Traktes wird an unserer Klinik vor der geplanten offenen Herzoperation eine gastroduodenale Endoskopie durchgeführt. Alle Patienten mit florider Magen-Darm-Erkrankung und pri-

Tabelle 3. Störungen der Gastrointestinalorgane

		Lit.	Eig. Pat.
Leber	Transfusions-Hepatitis	2–15%	2%
Pankreas	Perfusions-Pankreatitits	0,03%	
Magen/Duodenum	Erosionsblutung	2%	
	Streßulkusblutung	0,1%	
Dünndarm	necrotisierende (nicht-obliterierende) Darmnekrose (non-occlusive)	0,05%	0,05%

mär stabiler Herzerkrankung werden einer präliminaren konservativen Behandlung der gastrointestinalen Erkrankung mit dem Ziel der Ausheilung zugeleitet.

Im eigenen Krankengut werden 17% aller zur geplanten Operation kommenden Erwachsenen einer gastroduodenalen Endoskopie zugeführt, dabei finden sich in 9% eine die Operation primär aufschiebende, anamnestisch eher unterschätzte Veränderung, die eine präoperative konservative Behandlung erforderlich macht. Die häufig zitierte Gefährdung von Koronarpatienten durch eine Gastroskopie konnten wir in unserem Krankengut bei schonender Technik nicht beobachten. H_2-Blockade wurde bei 12% aller operierten Patienten eingesetzt.

Ebenso bedeutsam wie schwerwiegend ist die gelegentlich auftretende bedrohliche diffuse Darmdurchblutungsstörung, besonders nach Klappenersatzeingriffen im höheren Erwachsenenalter. Im eigenen Krankengut mußten wir 5 solcher Fälle unter 7356 offenen Herzoperationen der letzten 20 Jahre beobachten. In nur 2 unserer Fälle, wie bei dieser 69jährigen Frau 3 Tage nach Aortenklappenersatz mit disseminierter Ischaemie des Dünndarmes, konte erfolgreich eine begrenzte Darmresektion die Katastrophe aufhalten, in drei Fällen verstarb der Patient nach einer solchen Maßnahme. Pathogenetische Überlegungen schließen spastische Gefäßveränderungen ähnlich der non-occlusive-disease ein.

Leberfunktionsstörungen sind im sehr komplexen Behandlungsprinzip der extracorporalen Zirkulation zur Korrektur des den Kreislauf erheblich beeinträchtigenden Herzfehlers schwer zu evaluieren, da Perfusionsstörungen, die Exarcerbation vorbestehender Leberfunktionsstörungen, die Fremdbluttransfusionen sowie Rückwirkungen verschiedener Medikamente gemeinsam oder jedes für sich eine solche Leberfunktionsstörung herbeiführen können. Bei 15% aller von uns 1990 operierten Patienten beobachteten wir postoperativ einen vorübergehenden Bilirubinanstieg ohne klinische Relevanz.

Die Häufigkeit der Transfusionshepatitis ist nach Literaturangaben mit 2 bis 15% anzunehmen. Im eigenen Krankengut fanden wir bei konsequenter internistischer Nachbeobachtung und Nachuntersuchung in 2% eine Transfusionshepatitis. Die konsequente Vermeidung von Fremdblut während der extracorporalen Zirkulation, wenn immer möglich sowie die intensive Bemühung um stabile Kreislaufverhältnisse in jeder Behandlungsphase vermag die Häufigkeit der perfusionsbedingten Leberfunktionsstörung, aber auch der Transfusionshepatitis zu reduzieren.

Erhöhung der Pancreasfermente als Ausdruck einer perioperativen Zellschädigung der Bauspeicheldrüse werden in einer Häufigkeit von 27% berichtet. In eigenem Krankengut (Abb. 2) konnten wir bei einer kontrollierten Studie anderer Zielsetzung bei nahezu 85% der Patienten nach Myocardrevaskularisation eine signifikante, symptomfreie Erhöhung der Amylasewerte am 1. postoperativen Tag feststellen, die sich ohne klinische Zeichen bis zum 6. postoperativen Tag normalisierte.

Ursache für die im Schrifttum als Schockpancreatitis gedeutete Reaktion der Pancreaszellen müssen als Folge einer Durchblutungsverminderung gedeutet werden.

Abschließend soll noch auf die Urogenitalorgane und die hier zu beobachtenden Störungen nach Operationen am offenen Herzen eingegangen werden.

Von besonderer Bedeutung sind sämtliche, im Zusammenhang mit einer Operation mit der Herz-Lungen-Maschine auftretende *Störung der Nierenfunktion*. Solche Funktionsstörungen werden nach der Literatur in 6 bis 8% der Herzoperationen bei Erwachsenen beobachtet. Dabei spielen vorwiegend hämodynamische Veränderungen einerseits und präoperativ oft schwer zu evaluierende Vorschäden des Nierengewebes andererseits eine wichtige Rolle.

Eine ausreichende perioperative Volumenersatztherapie, eine weitgehende Vermeidung von Fremdbluttransfusionen und der großzügige Einsatz von ausschwemmenden Medikamenten, gegebenenfalls der Einsatz von Hämofiltration während der extracorporalen Zirkulation reduzierten im eigenen Krankengut die Notwendigkeit einer zeitlich limitierten postoperativen Hämodialyse auf 1% aller im Jahr 1990 operierten Patienten. Die Prognose der postoperativen dialysepflichtigen Nierenfunktionsstörung ist nach eigenen Untersuchungen deutlich günstiger als die Nierenfunktionsstörung mit Dialysepflichtigkeit, dic im Behandlungsverlauf von akuten Aortenerkrankungen eintritt (Tabelle 4).

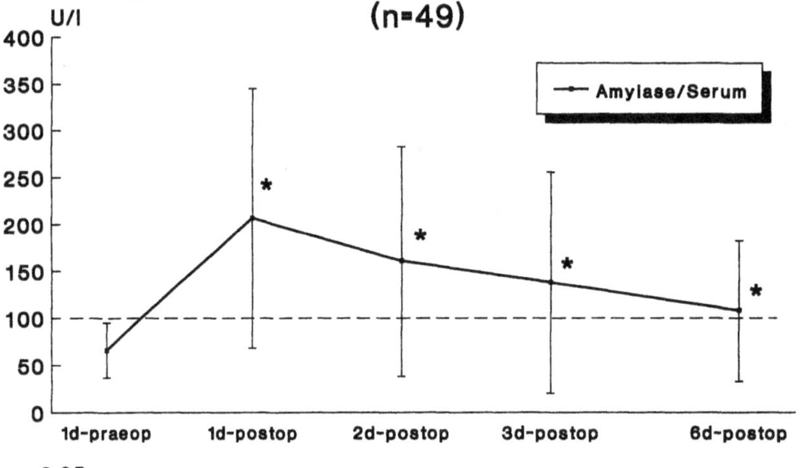

Abb. 2. Verhalten der Diastase nach Herzoperation als Zeichen einer vorübergehenden Zellschädigung

Tabelle 4. Akutes Nierenversagen nach Herzoperationen und Aorteneingriffen

	Herz-operationen	Gefäß-operationen
Operationen	1648	2540
ANV	16 (0,97 %)	21 (0,83 %)
Mortalität	8 (50 %)	17 (81 %)

Tabelle 5. Möglichkeiten zur Vermeidung extrakardialer Organstörungen nach Herzoperationen

- Optimierung der Hämodynamik während u. nach Korrektur
- gute funktionelle und anatomische Korrektur
- Vermeidung von Verschleppung-Embolisation
- Vermeidung von Fremdblutschäden

Ohne Zweifel ist die hier gegebene Darstellung von Komplikationen extrakardialer Organsysteme bei bzw. nach Eingriffen am offenen Herzen unvollständig. Mit der Betrachtung von neuropsychiatrischen Störungen, gastrointestinalen Veränderungen und den Schäden am Urogenitalsystem wurden die wesentlichen Vitalorgane behandelt. Selbstverständlich werden auch andere Funktionssysteme gestört. Genannt seien nur mögliche Schäden an der Lunge oder Störungen der Sexualfunktion, die bisher nur wenig Beachtung gefunden haben. In eigenen katamnestischen Untersuchungen konnte doch in 20 % eine von den Patienten deutlich gemachte und präoperativ offenbar nicht vorhandene, bisher noch nicht differenzierte Störung der Sexualfunktion aufgedeckt werden. Auch Störungen am Knochenmark oder an endokrinen Organen sind, wenn auch selten, berichtet worden. Alle diese extrakardialen Organschäden bedürfen einer entsprechenden Beachtung und lassen eine intensive Bearbeitung sinnvoll erscheinen.

Zusammenfassend läßt sich sagen (Tabelle 5), daß die Mehrzahl extrakardialer Komplikationen bei Eingriffen am offenen Herzen hämodynamischer Ursache sind und bei adäquater Perfusion unter Vermeidung von hypotensiven Phasen in ihrer Häufigkeit deutlich reduziert werden können. Zusätzlich ist die konsequente Voruntersuchung, die perioperative medikamentöse Betreuung, insbesondere mit H_2-Blocker und die Vermeidung von Fremdbluttransfusionen weitere wesentliche Faktoren zur Vermeidung nicht kardialer Komplikationen an verschiedenen Organen bei Operation unter Einsatz der extracorporalen Zirkulation. Andere, bisher weniger beachtete Organsysteme bedürfen weiterer Beachtung.

276. Priorität der Eingriffe: Myokardrevaskularisation – Klappenersatz – Carotisdesobliteration – Tumorchirurgie

R. Körfer und H. Greve

Herzzentrum Nordrhein-Westfalen, Klinik für Thorax- und Kardiovaskularchirurgie, Georgstraße 11, W-4970 Bad Oeynhausen

Operation Priority: Myocardial Revascularization, Valve Replacement, Carotid Artery, Thrombendarterectomy, and Tumor Surgery

Summary. The simultaneous treatment of heart and concomitant disease is now possible in many cases, and is usual in heart-valve disease with coexistent coronary artery disease. If in addition to the heart disease, a carotid artery stenosis exists, a simultaneous operation is preferred in our clinic using the aid of extracorporeal circulation (with hypothermia, hemodilution, and full heparinization). When both heart disease that is in need of operation and a malignant tumor are present, the clinical strategy can be dependent only on the prognosis of the malignant illness.

Key words: Heart surgery – Carotid artery thrombendarterectomy – Tumor surgery

Zusammenfassung. Die gleichzeitige Behandlung von Herz- und Begleiterkrankungen ist heutzutage in vielen Fällen möglich. Das gilt besonders für Herzklappenerkrankungen mit zusätzlich bestehender koronarer Herzkrankheit. Ist außer der Herzkrankheit eine Carotisstenose bekannt, wird in unserer Klinik bei vorliegender Indikation immer die Simultanoperation angestrebt unter den Bedingungen der extrakorporalen Zirkulation (Hypothermie, Hämodilution, Vollheparinisierung). Wenn eine operationsbedürftige Herzerkrankung und gleichzeitig ein maligner Tumor bestehen, kann das Vorgehen nur von der Prognose des Tumorleidens abhängig gemacht werden.

Schlüsselwörter: Herzchirurgie – Cartisdesobliteration – Tumorchirurgie

Die Fortschritte der operativen Medizin lassen heute im Gegensatz zu früher die gleichzeitige Behandlung von Herz- und Begleitkrankheiten möglich erscheinen. So besteht bei vorliegender Indikation über die gleichzeitige operative Behandlung von Herzklappenerkrankung und koronarer Herzkrankheit heute kein Zweifel mehr. Obwohl man inzwischen die Wertigkeit eines Klappenfehlers mit nicht invasiven Methoden zuverlässig abschätzen kann, so besteht doch immer die Notwendigkeit, etwaige Veränderungen der Herzkranzgefäße mit Hilfe der Koronarangiographie zu verifizieren. Dennoch ist es verwunderlich – vor allem im Hinblick auf das Alter der Patienten – daß z. B. im Jahre 1990 in der Bundesrepublik Deutschland weniger als 10 % der Klappeneingriffe zusammen mit einer gleichzeitigen Myokardrevaskularisation durchgeführt wurden. In unserem eigenen Krankengut beträgt der Kombinationseingriff etwa ¼ aller Klappenersatzoperationen, und er ist deutlich altersabhängig (Abb. 1 und Tabelle 1). Eine Klappenersatzoperation wird durch die zusätzliche

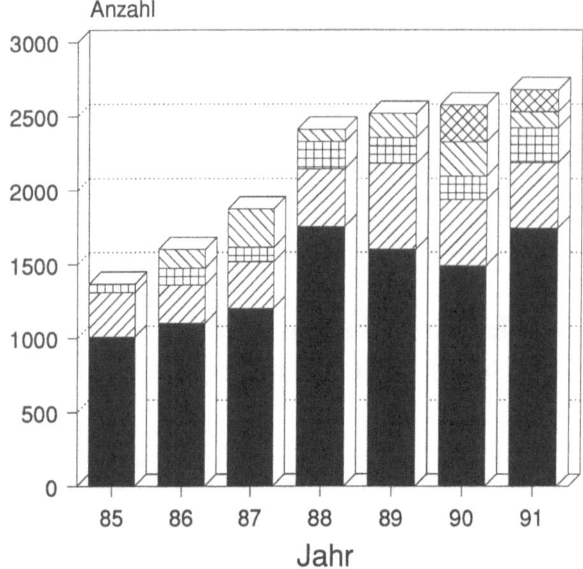

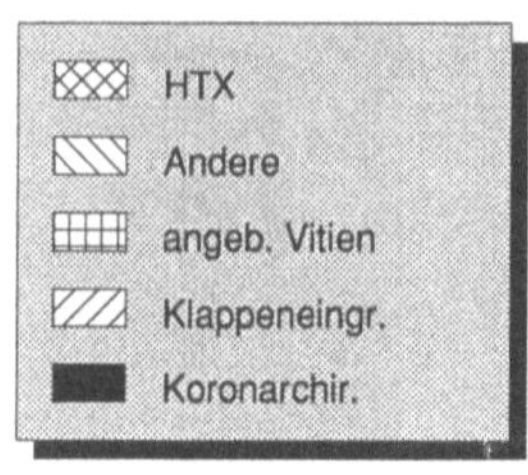

Abb. 1. OP mit Hilfe der HLM von 1985–1991

Tabelle 1. Operationsrisiko 1988–1991

	n	Letalität (%)
a) Klappenersatz		
<70 Jahre	1435 (13)	0,9
>70 Jahre	313 (12)	3,8
	1748 (25)	1,4
b) Kombinationseingriff		
<70 Jahre	456 (11)	2,4
>70 Jahre	169 (3)	1,8
	625 (14)	2,2

( ) = Verstorbene

Tabelle 2. Operationsrisiko 1988–1991

	n	Letalität (%)
Myokardrevaskularisation	6083 (79)	1,3
Klappenersatz (ein-/mehrfach)	1748 (25)	1,4
Kombinationseingriff	625 (14)	2,2

( ) = Verstorbene

Myokardrevaskularisation hinsichtlich des Risikos sicherlich nicht negativ beeinflußt (Tabelle 2).

Neurologische Komplikationen sind bei der Anwendung der extrakorporalen Zirkulation gefürchtet. Um so mehr sind diese bei Vorliegen von koronarer Herzerkrankung und Carotis-Stenosen zu erwarten. Dennoch wird bis heute die Operationsstrategie bei gleichzeitigem Vorliegen einer koronaren Herzerkrankung und Stenosen der supraaortalen Hirnarterien noch kontrovers diskutiert. Hier gibt es durchaus Verfechter des ein- oder auch zweizeitigen Vorgehens.

Es steht im allgemeinen fest, daß im Krankengut von Patienten mit koronarer Herzerkrankung mit einer doch relativ konstanten Häufigkeit relevanter Stenosen der extrakraniellen Hirngefäße gerechnet werden muß. Andererseits muß bei bestehender und nachgewiesener Carotis-Stenose mit einer höheren Inzidenz einer begleitenden koronaren Herzerkrankung gerechnet werden. Um sowohl die nachgewiesene kardiale Komplikationsrate von 6–13%, als auch die von schweren permanenten zerebralen Funktionsstörungen von bis zu 16% (1–4) bei zweizeitigen Operationen zu senken, haben wir in unserer Klinik folgendes Protokoll für eine echte Simultanoperation entwickelt: Nach Installation der extrakorporalen Zirkulation und unter milder systematischer Hypothermie wird bei schlagendem Herzen und damit Erhalt der arteriellen Pulsation die Carotisstenose vor der eigentlichen Herzoperation beseitigt. Das Verfahren hat den Vorteil der Vollheparinisierung, der Erhöhung der Ischämietoleranz, der Hämodilution und der damit verbesserten Zirkulation unter Hypothermiebedingungen. Die Blutdruckschwankungen können mit Hilfe der extrakorporalen Zirkulation gesteuert werden. Eine neurologische Überwachung während der Operation versteht sich von selbst. Die Festlegung, ob ein Simultaneingriff durchgeführt wird, entscheidet sich präoperativ nach der Wertung der Anamnese und der Untersuchungsbefunde. Wir gehen dabei so vor: Wenn durch Anamnese, Auskultation oder Dopplersonographie der Verdacht auf eine Stenose der extrakraniellen Hirnarterien geäußert wird, werden eine neurologische Untersuchung, eine Angiographie und die transcranielle Doppleruntersuchung veranlaßt. Ergibt sich dadurch keine relevante Carotisstenose, so erfolgt genauso wie bei allen anderen Patienten, bei denen die Carotisstenose durch die ersten Untersuchungen ausgeschlossen werden konnte, die alleinige Bypassoperation. Wenn sich eine relevante Carotisstenose nachweisen läßt, so werden die Bypassoperation und die Carotisdesobliteration simultan durchgeführt.

Mit dieser Strategie haben wir in der Zeit seit Eröffnung unserer Klinik (im August 1984) 214 Patienten operiert. Die Ergebnisse sind in den Tabellen 3–5 dargestellt. Grundsätzlich kann man dazu feststellen, daß die zusätzliche Carotisdesobliteration das Risiko der Myokardrevaskularisation zumindest in unseren Händen nicht erhöht. Dies macht es uns auch leichter, die Indikation zur Simultanoperation auch bei asymptomatischen, aber hochgradigen oder ulcerösen Stenosen zu stellen. Hier hat uns vor allen Dingen die transcranielle Doppleruntersuchung mit der Feststellung der cerebralen Perfusionsreserve, definiert als Anstieg der Fließgeschwindigkeit bei Hyperkapnie weitergeholfen.

Tabelle 3. ACB und Carotis-TEA

Zahl der Patienten		214
Geschlecht (m/w)		146/68
Alter (Jahre)		64,3 (52–78)
Koronare Gefäßbeteiligung	1-Gefäß KHK	15
	2-Gefäß KHK	42
	3-Gefäß KHK	147
	Stammstenose	25

Tabelle 4. ACB und Carotis-TEA

Art des Eingriffs		*n*
TEA + ACB	(×1)	5
	(×2)	36
	(×3)	63
	(×4)	91
	(×5)	9
	(×6)	1
TEA + ACB + AKE		7
Ao.-Carotis/Subclaviabypass + ACB		2

AKE: Aortenklappenersatz
ACB: Aortocoronarer Bypass
TEA: (Carotis-) Thrombendarteriektomie

Tabelle 5. ACB und Carotis-TEA

	n
a) Kardiale Komplikation	
– Nachblutung	1 (1)
– Transmuraler Infarkt	1 (–)
– LOS	3 (1)
	5 (2)
b) Neurologische Komplikation	
– Apoplex/Koma	2 (1)
– Hemiparese	1 (–)
– Transitorische Parese	4 (–)
– Durchgangssyndrom	3 (–)
– TIA/Amaurosis fugax	1 (–)
	11 (1)
Total	16 (3)

( ) = Verstorbene

Wurde neben der operationsbedürftigen Herzerkrankung ein maligner Tumor diagnostiziert, so kann die Operationsplanung nur von der Prognose der jeweiligen Erkrankungen abhängig gemacht werden. Eine entsprechende Untersuchung des Tumors hinsichtlich seiner Histologie und ein entsprechendes Staging sind obligat. Die Herzoperation ist nur bei entsprechender Operabilität bzw. Behandlungsmöglichkeit des malignen Tumors mit einer prospektiv ausreichenden Überlebenszeit indiziert. Es gibt auf der anderen Seite aber auch maligne Erkrankungen, die zum Zeitpunkt der Herzoperation nicht oder noch nicht behandlungsbedürftig sind. Hierbei ist in erster Linie an maligne Erkrankungen des blutbildenden bzw. lymphatischen Systems zu denken. So haben wir kürzlich z. B. eine Herztransplantation durchgeführt bei einem Patienten mit einem bisher nicht therapiepflichtigen Plasmozytom und einer dilatativen Kardiomyopathie. Simultanoperationen sind technisch gesehen am ehesten beim Bronchialkarzinom vorstellbar, müssen aber sicherlich Einzelfällen vorbehalten bleiben. Die Literatur ist hinsichtlich dieser Kombinationseingriffe sehr dürftig. Wir selbst haben bisher lediglich drei Patienten simultan operiert bei inzwischen fast 16000 Eingriffen mit Hilfe der extrakorporalen Zirkulation. Eine große Anzahl von Patienten wurde in unserer Klinik aber wegen einer Tumorerkrankung und einer gleichzeitig bestehenden, aber aufschiebbaren operationsbedürftigen Herzerkrankung behandelt. Hier erfolgte zunächst die Operation bzw. Abklärung der Tumorerkrankung und dann zu einem späteren Zeitpunkt die Herzoperation. Bei einem jüngeren Patienten mit Hypernephrom und einer dilatativen Kardiomyopathie erfolgte nach der Nephrektomie die Herztransplantation später. Eine Abweichung von diesem Verfahren ist unseres Erachtens lediglich dann erlaubt, wenn es sich z. B. um eine höchstgradige Hauptstammstenose der linken Koronararterie handelt und gleichzeitig ein Malignom vorliegt. In einem dieser Fälle haben wir zunächst die Myokardrevaskularisation durchgeführt und den Patienten kurze Zeit später zur Therapie des Colonkarzinoms weiterverlegt.

Zum Abschluß lediglich noch ein Wort zur operativen Behandlung von Malignompatienten nach Herzoperationen. Patienten mit Myokardrevaskularisation benötigen nicht unbedingt eine Herabsetzung der Blutgerinnbarkeit. Diese Patienten können genauso behandelt werden wie andere zur Tumorchirurgie anstehende Patienten. Das gleiche gilt im übrigen bei Patienten mit biologischen Herzklappen und Sinusrhythmus. Bei Alloprothesen dagegen ist eine effektive Hemmung des Gerinnungspotentials in jedem Fall auch bei der Operation des Tumors angezeigt. Die Erleichterung der Blutstillung bei der Tumorresektion kann nicht durch eine erhebliche Gefährdung des Patienten durch Thrombenbildung an Kunstklappen erkauft werden. Aus bitteren Erfahrungen können wir nur empfehlen, daß bei anstehenden größeren Operationen herzoperierter Patienten entweder ein kardiologisches oder kardiochirurgisches Konsil anberaumt wird.

Literatur

1. Barnes RW, Marszalek PB, Rittger SE (1980) Asymptomatic carotid disease in preoperative patients. Stroke 11:136–142
2. Hertzer NR, Loop FD, Taylor PC, Beven EG (1978) Staged and combined surgical approach to simultaneous carotid and coronary vascular disease. Surgery 84:803–811
3. Minami K, Sagoo KS, Breymann T, Fassbender D, Schwerdt M, Körfer R (1988) Operative strategy in combined coronary and carotid artery disease. J Thorac Cardiovasc Surg 95:303–309
4. Minami K, Damsch R, Inue K, Körfer R (1991) Messungen der zerebralen Perfusionsreserve durch Transcranielle Dopplersonographie bei Patienten mit hochgradiger Carotisstenose und koronarer Herzerkrankung: Diagnostische Wertigkeit und therapeutische Konsequenz. Z Herz-, Thorax-, Gefäßchir 5:17–22

277. Die akute Lungenarterienembolie – sind Cavasperroperationen und extrakorporale Zirkulation immer notwendig?

K. H. Leitz, N. Tsilimingas und K. Reichert

Abteilung für THG-Chirurgie, Krhs. Links d. Weser, Senator-Weßling-Straße 1, W-2800 Bremen 61

Acute Pulmonary Embolism: Are Venous Interruption Procedures and Extracorporeal Circulation Always Necessary?

Summary. Between 1983 und 1991, emergency pulmonary embolectomy with the aid of extracorporeal circulation was performed in 13 patients. Ten patients were in class IV according to Greenfield, seven came into the operating theater with external cardiac massage. The 30-day mortality was 46%. In the same period, 15 venous interruption procedures were performed (three Adams de Weese Clip, ten Greenfield-Filter, and two femoral vein ligations). Eight times the venous interruption procedure was done prophylactically. The acute pulmonary embolism of class III and IV according to Greenfield is an indication for lytic therapy. We operate only if there is a contraindication to lytic therapy or if there is deterioration of the clinical state.

Key words: Pulmonary embolism – Venous interruption procedure – Pulmonary embolectomy

Zusammenfassung. Zwischen 1983 und 1991 wurden 13 Pat. wegen massiver Lungenembolie mit der Herz-Lungen-Maschine operiert. 10 Pat. waren im Stadium IV nach Greenfield, 7 kamen unter Reanimationsbedingungen in den Operationssaal. Die OP-Letalität betrug 46%. Im gleichen Zeitraum wurden 15 Sperroperationen ausgeführt (3 Adams de Weese-Clip, 10 Greenfield-Filter und 2 Femoralis-Ligaturen). 8 × wurde die Sperroperation aus prophylaktischen Gründen ausgeführt. Die akute Lungenembolie im Stadium III und IV nach Greenfield stellt unserer Meinung nach eine Indikation zur Lysetherapie dar. Wir operieren nur, wenn eine Kontraindikation zur Lyse besteht bzw. wenn sich die hämodynamische Situation unter der Lyse verschlechtert.

Schlüsselwörter: Lungenembolie – Sperroperationen – Pulmonalembolektomie

Das weite klinische Spektrum der Lungenembolie, das von Schmerzen – kombiniert mit Luftnot, Husten und Hämopthysen – bis zum reanimationspflichten Herzstillstand reichen kann, ist jedem Kliniker hinreichend bekannt. Pathophysiologisch läßt sich das klinische Bild durch den Grad der mechanischen Obstruktion der Lungenstrombahn sowie durch die bestehenden Vorschädigungen des Herz-Kreislauf-Systems erklären. Zusätzlich zu den mechanischen Faktoren sollen humorale Botenstoffe, die teilweise aus den Thrombozyten freigesetzt werden, die Höhe des pulmonalen Gefäßwiderstandes bestimmen. Letzteres Konzept hilft, den bei manchen Patienten beobachteten raschen hämodynamischen Verfall bei nur kleineren Embolien zu erklären.

Alle genannten Faktoren wirken auf die Pumpleistung des rechten Ventrikels, der in seinen akuten Kompensationsmaßnahmen äußerst beschränkt ist. Bekanntlich soll er unvorbereitet nur 40 mmHg zusätzlich Druck aufbauen können [5].

Die Behandlung der Lungenembolie muß den skizzierten klinischen wie pathophysiologischen Gegebenheiten Rechnung tragen. In praxi wird dies durch das von Greenfield [5] inaugurierte Einteilungsschema erreicht, dem im folgenden gefolgt wird (Tabelle 1).

Bei den ersten beiden Schweregraden der Greenfield'schen Einteilung ist der Pulmonalisdruck normal, so daß der rechte Ventrikel nicht beeinträchtigt ist. Blutgase, EKG, Labor sowie Thoraxaufnahmen bringen diagnostisch nicht viel. Diagnostisch ist in diesen Situationen die Perfusionsszintigraphie indiziert, deren Spezifität aber nur bei ca. 30% liegt, da Perfusionsdefekte durch eine große Zahl von Lungenerkrankungen erzeugt werden können, wie Tumoren, Granulome, Bronchiektasen, Infiltrate, Atelektasen oder Ergüsse [7]. Diagnostisch ist bei diesen Schweregraden unserer Meinung nach auch die Phlebographie beider unteren Extremitäten indiziert, da die Mehrzahl der verschleppten Thromben aus dem venösen Quellgebiet der Vena cava inferior stammt.

Therapeutisch ist Heparin in einer Dosierung von 30–40000 Einheiten pro 24 Stunden über 7–14 Tage angesagt. Daran anschließen sollte sich eine 12wöchige Marcumarisierung. Eine fibrinolytische Therapie kann wegen der venösen Thromben als Rezidivprophylaxe indiziert sein. In der Lungenstrombahn soll man auf die körpereigene Lyse bauen, die meist in wenigen Tagen in Gang kommt. Wegen der Auflösung von Thromben in der Lungenstrombahn ist eine fibrinolytische Therapie nicht indiziert [7].

Bei Kontraindikation für Heparin oder bei Rezidivereignissen trotz adäquater Heparin-Therapie kann an Cava-Sperroperationen gedacht werden. Im Zeitraum von August 1983 bis Dezember 1991 sahen wir in Bremen 15mal die Indikation für ein solches Vorgehen, und zwar wurden folgende Verfahren verwandt (Tabelle 2): 2 × wurde die Vena femoralis distal der Einmündung der Vena profunda femoris ligiert, ein Verfahren, das von Linton [8] angegeben wurde. 3 × wurde bei sowieso offenem Abdomen ein Adam de Weese-Clip eingesetzt (Abb. 1) und 10mal ein Greenfield-Filter über die Vena jugularis in die Vena cava inferior implantiert (Abb. 2). Daß wir streng mit der Indikation zur Sperroperation waren, zeigt die kleine Zahl der von uns ausgeführten Operationen. Ich muß aber bekennen, daß wir 3mal den Greenfield-Filter auch bei komplexen klinischen Situationen prophylaktisch implantierten, so zum Beispiel bei alten Patienten mit klinischen Zeichen der Rechtsdekompensation bei anamnestisch bekannter Lungenembolie, die für Hüftoperationen anstanden.

Tabelle 1. Einteilung der Lungenembolie nach Schweregraden, Klinik und Hämodynamik

Grad		Symptome	Blutgase	Occlusion	Hämodynamik
I	klein	keine	normal	<20	normal
II	submassiv	Unruhe Hyperventilation	$PO_2 < 80$ $PCO_2 < 35$	20–30	Tachykardie
III	massiv	Dyspnoe	$PO_2 < 65$ mmHg $PCO_2 < 30$ mmHG	30%–50%	ZVD erhöht PA > 20 mmHg
IV	fulminant	Schock	$PO_2 < 50$ mmHg $PCO_2 < 30$ mmHg	>50%	ZVD erhöht PA > 25 mmHg RR < 80 mmHg

Tabelle 2. Formen der Sperroperation

Femoralis-Ligatur	2
Adams de Weese-Clip	3
Greenfield-Filter	10

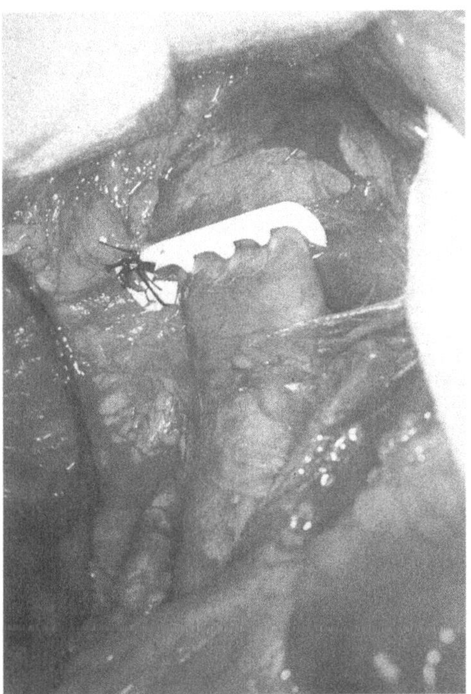

Abb. 1. Beispiel eines Adam de Weese Clip in situ

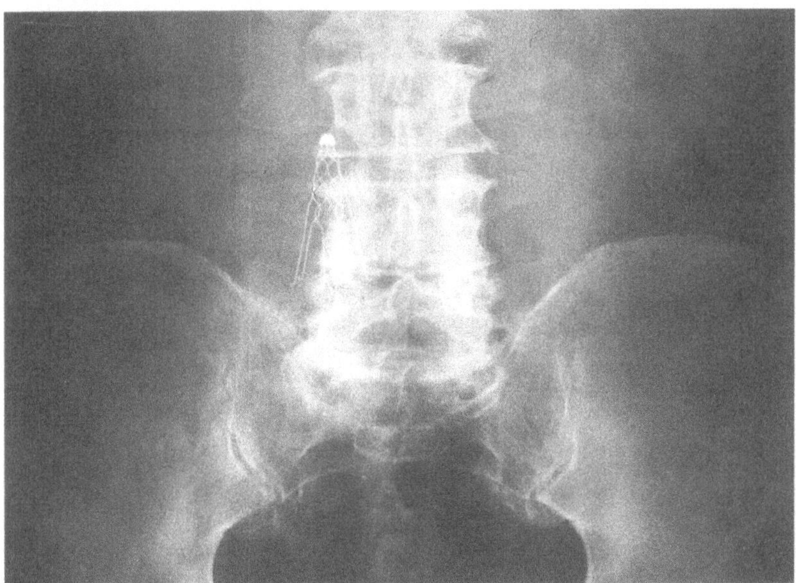

Abb. 2. Ein über die rechte Vena jugularis implantierter Greenfield-Filter

Auch die Femoralis-Ligaturen und die Adam de Weese-Clipimplantationen wurden prophylaktisch vorgenommen.

Von den 10 Filterpatienten lebten Ende 1991 noch 9, einer war fünf Jahre nach Filterimplantation an unbekannter Todesursache verstorben. Bei 7 Patienten gelang Ende 1991 eine Kontrollcavographie, wobei nur einmal die Cava verschlossen war (Abb. 3 und 4). Ein

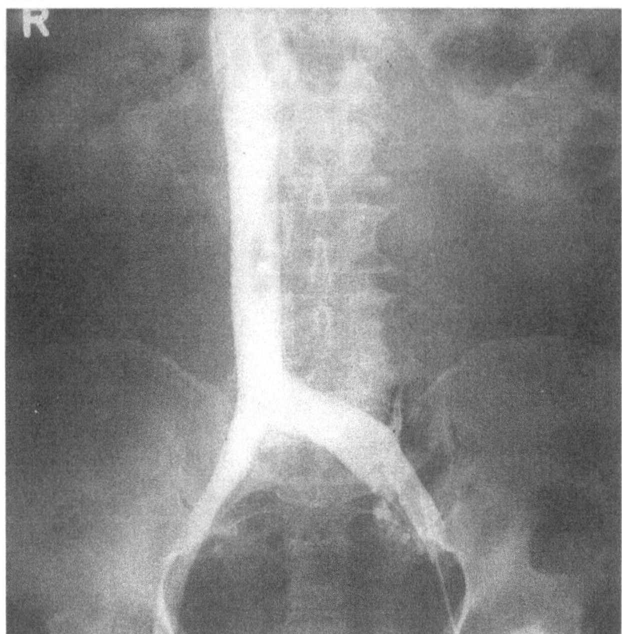

Abb. 3. Beispiel einer offenen Vena cava inferior 5 Jahre nach Filterimplantation

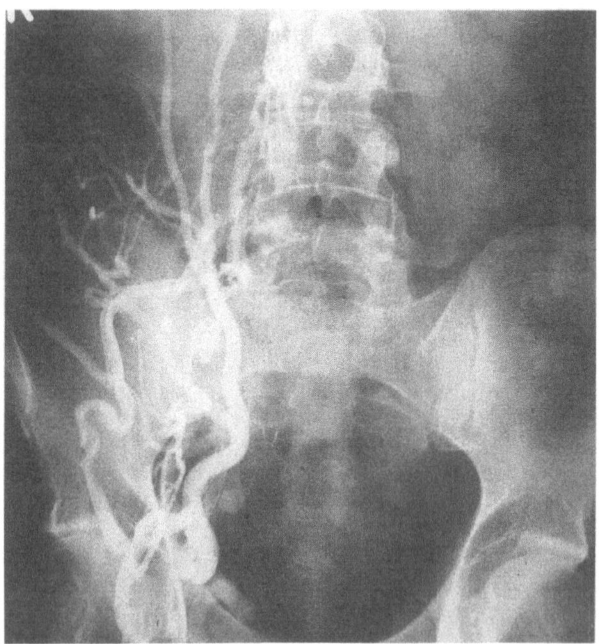

Abb. 4. Beispiel einer verschlossenen Vena cava inferior mit Ausbildung eines Kollateralkreislaufes ein Jahr nach Filterimplantation

postthrombotisches Syndrom bestand bei dem Patienten mit Cava-Verschluß nicht. Alle nachuntersuchten Filterpatienten gaben klinisch kein Lungenembolierezidiv an.

Mit neueren Filtertypen, wie dem Bird-Nest-Filter, dem Amplatz-Filter, dem Günter-Filter oder dem Simon-Nitinol-Filter, haben wir keine Erfahrung [4].

Wenden wir uns nun der massiven bzw. fulminanten Lungenembolie, den Graden 3 und 4 des Greenfield'schen Schemas, zu (Tabelle 1), die durch höhergradige Obstruktionen der Lungenstrombahn und damit verbundener hämodynamischer Verschlechterung gekennzeichnet sind. Bei einigermaßen stabilen Situationen ist diagnostisch die Pulmonalisangiographie gefordert. Auf andere diagnostische Maßnahmen muß wegen des Ernstes der klinischen Siutation verzichtet werden. Therapeutisch setzen wir in diesem Stadium die Boluslyse mit 2–3 Mill. Einheiten Urokinase ein [11], wenn keine Kontraindikation für die Lysetherapie besteht (Tabelle 3). Dazu zählen alle Situationen, in denen es leicht bluten kann, also nach Operationen oder Geburten, bei Magenulcera oder bei neurologischen und ophthalmologischen Problemen, bei Nieren- oder Leberinsuffizienz, aber auch nach Reanimation mit Rippenfraktur. Kommt es unter der Lyse zu einer Verschlechterung der Pumpleistung des rechten Ventrikels, was heute auf der Intensivstation echokardiographisch relativ einfach verfolgt werden kann, würden wir trotz laufender Lyse eine Operationsindikation sehen. Nochmals betonen möchte ich, daß wir primär im Stadium 3 und 4 der Greenfield'schen Einteilung der akuten Lungenembolie immer die Indikation für die Lysetherapie sehen. Nur bei Kontraindikationen für eine fibrinolytische Therapie, bei nicht ansprechender Lysetherapie bzw. bei der Unmöglichkeit des Transports des Lysemittels an den Ort des Geschehens, das heißt praktisch klinisch unter Reanimationsmaßnahmen, sehen wir die Indikation für ein chirurgisches Vorgehen.

An Orten, wo eine Herz-Lungen-Maschine zur Verfügung steht, sollte über Sternotomie mittels extrakorporaler Zirkulation operiert werden. Kommt es trotz totalen Bypasses zur Sichtbehinderung durch Rückfluß, würden wir uns nicht scheuen, die Aorta nach Gabe von Kardioplegie zu klemmen. Pulmonalishauptstamm bzw. beide Seitenäste und Lappenarterien müssen inspiziert werden, aber auch Vorhof und rechter Ventrikel müssen frei von Thromben sein. Manchmal hilft es, die Pleuren zu öffnen und die Lunge zu komprimieren, frische Thromben lassen sich so extrahieren. Ältere Thrombusanteile lassen sich oft im Sinne einer Thrombendarteriektomie bei peripher Öffnung der Lungenstrombahn beseitigen. Ziel muß die freie Durchgängigkeit beider Lungenstrombahnen sein [2, 6].

Steht die Herz-Lungen-Maschine nicht zur Verfügung, sollte die ursprüngliche Trendelenburg'sche Operation in neuerer Modifikation ausgeführt werden. Auch hierbei sollte über eine Sternotomie operiert werden [3]. Die beiden Hohlvenen werden geklemmt, die Thrombembolusmassen werden am leerschlagenden Herzen aus den Pulmonalishauptstäm-

Tabelle 3. Kontraindikationen gegen Thrombolytica

- Hypertonus
- Zerebrovaskulärer Insult (vor <2 Monaten)
- Schwere Augenhintergrundsveränderungen
- Operationen (vor <10 Tagen)
- Arterielle-, Lumbalpunktionen (vor <5–10 Tagen)
- Reanimation mit Rippenfraktur
- Gravidität
- Postpartalperiode (<10 Tage)
- Hämorrhagische Diathese
- Ulcera ventriculi et duodeni
- Vitien cordis mit Vorhofflimmern
- Perikarditis
- Niereninsuffizienz Stadium III, IV
- Hepatozelluläre Insuffizienz

men abgesaugt. Während dieses Manövers bläht der Anästhesist mehrfach die Lungen, um mit dem austretenden Blut gleichzeitig Thromben auszudrücken, die dann abgesaugt werden können. Natürlich hat man bei diesem Verfahren nicht die Möglichkeit, periphere Lungengefäße zu inspizieren.

Der Einsatz der Herz-Lungen-Maschine erleichtert bestimmt die operativen Maßnahmen. Deshalb sollte man an Orten, wo die Herz-Lungen-Maschine nicht zur Verfügung steht, früh an Verlegungsmöglichkeiten solch gefährdeter Patienten denken. Beim Kreislaufzusammenbruch ist eine Verlegung nicht mehr möglich. Telefonische Hilferufe an ein Herzzentrum helfen dann wenig, da die logistischen Probleme zu groß sind. In solchen Situationen muß sich der Kollege draußen zu einem Vorgehen im Sinne Trendelenburg's entschließen.

Nach jeder Pulmonalisembolektomie sehen wir aus Gründen der Rezidivprophylaxe die Indikation zur Filterimplantation. Der Greenfield-Filter kann meist bei offenem Thorax über das rechte Herzohr implantiert werden. Je nach OP-Tisch-System sollte man an die Durchleuchtungsmöglichkeit des Abdomens schon bei der primären Lagerung denken, wodurch die Implantationstechnik einfach und sicher wird.

Von August 1983 bis Dezember 1991 wurden 13 Pulmonalembolektomien mit der Herz-Lungen-Maschine in Bremen ausgeführt. Davon waren 10 Patienten im Stadium IV nach Greenfield. 7 kamen unter Reanimationsbedingungen in den OP. 6 Patienten sind dabei verstorben, was einer Letalität von 46 % entspricht. Alle Patienten, die einen ausreichenden Kreislauf nach Abgang von der Herz-Lungen-Maschine hatten, bekamen einen Greenfield-Filter implantiert.

Vergleicht man unsere Ergebnisse mit denen der Literatur [1, 9, 10], wobei ich bewußt nur drei Arbeiten aus Europa – publiziert im Jahre 1991 – zitiere, fällt auf, daß die Letalität nach chirurgischer Embolektomie nach wie vor hoch ist. So lag sie in Zürich bei 20 %, in Hannover bei 44 % und in Paris bei 37,5 %. Als Fazit dieser Arbeiten muß man aber auch feststellen: Je schlechter die hämodynamische Ausgangssituation, desto schlechter die Ergebnisse. Und da die chirurgischen Maßnahmen nach Einführung der Lysetherapie nur in Extremsituationen gefragt sind, ist es nicht verwunderlich, daß die Ergebnisse dementsprechend schlecht ausfallen.

Zusammenfassend gilt folgendes festzuhalten: Je nach Schweregrad der akuten Lungenembolie gilt es zwischen konservativer und operativer Therapie zu differenzieren. Die Einführung wirksamer und leicht zu handhabender thrombolytischer Substanzen hat dazu geführt, daß eigentlich nur noch zwei Indikationsgruppen für die chirurgische Therapie bestehen, nämlich [1] Patienten mit Kontraindikation für die Lysetherapie und [2] Patienten, die sich trotz Lysetherapie hämodynamisch verschlechtern. Kommt es zur Operation, ist der Einsatz der Herz-Lungen-Maschine sowie des Cava-Filters das optimale Vorgehen. Operationen im Sinne Trendelenburg's, also ohne Herz-Lungen-Maschine und Cava-Filter, sind aber besser als abzuwarten und zu lamentieren.

Tabelle 4. Ergebnisse nach Pulmonalembolektomie

Zeitraum	Patienten	Reanimation bei OP-Anfang	Letalität %	Filter	Literatur
1978–1990	44	15	20	ja	1
1975–1991	27	16	44	Clip in 15 Fällen	10
1968–1988	96	24	37,5	Filter in 76 Fällen	9

Literatur

1. Bauer EP, Laske A v, Segesse LK, Carrel T, Turina MI (1991) Early and late results after surgery for massive pulmonary embolism. Thorac Cardiovasc Surgeon 39:353–356
2. Daily PO, Dembitsky WP, Iversen S (1989) Technique of pulmonary thromboendarterectomy for chronic pulmonary embolism. J Cardiac Surg 4:10–24
3. Eisenmann B, Thiranos JC, Petit H, Kieny R (1989) Embolektomie bei massiver Lungenembolie. Herz 14:172–181
4. Grassi CJ, Goldhaber SZ (1989) Interruption of the inferior vena cava for prevention of pulmonary embolism: Transvenous filter devices. Herz 14:182–191
5. Greenfield LJ (1983) Pulmonary embolism: Pathophysiology and treatment In: Glenn WWL, Baue AE, Geha AS, Hammond GL, Laks H (eds) Thoracic and cardiovascular surgery. Appleton Century-Crofts, Norwalk, Connecticut, USA
6. Jault F, Cabrol CH (1989) Surgical treatment for chronic pulmonary thrombembolism. Herz 14:192–196
7. Kohl FV, v Wichert PC (1987) Diagnostik und Therapie von Lungenembolien. Internist 28:21–29
8. Linton RR (1973) Atlas of vascular surgery. WB Saunders Company, Philadelphia, USA
9. Meyer G, Tamisier D, Sors H, Stern M, Vouhé P, Makowski S, Neveux JY, Leca F, Even P (1991) Pulmonary embolectomy: A 20 years experience at one center. Ann Thorac Surg 51:232–236
10. Schmid CH, Zietlow S, Wagner TOF, Laas J, Borst HG (1991) Fulminant pulmonary embolism: Symptoms, diagnostics, operative technique and results. Ann Thorac Surg 52:1102–1107
11. Tilsner V (1991) Thrombolytic therapy in fulminant pulmonary thromboembolism. Thorac Cardiovasc Surgeon 39:357–359

Rekonstruktive Maßnahmen bei angeborenen und erworbenen Herzklappenerkrankungen

278. Rekonstruktion der AV-Klappen beim partiellen und totalen AV-Kanal

H. Meisner, S. U. Paek, Ch. Hähnel und F. Sebening

Deutsches Herzzentrum München, Lothstraße 11, W-8000 München 2

Reconstruction of AV Valves in Partial and Total AV Canal

Summary. Among the anomalies of endocardial cushion defects, the partial (PCAVC) and common (CCAVC) AV canal present a special challenge to the cardiac surgeon. In particular, reconstruction of the AV valve can be difficult in CCAVC because of morphologic variations. Within 17 years, 383 patients with this disease were operated on. Early mortality of PCAVC is below 1 %, and of CCAVC below 5 %. A total of 90 % of the survivors are in NYHA class I. In general, plastic reconstruction of the mitral valve is performed. The risk of reoperation for recurrent mitral incompetence in both groups is between 7 % and 10 %. Mitral valve replacement is a rare event (1.5 %).

Key words: AV canal – Valve reconstruction

Zusammenfassung. Unter den Fehlbildungen der AV-Klappen nehmen der partielle (PCAVC) und totale (CCAVC) AV-Kanal eine besondere Stellung ein. Während beim PCAVC die Rekonstruktion der AV-Klappe anatomisch vorgezeichnet ist, können beim CCAVC morphologische Veränderungen die Rekonstruktion erschweren. In 17 Jahren wurden 383 Patienten operativ behandelt, die Frühmortalität der Gruppe mit PCAVC liegt unter 1 %, die CCAVC unter 5 %. 90 % der Operierten sind in NYHA Klasse I. Im allgemeinen kann die Mitralklappe mit Nähten plastisch gut rekonstruiert werden. Das Risiko einer Reoperation wegen Mitralinsuffizienz liegt bei beiden Gruppen zwischen 7 und 10 %. Ein Mitralklappenersatz ist selten erforderlich (1,5 %).

Schlüsselwörter: AV-Kanal – Klappenrekonstruktion

Fehlbildungen der Atrioventrikularklappen (AV-Klappen) sind durch Wachstumshemmung der Endokardkissen verursacht. Je nach Form der Fehlbildung der AV-Klappensegel erfolgt eine Unterteilung dieser Atrioventrikulardefekte in eine partielle (PCAVC) oder eine komplette Form einer AV-Kanalbildung (CCAVC). Beim ersteren besteht bei getrennten und vollständig angelegten AV-Klappen und bei einem Defekt im caudalen Anteil des Vorhofseptums (Ostium primum Defekt) häufig ein Spalt im anterioren, d. h. septalen Mitralsegel. Beim letzteren besteht zusätzlich zum Defekt im caudalen Vorhofseptum ein Defekt im hinteren oberen Anteil des interventrikulären Septums. Dabei bilden Anteile der Mitral- und Tricuspidalklappe zusammen mit anteriorem und posteriorem Segel die fehlgebildete atrioventrikuläre Klappe. In Abhängigkeit von der Morphologie des vorderen Segels dieser gemeinsamen AV-Klappe und des Ansatzes ihrer Sehnenfäden lassen sich nach Rastelli et al. [8] verschiedene Formen des kompletten AV-Kanals differenzieren.

Partieller AV-Kanal

Beim isolierten Ostium-primum-Defekt wird die Diagnose oft spät gestellt, da erst bei ausgeprägter Mitralinsuffizienz und größerem Links-Rechts-Shunt Symptome auftreten. Heute ist mit der Diagnosestellung die Indikation zur operativen Korrektur gegeben. Die Operation erfolgt über eine mediane Sternotomie oder auch eine rechte anterolaterale Thorakotomie mit Hilfe der Herz-Lungen-Maschine. Chirurgische Details sollen sich nur auf die Rekonstruktion der AV-Klappen beziehen:

Auch wenn praeoperativ keinerlei Hinweis auf eine Mitralinsuffizienz besteht, wird die anteriore Kommissur („Cleft") mit Einzelnähten verschlossen, wobei die erste Naht an der Klappenbasis nahe dem Ventrikelseptum zu liegen kommt. Evtl. vorliegende kleinere Substanzdefekte können durch Adaptation der oft eingerollten Segelränder ausgeglichen werden. Nach Vernähung der vorderen Kommissur wird der Ostium-primum-Defekt mit Hilfe eines Dacron-Flickens und Einzelnähten bzw. fortlaufender Naht verschlossen (vgl. Borst et al.) [1].

Kompletter AV-Kanal

Beim kompletten AV-Kanal manifestiert sich die Klinik bei allen Patienten sehr früh, so daß bei Stellung der Diagnose bereits im Säuglingsalter eine chirurgische Therapie gefordert wird. Unter den möglichen Verfahren steht in unserer Klinik die Korrektur mit Hilfe der EKZ an erster Stelle, eine Palliativbehandlung in Form einer Bändelung der Pulmonalarterie (ohne HLM) führen wir nur bei grenzwertiger OP-Indikation, z. B. hypoplastischem linken Ventrikel oder nicht korrigierbarer Klappenmorphologie durch [9]. Seit Jahren bevorzugen wir die Korrektur mit einem zweigeteilten Patch. Zunächst wird der Ventrikelseptumdefekt mit einem halbmondförmigen Patch verschlossen, wir verwenden hierzu eine fortlaufende Naht. Im Anschluß daran werden die AV-Klappensegel mit Einzel-U-Nähten am kranialen Rand des VSD-Dacron-Patches rechts und links festgenäht. Als nächstes wird die im allgemeinen als „Drei-Segelklappe" angelegte Mitralklappe auf Dichtigkeit überprüft und der Spalt zwischen anteriorem und posteriorem Segel mit Einzelnähten verschlossen. Mit Hegar-Stiften wird die Weite der rekonstruierten Mitralklappe gemessen und mit der normaler Klappen verglichen [1]. Eine besondere Rekonstruktion der rechten AV-Klappe ist im allgemeinen nicht erforderlich, obwohl das septale Segel häufig nicht angelegt ist. Zum Verschluß des Ostium primum Defektes verwenden wir einen zweiten Dacronflicken, der zum einen am Oberrand des VSD-Patches, zum anderen am Rand des Vorhofseptumrestes mit fortlaufender Naht fixiert wird. Im Falle eines seltenen Intermediärtypes kann man den Rand des kleinen VSD's direkt mit der Mitte des AV-Kanalrandes vernähen.

Besonders wichtig ist die Überprüfung der Dichtigkeit der linken AV-Klappe. In der Regel füllen wir den linken Ventrikel über die Klappe mit einer großen konisch zulaufenden Spritze mit eiskalter Kochsalzlösung. Damit wölbt sich die Mitralklappe vor und eventuelle Insuffizienzstellen können so identifiziert werden. Bei hypoplastischen posterioren oder lateralen Segelanteilen können Insuffizienzen durch Einzelnähte ausgeglichen werden. Besondere Schwierigkeiten können bei der Korrektur des totalen AV-Kanals Typ B auftreten, falls wichtige Sehnenfäden des anterioren Segels über den VSD-Rand hinweg im rechten Ventrikel verankert sind. Sollte die Umlagerung, Resektion oder Verlagerung dieses Segelanteils nicht gelingen, muß man sich zunächst zur Bändelung, später als ultima ratio wohl zum Klappenersatz entschließen. Ein prothetischer Klappenersatz bei der Primärkorrektur des AV-Kanals ist eigentlich nie erforderlich. Auch im Falle eines singulären Papillarmuskels (4–14%) ist die Rekonstruktion einer gut funktionierenden Mitralklappe erheblich erschwert, so kann daraus später eine Klappenstenose entstehen.

Die intraoperative funktionelle Kontrolle der erzielten Klappenrekonstruktion ist heute eine Domäne der Echo-Doppler-Kardiographie, entweder epikardial oder transösophageal. Hiermit können sofort nach Beendigung der extrakorporalen Zirkulation sowohl die morphologischen Klappenstrukturen als auch die Schlußfähigkeit analysiert werden. Auch im weiteren Verlauf und nach Jahren ergänzt die Kontrolle der Klappenfunktion durch Ultraschall-Echoverfahren die klinische Befunderhebung.

Ergebnisse

In den Jahren 1974–1991 wurden an unserer Klinik 383 Patienten mit Atrioventrikulardefekt operativ behandelt. 161 waren der Gruppe partieller AV-Kanal, 222 der mit totalem AV-Kanal zuzuordnen. Alle Patienten wurden mit Hilfe der Herzkatheter-Untersuchung, Klinik für Herzerkrankungen im Kindesalter (Direktor: Prof. Dr. K. Bühlmeyer) diagnostiziert. Während bei den Patienten mit partiellem AV-Kanal das mittlere Operationsalter bei 12 Jahren (median = 7,9 Jahre) lag (2 Monate bis 55 Jahre), war die OP-Indikation bei den Patienten mit totalem AV-Kanal im Mittel mit 2,3 Jahren (median = 12,4 Monate) deutlich früher gegeben (1 Monat bis 15,2 Jahre) (Abb. 1 a, b). 47 % der Operierten waren jünger als 12 Monate, 23 % zwischen 12 und 24 Monaten. Während beim partiellen AV-Kanal nur 1,1 % ($n = 3$) eine Genanomalie im Sinne eines Morbus Down aufwiesen, waren es 65 % bei den Kindern mit totalem AV-Kanal. Von der erstgenannten Gruppe verstarb früh keiner. Die Frühmortalität der Patienten mit totalem AV-Kanal ist in Tabelle 1 zusammengestellt, in den letzten 3 Jahren starben von 77 Patienten nur 2 (2,6 %). Während bei den Patienten mit PCAVC keiner spät verstorben ist, starben bei der Gruppe mit CCAVC innerhalb von 17 Jahren 22 Kranke, sehr häufig an den Folgen progressiver pulmonaler Hypertension.

Im Laufe der nachfolgenden Jahre mußte eine Reihe von Patienten wieder operiert werden (s. Tabelle 2). Beim PCAVC wurden an 13 Patienten 20 Eingriffe notwendig, beim CCAVC bei 23 Patienten 35 Eingriffe in einem Zeitraum von 7 Tagen bis 7 Jahren. Die Rate an Reoperationen wegen Mitralinsuffizienz lag bei der Gruppe mit partiellem AV-Kanal um 7 %, 2mal wurde ein Mitralklappenersatz notwendig. Beide Patientinnen (21 bzw. 22 Jahre) leben 7 bzw. 16 Jahre mit künstlichen Herzklappen, eine der beiden konnte eine Schwangerschaft unter Marcumar mit Erfolg beenden. Bei der Gruppe mit totalem AV-Kanal betrug die Reoperationsrate wegen stenosierter oder insuffizienter Mitralklappe 10 %, 6,3 % dieser Patienten waren bei der Primäroperation jünger als 1 Jahr und 9,6 % älter als 1 Jahr. Lediglich 3mal mußte eine Mitralklappenprothese eingesetzt werden, jedoch nie bei der Erstoperation.

Tabelle 1. Früh- und Spätmortalität von 222 Patienten nach Korrektur eines totalen AV-Kanals zwischen 1974 und 12/1991

		Mortalität	
		Früh	Spät
1974–1977	n = 20	n = 4 (20 %)	6
1978–1987	n = 125	n = 10 (8 %)	9
1988–1991	n = 77	n = 2 (2,6 %)	7

Tabelle 2. Reoperationen nach AV-Kanalkorrektur von 161 Patienten mit PCAVC und 222 mit CCAVC

	PCAVC	CCAVC
Patienten/Eingriffe	13/20	23/35
Re-OP-Rate	8,1 %	10,4 %
Zeitraum	1 Mo.–7 J.	7 Tage–5,6 J.
MK-Plastik	12	16
Carpentier-Ring	2	–
MKE	2	3*
TK-Plastik	–	7
VSD-Re-OP	–	9**
Subvalv. Aortenstenose	2	–
Aortenisthmusstenose	1	–

* $n = 1$ auswärts
** $n = 1$ muskulärer VSD bei Korr. nicht diag.

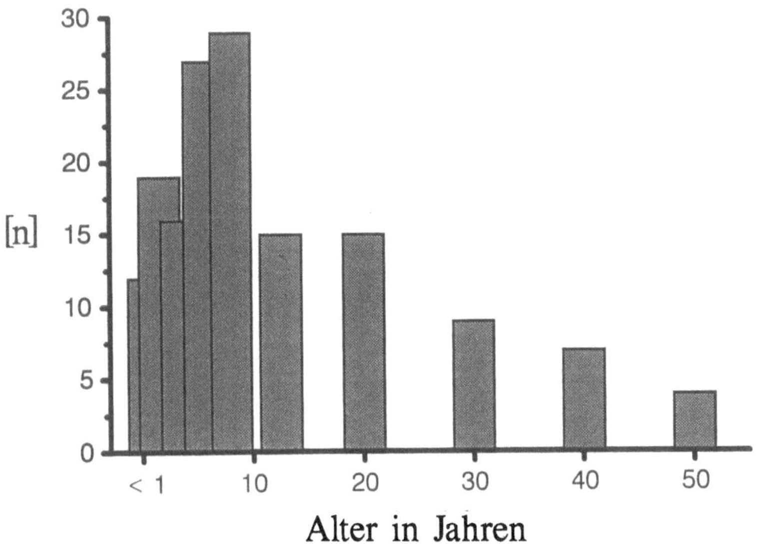

Abb. 1 a. Altersverteilung der am Deutschen Herzzentrum München in den Jahren 1974–1991 operierten Patienten mit partiellem AV-Kanal ($n = 161$)

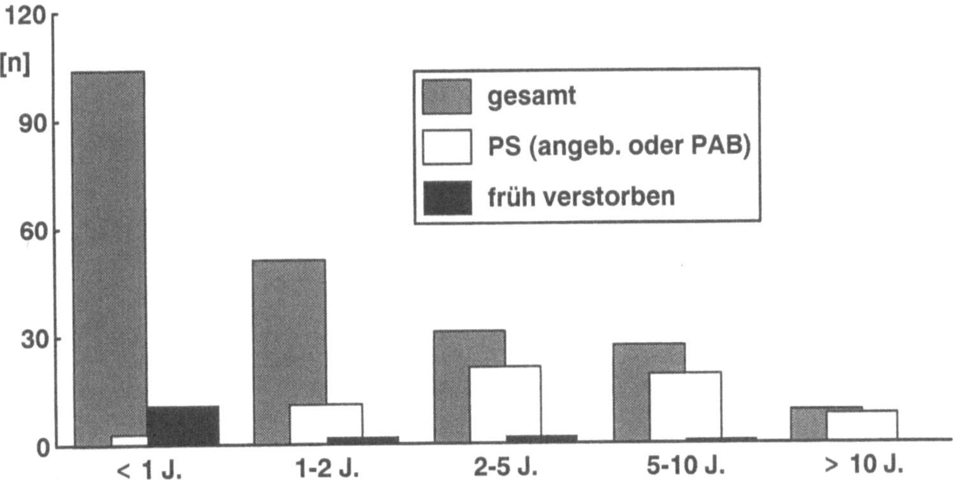

Abb. 1 b. Altersverteilung von 222 Patienten mit totalem AV-Kanal. PS kennzeichnet eine Gruppe von 51 Patienten, die nach primärer Bändelung der Pulmonalarterie später korrigiert wurden sowie 11 mit angeborener Pulmonalstenose (z. B. Fallot). Die Frühmortalität ist gekennzeichnet

Besonders interessant sind die Langzeitergebnisse nach Korrektur des totalen AV-Kanals, da hier sowohl am Vorhof als auch Kammerseptum sowie dem AV-Klappenapparat operiert wird. Von 222 Patienten dieser Gruppe leben noch 185, d. h. 84 % in einem Zeitraum von 6 Monaten bis 17 Jahren, im Mittel etwa 6 Jahre. 135 dieser Kranken (74 %) sind in ambulanter Kontrolle der Klinik für Herz- und Kreislauferkrankungen im Kindesalter (Prof. Dr. K. Bühlmeyer). 91 % befinden sich in NYHA Klasse I, nur wenige sind kardial eingeschränkt, insgesamt benötigten nur 14 % Digitalis oder Diuretika bzw. beides. Bei der echokardiographischen Untersuchung dieser Patientengruppe fand sich bei allen Operierten eine Wirbelbildung im Bereich der Mitralklappe, die bei 13 Patienten Grad II und bei 4

Tabelle 3. Echokardiographische Befunde nach Korrektur des totalen AV-Kanals von 135 Kranken (s. Text)

		I–II°	II°	III°
Mitralvitium	MI	10	**9**	**2**
	MS	–	–	–
	komb.	17	**4**	**2**
Trikuspidalvitium	TI	5	2	–
	TS	3	2	–
Subaortale Stenose		3	–	–

Patienten Grad III erreichte. Die Hälfte der letztgenannten Patienten hatten Hinweise für ein kombiniertes Mitralvitium. Sehr selten sind Tricuspidalinsuffizienz oder Stenosen, oder gar eine subaortale Stenose (vgl. Tabelle 3). Vergleicht man die Resultate in der Literatur, so errechnet sich für einen partiellen AV-Kanal eine Reoperationsrate wegen Mitralinsuffizienz zwischen 3 und 11 % [4–6] und für den totalen AV-Kanal von 9–13 % [2, 3, 7, 10]. Schließlich kann festgestellt werden, daß die Rekonstruktion der AV-Klappen beim AV-Kanal gute Langzeitresultate erwarten läßt. Das Ergebnis wird entscheidend von den kongenital vorgegebenen morphologischen Mißbildungen der Klappenstrukturen geprägt, so ist auch bei praeoperativ erheblicher Mitralinsuffizienz die Chance eines Rezidivs signifikant erhöht [10].

Literatur

1. Borst HG, Klinner W, Oelert H (1991) Herzchirurgie. Springer Verlag, Berlin Heidelberg
2. Clapp SK, Perry BL, Farooki ZQ, Jackson WL, Karpawich PP, Hakimi M, Arciniegas E, Green EW (1987) Surgical and medical results of complete atrioventricular canal: a ten year experience. Am J Cardiol 59(5):454–458
3. Hanley FL, Jonas RA, Mayer JE, Castaneda AR (1992) Infant repair of complete atrioventricular canal defects: 20 year trends. Abstract AATS Meeting, April 26–29, Los Angeles
4. Houyel L, Petit J, Langlois J, Nottin R, Planche C, Binet JP (1988) Surgery for incomplete atrioventricular canal. Mid-term follow-up apropos of 128 patients. Arch Mal Coeur 81(4):501–505
5. King RM, Puga FJ, Danielson GK, Schaff HV, Julsrud PR, Feldt RH (1986) Prognostic factors and surgical treatment of partial atrioventricular canal. Circulation 74:142–146
6. Kirklin JW, Barratt-Boyes BG (1986) Cardiac Surgery J. Wiley a. Sons, New York, S 541
7. Lacour-Gayet F, Planche C, Langlois J, Bruniaux J, Gentile M, Chambran P, Losay J, Binet JP (1986) Surgical treatment of complete atrioventricular canals, regular and irregular forms, in 75 patients. Arch Mal Coeur 79:708–716
8. Rastelli GC, Kirklin JW, Titus SL (1966) Anatomic observations on complete form of persistent common a-v canal with special reference to atrioventricular valves. Mayo Clin Proc 41:296
9. Sebening F, Meisner H, Struck E, Schmidt-Habelmann P, Paek SU (1981) Congenital Heart Disease in the first 3 months of life. Eds: Parenzan L, Grupi G, Graham G, Bologna
10. Studer M, Blackstone EH, Kirklin JW, Pacifico AD, Soto B, Chung GKT, Kirklin JK, Bargeron LM (1982) Determinants of early and late results of repair of atrioventricular septal (canal) defects. J Thorac Cardiovasc Surg 84:523–542

279. Klappenerhalt bei der Korrektur des Morbus Ebstein

F. Sebening, München

(Manuskript bis Redaktionsschluß nicht eingegangen)

280. Erfahrungen mit plastischen rekonstruierenden Methoden bei erworbenen Mitralklappenerkrankungen

R. Hacker, Bad Neustadt

(Manuskript bis Redaktionsschluß nicht eingegangen)

281. Mitralrekonstruktion ohne Implantate – Konzepte und Langzeitergebnisse

H. Warnecke, R. Hetzer, Berlin

(Manuskript bis Redaktionsschluß nicht eingegangen)

282. Experimentelle Untersuchungen zur plastischen Remodellierung der Mitralklappe bei kombiniertem Vitium

A. Borowski, H. Korb, D. Baumgart, T. Ehring, M. Südkamp, G. Heusch, E.R. de Vivie, Köln

(Manuskript bis Redaktionsschluß nicht eingegangen)

283. Rekonstruktion des Mitralklappenhalteapparates bei mechanischem Mitralklappenersatz

E. Gams

Abteilung für Thorax- und Herz-Gefäßchirurgie, Chirurgische Universitätsklinik, W-6650 Homburg/Saar

Reconstructive Surgery of the Subvalvular Mitral Apparatus in Mechanical Mitral Valve Replacement

Summary. Since it was demonstrated in experimental studies that preservation of the subvalvular mitral apparatus is of significance for left ventricular function, it was concluded that in mitral valve replacement complete excision of the mitral valve is disadvantageous for the patient. Clinical experience showed that in patients with mitral regurgitation and large mitral annulus, most of the valvular apparatus can be preserved. In stenotic mitral valve disease, it may be possible to decalcify and mobilize the mitral apparatus and to preserve it. If it is necessary to excise the mitral valve completely, one should think of replacing the chordae tendineae and thus improving postoperative left ventricular function.

Key words: Mitral valve replacement – Subvalvular apparatus

Zusammenfassung. Experimentelle Untersuchungen haben gezeigt, daß der subvalvuläre Halteapparat der Mitralklappe für die Funktion des linken Ventrikels von Bedeutung ist. Im eigenen Krankengut konnte bei Patienten mit Mitralinsuffizienz und großem Mitralring der subvalvuläre Halteapparat weitgehend erhalten werden. Bei Mitralstenose mit Verkalkungen und Fibrose der Sehnenfäden und der Papillarmuskeln kann es möglich sein, den Halteapparat zu entkalken und zu mobilisieren und ihn auf diese Weise zu konservieren. Ist es allerdings notwendig, die Mitralklappe einschließlich der Sehnenfäden ganz zu exzidieren, sollte an einen Ersatz der Sehnenfäden mit PTFE-Nähten gedacht werden, um postoperativ die linksventrikuläre Funktion der Patienten zu verbessern.

Schlüsselwörter: Mitralklappenersatz – Subvalvulärer Mitralhalteapparat

Einleitung

In der Mitralklappenchirurgie wurden während der vergangenen Jahre in zunehmendem Maße klappenerhaltende Operationen durchgeführt. Von mehreren Autoren wurden sowohl für die Mitralklappeninsuffizienz als auch für die Mitralstenose spezielle Rekonstruktionsverfahren vorgeschlagen [2, 5, 11]. In der herzchirurgischen Praxis zeigt sich jedoch nicht selten, daß trotz Ausschöpfung aller technischen Verfahren eine Erhaltung der Mitralklappe nicht möglich ist, und eine Klappenprothese implantiert werden muß.

Historischer Rückblick

Die ersten erfolgreichen Mitralklappenimplantationen mit Kugelkäfig-Prothesen wurden 1961 von A. Starr et al. [22] beschrieben, nachdem bereits 1 Jahr vorher von N. Braunwald et al. [4] experimentelle und klinische Untersuchungsergebnisse über die Verwendung einer der nativen Mitralklappe nachgebildeten, aus künstlichen Segeln und Sehnenfäden bestehenden Herzklappe berichtet worden waren. 1964 wurde von Lillehei et al. [18] eine hohe postoperative Letalität von 30 % nach Mitralklappenersatz mit Starr-Edwards-Kugel-Prothesen berichtet. Sie beschrieben aber gleichzeitig eine Verbesserung der frühpostoperativen Sterblichkeitsrate auf 14 %, wenn sie die Implantationstechnik so modifizierten, daß Papillarmuskeln und Sehnenfäden des hinteren Mitralsegels erhalten blieben. Dies war der erste Bericht über einen Rekonstruktionsversuch des Mitralklappenhalteapparates beim mechanischen Mitralklappenersatz. Die Frage jedoch, warum beim mechanischen Mitralklappenersatz der Halteapparat der Mitralklappe erhalten werden soll, konnte mit den damals zur Verfügung stehenden Meßmethoden nicht geklärt werden. Außerdem zeigten andere Autorengruppen [6, 20], daß die von Lillehei et al. [18] vorgeschlagene Methode keine Verbesserung der Ergebnisse erbrachte.

Experimentelle Untersuchungen

Erst 1981 von T. David et al. [7] und 1983 von R. Hetzer et al. [17] wurde diese modifizierte Implantationsmethode beim Mitralklappenersatz wieder aufgegriffen. Danach folgten experimentelle Untersuchungen vom mehreren Autoren [13, 14, 16, 21], die zeigten, daß die linksventrikuläre Funktion beim sogenannten konventionellen Mitralklappenersatz mit Resektion des Mitralapparates eingeschränkt ist. Eigene Versuchsergebnisse [15] wiesen darauf hin, daß sich die innere Geometrie des linken Ventrikels ändert, wenn beim Mitralklappenersatz der Halteapparat nicht erhalten bleibt: Der Längsdurchmesser des linken Ventrikels nimmt zu, es kommt zu einer diastolischen Vergrößerung des linken Ventrikels. Es wurde gezeigt, daß die Ruhe-Dehnungs-Kurve des linken Ventrikels nach Durchtrennung des

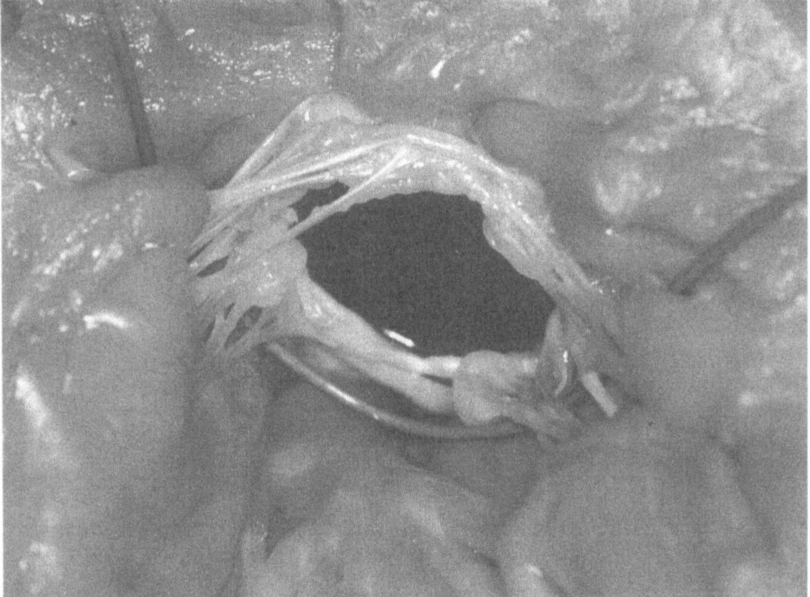

Abb. 1. Unter Erhaltung des anterioren und posterioren Mitralklappenapparates implantierte Mitralklappenprothese (St. Jude Medical Doppelflügelklappe): Linksventrikuläre Ansicht mit Umfahrung der Sehnenfäden des anterioren und posterioren Papillarmuskels

subvalvulären Halteapparates der Mitralklappe nach rechts verschoben wird. Bei Messung der linksventrikulären Volumina und der linksventrikulären Drücke ergab sich, daß die linke Herzkammer ca. 1 ml/kg Körpergewicht mehr enddiastolisches Füllvolumen benötigte, um die gleichen enddiastolischen Druckwerte zu erreichen, wenn der subvalvuläre Halteapparat der Mitralklappe durchtrennt worden war. Das bedeutet, daß die nach Resektion des Mitralhalteapparates eintretende Vergrößerung der linken Herzkammer zu einer Beeinträchtigung der Muskelmechanik führt, die eine Einschränkung der linksventrikulären Belastungsreserve zur Folge hat, da die gleiche Leistung des Herzens nur auf Kosten einer höheren Vordehnung des Myokards und durch Volumenzufuhr erbracht werden kann.

Klinische Anwendung

Die Konsequenz, die daraus für die klinische Anwendung zu ziehen war, bestand darin, beim mechanischen Mitralklappenersatz den Halteapparat der Mitralklappe weitgehend zu erhalten bzw. zu rekonstruieren.

1. T.E. David [9] hatte 1986 beschrieben, wie nicht nur der posteriore Mitralhalteapparat, sondern auch der anteriore Anteil des Mitralklappenhalteapparates erhalten werden kann. Er hat den mittleren Anteil des anterioren Mitralsegels reseziert und den subvalvulären Halteapparat in die Klappennähte, die zur Fixation der Klappenprothese notwendig waren, mit hineingenommen. Bei diesem Vorgehen waren biologische Herzklappen verwendet worden, wodurch keine Störungen des Öffnungs- und Schließungsmechanismus der Klappe mit dem belassenen Halteapparat der Mitralklappe auftreten konnten. Bei überschießendem Mitralklappengewebe wurde neben der Resektion des mittleren Anteiles des anterioren Mitralsegels auch eine Reduktion des posterioren Segels vorgeschlagen, da bei manchen Patienten eine Zunahme der postoperativen Thrombembolierate aufgetreten war, wenn sich überschüssiges Gewebe der Mitralklappe in der Implantationsnaht befand. Die Überlebensstatistik der Patienten zeigte, daß über 3–4 Jahre Patienten nach Klappenersatz mit Erhalt des Mitralklappenhalteapparates signifikant bessere Ergebnisse hatten. Hämodynamische Messungen 3–6 Monate postoperativ haben nur im Schlagvolumenindex, nicht in den übrigen Parametern Unterschiede im Sinne einer Verbesserung gezeigt [8].

2. Eine japanische Autorengruppe um Miki [19] hatte ebenfalls eine Verbesserung der postoperativen Hämodynamik nach modifizierter Mitralklappenimplantationstechnik gefunden. Sie hatten bei 12 Patienten mit Erhaltung des Mitralklappenhalteapparates signifikante Unterschiede im endsystolischen Volumenindex gegenüber 20 Patienten nach Durchtrennung der Chordae tendineae festgestellt. Allerdings benutzten sie ein anderes Vorgehen: Sie inzidierten das anteriore Mitralsegel nahe dem Klappenring und schlugen die beiden Hälften nach posterior kranial bzw. kaudal. Die beiden anterioren Segelanteile mit den Sehnenfäden wurden durch patchbewehrte Nähte an den beiden Kommissuren der Mitralklappe fixiert. In die nun anterior liegende Mitralöffnung wurden Doppelflügelprothesen implantiert, wodurch Interferenzen der beiden Kippdeckelscheiben mit dem subvalvulären Halteapparat vermieden wurden.

Eine amerikanische Publikation aus jüngster Zeit konnte zeigen, daß mit der von Miki beschriebenen Methode nicht nur Doppelflügelprothesen, sondern auch Kippdeckelscheibenprothesen implantiert werden können: Feikes et al. verwendeten zu diesem Zweck Medtronic Hall Prothesen [12].

3. Die genannten Verfahren sind bei überwiegenden Mitralinsuffizienzen mit großem Klappenring meist durchführbar. Problematisch wird die Verwendung dieser Methode bei Patienten mit überwiegenden Mitralstenosen, starken Verkalkungen sowie kleinem linken Ventrikel. Amano et al. [1] haben 1992 eine Verfahrensweise beschrieben, bei der das verkalkte anteriore Mitralsegel zunächst mobilisiert wird. Es wird z.T. reseziert und unter Verwendung eines ultraschallbetriebenen Gerätes entkalkt. Die auf diese Weise freigelegten und flexiblen Anteile des vorderen und hinteren subvalvulären Mitralklappenapparates mit den Papillarmuskeln werden dann an der Hinterwand des linken Ventrikeln am Mitralring fixiert. Es wurde ebenfalls vorgeschlagen, Kippdeckelprothesen (Björk Shiley-Klappen) so zu verwenden, daß die Scheibe nach posterior sich in den Ventrikel hinein öffnet. Bei dieser Positionierung der Kippdeckelprothesen ist jedoch vorstellbar, daß Öffnungs- und Schließungsmechanismus der Klappenprothese vom erhaltenen subvalvulären Halteapparat gestört werden.

4. Für die Fälle, bei denen eine Rekonstruktion des subvalvulären Halteapparates gerade bei kalzifizierten und fibrosierten sowie retrahierten Sehnenfäden und Papillarmuskeln nicht möglich ist und eine Exzision durchgeführt werden muß, sei auf die Möglichkeit hingewiesen, die Sehnenfäden durch Polytetrafluoräthylen-Nähte zu ersetzen. Diese Methode wurde von Zussa et al. [23], David et al. [10] sowie Bernhard et al. [3] beschrieben.

Eigene Erfahrungen

Im eigenen Krankengut wurden die angegebenen und bisher beschriebenen Methoden nicht angewandt. Es wurde versucht, sowohl die Sehnenfäden des vorderen als auch des hinteren Mitralsegels zu erhalten, indem das vordere Segel zwischen Klappenring und Schließungsrand ovalär exzidiert wurde, evtl. auch Teile des posterioren Segels reseziert wurden. Es wurde jedoch in allen Fällen der Schließungsrand des Klappensegels mit den Ansätzen der Sehnenfäden erhalten. Diese Klappenränder wurden dann incl. den ansetzenden Sehnenfäden durch teflonarmierte Nähte am Klappenring fixiert und durch den Nahtring der Klappenprothese gestochen. Es wurden ausschließlich St. Jude Medical Doppelfügel-Prothesen implantiert. Abbildung 1 zeigt eine Ansicht auf den vollständig erhaltenen Mitralklappenapparat nach Implantation einer Doppelfügelklappe.

Seit November 1991 wurden im Laufe eines halben Jahres 10 Patienten im Alter von 44 bis 75 Jahren mit diesem Verfahren behandelt. 6 Patienten hatten eine Mitralinsuffizienz, 2 Patienten eine Mitralstenose und weitere 2 Patienten ein kombiniertes Mitralklappenvitium. In 6 Fällen wurden St. Jude Doppelflügel-Prothesen der Größe 29, bei 3 Patienten der Größe 31 und nur bei einem Patienten der Größe 27 implantiert. Bei 6 Patienten wurde der posteriore, bei weiteren 6 Patienten der anteriore Mitralklappenapparat erhalten, davon 3mal sowohl der gesamte posteriore als auch der gesamte anteriore Mitralklappenapparat. Bei 3 Patienten wurden gleichzeitig aorto-koronare Bypassoperationen durchgeführt bzw. bei einem Patienten eine insgesamt 3fach-Klappenoperation vorgenommen. Keiner dieser Patienten verstarb postoperativ, während wir einen Patienten am „Low cardiac output" verloren von insgesamt 12 Patienten, bei denen ein Mitralklappenersatz ohne Rekonstruktion des Mitralklappenhalteapparates durchgeführt worden war.

Schlußfolgerungen

1. Aufgrund der vorliegenden experimentellen und klinischen Untersuchungsergebnisse sollte, wenn möglich, die Erhaltung nicht nur des posterioren, sondern auch des anterioren Halteapparates der Mitralklappe beim Mitralklappenersatz angestrebt werden.

2. Schwierigkeiten bei der Rekonstruktion des Mitralklappenhalteapparates sind zu erwarten, wenn ein kleiner Mitralring sowie ausgedehnte Verkalkungen und Fibrosierungen der Mitralklappe, wie sie bei Mitralstenose vorhanden sein können, vorliegen.

3. Wird beim mechanischen Mitralklappenersatz diese modifizierte Technik mit Erhaltung und Rekonstruktion des valvulären Halteapparates angewandt, sollte darauf geachtet werden, sowohl eine linksventrikuläre Ausflußtraktobstruktion als auch die Implantation von zu kleinen Klappenprothesen zu vermeiden.

Literatur

1. Amano J, Fujiwara H, Sugano T, Suzuki A (1992) Modified preservation of all annular-papillary continuity in replacement of the calcified mitral valve. Thorac Cardiovasc Surgeon 40:79
2. Antunes MJ (1989) Mitral valve repair. Schulz, Percha bei Starnberg FRG 75–100
3. Bernhard A, Sievers H, Nellesen U, Maurer I (1990) Improved mitral valve replacement. Eur J Cardio-thorac Surg 4:224
4. Braunwald NS, Cooper T, Morrow AG (1960) Complete replacement of the mitral valve: Successful clinical application of a flexible polyurethane prosthesis. J Thorac Cardiovasc Surg 40:1
5. Carpentier A (1983) Cardiac valve surgery – the "French correction". J Thorac Cardiovasc Surg 86:323
6. Cohn LH, Reis RL, Morrow AG (1968) Left ventricular function after mitral valve replacement. J Thorac Cardiovasc Surg 56:11
7. David TE, Strauss HD, Mesher E, Anderson MI, Macdonald IL, Buda AJ (1981) Is it important to preserve the chordae tendineae and papillary muscles during mitral valve replacement? Canad J Surg 24:236
8. David TE, Burns RJ, Bacchus CM, Druck MN (1984) Mitral valve replacement for mitral regurgitation with and without preservation of chordae tendineae. J Thorac Cardiovasc Surg 88:718
9. David TE (1986) Mitral valve replacement with preservation of chordae tendineae: Rationale and technical considerations. Ann Thorac Surg 41:680
10. David TE, Bos J, Rakowski H (1991) Mitral valve repair by replacement of chordae tendineae with polytetrafluorethylene sutures. J Thorac Cardiovasc Surg 101:495
11. Duran CG, Pomar JL, Revuelta JM, Gallo I, Poveda J, Ochoteco A, Ubago JL (1980) Conservative operation for mitral insufficiency. Critical analysis supported by postoperative hemodynamic studies of 72 patients. J Thorac Cardiovasc Surg 79:326
12. Feikes HL, Daugharthy JB, Perry JE, Bell JH, Hieb RE, Johnson GH (1990) Preservation of all chordae tendineae and papillary muscle during mitral valve replacement with a tilting disc valve. J Cardiac Surg 5:81
13. Gams E, Heimisch W, Hagl S, Mendler N, Schad H, Sebening F (1987) Significance of the subvalvular apparatus following mitral valve replacement. Circulation 76 (Suppl IV):538
14. Gams E, Hagl S, Schad H, Heimisch W, Mendler N, Sebening F (1991) Significance of the subvalvular apparatus for left-ventricular dimensions and systolic function: Experimental replacement of the mitral valve. Thorac Cardiovasc Surgeon 39:5
15. Gams E, Schad H, Heimisch W, Hagl S, Mendler N, Sebening F (1990) Preservation versus severance of the subvalvular apparatus in mitral valve replacement: An experimental study. Eur J Cardiothorac Surg 4:250
16. Hansen DE, Cahill PD, Decampli DC, Harrison GC, Derby GC, Mitchell RS, Miller DC (1986) Valvular–ventricular interaction: Importance of the mitral apparatus in canine left ventricular systolic performance. Circulation 73:1310
17. Hetzer R, Bougioukas G, Franz M, Borst HG (1983) Mitral valve replacement with preservation of papillary muscles and chordae tendineae – Revival of a seemingly forgotten concept. Thorac Cardiovasc Surgeon 31:291
18. Lillehei CW, Levy MJ, Bonnabeau RC (1964) Mitral valve replacement with preservation of papillary muscles and chordae tendineae. J Thorac Cardiovasc Surg 47:532
19. Miki S, Kusuhara K, Ueda Y, Komeda M, Ohkita Y, Tahata T (1988) Mitral valve replacement with preservation of chordae tendineae and papillary muscles. Ann Thorac Surg 45:28
20. Rastelli GC, Tsakiris AG, Frye RL, Kirklin JW (1967) Exercise tolerance and hemodynamic studies after replacement of canine mitral valve with and without preservation of chordae tendineae. Circulation 35 and 36 (Suppl I):34
21. Spence PA, Peniston CM, David TE, Mihic N, Jabr AK, Narini P, Salerno TA (1986) Toward a better understanding of the etiology of left ventricular dysfunction after mitral valve replacement: An experimental study with possible clinical implications. Ann Thorac Surg 41:363
22. Starr A, Edwards ML (1961) Mitral replacement: Clinical experience with a ball-valve prosthesis. Ann Surg 154:726
23. Zussa C, Frater RWM, Polesel E, Galloni M, Valfrè C (1990) Artificial mitral valve chordae: Experimental and clinical experience. Ann Thorac Surg 50:367

284. Erhalt des posterioren Mitralsegels und Einfluß auf das Spätergebnis nach zusätzlicher Mitralklappen-Implantation

H. D. Schulte, C. J. Preuße, D. Horstkotte und W. Bircks

Zentrum Operative Medizin I, Chirurgische Universitätsklinik und Poliklinik,
Abteilung für Thorax- u. Kardiovaskular-Chirurgie, Moorenstraße 5, W-4000 Düsseldorf 1

Preservation of the Posterior Mitral Leaflet and Influence on the Late Result After Additional Implantation of a Mitral Prosthesis

Summary. As early as 1964, Lillehei et al. published the technique of preservation of the posterior mitral leaflet (PML) and chordae tendineae in combination with mitral prosthesis implantation (MPI). In a limited randomized number of 95 patients with MPI the influence of preservation of PML on hemodynamics and physical capacity at least 46 months after surgery without (group A) and with preservation of PML (group B) was investigated. Statistically significant differences in favor of group B were found for cardiac index, pulmonary artery pressure after stress, end-diastolic volume index (EDVI), physical capacity and survival rate after a complication-free course. Basing on these results at rest and after exertion (30 W), patients with preservation of PML and MPI are long-term in a better clinical condition.

Key words: Mitral valve disease – Preservation of posterior mitral leaflet – Mitral prosthesis implantation – Long-term results

Zusammenfassung. Die Technik, dem Erhalt des posterioren Mitralsegels (PMS) mit der Mitralklappenimplantation (MKI) zu kombinieren, publizierten Lillehei u. Mitarbeiter bereits 1964. In einer zahlenmäßig limitierten randomisierten Studie von 95 Pat. wurde der Einfluß auf die Hämodynamik und körperliche Leistungsfähigkeit 46 Monate nach dem Eingriff untersucht: Gruppe A $n=47$ ohne Erhalt; Gruppe B $n=48$ mit Erhalt des PMS. Statistisch signifikante Unterschiede zugunsten der Gruppe B ergaben sich für den Herzindex, den mittleren Pulmonalarteriendruck unter Belastung, den EDVI, die körperliche Leistungsfähigkeit und die Überlebensrate nach komplikationsfreiem Verlauf unter Ruhe und Belastung (30 Watt). Diese Ergebnisse bestätigen den günstigen Einfluß im Langzeit-Verlauf durch PMS und MKI.

Schlüsselwörter: Mitralklappenerkrankung – Erhalt des posterioren Mitralsegels – Mitralklappen-Implantation – Hämodynamische Langzeituntersuchungen

Einführung

Der originäre Ansatz für den Erhalt des posterioren Mitralsegels (PML) bei der Implantation einer Starr-Edwards-Kugelprothese ergab sich für Lillehei, Lcvy und Bonnabeau (1964), nachdem tierexperimentelle Erfahrungen mit dieser Technik gezeigt hatten, daß ein deutlicher postoperativer Rückgang sowohl des sog. „Low-cardiac-output"-Syndroms als auch der Hospital-Letalität festzustellen war.

Diese experimentellen Resultate ließen sich an den ersten 23 Patienten bestätigen: Das postoperative Low-output-Syndrom wurde nicht mehr beobachtet; die Operationsletalität sank von vorher 37% auf 14% ab [1].

Rastelli und Kirklin [2] konnten 1966 diesen günstigen Einfluß auf das postoperative Ergebnis nicht bestätigen, so daß diese Technik zunächst keine weitere Verbreitung fand.

Erst 1978 griffen Miller u. Mitarbeiter [3] diese Technik wieder auf zum Schutz der LV-Hinterwand gegen die gefürchtete Ruptur nach Implantation von Kugelventilprothesen (Starr-Edwards).

Seit 1981 wurden von David u. Mitarbeitern [4] sowie Hetzer u. Mitarbeiter [5] erste vergleichende hämodynamische Untersuchungen in der frühen postoperativen Phase nach Erhalt des PML und Mitralklappenersatz vorgelegt, die später von Asano [6], Yagyu [7], David [8] und Hennein [9] erneut bestätigt wurden.

Wir selbst sind dieser Frage seit Mitte der 70er Jahre nachgegangen, nachdem unser Kardiologe F. Loogen immer wieder darauf hingewiesen hatten, daß Patienten nach Mitralklappenersatz wegen des Verlustes des MK-Aufhängeapparates bei der Mitralklappenersatz-Operation keinen besseren klinischen Schweregrad erreichen können als NYHA II. In Einzelfällen haben wir dann bei geeigenten Patienten ohne Probleme das posteriore Segel erhalten, haben aber keine systematische Verfolgung dieser Technik durchgeführt.

Erst seit 1981 haben wir die Technik wieder häufiger angewendet und können jetzt über die Langzeitergebnisse von 105 in den Jahren 1986 bis 1988 operierten Patienten im Rahmen einer offenen prospektiven Untersuchung konsekutiver Patienten mit Fallzahl limitierter Randomisierung berichten.

Methodik

Die Operationen an der Mitralklappe werden unter Perfusionshypothermie und mit Hilfe der Bretschneider-Kardioplegie zur Myokard-Protektion operiert.

Prinzipiell streben wir, wenn immer möglich, eine klappenerhaltende Operation (offene Commissurotomie, Rekonstruktion der Klappe mit Stabilisierung durch einen flexiblen Duran-Ring) an. Bei erheblich veränderten, verkalkten Klappen kann nach Resektion des anterioren Mitralsegels in den meisten Fällen das posteriore Mitralsegel entkalkt und von fibrotischen Auflagerungen befreit werden. Nach Inzision im mittleren Abschnitt wird das posteriore Mitralsegel mit drei durch Teflonfilz gesicherte U-Nähte unter leichter Anspannung des Halteapparates an den Klappenring herangezogen.

Die gleichen Nähte werden zur Fixation der Prothese durch den Nahtring verwendet (Abb. 1). Als künstliche Klappe haben wir ausschließlich die St.-Jude Medical (SJM)-Prothese (Größe 27–31 mm) verwendet, weil die beiden türflügelartigen Verschlußscheiben sich praktisch nur im Klappenringbereich bewegen und damit subvalvuläre Beeinträchtigungen praktisch nicht vorkommen können. Bisher sind auch keine Behinderungen des Türflügelmechanismus aufgetreten.

Patientenübersicht

In die offene prospektive Studie in Form einer Fallzahl-limitierten Randomisierung wurden 95 konsekutiv operierte Patienten einbezogen. Zur Gruppe A gehörten 47 Patienten mit kompletter Resektion des Klappenapparates und Ersatz durch eine SJM-Mitralklappe, zur Gruppe B ebenfalls 48 Patienten mit Resektion des anterioren Mitralsegels, Erhalt des posterioren Mitralsegels und zusätzlicher Implantation einer SJM-Mitralklappe. Die operativen Eingriffe wurden in den Jahren 1986 bis 1988 von zwei Operateuren vorgenommen.

Bei insgesamt 39 Patienten lag zusätzlich eine nachgewiesene Trikuspidalinsuffizienz vor, die durch eine nach Bircks modifizierte De Vega-Naht-Technik korrigiert wurde (Abb. 2).

Der Stichtag für die vorliegende Nachbeobachtung war der 31. Januar 1991, so daß der Untersuchungszeitraum für die Gruppen A und B je etwa 1900 Monate betrug.

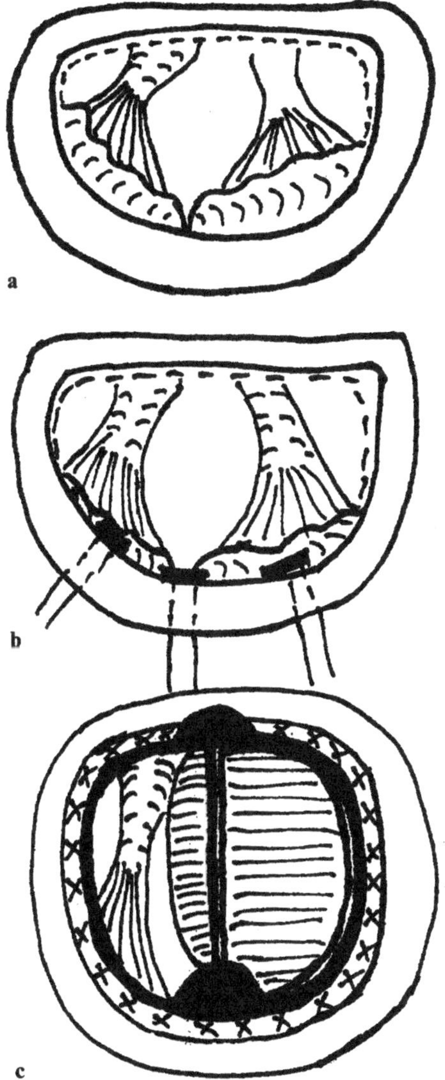

Abb. 1 a–c. Erhalt des posterioren Mitralsegels und Implantation einer SJM-Mitralklappe. **a** Resektion des anterioren Mitralsegels; Inzision des posterioren Mitralsegels. **b** Heranziehen des posterioren Mitralsegels an den Klappenring mit Teflonfilz armierten U-Nähten. **c** Implantation einer SJM-Mitralklappe; der linke Türflügel ist geöffnet

Die präoperativen klinischen Parameter der Gruppen A und B sind tabellarisch zusammengefaßt und zeigen hinsichtlich Alter, Geschlechtsverteilung, Verteilung der Mitralfehler, dem klinischen Schweregrad, der implantierten Prothesen, verschiedene Größe sowie der hämodynamischen Ausgangswerte eine gute Übereinstimmung (Tabelle 1).

Ergebnisse

Nach einer postoperativen mittleren Nachbeobachtung von 72 Monaten (Tabelle 2) lassen die gleichen hämodynamischen Parameter z. T. statistisch signifikante Unterschiede jeweils

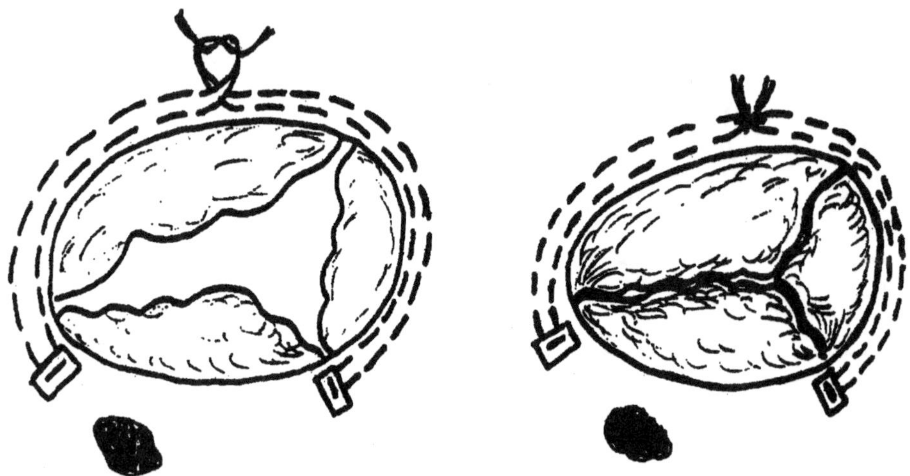

Abb. 2. Rekonstruktion der Trikuspidalklappe nach De Vega-Bircks

Tabelle 1. Vergleich der klinischen und hämodynamischen präoperativen Parameter

	Gruppe A ($n = 47$)	Gruppe B ($n = 48$)
Alter (Jahre)	54,3 ± 11,6 (32–73)	54,8 ± 12,1 (31–75)
Geschlecht (m:w)	21:26	20:28
Klin. Schweregrad (NYHA)	3,2 ± 0,6	3,3 ± 0,7
Isolierte Stenose (*n*)	11 (23%)	11 (23%)
Komb. Vitien (*n*)	21 (45%)	21 (44%)
Isolierte Insuff. (*n*)	15 (32%)	16 (33%)
Cardiac Index ($l \times min \times m^{-2}$)	2,4 ± 0,6 n.s.	2,4 ± 0,6
PA-Mitteldruck (mmHg)		
– Ruhe	36 ± 12 n.s.	38 ± 13
– 30 Watt	54 ± 20 n.s.	57 ± 22
EDVI ($ml \times m^{-2}$)	113 ± 48 n.s.	109 ± 46
Pulm. vask. Widerstand ($dyn \times sec \times cm^{-5}$)	244 ± 93 n.s.	239 ± 89
LV-Auswurf-Fraktion (%)	55 ± 14 n.s.	56 ± 16

Tabelle 2. Postoperativer Vergleich hämodynamischer Parameter

	Gruppe A		Gruppe B
Klinischer Schweregrad (NYHA)	2,4	n.s.	2,3
Cardiac Index	2,6 ± 0,5	$p < 0,05$	2,8 ± 0,5
PA-Mitteldruck			
– in Ruhe	26 ± 9	n.s.	23 ± 8
– bei Belastung (30 Watt)	36 ± 14	$p < 0,05$	31 ± 12
EDVI	84 ± 39	$p < 0,05$	77 ± 21
Pulm.-vaskul.-Widerstand	201 ± 91	n.s.	188 ± 87
Belastbarkeit (Watt/kg KG)	1,1 ± 0,5	$p < 0,01$	1,7 ± 0,4
Überlebensrate ohne Komplikationen (%)	64,8 ± 7,7	$p < 0,05$ (Breslow-Test)	72,9 ± 6,8

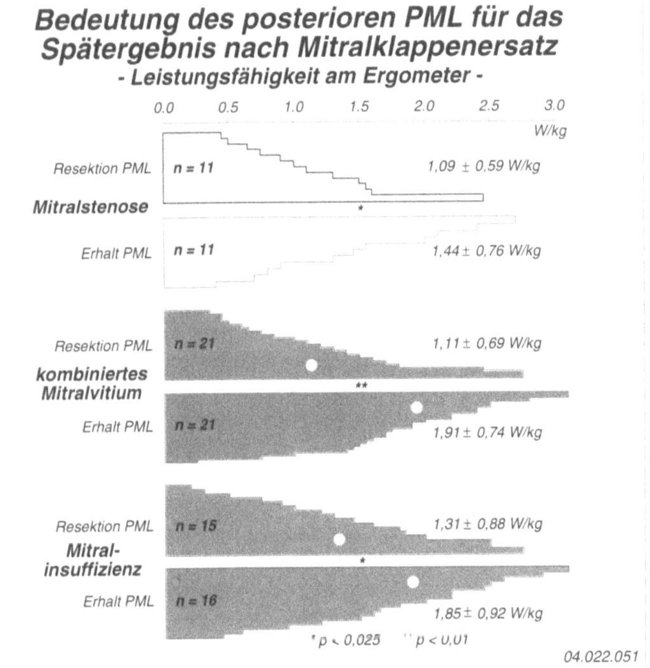

Abb. 3. Belastungsuntersuchungen mit dem Fahrradergometer (Watt/kg Körpergewicht) unterteilt nach Mitralstenose, kombiniertem Vitium und Mitralinsuffizienz

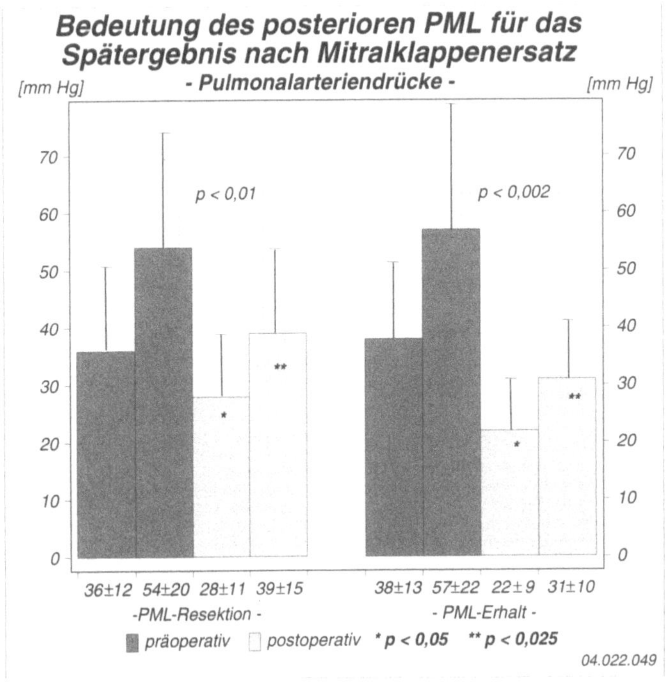

Abb. 4. Verhalten des Pulmonalarterien-Mitteldruckes jeweils in Ruhe und nach Belastung

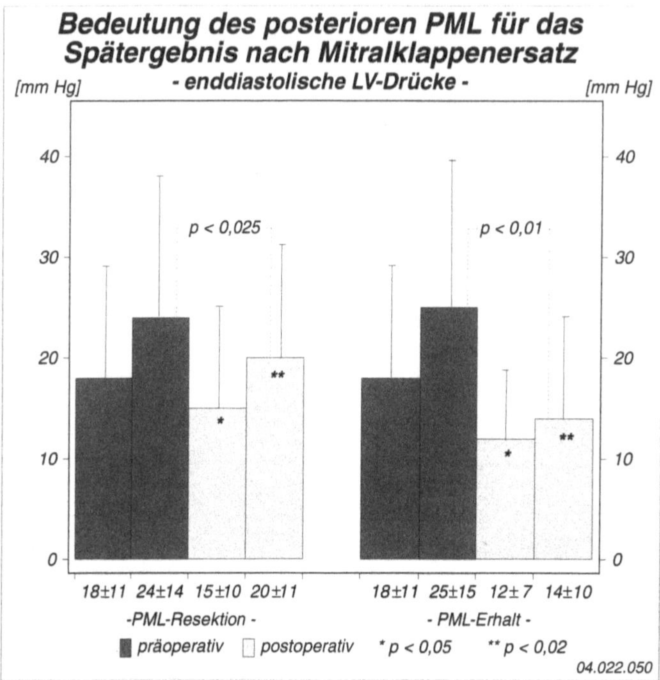

Abb. 5. Verhalten des linksventrikulären enddiastolischen Druckes jeweils in Ruhe und nach Belastung

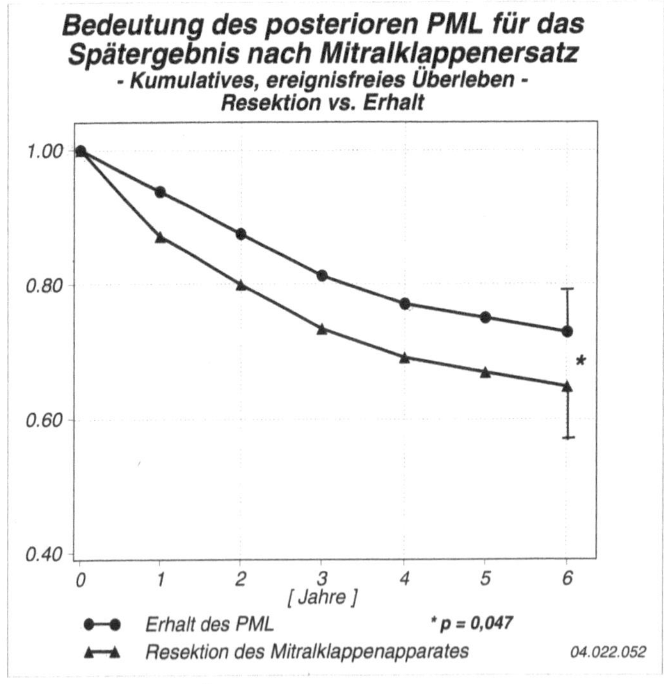

Abb. 6. Kumulative Überlebensrate nach 72 Monaten

zugunsten der Patienten in Gruppe B erkennen. Dies trifft z. B. zu auf den Anstieg des Herzindex, das Verhalten des pulmonalen Mitteldruckes nach einer Belastung mit 30 Watt, dem enddiastolischen Volumenindex, die körperliche Belastbarkeit in Watt pro kg Körpergewicht auf dem Fahrradergometer sowie auf die Überlebensrate ohne Auftreten postoperativer Komplikationen.

Bei Belastungsuntersuchungen mit dem Fahrradergometer (30 Watt) zeigen die Aufteilung der beiden Gruppen A und B in jeweils Patienten mit Mitralstenose, kombinierten Fehler und Mitralinsuffizienz einen erkennbaren Vorteil in der Gruppe B (dargestellt in Watt/kg Körpergewicht (Abb. 3)) bei den drei Krankheitsformen. Die Auswirkungen auf das pulmonalarterielle Druckverhalten unter Ruhe und Belastungsbedingungen ergaben in der Gruppe B einen signifikant geringeren Anstieg unter Belastung mit 30 Watt als in der Gruppe A (Abb. 4).

Eine ganz ähnliche Situation ergeben die Auswertungen des enddiastolischen Druckverhaltens im linken Ventrikel (Abb. 5).

Die kumulativen Überlebensraten (Aktuarmethode nach Kaplan-Meier) ließen sich aufgrund der Nachbeobachtungen bis zu 72 Monaten nach dem Eingriff berechnen und sind graphisch dargestellt. Dabei handelt es sich um die kumulativen ereignisfreien Überlebensraten (Abb. 6), die nach 72 Monaten auf einen signifikanten Unterschied zugunsten der Gruppe B hinweisen. Die kumulative 6-Jahres-Überlebensrate betrug in Gruppe A $64{,}8 \pm 7{,}7\,\%$, in Gruppe B $72{,}9 \pm 6{,}8\,\%$ und war mit $p = 0{,}047$ statistisch signifikant.

Diskussion

Patienten mit Mitralklappenersatz haben von Anbeginn der chirurgischen Möglichkeiten größere intra- und postoperative Probleme und höhere Operations-Risiken aufgezeigt als z. B. Patienten nach Aortenklappenersatz. Bei der Aortenklappe handelt es sich lediglich um ein Ventil im Blutstrom, das den Ausfluß ermöglicht und den Rückfluß des Blutes in den linken Ventrikel sicher verhindert. Die gleiche Ventilfunktion hat natürlich auch die Mitralklappe zwischen linkem Vorhof und linkem Ventrikel. Aber im Gegensatz zu den Aortentaschenklappen sind die beiden Mitralsegel (AMS + PMS), an zwei Papillarmuskeln mit entsprechenden Sehnenfäden aufgehängt, die vorne und hinten von der lateralen Wand des linken Ventrikels ausgehen. Beide Mitralsegel sind durch die Sehnenfäden mit beiden Papillarmuskeln verbunden.

Aufgrund seiner klinischen Erfahrungen und hämodynamischen Nachuntersuchungen unserer Patienten nach Mitralklappenersatz hat Loogen immer wieder darauf hingewiesen, daß Patienten nach Mitralklappenersatz günstigstenfalls den klinischen Schweregrad II (NYHA) erreichen können, weil mit der Operation der Aufhängeapparat der Klappe durchtrennt wird und dadurch akut und langfristig das Kontraktionskonzept des LV in Richtung auf die Aortenklappe gestört wird. Bereits Mitte der 70er Jahre haben wir in geeigneten Einzelfällen einen partiellen Erhalt der Klappenaufhängung durchgeführt. Zu jener Zeit war uns die bereits 1964 von Lillehei [1] erfolgte Beschreibung der Technik noch nicht bekannt, die nach der Publikation von Rastelli u. Kirklin [2] keine weitere Verbreitung fand. Nach der Publikationen von Hetzer [5] sowie David [4, 8] mit der Darstellung von hämodynamischen Frühergebnissen und Nachuntersuchungen bis zu sechs Monaten nach dem Eingriff haben wir systematisch das Ziel verfolgt, das hintere Mitralsegel samt Aufhänge-Apparat zu erhalten. Dabei haben wir feststellen können, daß in fast allen Fällen dieser Erhalt technisch durchführbar ist, auch wenn erhebliche Veränderungen der Klappe infolge abgelaufener Entzündungsprozesse mit Verkalkungen und fibrotischen Verdickungen vorliegen.

Nachdem die zuvor zitierten Arbeiten [4–10] einen positiven Einfluß der Technik auf die postoperativen Frühergebnisse ergaben und später von Hennein [9] und Warnecke [10] bestätigt wurden, war es unser Ziel, den längerfristigen Auswirkungen nachzugehen [11] und auf eine Nachbeobachtungszeit von 6 Jahren zu erweitern. Aufgrund unserer vorliegenden Ergebnisse und der bisherigen Publikationen lag es nahe, den gesamten Aufhängeapparat der Mitralklappe trotz Implantation einer Klappenprothese zu erhalten.

Darüber legten Miki [11], Komeda [12], Warnecke [10] erste positive Ergebnisse vor. Auch unsere eigenen Erfahrungen zeigten den gleichen Trend, so daß wir seit 1989 vermehrt versuchen, den gesamten Aufhängeapparat der Mitralklappe zu erhalten.

Daraus ergibt sich heute für uns das folgende Vorgehen bei Erkrankungen der Mitralklappe unter Anwendung der extrakorporalen Zirkulation mit Bretschneider-Kardioplegie zur Myokardprotektion:

1. Mitralklappenrekonstruktion wann immer möglich (offene Kommissurotomie, Rekonstruktion der Klappenfunktion, z. T. mit Implantation eines Duran-Ringes)
2. Erhalt des anterioren und posterioren Mitralsegels und Implantation einer Mitralklappen-Prothese.
3. Ausnahmeweise Resektion der gesamten nativen Klappe und Mitralklappenersatz.
4. In allen Fällen mit begleitender Trikuspidalklappen-Insuffizienz wird diese rekonstruiert (De Vega-Bircks-Naht oder Duran-Ring-Implantation). Nur in Ausnahmefällen wird eine Trikuspidalklappen-Implantation unter Erhalt des gesamten Klappen-Aufhängeapparates vorgenommen.

Literatur

1. Lillehei CW, Levy JM, Bonnabeau RC (1964) Mitral valve replacement with preservation of papillary muscles and chordae tendineae. J Thorac Cardiovasc Surg 47:532–543
2. Rastelli GC, Kirklin JW (1966) Hemodynamic state early after prosthetic replacement of mitral valve. Circulation 34:448–461
3. Miller DW, Johnson DD, Ivey TD (1978) Does preservation of the posterior chordae tendineae enhance survival during mitral valve replacement. Ann Thorac Surg 28:22–27
4. David TE, Burns RJ, Bacchus DM, Druck MN (1984) Mitral valve replacement for mitral regurgitation with and without preservation of chordae tendineae. J Thorac Cardiovasc Surg 88:718–725
5. Hetzer R, Bougioukas G, Franz M, Borst H (1983) Mitral valve replacement with preservation of papillary muscles and chordae tendineae – Revival of a seemingly forgotten procedure. I. Preliminary clinical report. Thorac Cardiovasc Surgeon 31:291–296
6. Asano K, Yagyu K (1985) Mitral valve replacement with preservation of the posterior leaflet, chordae tendineae and papillary muscles (modified MVR) using mechanical prosthetic valves. J Cardiovasc Surg 26 (Suppl. 3):3
7. Yagyu K, Matsumoto H, Asano K (1987) Importance of the mitral complex in left ventricular contraction – an analysis of the results of mitral valve replacement with preservation of the posterior mitral complex. Thorac Cardiovasc Surg 35:166–171
8. David TE (1986) Mitral valve replacement with preservation of chordae tendineae: Rationale and technical considerations. Ann Thorac Surg 41:680–682
9. Hennein HA, Swain JA, McIntosh CI, Bronow RO, Stone CD, Clark RE (1990) Comparative assessment of chordal preservation versus chordal resection during mitral valve replacement. J Thorac Cardiovasc Surg 99:828–837
10. Warnecke H, Siniawski H, Drews T, Kappel E, Hetzer R (1991) Komplette Rekonstruktion des Mitralklappenhalteapparates bei mechanischem Mitralklappenersatz. Thorac Cardiovasc Surg 39 (Suppl I):41
11. Miki S, Kusuhara K, Ueda Y, Komeda M, Ohkita Y, Tahata T (1988) Mitral valve replacement with preservation of chordae tendineae and papillary muscles. Ann Thorac Surg 45:28–34
12. Komeda M, David TE, Weisel RD, Vinanor J, Burns RJ (1990) The effects of chordal preservation on ventricular function after mitral valve replacement. Circulation 82 (Suppl III):481

Unfallchirurgie

Präklinische Versorgung und Intensivmedizin in der Traumatologie

285. Die Aufgaben des Chirurgen in präklinischer und intensivmedizinischer Traumaversorgung

L. Schweiberer, München

(Manuskript bis Redaktionsschluß nicht eingegangen)

286. Der Schwerverletzte an der Unfallstelle – Neue Diagnostik-, Therapie- und Organisationskonzepte

E. G. Suren und H. Haas

Klinik für Unfall- u. Wiederherstellungschirurgie, Städtisches Krankenhaus, Am Gesundbrunnen 20, W-7100 Heilbronn

The Trauma Patient in Emergency Medicine: New Concepts in Diagnosis, Treatment, and Organization

Summary. Recent advances in clinical intensive care medicine and legal aspects of quality assurance require new concepts and methods in preclinical emergency medicine. Different new methods of emergency medicine are presented and evaluated as to their economy, practicability, and medical efficacy, points which have to be considered in order to make general recommendations.

Key words: Emergency medicine at the scene – CO_2 measuring, pulsoxymetry – New concepts of organization

Zusammenfassung. Die Fortentwicklung der klinischen Intensivmedizin und gesetzlich vorgeschriebene Maßnahmen zur Qualitätssicherung erfordern neue Konzepte und Methoden auch für die präklinische Notfallmedizin. Deren allgemeine Einführung setzt allerdings strenge Abwägung hinsichtlich Praktikabilität, medizinischer Effizienz und Wirtschaftlichkeit voraus. Neue notfallmedizinische Verfahren werden dementsprechend gewertet vorgestellt.

Schlüsselwörter: Präklinische Notfallmedizin – Neue Methoden – Neue Organisation

Sehr geehrter Herr Vorsitzender, meine sehr verehrten Damen und Herren,

die Fortentwicklung der klinischen Notfall- und Intensivmedizin sowie gesetzlich vorgeschriebene Maßnahmen zur Qualitätssicherung erfordern ein Überdenken bisheriger Vorgehensweisen – ggf. auch eine Neuorientierung – in der präklinischen Notfallmedizin.

Vorschläge zur Einführung neuer apparativer Methoden setzen allerdings eine strenge Abwägung hinsichtlich Praktikabilität und medizinischer Effizienz in der präklinischen Notfallmedizin sowie eine exakte Kostenanalyse voraus.

A. Neue Methoden der präklinischen Diagnostik

Störungen der kardiozirkulatorischen und respiratorischen Funktionen stehen beim Schwerverletzten im Vordergrund vitaler Bedrohung. Ihre rasche *Ersterkennung* fordert vom Notarzt unter den widrigen Bedingungen des Unfallortes nach wie vor und nahezu ausschließlich den Einsatz seiner fünf Sinne sowie ein Höchstmaß an Erfahrung.

Zur *Verlaufskontrolle* und *Effizienzbeurteilung* therapeutischer Maßnahmen stehen dem Notarzt neue apparative Verfahren unterstützend zur Verfügung.

1. Die *Pulsoximetrie* ist ein klinisch etabliertes Verfahren, das zunehmend auch präklinisch eingesetzt wird. Sie ermöglicht nichtinvasiv die objektive, kontinuierliche Messung der partiellen Sauerstoffsättigung und damit die Erkennung bzw. Kontrolle der Therapie einer respiratorischen Insuffizienz. Als „Grenzwert" ist eine partielle O_2-Sättigung von 98% anzusehen, jeder Abweichung muß ursächlich konsequent nachgegangen werden.

Kritisch sind die Ergebnisse zu werten bei Perfusionsminderung (z.B. Zentralisation im Schock), bei Störstrahlung (z.B. Fremdlicht), elektromagnetischen Wellen (z.B. im Rettungshubschrauber), durch Bewegungsartefakte sowie aufgetragenen Farbstoffen im Sensorbereich (z.B. Nagellack bei Fingersonde).

Insgesamt stellt die Methode eine wertvolle Ergänzung der präklinischen Diagnostik und Therapieüberwachung dar. Die angebotenen Geräte sind insgesamt noch verbesserungswürdig. Die Ausstattung von Rettungswagen und Notarzteinsatzfahrzeugen ist in der entsprechenden DIN nicht verankert, dies wird u.a. von der DIVI mit Nachdruck gefordert. Die Anschaffung erfordert derzeit noch Verhandlungen mit dem jeweils regionalen Bereichsausschuß für den Rettungsdienst.

2. Die *Kapnometrie* erlaubt eine kontinuierliche, nichtinvasive Messung der endexpiratorischen CO_2-Werte beim intubierten und beatmeten Patienten.

Sie ist daher ein guter Indikator für die richtige Tubusplazierung z.B. bei „blinder" nasaler Intubation. Die Fehlplazierung des Tubus, eine Diskonnexion, Extubation oder Tubusverlegung werden sicher durch den plötzlichen CO_2-Abfall angezeigt. Besondere Bedeutung kommt der Kapnometrie zur Beatmungsüberwachung im Rettungshubschrauber zu, da die Benutzung des Stethoskops wegen der Nebengeräusche nahezu unmöglich ist.

Ein weiterer Vorteil ergibt sich in der kontinuierlichen Überwachung einer kontrollierten primären Hyperventilationsbehandlung beim schweren Schädel-Hirn-Trauma.

Zukünftig wird die größte Bedeutung der Kapnometrie in der Effektivitätskontrolle von Reanimationsmaßnahmen zu suchen sein, da das übliche Monitoring durch die Thoraxkompression beeinträchtigt wird oder völlig ausfällt.

Die Kapnometrie ist in der DIN für den Rettungsdienst noch nicht vorgesehen. Die weitere präklinische Erprobung an Rettungszentren sowie die Verbesserung der Geräte ist wünschenswert.

3. Die oszillometrische *automatische Blutdruckmessung* erlaubt eine kontinuierliche, nichtinvasive, objektive Registrierung des systolischen und diastolischen Blutdrucks mit Möglichkeit der Speicherung und damit einer Verlaufskontrolle.

Die Methode ist personalsparend, was unter Extremsituationen der Notfallmedizin von erheblichem Vorteil ist. Das Überschreiten vorgegebener Meßgrenzen wird durch optischen und/oder akustischen Alarm angezeigt.

Problematisch sind nach wie vor bei mobilen Geräten Vibrationsartefakte durch Patientenbewegungen oder Fahrzeugerschütterungen, Meßungenauigkeiten bei hämodynamisch wirksamen Rhythmusstörungen und die hohen Anschaffungskosten.

Insgesamt überwiegen die Vorteile in der Präklinik, so daß die Anschaffung empfehlenswert ist. Die Geräte sind allerdings nach der DIN noch nicht vorgesehen, ihre Verbesserung insbesondere hinsichtlich der Vibrationsartefakte ist wünschenswert.

B. Präklinische Therapie

Die präklinische Therapie des Schwerverletzten ist weitgehend standardisiert in der Schock*prophylaxe* durch Volumensubstituation und Stillung erreichbarer Blutungen sowie in der Sicherstellung einer ausreichenden Oxygenation bzw. Vermeidung respiratorischer Insuffizienz durch ggf. frühzeitige Intubation und Beatmung.

1. Der Einsatz *hypertoner 7,5%iger Kochsalzlösung* zur Schockprophylaxe beim Volumenmangel hat tierexperimentell ermutigende Ergebnisse hinsichtlich der Überlebensquote gebracht.

Ursächlich hierfür wird die Flüssigkeitsverschiebung von intrazellulär nach extrazellulär bzw. intravasal, die Zunahme des venösen Rückstroms, die Abnahme des peripheren Gefäßwiderstandes und damit Verbesserung der nutritiven Durchblutung der Peripherie diskutiert. Der hämodynamische Effekt ist allerdings zeitlich begrenzt, eine Effektsteigerung kann durch Kombination mit hyperonkotischen Stärkelösungen erzielt werden.

Diese Therapieform scheint ein neues Konzept in der Bekämpfung des Volumenmangelschocks beim Schwerverletzten zu sein, ist jedoch präklinisch erst in wissenschaftlicher Untersuchung.

2. Ebenfalls zur Schockprophylaxe wurde die sog. *Schockhose* propagiert.

Diese entspricht einer großen Luftkammerschiene in Hosenform für beide untere Extremitäten, Becken und Abdomen. Durch die von außen einwirkende Druckerhöhung soll eine Verlagerung des zirkulierenden Blutvolumens von den Extremitäten zugunsten der lebenswichtigen Organdurchblutung erzielt werden.

Der Einsatz einer Schockhose ist möglicherweise in den USA bei entsprechend langen Transportwegen bzw. in militärischen Einsatzgebieten gerechtfertigt.

Bei unserem gut ausgebauten Rettungsdienst und hoher Krankenhausdichte besteht zum Primäreinsatz der Schockhose keine Indikation: Das Anlegen ist beim Schwerverletzten schwierig und zeitraubend, danach sind Manipulationen am Patienten problematisch. Außerdem ist die Hose zerstörungsanfällig und teuer. Auf mögliche hämodynamische Auswirkungen beim Entfernen der Hose in der Klinik sei hingewiesen. Ihr Einsatz ist allenfalls für spezielle Indikationen bei Sekundärverletzungen in Erwägung zu ziehen.

3. Die präklinische Behandlung des schweren *Schädel-Hirn-Traumas mit Dexametason* hat ausweislich der Ergebnisse einer prospektiven deutschen Multicenterstudie keine Verbesserung ergeben, die präklinische Dexametasongabe konnte und kann damit nicht mehr empfohlen werden, vielmehr sind die bekannten Prinzipien der präklinischen Behandlung des SHT konsequent einzuhalten.

C. Organisation

Zwei notfallmedizinische Ereignisse der jüngsten Zeit sind geeignet, Organisationskonzepte zu überprüfen bzw. neu zu ergänzen: die Einführung eines bundeseinheitlichen Notarztprotokolles durch die DIVI sowie die Verankerung des „leitenden Notarztes" in den Rettungsdienstgesetzen einzelner Bundesländer.

1. Das *bundeseinheitliche Notarzt-Einsatzprotokoll* steht nach mehrjähriger Entwicklung und Erprobung entsprechend den Empfehlungen der DIVI zur Verfügung. Es ist in 8 Abschnitte gegliedert und soll die Dokumentation wichtiger Befunde sicherstellen, Verlaufsbeurteilungen ermöglichen und die Übergabe im Krankenhaus transparenter machen. Das Protokoll ist EDV-gerecht und dient damit – weite Verbreitung und koordinierte Auswertung vorausgesetzt – wesentlich der Qualitätssicherung.

Problematisch ist sicherlich die umfangreiche Datenerfassung und -auswertung hinsichtlich der Finanzierung aber auch der in der Notfallmedizin besonders sensiblen personenbezogenen Daten.

2. Die Zuordnung des „leitenden Notarztes" zum Rettungsdienst (und nicht zum Katastrophenschutz) mit Verankerung in den Rettungsdienstgesetzen der Länder war und ist eine permanente Forderung notfallmedizinisch engagierter Ärzte und Gremien.

Das 1991 novellierte Rettungsdienstgesetz von Baden-Württemberg hat die Stellung des „leitenden Notarztes" festgeschrieben, der „bei Schadensereignissen mit einer Vielzahl von Verletzten oder Erkrankten die ärztliche Versorgung zu koordinieren hat" (§ 10, Abs. 2). Diese Institutionalisierung des LNA verändert grundlegend die Organisationsstrukturen bei der Bewältigung eines Massenanfalls von Verletzten und erfordert zukünftig erhebliche Anstrengungen hinsichtlich der ärztlichen Weiterbildung. Der geänderten Rechtslage entsprechend hat die Landesärztekammer Baden-Württemberg bereits im Dezember 1991 eine Neufassung der Richtlinien für den „leitenden Notarzt" beschlossen. Diese Richtlinien regeln die Zugangsvoraussetzungen zur Fortbildung, den Fortbildungsumfang und -inhalt sowie die Bestellung zum „leitenden Notarzt“.

Weitgehend ungeklärt ist bisher noch die Finanzierung des leitenden Notarztdienstes selbst, die Finanzierung der Fortbildung sowie die Organisation derselben.

Aktive Notfallmedizin bedeutet in erster Linie konsequente Anwendung bewährter Prinzipien – aber auch kritisches Überdenken und ggf. Einführung neuer sinnvoller diagnostischer, therapeutischer sowie organisatorischer Methoden und Konzepte.

287. AIDS-Problematik in Notfall- und Intensivmedizin des Traumas

R. Kurth, Langen

(Manuskript bis Redaktionsschluß nicht eingegangen)

288. Fortschritte in der Intensivmedizin von Traumapatienten

M. Nerlich, Hannover

(Manuskript bis Redaktionsschluß nicht eingegangen)

289. Infektiologisches Management bei chirurgischen Intensivpatienten

F. Mantey-Stiers

Abteilung für medizinische Mikrobiologie, Konstanty-Gutschow-Straße 8, W-3000 Hannover 61

Developing Programs to Reduce Infection Among Intensive Care Patients

Summary. Achieving significant reductions in the rate of infections contracted in hospital requires an integrated approach. Such an approach is comprised of standardized procedures in the areas of prevention, diagnosis, therapy, and tracking. Prevention must begin by differentiating between exogeneous and primary or secondary endogenous infections. For infections already contracted, diagnosis and therapy must be standardized to the greatest possible extent, thereby discouraging recourse to a polypragmatic approach. Finally, tracking provides important information about the type, number, and origin of infections, as well as about the resistance of pathogens and the success of infection-control techniques. Standardization should not be limited to a single ward or hospital, but should extend to the national and even international level.
Key words: Infection control – Intensive care

Zusammenfassung. Um die Anzahl der im Krankenhaus auftretenden Infektionen auf ein Mindestmaß zu reduzieren, ist ein ganzheitliches Konzept bestehend aus Prävention, Diagnostik und Therapie, sowie der Infektionskontrolle erforderlich. Bei der Prävention muß überlegt werden, ob diese den exogenen oder den primär oder sekundär endogenen Infektionen gilt. Bei schon aufgetretenen Infektionen sollten Diagnostik und Therapie derselben soweit wie möglich standardisiert sein, um der in diesem Bereich häufig anzutreffenden Polypragmasie entgegenzuwirken. Schließlich gibt die Infektionskontrolle Aufschluß über Art, Anzahl und möglicherweise Herkunft der Infektion, sowie Daten über das Resistenzverhalten von Erregern und Erfolg der anti-infektiologischen Maßnahmen. Diese darf nicht nur für eine Station oder Abteilung, sondern sollte auf nationaler oder gar internationaler Ebene standardisiert sein.
Schlüsselwörter: Infektionskontrolle – Intensivpatienten

Infektionen, besonders auf Intensivstationen stellen nach wie vor ein ernstzunehmendes Problem dar. Je länger der Aufenthalt auf der Intensivstation, desto häufiger werden die Infektionen. Hat der Patient eine Infektion, verlängert sich die Liegedauer. Man kommt also in einen schwer zu durchbrechenden Circulus vitiosus.

Im folgenden sollen Überlegungen in bezug auf ein Konzept zur Vermeidung der Polypragmasie im Umgang mit Infektionen auf der Intensivstation dargestellt werden, welche dann in ein Beispiel eingehen werden.

Folgende Teilgebiete sind mit Inhalt zu füllen:
- Prävention
- Diagnostik
- Therapie
- Infektionskontrolle

Aus einer Vielzahl an Möglichkeiten sollte ein für jeden Patienten geltendes Konzept erarbeitet werden. Mitarbeiter der Station, der Mikrobiologie und der Hygiene könnten an der ständigen Weiterentwicklung und an der Kontrolle des Erfolges beteiligt sein. Durch die Beteiligung möglichst vieler Berufsgruppen auf der Station erhöht sich die Compliance.

Prävention

Bei der Prävention muß zunächst überlegt werden, mit welcher Art der Infektion man es zu tun hat. Es gilt also, die Frage zu klären, ob die Keime aus der Umgebung des Patienten stammen oder ob sie zu seiner körpereigenen Flora gehören.

Tabelle 1. Bei der Prävention von Infektionen zu beachten:

Exogene	Sekundär endogene	Primär endogene Infektionen
Einhaltung der Asepsis „Isolation" des Patienten Infektionskontrolle		Totale oder selektive Dekontamination
Erhalten natürlicher Barrieren		
Erhalten der Kolonisationsresistenz		
Medikamentöse Prophylaxe (Immunglobuline, systemische und lokale Antibiose)		

Durch *hygienische Maßnahmen* ist es zwar möglich, exogene und sekundär endogene Infektionen einzudämmen, das Feld der primär endogenen Infektionen bleibt jedoch dadurch unberührt.

Erwähnenswert erscheint nach wie vor der Verweis auf die Vermeidung von Kreuzinfektionen durch die Hände des Personals. Man hat sich eine Mauer zwischen den Patienten vorzustellen, die nur durch die strikte Einhaltung der Händedesinfektion beim Gang von einem zum anderen Patienten aufrechterhalten werden kann.

Die *Erhaltung von natürlichen Barrieren* kommt immer mehr ins Gespräch. Durch möglichst wenig invasive Eingriffe, möglichst wenig Veränderung der Physiologie soll die körpereigene Abwehr möglichst wenig belastet werden. Man muß sich auch im klaren darüber sein, daß jede Prophylaxe durch Antibiotika die Kolonisationsresistenz, wie auch natürliche Barrieren zerstört, die Wanderung der Bakterien aus dem Darmlumen durch die Darmwand wird unter anderem erst durch den Einsatz von Antibiotika möglich.

Kurz erwähnt werden soll die Barriere Magensaft-pH. Dieser wird im Zuge der Streßblutungsprophylaxe unkontrolliert auf einen unbestimmten pH-Wert angehoben und bietet so den Bakterien ein gutes Nährmedium, um sich zu vermehren. Vom Magen aus gelangen zum einen oral aufgenommene, zum anderen Keime des Intestinaltraktes in die Lunge.

Diagnostik

Die Qualität der mikrobiologischen Diagnostik beginnt nicht erst im Labor. Sehr wichtig für eine spätere Aussage ist, daß der Kliniker überlegt, was er differentialdiagnostisch erwartet. Die routinemäßig abgenommenen Urine, Wundabstriche, Sputen usw. führen außer zu hohen Kosten allzu häufig zu sinnlosen Antibiotikagaben. In der Zeit, in der die ganze Routine erledigt werden muß, könnten aufwendigere aber gezieltere Untersuchungen unternommen werden.

Die bronchoalveoläre Lavage und der Abstrich mit der sterilen Bürste bei Pneumonieverdacht, die Wundbiopsie bei Verdacht einer Wundinfektion haben einen sehr viel höheren Aussagewert als die oben genannten Routinemaßnahmen.

Die Diagnostik muß also wieder viel gezielter und in engerer Kooperation mit dem Labor erfolgen.

Therapie

Zuerst einmal wird man mit der kalkulierten Antibiotikatherapie beginnen müssen, die Resistenzbestimmung liegt noch nicht vor. Auf einer Intensivstation müssen dann oft Antibiotika kombiniert werden. Man sollte darauf achten, daß gerade am Therapiebeginn kein starker β-Lactamaseinduktor mit einem β-Lactamantibiotikum (z. B. Cefoxitin, Ceftazidim, Imipenem) kombiniert wird. Dies kann zu schnellen Resistenzentwicklungen führen bzw. die Wirkung der Antibiotika kann dadurch antagonisiert werden.

Liegt das Antibiogramm vor, sollte man mit dem Mikrobiologen die bestmögliche Therapie besprechen und überlegen, ob sich die Therapie durch weitere Tests, z. B. durch eine Serumbakteriocedietestung, MHKs oder ein Checkerboard weiter zu optimieren ist.

Infektionskontrolle

Die Infektionskontrolle dient dazu, sich einen Überblick über die Situation auf der Station zu schaffen. Sie hilft außerdem, den Erfolg neu eingeführter Maßnahmen, Geräte, Systeme bezüglich der Reduzierung von Infektionen zu kontrollieren. Die Statistiken über Keimlage und Resistenz sollten einmal im halben Jahr mit der Stationsmannschaft besprochen werden.

Zum Abschluß sollten die o.g. Faktoren anhand eines Szenario anschaulich gemacht werden. Als Beispiel dient die Pneumonie.

Kommt ein Patient auf die Intensivstation, bekommt er keine Antibiotika. Um eine mögliche Pneumonie zu verhindern, werden alle Patienten dreimal täglich mit Wasserstoffperoxid und Chlorhexidin gespült. Der Magensaft-pH wird über eine Meßsonde kontinuierlich gemessen und um 5 eingestellt. Die Lunge wird je nach auskultatorischem Befund abgesaugt. Das Personal ist angewiesen, bei jedem Gang von Patient zu Patient eine Händedesinfektion vorzunehmen. In der letzten Stationsbesprechung ist einstimmig beschlossen worden, daß jeder jeden ermahnen darf. Kontrolliert untersucht wird momentan der 24stündliche Beatmungssystemwechsel mit dem 48stündlichen. Dafür werden sämtliche Beatmungs- und Infektionsparameter von der Hygienefachkraft in ein Infektionskontrollprogramm in den PC gegeben, sie ist zusammen mit dem Hygieniker auch für die Erstellung und Einhaltung des Hygieneplans zuständig. Bekommt der Patient Fieber, werden die differentialdiagnostischen Möglichkeiten mit dem für die Station zuständigen Mikrobiologen besprochen. Besteht der Verdacht einer Pneumonie, wird der Patient bronchoskopiert, es wird eine bronchoalveoläre Lavage und ein Abstrich mit der sterilen Bürste abgenommen. Besteht Gefahr für den Patienten und spricht mehr als „nur" Fieber für eine Pneumonie, wird eine kalkulierte Chemotherapie nach der Keim- und Resistenzlage der letzten Statistik begonnen. Im Labor werden die Zellen differenziert und eine quantitative Anlage vorgenommen. Das sofortige mikroskopische Ergebnis wird mit dem Kliniker besprochen. Nach dem endgültigen Ergebnis kann die Antibiotikatherapie dem Befund entsprechend angepaßt werden. Anhand des Infektionskontrollbogens ist der Verlauf und der Erfolg der Antibiotikatherapie gut zu verfolgen. Wird der Patient mit Infektionen verlegt, bespricht der Mikrobiologe den Infektionsverlauf mit dem jetzt zuständigen Arzt.

Dieses Beispiel ist keinesfalls vollständig, aber es zeigt, daß man sinnvoll standardisieren kann, welches die Stationsbesetzung im Umgang mit Infektionen sicherer macht, da das allgemeine Vorgehen bei jedem Patienten gleich ist. Es wird erst nach der nächsten Stationsbesprechung gegebenenfalls modifiziert.

Anhand der mit den Antibiotikaverbrauchslisten konnten wir in Hannover auf der Abdominal- und Unfallchirurgischen Intensivstation nachweisen, daß durch die enge Kooperation einer klinischen Mikrobiologie und der Klinik nicht nur die Infektionsrate, sondern auch die Kosten erheblich reduzieren lassen. Über diese Kosteneinsparungen wird an der MHH seit kurzem eine Arbeitsgruppe Klinische Mikrobiologie finanziert, um die Zusammenarbeit noch weiter ausbauen zu können. Denn nur durch die interdisziplinäre Arbeit ist es möglich, die Nosokomialinfektionen weiter einzudämmen.

290. Kriterien zur Verlaufsbeurteilung und Operabilität nach schwerem Trauma

O. Trentz, H.P. Friedl, Zürich

(Manuskript bis Redaktionsschluß nicht eingegangen)

Bericht über Falldiskussion mit Panel zu 285–290

Verkehrsunfall mit mehreren Schwerverletzten: Wie gehen Sie als Notarzt vor?

J. A. Sturm und C. Neumann

Unfallchirurgische Klinik der MHH, Konstanty-Gutschow-Straße 8, W-3000 Hannover 61

Thema

Anhand eines unbekannten Fallbeispiels sollten die Panelteilnehmer das Vorgehen als Notarzt beim Anfall mehrerer Schwerverletzter diskutieren und situationsbezogen festlegen.

Konzept

Dem Panel und dem Auditorium sollten die relevanten Daten zur Lage simultan dargeboten werden. Diese Darbietung erfolgte teils graphisch, teils als Textinformationen. Da sich die Lage dann diskussionsbezogen aktuell ändern soll, ist eine Präsentation mit konventionellen Techniken (Diaprojektion, Overheadfolien) nicht sinnvoll einsetzbar.

Es wurde ein Computerprogramm erstellt, welches die notwendigen Informationen graphisch aufbereitet vorhält. Anhand von Anwahl vordefinierter Punkte auf der Grafikoberfläche kann das Programm interaktiv kontrolliert werden. Entsprechend der Diskussion und Entscheidungen des Panels werden die Daten während des Ablaufs online nahezu ohne Zeitverlust bearbeitet. Panel und Auditorium erhalten sofort die erneut graphisch aufgearbeitete veränderte Lage zur Verfügung gestellt.

Technik

Das Konzept macht klar, daß das Programm während des Beitrags vor den Augen von Panel und Auditorium ablaufen muß. Dies ist technisch durch den Einsatz von Bildschirmen für das Panel sowie einem Video-Beamer (speziell für Computerdemonstrationen) zur Projektion an die Leinwand für das Auditorium möglich.

Bericht

Zu Beginn der Sitzung wurden im Auditorium Handouts (siehe Anlage), welche die wesentlichen Informationen zur Rettungs- und Krankenhausstruktur in der angenommenen Lage beinhaltete. Diese Handouts lagen auch dem Panel vor. Diese Gegebenheiten wurden zudem noch eingangs im Programm erläutert.

Es wurde angenommen, daß die Panelteilnehmer Dienst auf einem Notarzteinsatzfahrzeug (NEF) des Krankenhauses X haben. Es war ein klarer Winternachmittag in Januar, die

Außentemperatur minus 3 Grad, Sonnenuntergang 16:40 Uhr. Um 16:36 kommt ein Alarm, primäre Meldung: „Verkehrsunfall mit 2 PKW, Unfallort ca. 20 km entfernt. NEF und RTW alarmiert.“

Es kam sofort zu einer Diskussion, ob die eingesetzten Rettungsmittel ausreichten. So warf Herr Prof. Schweiberer aus dem Auditorium ein, doch einen Rettungshubschrauber (RTH) zu bestellen. Das Panel einigte sich jedoch darauf, erst weitere Meldungen abzuwarten, um den Rettungsdienstbezirk gegebenenfalls nicht unnötig zu entblößen. Auch eine weitere Meldung um 16:40 Uhr aufgrund einer erneuten Laienmeldung: „Mehrere Verletzte“, änderte diesen Beschluß nicht.

Erst die Meldung der Polizei um 16:45 Uhr: „6 Verletzte, extremes Glatteis an der Einsatzstelle“ ließ das Panel den RTH, einen weiteren SAR Hubschrauber (in der Situation ohne Arztbesetzung) und einen weiteren NAW bestellen. Der RTH erreichte die Einsatzstelle wegen der einsetzenden Dunkelheit aber nicht mehr.

Erst um 16:57 erreichte das NEF wegen des Glatteises die Einsatzstelle, die Feuerwehr traf ebenfalls gerade ein. Es fand sich ein Fahrzeug (A), welches frontal gegen einen Baum geprallt war mit wohl 3 Verletzten sowie ein weiteres Fahrzeug (B), welches linksseitig gegen einen Baum geschleudert war mit einem Verletzten. Das Panel orderte jetzt weitere RTW.

Das Panel einigte sich darauf, zuerst mit den Einsatzkräften vorort die Lage zu besprechen. Es wurde bemerkt, daß aufgrund der initialen Meldung von 6 Verletzten nach 2 weiteren Patienten gefahndet werden mußte. Diese Patienten, 2 Kinder, befanden sich bereits im RTW. Nun sollte mit dem Einsatzleiter der Feuerwehr das weitere Vorgehen festgelegt werden. Das Fahrzeug A mit 3 eingeklemmten Personen drohte, in einen Graben zu rutschen, daher wurde hier zunächst auf ein Handeln des Sanitätspersonals verzichtet. Die Feuerwehr sollte das Fahrzeug zunächst sichern.

Das Panel wandte sich Fahrzeug B mit einer Verletzten zu. Hier aufgrund der primären Sichtung V.a. Oberschenkelfraktur. Im RTW danach Sichtung der Kinder: ein Kind wohl unverletzt, ein Kind mit Unterschenkelfraktur.

Da bei Fahrzeug A die Sicherungsarbeiten noch andauerten und somit die Patienten noch nicht zugänglich waren, entbrannte jetzt eine Diskussion über das weitere Vorgehen bei der Patientin aus Fahrzeug B. Immer wieder wurde nach den Einsatzkräften an der Unfallstelle gefragt. Dabei zeigte sich, daß aufgrund der späten Alarmierung der RTWs für den Fahrer ein geeigneter Behandlungsraum nach der Rettung aus dem Fahrzeug fehlte. Schließlich einigte man sich darauf, dem Fahrer (B) einen Zugang zu legen, Analgesie und Volumenersatz zu geben. Danach wurden die inzwischen entkleideten Kinder untersucht und dem verletzten Kind ein Zugang und Infusion gegeben, sowie eine Luftkammerschiene angelegt. Die Kinder wurden dann um 17:16 Uhr mit den RTW in das Krankenhaus X geschickt.

Unter diesen Maßnahmen waren inzwischen weitere 10 Minuten verstrichen, dem Panel entging, daß zwischenzeitlich bereits ein weiterer Arzt mit dem NAW eintraf. Es wurde bestimmt, daß dieser Arzt sich bereits um die Rettung des verbliebenen Patienten aus Fahrzeug B kümmerte, und nun im NAW diagnostizierte und behandelte. Die Diagnostik hier ergab neben einem Oberschenkelbruch eine Preßatmung, die ersten Meßwerte zeigten bei einer pulsoxymetrisch ermittelten Sauerstoffsättigung einen Wert von 83 %. Unter diesem Gesichtspunkt wurde hier die Indikation zur forcierten Schockbehandlung mit Intubation und Beatmung gestellt. Die Patientin war schließlich um 17:28 Uhr versorgt und zum Abtransport bereit.

Es kam jetzt zur Diskussion, ob der Notarzt diesen Patienten jetzt sofort begleiten oder ob er zunächst noch bei der Versorgung der Patienten aus Fahrzeug A gebraucht würde. Hier entschied man sich, den Arzt noch nicht von der Einsatzstelle wegzuschicken.

Nach Versorgung der Kinder begann das Panel also um 17:16 mit Sichtung der Patienten im Fahrzeug A. Ein Mitfahrer im Font (A3) war leblos, der Fahrer (A1) laut schreiend, der Beifahrer (B2) bewußtlos. Weitere Maßnahmen an den Patienten waren bei massiven Fahrzeugverformungen nicht möglich, hier mußte erst das Dach abgetrennt werden. Bei starkem Benzingeruch im Bereich des Fahrzeuges A bemerkte das Panel zwar, daß man doch etwas zurücktreten müsse, als die Feuerwehr mit einer Trennscheibe kam, ließ den Beamten jedoch gewähren. Damit wäre der Einsatz aber beendet gewesen, da es durch den Funkenflug zu einem Brand kam. Hier wurde sehr eindringlich darauf hingewiesen, daß es von ärztlicher Seite auch Aufgabe sein muß, die technische Rettung zum eigenen Schutz mit dem Einsatzleiter der Feuerwehr abzustimmen. Die Entfernung des Daches dauerte weitere 5 Minuten. Von seiten des Panel wurde auf die zunehmende Auskühlung der Patienten hingewiesen. Hier wurde auf die Aufstellung von Halogenlampen wegen ihrer hohen Wärmeabstrahlung hingewiesen.

Patient A3 wurde für tot erklärt, eine Reanimation kam unter dieser Lage nicht in Betracht. Das Panel wandte sich zunächst dem bewußtlosen Beifahrer (B2) zu, hier wurde bei schwersten Verletzungen (Patient männlich, ca. 20 Jahre, bedingt ansprechbar, weite Pupillen, Blutung aus Nasenrachenraum, Puls über Carotiden tastbar, Frequenz bei 60 pro min. HWS ohne Stufe, wohl Thoraxkompressionsschmerz, Abdomen unklar, Becken und untere Extremitäten nicht zugänglich. Arme werden auf Schmerzreize bewegt) die Indikation zur massiven Schockbehandlung mit Intubation und Beatmung noch im PKW gestellt. Bei massiver Einklemmung der unteren Extremitäten war hier eine Rettung aus dem Fahrzeug erst um 17:38 möglich.

Patient A1 wurde dann ab 17:28 Uhr von dem 2. Notarzt versorgt. Bei ebenfalls schwerem Verletzungsmuster (Patient männlich, ca. 20 Jahre, weiter laut schreiend. Schmerzen im Brustkorb, beide Beine täten weh. Untersuchung: Pupillen isocor, HWS wird frei bewegt, Thoraxkompressionsschmerz, Abdomen wohl weich, Becken und untere Extremitäten nicht zugänglich, linke Hand noch am Lenkrad, Arm klinisch unverletzt, rechter Unterarm zwischen den Sitzen eingeklemmt) wurde hier aber nach Anlage einer Infusion und Analgesie auf eine Intubation verzichtet. Die gegen den Willen des Panels noch im Fahrzeug durchgeführte Intubation führte bei dem massiven Thoraxtrauma zur schnellen Ausbildung eines Hautemphysems mit Spannungspneumothorax. Dieser Patient konnte jedoch bereits aus dem Fahrzeug gerettet werden, und es wurde ihm im RTW sofort eine Thoraxdrainage gelegt.

Leider stand das Panel zu diesem Zeitpunkt bereits mit dem Tagungsprogramm unter Zeitdruck, da die Sitzungszeit bereits beendet war. Das weitere Vorgehen wurde wie folgt festgelegt: Der NAW fährt das Krankenhaus X an, der NEF Arzt bringt die beiden Patienten aus Fahrzeug A mit dem SAR Hubschrauber in das Zentrum Z.

Abschließend wurden nochmals die wesentlichen Punkte, welche während der Diskussion herausgearbeitet wurden, zusammengefaßt.

1. Die frühzeitige Alarmierung von ausreichend Rettungsmitteln erscheint sinnvoll, gegebenenfalls können eingesetzte Kräfte auch wieder abbestellt werden. Insbesondere müssen nicht nur Transportkapazitäten, sondern – bei der vorgegebenen Witterung – auch Behandlungsräume (RTWs) bereitgestellt werden.
2. Medizinische Maßnahmen müssen der Situation angepaßt sein, insbesondere müssen zu erwartende Komplikationen von der zur Verfügung stehenden Mannschaft in der gegebenen Lage beherrscht werden können. Gerade bei mehreren Schwerverletzten kann damit die Versorgung nach individualmedizinischen Gesichtspunkten eingeschränkt sein.
3. Die Organisation der Rettungen und der medizinischen Versorgung erfordert eine enge Kooperation mit der technischen Einsatzleitung. Hier wäre ein ärztlicher Einsatzleiter zur Sicherstellung der Versorgung nach individualmedizinischen Gesichtspunkten jedes Patienten, wie ihn das Konzept des leitenden Notarztes vorsieht, sicher hilfreich.

Lage:

22. Januar 1992, klarer Winternachmittag, Außentemperatur minus 3 Grad Celsius

Sie haben Dienst auf dem NEF (Notarzteinsatzfahrzeug) des Krankenhauses X.

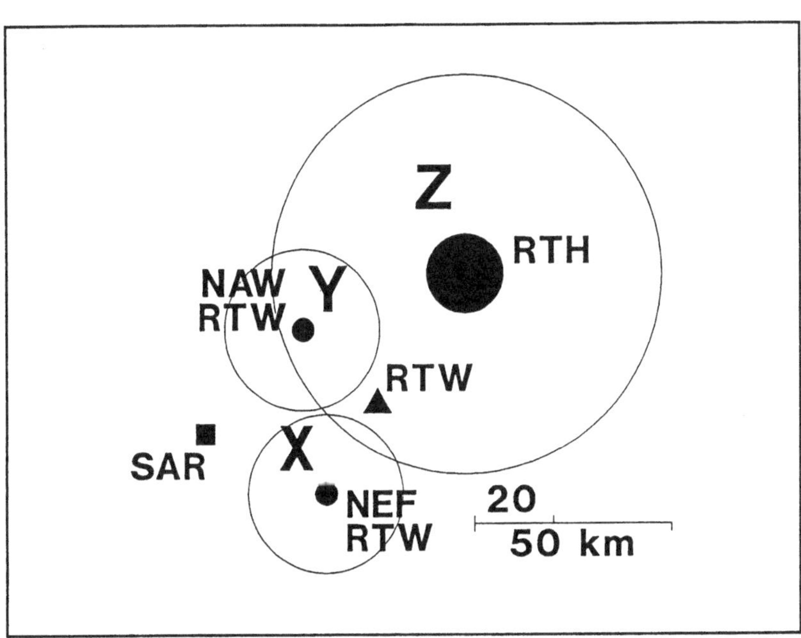

Krankenhäuser:

X	Y	Z1	Z2
Chirurgie	Chirurgie	Chirurgie	Chirurgie
Anästhesie	Anästhesie	Anästhesie	Anästhesie
Unfallchirurgie		Unfallchirurgie	Unfallchirurgie
		Neurochirurgie	Neurochirurgie
Kinderklinik		Kinderklinik	
CT		CT	CT

Filme und Video

291. Belastungsstabile Osteosynthesen bei pertrochanteren Frakturen

S. Post und W. Firedl, Heidelberg

(Manuskript bis Redaktionsschluß nicht eingegangen)

292. Klinische Relevanz und Prophylaxe der Knochenmarkembolie

K. Wenda[1], C. Ulrich[2] und G. Ritter[1]

[1] Klinik für Unfallchirurgie, Universitätsklinikum, Langenbeckstraße 1, W-6500 Mainz
[2] Klinik am Eichert, W-7320 Göppingen

Clinical Relevance and Prophylaxis of Bone Marrow Embolism

Summary. In hip replacement and intramedullary nailing, large sonographic echoes could be observed during the passage of the right heart under intraoperative transesophageal echocardiography. In hip replacement, a venting hole and a plug reduce bone marrow embolism decisively. Reduction of the intravasation of bone marrow during the insertion of the prosthesis avoids blood pressure decrease and pulmonal impairment and may contribute to a decrease in the rate of thrombosis. In intramedullary nailing, reaming of the thigh could be identified as the cause of bone marrow intravasation. Nailing of the femur without reaming and nailing of the tibia do not result in bone marrow embolism.

Key words: Bone marrow embolism – Hip prosthesis – Intramedullary nailing

Zusammenfassung. Während Hüftprosthesenimplantationen und Marknagelungen konnten mit der transösophagealen Echokardiographie große sonographische Echos bei der Passage des rechten Herzens nachgewiesen werden. Bei Hüftprothesenimplantationen lassen sich die Knochenmarkeinschwemmungen durch die Anlage eines Bohrloches in der lateralen Femurcorticalis und das Einsetzen eines Markraumsperrers entscheidend vermindern. Bei Nagelungen ist das Aufbohren des Femur die entscheidende Ursache der Embolisation. Bei Nagelungen des Femur ohne Aufbohren und im Bereich der Tibia (auch mit Aufbohren) kommt es nicht zu wesentlichen Einschwemmungen.

Schlüsselwörter: Knochenmarkembolie – Hüftprothese – Marknagelung

293. Modifizierte Außenbandplastik nach Watson-Jones bei chronischer Außenbandinstabilität am oberen Sprunggelenk

U. Kley und U. Holz

Zentrum für Chirurgie am Katharinenhospital Stuttgart, Abteilung für Unfall und Wiederherstellungschirurgie, Kriegsbergstr. 60, W-7000 Stuttgart 1

Modified Plasty (Watson-Jones) in Cases of Chronic Instability of the Ankle Joint

Summary. This videofilm shows our treatment in cases of chronic instability of the ankle joint. We only use part of the tendon of the musculus peroneus longus or brevis. In addition to presenting basic anatomical and pathogenetic information, we demonstrate the surgical procedure itself and our follow-up treatment. In all, 108 hospitalized patients underwent the same procedure and were carefully examined 2 years after operation. Excellent results were found in more than 93 %.

Key words: Instability of the ankle joint – Partial peroneus longus or brevis plasty

Zusammenfassung. Der Videofilm zeigt unser Behandlungskonzept bei der chronischen Außenbandinsuffizienz am oberen Sprunggelenk unter Verwendung nur eines Teiles der Sehne des musculus peroneus longus oder brevis. Neben den Grundlagen (Anatomie, Unfallmechanismus) wird der Operationsablauf und unser Nachbehandlungskonzept dargestellt. 108 Patienten wurden operiert und 2 Jahre nach der Operation untersucht. Sehr gute/gute Ergebnisse fanden sich bei mehr als 93 % der Patienten.

Schlüsselwörter: Instabilität des oberen Sprunggelenkes – Peroneus longus oder brevis Plastik

294. Extrapleurale Versorgung einer rechtsseitigen Bronchusstumpfinsuffizienz

M. Kantartzis, J. Lersmacher, K. Damanakis und E. Hoffmann

Abteilung für Thorax- und Kardiovaskularchirurgie, Heinrich Heine-Universität Düsseldorf, Moorenstraße 5, W-4000 Düsseldorf 1

Extrapleural Repair of Right Bronchial Stump Insufficiency

Summary. Occurring with a frequency of 1.6 %–8.4 %, bronchial stump insufficiency is the most serious postoperative complication of pneumonectomy. Despite appropriate treatment it carries a mortality of up to 50 %.

In agreement with the results of other authors, our experience of extrapleural transpericardial repair (Padhi und Lyhn 1960; Abruzzuini 1962) in four successfully operated cases of right bronchial stump insufficiency shows the clear advantages of a noninfected operating area and the possibility of exact anatomic dissection and repair of the fistulous bronchial stump. This surgical method is the only form of treatment with promise of success.

Key words: Bronchial stump insufficiency – Pneumonectomy – Extrapleural approach

Zusammenfassung. Die Bronchusstumpfinsuffizienz nach Pneumonektomie ist mit einer Häufigkeit von 1,6 bis 8,4 % die schwerwiegendste postoperative Komplikation. Sie ist auch trotz adäquater Behandlung mit einer bis zu 50 %igen Letalität behaftet.

Unsere Erfahrungen mit der extrapleuralen transperikardialen Versorgung (Padhi und Lyhn 1960, Abruzzini 1962) von 4 erfolgreich operierten rechtsseitigen Bronchusstumpfinsuffizienzen zeigen in Übereinstimmung mit den Ergebnissen anderer Autoren die eindeutigen Vorteile eines nicht infizierten Operationsgebietes und der Möglichkeit einer exakten anatomischen Präparation und Versorgung des fistelnden Bronchusstumpfes. Diese Operationsmethode stellt die einzige erfolgversprechende Behandlung dar.

Schlüsselwörter: Bronchusstumpfinsuffizienz – Pneumonektomie – Extrapleurale Zugänge

295. Die intrapulmonale Lungensequestration

Ch. Gebhardt und M. Pließ

Zentrum für Chirurgie, Klinikum Nürnberg, Flurstraße 17, W-8500 Nürnberg 90

Intrapulmonary Lung Sequestration

Summary. Intrapulmonary lung sequestration is a rare disease which might be the unknown cause of recurrent pulmonary infections. Morphologically it is lung tissue which is unconnected to the regular bronchial system and without participation in gas exchange. The arterial supply vessel from the systemic circulation and venous drainage into the lower pulmonary vein (left–left shunt) are typical. The video shows the clinical picture and the surgical treatment of a 41-year-old female patient. The therapeutic concept is resection of the lower lobe; the first operative step is the exposure and ligature of the aberrant artery.

Key words: Intrapulmonary lung sequestration – Left–left shunt – Resection of the lower lobe

Zusammenfassung. Die intrapumonale Lungensequestration ist ein seltenes Krankheitsbild, das unerkannte Ursache rezidivierender pulmonaler Infekte sein kann. Morphologisch handelt es sich um nicht am Gasaustausch beteiligtes Lungengewebe ohne Verbindung zum normalen Bronchialsystem. Typisch ist die arterielle Versorgung aus dem systemischen Kreislauf und die venöse Drainage in die untere Lungenvene (Links-links-Shunt). Im Film werden Krankheitsbild und operative Behandlung bei einer 41jährigen Patientin dargestellt. Therapie der Wahl ist die Unterlappenresektion, erster operativer Schritt ist die Freilegung und Unterbindung des aberrierenden arteriellen Gefäßes.

Schlüsselwörter: Intrapulmonale Lungensequestration – Links-links-Shunt – Unterlappenresektion

296. Die endoskopische subfasciale Dissektion von Perforansvenen

M. Jugenheimer

Klinik für Allgemein- und Abdominalchirurgie, Marienhospital, Zeise 4, W-5100 Aachen-Burtscheid

Endoscopic Subfascial Dissection of Perforating Veins

Summary. After demonstration of the anatomy from the deep and superficial venous system and the perforating veins, and of the underlying pathophysiological change in the primary varicosis and perforating vein insufficiency, the video film shows the necessary preoperative diagnostic examination and their performance. Indications for the method are incompetent perforating veins or the combination with a trunk varicosis. The new method and the stripping of varices are both demonstrated in detail. The advantages of the new method are discussed at the end of the video film.

Key words: Primary varicosis – Perforating veins – Endoscopical sectioning

Zusammenfassung. Nach Darstellung der Anatomie des tiefen und oberflächlichen Venensystems und der Perforansvenen sowie der pathophysiologischen Veränderungen bei der primären Varikosis und der Perforationsinsuffizienz zeigt der Videofilm die notwendigen praeoperativen Untersuchungen und deren Durchführung. Hieraus ergeben sich dann die Indikationen für die Operation der endoskopischen subfascialen Perforansvenendissektion und des Varizenstrippings. Beide Methoden werden in allen Einzelheiten der Durchführung und des Ablaufs im Video gezeigt. Zum Schluß werden die Vorteile der Methode im Patientengespräch und in einem Schaubild erarbeitet.

Schlüsselwörter: Primäre Varikosis – Endoskopische Perforans-Dissektion

297. Diagnose, Differentialdiagnose und Therapie der cystischen Adventitia Degeneration der Arteria poplitea

Th. W. Kraus, B. Paetz, S. Post und J. R. Allenberg

Chirurgische Universitätsklinik Heidelberg, Im Neuenheimer Feld 110, W-6900 Heidelberg 1

Diagnosis, Differential Diagnosis and Therapy of Cystic Adventitial Disease of the Popliteal Artery

Summary. The differential diagnosis of acute lower limb claudication also involves the comparatively rare cystic adventitial disease of the popliteal artery (CAD). From the pathological point of view, cystic degeneration of the adventitial vessel layer with mucoid filling leads to compression of the arterial lumen with secondary thrombosis. Surgical treatment involves either resection, bypass or nonresectional techniques, according to the stage and extent of thrombosis. Diagnostic procedures, etiological theories, and surgical intervention are demonstrated.

Key words: Cystic adventitial disease

Zusammenfassung. Die Differentialdiagnose der akuten Waden-Claudikatio beinhaltet auch die cystische Adventitia Degeneration (CAD) der Arteria poplitea. Pathologisch handelt es sich um eine cystische Umwandlung der Adventitia mit muzinöser Füllung, welche als intramurale vaskuläre Raumforderung zur Kompression des befallenen Arterienlumens mit sekundärer Thrombose führt. Die chirurgische Behandlung beinhaltet entweder nicht-resezierende oder resezierende Verfahren. Im Film werden Diagnostik, Therapie und pathologische Grundlagen erörtert sowie der intraoperative Befund einer CAD mit operativer Entdachung durch Adventitia-Resektion ohne Lumeneröffnung demonstriert.

Schlüsselwörter: Cystische Adventitia Degeneration

298. Grazilisplastik – Operation bei Stuhlinkontinenz

W. Lambrecht, D. Kluth, P. Reich, Hamburg

(Manuskript bis Redaktionsschluß nicht eingegangen)

299. Die chirurgische Behandlung des Zenkerschen Divertikels

N. Zügel, W. Höpfner, W.-D. Hamperl und J. Witte

Klinik für Allgemein- und Abdominalchirurgie, Zentralklinikum, Stenglinstraße 1–2, W-8900 Augsburg

Surgical Treatment of Zenker's Diverticulum

Summary. Operation principle: Cervical myotomy followed by diverticulectomy. As far as the pathophysiology of the disorder is concerned, it is now assumed that relaxation disorders of the pharyngoesophageal sphincter or premature sphincter contractions are etiologically of great significance for the formation of Zenker's diverticulum along the anatomical weak points. Therefore cervical myotomy connected with diverticulectomy plays a decisive role in the surgical treatment of Zenker's diverticulum. The importance of the myotomy in reducing the recurrence is generally acknowledged.
Key words: Zenker's diverticulum – Cervical myotomy – Diverticulectomy

Zusammenfassung. Operationsprinzip: Zervikale Myotomie vor Divertikelabtragung. Für das pathophysiologische Verständnis nimmt man heute an, daß neben anatomischen Schwachstellen Relaxationsstörungen des pharyngoösophagealen Sphinkters oder vorzeitige Sphinkterkontraktionen für die Ausbildung des Zenkerschen Divertikels ätiologisch von außerordentlicher Bedeutung sind. Deshalb spielt die zervikale Myotomie neben der Divertikelabtragung eine entscheidende Rolle in der chirurgischen Behandlung des Zenkerschen Divertikels. Die Bedeutung der Myotomie für die Senkung der Rezidivquote ist allgemein anerkannt.
Schlüsselwörter: Zenkersches Divertikel – Zervikale Myotomie – Divertikelresektion

300. Ex situ-Resektion der Leber

Ch. Hottenrott, B. Markus, H. Wenisch, V. Paolucci, Frankfurt

(Manuskript bis Redaktionsschluß nicht eingegangen)

301. Kompressionsanastomosen im oberen Gastrointestinaltrakt

A. Thiede

Chirurgische Universitätsklinik und Poliklinik, Josef-Schneider-Straße 2, W-8700 Würzburg

Compression Anastomoses in the Upper Gastrointestinal Tract

Summary. Within 3 years, more than 350 GI anastomoses have been performed using biofragmentable anastomotic rings (BAR). This residue-free mechanical intestinal anastomosis principle is easy to learn and of superior practicability. Some technical tricks help in obtaining a minimal rate of complications, especially in the upper GI tract. In more than 150 anastomoses of the upper GI tract, performed up to April 1992, and in multiple applications primarily 25 and 28 mm outer diameter rings with 1.5 mm compression forceps were used. Clinical results, with leakages below 1 % and absence of secondary hemorrhage or stenoses, are stimulating. The ring system's practicability can be increased by implementing auxiliary forceps for ring seizure and metering and bowel dilatation.

Key words: Compression anastomoses (BAR) – Upper GI tract

Zusammenfassung. In 3 Jahren wurden >350 GI-Anastomosen mit biofragmentierbaren Kompressionsanastomosenringen (BAR) erstellt. Dieses rückstandslose mechan. Darmanastomosierungsprinzip ist einfach erlernbar, praktisch sehr gut anwendbar, bei Beachtung technischer Tricks komplikationsarm u. besonders im oberen GI-Trakt einsetzbar. Bei inzwischen bis 4/1992 >150 Anastomosen im oberen GI-Trakt u. Mehrfachanwendung kamen vor allem die Größen mit Außen-∅ von 25 und 28 mm u. Kompressionszange von 1,5 mm zur Anwendung. Die klinischen Ergebnisse, Leckagen unter 1 %, keine Nachblutungen u. keine p.o. Stenosen sind stimulierend. Neben dem Ringsystem sind Zusatzinstrumente wie Ringfaßzangen, Darmdilatations- u. Ringgrößenmeßzange von wesentlichem Wert für die Praktikabilität.

Schlüsselwörter: Kompressionsanastomosen (BAR) – Oberer GI-Trakt

302. Milzerhaltende Operationstechniken

L. Steinmüller und W. Teichmann

I. Chirurgie AK Altona, Paul-Ehrlich-Straße 1, W-2000 Hamburg 50

Techniques of Spleen Salvage

Summary. Postsplenectomy sepsis (OPSI) is a life-long risk to splenectomized patients. Modern surgical techniques satisfy the requirements of surgical splenic salvage. The video shows the resection of a splenic cyst with splenic preservation. The handling of hematostatic topical agents, infrared coagulation, stapler and compressive mesh (Vicryl) are demonstrated. Indications for spleen preservation develop from splenic injury, particularly in childhood, in multiply injured patients depending on risks of additional trauma and on type of splenic lesion, from most cases of accidental injury but also from rare cases of benign spleen diseases.

Kcy words: OPSI – Techniques of spleen salvage – Indications

Zusammenfassung. Der Milzverlust zieht durch die Postsplenektomie-Sepsis (OPSI) eine lebenslängliche Bedrohung nach sich. Der Bedeutung des chirurgischen Milzerhaltes werden moderne Operationstechniken gerecht. Der Video-Film zeigt die Resektion einer Milzzyste unter Erhalt der Restmilz. Die Anwendung lokaler Hämostyptika, der Infrarotkoagulation, der Klammernaht-Technik und die Organkompression durch ein Vicryl-Netz werden demonstriert. Die Indikation zum Milzerhalt besteht bei Milzverletzungen besonders im Kindesalter, beim Polytrauma nach Risikoabwägung und Beurteilung des Milzverletzungstyps, gehäuft bei akzidentellen Verletzungen aber auch bei seltenen Milzerkrankungen.

Schlüsselwörter: OPSI – Milzerhaltende Operationstechniken – Indikationen

303. Choledochuscystenresektion: Rekonstruktion durch cholangioduodenale Jejunuminterposition

D. Henne-Bruns und B. Kremer

Klinik für Allgemeine und Thoraxchirurgie, Christian-Albrechts-Universität, Arnold-Heller-Straße 7, W-2300 Kiel 1

Resection of Choledochal Cysts in Adults and Reconstruction by Cholangioduodenal Jejunum Interposition

Summary. The video begins with the ERC of an adult with a choledochal cyst Todani 4a. The operation starts with the preparation of the hepatic artery and portal vein. Cholecystectomy is followed by transsection of the cyst close to the duodenum. The cyst is dissected free from the hepatic artery and portal vein und finally resected centrally in the hilum of the liver. The reconstruction is performed by interposition of a 15-cm jejunal segment which is anastomosed side-to-end with the central bile ducts and end-to-side with the descending part of the duodenum. Finally the video shows the control ERC 6 months postoperatively.

Key words: Choledochal cyst – Jejunum interposition

Zusammenfassung. Das Video zeigt einleitend die ERC bei einem Erwachsenen mit einer Choledochuscyste Todani 4a. Die Operation beginnt mit der Darstellung der A. hepatica und Pfortader und ihrer hilusnahen Aufzweigungen. Nach Cholecystektomie wird die Choledochuscyste am Duodenum durchtrennt, nach zentral von den Gefäßen abpräpariert und im Leberhilus abgesetzt. Die Rekonstruktion erfolgt mittels Interposition eines 15 cm langen Jejunumsegmentes, welches seit-zu-end mit den zentralen Gallengängen und end-zu-seit mit der Pars descendens des Duodenums anastomosiert wird. Abschließend zeigt das Video die Kontroll-ERC 6 Monate postoperativ, die unauffällige Anastomosenverhältnisse bestätigt.

Schlüsselwörter: Choledochuscyste – Jejunuminterposition

304. Technische Aspekte der operativen Milzerhaltung beim Trauma

W. Schweizer, L. Böhlen, M. Gilg und L. H. Blumgart

Oberarzt I, Universitätsklinik für Viszerale und Transplantationschirurgie, Inselspital, CH-3010 Bern

Technical Aspects of Splenic Preservation in Trauma

Summary. Immunological consequences of splenectomy encouraged intensive studies of splenic preservation. Our treatment policy classifies splenic injury into five grades which determine the subsequent procedure. Nonoperative treatment, which was previously reserved for children, may be used for younger patients who are stable on admission. If operation is indicated, the crucial part is careful dissection and delivery of the spleen from its subdiaphragmatic position, thus avoiding iatrogenic injury during the emergency operation. The hilus is clamped. Different methods for hemostasis (resorbable collagen platelets, resorable gauze, Teflon strips, infrared photocoagulation, hemostatic material and supportive mesh) may be used. Partial resection is of special interest, in particular in lower pole injuries extending into the hilum. In these cases, the spleen may be preserved on the short gastric vessels with or without an upper pole artery. Splenectomy is reserved for severe grade V injuries. With an experienced team, in 60 % – 80 % of splenic injuries the spleen may be preserved with safety.

Key words: Splenic preservation – Trauma – Video

Zusammenfassung. Aufgrund der immunologischen Konsequenzen nach Splenektomie ist heute anerkanntermaßen die Milzerhaltung nach Trauma anzustreben. In unserer Behandlungstaktik werden die Milzverletzungen in 5 Grade eingeteilt, was das weitere Prozedere bestimmt. Junge Patienten, die bei der Notfallaufnahme stabil sind, können konservativ behandelt werden, was bisher nur bei Kindern propagiert wurde. Wenn die Operation indiziert ist, soll die Milz sorgfältig vom Retroperitoneum freipräpariert werden und in die Abdominalwunde luxiert werden, um zusätzliche Verletzungen während der Notfalloperation zu verhindern. Der Hilus wird mit einer weichen Klemme abgeklemmt. Verschiedene Methoden der Hämostase können verwendet werden (resorbierbare Kollagenplättchen, resorbierbare Hämostyptika, Infrarotkoagulation, resorbierbare Netze). Von spezifischem Interesse ist die Milzteilresektion, besonders bei Unterpolverletzungen mit Hilusbeteiligung. In diesen Fällen kann die Milz an den Aa. gastricae breves mit od. ohne Oberpolararterie erhalten werden. Heute dürften 60 – 80 % der verletzten Milzen ohne Zusatzrisiko erhalten werden können.

Schlüsselwörter: Milzerhaltung – Trauma – Video

305. Laparoskopische Cholecystektomie

H.-F. Weiser, B. von Fintel und F. Abousaidy

I. Chirurgische Klinik, Diakoniekrankenhaus Rotenburg, Elise-Averdieck-Straße 17, W-2720 Rotenburg (Wümme)

Laparoscopic Cholecystectomy

Summary. The video gives a brief, schematic outline of theoretic concepts of pathophysiology and conservative management of symptomatic gallstone disease, and continues with the technical presentation of laparoscopic cholecystectomy.

Finally, the results of 1000 consecutive laparoscopic cholecystectomies during the period from May 1, 1990 until March 31, 1992 are presented in tabular form together with those from 796 conventional cholecystectomies carried out during the period January 1, 1985 to December 31, 1989. Comparison is focused on the rate of postoperative complications.

Key words: Laparoscopic cholecystectomy

Zusammenfassung. Im Film erfolgt nach kurzem, im Trick dargestelltem Abriß theoretischer Überlegungen zur Pathophysiologie und konservativen Therapie des symptomatischen Gallensteinleidens die technische Darstellung der laparoskopischen Cholecystektomie.
Abschließend werden die Ergebnisse von 1000 konsekutiven laparoskopischen Cholecystektomien im Zeitraum vom 1.5.1990 bis 31.3.1992 mit denen von 796 konventionellen Cholecystektomien aus dem Zeitraum vom 1.1.1985 bis 31.12.1989 tabellarisch dargestellt und unter besonderer Berücksichtigung der postoperativen Komplikationsrate miteinander verglichen.

Schlüsselwörter: Laparoskopische Cholecystektomie

306. Komplett laparoskopische Therapie der Cholecysto-Choledocholithiasis

B. Helms und H.-D. Czarnetzki

Klinik für Chirurgie, Klinikum Rostock Südstadt, Südring 81, O-2500 Rostock

Complete Laparoscopic Therapy of Gallbladder and Common Bile Duct Stones

Summary. Common bile duct stones are diagnosed by intraoperative cholangiography. After balloon dilatation of the cystic duct, choledochoscopy and flushing therapy, Dormia extraction or Laser lithotrypsy are possible. Big stones may be also extracted by laparoscopic choledochotomy. A running suture closes the duct; a microdrainage ensures the bile flow. Gallbladder extraction in a safety bag prevents loss of stones or infection.

Key words: Cholangiography, intraoperative – Choledocholithotripsy, laparoscopic – Choledochotomy – Safety bag

Zusammenfassung. Die intraoperative Cholangiographie sichert die Diagnose der Choledocholithiasis. Ballondilatation des Ductus cysticus ermöglicht die Choledochoskopie und Spülbehandlung, Steinextraction oder Laser-lithotripsie. Große Konkremente können auch nach laparoskopischer Choledochotomie extrahiert werden, die Naht erfolgt fortlaufend, eine Mikrodrainage sichert den Galleffluß. Die Extraktion der Gallenblase in einem Safety-Bag (Plastiksack) verhindert Steinverlust oder Infektion.

Schlüsselwörter: Cholangiographie, intraoperative – Choledocholithotripsie – Choledochotomie, laparoskopische

307. Laparoskopische Techniken der Cardiomyotomie und der Vagotomie

G. F. Buess, K. Manncke, M. Lirici, H. D. Becker, Tübingen

(Manuskript bis Redaktionsschluß nicht eingegangen)

308. Laparoskopische kolorektale Chirurgie

F. Köckerling, I. Gastinger, B. Schneider, W. Krause und F. P. Gall

Chirurgische Universitätsklinik, Maximiliansplatz 1, W-8520 Erlangen

Laparoscopic Colorectal Surgery

Summary. In order to carry out an adequate laparoscopic colorectal surgery, the following are required: 1) reliable anastomosis technique; 2) lymph node dissection according to the principles of oncological radicality; 3) specimen removal technique. In extensive animal studies, we have developed a laparoscopic operative method for abdominoperineal rectum extirpation with high ligation of the inferior mesenteric artery in cases of deep rectal carcinoma; its first clinical use was in January 1992. This video shows the individual steps in the laparoscopic performance of abdominal section of the operation.

Key words: Laparoscopic colorectal surgery – Laparoscopic abdomino-perineal rectum extirpation

Zusammenfassung. Für die Realisierung einer suffizienten laparoskopischen kolorektalen Chirurgie müssen folgende Probleme gelöst werden: 1. Eine zuverlässige Anastomosierungstechnik. 2. Eine Lymphknotendissektionstechnik nach den onkologischen Radikalitätsprinzipien. 3. Eine Technik zur Bergung der Präparate. In ausgiebigen tierexperimentellen Untersuchungen entwickelten wir eine laparoskopische Operationstechnik für die abdominoperineale Rektumexstirpation mit hoher Durchtrennung der A. mesenterica inferior beim tiefsitzenden Rektumkarzinom und setzten sie erstmals am 8.01.1992 klinisch ein. Der Videobeitrag zeigt die einzelnen Schritte der laparoskopischen Durchführung des abdominellen Teils der Operation.

Schlüsselwörter: Laparoskopische kolorektale Chirurgie – Laparoskopische abdominoperineale Rektumexstirpation

309. Laparoskopische Herniotomie – Hernioplastik

A. Schafmayer, G. Lepsien, F. E. Lüdtke und T. Neufang

Chirurgische Universitätsklinik Göttingen, Robert-Koch-Straße 40, W-3400 Göttingen

Laparoscopic Herniotomie – Hernioplasty

Summary. A laparoscopic procedure for surgical hernia repair is reported here according to the method by Schultz et al. In comparison to other methods, we do not only remove the peritoneal sack, but also close the inguinal canal with a nonresorbable Marlex mesh.

Up to now we have performed this surgical procedure in 35 patients. First postoperative results are encouraging but nothing can be said about the long-term results, particularly with regard to the recurrence rate.

Key words: Inguinal hernia – Laparoscopy – Laparoscopic technique – Hernioplastic

Zusammenfassung. Es wird eine laparoskopische Operationstechnik zur Versorgung von Leistenbrüchen in Anlehnung an das Verfahren von Schultz et al. beschrieben. Im Gegensatz zu anderen Methoden wird hierbei nicht nur der Bruchsack abgetragen und das Peritoneum verschlossen, sondern auch der Bruchkanal mit einem nichtresorbierbaren Marlex mesh occludiert. Die ersten postoperativen Ergebnisse sind ermutigend. Über Langzeitergebnisse, insbesondere die Rezidivquote kann bisher keine Aussage gemacht werden.

Schlüsselwörter: Leistenhernie – Laparoskopie – Laparoskopische Operationstechnik – Hernioplastik

310. Neue Instrumente für die Minimal Invasive Chirurgie

M. Melzer, M.O. Schurr, P. Dautzenberg, R. Trapp und G. Bueß

Universitätskliniken, Allgemeine Chirurgie, Hoppe-Seyler-Straße 3, W-7400 Tübingen

Newly Developed Instruments for Minimally Invasive Surgery

Summary. The development of new surgical instruments is required in the new field of minimally invasive surgery. In close cooperation with the Nuclear Research Centre in Karlsruhe, we have designed a model of interdisciplinary collaboration. New instruments are designed and constructed in Karlsruhe and then proved in in vitro and in vivo (animal) experiments and further evaluated clinically. Initial experimental application of a pneumatically controlled sewing device, an endoscopic ligature instrument, first steerable instruments, and a multifunctional coagulation and cutting instrument is shown here.

The work of the program over the next few years will include the development of a surgical manipulator. This intelligent surgical instrument system (ISIS) will be the central part of a minimally invasive surgical operating system (MINOS).

Key words: Minimally invasive surgery – Robotics – Instruments – Systems

Zusammenfassung. In enger Zusammenarbeit mit dem Kernforschungszentrum Karlsruhe entwickeln wir neue Instrumente, die den Anforderungen endoskopischer Operationen angepaßt sind. Eine pneumatisch unterstütztes Nadel-Übernahme System, ein endoskopisches Ligaturinstrument (ENDOLIG), multifunktionale Instrumente zur Blutstillung und Präparation sowie flexible und mechanisch steuerbare Instrumente (SMI). Die Geräte werden gemeinsam konstruiert, in Karlsruhe gefertigt und anschließend in vivo und vitro Versuchen erprobt.

Die weitere Entwicklung der nächsten Jahre beinhaltet die Integration von Antrieben, Sensoren und elektronischer Steuerung bis hin zu einem Intelligenten Steuerbaren Instrumenten System (ISIS) als integraler Bestandteil eines Minimal Invasivchirurgischen Operationssystems (MINOS).

Schlüsselwörter: Minimal Invasive Chirurgie – Instrumente – Fernhantierung – Systeme

Wissenschaftliche Ausstellung

311. Erfolgreiche Multiviszeraltransplantation

R. Margreiter, A. Königsrainer, J. Koller und Th. Schmid

Abteilung für Transplantationschirurgie, I. Universitätsklinik für Chirurgie, Anichstraße 35, A-6020 Innsbruck, Österreich

Successful Multivisceral Transplant

Summary. On 26 December 1989, liver, pancreas, stomach, and small bowel were transplanted orthotopically in a 49-year-old man; the gut was temporarily exteriorized as a jejunostomy. Apart from massive pulmonary infection, the patient developed only two very minor rejection episodes of the small bowel. Enteral nutrition was begun 2 months after transplantation. Three months later, the small bowel was anastomosed to the left hemicolon, and the patient released 1 month thereafter. He was able to maintain his weight by oral food intake only and also took all medication orally. The patient unfortunately died of tumor recurrence 9 months after transplantation.

Key words: Multivisceral transplant

Zusammenfassung. Bei einem 49jährigen Patienten wurden am 26.12.1989 Leber, Bauspeicheldrüse, Magen und Dünndarm en-bloc in orthotoper Position transplantiert, das Darmende temporär vorgelagert. Neben einer massiven Pneumonie machte der Patient lediglich zwei leichte Abstoßungsreaktionen des Dünndarms durch. Zwei Monate nach der Transplantation wurde mit der oralen Nahrungsaufnahme begonnen, weitere drei Monate später der Dünndarm mit dem linken Hemicolon anastomosiert und der Patient nach einem weiteren Monat entlassen. Durch alleinige orale Nahrungsaufnahme konnte er sein Gewicht halten, wie auch alle Immunosuppressiva per os zu sich nehmen. Der Patient verstarb leider neun Monate nach der Transplantation an einem Tumorrezidiv.

Schlüsselwörter: Multiviszeraltransplantation

312. Immunologisches Monitoring von Patienten mit allogenen Knochentransplantaten

G. O. Hofmann, T. Wangemann und C. Falk

Chirurgische Klinik und Poliklinik, Ludwig-Maximilians-Universität, Klinikum Großhadern, Marchioninistraße 15, W-8000 München 70

Immunological Monitoring of Patients Following Allogeneic Bone Transplantation

Summary. Allogeneic bone grafts are necessary for the reconstruction of destroyed skeletal parts. The immunological response of the recipient against these allogeneic grafts is still controversal. The recipients of allogeneic bone grafts were followed up by immunological methods like MLC, flow cytometry, and MAILA. Employing this set of different tests, we succeeded in detecting class I and class II antigens on the surface of bone cells. There was a strong correlation between the immunological mismatch between recipient and donor and the degree of the immunoreaction.

Key words: Allogeneic bone transplantation – Class I and II antigens – HIV transmission – Immunological monitoring

Zusammenfassung. Bei der Rekonstruktion morphologisch veränderter und funktionell gestörter Abschnitte des Bewegungsapparates kann derzeit auf den Einsatz von allogenem Spenderknochen nicht völlig verzichtet werden. Das immunologische Schicksal von allogen transplantiertem Knochen ist dabei weitgehend noch ungeklärt. Mittels MLC, Durchflußzytometrie und MAILA werden die allogenen Knochenempfänger immunologisch weiterverfolgt. Auf diese Weise gelingt es, spezifische Antikörper des Empfängers gegen HLA-Klasse-I und -II-Antigene des Spendergewebes nachzuweisen. Dabei findet sich eine negative Korrelation zwischen dem Ausmaß der Immunreaktion im Sinne einer Antikörperstimulation und dem Grad der HLA-Übereinstimmung.

Schlüsselwörter: Allogene Knochentransplantation – Klasse-I- und -II-Antigene – HIV-Übertragung – Immunologisches Monitoring

313. Entwicklung von Kombinationsinstrumenten für die Minimal Invasive Chirurgie (MIC)

M. O. Schurr, A. Melzer, M. Naruhn, R. Trapp, P. Dautzenberg und G. Buess

Chirurgische Klinik, Eberhard-Karls Universität, Hoppe-Seyler-Straße 3, W-7400 Tübingen

Development of Instrument Combinations for Minimally Invasive Surgery (MIS)

Summary. In MIS, changing instruments is more important than in conventional, open surgery. It can take more than 5 % of the operation time. The combination of the basic functions suction, irrigation, coagulation, and cutting in one instrument can help to accelerate the intervention and to augment the patient's safety. The following instruments were developed and tested experimentally or clinically:
1. Combined suction-irrigation probes for laparoscopy and mediastinoscopy with a metal tip, for coagulation and a large working channel to insert different instruments. 2. Bipolar coagulation forceps with integrated blade, suction, and irrigation devices. 3.

Different combined hooks for HF- and laser cholecystectomy. The development of a multifunctional probe is our further objective.

Key words: Minimally invasive surgery – Instrument change – Instrument combinations

Zusammenfassung. In der MIC fallen Instrumentenwechsel stärker ins Gewicht als bei konventionellen, offenen Eingriffen. Sie können über 5% der Operationsdauer in Anspruch nehmen. Die Kombination der instrumentellen Basisfunktionen Saugen, Spülen, Koagulieren und Schneiden in einem Gerät ist daher geeignet, die Operationszeit zu verkürzen und die Sicherheit des Patienten zu erhöhen. Folgende Instrumente wurden entwickelt, sowie experimentell und klinisch erprobt:
1. Saug-Spülrohre für Laparoskopie und Mediastinoskopie, mit Koagulations-Spitze und erweitertem Arbeitskanal zum Einführen verschiedener Präparationsinstrumente.
2. Bipolare Koagulationszange mit integrierter Schneide, Saug- und Spülvorrichtung.
3. Verschiedene Kombinations-Hakensonden für HF- und Laser-Cholezystektomie.
Weitergehendes Ziel ist die Entwicklung eines multifunktionalen Instrumentenkopfes.

Schlüsselwörter: Minimal Invasive Chirurgie – Instrumentenwechsel – Kombinationsinstrumente

314. Ein neues „Nadel-Übernahme" System mit Pneumatik-Unterstützung für die endoskopische Naht

A. Melzer, G. Bueß, R. Trapp, K. Brhel und M. O. Schurr

Universitätskliniken, Allgemeine Chirurgie, Hoppe-Seyler-Straße 3, W-7400 Tübingen

A New Pneumatically Controlled Sewing Device for Endoscopic Surgery

Summary. In endoscopic surgery, suturing techniques as well as the knotting procedure are rather difficult on account of the arduous handling of needle and thread with the long and rigid instruments. In close cooperation with the Nuclear Research Center in Karlsruhe, we have been developing new sewing devices. The newly developed T-NEEDLE combined with a special holder can be a useful enhancement for endoscopic surgery. The T-NEEDLE is transferred intermittently between the jaws, rather like a weaving shuttle. This device is operated means of pneumatically controlled and spring loaded attachments integrated in the jaws of the instrument. Different shapes and cross-sections of needle and different transfer directions are designed. The "Axial" transfer version has been tested in phantom and animal experiments.

Key words: Minimal invasive surgery – Sewing device – Endoscopic suture

Zusammenfassung. Endoskopische Nahttechniken sind mit den langen und starren Instrumenten nur umständlich durchführbar. In Kooperation auf dem Kernforschungszentrum Karlsruhe entwickeln wir neue Nahtsysteme. Die erste Entwicklung ist eine T-NADEL (der Faden ist in einer Querbohrung fixiert), die nach dem Prinzip des Webstuhlschiffchens zwischen den Branchen eines speziellen Nadelhalters übergeben wird. In dem starren Maulteil befindet sich ein über einen Fußschalter pneumatisch gesteuertes und in dem beweglichen ein federbelastetes Halteelement. Verschiedene Nadelformen und Übergaberichtungen wurden konstruiert und gefertigt. Die Erprobung der Version „Axial" in Phantom- und Tierversuchen zeigte eine Vereinfachung der Nahtechniken bei endoskopischen Eingriffen.

Schlüsselwörter: Minimal Invasive Chirurgie – Nahttechniken – Endoskopische Naht

315. Erfahrungen mit der „Endoskopischen Chirurgie“

A. Heintz, M. Jugenheimer, H. Menke, Th. Böttger und Th. Junginger

Klinik und Poliklinik für Allgemein- und Abdominalchirurgie, Johannes Gutenberg-Universität, Langenbeckstraße 1, W-6500 Mainz

Results of Endoscopic Surgery

Summary. From January 1986 until July 1991, 393 patients were treated by operative endoscopy. In 228 cases, transanal endoscopic microsurgery was performed, in 72 patients endoscopic vena perforans dissection, and in 93 cases laparoscopic cholecystectomy. The rate of complications amounted in transanal endoscopic microsurgery to 2.2 %, in endoscopic vena perforans dissection to 3 %, and in laparoscopic cholecystectomy to 7 %. Recurrences were observed in transanal endoscopic microsurgery for tumor resection in 4 % and endoscopic vena perforansdissection in 3 %. The use of endoscopic operative techniques implies cosmetic advantages, rapid disappearance of complaints, and reduced hospitalisation time.

Key words: Endoscopic surgery Rectal carcinoma – Cholecystolithiasis – Vena perforansdissection

Zusammenfassung. Im Zeitraum Januar 1986 bis Juli 1991 wurden 393 Patienten endoskopisch operiert. Darunter waren 228 transanale endoskopische Operationen, 72 endoskopische Perforansdissektionen sowie 93 laparoskopische Cholezystektomien. Die Komplikationsrate für transanale endoskopische Operationen kann mit 2,2 %, für die endoskopische Perforansvenendissektion mit 3 % und für die laparoskopische Cholezystektomie mit 7 % angegeben werden. Die Rezidivrate lagen für die transanale endoskopische Tumorabtragung bei 4 % und für die endoskopische Perforansvenendissektion bei 3 %. Der Einsatz endoskopischer operativer Techniken führte insgesamt zu einer Verringerung des Operationstraumas, was sich neben kosmetischen Vorteilen in einer schnellen Rekonvaleszenz der Patienten sowie der Verkürzung der Krankenhausverweildauer äußerte.

Schlüsselwörter: Endoskopische Chirurgie – Rektumkarzinom – Cholezystolithiasis – Perforansvenen-Dissektion

316. 3-D-Darstellung von Wirbelsäulen- und Acetabulumfrakturen – conditio sine qua non?

J.V. Wening, F. Phillips, U. Thiede, R. Schubert und K.-H. Jungbluth

Abteilung für Unfall- und Wiederherstellungschirurgie, Universitätsklinik Hamburg-Eppendorf, Martinistraße 52, W-2000 Hamburg

3-D Imaging of Spinal and Acetabular Fractures: A Waste of Time or Additional Information?

Summary. Using the Voxelman 8 and integrated software programs (specially designed by IMDM Hamburg) spine and acetabular fractures were evaluated by 3 D Imaging. (Basic data: CT-Somatom Plus: 0.7 s, mAS 60–170, 2 to 5 mm slice, matric 512^2 or 256^2). The clinical results in about 150 patients reveal that 3 D imaging is a valuable method for operation planning in acetabular fractures. Fractures of the spine are already precisely described and classified by 2 D imaging, conventional X-ray, and computertomography.

Key words: 3 D – Acetabular fractures – Spine lesions – Voxelman 8 (IMDM)

Zusammenfassung. Neben den in den CT's integrierten oberflächenorientierten Programmen stand uns das von IMDM entwickelte Programm *Voxelman 8* zur Verfügung. Sämtliche Daten wurden im Somatom Plus erhoben (Scan-Zeiten 0,7 sec., mAS zwischen 60–170, 2–5 mm slice, 5 mm Vorschub, Matrix 256^2, bzw. 512^2). Bei Vox. 8 wird über ein Ray-Casting das Volumen auf einem Abtaststrahl durchfahren, anhand der gewählten Schwellenwerte ein Intensitätsprofil erstellt und auf eine Bildebene transferiert. Die Knochenoberfläche wird automatisch identifiziert und mit der Grauwert-Gradienten Methode nach dem Phong'schen Beleuchtungsmodell schattiert. Blickrichtung und Subtraktionen sind interaktiv wählbar. Durch Oversampling ist eine Steigerung der Auflösung über die der ursprünglichen CT's hinaus möglich (Programmiersprache C, Betriebssystem UNIX, Benutzeroberfläche MOTIV). Die Bilder tragen nicht zur Identifikation neuer Bruchlinien bei, sondern dienen der räumlichen Visualisierung dislozierter Fragmente. Insbesondere am Acetabulum fließen die Daten in die Operationsplanung mit ein. Bei Wirbelsäulenverletzungen liegt der Gewinn vorwiegend auf didaktischer Ebene.

Schlüsselwörter: Wirbelsäulen – Acetabulumfrakturen – 3-D-Voxelman

317. Knöcherner Strecksehnenausriß oder Fraktur der dorsalen Endphalanx? Anatomische Untersuchungen zur Insertion der Streckaponeurose und deren handchirurgische Bedeutung

J. Hoch, H. Fritsch und C. Frenz

Klinik für Plastische Chirurgie, Medizinische Universität zu Lübeck, Ratzeburger Allee 160, W-2400 Lübeck

Osseous Tear of Extensor Tendon or Fracture of the Dorsal Terminal Finger Joint? Anatomic Studies on the Insertion of the Dorsal Extension Plate and Consequences for Hand Surgery

Summary. The new technique of plastination histology showed that parts of the extension aponeurosis also insert distally to the basis fragment which is broken at the osseous tear of the extensor tendon. The consequence for hand surgery was not to dissect the fragment free at the dorsal side of the finger. With the help of a mediolateral opening intra-articular access to allow repositioning of the fragment is possible. So the distant parts of the aponeurosis distal to the fracture are unaffected, and there is no break in the continuation of the dorsal extension plate. Another advantage of open intra-articular reposition is that the fragment can be viewed directly and it can be thus fixed without dislocation.

Key words: Osseous tear of extensor tendons – Insertion of the dorsal extension plate

Zusammenfassung. Mit Hilfe der Plastinationshistologie wurde nachgewiesen, daß die Fasern der Streckaponeurose auch distal des beim „knöchernen Strecksehnenausrisses" vorhandenen Basisfragmentes inserieren. Die handchirurgische Konsequenz bestand daraufhin, das Fragment nicht mehr wie bisher von dorsal freizulegen. Durch einen mediolateralen Zugang erfolgt die intraartikuläre Darstellung zur Reposition des Fragmentes. Die distal des Fragmentes inserierenden Fasern werden dadurch geschont und die Kontinuität der Streckaponeurose nicht unterbrochen. Ein weiterer Vorteil der intraartikulären offenen Reposition besteht darin, das Fragment stufenlos unter Sicht des Auges fixieren zu können.

Schlüsselwörter: Knöcherner Strecksehnenausriß – Insertion der Streckaponeurose

318. Behandlungskonzept zur sofortigen Wiederherstellung von Funktion und Belastbarkeit bei Knochenmetastasen und pathologischen Frakturen

W. Friedl und Th. Fritz

Chirurgische Universitätsklinik, Abteilung für Unfallchirurgie, Im Neunheimer Feld 110, W-6900 Heidelberg

Management of Pathological Fractures: Devices for Immediate Function and Weight-Bearing Capacity Restoration

Summary. Because of the short life expectancy in patients with pathological fractures, immediate restoration of function and pain relief are needed. To avoid local tumor progression or recurrence and instability of the osteosynthesis device, resection of the metastasis and the biochemical load of the affected part of the skeleton must be considered. This avoids the need for additional local radiotherapy and allows fast rehabilitation. Considering all devices available today, not only in pathological fractures of the leg and arm but also of the spine and pelvis, full and immediate function restoration can be obtained. In leg and arm fractures, the complication rate is much lower in joint-sparing devices than in tumor prosthesis operations. Our therapy regimen and results are presented.

Key words: Pathological fracture – Tumor prosthesis – Joint-sparing devices – Spine metastasis

Zusammenfassung. Wegen ihrer kurzen Lebenserwartung ist bei Patienten mit pathologischen Frakturen immer eine sofortige Funktionswiederherstellung und Beseitigung der Instabilitätsschmerzen erforderlich. Um ein lokales Rezidiv oder Tumorwachstumsprogredienz und Instabilität der Osteosynthese zu vermeiden, muß eine Resektion der Metastase möglichst im Gesunden erfolgen und die biomechanische Belastung des Skelettabschnittes berücksichtigt werden. Dadurch kann eine Zusatztherapie vermieden und schnelle Rehabilitation erreicht werden. Durch die heute zur Verfügung stehenden Verfahren ist auch im Bereich der Wirbelsäule und des Beckens immer wie im Bereich der Extremitäten möglichst eine primäre Belastungsstabilität zu erreichen. Gelenkerhaltende Eingriffe haben dabei eine geringere Komplikationsrate als Tumorprothesenimplantationen. Unser Therapiekonzept und die Behandlungsergebnisse werden dargestellt.

Schlüsselwörter: Pathologische Frakturen – Tumorprothese – Gelenkerhaltende Eingriffe – Stammskelett

319. Konservativ behandelte und genähte Kreuzbänder – Erscheinungsbild in der MRT 3 bis 96 Monate p.op.

M. A. Scherer, H. Gerngroß, B. Krauss, P. Conradi und G. Blümel

Institut für Experimentelle Chirurgie, TU München, Ismaninger Straße 22, W-8000 München 80

Conservative Treatment and Suture Repair of Anterior Cruciate Ligaments: MRT Imaging 3–96 Months Postoperatively

Summary. Objectives of the study: using MRT to determine type, quality, and possible correlation to joint stability of anterior cruciate ligament (ACL) repairs or conservatively treated cases. Twenty-eight MRT were performed 3–96 months postoperatively. Results: Inter-rater correlation was 96%; an isolated suture repair restores only 11 % of ACL to normal; no significant linear correlation was found between MRT and postoperative follow-up/stability tests; sensitivity 90.9 %–100 %; specificity 24 %–43 %; a type I ACL corresponds to good biomechanical function of the reconstruction; only satisfactory or poor short-term results following either conservative treatment (30 % instability) or suture repair (39 % instability). Clinical consequences: Isolated suture repair does not result in the reconstruction of a normal ACL; this technique should be abandoned. MRT is the only technique that allows a qualitative assessment of a reconstruction and secondary lesions at the same time.

Key words: Anterior cruciate ligament – Suture repair – Conservative – Magnetic resonance tomography

Zusammenfassung. An 28 MRT des vorderen Kreuzbandes (10 konservativ therapierte, 18 mit isolierter Naht versorgt, Beobachtungszeitraum 3–96 Monate p.op.) wurde untersucht, wie sich diese Kreuzbänder in der MRT darstellen und ob die MRT mit klinischen und instrumentierten Stabilitätsparametern (KT 1000) korreliert. Ergebnisse: die isolierte Naht kann nur in Ausnahmefällen (11 %!) ein normales VKB wiederherstellen; keine signifikante Korrelation zwischen MRT und p.op. Intervall/Stabilitätstests; Sensitivität 90.9 %–100 %; Spezifität 24 %–43 %; Typ I Band im MRT-Grading ist ein biomechanisch funktionsfähiges Band; befriedigende bis schlechte objektive Ergebnisse nach konservativer Therapie von Teilrupturen und nach VKB-Naht (Kurzzeit-Ergebnisse kons. 30 %, Naht 39 % instabil. Die MRT ermöglicht als einziges Untersuchungsverfahren eine Aussage zum Einheilungsverhalten eines autogenen Transplantates. Die isolierte VKB-Naht muß verlassen werden.

Schlüsselwörter: Vorderes Kreuzband – Kreuzbandnaht – Konservativ – Magnetresonanztomographie

320. Kompartment-Druckmessung auf piezoresistiver Basis

H. Gerngroß, M. Rosenheimer, H. Becker, H. F. Welter und M. A. Scherer

Bundeswehrkrankenhaus München, Cincinnatistraße 64, W-8000 München 90

Measurement of Compartment Pressure Using a Piezoresistive Principle

Summary. Incision of a muscular fascia should be performed only with regard to objective criteria such as increased pressure within the compartment of 40 mmHg and more lasting for at least 2 h. The mobile system presented (MCDM-I) allows continuous registration of the pressure in every compartment using a microtip sensor system that works on a piezoresistive basis. The measurement elucidated the increase of pressure in cases of tibial anterior syndrome, and following medullary nailing, osteotomy of the tibia and long-term operations (more than 1.5 h) of all limbs. Further use of this system proved that measurement was also accurate in small compartments.

Key words: Compartment syndrome – Pressure measurement – Piezoresistive principle

Zusammenfassung. Eine Fascienincision sollte bei V.a. ein Kompartment-Syndrom erst nach Druckmessung aller betroffenen Muskellogen vorgenommen werden. Das „mobile Kompartment-Druckmeßsystem" (MCDM-I) ermöglicht eine kontinuierliche Messung in allen Kompartments unter Verwendung eines piezoresistiven Prinzips. Bei Verdacht auf Marschsyndrom, posttraumatischem Kompartment-Syndrom und nach Marknagelung, Osteosynthesen und Extremitäteneingriffen, die länger als 1,5 h dauerten, hat sich dieses Meßsystem bewährt. Bei Drücken über 40 mmHg (mehr als 2 h) muß die Fascienspaltung folgen. Weitere Untersuchungen bewiesen die genauen Meßmöglichkeiten auch in kleinen Kompartments.

Schlüsselwörter: Kompartment-Syndrom – Druckmessung – Piezoresistives Prinzip

321. Anwendung resorbierbarer Schrauben: bisherige klinische Indikationen und Grenzen

H. Gerngroß, M. A. Scherer, H. Greiner und H. F. Welter

Bundeswehrkrankenhaus München, Cincinnatistraße 64, W-8000 München 90

Use of Resorbable Screws: Clinical Indications and Limits

Summary. Recent developments have produced the self-reinforced polyglycolid acid (SR-PGA). The advantages of this material are the total bioresorption by hydrations as well as strength loss during the period of bone healing. Biomechanical limitations for osteosynthesis devices allow only the use of screws in the different procedures (Roux-Hauser, fragment refixation, rupture of the syndesmosis, fractures of the malleoli). In 45 patients, no disorders of wound healing due to bacterial infections occurred. Radiological signs of osteous resorption can be observed which can imitate bone infections. Seroma should be punctured.

Key words: Resorbable screws – Osteous resorption – Pseudoinfection

Zusammenfassung. Die jüngsten Entwicklungen auf dem Gebiet resorbierbarer Implantate zu Osteosynthesezwecken stellen die SR-PGA-Schrauben dar. Der Vorteil dieses Materials ist in der hydrolytischen Spaltung bei schrittweisem Verlust der Belastbarkeit während der Knochenbruchheilung zu sehen. Aufgrund der hohen Ansprüche, die an die Belastbarkeit von Osteosynthese-Materialien gestellt werden, und ungeklärter Resorptionsvorgänge (Pseudoinfektionen) konnten diese Schrauben nur bei begrenzten Indikationen (Roux-Hauser-Op., Fragmentrefixierung, Syndesmosensprengung und Malleolarfrakturen) bei 45 Patienten eingesetzt werden. Bakterielle Infektionen traten nicht auf, vereinzelt jedoch Serome, die punktiert wurden.

Schlüsselwörter: Resorbierbare Schrauben – Resorptionsvorgänge – Pseudoinfektionen

322. Der supradiaphragmale Tumorthrombus der Vena cava inferior: eine interdisziplinäre Herausforderung

J. Scheele, J. Rein, Ch. Bornhof, Erlangen

(Manuskript bis Redaktionsschluß nicht eingegangen)

323. Endosonographische Untersuchung zur „Sono-Anatomie" des Kontinenzorgans

B. Schaeff, V. Paolucci, E. Hanisch und A. Encke

Klinik für Allgemeinchirurgie, Klinikum der Johann Wolfgang Goethe-Universität, Theodor-Stern-Kai 7, W-6000 Frankfurt a.M. 70

Endorectal Sonographic (EUS) Study of the Topographic Anatomy of Anal Canal and Pelvic Floor

Summary. With the aim of gaining a precise view of the pelvic floor and its inflammatory disease, EUS was performed in 28 patients with anorectal abscesses and fistulae, in 85 patients with carcinoma of the rectum without infiltration of the sphincter muscles, and in 25 patients after rectal resection for carcinoma. The following muscles were regularly seen: sphincter ani internus et externus, levator ani, obturator internus, ischiocavernosus, transversus perinei profundus et superior, and thereby ischiorectal and pelvirectal fossa were defined. Localisation was possible in all 18 anorectal abscesses and in 50% of fistulae. In our opinion endosonography will affect the choice of surgical treatment in these cases.

Key words: Endorectal sonography – Anatomic pattern of pelvic floor

Zusammenfassung. Zum besseren anatomischen Verständnis der perirektalen Region und ihrer entzündlichen Prozesse haben wir die endorektale Sonographie bei 28 Patienten mit perianalen Abszessen und Fisteln, bei 85 Patienten mit einem Rektumkarzinom ohne Befall des Kontinzorgans und bei 25 Patienten nach anteriorer Rektumresektion eingesetzt. Es gelang regelmäßig die Darstellung folgender Muskeln: sphincter ani internus et externus, levator ani, obturator internus, ischiocavernosus, transversus perinei prof. et sup. und somit die Begrenzung der Fossa ischiorectalis und pelvirectalis. Bei allen 18 anorectalen Abscessen gelangen deren Darstellung sowie exakte Lokalisation. Lediglich 50% der Fisteln konnten in ihrem Verlauf dargestellt werden. Ein positiver Einfluß der endosonographischen Untersuchung auf die Behandlungsstrategie ist zu erwarten.

Schlüsselwörter: Rektale Endosonographie – Anatomie des Beckenbodens

324. Technische Weiterentwicklung für die laparoskopische Cholecystektomie

K. Manncke, G. Buess, M. Lirici, H.D. Becker, Tübingen

(Manuskript bis Redaktionsschluß nicht eingegangen)

325. Veränderungen der Lipase-, Amylase-, Elastase-, CA 19/9- und CEA-Werte beim Pankreas-Carcinom und Pankreatitis

S. Schwigon und J. Seifert

Experimentelle Chirurgie in der Klinik für Allgemeine Chirurgie und Thoraxchirurgie, Klinikum der Christian-Albrechts-Universität zu Kiel, Michaelisstraße 5, 2300 Kiel 1

Changes in Lipase, Amylase, Elastase, CA 19/9, and CEA Values in Pancreas Carcinoma and Pancreatitis

Summary. To differentiate between a carcinoma of pancreas and an inflammation, two tumor markers (CA 19/9 and CEA) and three inflammation markers were determined in three groups of patients ($n=20$ per group). In the first group, a carcinoma of the pancreas, in the second an inflammation of the pancreas, and in the third group a carcinoma of the stomach was diagnosed. While patients with pancreas carcinoma showed high elastase and CA 19/9 levels, patients with inflammation of the pancreas had low values of tumor markers but high values of amylase und lipase. In patients with gastric carcinoma, tumor markers were moderately elevated. With this pattern of parameters it is possible to differentiate between tumor growth and inflammation in pancreas.

Key words: Pancreas carcinoma – Pancreatitis – Tumor markers – Inflammations parameters

Zusammenfassung. Um zwischen Pankreas-Ca. und Pankreatitis unterscheiden zu können, wurden 2 Tumormarker (CA 19/9, CEA) und 3 Entzündungsparameter bei 3 Gruppen von Patienten ($n=20$/Gruppe) bestimmt. In Gruppe 1 war ein Pankreas-Ca., in Gruppe 2 eine Pankreatitis und in Gruppe 3 ein Magen-Ca. diagnostiziert worden. Während Patienten mit einem Pankreas-Ca. hohe Elastase- und CA 19/9-Werte aufwiesen, zeigten Patienten mit einer Pankreatitis niedrige Werte bezüglich der Tumormarker, jedoch hohe Amylase- und Lipase-Werte. Bei Patienten mit Magen-Ca. waren die Werte der Tumormarker geringfügig erhöht. Mit dieser Auswahl an Laborparametern ist es möglich, zwischen Pankreastumor und Pankreasentzündung zu unterscheiden.

Schlüsselwörter: Pankreas-Ca. – Pankreatitis – Tumormarker – Entzündungsparameter

326. Strukturvergleich zwischen Synovialis einerseits und Peritoneum, Pleura und Perikard andererseits. Eine morphologische Studie am Menschen und am Schaf

C. Tesch, D. E. Lorke und V. Wening

Chirurgische Klinik, Universitätskrankenhaus Eppendorf, Martinistraße 52, W-2000 Hamburg 20

A Morphological Study Comparing the Synovial Membrane of Man and Sheep with the Peritoneum, Pleura and Pericardium

Summary. Using light and electron microscopy, the serosa of the peritoneal, pleural, and pericardial cavities has been compared with the synovial membranes of various joints. The three serosal cavities are lined by two cell types overlying a basal lamina: flat mesothelial cells with numerous microvilli and groups of macrophages (milky spots).

Joint cavities are lined by synovial cells type A, phagocytes bearing similarities with milky spots, and by secreting synovial cells type B, both loosely overlying the connective tissue lacking a continuous basal lamina. Underneath the serosa and the synovial membrane, a dense network of lymph capillaries is visible. Openings in the wall (stomata) can be demonstrated by scanning electron microscopy, which are likely to drain fluid and corpuscular elements into the lymphatic system.

Key words: Mesothelial – Synovial membrane – Stomata – Milky spots

Zusammenfassung. Seröse Membranen von Mensch und Schaf wurden mittels Licht- und Elektronenmikroskopie mit der Synovialis verschiedener Gelenke verglichen. Die drei serösen Höhlen werden durch flache Mesothelzellen mit ausgeprägtem Mikrovilli-Besatz ausgekleidet, die einer Basallamina aufliegen. Daneben finden sich Makrophagen-Ansammlungen (Milky Spots). Gelenkhöhlen werden durch phagozytierende Typ A Synovialzellen, den Makrophagen der Milky Spots ähnlich, und durch sezernierende Typ B Synovialzellen begrenzt, die ohne einheitliche Basallamina dem Bindegewbe aufliegen. Unmittelbar unter Serosa und Synovialis ist ein dichtes Lymphgefäßnetz nachweisbar. Rasterelektronenmikroskopisch lassen sich Öffnungen nachweisen, sog. Stomata, die wahrscheinlich der Drainage in das Lymphsystem dienen.

Schlüsselwörter: Mesothelzellen – Synovialis – Stomata – Milky spots

327. Das Adenocarcinom des gastrooesophagealen Überganges: Klassifikation – Resektionsausmaß – Langzeitergebnisse

A. H. Hölscher, M. Schüler, E. Bollschweiler und J. R. Siewert

Chirurgische Klinik und Poliklinik, Technische Universität München, Klinikum rechts der Isar, Ismaninger Straße 22, W-8000 München 80

Adenocarcinoma of the Gastroesophageal Junction: Classification – Extent of Resection and Long-Term Results

Summary. Within a 9-year period, 286 adenocarcinomas of the gastroesophageal junction were differentiated and resected as follows: *Type I (n=103):* adenocarcinoma in Barrett's esophagus. Transmediastinal esophagectomy and abdominocervical gastric interposition. *Type II (n=80):* real cardia cancer; and *type III (n=103):* subcardial gastric cancer: Abdominotranshiatal total gastrectomy with distal esophageal resection and esophagojejunostomy Roux-en-Y, partial total esophagogastrectomy and colon interposition (type II). In 70 % of the cases R0 resection could be achieved by this extent of resection. The 30-day mortality rate was 4.4 %, the 90-day mortality rate 10.9 %. The actuarial 5-year survival rate was 20 % and showed no significant differences between the three different types of tumor.

Key words: Cardia cancer – Classification – Extent of resection – Long-term results

Zusammenfassung. In einem 9-Jahreszeitraum wurden 286 Adenocarcinome des gastrooesophagealen Überganges in folgender Weise differenziert und reseziert: *Typ I(n=103):* Adenocarcinome im Endobrachyösophagus: Transmediastinale Oesophagektomie und abdominocervikaler Magenhochzug. *Typ II (n=80):* Eigentliches Cardiacarcinom und *Typ III (n=103):* Subcardiales Magencarcinom: Abdomino-transhiatale totale Gastrektomie mit distaler Oesophagusresektion und Oesophagojejunostomie Roux-Y, z. T. totale Oesophagogastrektomie und Coloninterposition (Typ II). In 70 % der Fälle konnte durch dieses Resektionsausmaß eine R0-Resektion erzielt werden.

Die 30-Tage-Letalität betrug 4,4%, die 90-Tage-Letalität 10,9%. Die 5-Jahres-Überlebensrate lag bei 20% und zeigte keine signifikanten Unterschiede zwischen den drei unterschiedlichen Tumortypen.

Schlüsselwörter: Cardiacarcinom – Klassifikation – Resektionsausmaß – Langzeitergebnisse

328. Berechtigung chirurgischer Therapie bei multiviszeral metastasierten Tumoren

A. Frilling, H. Becker, J. Heise und H.-D. Röher

Abteilung für Allgemeine und Unfallchirurgie, Heinrich-Heine-Universität Düsseldorf, Moorenstraße 5, W-4000 Düsseldorf

Indication for Surgery in Patients with Multivisceral Metastases

Summary. While surgical treatment of solitary metastases has gained wide acceptance, indications for surgery in patients with multivisceral metastases is still controversial. On the basis of four case reports, the justification for surgical treatment of multivisceral metastases is presented. Primary criteria for operation are tumor histology, the stage of primary tumor, number of metastases, and the time point of metastasis occurrence. Secondary criteria are the patient's condition, quality of life and patient's demand for treatment. Tumor histology is the most important condition.

Key words: Multivisceral metastases – Indication for surgery

Zusammenfassung. Während chirurgische Behandlung von Solitärmetastasen einen festen Platz im Therapiekonzept maligner Tumoren einnimmt, wird die Operationsindikation bei multiviszeralen Metastasen kontrovers diskutiert. Am Beispiel von 4 Patienten wird die Berechtigung der chirurgischen Therapie bei multiviszeral metastasierten Tumoren erörtert. Die Operationsentscheidung wird primär durch Prognosekriterien wie Tumorhistologie, Primärtumorstatus, Anzahl der Metastasen und Zeitpunkt des Metastasenauftretens beeinflußt. In zweiter Linie tragen patientenspezifische Parameter wie Allgemeinzustand, Lebensqualität und Therapiewunsch zur Operationsindikation bei. Der wichtigste Entscheidungsparameter ist die Primärtumorhistologie.

Schlüsselwörter: Operation – Multiviszerale Metastasen – Berechtigung

329. Ausgedehnte Thoraxwandresektion bei Ewing-Sarkom

B. Vogt, J. Baumgartner, P. Looser, Luzern

(Manuskript bis Redaktionsschluß nicht eingegangen)

330. Indikationsstellung für freie Lappen bzw. gestielte Fernlappenplastiken bei Hautweichteildefekten im Bereich der oberen Extremität

P. Graf, H.U. Steinau, G. Ingianni und E. Biemer

Abteilung für Plastische und Wiederherstellungschirurgie, TU München, Klinikum rechts der Isar, Ismaningerstraße 22, W-8000 München 80

Indications for Free or Distant Pedicled Flaps for Upper Extremity Soft Tissue Reconstruction

Summary. The defect, the donor site, and individual considerations are important aspects which may influence the indication for free or distant pedicled flaps. The position and complexity of the defect and the vascularity of the arm have to be examined. Postoperative donor site morbidity especially after free flap transfer may have a further influence on the indication. Finally, the patient's wish and condition as well as hospital facilities must be discussed.

Key words: Soft-tissue defects of the upper extremity – Indications – Free microvascular tissue transfer – Distant pedicled flaps

Zusammenfassung. Der Defekt, der Spenderbezirk und individuelle Aspekte beeinflussen die Indikationsstellung für freie bzw. gestielte Fernlappenplastiken. Die Lage oder Komplexität des Defektes aber auch die Durchblutungsverhältnisse am Arm müssen hierbei berücksichtigt werden. Die zu erwartende Morbidität des Spenderbezirkes kann ferner die Indikationsstellung beeinflussen. Schließlich hat sich die Verfahrenswahl nach dem Zustand des Patienten, seinen Wünschen aber auch räumlichen, personellen und zeitlichen Gegebenheiten zu richten.

Schlüsselwörter: Hautweichteildefekte an der oberen Extremität – Indikationen – Freie mikrovaskuläre Transplantate – Gestielte Fernlappenplastiken

Poster

Allgemeine Chirurgie / Transplantationschirurgie

331. Untersuchung der perizystischen Gewebe nach Scolices und Histopathologie bei Leberrechinokokkose: Zystenevakuation und Omentoplasie versus Perizystektomie (totale Zystektomie)

E. Göksoy, G. Kantr, A. Özyegin, M. Kapan und C. Gökdogan

Chirurgische Universitätsklinik, Medizinische Fakultät Cerrahpasa, TR-34404 Istanbul, Türkei

In Hepatic Echinococcosis Histological Examination of Pericystic Tissue for the Existence of Scolices After Evacuation of Cyst and Omentoplasty Versus Pericystectomy

Summary. During the period 1975–1989, a total of 388 patients underwent surgical intervention for hydatid disease of the liver. The patients were studied with regard to length of hospital stay, postoperative morbidity, mortality and recurrence. In 30 of 95 patients who were subjected to evacuation of cyst and omentoplasty, the pericystic tissue was examined histologically for the presence of scolices. These studies confirmed the lack of scolices in the pericystic tissues. In addition to the obliteration of cystic cavity after omentoplasty was shown by CT scan of the liver. Thus, evacuation of cyst and omentoplasty was recommended instead of liver resection or pericystectomy.

Key words: Hydatid disease of the liver – omentoplasty – pericystic tissue – CT scan

Zusammenfassung. In unserer Klinik wurden zwischen 1975 und 1989 insgesamt 388 Patienten mit unterschiedlichen Methoden operiert. Die Patienten wurden nach Rezidiv- und Mortalitätsrate, postoperativen Komplikationen und Aufenthaltsdauer einzelheitlich untersucht. 95 Patienten wurden mit Omentoplastie-Verfahren behandelt. Bei 30 Fällen haben wir die Perizyste histologisch nachuntersucht. Im perizystischen Gewebe wurde die Abwesenheit der Scolices und histopathologische Veränderungen untersucht. Außerdem haben wir mit CT die Abdichtung und Verkleinerung der Resthöhle langfristig und periodisch verfolgt. Mit diesem Zweck bevorzugen wir bei einer gutartigen Krankheit wie Leberechinokokkose in den letzten Jahren als Therapie der Wahl Zystenevakuation und Omentoplastie anstatt Leberresektion oder Perizystektomie, die nur bei bestimmten Indikationen zu verwenden sind.

Schlüsselwörter: Leberechinokokkose – Omentoplastie – CT – perizystische Gewebe

332. Allgemeine Chirurgie/Transplantationschirurgie

C. Zornig und S. Schröder

Abteilung für Allgemeinchirurgie, Chirurgische Universitätsklinik Hamburg-Eppendorf, Martinistraße 52, W-2000 Hamburg 20

Primary Reexcision of Soft Tissue Sarcomas After Local Excision

Summary. Between 1988 and March 1992 reexcision was performed in 43 patients who had a preceding complete excision of a soft tissue sarcoma without wide margins. With an en-bloc resection of the operating area, wide margins could be achieved in 40 cases. Residual tumor was found in 14 (33 %) reoperative specimen. After a mean follow-up of 19 (1–49) months, only one patient had a local recurrence. In connection with the high rate of recurrence after local excision primary reexcision is indicated after an inadequate initial operation.

Key words: Soft tissue sarcomas – Local recurrence – Inadequate initial operation – Primary reexcision

Zusammenfassung. Von 1988 bis 3/1992 wurden 43 Patienten nachreseziert, bei denen zuvor ein Weichteilsarkom angeblich komplett aber ohne Sicherheitsabstand exzidiert worden war. Das alte Operationsgebiet wurde en bloc entnommen, ohne es zu eröffnen. In 14 Nachresektaten (33 %) konnte Resttumor nachgewiesen werden. In 40 Fällen wurde eine R0-Situation geschaffen. Nach einem Verlauf von 19 (1–49) Monaten war nur 1 Lokalrezidiv aufgetreten. Wegen der hohen Rate an Lokalrezidiven nach lokaler Exzision hat die Nachresektion nach inadaequater Primärtherapie erste Priorität.

Schlüsselwörter: Weichteilsarkome – Lokalrezidiv – Inadaequate Primärtherapie – Nachresektion

333. Einfache und effektive Reparation von Re- und Rerezidivleistenhernien durch adjuvante Vicryl-Kissen-Implantation

H. R. Willmen

Chirurgische Klinik am Kreiskrankenhaus Grevenbroich, Akademisches Lehrkrankenhaus der RWTH Aachen, von-Werth-Straße 5, W-4048 Grevenbroich 1

Simple and Effective Repair of Inguinal Hernia Recurrences and Re-recurrences by Adjuvant Vicryl Pad Implantation

Summary. By technical simplification and additional connective tissue augmentation which was induced by an absorbable so-called vicryl pad (Polyglactin), the re-recurrence rate subsequent to inguinal hernia surgery could be reduced to 1.7 %, while the operation technique could be optimized. Out of 189 patients operated on between 1986 and 1989, 172 (91 %) were clinically followed-up for 2–6 years after surgery.

Key words: Recurrence and re-recurrence of inguinal hernias – Vicryl pad implantation

Zusammenfassung. Durch technische Vereinfachung und zusätzliche Bindegewebsaugmentation durch ein resorbierbares sogenanntes Vicryl-Kissen (Polyglactin) ließ sich die

Rerezidivrate nach Leistenhernienoperation auf 1,7 % entscheidend senken und optimieren. Von 189 Patienten der Jahre 1986/89 wurden 172 (91 %) 2 bis 6 Jahre postoperativ klinisch nachsuntersucht.

Schlüsselwörter: Re- and Rerezidive von Leistenhernien – Vicryl-Kissen-Implantation

334. Neue Trends in der lokoregionären Chemotherapie von Lebermetastasen

U. Gallkowski, R. Häring, J. Bose-Landgraf und E. Lorenz

Klinikum Steglitz, Chirurgische Universitätsklinik, Hindenburgdamm 30, 1000 Berlin 45

New Trends in Locoregional Chemotherapy of Liver Metastasis

Summary. Regional chemotherapy in the treatment of nonresectable livermetastasis of colorectal carcinomas has been shown to be much more effective than systemic chemotherapy. To increase this effectivity, we implant a second catheter, besides the arterial one in the A. gastroduodenalis, in the umbilical vein or a jejunal vein. The implantation of an occluder or additional treatment with microspheres for embolization can further increase the effectivity. A response to this therapy has been shown in the 20 patients who have so far been treated.

Key words: Locoregional chemotherapy – Portal-vein-katheter – Microspheres

Zusammenfassung. Die regionale Chemotherapie von nicht resektablen Lebermetastasen kolorektaler Carcinome zeigt eine deutlich höhere Effektivität als die systemische Chemotherapie. Um die Effizienz weiter zu steigern, implantieren wir neben dem arteriellen Katheter in die A. gastroduodenalis einen portalvenösen Katheter über die Umbilikalvene bzw. über eine Jejunalvene. Die Implantation eines Occluders oder die Anwendung von Stärkemicrospheren als Embolisat können die Effektivität weiter erhöhen. 20 Patienten, die bis jetzt behandelt wurden, zeigen eine Response auf diese Therapie.

Schlüsselwörter: Lokoregionäre Chemotherapie – Portalvenöser Katheter – Stärkemikrosphären

335. 25 Jahre Gallenwegschirurgie, ein Rückblick

St. Trabhardt, B.M. Harnoss und R. Häring

Abteilung für Allgemein-, Gefäß- und Thoraxchirurgie, Klinikum Steglitz, Freie Universität Berlin, Hindenburgdamm 30, 1000 Berlin 45

Review of 25 Years of Surgery of the Bile Duct System

Summary. Continuous reduction of operation-related mortality in bile duct system surgery is the main theme in the discussion of different treatments. The selection of simple bilious complaints for minimally invasive surgery and of more complicated findings in mostly older patients for conventional operative therapy will lead to an increasing discrepancy in mortality. This should be considered when making comparisons with new minimally invasive procedures. For over one hundred years, common cholecystectomy has a very low complication rate in all patients, and should represent the yardstick and orientation for evaluating all new alternative types of surgical therapy.

Key words: Cholecystectomy – Results

Zusammenfassung. Die kontinuierliche Reduktion der operationsbezogenen Letalität nach Gallenwegseingriffen ist zum zentralen Argument in der Diskussion unterschiedlicher Therapiekonzepte geworden. Die Selektionierung einfacher Gallenwegserkrankungen zugunsten minimal invasiver Verfahren und komplikationsträchtigerer Befunde bei meist älteren Patienten zugunsten der konventionellen operativen Therapie wird zu einer erhöhten Diskrepanz der Letalitätsraten führen. Dies sollte beim Vergleich neuerer Verfahren berücksichtigt werden. Ein über 100 Jahre altes Verfahren hat sich bei allen Patienten bewährt. Maßstab und Orientierung für alle neuen Alternativen.

Schlüsselwörter: Cholezystektomie – Ergebnisse

336. Operative Therapie beim unkomplizierten Ulkus: Ergebnisse einer prospektiven epidemiologischen Studie

M. Imhof, C. Ohmann, K.-J. Hengels und die DÜSUK-Studiengruppe

Abteilung für Allgemeine und Unfallchirurgie, Heinrich-Heine-Universität, Moorenstraße 5, W-4000 Düsseldorf 1

Operative Treatment in Noncomplicated Peptic Ulcer Disease: Results of a Prospective Epidemiological Study

Summary. In a prospective multicenter and interdisciplinary study, the current status of elective surgery in therapeutic strategies of uncomplicated peptic ulcer disease was investigated. A total of 1030 patients were admitted to the study, including 605 patients treated as outpatients and 425 patients admitted to a hospital. Two thirds of all operations concentrated on two clinics, three clinics performed none and four clinics at most three operations. Only four of the patients who underwent operation were primarily treated in internal medical departments. Only a few patients with uncomplicated peptic ulcers were submitted to operation (43/1030; 4%). Concerning the indication for operation, there is widespread variety among the several clinics: the majority do not perform elective ulcer surgery at all. Considerable consequences on surgical training and clinical results are feared in the longterm.

Key words: Noncomplicated peptic ulcer disease – Elective ulcer surgery

Zusammenfassung. In einer prospektiven multizentrischen und interdisziplinären Beobachtungsstudie wurde der heutige Stellenwert der Operation im therapeutischen Vorgehen beim unkomplizierten Ulkus untersucht. In die Studie wurden 1030 Patienten eingebracht, davon 605 ambulante und 425 stationäre Patienten. ⅔ der Operationen entfielen auf 3 Krankenhäuser, in 3 Kliniken wurden keine und in 4 Kliniken höchstens 3 Operationen durchgeführt. Nur 4 der primär in der Inneren Medizin behandelten Patienten wurden einer Operation zugeführt. Der Anteil der operierten Patienten an allen klinischen Patienten mit unkomplizierten Ulkus ist gering: 43/1030 (4%). Die Mehrzahl der Kliniken führen elektive Ulkusoperationen überhaupt nicht mehr oder vernachlässigbar selten durch. Erhebliche Auswirkungen auf die Ausbildung und Operationsergebnisse sind langfristig zu befürchten.

Schlüsselwörter: Unkompliziertes peptisches Ulkus – Elektive Operation

337. Computerunterstützte Op-Dokumentation in der Routine mit MEDOS®

K. Kimm, C. Ohmann und A. Röhrborn

Klinik für Allgemein- und Unfall-Chirurgie, Heinrich-Heine-Universität, Moorenstraße 5, W-4000 Düsseldorf

Computer-Supported Documentation of Operative Findings in Clinical Routine with MEDOS

Summary. A computer system for on-line documentation of operative findings has been developed based on commercial software (MEDOS). The system has been in routine clinical use since January 1991, and up to now 5684 operations have been documented. Prospective evaluation revealed that in 76% the system is directly used by the doctors immediately after surgery. The system is accepted in clinical routine and automatically provides different types of statistics (e.g., for administration and payment) and supports scientific clinical trials.

Key words: Documentation – Operation – Computer system – Evaluation

Zusammenfassung. Unter Verwendung von kommerzieller Software (MEDOS®) wurde ein computerunterstütztes Op-Dokumentationssystem entwickelt, welches seit Jan. 1991 in der klinischen Routine zum Einsatz kommt. 5684 Operationen wurden bereits dokumentiert. Wie die prospektive Evaluierung zeigte, wurden 76% der Op-Daten direkt nach dem Eingriff durch die Chirurgen dokumentiert. Das allgemein akzeptierte System liefert automatisch diverse Statistiken (z. B. für die Verwaltung und Administration) und unterstützt wissenschaftliche, klinische Studien.

Schlüsselwörter: Dokumentation – Operation – Computersystem – Evaluierung

338. Therapie der Ösophagusperforation sive Ruptur – operativ oder konservativ?

P. A. Beyer, E. Hanisch und V. Paolucci

Klinik für Allgemeinchirurgie, Uniklinik Frankfurt/Main, Theodor-Stern-Kai 7, W-6000 Frankfurt am Main 70

The Perforation of the Oesophagus or Rupture: Operative or Conservative Treatment?

Summary. During a 7-year period, 23 patients were treated for perforations of the oesophagus (mean age: 54±15 years): 8 patients underwent operative therapy and 17 patients were treated conservatively. Two patients had combined conservative and operative therapy. Conservative treatment consisted of transoesophageal suction ($n=11$), drainage of the thorax ($n=2$), and only antibiotic therapy ($n=4$). The transoesophageal catheter was inserted under X-ray guidance ($n=6$), endoscopic guidance ($n=6$), and without any control ($n=1$). All catheters were removed after 16 days. There was only one death (9%) within the conservative treatment group compared to four deaths (50%) with operative therapy.

Key words: Perforation of the oesophagus – Conservative treatment

Zusammenfassung. In einen 7-Jahres-Zeitraum werden 23 Pat. (Alter: 54±15 Jahre) wegen einer Ösophagusperforation behandelt. 8 Pat. wurden operiert und 17 Pat. konservativ behandelt (2 Pat. wurden sowohl konservativ als auch operativ behandelt). 11 Pat. wurden mit einer transösophagealen Dauerabsaugung therapiert, 2 mit einer Thoraxdrainage und 4 ausschließlich antibiotisch. Die Katheter wurden unter radiologischer ($n=6$), endoskopischer Kontrolle ($n=6$) oder blind ($n=1$) eingelegt (bei 2 Pat. wurde wiederholt eine Sonde eingelegt). Alle Katheter wurden durchschnittlich nach 16 Tagen entfernt. 1 Pat., der konservativ behandelt wurde, verstarb (9%), im Vergleich zu 4 operierten Pat. (50%).

Schlüsselwörter: Ösophagusperforation – Konservative Behandlung

339. Palliative Therapie des colorektalen Karzinoms mit Laser und HF-Chirurgie

K.E. Grund, D. Storek, G. Gronbach und H.D. Becker

Chirurgische Universitätsklinik, Allgemeine Chirurgie, Schnarrenbergstraße, W-7400 Tübingen

Palliative Therapy of Colorectal Cancer by Laser and RF Surgery

Summary. Compared with conventional palliative methods for treating colorectal cancer (colostomy, cryo, radiation), endoscopic interventions using Laser (NdYAG) and different RF methods (snare, coagulation, argon-beaming) are effective and improve the quality of life. In 62 patients (153 sessions, 1988–1991) this regimen was used in imminent intestinal obstruction and significant bleeding in colorectal cancer. In all cases, intestinal continuity could be restored in 1–2 sessions and maintained. Only a single colostomy was necessary (mean follow-up 6 months; range 1–36). Complication rate was low (<5% and 1.5% respectively), no mortality. Laser and RF methods are favorable alternatives in the palliative management of colorectal cancer.

Key words: Palliation of colorectal cancer – Laser – RF surgery – Argon-beaming

Zusammenfassung. Gegenüber konventionellen Methoden der Palliativtherapie des colorektalen Karzinoms (Resektion, Colostomie, Kryo-Chirurgie) sind endoskopische Interventionen ebenso effektiv und weniger bleastend. Bei 62 Pat. wurden von 1988–91 in 153 Sitzungen der Neodym-YAG-Laser und verschiedene HF-Chirurgie-Methoden (Schlingenabtragung u. Argon-Beaming) bei drohendem Ileus u. signifikanter Blutung eingesetzt. In allen Fällen ließ sich in 1–2 Sitzungen die Passage wieder herstellen u. erhalten [Nachbeobachtungszeit 6 (1–36) Monate]. Nur in einem einzigen Fall war eine Colostomie erforderlich, die Komplikationsrate war niedrig (<5% bzw. 1,5%), keine Letalität. Durch Einsatz dieser endoskopischen Methoden läßt sich eine Colostomie vermeiden u. die Lebensqualität der Pat. erheblich verbessern.

Schlüsselwörter: Palliative Tumortherapie – Laser – HF-Chirurgie – Argon-Beamer

340. Endorektale Sonographie und Multiplan-Biopsie. Nachweis extraluminärer Rezidive beim Rektum-Karzinom

H.-J. Kahl, V. v. Ackeren, C. W. Biermann und Th. Effenberger (†)

Abteilung für Allgemeinchirurgie, Universitätsklinik Hamburg-Eppendorf, Martinistraße 52, W-2000 Hamburg 20

Endorectal Sonography and Multiplan-Biopsy: Extraluminal Recurrence of Rectal Cancer

Summary. Intraluminal recurrence of colon cancer in patients with anterior rectum resection can be easily diagnosed by palpation, rectoscopy, and biopsy. In contrast, extraluminal recurrence is rarely detected with the standard techniques, even when CT and MR are used. Therefore, we investigated in our department the use of endosonography combined with the new approach of sonographically guided multiplan biopsy. With variable scanning sectors, we obtained a high accuracy in the punction of tumor tissue. In 30 out of 34 patients with an extraluminal recurrence shown by endosonography we could achieve a histological diagnosis of an adenocarcinoma by multiplan biopsies.

Key words: Endorectal sonography – Extraluminal recurrence – Multiplan biopsy

Zusammenfassung. Intraluminäre Anastomosenrezidive rektumresezierter Patienten lassen sich rasch durch Palpation, Rektoskopie und Biopsie sichern. Extraluminäre Rezidive entziehen sich dieser Diagnostik. Bildgebende Verfahren wie Computer- und Kernspintomographie bringen durch mangelnde Darmwandschichtung und Abgrenzung selten eine Klärung. Nachsorgepatienten der Chirurgischen Universitätsklinik Hamburg-Eppendorf werden daher neben der üblichen rektalen Untersuchung zusätzlich endorektal sonographiert. Bei sonographisch nachweisbarem extraluminären Rezidiv wird zur Diagnosesicherung eine neuartige endosonographische Multiplan-Zielbiopsie durchgeführt. Unter Variierung der Schallschnittebenen erfolgt eine transrektale Punktion mit hoher Zielgenauigkeit. Die histologische Bestätigung eines extraluminären Rezidivs bei 30 von 34 Patienten zeigt den hohen Stellenwert der Multiplan-Zielbiopsie.

Schlüsselwörter: Endorektale Sonographie – Extraluminäres Anastomosenrezidiv – Multiplan-Zielbiopsie

341. Hochdosierte Fibrinolyse – eine Alternative zur Notfallembolektomie bei der fulminanten postoperativen Lungenembolie

J. Kußmann, H. H. Klein und M. Rothmund

Klinik für Allgemeinchirurgie, Philipps-Universität Marburg, Baldingerstraße, W-3550 Marburg

Thrombolytic Therapy in Postoperative Patients with Acute Massive Pulmonary Embolism

Summary. If conventional treatment fails to succeed in patients with acute massive postoperative pulmonary embolism (PE), life-threatening hemodynamics can only be improved by an immediate decrease of right ventricular afterload, i.e., by emergency embolectomy or thrombolysis. Presenting two cases of massive postoperative PE despite heparin prophylaxis successfully treated by high-dose, short-term thrombolysis with streptokinase, we want to put forwad the idea that fibrinolytic treatment is a reasonable alternative to emergency embolectomy in these particular situations.

Key words: Postoperative pulmonary embolism – Thrombolytic therapy

Zusammenfassung. Versagt bei der fulminanten postoperativen Lungenembolie die Initialtherapie mit Unterstützung von Ventilation und Zirkulation, kann nur durch eine rasche Senkung der rechtsventrikulären Nachlast der ansonsten deletäre Verlauf aufgehalten werden , d.h. durch Embolektomie oder Thrombolyse. Die Verläufe eines 18jährigen Patienten nach Polytrauma und einer 70jährigen Patientin nach Gallensteinileus zeigen, daß eine hochdosierte Kurzzeitlyse mit Streptokinase bei fulminanter Lungenembolie auch in der postoperativen Situation mit Aussicht auf Erfolg möglich ist. Ebenso wie die Notfallembolektomie muß auch die postoperative Fibrinolyse als ultima ratio gelten.

Schlüsselwörter: Postoperative Lungenembolie – Fibrinolyse

342. Lebertransplantation bei schwerer Hämophilie A – Nachuntersuchungen bis zu 4 Jahren post LTx

B.H. Markus, H.J.C. Wenisch, C. Allers, I. Scharrer, G. Klein und A. Encke

Allg.-Chirurgische Universitätsklinik, Theodor-Stern-Kai 7, W-6000 Frankfurt am Main 70

Liver Transplantation in Severe Hemophilia: Follow-Up Report up to 4 Years After LTx

Summary. In February 1988, a 46-year-old patient with severe hemophilia A which had been known since childhood received a liver transplant. During substitution therapy with factor VIII he had developed hepatitis B, severe liver cirrhosis, and a hepatocellular carcinoma with intrahepatic metastasis. After liver transplantation, his factor VIII levels reached normal values within hours. They remained stable up to 4 years post LTx and the patient is now in excellent condition. A second patient was transplanted in April 1991, again with severe hemophilia A. His diagnosis was severe liver cirrhosis because of hepatitis C. Receiving 23000 units recombinant factor VIII perioperatively, factor VIII serum levels normalized shortly after LTx and have remained stable up to now. This patient is also in excellent condition and without any signs of hemophilia A.

Key words: Severe hemophilia A – Liver transplantation

Zusammenfassung. Im Februar 1988 wurde ein 46jähriger Patient bei einer seit der Kindheit bekannten, schweren Hämophilie A lebertransplantiert. Unter der Faktorsubstitution war es zu einer Hepatitis B, einer Zirrhose und einem Leberzellkarzinom gekommen. Nach der Lebertransplantation normalisierten sich die Faktor VIII Werte und blieben bis heute, vier Jahre nach der LTx, im Normbereich. Ein zweiter Patient wurde im April 1991 wiederum bei einer schweren Hämophilie A lebertransplantiert. Im Rahmen einer Hep. C hatte er eine schwere Leberzirrhose entwickelt. Unter dem perioperativen Schutz mit 23000 E eines rekombinanten Faktor VIII erfolgte die LTx. Auch hier normalisierten sich die Faktor VIII Serumwerte kurz nach der LTx und blieben stabil bis heute. Beide Patienten sind in gutem Zustand ohne weitere Anzeichen für eine Hämophilie A.

Schlüsselwörter: Schwere Hämophilie A – Lebertransplantation

343. Ergebnisse der lokalen Exzision von Frühkarzinomen des Rektums

B. Mentges, G. Buess, S. Fischer und H. D. Becker

Klinik für Allgemeine Chirurgie und Poliklinik, Eberhard Karls-Universität Tübingen, Hoppe-Seyler-Straße 3, W-7400 Tübingen

Results of Local Excision in Therapy of Early Rectal Carcinomas

Summary. We consider pT1 low-risk rectal carcinomas as an absolute indication, pT2 low-risk carcinomas as a relative indication and pT3 tumors as a palliative indication for local excision. The rationale for this approach is to minimize operative mortality, especially as the rate of recurrence in highly differentiated pT1 tumors is low. In the period from 1.7.1983 to 1.10.1992, 93 carcinomas were locally resected using the TEM method. No patient died in the aftermath of the operation. One of 41 only locally resected patients with pT1 low-risk tumors has developed a recurrence so far (2.5 %), but two of the five patients with pT1 high risk and 1 of 13 patients with pT2 low risk carcinomas.

Key words: Rectal carcinoma – Local resection – Transanal endoscopic microsurgery – (TEM) Minimally invasive surgery

Zusammenfassung. Eine Indikation zur lokalen Resektion von Rektumkarzinomen sehen wir absolut bei pT1-, relativ bei pT2-low risk-Karzinomen und palliativ bei pT3-Tumoren. Das Ziel dieser Vorgehensweise liegt in einer Minimierung der Operationsletalität und Komplikationsrate bei niedriger Rezidivrate insbesonders von gut differenzierten pT1-Tumoren. Im Zeitraum vom 1.7.1983 bis 1.10.1991 wurden 93 Karzinome lokal mit dem Instrumentarium der TEM abgetragen. Kein Patient verstarb an den Folgen der Operation. Von 41 Patienten mit nur lokal operierten pT1-low risk-Karzinomen entwikkelte bisher einer ein Rezidiv (2,5 %), 2 von 5 Patienten mit pT1-high risk-, und einer von 13 pT2-low risk-Tumoren (7 %).

Schlüsselwörter: Rektumkarzinom – Lokale Abtragung – Transanale Endoskopische Mikrochirurgie – Minimal Invasive Chirurgie

344. Die Transmediastinale Endoskopische Myotomie des Ösophagus

M. Naruhn, G. Bueß, F. Stöblen und H. D. Becker

Abteilung für Allgemeine Chirurgie und Poliklinik, Eberhard-Karls Universität Tübingen, Hoppe-Seyler-Straße 3, W-7400 Tübingen

Transmediastinal Endoscopic Myotomy of the Esophagus

Summary. In the treatment of various esophageal motility disorders, several myotomy procedures with different degrees of invasiveness are performed today. In order to reduce the intraoperative trauma, we have developed the method of "transmediastinal endoscopic myotomy of the esophagus (TEME)" in the animal experiment. Utilizing a rigid operation mediastinoscope and specially designed endoscopic miniature instruments, a safe and efficient myotomy can be performed via a left cervical incision under endoscopic control. After bluntly tunneling the periesophageal tissues the respective wall segment is presented and stretched by an endoluminally placed balloon catheter. The myotomy is conducted with a monopolar miniature high frequency knife. In six animal experiments the average operation time was 100 min with a blood loss of less than 30 ml.

Key words: Minimal invasive surgery – Endoscopy – Myotomy – Esophageal motility disorders

Zusammenfassung. In der Behandlung verschiedener Motilitätsstörungen der Speiseröhre werden unterschiedlich invasive Myotomieverfahren durchgeführt. Zur Reduktion des intraoperativen Traumas wurde die Methode der „Transmediastinalen Endoskopischen Myotomie des Ösophagus (TEMÖ)“ im Tierexperiment entwickelt. Mit einem starren Operationsmediastinoskop und speziell entwickelten endoskopischen Miniaturinstrumenten kann eine Myotomie über einen links-zervikalen Zugang sicher und effizient unter endoskopischer Kontrolle durchgeführt werden. Nach stumpfer Tunnelierung des Ösophaguslagers wird das entsprechende Wandsegment für einen endoluminal plazierten Ballonkatheter präsentiert und vorgedehnt. Die Myotomie erfolgt mit einem monopolaren Miniaturhochfrequenzmesser. Bei 6 tierexperimentellen Eingriffen betrug die durchschnittliche Operationszeit 100 Minuten, bei einem Blutverlust von unter 30 ml.

Schlüsselwörter: Minimal Invasive Chirurgie – Endoskopie – Myotomie – Motilitätsstörungen der Speiseröhre

345. Prognostische Bedeutung der Ploidie für das rezidivfreie Überleben beim operierten Plattenepithelkarzinom des Ösophagus

H. Nekarda, G. Techen, J.H. Roder, U. Fink und J.R. Siewert

Chirurgische Universitätsklinik, Klinikum rechts der Isar, TU München, Ismaningerstraße 22, W-8000 München 80

Prognostic Value of Ploidy for Recurrence of Squamous Esophageal Cancer

Summary. In a prospective study we investigated snap-frozen tissue of 73 patients with a resected squamous esophagus cancer for ploidy and S-phase with DNA flow cytometry. The rate of aneuploidy was 61 % (5 % multiploid). The median S-phase of euploid cancer was 10 %, of aneuploid 14 %. A significant correlation was seen between the pT stage and DNA index. The pT stage and the ploidy showed a significant correlation in uni- and multivariant (censored regression model) analysis for relapse-free survival in the subgroup of 47 patients (64 %), who had R0 resection, pM0 stage and postoperative survival over 3 months. The combination of pT stage and ploidy showed a good prognostic splitting. With a cutpoint of 14 % S phase a significant shorter relapse-free time was found in euploid tumors.

Key words: Esophageal cancer – Ploidy – Prognosis – Flowcytometry

Zusammenfassung. Prospektiv wurde bei 73 Patienten mit einem resezierten Plattenepithelkarzinom des Ösophagus der DNA-Index und S-Phase mit Hilfe der Durchflußzytometrie aus schockgefrorenem Tumorgewebe bestimmt. Die Aneuploidierate lag bei 61 % (5 % Multiploidie). Die mediane S-Phase war bei euploiden Tumoren mit 10 % deutlich niedriger als bei aneuploiden mit 14 %. Eine signf. Korrelation fand sich nun zwischen dem pT-Kriterium und dem DNA-Index. In der Subgruppe der 47 P. (64 %), die R0 reseziert waren, keine Metastasen im Kompartment II (pM0) hatten und 3 Mo. post OP überlebten, fand sich für das pT-Kriterium und die Ploidie uni- und multivariat (Censored Regression Modell) eine signf. Korrelation zur rezidivfreien Zeit, wobei aneuploide Karzinome jeweils eine kürzere rezidivfreie Zeit hatten.

Schlüsselwörter: Ösophaguscarcinom – Ploidie – Prognose – Durchflußzytometrie

346. Wert der prä- und postoperativen Sonographie für die minimal invasive Chirurgie

H. Niebuhr, U. Nahrstedt, B. Nur, K. Rückert, Hamburg

(Manuskript bis Redaktionsschluß nicht eingegangen)

347. Die maligne entartete Zyste – Chirurgische Therapiekonsequenz

K. Ridwelski, T. Benhidjeb, K. Gellert, H. Lippert und H. Wolff

Chirurgische Klinik der Charité, Schumannstraße 20–21, O-1040 Berlin

Surgical Treatment of Cystadenocarcinomas

Summary. Eleven patients with a cystadenocarcinoma were operated on our department (nine of the pancreas, one of the common bile duct, and one of the lung). The resection of the tumors were performed in a radical way. The postoperative mortality was 0% and the 5-year survival rate was 54.4%. One of the major difficulties is differentation between a pseudocyst and a cyst. For this reason, histological investigations should be performed intraoperatively as a conditio sine qua non. Because of the high risk of malignant changes of choledochal cysts (30%), we recommend their radical excision.

Key words: Cystadenocarcinoma – Choledochal duct – Pancreas – Lung

Zusammenfassung. Es wurden 11 Pat. mit maligne entarteten Zysten (9 Zystadenokarzinome des Pankreas und jeweils 1 Zystadenokarzinom der Lunge und des Choledochus) operiert. Die Resektionen wurden nach onkologischen Kriterien stets radikal ausgeführt. Bei einer postoperativen Mortalität von 0% betrug die 5-Jahresüberlebensrate 54,5%. Bei der makroskopisch schweren Differentialdiagnose zwischen Pankreaspseudozyste und Zyste sollte die intraoperative Schnellschnitthistologie als Conditio sine qua non gelten. Wegen des malignen Entartungsrisikos der Choledochuszysten bis zu 30% nach Literaturangaben sind drainierende Operationsmethoden obsolet. Eine Choledochuszyste muß reseziert werden.

Schlüsselwörter: Zystandenokarzinom – Pankreaszyste – Choledochuszyste – Lungenzyste

348. Intraluminale Spülzytologie als Monitoring von Abstoßungsreaktionen nach allogener Dünndarmtransplantation

M. J. Stangl, T. Fischer, C. Gräb, C. Hammer, München

(Manuskript bis Redaktionsschluß nicht eingegangen)

349. Die chirurgische Therapie des medullären Schilddrüsenkarzinoms – Aktuelle Auswertungen des Registers der deutschen Studiengruppe

J. Winter, F. Raue und M. Späth-Röger

Chirurgische Universitätsklinik Mannheim, Theodor-Kutzer-Ufer, W-6800 Mannheim 1

Surgical Therapy of Medullary Thyroid Carcinoma (MTC): Actual Evaluation of the MTC Register of the German MTC Study Group

Summary. In the German Register for Medullary Thyroid Carcinoma (MTC), 741 patients have been reported until 1991; evaluation of surgical therapy was made in 433 patients. In the first operation, total thyroidectomy was performed in 82 % and dissection of lymph nodes in 48 %; with diagnosis of MTC known preoperatively, these rates rose to 88 % and 76 %, respectively. The 10-year survival rate for hereditary forms was 72 %, and for sporadic forms 62 %. Concerning the first and following operations, more radical surgery is demanded; operations should be carried out adequately in experienced surgical centers.

Key words: Medullary thyroid carcinoma – Surgical therapy – Prognosis – German MTC-register

Zusammenfassung. Im dt. Register „Medulläres Schilddrüsenkarzinom“ (MTC) wurden bis 1991 741 Patienten erfaßt, von 433 erfolgte eine Auswertung der chirurgischen Therapie. Beim Ersteingriff erfolgte bei 82 % eine totale Thyreoidektomie und in 48 % eine Lymphknoten-Dissektion; bei präop. bekannter Diagnose erhöhten sich diese Raten auf 88 % bzw. 76 %. Die 10-J-Überlebensrate beträgt für hereditäre Formen 72 %, für sporadische 62 %. Für die Radikalität von Erst- und Folgeoperationen ist eine Optimierung zu fordern; Folgeeingriffe sollten adäquat in einem erfahrenen chirurgischen Zentrum erfolgen.

Schlüsselwörter: Medulläres Schilddrüsenkarzinom – Chirurgische Therapie – Prognose – MTC-Register BRD

Experimentelle Chirurgie

350. Experimenteller Atrophie/Hypertrophie-Komplex der Leber nach biliärer und/oder portaler Ligatur bei der Ratte

W. Schweizer, P. Duda, S. Tanner, D. Balsiger, F. Höflin, A. Zimmermann, L. H. Blumgart

Universitätsklinik für Viszerale und Transplantationschirurgie, Inselspital, CH-3010 Bern, Schweiz

Experimental Atrophy/Hypertrophy Complex of the Liver After Selective Biliary and/or Portal Ligation in the Rat

Summary. In a rat model with a selective biliary and/or portal ligation of the anterior lobes of the liver (approximately two-thirds of the liver mass) we investigated the relative importance of the respective obstruction for the development of the AHC at 30 h and 4, 8, and 28 days postoperatively. The major findings were: 28 days after operation there was no difference between the body weights of all animals, all ligated animals having compensated for an initial greater percentage body weight loss. Total liver weight remained constant, while atrophy and hypertrophy/hyperplasia occurred, although a progressive derangement of liver morphology and function (measured by hepatoiodida-scintigraphy) was observed during that time. Morphometric changes after selective biliary ligation were reversible, whereas in portally ligated liver lobes progressive parenchymal destruction and involution with subsequent impairment of hepatic function of the concerned lobe and the development of a severe AHC were observed.

Key words: Liver – Atrophy/hypertrophy-complex (AHC) – Rat

Zusammenfassung. In einem Rattenmodell führten wir eine biliäre und/oder portale Ligatur der zwei anterioren Leberlappen (⅔ der Leberzellmasse) durch, um die Bedeutung der biliären resp. portalen Obstruktion für das Auftreten des Atrophie/Hypertrophie-Komplexes (AHC) der Leber unmittelbar postoperativ sowie nach 30 Std., 4, 8 und 28 Tagen zu untersuchen. Die wichtigsten Ergebnisse sind: 28 Tage nach biliärer oder portaler Ligatur ist weder beim Körpergewicht noch beim Gesamtlebergewicht ein Unterschied zwischen den verschiedenen Gruppen zu beobachten. Das Gesamtlebergewicht bleibt über die gesamte Versuchsdauer konstant, obwohl in dieser Zeit deutliche Atrophie/Hypertrophie-Umbauprozesse und funktionelle Veränderungen (gemessen mit Hepatoiodida-Szintigraphie) stattfinden. Die morphometrischen Veränderungen nach selektiver biliärer Ligatur sind nach 4 Tagen rückläufig, wogegen sich bei portal ligierten Tieren eine zunehmende Parenchymdestruktion und Involution der betroffenen Leberlappen mit Einbusse der Leberfunktion im betroffenen Gebiet und ein deutlicher Atrophie/Hypertrophie-Komplex der Leber entwickeln.

Schlüsselwörter: Leber – Atrophie/Hypertrophie-Komplex (AHC) – Ratte

351. Vagale und spinale Afferenzen vermitteln die Abnahme der Magencorpusmotilität nach duodenaler Distension

H. Hölzer, H. Raybould, T. Gottwald, H.D. Becker

(Manuskript bis Redaktionsschluß nicht eingegangen)

352. Die hepatobiliäre Sekretion nach biliodigestiven Anastomosen

S. Lederer, M.A. Scherer, J. Henke, S. Winkler, R. Ascherl und I. Bofilias

Institut für Experimentelle Chirurgie, TU München, Ismaninger Straße 22, W-8000 München 80

Hepatobiliary Secretion Following Biliodigestive Anastomoses

Summary. In 54 minipigs, hepatobiliary functional scintiscans (^{99m}Tc) were performed. The parameter for evaluating the results was the intrabiliary transit time (IBTT), calculated from the following regions of interest (ROI): liver, ductus choledochus, small intestine proximal and distal to the anastomosis, and stomach. Experimental groups: controls, cholecystectomy (CE), CE+choledochoduodenostomy (CD), CE+choledochojejunostomy Y-en-Roux (YR), and CE+choledochojejunoduodenostomy with a jejunum conduit (CJ). Results: The CJ technique shows a prolongation of IBTT of nearly all ROI. The CD and YR do not differ significantly from each other, but they nevertheless show a functional impairment compared to the controls. CE shows the highest duodenogastric reflux. Clinical consequences: According to this functional parameter, the CD and YR techniques are equivalent and both superior to the CJ.

Key words: Choledochoduodenostomy – Choledochojejunostomy – Jejunum conduit – Hepatobiliary scintiscans

Zusammenfassung. An 54 Minipigs wurde die Gallesekretion nach biliodigestiven Anastomosen mit der hepatobiliären Funktionsszintigraphie (^{99m}Tc) untersucht. Die Tiere wurden in fünf Gruppen aufgeteilt. Als Parameter diente die aus der region of interest-Technik (ROI) ermittelte intrabiliodigestive Transitzeit (IBTT) über dem linken Leberlappen, dem Ductus choledochus, dem anastomosennahen und -fernen Darmabschnitt und dem Magen. Ergebnisse: Die CJ zeigt gegenüber den anderen Gruppen eine verlängerte IBTT an fast allen Lokalisationen. Die Gruppen CD und YR unterscheiden sich kaum, zeigen aber ebenfalls funktionelle Einbußen im Vergleich zur KO. Die CE weist den stärksten duodenogastralen Reflux auf. Anhand des pathophysiologischen Parameters IBTT sind die CD und YR als gleichwertig zu beurteilen, die CJ schneidet schlechter ab.

Schlüsselwörter: Choledochoduodenostomoie – Choledochojejunostomie – Jejunuminterponat – hepatobiliäre Funktionsszintigraphie

353. Einfluß der Tumorgröße auf die Empfindlichkeit von Maus-Kolonkarzinomzellen CT26 gegen Doxorubicin (DOX) und 5-Fluorouracil (5-FU)

C. Wilmanns[1,3], D. Fan[2], C.A. O'Brian[2] und I.J. Fidler[2]

[1] Chirurgische Universitätsklinik Universität Heidelberg, Im Neuenheimer Feld 110, W-6900 Heidelberg
[2] Dept. of Cell Biology, U.T.M.D. Anderson Cancer Center, Houston, Tx. 77030, USA
[3] Unterstützt durch Stipendium Wi-926 der Deutschen Forschungsgemeinschaft

Influence of Tumor Size on Chemosensitivity of Mouse Colon Carcinoma Cells CT26 Against Doxorubicin (DOX) and 5-Fluorouracil (5-FU)

Summary. Mouse colon carcinoma cells CT26 were implanted into different organ sites in syngeneic BALB/c mice. DOX at 10 mg/kg was given i.v. on days 3 and 10, 7 and 14, or 14 and 21, and 5-FU at 20 mg/kg in 6 subsequent doses starting day 3, 7, or 10. In the liver, spleen, and cecal wall DOX sensitivity decreased with increasing tumor size while s.c. DOX sensitivity increased. 5-FU-sensitivity was not determined by tumor size. Decreasing DOX sensitivity in the liver, spleen and cecal wall correlated with organ specific activation of protein kinase C. The increasing DOX sensitivity s.c. is suggested to result from poor oxygenation. Therefore the organ environment influences the sensitivity of tumor cells against chemotherapy.
Key words: Tumor size – Organ environment – Sensitivity against chemotherapy

Zusammenfassung. Maus-Kolonkarzinomzellen CT26 wurden in verschiedene Organmilieus in syngenetischen Balb/c-Mäusen implantiert. DOX wurde i.v. als 10 mg/kg an den Tagen 3 und 10, 7 und 14, oder 14 und 21 appliziert und 5-FU als 20 mg/kg in 6 Einzeldosen beginnend Tag 3, 7 oder 10. Die DOX-Empfindlichkeit nahm in der Leber, der Milz und der Zökalwand mit zunehmender Tumorgröße ab, s.c. jedoch zu. Die 5-FU-Empfindlichkeit wurde durch die Tumorgröße nicht beeinflußt. Die abnehmende DOX-Empfindlichkeit in der Leber, der Milz und der Zoekalwand korrelierte mit organspezifischer Aktivierung von Proteinkinase C. Die zunehmende DOX-Empfindlichkeit s.c. wird auf erhöhte Effektivität von DOX unter hypoxischen Gewebebedingungen zurückgeführt. Das Organmilieu beeinflußt daher die Empfindlichkeit von Tumorzellen gegen Chemotherapie.
Schlüsselwörter: Tumorgröße – Organmilieu – Empfindlichkeit gegenüber Chemotherapie

354. Stark beschleunigte intraartikuläre Resorptionskinetik aliphatischer Polyester

H. Mau, M.A. Scherer, H.-J. Früh, R. Ascherl und G. Blümel

Institut für Experimentelle Chirurgie, TU München, Ismaninger Straße 22, W-8000 München 80

Accelerated Resorption Kinetics of Aliphatic Polyesters Within the Joint Cavity

Summary. Objectives of the study: Intraarticular kinetics of resorption of polyglactin 910 (PGL), polyglycolcotrimethylen-carbonate (PGA/C) and polydioxanon (PD)? Subcutaneous, intramuscular and intraarticular implantation of these materials were done in eight merino sheep. 2, 4, and 6 weeks postoperatively the animals were sacrificed, and the implants underwent destructive biomechanical testing. Results: Each of the suture materials shows a strict dependency of the resorption kinetics on the site of implantation. Intraarticular implantation shortens the biomechanical half-life of PGL from 14 to 9–10 days, of PGA/C from 21–23 to 16–19 days, and of PD from 36–40 to 20–24 days. Clinical consequences: PGL and PGA/C are obsolete for intraarticular reconstructive surgery of the ligaments and the menisci. PD is the only resorbable suture material that shows a narrow safety margin.

Key words: Suture materials – Resorption kinetics – Anterior cruciate ligament – Experimental

Zusammenfassung. Fragestellung: Intraartikuläre Resorptionskinetik von Polyglactin 910 (PGL), Polyglycolcotrimethylen-carbonat (PGA/C) and Polydioxanon (PD)? Die Nahtmaterialien wurden an 8 Schafen subkutan, i.m. und intraartikulär implantiert. Nach 2, 4 und 6 Wochen wurden die Tiere schmerzlos getötet und die Implantate zerstörend getestet. Ergebnisse: Jedes Nahtmaterial läßt eine eindeutige Abhängigkeit der Resorptionsgeschwindigkeit vom Implantationsort erkennen. Die intraartikuläre Implantation verkürzt die biomechanische Halbwertzeit beim PGL von 14 auf 9–10 Tage, beim PGA/C von 21–23 auf 16–19 Tage und beim PD von 36–40 auf 20–24. Klinische Konsequenz: Die stark beschleunigte intraartikuläre Resorptionskinetik läßt die Verwendung von PGL und PGA/C zur Refixation von Kreuzbändern und Menisci als obsolet erscheinen. PD zeigt als einziges resorbierbares Nahtmaterial einen schmalen Sicherheitsbereich.

Schlüsselwörter: Resorptionskinetik – Nahtmaterialien – Vorderes Kreuzband – Experimentell

355. Transplantation autoklavierter Kortikalis: Radiologische Einheilung und zellvermittelte Immunreaktion

R. Barka, K. Dorr, R. Ascherl, L. Spyra, M. A. Scherer und G. Blümel

Institut für Experimentelle Chirurgie, TU München, Ismaninger Straße 22, W-8000 München 80

Transplantation of Autoclaved Cortical Bone: Cell-mediated Immunoreaction and Radiological Follow-Up

Summary. Objectives of the study: cell-mediated immunoreactions and healing of autoclaved cortical bone in a rat model. In 167 Wistar rats the tibia was reconstructed with either autogenic or allogenic fresh and autoclaved (134 °C/3 min) cortical bone. Leukocyte migration inhibition tests (LMI) and X-ray follow-up was performed 0, 3, 6, 9, 12 and 18 weeks postoperatively. Results: Cell-mediated immunoreaction towards cortical bone is increased with allogenic transplants and decreased when either autogenic or allogenic bone undergoes the autoclaving process. Both autogenic and allogenic transplants show bony consolidation 9 weeks postoperatively whereas none of the sterilized bones reached this result by 18 weeks postoperatively. Clinical consequences: Autoclaving reduces the biological quality of the transplant and the immunoreaction, healing is delayed. There is no correlation between the intensity of the immunoreaction and the radiological and biological results.

Key words: Immunoreaction – Bone transplantation – Bone sterilization – Experimental

Zusammenfassung. An 167 Wistarratten wurde die Tibia mitdiaphysär durch autogene oder allogene Tibiasegmente jeweils frisch oder autoklaviert (134 °C/3 min) rekonstruiert. Nach 0, 3, 6, 9, 12 und 18 Wochen wurden Röntgenaufnahmen und Untersuchungen auf zelluläre Immunreaktionen mittels Leukozyten-Migrations-Inhibitionstests durchgeführt. Ergebnisse: Allogene Transplantate erhöhen die Immunantwort, autoklavierte Transplantate erniedrigen sie deutlich. Sowohl autogene als auch allogene Transplantate zeigen eine knöcherne Konsolidierung ab der 9. p.op. Woche, wohingegen bei autoklavierten Transplantaten bis 18 Wochen p.op. keine knöcherne Integration zu beobachten war. Klinische Konsequenzen: Autoklavieren reduziert die biologische Qualität des Transplantats, die Heilung ist deutlich verzögert. Es besteht keine Korrelation zwischen der Höhe der auftretenden Immunantwort und den radiologischen Einheilungsergebnissen.

Schlüsselwörter: Immunreaktion – Knochentransplantation – Knochensterilisation

356. Klinik und Pathobiochemie des „Opie-Syndroms" bei biliärer Pankreatitis

M. Sachs, H. Förster und A. Encke

Klinik für Allgemein- und Abdominalchirurgie, Klinikum der Johann Wolfgang Goethe-Universität, Theodor-Stern-Kai 7, W-6000 Frankfurt am Main 70

Clinical and Pathobiochemical Aspects of the Opie Syndrome in Biliary Pancreatitis

Summary. It has been suggested that the lipid metabolism enzymes (lipase, phospholipases, and sterol ester hydrolase) that are demonstrable in the blood during acute pancreatitis (ap) are pathogenetically relevant since they can release cytotoxic lysolecithins and free fatty acids (FFA). Tests were run on a patient with oedematous ap caused by stone occlusion of the duodenal papilla (Opie syndrome) to investigate whether the pancreatic enzymes released into the blood metabolized lipids. Despite high in-vitro activity of serum pancreatic enzymes (lipase on admission, 1238 U/l), the serum concentrations of triglycerides, FFA, and cholesterol esters remained unchanged. Although enzyme activity analysis shows the enzymes released during ap to be biochemically active in vitro, these enzymes clearly have no effects on serum lipids in vivo. Therefore, it is improbable that lipid metabolism enzymes play any decisive role in the pathogenesis of ap.

Key words: Acute pancreatitis – Pancreatic enzymes – Lipid metabolism – Opie syndrome

Zusammenfassung. Den bei akuter Pankreatitis [aP] im Blut nachweisbaren Enzymen des Lipidstoffwechsels (Lipase, Phospholipasen, Sterinesterhydrolase) wird eine pathogenetische Bedeutung zugesprochen, da sie zytotoxisch wirksame Lysolecithine und freie Fettsäuren [FFS] freisetzen können. Am Beispiel einer Patientin mit ödematöser aP infolge Steinverschluß der Papilla Vateri (Opie-Syndrom) wurde geprüft, ob die in das Blut freigesetzen Pankreasenzyme Lipide metabolisieren. Trotz hoher in-vitro-Aktivität von Pankreasenzymen im Serum (Lipase am Aufnahmetag: 1238 U/l) waren die Serumkonzentrationen von Triglyceriden, FFS und Cholesterinestern unverändert. Obwohl die bei aP in das Blut freigesetzten Enzyme bei der Enzymaktivitätsanalyse in vitro biochemisch aktiv sind, haben sie in vivo offenbar keine Wirkung auf die Serumlipide. Den Enzymen des Lipidstoffwechsels dürfte deshalb keine entscheidende Rolle bei der Pathogenese der aP zukommen.

Schlüsselwörter: Akute Pankreatitis – Pankreasenzyme – Lipidstoffwechsel – Opie-Syndrom

357. Beziehungen zwischen Körperabwehrlage und postoperativer Letalität im Tierexperiment

G. Schmoz, G. Junghans, W. Hartig und K. Drößler

Kreiskrankenhaus Meißen, Chirurgische Klinik, Hospitalstraße 2, O-8250 Meißen

Correlations between Status of Defense Mechanism and Postoperative Mortality in Animal Experiments

Summary. A total of 75 % of the mice with severe malnutrition (loss in weight 30 %) before operation died in the postoperative period. In contrast to this, postoperative mortality was only 25 % in animals nourished normally preoperatively. Suppression of the plaque-building cells in the spleen was 60 % in malnourished animals and only 40 % in animals without deficit. Furthermore, we observed a more intensive swelling of the ball of the foot in normally nourished animals.

Key words:

Zusammenfassung. 75 % der Tiere mit schwerer Malnutrition präoperativ (Körpermassenverlust um 30 % der Ausgangswerte nach viertägiger Nahrungskarenz – Gruppe I) verstarben postoperativ nach Laparotomie und Netzzipfelresektion. Demgegenüber war die Letalität nur 25 %, wenn die Tiere nach viertägiger Hungerphase wiederum vier Tage normal ernährt wurden und den Ausgangswert ihrer Körpermasse wieder erreicht hatten (Gruppe II). Herabgesetzte Plaquebildung in der Milz nur um 40 % des Ausgangswertes bei den Tieren nach nutritiver Aufbesserung des herabgesetzten Ernährungszustandes (Gruppe II). Intensivere Fußballenschwellung bei den Tieren der Gruppe II gegenüber denen der Gruppe I.

Schlüsselwörter: Körperabwehrlage – Postoperative Letalität – Tierexperiment

Gefäß-, Herz-, Kinderchirurgie

358. Farbdoppleruntersuchungen der Halsgefäße nach Implantation von Hickman-Kathetern

K. Heller, P. A. Beyer, J. Khan und O. Friesewinkel

Funktionsbereich Kinderchirurgie, Zentrum der Chirurgie, Universitätsklinikum Frankfurt am Main, Theodor-Stern-Kai 7, W-6000 Frankfurt/Main 70

Color Doppler Imaging of Neck Vessels After Implantation of Hickman Catheters

Summary. For re-implantations of Hickman-catheters in children, it is important to have information about the patency of the neck veins. This can be achieved by color-coded Doppler imaging techniques. Ideal circumstances for examination are given in general anesthesia just before the operation. Color Doppler techniques are helpful in deciding which vein und which catheter type should be used. Furthermore, it may decrease the postoperative incidence of upper venous inflow obstruction.

Key words: Hickman-catheter – Colour Doppler imaging – Children

Zusammenfassung. Bei wiederholt notwendiger Implantation von Hickman-Kathetern bei Kindern ist es wichtig zu wissen, welche Gefäße am Hals durchgängig sind. Dies ist durch die farbkodierte Dopplersonographie möglich. Optimale Untersuchungsbedingungen sind in Narkose vor geplanten Eingriffen vorhanden. Die Dopplersonographie erleichtert die Entscheidung über den zu wählenden Gefäßzugang und Katheter und bietet die gewisse Sicherheit vor Einflußstauungen im Kopfbereich.

Schlüsselwörter: Hickman-Katheter – Farbdoppleruntersuchungen – Kindesalter

359. Die Eversionsendarteriektomie – physiologische Rekonstruktion mit Beseitigung von Stenose und Elongation der Arteria carotis interna in einem Arbeitsgang ohne Patch

G. Bauermeister, Ch. Scheele, U. Traber und G. Federmann

Kreiskrankenhaus Goslar, Allgemeinchirurgie, Kösliner Straße 12, W-3380 Goslar

Eversion Endarteriectomy: Physiological Reconstruction of Carotid Artery Stenosis and Elongation Without Patch

Summary. Eversion endarteriectomy of the internal carotid artery was performed in 27 cases at a general surgical department of a district hospital. Without patch and with simultaneous revision of stenosis and elongation, it represents a perfect physiological reconstruction of the carotid bifurcation. There was a postoperative transient neurological deficit in one patient, one minor residual stenosis and one case of asymptomatic early occlusion. No death has occurred so far. In our control group, there was one restenosis after 1 year.

Key words: Carotid artery stenosis – Eversion endarteriectomy

Zusammenfassung. Anhand unseres Patientengutes einer Allgemeinchirurgie eines Kreiskrankenhauses wird die Eversionsendarteriektomie der Arteria carotis interna-Stenose vorgestellt. Ohne Fremdmaterial (Patch) und mit gleichzeitiger Beseitigung von Stenose und Elongation erfolgt eine physiologische Rekonstruktion der Carotisgabel. Bei $n = 27$ Operationen sahen wir ein passageres postoperatives neurologisches Defizit, eine leichte Reststenose, einen asymptomatischen Frühverschluß bei einer derzeitigen Letalität von 0 %. Die Kontrollen ergaben eine Restenose nach einem Jahr.

Schlüsselwörter: Arteria carotis interna-Stenose – Eversionsendarteriektomie

360. Heterotope Herztransplantation beim Säugling

W. Konertz, M. Weyand, D. Kececioglou, O. Schober und H. H. Scheld

Klinik und Poliklinik für Thorax-, Herz- und Gefäßchirurgie, WWU Münster, Albert-Schweitzer-Straße 33, W-4400 Münster

Heterotopic Cardiac Transplantation in Infancy

Summary. Surgery of the Bland-White-Garland syndrome in infancy is associated with an operative risk of 40 % – 70 %. To increase the safety of the operative approach, the ischemic and partially infarcted heart of a 7-month-old infant was revascularized with a tunnel repair. Additionally, heterotopic cardiac transplantation as a left ventricular bypass was performed. Immunosuppression consisted of a quadruple therapy with OKT_3, Cyclosporin A, Imuran, and steroids. Echocardiographic and scintigraphic investigations showed recovery of the native left ventricle. If there is further improvement, deliberate removal of the graft seems to be indicated. To the best of our knowledge, this is the first report of successful heterotopic heart transplantation in infants.

Key words: Bland-White-Garland syndrome – Heterotopic heart – Transplantation – Tunnel repair

Zusammenfassung. Das operative Risiko beim Säugling mit atypischem Ursprung der linken Koronararterie aus der Arteria pulmonalis liegt zwischen 40 und 70 %. Um diesen Eingriff bei schlechter, linksventrikulärer Pumpfunktion sicherer zu gestalten, revaskularisierten wir das ischämische und partiell infarzierte Herz eines 7 Monate alten Säuglings und führten zusätzlich eine heterotope Herztransplantation durch. Die Immunsuppression bestand aus einer 4fach-Therapie mit OKTIII, Cyclosporin A, Imurek und Steroiden. Echokardiographische und nuklearmedizinische Untersuchungen zeigen die Erholung des ehemals ischämischen Herzens. Dieser Erholungsprozeß ist noch nicht abgeschlossen.

Schlüsselwörter: Bland-White-Garland-Syndrom – Heterotope Herztransplantation – Revaskularisation

361. Diagnostik der Rektum- und Analatresie

M. Jablonski, D. Bürger und P. F. Hoyer

Zentrum Kinderheilkunde und Humangenetik, Abteilung Kinderchirurgie, Medizinische Hochschule Hannover, Podbielskistraße 380, W-3000 Hannover 51

Diagnostic Management of Anorectal Malformations

Summary. Anorectal malformation in the newborn is still a challenge for the pediatric surgeon. First of all an exact diagnosis has to be made. The disadvantages of the invertogram proposed by Wangensteen and Rice are well known. In our patients, we perform an ultrasound scan using a 5-MHz linear probe, with the child lying on its back. A midline longitudinal scan through the symphysis shows the rectal pouch directly, thus permitting measurement of its distance from the anal verge. Air-filled fistulae and anomalies of the genitourinary traction can be detected during the same examination.

Key words: Ultrasound – Anorectal malformation – Newborn

Zusammenfassung. Das Neugeborene mit einer anorektalen Fehlbildung bedarf dringlich einer aussagekräftigen, möglichst nicht invasiven Diagnostik. Von wesentlicher Bedeutung sind die Höhenlokalisation des Rektumblindsackes, die Darstellung bestehender Fisteln sowie das Erkennen von Begleitfehlbildungen. Die Sonographie ist in idealer Weise geeignet, diese Fragen zu klären. Untersuchungstechnik: 5 MHz Linearschallkopf, Rückenlage, medianer Sagittalschnitt durch die Symphyse, Lokalisation des Anus durch Zeigefinger eines 2. Untersuchers. Durch diese Technik ist die Distanz Rektum/Haut direkt meßbar.

Schlüsselwörter: Sonographie – Analatesie – Rektumatresie

362. Wie dringlich soll der Enterothorax operiert werden?

M. Ziegler, J. Jakschik, U. Kania und A. Hirner

Chirurgische Universitäts- und Poliklinik, Sigmund-Freud-Straße 25, W-5300 Bonn-Venusberg

How Urgently Should Congenital Diaphragmatic Hernia Be Operated On?

Summary. Congenital diaphragmatic hernia is life-threatening for newborn infants with a mortality rate of 50%–80%. During the last 3 years in our hospital, eight newborn infants with a congenital diaphragmatic hernia underwent surgery. None of these infants was operated on as an emergency procedure, but after a stabilization period of 12–24 h. Two children died postoperatively, the other was doing well at the date of re-examination. The aim of preoperative intensive care treatment is to reduce the $PaCO_2$ to <40 mmHg by mechanical ventilation and to stabilize the hemodynamics (occlusion of the ductus arteriosus botalli, inversion of the right-to-left shunt). The most important reason for poor respiratory and hemodynamic function is pulmonary hypoplasia. Pressure-controlled ventilation improves pulmonary function and unfolds the hypoplastic lung. Preoperative stabilization gives newborn infants with a borderline prognosis a better chance of survival.

Key words: Congenital diaphragmatic hernia – Newborn infants – Preoperative stabilization

Zusammenfassung. Bei der kongenitalen Zwerchfellhernie (Enterothorax) besteht ein vital bedrohlicher Zustand für das Neugeborene mit einer Letalität zwischen 50% und 80%. In den letzten 3 Jahren wurden in unserer Klinik 8 Neugeborene wegen eines Enterothorax operiert. In keinem Fall erfolgte die Operation notfallmäßig, sondern nach einer präoperativen Stabilisierung innerhalb von 12 bis 24 Stunden post partum. Zwei Kinder verstarben postoperativ, die übrigen gedeihen zum Zeitpunkt der Nachuntersuchung regelrecht. Ziel der präoperativen Intensivtherapie ist die Reduktion des pCO_2 auf <40 mmHg durch druckkontrollierte Beatmung und die Stabilisierung der Hämodynamik (Verschluß des Ductus arteriosus Botalli, Umkehr des Rechts-Links-Shunts). Die wesentliche Ursache für die respiratorische und hämodynamische Instabilität ist die Lungenreifestörung. Durch präoperative Beatmung wird versucht, die Funktion und damit die Ausgangssituation zu verbessern und die hypoplastische Lunge soweit wie möglich zu entfalten. Eine präoperative Stabilisierung bietet Kindern mit grenzwertiger Prognose eine größere Überlebenschance.

Schlüsselwörter: Kongenitale Zwerchfellhernie – Enterothorax – Neugeborene – Präoperative Stabilisierung

Unfall-/Plastische Chirurgie

363. Die Knochenneogenese durch Segmentverschiebung und Kallusdistraktion bei Infekten im Pilon tibiale

P. Hochstein, M. Aymar, A. Wentzensen, Ludwigshafen

(Manuskript bis Redaktionsschluß nicht eingegangen)

364. Transarthroskopische Behandlung von Band- und knöchernen Verletzungen am oberen Sprunggelenk

U. Schütz, A. Gesang und W.-R. Dingels

Sana-Krankenhaus Hürth, Krankenhausstraße 42, W-5030 Hürth/Köln

Transarthroscopic Treatment of Injuries of the Ankle Joint

Summary. Since 1990, primary arthroscopy of injuried ankle joints has been practised regularly. Clinical examination and radiological check-up is followed by arthrosonography. Our main indication for arthroscopy is the hemarthrosis. The poster shows our technique of arthroscopic treatment in different kinds of injuries. Follow-up of the first 100 patients showed hemarthrosis in 84 %, ruptures of outer ligaments in 75 %, and additional osteochondral fractures and loosened flakes in 32 %. Outer ligament ruptures are only treated operatively where the subluxation is more than 20 % intra-arthroscopically. Loosened flakes will be removed or refixated; chondral edges can be shaved. Nowadays we even treat some kinds of fractures of the medial and lateral malleolus with transarthroscopic osteosynthesis. We are convinced that today's standard of knee arthroscopy must be extended to the ankle – and other joints.

Key words: Injuried ankle joints – Hemarthrosis – Osteochondral fractures – Transarthroscopic osteosynthesis

Zusammenfassung. Erfahrungen im Rahmen der Kniegelenksarthroskopie zeigen, daß mit Hilfe dieser Methode viel weitergehende Erkenntnisse als bei der herkömmlichen Arthrotomie gemacht werden können. Bei sonographisch gesichertem Hämarthros und radiologischem Frakturausschluß, setzen wir auf Grund dieser Erkentnnisse den gleichen Standard bei der Arthroskopie des frisch traumatisierten oberen Sprunggelenks an. 100 prospektiv untersuchte Patienten zeigen in 84 % einen Hämarthros, 78 % eine Bandruptur, in 4 Fällen eine Syndesmosenruptur und in 32 % osteochondrale Verletzungen. Frühzeitiges Erkennen und eine adäquate Behandlung der genannten Verletzungen verhindern Folgeschäden wie Adhäsionen, chronische Schmerzen im Syndesmosenbereich, Arthrose etc. Seit Juli 1991 wenden wir diese Methode auch zur transarthroskopischen Osteosynthese bei bestimmten Malleolarfrakturen an.

Schlüsselwörter: Distorsion OSG – Hämarthros – Osteochondrale Frakturen – Transarthroskopische Osteosynthese

365. Biomechanische Untersuchungen zum Pinless-Zangenfixateur

A. Remiger, M. Schüler, M. Raschke, A.-M. Feller und B. Claudi

Labor für experimentelle Chirurgie, Obere Straße 22, CH-7270 Davos, Schweiz

Biochemical Studies of the Pinless External Fixator

Summary. In order to allow a safer conversion from external fixation to intramedullary nailing in severe open tibial fractures and to produce a stable *temporary* fixation of the tibia, an external clamp fixator, the Pinless was developed (M.F. Swiontkowski, R. Frigg 1988/1989). The conventional pins are substituted by clamps which are inserted by hand and anchored only in the bone cortex. In the first clinical trials, the Pinless appeared to be mechanically sufficient for temporary tibial fracture stabilization in partially weight-bearing patients and for support of the lower leg during management of soft tissue traumata (burn injury, compartment syndrome) and soft tissue reconstruction (muscle flaps). Furthermore, the clamp seemed to be ideal for traction devices (calcaneus, tibial head). The indications for the Pinless are now being identified by a currently running clinical multicenter study.

Key words: External fixation – Pinless – Tibia – Biomechanics

Zusammenfassung. Ziel des AO-Zangenfixateurs (Pinless) ist es, *temporär* eine ausreichend stabile Fixation offener Unterschenkelfrakturen zu gewährleisten, um dann bei geringerem Infektrisiko auf den Marknagel zu wechseln. Die konventionellen markraumpenetrierenden Schanzschrauben werden durch Zangen ersetzt, welche nur in der Kortikalis verankert sind. In den ersten klinischen Anwendungen erwies sich der Pinless als ausreichend stabil (Teilbelastung <15 kg), trotz seiner geringen in-vitro Steifigkeit (Kompression, Biegung). Besonders die Anwendung als Lagerungshilfe (freischwebende Lagerung) bei Weichteiltraumen (Kompartmentsyndrom, Rekonstruktionen) und als Extension hat sich neben der temporären Frakturstabilisierung bewährt. In einer klinischen Multizenterstudie (D, CH, USA) werden z. Zt. klare Indikationen erarbeitet.

Schlüsselwörter: Fixateur externe – Zangenfixateur – Tibia – Biomechanik

366. Titananker zur Kapselrefixation an der Schulter

M. Mittag-Bonsch, X. Kapfer, F. Hahn und G. Bergmann

Abteilung für Unfall- und Wiederherstellungschirurgie Aalen, Kälblesrainweg 1–3, W-7080 Aalen

Titan Anchors for Capsule Fixation at the Shoulder

Summary. The use of titan anchors enables both safe and exact fixation of the capsule to the bony rim and reconstruction of labrum. Compared with conventional techniques using drill holes, the titan anchors can be applied more easily, and this reduces the duration of the operation.
The remaining implants are inert and do not disturb because they lie completely underneath the bony surface. Moreover in two patients we achieved a safe fixation of the capsule to a very poor and fragile rim where formerly an autologous bone graft would have been necessary. Twelve patients in the follow-up at 20 months revealed very good results concerning stability and range of motion.
Key words: Titan anchors – Modified Bankart-operation

Zusammenfassung. Titananker stellen ein verläßliches Verfahren zur Refixation des Limbus und der Kapsel an der Schulter dar. Dies konnte an 12 Patienten nach bis zu 20 Monaten nach Operationen chronischer vorderer Instabilitäten und frischer Kombinationsverletzungen gezeigt werden. Bei Schmerzfreiheit fand sich eine gute Stabilität und nur teilweise eine geringgradige Bewegungseinschränkung.
Geringer Platzbedarf und eine erhebliche Zeitersparnis sind weitere Vorteile dieser Methode. Möglicherweise wird sie dadurch in Zukunft kompliziertere Verfahren auch an anderen Körperregionen ablösen können.
Schlüsselwörter: Titananker – Modifizierte Bankartoperation

367. Eine neue Bandbefestigung für alloplastische Kreuzbänder

R. Letsch und J. M. Garcia Schürmann

Universitätsklinikum Essen, Abteilung für Unfallchirurgie, Hufelandstraße 55, W-4300 Essen 1

A New Fixation Device for Alloplastic Cruciate Ligaments

Summary. Synthetic ligaments for replacement or augmentation of ruptured cruciates require a stable anchorage to the bone for early rehabilitation as well as for long-term durability. A new fixation device based on a self-locking wedge with a collar to support the system on the cortical surface has been compared to well-known fixation modes like single staples or double staples in the belt buckle technique. Tensile tests were carried out on human cadaveric knees, sheep tibiae, and plastic bones. The new fixation device was significantly superior to all other anchorages with regard to holding strength, stiffness, and reduction of elongation at 500 N of traction. It therefore represents a real improvement in synthetic ligament surgery.
Key words: Knee – Cruciate Ligaments – Synthetic Ligaments – Fixation Devices

Zusammenfassung. Alloplastische Bänder zum Ersatz oder zur Augmentation rupturierter Kreuzbänder bedürfen einer sicheren Verankerung im Knochen sowohl für die frühfunktionelle Weiterbehandlung, als auch für die Dauerhaltbarkeit. Eine neuartige

Verankerungstechnik, die auf dem Klemmbackenprinzip mit einem breiten Kragen zur kortikalen Abstützung beruht, wurde mit bisher bekannten Fixationstechniken wie Einzelklammer und Doppelklammer in Gürtelschnallentechnik verglichen. Die Zugversuche wurden an Leichenknien, Schafstibiae und Kunststoffknochen vorgenommen. Die neuartige „Klemmhülse" war den übrigen Verankerungen hinsichtlich Ausreißfestigkeit, Steifigkeit und Minimierung der Längenänderung bei 500 N signifikant überlegen. Sie stellt somit eine deutliche Verbesserung für die Kunstbandchirurgie am Kniegelenk dar.

Schlüsselwörter: Knie – Kreuzbänder – Alloplastischer Bandersatz – Verankerung

368. Die präklinische Versorgung der unteren Extremität und ihr Einfluß auf die Möglichkeiten der Primärversorgung

P. Hochstein, H. Winkler, A. Wentzensen, Ludwigshafen

(Manuskript bis Redaktionsschluß nicht eingegangen)

369. Kopfverletzungen bei Radfahrern – Ein Beitrag zur Prävention

M. Feldmann und G. Schrobildgen

Chirurgische Klinik, Unfallchirurgie – Kinderchirurgie – Kliniken der Stadt Saarbrücken, Theodor-Heuss-Str. 120, W-6600 Saarbrücken

Head Injuries in Pedal Cyclists – Methods of Prevention

Summary. Head injuries are frequent in pedal cyclists and are often the cause of death. A total of 223 patients with head injuries were treated in a period of 3 years. Accidents and injuries are analyzed. Over 80 % had accidents in which no one else was involved, and 46 % suffered brain injury. Helmets can reduce or prevent head injuries. The helmets currently used do not protect the face. A new helmet including face protection is demonstrated. In the Saarland, a special program is supporting the wearing of bicycle helmets.

Key words: Head injuries – Pedal Cyclists – Helmets

Zusammenfassung. Kopfverletzungen bei verunfallten Radfahrern sind häufig. 75 % der tödlichen Ausgänge sind durch sie verursacht. Anhand von 223 behandelten kopfverletzten Radfahrern werden Unfallabläufe und Verletzungsart analysiert. Über 80 % erlitten einen Alleinunfall, ein Schädel-Hirn-Trauma wurde bei 46 % diagnostiziert. Schutzhelme können Kopfverletzungen verhindern oder mildern. Alle zur Zeit käuflichen Helme lassen das Gesicht ungeschützt. Ein neuer Helm mit zusätzlichem Gesichtsschutz wird vorgestellt. Im Saarland wird seit zwei Jahren die Tragebereitschaft für Radfahrer-Schutzhelme durch ein breit ausgelegtes Programm gefördert.

Schlüsselwörter: Kopfverletzungen – Radfahrer – Radfahrer-Schutzhelme

370. Prinzipien der operativen Behandlung von Verletzungen der Flexoren-Sehnen des 1. bis 5. Fingers an der Hand und am Unterarm. Ein Beitrag zur Qualitätssicherung

G. M. Lösch, H. Aschoff, M. Schrader und J. Hoch

Klinik für Plastische Chirurgie, Medizinische Universität Lübeck, Ratzeburger Allee 160, W-2400 Lübeck

Principles of Surgical Treatment of Injuries to the Flexo-Tendons of the First and Fifth Fingers in the Hand and Forearm. A Contribution to Quality Assurance

Summary. A significant improvement in the healing process after tendon suture can be obtained by maintenance of function. In a prospective follow-up study, 87 patients with flexor tendon sutures were examined. Depending on the general and specific individual risk factors, the postoperative management consisted in dynamic splinting or immobilisation (54 patients) and combined passive and intermittent active treatment (34 patients). Based on the selection criteria, the postoperative combined passive and intermittent active treatment leads to an improvement of functional results.

Key words: Hand – Flexor-Tendon – Injuries – Postoperative treatment

Zusammenfassung. Eine signifikant gebesserte Verfestigung der Sehnennahtstelle kann erreicht werden, wenn eine der Sehne angepaßte Organfunktion erhalten wird. Es wurden in einer prospektiven Studie 87 Patienten mit durchtrennten Flexor superficialis et Profundussehnen erfaßt. In Abhängigkeit von einem allgemeinen und speziellen Risikoschlüssel wurden von diesen Patienten mit genähten Flexorensehnen 54 konventionell passiv dynamisch oder mit Ruhigstellung und 33 Patienten kombiniert passiv und aktiv nachbehandelt. Unter Berücksichtigung der risikobezogenen Auswahl der Patienten zeigte sich, daß die kombinierte passive und aktive Nachbehandlung zu einer Verbesserung der Qualität der Ergebnisse führt.

Schlüsselwörter: Flexorensehnennaht – Aktive Mobilisierung

Schlußveranstaltung

Festvortrag „Die Aktualität des Schönen“

U. Hommes

Institut für Philosophie, Universität Regensburg, Universitätsstraße 31, W-8400 Regensburg

Präsident Prof. Dr. med. Franz Paul Gall, Erlangen: Meine sehr verehrten Damen und Herren! Ich eröffne die Schlußveranstaltung, die wie jedes Jahre einen Festvortrag vorsieht. Ich möchte nicht verhehlen, daß es immer wieder kritische Stimmen gegeben hat, die von einer solchen Schlußveranstaltung abraten. Dies mag vielleicht an der Auswahl der Themen liegen. Weil ich es aber für richtig fand, an diesem traditionellen Festvortrag festzuhalten, habe ich ein Thema ausgesucht, das uns Chirurgen eigentlich alle interessieren sollte und interessieren muß, auch wenn wir nicht plastische Chirurgen sind.

Ich darf Ihnen als Redner Herrn Prof. Dr. phil. Dr. jur. Ulrich Hommes, Philosoph der Regensburger Universität, vorstellen, der mir von Persönlichkeiten wärmstens empfohlen und durch einige Schriften, besonders durch sein reizendes Büchlein „Marc Aurel zu dir selbst“, das ich Ihnen allen empfehlen kann, bekanntgeworden ist.

Prof. Dr. phil. Dr. jur. Ulrich Hommes ist in Freiburg 1932 geboren. Nach dem Abitur am Berchtold-Gymnasium in Freiburg erfolgte Studium der Philosophie, Germanistik und Geschichte an der Universität in Freiburg. Er schloß ab mit einer Promotion zum Dr. phil. mit einer Arbeit über Hegel und Feuerbach. Danach erfolgte das Studium der Rechtswissenschaften, ebenfalls in Freiburg, und 1961 Promotion zum Dr. jur. 1962 habilitierte sich Herr Prof. Hommes für Philosophie an der Ludwig-Maximilians-Universität in München, und schon 1967 erhielt er einen Ruf für den Lehrstuhl für Philosophie an der Universität in Regensburg.

Das Hauptarbeitsgebiet von Ulrich Hommes ist die praktische Philosophie, d. h. Rechts- und Sozialphilosophie, politische Theorie, Ethik, Ästhetik und Gesichtsphilosophie. Seine größeren wissenschaftlichen Veröffentlichungen gehen vor allem vom Wesen des menschlichen Handelns aus. Seine wichtigsten Veröffentlichungen sind: „Existenzerhellung und das Recht“ 1962, „Transzendenz und Personalität“ 1972, „Erinnerung an die Freude“ 1978, Es liegt an uns“ 1980 und „Dem Leben vertrauen“ 1983, „Wohin mit der Angst“ 1990 und „Marc Aurel Zu dir selbst“.

Darf ich Sie, Herr Prof. Hommes, recht herzlich begrüßen und zu ihrem Vortrag bitten. (Beifall)

Prof. Dr. phil. Dr. jur. U. Hommes, Regensburg: Herr Präsident, meine sehr verehrten Damen und Herren! Zunächst danke ich natürlich herzlich für diese unverdient freundliche Begrüßung. Ich bin gern hierher gekommen, weil ich es für eine gute Idee halte, daß Sie nach den vielen speziellen Vorträgen und Diskussionen zum Abschluß Ihres Kongresses auch mit etwas Fachfremdem noch beglückt werden.

Als Ihr Präsident mich einlud, das zu versuchen, kamen wir relativ schnell auf das Thema, über das ich sprechen möchte, nämlich „Die Aktualität des Schönen“. Ich habe mir gedacht, wenn schon etwas, womit Sie sich sonst eh nicht beschäftigen, dann ruhig doch etwas, was allen draußen eher etwas befremdlich vorkommt. Mir ist nämlich bei der längeren Beschäftigung mit dem Phänomen des Schönen etwas aufgegangen, das ich auch Ihrer Aufmerksamkeit gern empfehlen möchte. Das deutlich zu machen, ist allerdings nicht ganz leicht, denn wer sich Rechenschaft gibt darüber, mit was wir uns für gewöhnlich am meisten beschäftigen und was wir wichtig nehmen, der kann kaum auf den Gedanken kommen, daß das Schöne eine wesentliche Rolle spielt in unserem Leben. Eher noch wird man darauf gefaßt sein müssen, belächelt zu werden, wenn man einlädt dazu, über das Schöne etwas genauer nachzudenken. Aber lassen Sie uns einmal einfach davon ausgehen, daß es sich bei dem Schönen nicht um irgendein Randphänomen handelt, nicht um hübsche, aber letztlich unverbindliche Zutat, sondern daß unser Dasein in der Begegnung mit dem Schönen in ganz besonderer Weise zu sich selber kommt, was man von vielen anderen Beschäftigungen so nicht sagen kann.

Fragen wir deshalb vorweg ganz schlicht, was wir eigentlich meinen, wenn wir etwas „schön“ nennen. Jeder weiß, daß im gewöhnlichen Sprachgebrauch alles mögliche mit dem Wort „schön“ belegt wird. Wir sprechen von einem schönen Tag, einer schönen Gestalt, einem schönen Haus, einem schönen Garten, einem schönen Baum, einer schönen Landschaft, einem schönen Himmel, einem schönen Bild, einem schönen Gedicht, einer schönen Melodie; wir kennen ein schönes Glas, eine schöne Lampe, ein schönes Auto; wir lesen von der Schönheitsfarm und von Schönheitsoperationen, wünschen einander eine schöne Zeit und sagen: Schön, dich zu sehen, oder, es ist schön bei dir.

Solche Aufzählung ist vielleicht zunächst etwas verwirrend. Was ist all dem, was wir so als „schön“ bezeichnen, eigentlich gemeinsam? Was haben das Dirndl im Schaufenster, Forsythien im Garten und Cezannes Bilder von der Provence miteinander zu tun? Wieso nennen wir das alles „schön“? Hält man sich die Vielfalt dessen vor Augen, was in der Alltagssprache als schön bezeichnet wird, zeigt sich auf der einen Seite ein sehr unbestimmter Gebrauch dieses Wortes. Es gibt eine Fülle von Dingen, Eigenschaften und Vorgängen, wo wir das, was gemeint ist, wohl mit einem anderen Wort sehr viel genauer treffen würden, wenn wir z. B. statt „schön“ schlicht „gut“ sagen wollten und von einem „guten Gespräch“ reden würden und nicht von einem schönen Gespräch. Auf der anderen Seite aber gibt es etwas, das im genauen und anspruchsvollen Sinne als Schönheit ausgesagt sein will, bei bestimmten Erscheinungen etwa in der Natur oder am Menschen oder in der Kunst. Orientiert man sich aber an diesen Dingen, wo kein anderes Wort das gemeinte treffender ausdrücken kann, wird das, was wir mit „schön“ meinen, schon wesentlich deutlicher. Schönheit hat ganz offensichtlich zu tun mit einem gewissen Schein, mit Strahlen, mit Leuchten; „schön“ ist das, was uns strahlend aufgeht. „Schön“ nennen wir, was heraussticht aus dem Unscheinbaren oder Unansehnlichen, was gut anzuschauen ist, was uns gefällt, was Bewunderung erweckt. Manchmal ist es geradezu zwingend, das, was sich gerade ereignet vor mir oder mir gegenüber dasteht, schön zu nennen: das Blühen des Baumes etwa oder ein formvollendetes Glas.

Meine Damen und Herren! Wenn ich sage, Schönheit hat zu tun mit einem gewissen Schein, dann meint „schön“ allerdings hier nicht: so aussehen, als ob. Denn so aussehen, als ob, das würde nahelegen, daß es in Wahrheit auch ganz anders sein kann oder auch ganz anders ist. Nicht um Schein im Sinne von falschem Schein geht es hier, sondern um Schein als Glanz. Der Schein des Schönen hat deshalb auch nicht in der Wirklichkeit seinen Gegensatz, sondern in ihm strahlt gerade die Wirklichkeit selber.

Damit ist im Grunde auch ein anderes gleich klargestellt. Man hört immer wieder, in Sachen Schönheit sei alles bloß subjektiv. Aber, meine Damen und Herren, als schön bezeichnen wir etwas nicht von uns her. Gemeint ist die Art und Weise, wie ein anderes da ist für mich. Nicht ich sehe da irgendwo etwas hinein: in das Glas, in das Gesicht, in das Bild, sondern ich nehme etwas entgegen. Dieses da vor mir ist schön, und als solches ist es von meinem Dafürhalten völlig unabhängig. Gefällt es, so deshalb, weil es schön ist, und das heißt, es ist nicht etwa schön, weil es gefällt. Wenn andere dann neben mir etwas, das mir gefällt, nicht schön finden, muß es daran liegen, daß sie aus irgendwelchen Gründen diese Schönheit nicht zu sehen vermögen, aber es wird nicht daran liegen, daß Schönheit etwas Subjektives ist. Wenn Philosophen anfangen, über Schönheit zu reden, dann erwarten viele in der Regel gleich einen Beitrag zu einer neuen Theorie der Kunst. Denn die Vorstellung ist verbreitet, es sei Kunst der Ort, wo man am ehesten der Schönheit begegnen kann. Aber wir alle wissen: wir finden Schönes keineswegs nur in der Kunst, es gibt Schönheit auch in der Natur und beim Menschen und bei den Dingen, die der Mensch herstellt zum Gebrauch. Mir scheint, daß wir heute nicht so sehr eine weitere Theorie der Kunst brauchen, sondern ein ursprüngliches Nachdenken über das Schöne. Deshalb möchte ich mich hier auch ganz bewußt darauf konzentrieren, von Schönheit in der Natur und Schönheit des Menschen zu reden und von Schönheit der Dinge, die der Hand des Menschen entstammen, ohne daß es sich da um Kunst handeln soll. Das heißt, ich klammere diesen ganzen Bereich aus. Bevor ich mich aber daranmache, in diesen Bereichen jeweils an einem Beispiel zu verdeutlichen, worum es hier geht, ist vielleicht gerade in diesem Kreis ein methodischer Hinweis nicht ganz unangebracht.

Wir alle wissen, es gibt ganz unterschiedliche Zugänge zur Wirklichkeit. Ich selbst bemühe für diesen Sachverhalt gern das Beispiel der Sonne. Jeder kennt die strahlenden Sonnenaufgänge, bei deren Anblick man sich wie neugeboren vorkommt: beschwingt, befreit, erhoben. Jeder weiß aber auch, daß naturwissenschaftlich betrachtet gar nicht die Sonne aufgeht, sondern die Erde sich um sich selbst und die Sonne dreht und daß es auf diese Weise zu dem genannten Schauspiel kommt. Immer wieder hört man, daß die Sonne aufgehe, dies scheine nur so, in Wahrheit sei das ganz anders. Aber, meine Damen und Herren, was gibt uns eigentlich das Recht, die eine Betrachtungsweise, nämlich die naturwissenschaftliche, vor der anderen so auszuzeichnen, daß sie die wahre Wirklichkeit begreift, während die andere bloßem Schein folgt? Hier sieht doch keineswegs etwas nur so aus, als ob, sondern es zeigt sich etwas, kommt hervor, strahlt in geradezu überwältigender Weise. Und in diesem Strahlen und Leuchten haben wir ganz unzweifelhaft etwas von der Sonne. Das heißt, es gibt gute Gründe, das Aufgehen der Sonne als solches ernst zu nehmen und auf die Sprache zu hören, die das auch ganz eindeutig so sagt. Niemand wird bestreiten, daß sich die Erde um die Sonne dreht und keineswegs also hier die Sonne sich am Himmel bewegt, bloß ist das nicht die ganze Wahrheit, sondern nur ein Aspekt. Würden wir nur diesen Aspekt als Wahrheit gelten lassen, würden wir die Wirklichkeit entscheidender Dimensionen berauben und uns abschließen von Zusammenhängen, die für unser Dasein von großer Bedeutung sind.

Mein Beispiel soll deutlich machen, wie grundverschieden der Zugang zur Wirklichkeit sein kann. Beides, die Einsicht, die uns im Anschauen entsteht, wie die Einsicht, die uns die Naturwissenschaft schenkt, ist wichtig; das eine kann das andere nicht ersetzen.

So aber wie mit der Sonne ist es im Grunde mit allem, was uns begegnet und was von Bedeutung werden kann für uns. Alles, was es gibt, kann ich zunächst befragen, wie es zusammengesetzt ist, wie es funktioniert, was man damit machen kann. Aber jeder von uns ahnt doch auch, daß da noch mehr ist und daß die Wirklichkeit noch anderes zu sagen hat. Daß eine Blume schön ist zum Beispiel, ein Mensch liebenswert und unser Dasein insgesamt doch irgendwie getragen, dies bekommen wir mit Rechnen und Messen nicht heraus. Und doch ist es auf vielfältige Weise wahrzunehmen, zu sehen und zu erkennen.

Damit setzten wir freilich einen Begriff von Wahrheit und Erkenntnis voraus, der etwas offener und weiter ist, als in der Regel heute anzutreffen. Aber es gibt eben nicht nur die begriffliche Erkenntnis, sondern sehr wohl auch eine anschauende. Wir erfassen die Wirklichkeit nicht nur, soweit sie unter die Begriffe des Verstandes zu bringen ist, auch im Anschauen geschieht Gewahrwerden von Wirklichkeit; da läßt sich etwas sehen, geht auf vor mir, zeigt sich von ihm selbst her. Und dies dürfen wir sehr wohl Erkenntnis nennen, auch wenn es gerade nicht begrifflich zu vermitteln ist, sondern seine Wahrheiten im gesehen werden hat.

Meine Damen und Herren! Von hier aus ist es eigentlich ganz leicht, sich in den verschiedenen Bereichen tatsächlich über Schönheit zu verständigen. Ganz offensichtlich gibt es zum Beispiel in dem, was wir Natur nennen, in dem, was also uns gegenüber einfach da ist, was da wächst und was da lebt, Strahlendes und Leuchtendes in großer Vielfalt, von der Sonne, dem Mond und den Sternen über blühende Sträucher, prachtvolle Früchte und bunte Vögel bis hin zum Wasser, den Bergen, dem Kristall – niemand wird bestreiten wollen, daß die Natur schon sehr schön sein kann. Dabei mag der einzelne sich durchaus von ganz Verschiedenartigem angesprochen fühlen. Die persönliche Empfänglichkeit spielt eine große Rolle, das also, worin einer aufgewachsen ist, was er erfahren hat, was ihm gezeigt wurde und was sonst alles unsere Aufgeschlossenheit für Dinge und Verhältnisse mitbestimmt. Dem einen geht Schönheit besonders auf an einer blühenden Wiese, dem anderen an Bergen oder dem Meer, wieder einem anderen an spielenden Katzen oder am Flug eines Vogels. Freilich gibt es auch Erscheinungen, die wohl jeder ganz fraglos mit Strahlen und Leuchten verbindet und die die Menschen immer und überall auch so angesprochen haben. Denken wir an den Frühling mit seinem Blühen oder den glitzernden Sternenhimmel, von dem immer gesagt wurde, daß er das Schönste sei, was der Mensch überhaupt schauen kann.

Ich möchte versuchen, an einem solchen besonderen Phänomen etwas genauer zu beschreiben, was Schönheit in der Natur heißt und was wir am Naturschönem für die Frage nach der Schönheit insgesamt lernen können. Mein Beispiel ist die Rose. Denn zum einen gilt die Rose nach wie vor als Inbegriff von Schönheit, stets aufs Neue bewundert und bestaunt, zum andern scheinen die großen empfindsamen Gemüter aller Zeiten einig darüber, was die Rose besagt, die Dichter und die Denker, von den Liebenden ganz zu schweigen. Gewiß hat man der Rose auch mancherlei abgewonnen. Von früh an etwa gab es Rosenwasser, Rösenöl und Rosenwein. Aber stets wurde die Rose geschätzt vor allem wegen ihrer Schönheit, wegen ihres hinreißenden Aussehens, ihrer Zartheit, ihres Duftes, ihres Glanzes. Und so geht es uns auch heute noch, wo immer wir Rosen begegnen: Rosen am Zaun, vor dem Haus, im Garten, auf hohem Stamm oder in der Vase auf dem Tisch. Da haben wir vielleicht zunächst nur spitze lange Knospen wahrgenommen, zartrot zum Beispiel, und dann entrollen sie sich zu starken Blättern, herrlicher Blüte, und während sie sich so öffnen, stärkt sich die Leuchtkraft der Farbe, an der Innenseite der Blätter noch intensiver als an der Außenseite. Irgendwie nehmen die Rosen mit ihrer Erscheinung unseren Blick schlichtweg gefangen. Wir sind gebannt von ihrem Überschwang, von ihrer Fülle an Form und Farbe. Und noch schöner scheint uns die Rose in ihrem Duft. Unweigerlich neigen wir uns der Blüte zu, um daran zu riechen und den Duft, den sie ausstrahlt, so tief wie möglich in uns aufzunehmen. Oder wir streifen sacht über die Blütenblätter, um ganz unmittelbar die Sanftheit zu spüren, in der sie sich nach außen kehrt. Es ist, als wären wir eingeladen, mit allen Sinnen am Ereignis dieser Schönheit teilzunehmen.

Etwas derart Schönes aber kann man nicht lediglich registrieren. Rosen stehen nicht einfach irgendwo herum und werden mit vielem anderem zusammen wahrgenommen, sie wirken wie eine Mitte. Da genügt deshalb auch kein schnelles Hinsehen. Angesprochen von ihrer Schönheit versinken wir immer tiefer im Anschauen. Je mehr wir uns aber dem reinen Schauen hingeben, um so mehr schließt sich uns auf, um so mehr spüren wir, was alles ausgeht von der Rose. Voll Kraft tritt das aus ihr heraus: Sanftheit, die Fülle, der Glanz; wie Wellen strömt es über uns und nimmt uns mit in Zusammenhänge, die wir zuvor kaum ahnten. Da werden wir einbezogen in ein Geschehen, das ganz offen ist und doch zutiefst geheimnisvoll, und manchmal spüren wir, so ins Anschauen der Rose versunken, geradezu Zärtlichkeit aufsteigen in uns.

Was macht nun eigentlich das Schönsein der Rose aus? Ist sie schön durch die Farbe, durch die Form, durch den Duft? Soviel wir auch immer aufzählen mögen, eine befriedigende Antwort wäre mit solcher Zuordnung nicht zu finden. Schön an der Rose ist nicht nur dies oder das, sondern die Rose selbst, ihr Rose-Sein. Man könnte geradezu sagen, nichts ist schön an der Rose als sie selbst. Sie selber ist schön, dies aber so durch und durch, daß das Schönsein geradezu ihr Sein zu sein scheint.

Gewiß kann man sich der Rose auch ganz anders nähern und als Botaniker und Biologe zum Beispiel eine möglichst genaue Pflanzenbeschreibung suchen, die Bestimmung ihrer besonderen Merkmale von Griffel und Staubfäden über die Kelchblätter und Knospen und den Blütenstand bis hin zum Zweig mit Laubwerk und den Dornen, die eigentlich Stacheln sind. Oder man analysiert die Formen, Farben und Duft auf jene Gesetzmäßigkeit hin, die man beachten muß, wenn man eine bestimmte Rosensorte züchten will.

Was uns an der Rose so anzieht, womit wir da so beschenkt werden, wenn wir sie bewundern, dem allerdings kommt man so nicht näher. Wieviel wir auch immer an chemischen und physikalischen Sachverhalten herausbekommen, die Schönheit dieser Erscheinung ist damit nicht erschlossen, und gerade daran zeigt sich, daß die Rose noch eine ganz andere Bedeutung hat, eine Bedeutung, die über alle berechenbaren Gegebenheiten hinausreicht und hinausführt. Wer das begriffen hat, der wird auch nicht mehr von einer ästhetischen Schicht der Natur sprechen wollen, von einer Schicht, die auf oder hinter anderem liegt. Wo wir Schönem in der Natur begegnen, da ist die Natur selbst schön, ist sie nicht Erscheinung oder Material, das zu bearbeiten wäre für den Lebensunterhalt, oder ein Objekt, das die Wissenschaft auseinandernimmt. Da will Natur ernstgenommen sein in dem, als was sie selbst sich zeigt, und das heißt eben als das, was im Schein, im Strahlen, im Leuchten seine Wahrheit hat.

Oder betrachten wir Schönheit beim Menschen. Jeder von uns kennt solche, die man schön nennt. Dabei möchten wir manchmal allerdings auch unterscheiden zwischen dem, was eine Schönheit in eher äußerlichem Sinne darstellt, und jener Schönheit, die uns mehr von innen her anzugehen scheint. Da gibt es das hübsche Gesicht, en face, so makellos wie im Profil, für jedes Titelblatt von Illustrierten geeignet, oder die gute Figur, die besonders gern zu Werbezwecken eingesetzt wird. Bis zu einem gewissen Grade kann man an so etwas durchaus Gefallen finden. Auch tut solche Schönheit ganz zweifellos ihre Wirkung. Das heißt, wer in diesem Sinne gefällt, wer mit blendendem Aussehen Eindruck macht, hat es tatsächlich in vielerlei Hinsicht leichter. Überall ist er willkommen, und haben wir selbst bei einem Treffen die Wahl, stellen wir uns lieber zu ihm, und in mancherlei Beziehung wird er bevorzugt, weil ihm im Verhältnis zu anderen der leichtere und ersprießlichere Kontakt zugetraut wird.

Meine Damen und Herren! Dieses ist auch die Stelle, wo der Gedanke, den ich entwikkeln will, den Zusammenhang von Schönheit und Medizin streift und wo ein Wort fällig sein könnte auch zur plastischen Chirurgie, genauer: zu den sog. ästhetischen Operationen. Ich denke jedenfalls, daß sich diejenigen unter Ihnen, die auf diesem Feld tätig sind, nicht mißverstanden fühlen müssen, wenn ich auf ihre Arbeit allenfalls hier zu sprechen komme, wo es um Schönheit in eher äußerlichem Sinne geht. Denn eben das Äußere – man könnte auch sagen: die Oberfläche – ist es ja, worauf sich diese Operationen beziehen; alle Mühe gilt einer möglichst ansehnlichen Erscheinung, und so werden dann eben Nasen gerichtet, Gesichter geglättet, Busen geformt und vieles dergleichen mehr. Besonders strenge Gemüter fragen gelegentlich, ob es nicht Wichtigeres gibt, als sich solchen Verbesserungen des Aussehens zu widmen, soweit es nicht um Wiederherstellung nach einem Unfall geht.

Aber, meine Damen und Herren, gerade die Chirurgie müßte eigentlich in dieser Frage darauf stoßen, wie sehr die Selbsteinschätzung eines Menschen, sein Ich-Bewußtsein, auch vom Körpergefühl mitbestimmt wird. Bei diesem Körpergefühl spielt nicht nur Schmerz oder Schmerzfreiheit eine große Rolle, sondern auch die Meinung, wie man auf andere wirkt, ob man gut anzuschauen ist, ober ob man, gemessen an dem üblichen Schönheitsmuster, nur als häßliches Entlein oder verhinderter Dracula wahrgenommen werden kann. Hier tut natürlich auch seine Wirkung, was uns die Werbung, die Illustrierten und das Fernsehen Tag für Tag als wohlgeformt und erstrebenswert vor Augen führen: das Junge, Schlanke, Straffe und Knackige.

So ist insgesamt wohl zu sehen, daß bei den Fortschritten der Medizin in der gegenwärtigen Gesellschaft nicht nur der Anspruch steigt, von allen Beeinträchtigungen möglichst rasch und konsequent befreit zu werden, sondern auch die Neigung zunimmt, sich zur Erlangung einer angenehmen Erscheinung auch unter das Messer zu begeben. Was immer der plastischen Chirurgie im Sinne einer Verbesserung der Erscheinung möglich ist und gelingt, alles das spielt tatsächlich auf einer anderen Ebene als das vorhin angesprochene Ereignis des Schönen. Die Schönheit jedenfalls, auf die ich hier hinweisen will, liegt nicht in den Händen des Menschen, sie ist kein berechenbarer Effekt, sondern eine Offenbarung.

Ich sprach gerade von Schönheit in eher äußerlichem Sinne, von einem hübschen Gesicht, einer guten Figur. Ich habe ausdrücklich darauf hingewiesen, daß auch diese Schönheit ihre Wirkung tut. Aber bei genauerem Zusehen nimmt sich dann oft das, was zunächst so viel Zustimmung erfährt, eher etwas glatt oder gar leer aus. Irgendwie fühlen wir uns nicht so sonderlich im Innersten bewegt.

Auf der andern Seite aber gibt es unter den Menschen jene Erscheinungen, die unseren Blick auf sich ziehen einfach durch die Art, wie sie da sind, so umwerfend schön und vielversprechend, mag das, was uns da gefangen nimmt, ausgehen von der Figur, der Haltung, der Bewegung oder von den Händen, den Augen, dem Gesicht. Ganz deutlich spüren wir jedenfalls, wie gerade die Schönheit des Gegenüber etwas anstößt in uns und uns in Schwingung versetzt. Während das bloß Hübsche und Wohlgeratene, Aufgestylte bald langweilig wirkt, verliert das wirklich Schöne seine Anziehung nicht. Wir sagen dann auch gern, da kannn man sich nicht sattsehen.

Gleichwohl ist es etwas problematisch, von einer eher äußerlichen Schönheit zu reden und von ihr eine Schönheit zu unterscheiden, die uns mehr von innen her angeht. Allzu leicht führt uns das auf eine falsche Spur. Zum einen nämlich ist Schönheit in gewissem Sinne immer äußerlich; ohne daß etwas zu sehen ist, würden wir ja nicht von „schön" sprechen. Das heißt, Schönheit ist gebunden an sinnlich wahrnehmbare Erscheinung. Nicht das, was irgendwo vielleicht dahinter liegt, macht die Schönheit aus, sondern die strahlende und leuchtende Erscheinung selbst. Zum andern aber ist das, was wir äußerlich nennen, beim wirklich Schönen gerade nicht ein bloß Äußerliches, nichts, was man rein äußerlich fassen könnte, das man gar abtasten und ausmessen müßte. Es scheint uns in seinem Glanz eher als nach außen tretende Innerlichkeit. Das Äußere ist wo es schön scheint, wie ein ins Leuchten geratenes Innere. Wenn ich zum Beispiel in das bewegte Gesicht eines anderen blicke, sehe ich da nicht nur eine durch Augen, Nase und Mund gegliederte Fläche und vielleicht noch Muskelspiel und Hautverschiebung; ich sehe etwas, in dem der andere selbst gegenwärtig ist. Ich sehe zum Beispiel Mißtrauen oder Widerwillen oder Angst oder Offenheit, Verständnis, Zuneigung, und das heißt, ich nehme nicht etwas bloß Äußerliches wahr, um dann von diesem Wahrgenommenen aus auf dahinterliegende seelische Vorgänge zu schließen, sondern ich erfasse den geschehenden Ausdruck. Ausdruck aber bedeutet, daß etwas, was für sich genommen zunächst nicht sichtbar ist, in die Anschaubarkeit hervortritt und so am sinnlich Wahrnehmbaren und mit dem sinnlich Wahrnehmbaren aufgenommen werden kann. Wir erschließen nichts aus dem Gesicht des anderen, sondern wir sehen dort etwas. Und was hier für das Gesicht gilt, gilt in ähnlicher Weise für die Figur, für die Haltung, die Bewegung. Wenn man sagt, das, was der andere mir sichtbar darbietet, sei nur die Außenseite, so stimmt das eben nur bis zu einem gewissen Grad. Natürlich kann man hinter dem, was so zu sehen ist, noch eine ganze Menge entdecken. Man kann da auch mit dem Messer drangehen und aufschneiden, und man kann das nicht nur, sondern sehr oft muß man es, und da tut es gut, sich in den Händen von jemand zu wissen, der sich mit dem auskennt, was dahinterliegt. So betrachtet ist die Oberfläche nichts anderes als die Hülle um etwas, dessen materieller Zusammenhang dahinter zu finden ist. Dennoch ist die Oberfläche nicht bloß Außenseite, hinter der sich was anderes verbirgt, sondern Erscheinung. Die Wahrnehmung, das heißt unser Sehen, geht auf das im Wahrgenommenen Erscheinende. Sie sammelt nicht isolierte Sinnesdaten, sondern folgt einer Erscheinung.

Dies aber ist nun ganz entscheidend für das Gewahrwerden des Schönen. Immer wieder geschieht es, daß uns die Erscheinung eines Menschen geradezu überwältigend anstrahlt und wir von ihr zutiefst ergriffen werden. Es ist der leuchtende Anblick, der uns fesselt und in dem wir dem andern begegnen. Wir können uns zwar nicht erklären, wie es dazu kommt, daß dieses Gegenüber so strahlt und leuchtet, das ereignet sich eben, und wir können es nur entgegennehmen. Aber wir vermuten das, was der andere wirklich ist, keineswegs jenseits dieser Erscheinung; ganz unmittelbar erfasssen wir ihn in diesem Schein, daß heißt, schön nennen wir einen Menschen gewiß von seinem Aussehen her. Und doch meint „schön" deshalb nicht bloß die äußere Seite, von der ein Inneres zu unterscheiden wäre. Sind wir vom Anblick eines anderen wirklich gefesselt, meinen wir es oft mit Händen zu greifen, wie er eins ist mit der sichtbaren Gestalt. Gerade das, was ihn selbst auszeichnet, tritt da strahlend hervor, und deshalb meinen wir im Äußeren das Innere zu sehen. Was sinnlich wahrnehmbar an der Oberfläche geschieht, scheint uns in Wahrheit von innen her zu leuchten.

Noch ein Beispiel aus dem dritten Bereich, nämlich Schönheit von Dingen, die der Hand des Menschen entstammen, die hergestellt sind zum Gebrauch. Davon gibt es eine ganze Menge rings um uns herum, alles mögliche Gerät: der Stuhl, der Tisch, der Schrank, Becher,

Krüge, Schüsseln, Wagen, Häuser, Sie wissen das. Jeder weiß aus eigener Erfahrung, daß es da nicht nur höchst Unterschiedliches gibt bei den Stühlen oder Schränken, den Häusern, sondern daß darunter immer wieder Dinge sind, die uns gefallen, zwischen denen wir uns wohlfühlen. Solches Gefallen und Sich-Wohlfühlen kommt nicht von ungefähr. Und so sollten wir es auch nicht dabei bewenden lassen, einfach zu sagen, da gibt es auch schöne Dinge. Es spricht einiges dafür, daß zur Herstellung der Dinge ursprünglich ein solcher Bezug auf Schönheit gehört. Das heißt, es gibt ein elementares Bedürfnis des Menschen, die Dinge, die er braucht, schön zu machen. Dinge schön machen, das bedeutet, sie nicht nur so machen, daß man sie brauchen kann und daß sie ihren Zweck erfüllen, sondern so, daß sie Form haben, daß sie uns ansprechen, daß wir sie gern sehen, daß der Umgang mit ihnen Freude macht.

Damit soll natürlich nicht behauptet werden, daß in der Herstellung von Gebrauchsdingen heutzutage hierauf sehr viel Mühe verwandt wird und daß wir überall diesen Bezug auf Schönheit auch feststellen können. Bei der industriellen Produktion von Massenware zählen andere Momente; da müssen die Dinge vor allem billig sein und stapelbar und rasch auszutauschen.

Und doch gibt es für jeden in seinem Umfeld Dinge, bei dem ihm dieser andere Bezug auch heute deutlich aufgehen kann. Nehmen wir als Beispiel unsere Trinkgefäße. Trinken ist sicher ein elementares Lebensbedürfnis, aber man kann trinken aus allen möglichen Geräten, auch aus groben und formlosen. Ganz offensichtlich aber hat sich der Mensch zu allen Zeiten darum bemüht, für das Trinken Gefäße von besonders ansprechender und überzeugender Form herzustellen, und er hat im Blick darauf das Material gesucht und dieses Material dann ständig weiter verfeinert. Dahinter steckt wohl nichts anderes als die Ahnung, daß das besonders formvoll Gestaltete auf ganz eigene Weise hilft zu leben. Ein Glas zum Beispiel, das ist für uns nichts Besonderes, wenn man es einfach nimmt als ein Gefäß, das benutzt werden kann beim Stillen des Durstes. Und doch ist ein Glas keineswegs etwas nur Alltägliches, zumindest kann es sehr viel mehr sein. Im praktischen Umgang mit dem Glas schon macht sich das bemerkbar. Da haben wir gelegentlich durchaus das Gefühl, daß das Glas regelrecht die Art und Weise des Trinkens prägt. Das heißt, das Glas macht durch seine Form und das Material das Trinken selbst herrlich und gelassen, ermöglicht nicht nur rasche Befriedigung eines drängenden Bedürfnisses, sondern bringt etwas von Festlichkeit ins Spiel, läßt das Trinken selbst zur Begegnung werden mit solchem, aus dem Lebenskraft fließt.

Im Grunde ist nichts anderes gemeint, wenn von Form die Rede ist, die uns anspricht, Form als Wirklichkeit von Schönheit. Schön sein heißt Form haben. An der Form eines Dinges geht uns seine Schönheit auf. Aber Form ist dann bezogen ganz auf das Scheinen und also nicht primär gegenständlich im engen Sinne gemeint. Solche Form ist nicht in einer Zergliederung des Gegenstandes zu fassen; sie besteht nicht in einem bestimmten Verhältnis der Teile zueinander oder in der meßbaren äußeren Beschaffenheit. Form im Sinne von Schönheit ist vielmehr der Ausdruck für jenes Unbeschreibliche, das am Ding zwischen allen seinen beschreibbaren Verhältnissen durchscheint. Wer Form spürt, so kann man sagen, der hat die Schönheit berührt, und deshalb findet er nicht nur dies besondere Ding in seiner Hand schön, sondern er erfährt dann, daß er mit sich selbst und seiner Welt ins Reine kommen kann.

Auch in bezug auf die Dinge, mit denen wir uns umgeben, weil wir sie brauchen, gilt also ganz ähnlich wie bei der Schönheit der Natur und der Schönheit des Menschen: Durch die Schönheit strahlt in unsere Wirklichkeit etwas herein, das außerhalb unserer eigenen Reichweite liegt. Der Sinn der Dinge, die uns dienen, ob Haus oder Stuhl oder Glas, erschöpft sich nicht darin, daß sie uns dienen. Es ist eigentümlich, daß mit der fortschreitenden Perfektionierung aller Mittel und der ins Ungemessene gewachsenen Verfügungsmacht des Menschen dieser Aspekt uns immer mehr aus dem Blick schwindet. Aber das Erlöschen des Glanzes muß nicht daran liegen, daß die Dinge selbst weniger leuchten; es kann sehr wohl damit zu tun haben, daß wir nicht mehr richtig zu sehen vermögen. Deshalb ist es sehr wichtig festzuhalten: Es ist nicht jedes Ding schön. Sehr oft aber ist es unsere Fixierung ganz aufs Brauchen und Verbrauchen nur, die es verhindert, daß sich die Schönheit eines Dinges zeigen kann. Nur wo wir den Dingen gegenüber wirklich offen sind und uns nicht auf das beschränken, was nützlich ist und womit man etwas erreichen kann, nur da kann sich im Brauchen auch dieses ganz andere zeigen. Nur da können wir erleben, wie ein Ding, das uns dient, eben mehr sagt als Dienst. Diesem Mehr muß man Raum geben, und das heißt, es kommt für die Entdeckung der Schönheit ganz wesentlich darauf an, wie wir selbst uns zu den Dingen stellen, ob ein Ding uns nur zweckhaft beschäftigt oder ob es auch scheinen darf. Zwar bewirke nicht ich das Scheinen, aber ob etwas scheint für mich, das liegt gewiß auch an mir.

Meine Damen und Herren! Ich sagte, es sind gewiß nicht alle Dinge schön, aber es gibt eine Fülle von Schönem, und hat man einmal damit angefangen, auf Schönheit zu achten, kann man sich nur wundern darüber, wieviel um uns herum geradezu wartet darauf, entdeckt zu werden. Ob in der Natur oder am Menschen oder den Dingen, die der Hand des Menschen entstammen, immer wieder geht etwas strahlend auf, sticht heraus aus dem ansonsten eher Unansehnlichen und bewegt uns auf ganz unerwartete Weise. Da weckt etwas nicht nur unser Interesse, weil es anders ist als das Übliche, wir stehen nicht nur vor einer ungewohnten Erscheinung, sondern wir spüren uns selbst angesprochen, spüren, daß da etwas geschieht, das uns in überaus positiver Weise tief im Innersten betrifft. Geht man dem aber etwas genauer nach, kommt man immer wieder zum gleichen Sachverhalt: Wo uns ein Ding schön scheint, da zeigt sich, daß die Dinge nicht nur sie selber sind, daß in ihnen vielmehr noch ein anderes ist, etwas, das wir nicht geradewegs zu fassen vermögen und das auf geheimnisvolle Weise ihre Wirklichkeit mit ausmacht. Wir sagen dann gern, das, was ist, scheint mehr, als es ist. Wo die Natur schön ist, in den Forsythien, der Rose, den Wäldern oder den Jahreszeiten, wo Menschen uns mit ihrem Aussehen geradezu gefangennehmen durch die Figur, die Bewegung, das Gesicht, wo Dinge des täglichen Gebrauchs ins Leuchten geraten, weil uns aus ihrer vollendeten Form so viel zufließt, oder wo ein Kunstwerk zur Offenbarung wird und sich in ihm etwas vom innersten Geheimnis der Welt auftut – die Schönheit macht da gerade jeweils klar, daß das, was ist, nicht nur einfach es selber ist und daß die Wirklichkeit eben nicht nur im Greifbaren und Meßbaren besteht. Man muß es vielleicht sogar noch zuspitzen: Es ist nicht nur so, daß das was ist, mehr scheint, als es ist. Ganz deutlich haben wir das Gefühl, in diesem Schein kommt überhaupt erst heraus, was es wirklich ist. Solcher Schein kommt also nicht zum Sein der Dinge noch hinzu, ergänzt nicht, was die Dinge normalerweise sind, der Schein selbst sagt vielmehr, daß das, was ist, eigentlich so ist, wie es hier aufgeht. Im Glanz des Schönen zeigt sich also nicht nur etwas noch von einer anderen Seite, es schließt sich damit eine Dimension der Wirklichkeit auf, deren machtvolle Erscheinung uns dazu bringt anzunehmen, gerade hier zeige sich, was die Wirklichkeit selbst in ihrem Grunde ist. Es ist, als wären Dinge und Menschen mehr in dem, was sich nicht messen und nicht berechnen läßt, als wären sie mehr sie selbst, wo sie uns so gegenüberstehen, daß man sie eigentlich nur bewundern kann. Wenn aber das, was ist, in schönem Aussehen wirklicher und wahrer ist als dort, wo wir etwas ganz naturalistisch nehmen, so wie es ist, so wie es sich von außen und in äußeren Bestimmungen fassen und halten läßt, dann geht gerade hier, wo die Wirklichkeit schön scheint, etwas auf vom Sinn. Wir beginnen die Erscheinungen zu verstehen als Ausdruck eines sich in ihnen enthüllenden Sinns.

Mit dieser Dimension hat der moderne Mensch erhebliche Schwierigkeiten. Er ist es gewohnt, die Dinge ernst zu nehmen, soweit man mit ihnen rechnen kann oder rechnen muß. Sein Interesse an der Wirklichkeit ist nur darauf gerichtet, sich möglichst alles messend und konstruierend zu unterwerfen. Es läßt sich die Wirklichkeit nicht nur tatsächlich so auch weithin in den Griff nehmen, für viele der Bedürfnisse, die wir ausgebildet haben, gäbe es auch keine Möglichkeit der Befriedigung, würden wir nicht zunächst eben so mit der Wirklichkeit verfahren. Aber die Wirklichkeit, mit der wir uns da beschäftigen, ist dann auch immer schon um ihren tieferen Sinn gebracht. Und so kommt es, daß ungeachtet aller wissenschaftlichen, technischen und wirtschaftlichen Erfolge eine merkwürdige Leere sich ausbreitet und daß wir zunehmend unter Orientierungslosigkeit zu leiden beginnen. Immer deutlicher machen wir die Erfahrung, daß Beherrschung und Ausbeutung der Welt nicht die Gewißheit erfüllten Lebens vermittelt, ganz im Gegenteil uns zunehmend in eine Sackgasse geraten läßt, an deren Ende durchaus die große Katastrophe stehen kann. Läßt man sich dagegen wirklich auf das ein, was an der Erscheinung des Schönen zu lernen ist, dann bringt uns diese ganz unmittelbar zu einem anderen Verhältnis Menschen und Dingen gegenüber. Mit der Aufmerksamkeit auf das Schöne werden wir wirksam aus jedem bloß brauchenden und verbrauchenden Umgang in ein wesentlicheres Verhältnis gerufen, in eine Beziehung, wo Menschen und Dinge in einem viel volleren Sinne da sein können für uns und wo uns aus ihrem Dasein tatsächlich auch Kraft und Ermutigung zuwächst. Gerade für die Veränderung unseres Verhaltens zur Natur und zum Menschen, die nötig ist, wenn wir in der modernen Welt erfüllt leben wollen, gerade dafür wird in der Begegnung mit dem Schönen eine Bresche geschlagen. Damit gewinnt Schönheit eine ganz eigene Aktualität. Zwar ist das Schöne in gewissem Sinn immer aktuell, wenn es uns so Wichtiges zu sagen hat für das Verständnis der Wirklichkeit und für die Möglichkeit gelingenden Lebens. Aber indem Schönheit so unmißverständlich, weil ganz sinnlich wahrnehmbar uns sagt, daß die Wirklichkeit jenseits von Machbarkeit und Nutzen überhaupt erst das Eigentliche offenbart, kann sie eine entscheidende Hilfe werden angesichts der besonderen Schwierigkeiten des Lebens in der von Technik und Wissenschaft bestimmten Welt. Denn nicht in der bloß immer weiter vorangetriebenen Perfektion von Technik und Wissenschaft und nicht in der ständigen Ausweitung und Steigerung bloß materiellen Wohlstandes werden wir finden, daß das Dasein lohnt. Dies kommt sehr viel eher heraus, wenn wir uns solchem widmen, das sinnvoll ist in sich.

Deshalb müssen wir uns bemühen, die Empfänglichkeit für das Schöne zu fördern. Wir sollten nicht nur den Verstand pflegen, sondern müssen endlich auch wieder zu unseren Sinnen kommen. Bei einem russischen Dichter fand ich den Satz: Die Schönheit wird die Welt retten. Meine Damen und Herren, wohl jeder empfindet diesen Satz zunächst als weltfremd bis zur Lächerlichkeit. Warum sollte ausgerechnet von dem, was am Schein sich bemerkbar macht, etwas Rettendes ausgehen können. Aber gibt man sich Rechenschaft darüber, wie wenig rücksichtsvoll wir tatsächlich mit unserer Welt umgehen, und macht man sich andererseits klar, was in der Erfahrung des Schönen mit uns geschieht, klingt der zitierte Satz nicht mehr ganz so unrealistisch, zumindest scheint er mir sehr genau in unsere Zeit zu passen.

Ich komme zum Schluß. Am Eingang habe ich davon gesprochen, daß Schönheit heutzutage kaum ein Thema ist. Aber ich meine, wir sollten zur Kenntnis nehmen, daß die Menschen früherer Zeiten in bezug auf das Schöne tatsächlich ganz anders gedacht haben. Plato zum Beispiel, einer der größten Denker der Weltgeschichte, der um 400 v. Chr. in Griechenland gelebt hat, sagt in seinem Symposion: Wenn es etwas gibt, wofür zu leben lohnt, dann ist es die Betrachtung des Schönen.

Meine Damen und Herren! Nehmen wir diese Aussage ruhig ernst. Sie kommt nicht aus dem Überdruß ständigen Beschäftigtseins mit Dingen, die am Ende leer lassen. Sie drückt auch nicht nur den Wunsch aus, sich nach allen möglichen Geschäften einmal anderem zuwenden zu können, solchem, was der Seele gut tut. Genau genommen besagt dieser Hinweis vielmehr, daß es die Betrachtung des Schönen ist, die dem Leben eigentlich Sinn gibt. Das heißt, es ist hier ein Bezug des menschlichen Daseins auf die Schönheit angesprochen, der grundsätzlicher gar nicht zu denken ist. Nicht bloß haben manche Dinge und manche Erwartungen und manche Wünsche mit Schönheit zu tun, sondern von der Schönheit her erschließt sich uns das rechte Verhältnis zu dem, was ist. Mit der Schönheit wird deutlich, was Wirklichkeit eigentlich besagt. Wie fern dies vom heute üblichen Selbstverständnis des Menschen ist, wie ganz anders wir in der Regel denken, liegt auf der Hand. Die Menschen der technisch-wissenschaftlichen Zivilisation beschäftigen sich mit anderen Dingen. Sie sind am Glanz des Schönen nicht sonderlich interessiert, oft genug fühlen sie sich darüber geradezu erhaben. Bloß braucht das, was Plato sagt, deshalb nicht falsch zu sein.

In diesem Sinne möchte ich zum Schluß einen Vers aus unseren Tagen zitieren. Er findet sich in einem Band von Gedichten von Hilde Domin. Unter dem zauberhaften Titel „Nur eine Rose als Stütze“ heißt es da: „Wir essen Brot, aber wir leben vom Glanz.“ Ich empfinde diesen Vers immer wieder geradezu als Befreiung. Ganz gewiß, man muß essen, um zu leben, wir brauchen Brot, und dieses Brot und alles das, was wir sonst noch meinen haben zu müssen, fällt uns in der Regel nicht in den Schoß. Wir müssen arbeiten dafür, rennen und jagen, und oft genug bleibt für anderes weder Kraft noch Zeit. Aber Leben, das will dieser Vers sagen, Leben ist nicht essen und arbeiten, um genug zum Essen zu haben. Zum Leben, das heißt zum erfüllten Dasein, gehört mehr, nicht zuletzt das, was uns in der Erfahrung des Schönen aufgeht. Wir essen Brot, aber wir leben vom Glanz. Vielleicht denken Sie selber einmal etwas weiter darüber nach. Sollte Sie der Vortrag dazu ermuntert haben, wäre es nicht gänzlich vergeblich gewesen, tatsächlich bis zum Ende des Kongresses zu bleiben. Vielen Dank (Anhaltender Beifall)

Präsident Prof. Dr. med. Franz Paul Gall, Erlangen: Sehr verehrter Herr Hommes, besten Dank für Ihr ausgezeichnetes Referat „Die Aktualität des Schönen". Als Sie mir dieses Thema vorgeschlagen haben, war ich sofort begeistert, aber ich habe mir nicht vorstellen können, wie schön und geistreich Sie Ihre Ausführungen heute gestalten werden. Ich glaube, Sie haben uns einen neuen Blickwinkel eröffnet, unsere Gedanken in eine neue Richtung geleitet, das Schöne zu beachten. Auch wenn es einfach ist, es ist täglich um uns. Es wird in Zukunft unsere Lebensfreude erhöhen. Dafür unseren persönlichen herzlichen Dank! (Beifall)

Meine Damen und Herren! Der 109. Kongreß der Deutschen Gesellschaft für Chirurgie ist mit dieser Schlußveranstaltung zu Ende. Sie, meine Damen und Herren, können in wenigen Minuten ihre Heimfahrt antreten oder noch einige Stunden im schönen München verweilen.

Ich darf hoffen, daß dieser Kongreß Ihnen neue Erkenntnisse für Ihren chirurgischen Alltag vermittelt hat. Wenn ich dieses Ziel erreicht habe, bin ich zufrieden.

Zum Schluß noch ein paar Worte des persönlichen Dankes an unseren Generalsekretär, Herrn Prof. Ungeheuer. Ohne seinen ständigen Rat und seine tatkräftige Unterstützung wäre ich wohl kaum so zurechtgekommen.

Ich danke auch Herrn Privatdozent Dr. Arnulf Hölscher und seinen Mitarbeitern aus dem Klinikum rechts der Isar für ihren Einsatz im Kongreßbüro. In diesen Dank schließe ich ein alle Damen unserer Geschäftsstelle. Auch Herrn Schreiber, der zum zweiten Mal die Pressestelle des Kongresses geleitet hat, bin ich zu Dank verpflichtet, daß er uns so unterstützt hat.

Last not least, aber deshalb nicht weniger herzlich, möchte ich mich bei meinen Mitarbeitern Privatdozent Dr. Köckelin, Oberarzt unserer Klinik, und meiner bewährten Sekretärin, Frau Heidemarie Scipio bedanken, die mit hohem Sachverstand und großartigem Engagement unbeirrt von kleinen Störungen immer freundlich und zuvorkommend zu jedem wesentlich zum guten Gelingen dieses Kongresses beigetragen haben. Ihnen allen gilt mein besonderer Dank.

Ich schließe diesen 109. Kongreß der Deutschen Gesellschaft für Chirurgie mit Dank an Sie alle. Meine besten Wünsche begleiten Sie für eine glückliche Heimfahrt. Auf Wiedersehen! (Beifall)

Zweiter Stellvertretender Präsident und Präsident für 1992/93 Prof. Dr. med. Hans-Martin Becker, München: Meine sehr verehrten Damen und Herren, Herr Präsident, Herr Generalsekretär! Eben ist der 109. Kongreß der Deutschen Gesellschaft für Chirurgie zu Ende gegangen. Ich glaube, wir schulden unserem Präsidenten Dank für diesen Kongreß. Die Wahl der Themen hat breiten Anklang gefunden; ich greife nur die ausführliche Berücksichtigung der chirurgischen Onkologie heraus. Hier ist es zu einer Standortbestimmung in der Tumorchirurgie gekommen, die neue Maßstäbe gesetzt hat. Ähnliches gilt für alle behandelten Themen. Die Mitglieder der Deutschen Gesellschaft für Chirurgie empfinden, daß mit diesem Kongreß ein weiterer Meilenstein in der Geschichte unserer traditionellen Gesellschaft gesetzt wurde. Dafür haben wir Ihnen, Herr Präsident, zu danken.

Ich darf die Gelegenheit ergreifen, Sie sehr herzlich zum 110. Kongreß unserer Gesellschaft wiederum nach München einzuladen. Der Kongreß findet vom 13. bis 17. April 1993 statt. Das Leitthema ist ähnlich dem des diesjährigen Kongresses: „Der Wandel der Chirurgie in unserer Zeit" – auch eine Art Versuch einer Standortbestimmung in den Bereichen der Chirurgie. Alles Weitere werden Sie den nächsten Mitteilungen entnehmen können.

Ich hoffe, Sie nächstes Jahr möglichst zahlreich begrüßen zu dürfen. Auch ich wünsche Ihnen eine gesunde Heimkehr nach Hause. Vielen Dank. (Beifall)

Autorenverzeichnis

* Beitragsnummer

Sachverzeichnis

Springer-Verlag und Umwelt

Als internationaler wissenschaftlicher Verlag sind wir uns unserer besonderen Verpflichtung der Umwelt gegenüber bewußt und beziehen umweltorientierte Grundsätze in Unternehmensentscheidungen mit ein.

Von unseren Geschäftspartnern (Druckereien, Papierfabriken, Verpackungsherstellern usw.) verlangen wir, daß sie sowohl beim Herstellungsprozeß selbst als auch beim Einsatz der zur Verwendung kommenden Materialien ökologische Gesichtspunkte berücksichtigen.

Das für dieses Buch verwendete Papier ist aus chlorfrei bzw. chlorarm hergestelltem Zellstoff gefertigt und im ph-Wert neutral.